Parasitologia Humana

14ª edição

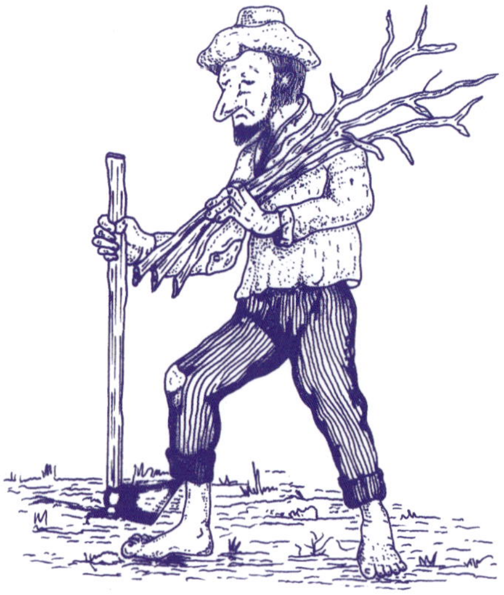

"O Jeca não é assim: *está assim*"
Monteiro Lobato

O escritor Monteiro Lobato, já nos anos 1930, nos privilegia com a sua compreensão da problemática de nossas endemias rurais, descrevendo nosso homem do campo não como um indivíduo preguiçoso por natureza, e sim um parasitado crônico. Atualmente, apesar dos grandes avanços que conseguimos, ainda somos uma sociedade com enorme desequilíbrio social, sanitário, ambiental e cultural, mantida pela dominação de uns e submissão e alienação de outros.

Capas de todas as edições do livro Parasitologia Humana

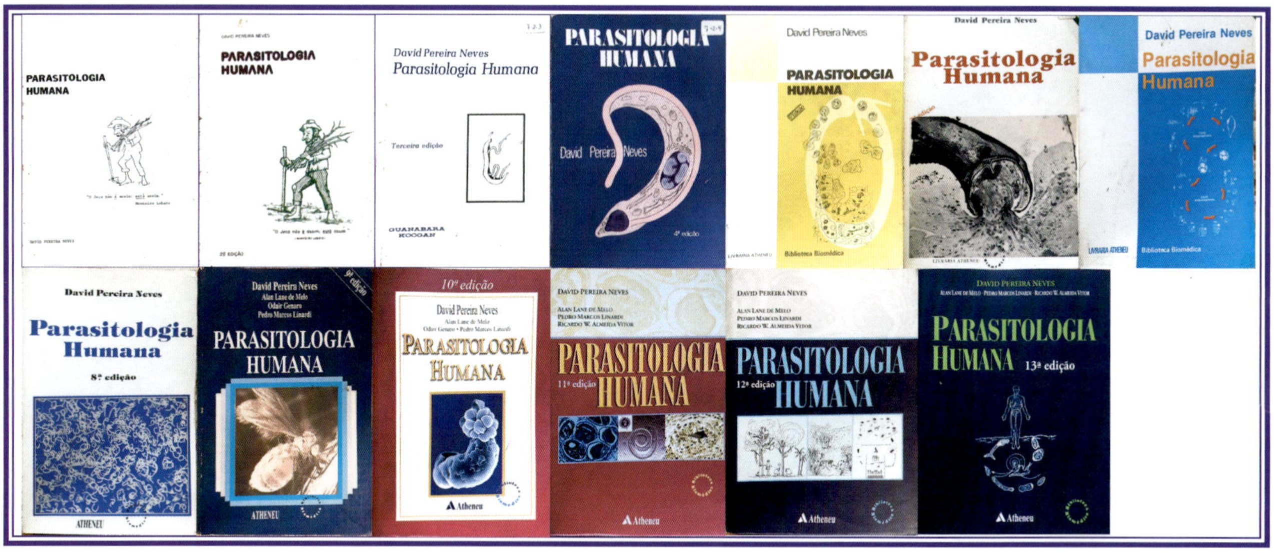

Parasitologia Humana

14ª edição

David Pereira Neves

Mestre em Parasitologia, Doutor em Ciências. Ex-Professor da Faculdade de Medicina da Universidade Federal de Minas Gerais (UFMG). Ex-Professor da Escola de Enfermagem da UFMG. Ex-Pesquisador pelo Conselho Nacional de Desenvolvimento Científico e Tecnológico (CNPq). Ex-Professor de Graduação, Mestrado e Doutorado em Parasitologia do Departamento de Parasitologia do Instituto de Ciências Biológicas (ICB) da UFMG, do qual se aposentou. Ex-Professor de Zoonoses de AMUC, Instituto Estadual de Florestas/Fundação Biodiversitas. Ex-Diretor do Jardim Zoológico de Belo Horizonte (FZB-BH). Ex-Professor de Parasitologia Médica da Faculdade de Saúde e Ecologia Humana (FASEH — Vespasiano, MG): Cursos de Enfermagem e Medicina. Cidadão consciente e determinado a desenvolver ações que promovam a conscientização e a educação social e ambiental de nosso povo

EDITORA ATHENEU

São Paulo —	Rua Maria Paula, 123 - 18º andar Tel.: (11) 2858-8750 E-mail: atheneu@atheneu.com.br
Rio de Janeiro —	Rua Bambina, 74 Tel.: (21) 3094-1295 E-mail: atheneu@atheneu.com.br

CAPA: Paulo Verardo

PRODUÇÃO EDITORIAL/DIAGRAMAÇÃO: Efe Pe Editorações

CIP-BRASIL. CATALOGAÇÃO NA PUBLICAÇÃO
SINDICATO NACIONAL DOS EDITORES DE LIVROS, RJ

N616p
14. ed.

Neves, David Pereira
Parasitologia humana/David Pereira Neves. - 14. ed. - Rio de Janeiro: Atheneu, 2022.
:il. ; 28 cm.

Inclui bibliografia e índice
ISBN 978-65-5586-519-6

1. Parasitologia médica. I. Título.

Meri Gleice Rodrigues de Souza - Bibliotecária - CRB-7/6439

22/03/2022 25/03/2022

NEVES, D. P.
Parasitologia Humana – 14ª edição

COLABORADORES

Adriana Oliveira Costa

Graduada em Ciências Biológicas pela Universidade Federal de Minas Gerais (UFMG). Doutora em Ciências pelo Departamento de Parasitologia da UFMG. Professora-adjunta de Parasitologia Clínica do Departamento de Análises Clínicas e Toxicológicas da Faculdade de Farmácia da UFMG

Alan Lane de Melo

Professor Titular do Departamento de Parasitologia do Instituto de Ciências Biológicas (ICB) da Universidade Federal de Minas Gerais (UFMG). Pesquisador pelo Conselho Nacional de Desenvolvimento Científico e Tecnológico (CNPq). Pesquisador do Grupo Interdepartamental de Esquistossomose (GIDE). Mestre e Doutor em Parasitologia

Alessandra Aparecida Guarneri

Bióloga. Mestre e Doutora em Biologia Parasitária pelo Instituto Oswaldo Cruz (IOC). Pesquisadora Titular do Centro de Pesquisas René Rachou, Fundação Oswaldo Cruz (Fiocruz), MG. Bolsista do Conselho Nacional de Desenvolvimento Científico e Tecnológico (CNPq) – Nível 2

Alexandre Barbosa Reis

Farmacêutico Bioquímico. Doutor em Parasitologia pela Universidade Federal de Minas Gerais (UFMG). Pós-doutor em Imunoparasitologia pelo CPqRR/Fiocruz-MG e em Vacinologia pelo NIAID/NIH (EUA). Professor de Parasitologia Clínica da Escola de Farmácia da Universidade Federal de Ouro Preto (UFOP). Pesquisador do Laboratório de Imunopatologia (NUPE/UFOP). Pesquisador-associado do Laboratório de Imunologia Celular e Molecular do CPqRR/Fiocruz-MG. Pesquisador do Conselho Nacional de Desenvolvimento Científico e Tecnológico (CNPq) – Nível 1C

Álvaro Eduardo Eiras

Formado em Ciências Biológicas pela Pontifícia Universidade Católica de Campinas (PUC-Campinas). PhD em Ecologia Química pela University of Southampton, Inglaterra. Professor-adjunto dos Cursos de Graduação e Pós-graduação do Departamento de Parasitologia do Instituto de Ciências Biológicas da Universidade Federal de Minas Gerais, ICB/UFMG. Pesquisador pelo Conselho Nacional de Desenvolvimento Científico e Tecnológico (CNPq)

Alvaro José Romanha (*in memoriam*)

Graduado em Farmácia e Bioquímica pela Universidade Federal de Minas Gerais (UFMG) (1972). Especialização em Bioquímica (UFMG) (1976). Doutorado em Bioquímica e Imunologia (UFMG) (1982). Pós-doutorado pela Wellcome Laboratories, Inglaterra (1984). Pesquisador Titular Aposentado da Fundação Oswaldo Cruz (Fiocruz). Ex-Diretor do Centro de Pesquisas René Rachou, Fiocruz, MG. Professor Visitante do Departamento de Microbiologia, Imunologia e Parasitologia (UFSC) (2011-2015). Bolsista de Produtividade em Pesquisa do Conselho Nacional de Desenvolvimento Científico e Tecnológico (CNPq) – Nível 1A

Alverne Passos Barbosa

Farmacêutico-Bioquímico. Especialista em Parasitologia pelo Instituto de Patologia Tropical e Saúde Pública (IPTSP/UFG). Mestre em Medicina Tropical/Parasitologia pelo Instituto de Ciências Biológicas da Universidade de Brasília (ICB-UnB). Doutor em Biologia Molecular pelo ICB-UnB. Professor-adjunto do Departamento de Micro, Imuno, Parasito e Patologia do IPTSP/UFG. Secretário-geral da Sociedade Brasileira de Parasitologia (SBP) (2009-2015)

Amália Verônica Mendes da Silva

Bióloga, Médica Veterinária, Mestre e Doutora em Parasitologia pela Universidade Federal de Minas Gerais (UFMG). Ex-Professora de Parasitologia da Universidade de Alfenas (Unifal). Professora Substituta de Parasitologia Médica, Humana e Geral no Instituto de Ciências Biológicas, Universidade Federal de Minas Gerais (ICB/UFMG)

Ari Moura Siqueira

Biomédico. Mestre em Parasitologia. PhD em Biologia Molecular. Professor-adjunto de Bioquímica e Biologia Molecular do Departamento de Bioquímica e Imunologia do Instituto de Ciências Biológicas da Universidade Federal de Minas Gerais (ICB/UFMG)

Arício Xavier Linhares

Formado em Medicina pela Universidade de São Paulo (USP). Mestre em Ecologia pela Universidade Estadual de Campinas (Unicamp). PhD em Entomologia pela Universidade da Califórnia. Chefe do Departamento de Parasitologia do Instituto de Biologia (IB/Unicamp)

Carlos Brisola Marcondes

Graduado em Ciências Biológicas (Modalidade Médica) pela Escola Paulista de Medicina (EPM). Mestre em Parasitologia pelo Instituto de Ciências Biológicas da Universidade Federal de Minas Gerais (ICB/UFMG). Doutor em Entomologia pelo Setor de Ciências Biológicas da Universidade Federal do Paraná (SCB/UFPR). Ex-Professor da Universidade Federal da Paraíba (UFPb). Professor Titular da Universidade Federal de Santa Catarina (UFSC)

Carlos Maurício de Figueiredo Antunes

Professor Titular, Aposentado, do Departamento de Parasitologia do Instituto de Ciências Biológicas da Universidade Federal de Minas Gerais (ICB/UFMG). Doutor em Ciências (Epidemiologia)

Carlota Josefovicz Belisário

Bióloga com Mestrado em Ciências, Ênfase em Biologia Celular e Molecular pelo Instituto Oswaldo Cruz (Fiocruz). Doutora em Ciências da Saúde, Subárea Biologia Celular e Molecular pelo Centro de Pesquisas René Rachou, Fiocruz, MG

Célia Maria Ferreira Gontijo

Mestrado e Doutorado em Parasitologia pela Universidade Federal de Minas Gerais. Pós-doutorado pela Liverpool School of Tropical Medicine, Reino Unido. Pesquisadora Titular da Fundação Oswaldo Cruz. Professora Titular de Parasitologia da Universidade do Vale do Sapucaí. Pesquisadora pelo Conselho Nacional de Desenvolvimento Científico e Tecnológico (CNPq)

Cor Jesus Fernandes Fontes

Mestre e Doutor em Medicina Tropical pela Faculdade de Medicina da Universidade Federal de Minas Gerais (UFMG). Professor-associado de Clínica Médica pela Faculdade de Ciências Médicas da Universidade Federal de Mato Grosso (UFMT). Bolsista de Produtividade Científica do Conselho Nacional de Desenvolvimento Científico e Tecnológico (CNPq)

Cristiane Lafeta F. G. Mendonça

Bióloga. Mestre em Ciências. Doutoranda do Instituto Oswaldo Cruz (IOC). Professora-assistente da Pontifícia Universidade Católica de Minas Gerais (PUC)

Cristiano Lara Massara

Biólogo, Mestre em Parasitologia, Doutor em Biologia Parasitária, Pesquisador do Laboratório de Helmintoses Intestinais do Centro de Pesquisas René Rachou, Fiocruz, MG

Daniel Moreira de Avelar

Biólogo, Mestre e Doutor em Parasitologia pela UFMG. Tecnologista da Fundação Oswaldo Cruz (CPRR), BH. Professor de Parasitologia do Centro Universitário UMA, Betim

Daniella Castanheira Bartholomeu

Graduada em Biologia pela Universidade Federal de Viçosa (1993). Mestrado em Ciências Biológicas (Biologia Molecular) pela Universidade de Brasília (UnB) (1997). Doutorado em Bioquímica e Imunologia pela Universidade Federal de Minas Gerais (UFMG) (2002). Pós-doutorado no The Institute for Genomic Research (TIGR, EUA) quando trabalhou nos Projetos Genoma de Trypanosoma cruzi *e* T. brucei *e das Análises de Genômica Comparativa dos Tri-Tryps. Professora-adjunta do Departamento de Parasitologia da UFMG. Tem experiência na área de Parasitologia Molecular e Genômica de Parasitos. Bolsista de Produtividade do Conselho Nacional de Desenvolvimento Científico e Tecnológico (CNPq)*

Deborah Aparecida Negrão-Corrêa

Bióloga pela Universidade Estadual de Campinas (Unicamp). Mestre pela Universidade de São Paulo (USP). Doutora pela Cornell University. Professora Titular do Departamento de Parasitologia do Instituto de Ciências Biológicas da Universidade Federal de Minas Gerais (ICB/UFMG). Pesquisadora pelo Conselho Nacional de Desenvolvimento Científico e Tecnológico (CNPq)

Denise Lessa Aleixo

Farmacêutica, Doutora em Ciências da Saúde pela Universidade Estadual de Maringá (UEM). Professora de Parasitologia nos Cursos de Medicina e Farmácia da Universidade Centro Universitário de Maringá (UNICESUMAR), Maringá, PR

Dulcinea Maria Barbosa Campos

Farmacêutica-Bioquímica. Doutora em Parasitologia pela Universidade de São Paulo (USP). Diretora do Curso de Farmácia do Centro Universitário de Anápolis (UniEvangélica). Editora-associada da Revista de Patologia Tropical. *Professora Titular Aposentada do Departamento de Micro, Imuno, Parasito e Patologia da Universidade Federal de Goiás (UFG). Ex-Presidente do XIV Congresso Brasileiro de Parasitologia da Sociedade Brasileira de Parasitologia e Diretora do Instituto de Patologia Tropical e Saúde Pública (IPTSP/UFG). Membro do Corpo Docente e Coordenadora do Programa de Pós-graduação em Medicina Tropical da UFG*

Edelberto Santos Dias

Mestre e Doutor em Parasitologia pela Universidade Federal de Minas Gerais (UFMG). Pesquisador Titular e Chefe do Laboratório de Leishmanioses do Centro de Pesquisas René Rachou, Fiocruz, MG

Edmundo Carlos Grisard

Graduado em Ciências Biológicas pela Universidade Federal de Santa Catarina (UFSC) (1991). Doutorado em Parasitologia pela Universidade Federal de Minas Gerais (UFMG) (1999). Pós-doutorado pela University of East Anglia (UEA), Reino Unido (2008). Professor-associado do Departamento de Microbiologia, Imunologia e Parasitologia (UFSC). Bolsista de Produtividade Científica do Conselho Nacional de Desenvolvimento Científico e Tecnológico (CNPq) – Nível 1C

Edward Félix Silva

Professor Emérito e Titular do Departamento de Parasitologia do Instituto de Ciências Biológicas da Universidade Federal de Minas Gerais (ICB/UFMG). Ex-Diretor do ICB/UFMG. Professor Aposentado do Departamento de Parasitologia do Instituto de Ciências Biológicas da Universidade Federal de Minas Gerais (ICB/UFMG)

Eliana Maria Mauricio da Rocha

Mestre e Doutora em Parasitologia pela UFMG. Professora Titular de Imunologia da Universidade Federal de São João del Rei (UFSJ). Ex-Professora-associada da Universidade Federal de Alagoas (UFAL) (1989-2009). Ex-Coordenadora do Programa de Pós-graduação em Ciências da Saúde (UFAL) (2006-2009). Professora Orientadora e Coordenadora do Programa de Pós-graduação em Ciências da Saúde (UFSJ)

Élida Mara Rabelo

Bióloga pela Universidade Federal de Minas Gerais (UFMG). Mestre em Bioquímica pela UFMG. Doutora pelo National Institute of Medical Research, Inglaterra. Pós-doutorado na University of Melbourne. Professora-associada do Departamento de Parasitologia do Instituto de Ciências Biológicas da UFMG (ICB/UFMG)

Érika Martins Braga

Professora Titular do Departamento de Parasitologia do Instituto de Ciências Biológicas da Universidade Federal de Minas Gerais (ICB/UFMG). Mestre e Doutora em Ciências pelo Departamento do ICB/UFMG. Bolsista de Produtividade Científica do Conselho Nacional de Desenvolvimento Científico e Tecnológico (CNPq)

Fernando Schemelzer de Moraes Bezerra

Professor-associado da Universidade Federal do Ceará (UFC). Farmacêutico, Bioquímico, Mestre e Doutor em Parasitologia pelo Departamento de Parasitologia do Instituto de Ciências Biológicas da Universidade Federal de Minas Gerais (ICB/UFMG). Pós-doutorado no Museu de História Natural de Londres. Professor Orientador e Coordenador do Programa de Pós-graduação em Patologia da Faculdade de Medicina da UFC

Geraldo Attilio De Carli (*in memoriam*)

Farmacêutico. Mestrado e Doutorado pela Universidade Federal do Rio Grande do Sul (UFRGS). Professor Titular Aposentado de Parasitologia na UFRGS. Professor Titular de Parasitologia Clínica da Pontifícia Universidade Católica do Rio Grande do Sul (PUCRS). Pesquisador pelo Conselho Nacional de Desenvolvimento Científico e Tecnológico (CNPq)

Gilberto Fontes

Mestre e Doutor em Parasitologia pela Universidade Federal de Minas Gerais (UFMG). Professor Titular de Parasitologia Humana da Universidade Federal de São João del Rei (UFSJ). Ex-Professor-associado da Universidade Federal de Alagoas (1989-2009). Professor Orientador do Programa de Pós-graduação em Ciências da Saúde da UFSJ. Ex-Bolsista de Produtividade em Pesquisa pelo Conselho Nacional de Desenvolvimento Científico e Tecnológico (CNPq). Assessor do Ministério da Saúde para o Programa de Eliminação da Filariose Linfática no Brasil

Helida Monteiro de Andrade

Médica Veterinária. Doutora em Parasitologia pela Universidade Federal de Minas Gerais (UFMG). Ex-Professora de Parasitologia da Universidade Federal do Piauí (UFPI). Professora-adjunta do Departamento de Parasitologia do Instituto de Ciências Biológicas da UFMG. Pesquisadora Bolsista de Produtividade do Conselho Nacional de Desenvolvimento Científico e Tecnológico (CNPq)

Henrique Leonel Lenzi (*in memoriam*)

Pesquisador Titular e Chefe do Departamento de Patologia do Instituto Oswaldo Cruz/Fiocruz (IOC). Doutor em Patologia. Pós-doutor em Imunopatologia. Ex-Vice-diretor do IOC/Fiocruz. Ex-Superintendente de Informação Científica da Fiocruz. Ex-Vice-presidente de Pesquisa da Fiocruz

Herbet Tadeu de Almeida Andrade

Professor-adjunto. Biólogo pela Universidade Federal do Rio Grande do Norte (UFRN). Mestre em Entomologia pelo Instituto Nacional de Pesquisa da Amazônia (INPA). Doutor em Ecologia e Recursos Naturais pela Universidade de São Carlos (UFSCar). Professor nas Disciplinas de Parasitologia, Entomologia Médica e Entomologia Geral no Departamento de Microbiologia e Parasitologia da UFRN. Professor Orientador no Programa de Pós-graduação em Ecologia Aquática do Departamento de Oceanografia e Limnologia da UFRN

Hudson Alves Pinto

Farmacêutico Bioquímico pela Universidade Federal de Minas Gerais (UFMG). Mestre e Doutor pelo Programa de Pós-graduação em Parasitologia da UFMG. Professor-adjunto do Departamento de Parasitologia do Instituto de Ciências Biológicas (ICB) da UFMG

Jansen Fernandes de Medeiros

Pesquisador na Fundação Oswaldo Cruz (Fiocruz), Rondônia. Biólogo pela Universidade Federal do Rio Grande do Norte. Mestrado e Doutorado em Entomologia pelo Instituto Nacional de Pesquisas da Amazônia (INPA). Ex-Professor de Parasitologia na Universidade do Estado do Amazonas (UEA)

José Oswaldo Costa

Professor-adjunto. Mestre e Doutor em Parasitologia. Professor Aposentado e Orientador do Curso de Pós-graduação em Parasitologia e do Curso de Medicina Veterinária Preventiva do Instituto de Ciências Biológicas (ICB) e da Escola de Veterinária da Universidade Federal de Minas Gerais (UFMG). Ex-Diretor da Escola de Veterinária. Ex-Pesquisador pelo Conselho Nacional de Desenvolvimento Científico e Tecnológico (CNPq)

José Ramiro Botelho

Professor-adjunto. Licenciatura Plena e Bacharel em História Natural. Mestre e Doutor em Parasitologia do Instituto de Ciências Biológicas da Universidade Federal de Minas Gerais (ICB/UFMG). Professor do Departamento de Parasitologia do ICB/UFMG. Professor do Curso de Pós-graduação em Parasitologia do ICB/UFMG. Pesquisador pelo Conselho Nacional de Desenvolvimento Científico e Tecnológico (CNPq)

José Roberto Mineo

Biomédico pela Universidade Federal de São Paulo (Unifesp). Doutor em Imunologia pelo Instituto de Ciências Biomédicas da Universidade de São Paulo (USP). Professor Titular de Imunologia do Instituto de Ciências Biomédicas da Universidade Federal de Uberlândia (UFU). Bolsista do Conselho Nacional de Desenvolvimento Científico e Tecnológico (CNPq)

Julia Maria Costa-Cruz

Biomédica. Professora Titular da Disciplina de Parasitologia nos Cursos de Graduação em Biomedicina e Bacharelado em Ciências Biológicas e no Programa de Pós-graduação (Mestrado e Doutorado) em Imunologia e Parasitologia Aplicadas do Instituto de Ciências Biomédicas da Universidade Federal de Uberlândia (UFU). Mestre e Doutora em Imunologia. Ex-Coordenadora do Programa de Pós-graduação em Imunologia e Parasitologia Aplicadas (UFU). Pesquisadora pelo Conselho Nacional de Desenvolvimento Científico e Tecnológico (CNPq)

Júlio Vianna Barbosa

Pesquisador Titular da Fundação Oswaldo Cruz (Fiocruz), RJ. Biólogo. Mestre e Doutor em Parasitologia Veterinária pela Universidade Federal Rural do Rio de Janeiro (UFRRJ)

Liléia Gonçalves Diotaiuti

Bióloga. Mestre e Doutora em Parasitologia. Ex-Professora do Departamento de Parasitologia do Instituto de Ciências Biológicas da Universidade Federal de Minas Gerais (ICB/UFMG). Pesquisadora da Fundação Oswaldo Cruz (Fiocruz), Centro de Pesquisas Renné Rachou

Marcos Horácio Pereira

Biólogo, Mestre e Doutor em Parasitologia e Professor Titular do Departamento de Parasitologia do Instituto de Ciências Biológicas da Universidade Federal de Minas Gerais (ICB/UFMG). Pesquisador pelo Conselho Nacional de Desenvolvimento Científico e Tecnológico (CNPq). Coordenador do Programa de Pós-graduação em Parasitologia

Marcos Pezzi Guimarães

Professor Titular da Universidade Federal de Minas Gerais (UFMG). Professor Aposentado de Graduação e Pós-graduação do Departamento de Parasitologia. Ex-Chefe do Departamento de Parasitologia do Instituto de Ciências Biológicas (ICB) da UFMG. Pesquisador pelo Conselho Nacional de Desenvolvimento Científico e Tecnológico (CNPq)

Maria Aparecida Gomes

Doutora em Parasitologia pela Universidade Federal de Minas Gerais (UFMG). Professora Titular do Departamento de Parasitologia do Instituto de Ciências Biológicas (ICB) da UFMG. Bolsista de Produtividade Científica do Conselho Nacional de Desenvolvimento Científico e Tecnológico (CNPq)

Maria Elisabeth Aires Berne

Professora Titular do Departamento de Microbiologia e Parasitologia do Instituto de Biologia da Universidade Federal de Pelotas (UFPel). Mestre e Doutora em Parasitologia. Professora do Programa de Pós-graduação em Parasitologia (UFPel) e do Programa de Pós-graduação em Veterinária (UFPel). Ex-Coordenadora do PPG Parasitologia (UFPel). Pesquisadora do Conselho Nacional de Desenvolvimento Científico e Tecnológico (CNPq)

Maria Inês Terra Leme Sogayar

Licenciada em História Natural. Mestre em Parasitologia pela Universidade Federal de Minas Gerais (UFMG). Doutora em Parasitologia pela Universidade de São Paulo (USP). Ex-Professora-assistente Doutora do Departamento de Parasitologia do Instituto de Biociências da Universidade Estadual Paulista 'Júlio de Mesquita Filho' (IB/Unesp), Botucatu, SP

Mariana de Carvalho Capistrano Cunha

Formada em Ciências Biológicas pela Universidade Federal de Minas Gerais (UFMG) (2003). Mestre em Educação em Ensino pela UFMG (2008). Pós-graduada em Gestão de Negócios pela Fundação Dom Cabral (2012). Bióloga na Empresa Ambiente Controle de Pragas Urbanas (desde 2005)

Mariângela Carneiro

Professora Titular, Doutora em Ciências (Epidemiologia) do Departamento de Parasitologia do Instituto de Ciências Biológicas da Universidade Federal de Minas Gerais (ICB/UFMG)

Marilene Suzan Marques Michalick

Professora-adjunta Aposentada pela Universidade Federal de Minas Gerais (UFMG). Farmacêutica, Mestre e Doutora em Parasitologia

Mário Steindel

Graduado em Ciências Biológicas pela Universidade Federal de Santa Catarina (UFSC) (1985). Doutorado em Parasitologia pela Universidade Federal de Minas Gerais (UFMG) (1993). Professor Titular do Departamento de Microbiologia, Imunologia e Parasitologia (UFSC). Bolsista de Produtividade Científica do Conselho Nacional de Desenvolvimento Científico e Tecnológico (CNPq) – Nível 1D

Marta de Lana

Professora Titular do Departamento de Análises Clínicas da Escola de Farmácia da Universidade Federal de Ouro Preto (UFOP). Mestre e Doutora em Parasitologia. Pós-doutora pelo Institute de La Recherche pour Le Dévelopment (IRD), França. Professora dos Programas de Pós-graduação em Ciências Biológicas (NUPEB) e Ciências Farmacêuticas (CiPHARMA). Pesquisadora pelo Conselho Nacional de Desenvolvimento Científico e Tecnológico (CNPq) – Nível 1

Mauricio Roberto Viana Sant'Anna

Biólogo pela Universidade Federal de Minas Gerais (UFMG) (1996). Doutor em Ciências pelo Departamento de Parasitologia do Instituto de Ciências Biológicas da UFMG (ICB/UFMG) (2002). Pós-doutor pela University of Wales e Lncaster University, Reino Unido. Professor-adjunto do Departamento de Parasitologia do ICB/UFMG. Pesquisador pelo Conselho Nacional de Desenvolvimento Científico e Tecnológico (CNPq)

Míriam Oliveira e Rocha

Bióloga, Doutora em Ciências Farmacêuticas pela Universidade Federal de Minas Gerais (UFMG). Professora Aposentada da Disciplina de Parasitologia Clínica do Departamento de Análises Clínicas da Faculdade de Farmácia da UFMG

Monica Ammon Fernandez

Bióloga, Doutora em Biologia Parasitária pelo Instituto Oswaldo Cruz (Fiocruz). Coordenadora do Laboratório de Referência Nacional para Esquistossomose-Malacologia para o Ministério da Saúde

Múcio Flávio Barbosa Ribeiro

Mestre e Doutor em Parasitologia. Professor Titular (Graduação e Pós-graduação) do Departamento de Parasitologia do Instituto de Ciências Biológicas da Universidade Federal de Minas Gerais (ICB/UFMG). Pesquisador pelo Conselho Nacional de Desenvolvimento Científico e Tecnológica (CNPq)

Nelder de Figueiredo Gontijo

Professor Titular, Biólogo do Laboratório de Fisiologia de Insetos Hematófagos do Departamento de Parasitologia do Instituto de Ciências Biológicas da Universidade Federal de Minas Gerais (ICB/UFMG)

Omar dos Santos Carvalho

Pesquisador Titular do Centro de Pesquisas René Rachou, Fundação Oswaldo Cruz (Fiocruz). Mestre em Parasitologia. Chefe do Laboratório de Helmintoses Intestinais do CPqRR/Fiocruz. Ex-Vice-diretor do CPqRR/Fiocruz

Osvaldo Massaiti Takayanagui

Professor Titular de Neurologia da Faculdade de Medicina de Ribeirão Preto (USP). Pesquisador pelo Conselho Nacional de Desenvolvimento Científico e Tecnológico (CNPq). Coordenador do Ambulatório de Neurologia Tropical do Hospital das Clínicas da Faculdade de Medicina de Ribeirão Preto (USP)

Patricia Jacqueline Thyssen

Bióloga pela Universidade São Francisco (USF). Mestre e Doutora em Parasitologia pela Universidade Estadual de Campinas (Unicamp). Professora dos Cursos de Graduação e Pós-graduação na Unicamp. Professora Colaboradora no Curso de Pós-graduação da Universidade Federal de Pelotas (UFPel). Pesquisadora pelo Conselho Nacional de Desenvolvimento Científico e Tecnológico (CNPq)

Paulo Marcos Zech Coelho

Professor Titular Aposentado do Departamento de Parasitologia do Instituto de Ciências Biológicas da Universidade Federal de Minas Gerais (ICB/UFMG). Mestre e Doutor em Parasitologia. Ex-Coordenador do Curso de Pós-graduação em Parasitologia do ICB/UFMG. Pesquisador Nível 1A do Conselho Nacional de Desenvolvimento Científico e Tecnológico (CNPq). Pesquisador e Coordenador do Grupo Interdepartamental de Esquistossomose (GIDE). Pesquisador do CPqRR/Fiocruz

Pedro Marcos Linardi

Professor Emérito, Titular Aposentado do Departamento de Parasitologia do Instituto de Ciências Biológicas da Universidade Federal de Minas Gerais (ICB/UFMG). Ex-Coordenador do Programa de Pós-Graduação em Parasitologia da UFMG. Pesquisador 1-A do Conselho Nacional de Desenvolvimento Científico e Tecnológico (CNPq). Mestre e Doutor em Parasitologia. Professor e Ex-Chefe do Departamento de Parasitologia do ICB/UFMG. Professor e Orientador do Curso de Pós-Graduação em Parasitologia do Departamento de Parasitologia do ICB/UFMG

Raul Rio Ribeiro

Médico Veterinário pela Universidade Federal de Viçosa (UFV). Mestre em Medicina Veterinária com Ênfase em Parasitologia Veterinária pela UFV. Doutor em Parasitologia pela Universidade Federal de Minas Gerais (UFMG). Pós-doutor em Formulações Terapêuticas Nanoestruturadas pela UFMG. Professor-adjunto IV do Departamento de Medicina Veterinária da Universidade Federal de Juiz de Fora (UFJF)

Regina Maura Bueno Franco

Doutora em Parasitologia. Professora Doutora (Graduação e Pós-graduação) do Departamento de Biologia Animal do Instituto de Biologia da Unicamp (Universidade Estadual de Campinas). Coordenadora do Grupo de Estudos dos Protozoários Emergentes e Oportunistas (GEPEO)

Ricardo Nascimento Araújo

Médico Veterinário pela Universidade Federal de Minas Gerais (UFMG). Doutor em Parasitologia. Professor-adjunto do Departamento de Parasitologia do Instituto de Ciências Biológicas da UFMG (ICB/UFMG). Pesquisador pelo Conselho Nacional de Desenvolvimento Científico e Tecnológico (CNPq)

Ricardo Toshio Fujiwara

Biomédico, Doutor em Parasitologia pela Universidade Federal de Minas Gerais (UFMG). Professor-adjunto do Departamento de Parasitologia da UFMG. Coordenador do Programa de Pós-graduação em Parasitologia do Instituto de Ciências Biológicas (ICB) da UFMG. Editor-associado do Anais da Academia Brasileira de Ciências *e do* PLOS Neglected Tropical Diseases. *Pesquisador Nível 1C pelo Conselho Nacional de Desenvolvimento Científico e Tecnológico (CNPq). Membro Afiliado da Academia Brasileira de Ciências (ABC)*

Ricardo Wagner de Almeida Vitor

Farmacêutico Bioquímico. Doutor em Parasitologia pela Universidade Federal de Minas Gerais (UFMG). Professor Titular do Departamento de Parasitologia do Instituto de Ciências Biológicas da UFMG. Bolsista de Produtividade Científica do Conselho Nacional de Desenvolvimento Científico e Tecnológico (CNPq)

Semíramis Guimarães Ferraz Viana

Bióloga. Mestre em Parasitologia pela Universidade Federal de Minas Gerais (UFMG). Doutora em Patologia pela Faculdade de Medicina da Universidade Estadual Paulista 'Júlio de Mesquita Filho' (Unesp), Botucatu, SP. Professora-assistente Doutora do Departamento de Parasitologia do Instituto de Biociências da Universidade Estadual Paulista (IB/Unesp), Botucatu, SP. Docente e Orientadora no Programa de Pós-graduação em Doenças Tropicais da Faculdade de Medicina da Unesp, Botucatu, SP

Silvana Carvalho Thiengo

Bióloga, Doutora em Ciências Veterinárias pela Universidade Federal Rural do Rio de Janeiro (UFRRJ). Chefe do Laboratório de Malacologia do Instituto Oswaldo Cruz (Fiocruz)

Silvana Marques de Araújo

Professora-associada do Setor de Parasitologia da Universidade Estadual de Maringá (UEM). Farmacêutica, Mestre e Doutora em Parasitologia pela Universidade Federal de Minas Gerais (UFMG)

Silvia Ermelinda Barbosa

Bióloga, Mestre e Doutora em Parasitologia pela Universidade Federal de Minas Gerais (UFMG). Tecnologista em Saúde Pública do Centro de Pesquisas René Rachou, Fundação Oswaldo Cruz (Fiocruz).

Stefan Michel Geiger

Biólogo, Mestre e Doutor pela Universidade de Tuebingen, Alemanha. Pós-doutorado em Parasitologia e Imunologia pelo Centro de Pesquisas René Rachou, Fundação Oswaldo Cruz (Fiocruz). Professor de Graduação e Pós-graduação no Departamento de Parasitologia do Instituto de Ciências Biológicas (ICB) da Universidade Federal de Minas Gerais (UFMG).

Sydnei Magno da Silva

Médico Veterinário pela Universidade Federal de Minas Gerais (UFMG). Mestre em Parasitologia pela UFMG. Doutor em Parasitologia pela UFMG. Professor-adjunto II do Departamento de Imuno, Micro e Parasitologia do Instituto de Ciências Biomédicas da Universidade Federal de Uberlândia (UFU)

Tiana Tasca

Farmacêutica. Mestrado em Biociências pela Pontifícia Universidade Católica do Rio Grande do Sul (PUCRS). Doutora em Ciências Biológicas (Bioquímica) pela Universidade Federal do Rio Grande do Sul (UFRGS). Professor-associado de Parasitologia Clínica da Faculdade de Farmácia da UFRGS. Bolsista de Produtividade Científica do Conselho Nacional de Desenvolvimento Científico e Tecnológico (CNPq)

Vagner Ricardo da Silva Fiuza

Pesquisador do Departamento de Saneamento e Ambientes da Faculdade de Engenharia Civil, Arquitetura e Urbanismo (FEC/Unicamp). Médico Veterinário, Mestre e Doutor em Ciência Animal pela Universidade Estadual do Norte Fluminense Darcy Ribeiro (UENF). Pós-doutorado pela Universidade Federal Rural do Rio de Janeiro (UFRRJ) e pelo United States Department of Agriculture (USDA)

Vitor Luís Tenório Mati

Médico. Mestre e Doutor pelo Programa de Pós-graduação em Parasitologia da Universidade Federal de Minas Gerais (UFMG). Professor-adjunto do Departamento de Ciências da Saúde da Universidade Federal de Lavras (UFLA)

Walter dos Santos Lima

Professor Titular, Mestre e Doutor em Parasitologia. Professor (Graduação e Pós-graduação) do Departamento de Parasitologia do Instituto de Ciências Biológicas da Universidade Federal de Minas Gerais (ICB/UFMG). Pesquisador pelo Conselho Nacional de Desenvolvimento Científico e Tecnológico (CNPq). Ex-Coordenador do Grupo de Pós-graduação em Parasitologia do ICB/UFMG

Wanderlany Amancio Martins

Bióloga, Mestre em Microbiologia e Doutora em Parasitologia pela Universidade Federal de Minas Gerais (UFMG). Bióloga do Departamento de Parasitologia do Instituto de Ciências Biológicas (ICB) da UFMG. Professora de Parasitologia do Instituto de Superior da Saúde (INCISA/IMAN), Belo Horizonte, MG

Washington Luiz Tafuri (*in memoriam*)

Professor Titular da Universidade Federal de Minas Gerais (UFMG). Professor-emérito da Universidade Federal de Ouro Preto (UFOP). Professor-emérito da Faculdade de Medicina da UFMG e da Universidade Federal do Espírito Santo (UFES). Acadêmico da Academia Mineira de Medicina (AMM). Pesquisador pelo Conselho Nacional de Desenvolvimento Científico e Tecnológico (CNPq)

DEDICATÓRIA

Ao Educador Paulo Freire,
patrono da educação brasileira,
por defender a educação como
a ferramenta libertária de um povo.

Ao nosso povo,
esperando que tome consciência
de sua dignidade e seja capaz
de se libertar das raízes carcerárias
dos preconceitos, dos dogmas,
das ideologias e da indiferença.

APRESENTAÇÃO e AGRADECIMENTOS

Quando em julho de 2019 completei 80 anos, tomei a decisão de não me envolver na preparação de uma nova edição do Parasitologia Humana. *Se algum colega decidisse dar continuidade ao livro teria todo o meu apoio. Acontece que a vida, assim como a história, não é uma linha reta, pois dá voltas e mais voltas, conforme os pensamentos e as ações de participantes do fato. Aliás, quando fiz 60 anos, época de preparar a 10ª edição, havia tomado decisão semelhante, mas um dos colaboradores, o Prof. Fernando Schemelzer de Moraes Bezerra fez a gentileza de visitar-me em casa, convencendo-me a dar continuidade ao livro, o que fiz com muita dedicação. Para minha surpresa, alegria e orgulho no ano passado (2021), o Diretor da Editora Atheneu, Dr. Paulo da Costa Rzezinski, meu amigo de longa data, expressou sua intenção de preparar uma edição especial deste livro. Já com quase 83 anos, estava consciente de minhas dificuldades de realizar tamanha proeza, mas graças à compreensão, desprendimento e competência dos 78 dedicados coautores e dos coordenadores de área – Prof. Alan, da Helmintologia, Prof. Linardi, da Entomologia e Prof. Ricardo Vitor, da Protozoologia – foi possível atender à intenção do Dr. Paulo. Assim, desejo expressar minha profunda gratidão a cada colega que se dedicou a mais esse trabalho.*

Até a 6ª edição (1985), eu era o único autor, mas a partir daí achei importante convidar colegas para escreverem sobre suas especialidades, valorizando ainda mais o livro, já amplamente adotado no país. E cada um escreveu com carinho e propriedade o conhecimento científico que a inteligência humana havia produzido sobre o respectivo tema.

Desde a primeira edição do Parasitologia Humana *(1974), tive o cuidado de dedicá-la a um personagem diferente, que tenha se destacado na parasitologia ou na sociedade. Esta edição especial eu a dedico a um dos mais notáveis educadores brasileiros, reconhecido mundialmente pela sua luta na libertação do ser humano diante das pressões da aristocracia medieval ainda reinante. O Prof. Paulo Neves Freire entendeu como poucos que a educação é a ferramenta mais eficiente e duradoura para produzir a transformação das pessoas e promover o crescimento de um povo. Em razão disso, com toda a força de meu pensamento espero que este livro ajude nosso povo a fazer deste País uma grande nação.*

Assim, a cada coautor, a cada aluno e a cada professor, minha gratidão. E ao Dr. Paulo Rzezinski, Diretor-Médico da Editora Atheneu, juntamente com toda a equipe da Editora Atheneu, meu emocionado agradecimento.

Muito obrigado pela longa trajetória percorrida por nós todos.

Com um abraço,

Belo Horizonte, março de 2022
David Pereira Neves

HISTÓRIA

Uma nação se faz com homens e livros, já dizia o grande Monteiro Lobato. Acrescento: culto e respeito aos heróis modelam e estimulam um povo. Pensando assim, achei importante apresentar os nomes de alguns dos grandes parasitologistas brasileiros, cientistas de renome nacional e internacional, cujo trabalho e dedicação engrandeceram nosso país, tão rico de cientistas, mas tão carente de confiança própria, apoio e divulgação. Os nomes serão citados em ordem alfabética, seguidos da indicação dos feitos maiores:

- **Adolfo Lutz** (1855-1940) – grande pesquisador, estudou e publicou trabalhos sobre diversas doenças tropicais; a princípio, trabalhando com doenças bacterianas, estudou também protozooses, helmintoses e insetos. Com relação ao *Schistosoma mansoni*, fez importantes estudos sobre a biologia do helminto e dos caramujos transmissores; descreveu um método de exame de fezes, até hoje largamente usado: o método de sedimentação espontânea ou de Lutz. Descobriu que os anopheles (Kerteszia), oriundos de bromélias, eram transmissores de malária, fato que esclareceu um aspecto desconhecido da epidemiologia da doença. O gênero *Lutzomyia* foi assim nomeado em sua homenagem.
- **Amilcar Vianna Martins** (1907-1990) – notabilizou-se pelas pesquisas sobre *Tabanidae*, Biomphalaria, Triatominae e *Lutzomyia*, tendo sido considerado uma das grandes autoridades mundiais sobre esses últimos insetos. Como professor e pesquisador, criou uma grande escola de parasitologia médica em Minas Gerais. Destacou-se também nas atividades de preservação ambiental.
- **Ângelo da Costa Lima** (1887-1964) – um dos grandes entomologistas do mundo, notabilizou-se pelos estudos da sistemática, taxonomia e biologia de nossos insetos. Publicou seus trabalhos na famosa coleção Insetos do Brasil – com 12 volumes.
- **Arthur Neiva** (1880-1943) – entomologista de renome mundial estudou e descreveu inúmeras espécies de mosquitos transmissores de malária e de triatomíneos, tornando-se uma referência nesses temas; posteriormente, descreveu em detalhes o complicado ciclo biológico da *Dermatobia hominis*, a mosca berneira. Espírito empreendedor teve papel destacado na política e saúde pública.
- **Carlos Ribeiro Justiniano das Chagas** (1879-1934) – iniciou sua profissão médica como malariologista, em Santos e, depois, em Lassance, Minas Gerais. Aí, além de descrever o *Trypanosoma minasense*, um protozoário de micos, foi o responsável por um feito inédito na ciência mundial: descobriu e descreveu o agente etiológico, a doença causada, os sintomas, a patogenia e os transmissores de uma nova doença humana – a doença de Chagas. Os trabalhos com o *T. cruzi* deram a esse grande cientista pátrio o renome mundial.
- **César Pinto** (1896-1964) – professor e cientista dedicado estudou e descreveu vários insetos e helmintos. Notabilizou-se pelos estudos diversificados sobre as doenças parasitárias humanas e animais, deixando um livro clássico para sua época.
- **Emmanuel Dias** (1908-1962) – grande cientista dedicou sua vida ao estudo de vários tripanosomatídeos, em especial o *T. rangeli* e o *T. cruzi*. Destacou-se pelas pesquisas sobre o ciclo do *T. cruzi* em triatomíneos e nos trabalhos de profilaxia da doença de Chagas em Bambuí (MG), cujos resultados serviram de modelo para a erradicação da doença, executada hoje no Brasil e em outros países. Publicou trabalhos também sobre o controle da esquistossomose, entomologia, verminoses e plamódios de aves, mostrando um espírito inovador e ousado.

- **Evandro Serafim Lobo Chagas** (1905-1940) – desde cedo preocupou-se com as doenças parasitárias, destacando-se pelo trabalhos sobre a cardiopatia chagásica. Como diretor do Instituto Oswaldo Cruz, deu ênfase ao estudo e à profilaxia das grandes endemias: leishmanioses, malária, doença de Chagas etc. Em Belém (PA), fundou o Instituto de Pesquisa, que tomou seu nome após sua morte, pertencente à Fundação Nacional de Saúde.
- **Frederico Adolfo Simões Barbosa** (1916-2004) – médico e biólogo, se dedicou e se destacou nas pesquisas sobre a ecologia do *Biomphalaria* e na epidemiologia do *Schistosoma mansoni*, trabalhando ativamente para sua profilaxia no Nordeste.
- **Gaspar de Oliveira Vianna** (1885-1914) – durante sua curta vida, seus trabalhos mostraram sua genialidade: os estudos sobre diversos protozoários e a descrição da *Leishmania braziliensis*, como agente da leishmaniose tegumentar americana (até então confundida com a *L. tropica*) e a descoberta do tratamento das leishmanioses. Essas pesquisas fizeram de Gaspar Vianna um dos baluartes da ciência brasileira e mundial.
- **Hélio Martins de Araújo Costa** (1926-1999) – helmintologista, dedicou sua vida à taxonomia e epidemiologia dos helmintos de importância veterinária; descreveu espécies de helmintos e publicou inúmeros trabalhos científicos. Como orientador de pesquisas, ajudou a formar vários helmintologistas e entomologistas, graças à sua vasta cultura parasitológica e ao seu rigor científico.
- **Henrique de Beaurepaire Rohan Aragão** (1879-1956) – preocupou-se desde cedo com o estudo e a profilaxia das doenças tropicais. Como diretor do Instituto Oswaldo Cruz, fundou um centro em Bambuí (MG) para estudar métodos profiláticos para a doença de Chagas. Dentre os inúmeros trabalhos publicados destacam-se a descoberta do ciclo exoeritrocitário do *Haemoproteus columbae*, a descoberta de que o flebótomo é o transmissor da *Leishmania braziliensis* e a descrição de numerosas espécies de carrapatos.
- **Henrique Leonel Lenzi** (1943-2010) – patologista meticuloso, sabia como poucos interpretar as anomalias provocadas por parasitos, em especial a esquistossomose, a doença de Chagas e a angiostrongilose. Mas como cientista, seu grande ideal era "reduzir a ignorância e semear a bondade."
- **Herman Lent** (1911-2004) – foi grande pesquisador na Fiocruz e professor dedicado na Universidade Santa Úrsula (RJ). É considerado uma das maiores autoridades mundiais em vetores da doença de Chagas, tendo publicado centenas de trabalhos na área e o mais completo livro sobre o assunto: Revision of the Triatominae.
- **Hugo Souza Lopes** (1909-1991) – são afamados os seus trabalhos sobre moscas, em especial as Sarcophagidae, e sobre moluscos. Como professor, destacou-se pela paciência na formação de grandes entomologistas.
- **Ítalo Sherlock** (1936-2010) – pesquisador do Centro de Pesquisas Gonçalo Moniz (BA), onde se dedicou à entomologia médica, especialmente os triatomíneos e flebotomíneos.
- **Jayme Neves** (1925-2008) – teve grande papel no diagnóstico e tratamento de várias parasitoses, especialmente da malária, leishmaniose e esquistossomose. Destacou-se na UFMG como professor, orientador e escritor.
- **Joaquim Eduardo de Alencar** (1912-1998) – protozoologista e sanitarista, sempre se preocupou com as condições sociais do povo; estudou a epidemiologia e o controle da doença de Chagas e do calazar no Nordeste, liderando a formação de novos cientistas. O Instituto de Pesquisas de Fortaleza tem seu nome.
- **José Lima Pedreira de Freitas** (1917-1966) – desde recém-formado preocupou-se com a saúde pública, tendo-se, em consequência, dedicado ao estudo da epidemiologia e profilaxia de diversas parasitoses. Sobre a doença de Chagas, seus trabalhos sobre transmissão congênita, formas neuropsíquicas, biologia e controle de triatomíneos são muito importantes; notabilizou-se pelo desenvolvimento e padronização do diagnóstico parasitológico e sorológico da doença de Chagas.
- **José Pellegrino** (1922-1977) – dedicou sua vida ao estudo do *Schistosoma mansoni* e seus transmissores, criando, na UFMG, um grande centro de pesquisa sobre os mesmos.
- **Lauro Pereira Travassos** (1890-1970) – ainda é considerado um dos maiores helmintologistas do mundo; dedicou sua vida a estudar e identificar helmintos humanos e animais, tendo publicado 357 trabalhos sobre o assunto. Teve participação destacada no crescimento de várias instituições científicas, como a USP, a Fiocruz e o Museu Nacional.
- **Leônidas de Melo Deane** (1914-1993) – entomologista e protozoologista, notabilizou-se pelos estudos sobre malária simiana, sobre a epidemiologia do calazar e na formação de diversos pesquisadores.

- **Lindolfo Rocha Guimarães** (1908-1998) – foi considerado um dos maiores especialistas do mundo nas ordens Siphonaptera e Mallophoaga. Destacou-se, também, pelos trabalhos realizados na epidemiologia da peste e na taxonomia de malófagos de aves.
- **Luis Rey** (1918-2016) – iniciou sua carreira como médico parasitologista na USP, onde desenvolveu pesquisas sobre esquistossomose. Perseguido pela ditadura militar, se exilou na Tunísia e México. Foi autor de três livros importantes: Parasitologia, Fundamentos de Parasitologia e Dicionário de Termos Médicos de Medicina e Saúde.
- **Luiz Hildebrando Pereira da Silva** (1928-2014) – pesquisador brilhante em diferentes áreas da biologia e parasitologia foi assistente e colaborador do Prof. Samuel Pessoa em estudos sobre a epidemiologia da esquistossomose e da doença de Chagas, na Universidade de São Paulo (USP); trabalhou também no Instituto Pasteur e na frente avançada da USP em Rondônia; nos últimos 30 anos dedicou-se aos estudo dos plasmódios (bioquímica, biologia molecular e imunologia), desenvolvendo uma vacina inovadora e promissora contra a malária.
- **Manuel Augusto Pirajá da Silva** (1873-1961) – foi um dos grandes cientistas brasileiros ligados à medicina tropical, dando grande contribuição aos estudos da amebíase, leishmaniose tegumentar, doença de Chagas, miíases, micoses e, principalmente, do *Schistosoma mansoni*, descrevendo o verme adulto e relacionando-o com o ovo e a cercária. Em razão disso, a esquistossomose mansoni é conhecida também como doença de Pirajá da Silva.
- **Marcello Vasconcellos Coelho** (1930-2004) – médico formado em Recife, mudou-se para Belo Horizonte, trabalhando em leishmanioses e seus transmissores no Centro de Pesquisas Renné Rachou, Fundação Oswaldo Cruz (Fiocruz) e na Universidade Federal de Minas Gerais (UFMG). Publicou inúmeros trabalhos científicos, dedicando-se, durante vários anos, à administração, tendo sido Diretor de diferentes unidades, Coordenador de cursos de Pós-graduação e Reitor da UFMG.
- **Margarida Dobler Komma** (1915-1995) – pesquisadora dedicada, incentivou a organização e construção, em Goiânia, do importante Instituto de Patologia Tropical e Saúde Pública (IPTSP-UFG), responsável pela formação de numerosos pesquisadores em parasitologia. Seus trabalhos mais importantes versaram sobre helmintologia, em especial o *Schistosoma mansoni* e outros Trematoda.
- **Mário Pinotti** (1894-1972) – sanitarista de primeira linha, criou o Instituto de Malariologia e Doenças Tropicais; empenhou-se no combate à malária (criando o sal cloroquinado – método Pinotti), no combate à peste e à doença de Chagas. Destacou-se como grande cientista, chegando a Ministro da Saúde, competente e dedicado.
- **Mauro Pereira Barretto** (1912-1996) – professor da Faculdade de Medicina de Ribeirão Preto, onde teve papel importante na sua consolidação, dedicou sua vida ao estudo da epidemiologia e ecologia do *T. cruzi* e de seus transmissores.
- **Moacyr Gomes de Freitas** (1914-1977) – helmintologista publicou numerosos trabalhos sobre taxonomia e epidemiologia dos helmintos de importância veterinária, tendo escrito um excelente livro sobre o assunto. Pesquisador e professor dedicado, formou inúmeros parasitologistas.
- **Oswaldo Paulo Forattini** (1924-2007) – dedicou toda sua vida acadêmica ao estudo da epidemiologia e entomologia médica, publicando centenas de trabalhos e livros clássicos sobre Culicidae, Psychodidae, Culicoides, epidemiologia e saúde pública.
- **Otto Wucherer** (1820-1873) – preocupado com as doenças tropicais, foi dado em sua homenagem o nome do gênero de uma filária importante: *Wuchereria*.
- **Paulo Iide** (1939-2012) – veterinário, desde cedo demonstrou grande interesse pela entomologia geral e pela dipterologia. Foi dedicado professor e pesquisador na Universidade Federal do Rio de Janeiro (UFRJ), Universidade Federal do Paraná (UFPR), Universidade Federal Fluminense (UFF) e depois na Fundação Oswaldo Cruz (Fiocruz), RJ, realizando trabalhos pioneiros e deixando numerosos admiradores.
- **Raul Di Primio** (1918-2011) – protozoologista, estudou em detalhes a doença de Chagas no Sul do país e outras parasitoses humanas. Tornou-se conhecido também pela identificação de detritos vegetais em exames de fezes.

- **Rubens Campos** (1926-1992) – parasitologista dedicado, publicou numerosos trabalhos sobre diversos helmintos e protozoários, especialmente amebas, além de ensaios sobre ação terapêutica de novas drogas antiparasitárias; ajudou a formar diversas escolas de medicina, não medindo esforços para a formação de novos pesquisadores e professores.
- **Ruy Gomes de Moraes** (1909-1973) – protozoologista, micologista e helmintologista, adaptou o método de exame de terra para recolher larvas de ancilostomídeos, idealizado por Baermann, para exame de fezes e recolher larvas de *Strongyloides*; publicou inúmeros trabalhos científicos e um livro de parasitologia/micologia.
- **Samuel Barnsley Pessôa** (1898-1976) – é considerado o pai da moderna parasitologia brasileira; preocupou-se com as doenças parasitárias e as condições sociais do povo brasileiro; como chefe da Parasitologia da Faculdade de Medicina da Universidade de São Paulo (FMUSP), formou uma equipe de professores e cientistas renomados; publicou inúmeros trabalhos científicos e livros, entre eles o mais completo livro de parasitologia já descrito em português, o *Parasitologia Médica*, e o *Endemias Parasitárias da Zona Rural Brasileira*.
- **Washington Luiz Tafuri** (1926-2013) – patologista por vocação, foi professor em três universidades federais: Universidade Federal de Minas Gerais (UFMG), Universidade Federal do Espírito Santo (UFES) e Universidade Federal de Ouro Preto (UFOP), nas quais foi distinguido com o título de Professor Emérito; espírito aberto e acolhedor, orientou dezenas de alunos de graduação e pós-graduação; suas pesquisas sobre a patologia da esquistossomose e da doença de Chagas são fundamentais.
- **Zeferino Vaz** (1908-1981) – parasitologista dinâmico, professor brilhante, desde cedo destacou-se pelas pesquisas no ramo da helmintologia humana e veterinária; foi Secretário de Saúde de São Paulo e Reitor da Universidade de Brasília (UnB); notabilizou-se pela criação da Faculdade de Medicina de Ribeirão Preto e pela criação e implantação da Universidade de Campinas, da qual foi Reitor durante 12 anos.
- **Zigman Brener** (1928-2002) – protozoologista dedicado foi renomado professor de parasitologia na Universidade Federal de Minas Gerais (UFMG) e pesquisador importante na biologia e imunologia do *T. cruzi* no Centro de Pesquisas Renné Rachou, Fundação Oswaldo Cruz (Fiocruz), MG. Teve papel fundamental na criação dos Cursos de Pós-graduação em Parasitologia na UFMG/Fiocruz.

A cada um, nosso respeito, nosso orgulho e nossa gratidão.

David Pereira Neves

SUMÁRIO

PARTE 1 – CONCEITOS GERAIS

PARTE 2 – PROTOZOÁRIOS

PARTE 3 – HELMINTOS

PARTE 6 – TÉCNICAS BÁSICAS

1

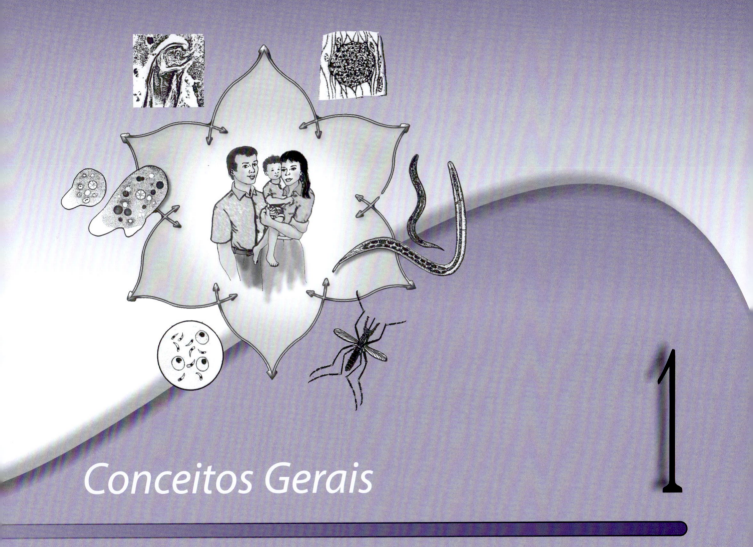

Conceitos Gerais

1

Glossário

David Pereira Neves

Abióticos. São os componentes físicos e químicos do meio ambiente.

Agente Etiológico. É o agente causador ou responsável pela *origem* da doença. Pode ser vírus, bactéria, fungo, protozoário ou helminto.

Agente Infeccioso. Parasito, sobretudo, microparasitos (bactérias, fungos, protozoários, vírus etc.), inclusive helmintos, capazes de produzir infecção ou doença infecciosa (OMS, 1973).

Anfixenose. Doença que circula indiferentemente entre humanos e animais, isto é, tanto os humanos quanto os animais funcionam como hospedeiros do agente. Exemplo: doença de Chagas, na qual o *Trypanosoma cruzi* pode circular nos seguintes tipos de ciclo:

- Ciclo silvestre: gambá-triatomíneo-gambá;
- Ciclo peridoméstico: ratos, cão-triatomíneo-ratos, cão;
- Ciclo doméstico: humano-triatomíneo-humano; cão, gato-triatomíneo-cão, gato.

Antroponose. Doença exclusivamente humana. Exemplo: a filariose bancroftiana, a necatorose, a gripe etc.

Antropozoonose. Doença primária de animais, que pode ser transmitida aos humanos. Exemplo: brucelose, na qual o homem é um hospedeiro acidental.

Bióticos. São os componentes vivos do meio ambiente.

Cepa. Grupo ou linhagem de um agente infeccioso, de ascendência conhecida, compreendida dentro de uma espécie e que se caracteriza por alguma propriedade biológica e/ou fisiológica. Exemplo: a cepa "Laredo" da *E. histolytica* se cultiva bem à temperatura ambiente, com média patogenicidade.

Clima. É o conjunto de fenômenos meteorológicos (temperatura, umidade relativa do ar, insolação, chuvas, ventos, pressão atmosférica) que são mais ou menos uniformes e repetitivos ao longo do ano. O clima exerce grande influência (junto com as condições sociais) na distribuição e na reprodução dos parasitos.

Comunidade Biológica. É o conjunto de plantas e bichos em determinado ambiente, no qual cada faixa da cadeia alimentar (vegetais, animais herbívoros e animais carnívoros) representa um "nível trófico", formando uma pirâmide. Nessa pirâmide a base é formada pelos vegetais, decrescendo para o topo, onde se encontram os animais carnívoros terciários, inclusive nossa espécie.

Contaminação. É a presença de um agente infeccioso na superfície do corpo, roupas, brinquedos, água, leite, alimentos etc.

Doença Metaxênica. Quando parte do ciclo vital de um parasito se realiza no vetor; isto é, o vetor não só transporta o agente, mas é um elemento obrigatório para maturação e/ou multiplicação do agente. Exemplo: malária, esquistossomose.

Enzoose. Doença exclusivamente de animais. Exemplo: a peste suína, o *Dioctophime renale*, parasitando rim de cão e lobo etc.

Endemia. É a prevalência usual de determinada doença com relação à área. Normalmente, considera-se como endêmica a doença cuja incidência permanece constante por vários anos, dando uma ideia de equilíbrio entre a doença e a população, ou seja, é o número esperado de casos de um evento em determinada época. Exemplo: no início do inverno espera-se que, de cada 100 habitantes, 25 estejam gripados.

Epidemia ou Surto Epidêmico. É a ocorrência, numa coletividade ou região, de casos que ultrapassam nitidamente a incidência normalmente esperada de uma doença e derivada de uma fonte comum de infecção ou propagação. Quando do aparecimento de um único caso em área indene de uma doença transmissível (p. ex., esquistossomose em Curitiba), podemos considerar como uma epidemia em potencial, da mesma forma que o aparecimento de um único caso em que havia muito tempo que determinada doença não se registrava (p. ex., varíola, em Belo Horizonte).

Epidemiologia. É o estudo da distribuição e dos fatores determinantes da frequência de uma doença (ou outro evento). Isto é, a epidemiologia trata de dois aspectos fundamentais: a distribuição (idade, sexo, raça, geografia etc.) e os fatores determinantes da frequência (tipo de patógeno, meios de transmissão etc.) de uma doença. Exemplo: na epidemiologia da esquistossomose mansoni, no Brasil, devem ser estudados: idade, sexo, raça, distribuição geográfica, criadouros peridomiciliares, suscetibilidade do molusco, hábitos da população etc. (Capítulo 3 – Epidemiologia: Introdução e Conceitos).

Espécies Alopátricas. São espécies ou subespécies do mesmo gênero, que vivem em ambientes diferentes, devido à existência de barreiras que as separaram.

Espécies Simpátricas. São espécies ou subespécies do mesmo gênero, que vivem num mesmo ambiente.

Espécie Eurítopa. É a que possui ampla distribuição geográfica, com ampla valência ecológica, e até com hábitats variados.

Espécie Estenótopa. É a que apresenta distribuição geográfica restrita com hábitats restritos.

Estádio. É a fase intermediária ou intervalo entre duas mudas da larva de um artrópode ou helminto. Exemplo: larva de 1º estádio, larva de 3º estádio, estádio adulto (em entomologia, estádio adulto é sinônimo de instar).

Estágio. É a forma de transição (imaturos) de um artrópode ou helminto para completar o ciclo biológico. Exemplo: estágio de ovo, larva ou pupa (portanto, o estágio larva pode passar por dois ou três estádios).

Fase Aguda. É aquele período após a infecção em que os sintomas clínicos são mais marcantes (febre alta etc.). É um período de definição: o indivíduo se cura, entra na fase crônica ou morre.

Fase Crônica. É a que se segue à fase aguda; caracteriza-se pela diminuição da sintomatologia clínica e existe um equilíbrio relativo entre o hospedeiro e o agente infeccioso. O número dos parasitos mantém uma certa constância. É importante dizer que este equilíbrio pode ser rompido em favor de ambos os lados.

Fômite. É representado por utensílios que podem veicular o agente etiológico entre hospedeiros. Exemplo: roupas, seringas, espéculos etc.

Fonte de Infecção. Pessoa, coisa ou substância da qual um agente infeccioso passa diretamente a um hospedeiro. Essa fonte de infecção pode estar situada em qualquer ponto da cadeia de transmissão. Exemplo: água contaminada (febre tifoide), mosquito infectante (malária), carne com cisticercos (teniose) (OMS, 1973).

Hábitat. É o ecossistema, local ou órgão onde determinada espécie ou população vive. Exemplo: o *Ascaris lumbricoides* tem por hábitat o intestino delgado humano; o lobo guará tem por hábitat o cerrado.

Heteroxeno. Ver Parasito Heteroxênico.

Hospedeiro. É um organismo que alberga o parasito. Exemplo: o hospedeiro do *Ascaris lumbricoides* é o ser humano.

Hospedeiro Definitivo. É o que apresenta o parasito em fase de maturidade ou em fase de atividade sexual.

Hospedeiro Intermediário. É aquele que apresenta o parasito em fase larvária ou assexuada.

Hospedeiro Paratênico ou de Transporte. É o hospedeiro intermediário no qual o parasito não sofre desenvolvimento, mas permanece encistado até que o hospedeiro definitivo o ingira. Exemplo: *Hymenolepis nana* em coleópteros.

Incidência. É a frequência com que uma doença ou fato ocorre em um período de tempo definido e com relação à população (casos novos, apenas). Exemplo: a incidência de piolho (*Pediculus humanus*) no Grupo Escolar X, em Belo Horizonte, no mês de dezembro, foi de 10%. (Dos 100 alunos com piolho, 10 adquiriram o parasito no mês de dezembro.) Comparar com Prevalência, adiante.

Infecção. Penetração e desenvolvimento, ou multiplicação, de um agente infeccioso dentro do organismo de humanos ou animais (inclusive vírus, bactérias, protozoários e helmintos).

Infecção Inaparente. Presença de infecção em um hospedeiro, sem o aparecimento de sinais ou sintomas clínicos. (Nesse caso, pode estar em curso uma patogenia discreta, mas sem sintomatologia; quando há sintomatologia a infecção passa a ser uma *doença infecciosa.*)

Infestação. É o alojamento, desenvolvimento e reprodução de artrópodes na superfície do corpo ou vestes. (Pode-se dizer também que uma área ou local está infestado de artrópodes.)

Letalidade. Expressa o número de óbitos com relação a determinada doença ou fato e com relação à população. Exemplo: 100% das pessoas não vacinadas, quando atingidas pelo vírus rábico, morrem. A letalidade na gripe é muito baixa.

Morbidade. Expressa o número de pessoas doentes com relação à população. Exemplo: na época do inverno, a morbidade da gripe é alta (isto é, o número de pessoas doentes [incidência] é grande).

Mortalidade. Determina o número geral de óbitos em determinado período de tempo e com relação à população. Exemplo: em Belo Horizonte morreram 1.032 pessoas no mês de outubro de 2004 (acidentes, doenças etc.).

Parasitemia. Reflete a carga parasitária no sangue do hospedeiro. Exemplo: camundongos apresentam 2.000 tripanosomas por cm^3 de sangue.

Parasitismo. É a associação entre seres vivos, em que existe unilateralidade de benefícios, sendo um dos associados prejudicados pela associação. Desse modo, o parasito é o agressor, o hospedeiro é o que alberga o parasito. Podemos ter vários tipos de parasitos:

- *Endoparasito.* O que vive dentro do corpo do hospedeiro. Exemplo: *Ancylostoma duodenale.*
- *Ectoparasito.* O que vive externamente ao corpo do hospedeiro. Exemplo: *Pediculus humanus* (piolho).

- *Hiperparasito*. O que parasita outro parasito. Exemplo: *E. histolytica* sendo parasitado por fungos (*Sphoerita endogena*) ou mesmo por cocobacilos.

Parasito. É uma palavra de origem grega, significando aquele que vive à custa de outro, espoliando-o. É um substantivo masculino, portanto terminado com a vogal 'o'. Já a palavra 'parasita' é usada como adjetivo ou verbo. Exemplo: O *Ancylostoma duodenale* é um parasito que parasita o duodeno.

Parasito Acidental. É o que parasita algum hospedeiro que não o seu normal. Exemplo: *Dipylidium caninum*, parasitando criança.

Parasito Errático. É o que vive fora do seu hábitat normal. Exemplo: *A. lumbricoides* no canal colédoco.

Parasito Estenoxênico. É o que parasita espécies de vertebrados muito próximas. Exemplo: algumas espécies de *Plasmodium* só parasitam primatas; outras, só aves etc.

Parasito Eurixeno. É o que parasita espécies de vertebrados muito diferentes. Exemplo: o *Toxoplasma gondii*, que pode parasitar todos os mamíferos e até aves.

Parasito Facultativo. É o que pode viver parasitando, ou não, um hospedeiro (nesse último caso, isto é, quando não está parasitando, é chamado de *vida livre*). Exemplo: larvas de moscas *Sarcophagidae*, que podem desenvolver-se em feridas necrosadas ou em matéria orgânica (esterco) em decomposição.

Parasito Heterogenético. É o que apresenta alternância de gerações. Exemplo: *Plasmodium*, com ciclo assexuado no mamífero e sexuado no mosquito.

Parasito Heteroxênico. É o que possui hospedeiro definitivo e intermediário. Exemplos: *Trypanosoma cruzi*, *S. mansoni*.

Parasito Monoxênico. É o que possui apenas o hospedeiro definitivo. Exemplos: *Enterobius vermicularis*, *A. lumbricoides*.

Parasito Monogenético. É o que não apresenta alternância de gerações (isto é, possui um só tipo de reprodução sexuada ou assexuada). Exemplo: *Ascaris lumbricoides*, *Ancylostomatidae*, *Entamoeba histolytica*.

Parasito Obrigatório. É aquele incapaz de viver fora do hospedeiro. Exemplo: *Toxoplasma gondii*, *Plasmodium*, *S. mansoni* etc.

Parasito Periódico. É o que frequenta o hospedeiro intervaladamente. Exemplo: os mosquitos que se alimentam sobre o hospedeiro a cada 3 dias.

Parasitoide. É a forma imatura (larva) de um inseto (em geral da ordem *Hymenoptera*) que ataca outros invertebrados, quase sempre levando-os à morte (parasitoide = parasito proteleano). Exemplo: os micromenópteros *Telenomous fariai* e *Spalangia endius* desenvolvendo-se, respectivamente, em ovos de triatomíneos e pupas de moscas.

Partenogênese. Desenvolvimento de um ovo sem interferência de espermatozoide (*parthenos* = virgem, mais *genesis* = geração). Exemplo: *Strongyloides stercoralis*.

Patogenia ou Patogênese. É o mecanismo com que um agente infeccioso provoca lesões no hospedeiro. Exemplo: o *S. mansoni* provoca lesões no organismo através de ovos, formando granulomas.

Patogenicidade. É a *habilidade* de um agente infeccioso provocar lesões. Exemplo: *Leishmania braziliensi* tem uma patogenicidade alta; *Taenia saginata* tem patogenicidade baixa.

Patognomônico. Sinal ou sintoma característico de uma doença. Exemplo: sinal de Romaña, típico da doença de Chagas.

Pedogênese. É a reprodução ou multiplicação de uma forma larvária (*pedos* = jovem, mais *genesis* = geração). Exemplo: a formação de esporocistos secundários e rédias a partir do esporocisto primário.

Período de Incubação. É o período decorrente entre o tempo de infecção e o aparecimento dos primeiros sintomas clínicos. Exemplo: esquistossomose mansoni – penetração de cercária até o aparecimento da dermatite cercariana (24 horas).

Período Pré-patente. É o período que decorre entre a infecção e o aparecimento das primeiras formas detectáveis do agente infeccioso. Exemplo: esquistossomose mansoni – período entre a penetração da cercária até o aparecimento de ovos nas fezes (formas detectáveis), aproximadamente, 43 dias.

Poluição. É a presença de substâncias nocivas (produtos químicos, por exemplo) mas não infectantes, no ambiente (ar, água, leite, alimentos etc.).

Portador. Hospedeiro infectado que alberga o agente infeccioso, sem manifestar sintomas, mas *capaz de transmiti-lo* a outrem. Nesse caso, é também conhecido como "portador assintomático"; quando ocorre doença e o portador pode contaminar outras pessoas em diferentes fases, temos o "portador em incubação", "portador convalescente", "portador temporário", "portador crônico".

Premunição ou Imunidade Concomitante. É um tipo especial do estado imunitário ligado à necessidade da presença do agente infeccioso em níveis assintomáticos no hospedeiro. Normalmente, a premunição é encarada como sendo um estado de imunidade que impede reinfecções pelo agente infeccioso específico. Exemplo: na malária, em algumas regiões endêmicas, o paciente apresenta-se em estado crônico constante, não havendo reagudização da doença. Existe um equilíbrio perfeito entre o hospedeiro e o hóspede.

Prevalência. Termo geral utilizado para caracterizar o número total de casos de uma doença ou qualquer outra ocorrência numa população e tempo definidos (casos antigos somados aos casos novos). Exemplo: no Brasil (população definida), a prevalência da esquistossomose foi de 8 milhões de pessoas em 1992.

Profilaxia. É o conjunto de medidas que visam a prevenção, erradicação ou controle de doenças ou fatos prejudiciais aos seres vivos. Essas medidas são baseadas na epidemiologia de cada doença. (Prefiro usar os termos "profilaxia", quando uso medidas contra uma doença já estabelecida e “prevenção”, quando uso medidas para evitar o estabelecimento de uma doença.)

Reservatório. São os humanos, os animais, as plantas, o solo e qualquer matéria orgânica inanimada onde vive e se multiplica um agente infecioso, sendo vital para este a presença de tais reservatórios e sendo possível a transmissão para outros hospedeiros (OMS). O conceito de reservatório vivo, de alguns autores, é relacionado com a capacidade de manter a infecção, sendo esta pouco patogênica para o reservatório.

Sinantropia. É a habilidade de certos animais silvestres (mamíferos, aves, insetos) frequentarem habitações humanas; isto é, pela alteração do meio ambiente natural houve uma adaptação do animal que passou a ser capaz de conviver com o homem. Exemplo: moscas, ratos e morcegos silvestres frequentando ou morando em residências humanas.

Vetor. É um artrópode, molusco ou outro veículo que transmite o parasito entre dois hospedeiros.

Vetor Biológico. É quando o parasito se multiplica ou se desenvolve no vetor. Exemplo: o *T. cruzi,* no *T. infestans;* o *S. mansoni*, no *Biomphalaria glabrata.*

Vetor Mecânico. É quanto o parasito não se multiplica nem se desenvolve no vetor, este simplesmente serve de transporte. Exemplo: *Tunga penetrans* veiculando mecanicamente esporos de fungo.

Virulência. É a *severidade* e rapidez com que um agente infeccioso provoca lesões no hospedeiro. Exemplo: a *E. histolytica* pode provocar lesões severas, rapidamente.

Zooantroponose. Doença primária dos humanos, que pode ser transmitida aos animais. Exemplo: a esquistossomose mansoni no Brasil. O humano é o principal hospedeiro.

Zoonose. Doenças e infecções que são naturalmente transmitidas entre animais vertebrados e os humanos. Atualmente, são conhecidas cerca de 100 zoonoses. Exemplo: doença de Chagas, toxoplasmose, raiva, brucelose (ver Anfixenose, Antroponose e Antropozoonose).

2

A Parasitologia

David Pereira Neves

Introdução

Neste capítulo mostrarei alguns aspectos da relação entre as espécies na natureza e da relação entre os humanos (a sociedade) com algumas espécies que convivem conosco (os parasitos). A vida é uma cadeia ativa e dinâmica entre todas as espécies, buscando a permanência e a manutenção de cada uma delas. Para entendermos isso é preciso ficarmos longe da ideia antropocêntrica de que somos superiores. É na relação entre todas as espécies e o conjunto do meio ambiente que precisamos nos inserir, para podermos pensar, discutir e evoluir no conhecimento da parasitologia.

Os parasitos fazem parte da vida e, assim, necessitam ser conhecidos dentro de uma visão ampla, não só ambiental, como social. Além disso, nós humanos, como tudo na natureza, temos valores positivos e negativos. Desde a mais remota antiguidade, a relação entre os indivíduos de nossa espécie (a sociedade) convive entre dois polos: os dominadores e os dominados. Essa relação usualmente é perversa, levando os dominados a viverem em condições precárias e, muitas vezes, aviltantes. Entretanto, para haver um equilíbrio dinâmico da humanidade é fundamental que tenhamos o discernimento e a coragem de cultivarmos os valores positivos das pessoas (coisa que a mídia insiste em negar). Dessa forma, e acreditando na construção de uma sociedade mais fraterna, espero que este capítulo ajude o leitor a estimular seus talentos e virtudes. E uma sociedade talentosa e equilibrada é o primeiro passo para se compreender e controlar as doenças parasitárias...

Nós, a Sociedade e a Parasitologia

Interessante e importante é conhecer a etimologia e o correto significado das palavras. Afinal e, principalmente, é por intermédio delas que o conhecimento humano toma forma e exerce seu poder impulsionador do progresso. Palavras transmitem ideias e geram outras novas.

Assim, desejo destacar aqui algumas palavras que podem exercer um papel enorme e decisivo na tomada de posições e no direcionamento da conduta pessoal, no envolvimento comunitário e no encontro do equilíbrio e da solidariedade.

Será que conseguiremos esse intento? Vamos experimentar.

- **Academia:** os filósofos gregos, para apresentarem ou discutirem suas ideias, reuniam-se em praças (ágora), sob arcos (estoicos) ou no jardim da casa de Academos, como fazia Platão. Assim, a palavra "academia" passou a significar o lugar onde se reuniam os sábios ou os melhores e, dessa forma, as universidades também são denominadas de "academia".
- **Talento:** originalmente, e também entre os gregos, essa palavra se referia a valores monetários, mas, com o tempo, passou a significar as qualidades, habilidades ou valores que uma pessoa possui, que bem estimulados podem promover o bem pessoal e coletivo.
- **Transformação:** significa passar de uma forma para outra, como a lagarta transforma-se (metamorfose) em uma borboleta. Sob o ponto de vista social, a transformação busca fazer com que pessoas ou comunidades apáticas, submissas e pouco produtivas se transformem em indivíduos úteis para si e para a coletividade.
- **Transformador social:** é a pessoa que promove a mudança na comunidade, despertando talentos, criando oportunidades, construindo valores positivos.
- **Capitalismo:** sistema econômico que tem como fundamento a propriedade privada dos meios de produção, sendo o lucro o objetivo principal. Teve início no século XII, com a intensificação do comércio na Europa mediterrânea, quando promoveu a formação de grandes riquezas familiares e estimulou as grandes navegações. O descobrimento de novas terras ampliou ainda mais a força da riqueza acumulada e as novas terras passaram a ser colônias fornecedoras de insumos, metais e pedras preciosas. No século XVIII teve início a "revolução industrial", fazendo com que alguns países europeus se tornassem riquíssimos (donos do capital) à custa da exploração perversa das colônias e da classe operária mundial.

Implantou-se, então, o capitalismo imperialista, caracterizado por grande desequilíbrio social e enorme pressão militar, econômica e religiosa, não só nos países colonizadores da Europa, mas também nos países colonizados nos demais continentes. Em decorrência dessas pressões, a riqueza e o bem estar concentrou-se nas mãos de poucas famílias milionárias ao lado da pobreza generalizada, do esvaziamento dos campos, da urbanização descontrolada, da presença de doenças endêmicas parasitárias e microbianas, na alta mortalidade infantil, nos salários aviltantes, sem férias, folgas semanais ou aposentadoria. Em consequência desse imperialismo econômico/militar/religioso e grande sofrimento da população, nos séculos XIX e XX tiveram início na Europa fortes movimentos político e populares buscando a construção de uma sociedade baseada na justiça social.

- **Socialismo:** sistema econômico que tem como fundamentos a coletivização da propriedade e da produção e a extinção das classes (burguesia × operariado), buscando o equilíbrio social, onde "cada um produz segundo sua capacidade e cada um recebe conforme sua necessidade".

Em verdade, o socialismo teve início pela pregação revolucionária de Jesus Cristo, que, numa época que predominava a escravidão, ousou pregar "o respeito à dignidade humana", o que deu grande força às suas ideias de salvação eterna. Mas o socialismo teve grande avanço político quando Karl Marx e Friedrich Engels publicaram em 1847 o Manifesto Comunista.

Na prática, não foi bem-sucedida nenhuma experiência de implantação de uma sociedade totalmente comunista e socialista, porém o socialismo teve e continua tendo um grande mérito: a correção dos abusos capitalistas e a construção de uma sociedade embasada em uma legislação mais justa e mais humanitária. Mas é fundamental que se diga: a evolução do capitalismo, ou seja, a melhora das condições de trabalho e da distribuição da riqueza são frutos de longas e constantes lutas da classe operária, especialmente quando organizada em sindicatos fortes, ideologicamente independentes e inspirados em dados econômicos consistentes.

Entendida essa sequência de palavras com seus respectivos sentidos, o leitor pode estar perguntando: qual a relação entre esses termos e a parasitologia? Conforme já fiz em outras edições deste livro, apresso-me em responder: tem uma enorme relação, pois eles procuram mostrar que é em decorrência da pobreza permanente, da inércia ampla e da mediocridade coletiva (refiro-me a todos os níveis sociais), que as doenças parasitárias se instalam como endemias. Nessas palavras também está implícito que o caminho da profilaxia passa pela quebra da inércia, pela libertação de dogmas e de ideologias, pela participação popular e pela transformação social com o crescimento econômico e cultural de toda a comunidade.

Complementando essas ideias, gostaria de enfatizar que se a ciência parasitológica é dinâmica e fascinante, ela deve ter como objetivo (como todo conhecimento e esforço humano) melhorar a qualidade de vida das pessoas e de toda uma nação.

Se tivermos a curiosidade de conhecer a qualidade de vida de grande parcela da população dos países ricos no início do século XX (1900-1930), ficaremos horrorizados. Tomemos como exemplo a Inglaterra, o país mais rico do mundo dessa época. A industrialização, a dominação econômica e militar ao redor do mundo produziu riquezas incomensuráveis, não só para a nobreza ali reinante, mas também para algumas famílias locais. Por outro lado, as condições sociais, salariais e sanitárias para o restante das pessoas eram tão aviltantes que as doenças atingiam e matavam milhares de trabalhadores. Moscas, ascaridíase, ancilostomíase, tricuríase, cólera, tifo, subnutrição eram a marca da periferia das cidades, das minas de carvão e dos aglomerados rurais ingleses. "De cada 1 milhão de pessoas nascidas, somente 502 mil alcançavam os 45 anos de idade e 161 mil chegavam à marca dos 75" (Giannetti, 2005). Entretanto, a partir da organização da classe trabalhadora inglesa e da melhor distribuição de renda, as condições sociais e sanitárias atingiram um nível muito elevado, beneficiando a todo o país.

Em todo o mundo, o ritmo do progresso tecnológico nos últimos 50 anos tem sido realmente formidável, tornando a vida do cidadão comum muito mais fácil, porém ainda persistem diferenças sociais, culturais e sanitárias enormes entre as classes controladoras do capital e o restante da população. Podemos mesmo afirmar que vivemos em dois mundos diferentes e opostos: os muito ricos e os muito pobres (Figuras 2.1 e 2.2).

É verdade que o Brasil, nos curtos períodos de 1956/1961 e depois entre 2003/2011 passou por um crescimento econômico e equilíbrio político acentuados, vencendo vários desvios sociais, sanitários e culturais. De um país subdesenvolvido cresceu na direção de melhor distribuição

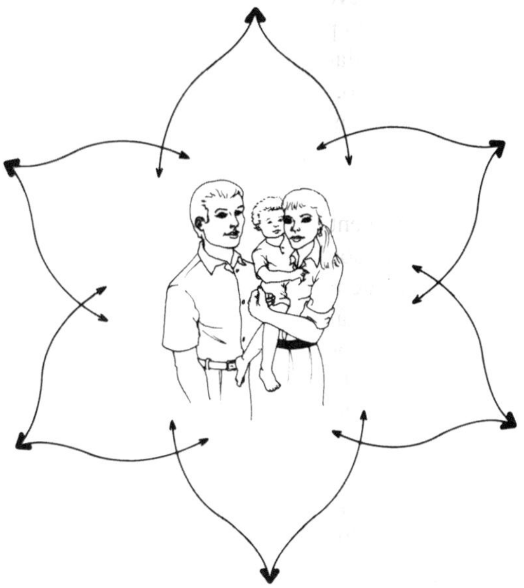

FIGURA 2.1. A Roda da Vida: interação entre o meio ambiente e os humanos. As ações e reações são recíprocas entre a natureza, o indivíduo, a comunidade, a saúde, o trabalho, o lazer e a espiritualidade, pois cada elemento sofre e exerce influência sobre os demais. (Desenho original de D. P. Neves e Anamaria R. A. Neves: Parasitologia Básica, Coopmed Editora, 2003.)

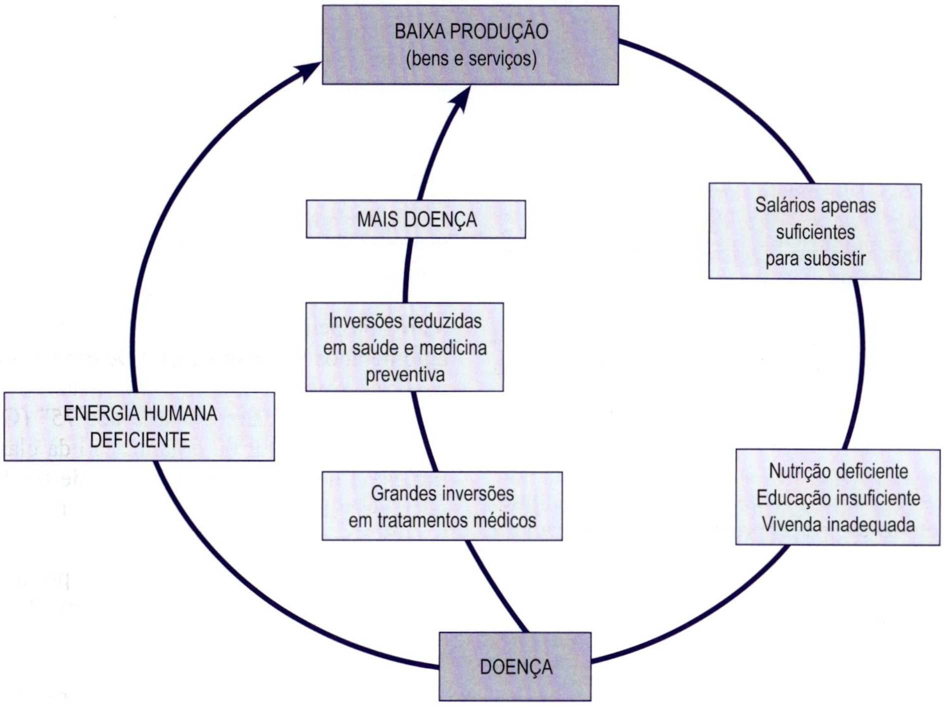

FIGURA 2.2. Ciclo doença × pobreza, segundo a OMS.

da riqueza nacional e mais oportunidades educacionais, de trabalho e ascensão social, tornando-se respeitado no mundo todo. Mas a história humana, assim como a natureza, não tem uma trajetória retilínea. Passam por terremotos, tsunamis, tempestades. E também passamos por dois tsunamis. O primeiro foi o golpe militar de 1964, de triste memória e o segundo tsunami teve início em 2016 com o golpe magistralmente arquitetado pela direita, promovendo retrocessos perversos na sociedade, quer seja sob o ponto de vista trabalhista, científico, educacional, sanitário, ambiental e religioso, que perduram até hoje (abril de 2022).

Infelizmente, os formidáveis avanços tecnológicos recentes – inteligência artificial, internet, redes sociais – manipulados por aventureiros fanáticos, estão promovendo desajustes político/sociais/religiosos como se vivêssemos nos tempos da idade média (séculos V a XV), divulgando desinformações e infâmias, alimentando o ódio, intolerância, preconceitos, a concentração de renda e o desequilíbrio social e ambiental. O país hoje, com 210 milhões de habitantes, apresenta uma população de 80 milhões de pobres e famintos. Um horror impensável e incontinuável! E conforme disse anteriormente, um parasitologista não pode aceitar esse desequilíbrio social e ambiental, pois é em sua esteira que as doenças parasitárias e microbianas se ampliam.

Mas segundo um ditado antigo, se "após a tempestade vem a bonança" espero que esta seja alcançada nos libertando das infâmias e desinformações apregoadas pelas mídias. A história e objetivos de nossas lideranças nos mostrarão os caminhos para ultrapassarmos as tempestades, nos livrando de milícias pelas ruas, florestas e fazendas e retomando o caminho do progresso, da justiça social, do equilíbrio ambiental e da paz entre os cidadãos.

E assim, utilizando os conhecimentos da "academia" e desabrochando os "talentos" das pessoas, seremos capazes de produzirmos em nós mesmos uma "transformação" pessoal para, então, sermos o "transformador social" que trabalhará na construção de uma sociedade mais justa socialmente e mais equilibrada ambientalmente.

Origem do Parasitismo

A coabitação das espécies no planeta é regulada por duas leis básicas que regem a vida na natureza: interdependência das espécies e reciclagem permanente de todos os componentes orgânicos. A interdependência entre os seres vivos é dinâmica e busca dois aspectos: obtenção de alimentos e/ou proteção. Assim sendo, ao longo dos bilhões de anos de evolução dos seres vivos, essa interdependência promoveu uma interação ou associação dos mais diferentes tipos entre duas ou mais espécies. Essas associações não são ao acaso, mas acontecem por duas razões fundamentais: fornecem oportunidades evolutivas e garantem a permanência da vida. Nesse aspecto pode-se dizer que ocorre uma "sinergia vital", a qual é assim conceituada: interação simultânea de todas as espécies dos mais diferentes reinos, buscando a manutenção da vida.

Seguramente muitas das associações ocorridas ao longo do processo evolutivo nem sempre foram pacíficas e nem sempre deram certo, levando à morte uma ou as duas espécies envolvidas. Entretanto, numerosas outras foram bem-sucedidas, promovendo modificações adaptativas (acomodações), não só morfológicas, como fisiológicas e reprodutivas. Essas associações e as modificações são tão interessantes que podem ser estudadas sob o ponto de vista ecológico, biológico ou médico.

Em verdade existe enorme analogia entre as intrincadas inter-relações bióticas e abióticas na superfície da terra e no organismo de qualquer ser vivo. Assim, a ecologia, a fisiologia e a imunologia estudam fenômenos semelhantes, porém com enfoques (ou escalas) diferentes. Ou seja, a interdependência das espécies precisa ser entendida como um processo que ocorre e é regulado tanto no nível dos grandes ecossistemas, como também no nível de cada organismo vivo. Assim, enquanto em um ecossistema existem leis e mecanismos próprios que regulam a população das espécies, no indivíduo essa regulação é feita pelo sistema imune, que obedece também a leis e mecanismos próprios.

O processo evolutivo das espécies é um fato que não ocorre ao acaso, mas também não tem um objetivo ou uma meta a atingir. A evolução é um processo que busca a garantia da vida, mas depende do que aconteceu antes na história da linhagem, a qual refletirá na progênie dela.

Para haver associação entre duas espécies deve ocorrer um processo evolutivo, pelo menos. Três condições básicas são necessárias: a) pré-adaptação de uma espécie à outra; b) coincidência de fatores ecológicos, fisiológicos e comportamentais das espécies envolvidas; c) coacomodação, isto é, os parceiros devem ser bem-sucedidos após o início da associação. As espécies com as características acima, ao interagirem, garantem a sobrevivência e a perpetuação delas. Ou seja, as associações são forças evolutivas positivas.

Como veremos em seguida, uma dessas formas de associação é o parasitismo.

NOTA: para se aprofundar nessa apaixonante questão de evolução e parasitismo, recomendo a leitura do livro O Tapete de Penélope, de Walter Boeger, Editora Edusp, 2009, e o Capítulo 3, de autoria do Prof. Henrique Leonel Lenzi, no livro *Dinâmica das Doenças Infecciosas e Parasitárias*, 2008.

Formas de Associação

As formas de associação ou interação entre os seres vivos têm sido estudadas há longos anos, muitas vezes ocorrendo divergência na interpretação dos conceitos estabelecidos. De acordo com a Associação Americana de Parasitologistas (Journal of Parasitology, 23:326-329, 1937), toda associação de espécies diferentes é uma simbiose (*sin* = junto; *bio* = vida; *osis* = condição). Este termo foi criado em 1879 pelo micologista alemão Anton de Bary. Assim, dependendo do grau do vínculo metabólico estabelecido entre os dois organismos, a simbiose pode apresentar formas diversas, tais como:

- *Forésia:* quando, na associação entre dois organismos de espécies diferentes, uma delas busca apenas abrigo e/ou transporte. Exemplo: a veiculação de ovos de *Dermatobia hominis* por moscas ou mosquitos.
- *Mutualismo:* quando os organismos de espécies diferentes vivem em íntima associação, havendo benefício mútuo. Exemplo: a associação de protozoários e bactérias no rúmen de bovinos, pois, enquanto o ruminante fornece uma série de fatores alimentares e proteção aos protozoários e bactérias, esses possuem enzimas capazes de digerir a celulose ingerida pelo bovino.
- *Comensalismo:* é a associação entre duas espécies, na qual uma obtém vantagens sem promover prejuízos para a outra (hospedeiro). Exemplo: a *Entamoeba coli* vivendo no intestino grosso humano.
- *Parasitismo:* é a associação entre seres vivos, na qual existe unilateralidade de benefícios, ou seja, o hospedeiro é espoliado pelo parasito, pois fornece nutrientes e abrigo para esse, promovendo danos ao hospedeiro. Exemplo: a *Entamoeba histolytica* no intestino grosso humano.

Por outro lado, e dentro de uma visão ambiental bem ampla, a parasitologia poderia ser definida como "um ramo da ecologia, na qual o hospedeiro seria o meio ambiente da espécie que nele habita".

De um modo geral, pode-se dizer que a associação parasitária tende ao equilíbrio, pois havendo a morte do hospedeiro, o parasito também morrerá. Nas associações ocorridas há milhares de anos, raramente o parasito leva o hospedeiro à morte, conforme mostrado em dois exemplos clássicos: a) o tatu, que é o hospedeiro primitivo do *Trypanosoma cruzi*, não morre, enquanto os humanos, os cães ou o gato adoecem rapidamente; b) em zona endêmica de malária, o número de mortes (letalidade) na população autóctone é muito baixo, porém é elevadíssima quando ocorre em pessoas de outras regiões.

Para haver doença parasitária há necessidade da existência de alguns fatores:

- *Inerentes ao parasito:* número de exemplares que atingiram o hospedeiro; virulência da cepa do parasito; localização do mesmo.
- *Inerentes ao hospedeiro:* idade, nutrição, tipo da resposta imune desenvolvida.

Tipos de Adaptações

Como foi dito, os parasitos para se associarem ou interagirem com o hospedeiro sofreram adaptações morfológicas, fisiológicas e biológicas ao longo de todo o processo evolutivo ocorrido, de tal forma que podemos dizer que a adaptação é a marca do parasitismo. Em seguida comentaremos as principais modificações adaptativas encontradas.

Adaptações Morfológicas

- **Degenerações:** representadas por perdas ou atrofia de órgãos locomotores, aparelho digestivo etc. Assim, por exemplo, vemos as pulgas, os percevejos, algumas moscas parasitas de carneiro (*Mellophogus ovinus*) que perderam as asas; os Cestoda que não apresentam tubo digestivo etc.

- **Hipertrofia:** encontradas principalmente nos órgãos de fixação, resistência ou proteção e reprodução. Assim, alguns helmintos possuem órgãos de fixação muito fortes, como lábios, ventosas, acúleos, bolsa copuladora. Alta capacidade de reprodução, com aumento acentuado de ovários, de útero para armazenar ovos, de testículos. Aumento de estruturas alimentares de alguns insetos hematófagos para mais facilmente perfurarem a pele e armazenarem o sangue ingerido.

Adaptações Biológicas

- **Capacidade reprodutiva:** para suplantar as dificuldades de atingir novo hospedeiro e escaparem da predação externa, os parasitos são capazes de produzir grandes quantidades de ovos, cistos ou outras formas infectantes; assim fazendo, algumas formas conseguirão vencer as diferentes barreiras e poderão perpetuar a espécie.
- **Tipos diversos de reprodução:** o hermafroditismo, a partenogênese, a poliembrionia (reprodução de formas jovens), a esquizogonia etc. representam mecanismos de reprodução que permitem uma mais fácil fecundação (encontro de machos e fêmeas) ou mais segura reprodução da espécie.
- **Capacidade de resistência à agressão do hospedeiro:** presença de antiquinase, que é uma enzima que neutraliza a ação dos sucos digestivos sobre numerosos helmintos; capacidade de resistir à ação de anticorpos ou de macrófagos, capacidade de induzir uma imunossupressão etc.
- **Tropismos:** os diversos tipos de tropismos são capazes de facilitar a propagação, reprodução ou sobrevivência de determinada espécie de parasito. Os tropismos mais importantes são: geotropismo (abrigar-se na terra – diz-se neste caso que é positivo, e abrigar-se acima da superfície da terra – diz-se neste caso que é geotropismo negativo), termotropismo, quimiotropismo, heliotropismo etc.

Ação do Parasito sobre o Hospedeiro

A ação do parasito sobre o hospedeiro tem grande importância na parasitologia, pois é por intermédio dela que poderá ocorrer doença no hospedeiro. Deve-se ressaltar, entretanto, que a patogenicidade dos parasitos é o resultado de uma coadaptação entre as espécies, podendo chegar a um equilíbrio dinâmico entre a patogenicidade do parasito e a resistência do hospedeiro. Os principais tipos de ação dos parasitos são:

- *Mecânica:* é uma ação exercida pela presença do parasito em determinado órgão, podendo ser uma ação obstrutiva ou destrutiva durante sua migração. Exemplo: o enovelamento do *Ascaris lumbricoides* no intestino delgado humano provocando a necrose de segmento da alça do intestino delgado atingida; a migração de formas jovens de *Fasciola hepatica* no parênquima hepático.
- *Espoliativa:* quando o parasito espolia, isto é, retira nutrientes do hospedeiro. Exemplo: a competição alimentar que existe entre o *Ascaris lumbricoides*, as tênias e o hospedeiro.
- *Traumática:* quando o parasito promove traumas no hospedeiro, tanto na forma adulta (p. ex., a fixação dos ancilostomídeos na mucosa duodenal) como na fase larvária (p. ex., a migração de larvas de helmintos no fígado ou nos pulmões).
- *Tóxica:* quando produtos do metabolismo do parasito são tóxicos para o hospedeiro. Exemplo: a formação de granulomas pelos ovos de *Schistosoma mansoni.*
- *Imunogênica:* quando partículas antigênicas de parasitos sensibilizam tecidos do hospedeiro, aumentando a resposta imunitária, a qual agrava a parasitose. Exemplo: a malária, a doença de Chagas e as leihsmanioses são doenças típicamente agravadas pela resposta imune.
- *Irritativa:* deve-se à presença constante do parasito que, sem produzir lesões traumáticas, irrita o local parasitado. Exemplo: a ação das ventosas dos Cestoda ou dos lábios do *Ascaris lumbricoides* na mucosa intestinal.
- *Inflamatória:* o próprio parasito ou produtos de seu metabolismo estimulam o afluxo de células inflamatórias locais. Exemplo: a formação de granulomas em torno de ovos de *S. mansoni.*
- *Enzimática:* é o que ocorre na penetração da pele por cercárias de *Schistosoma mansoni* ou a penetração de trofozoítos de *Entamoeba histolytica* na mucosa do intestino grosso.
- *Anóxia:* quando ocorre grande consumo de oxigênio pelo parasito nas hemácias, podendo provocar anóxia generalizada. Exemplo: o parasitismo de hemácias pelos plasmódios ou em infecções maciças pelos ancilostomídeos.

Ecologia Parasitária

Pelo que foi exposto até agora, pode-se perceber a importância da interação entre as condições ambientais, sociais e as doenças parasitárias. O relacionamento das espécies que nos interessam (parasitos humanos) com os outros seres, com o ambiente e com o hospedeiro é que vai determinar, em última análise, a existência dos parasitos e o consequente parasitismo. Podemos caracterizar essa interação como uma ecologia parasitária e, assim, achamos oportuno apresentar uma série de conceitos ecológicos, que facilitarão o entendimento posterior da epidemiologia e da profilaxia sugeridas nos capítulos sobre cada parasitose.

Foi o naturalista alemão Ernest Haeckel, em 1866, quem criou a palavra (do grego *oikos* = casa + *logos* = estudo), afirmando: "Ecologia compreende a relação entre o animal e o seu meio orgânico e inorgânico, particularmente as relações amigáveis ou hostis com aqueles animais ou plantas com os quais está em contato." Ou seja, o estudo das relações dos seres vivos entre si e o meio ambiente.

Outro termo bastante usado é "etologia" (do grego *ethos* = costumes + *logos* = estudo). Significa o estudo do comportamento de uma espécie.

Em seguida citaremos alguns termos importantes no vocabulário da ecologia.

Ecossistema

É a unidade funcional de base em ecologia, representando uma comunidade ecológica ou um ambiente natural, onde há um estreito relacionamento entre as várias espécies de animais, vegetais e minerais. O termo "biogeocenose", dos autores soviéticos, é seu sinônimo.

Os ecossistemas são a consequência dos longos processos de adaptação entre os seres vivos e o meio sendo dotados de autorregulação e capazes de resistir, dentro de certos limites, a modificações ambientais e às bruscas variações de densidade das populações. Bons exemplos de ecossistemas são: grandes lagos, o mar, florestas, desertos e campos. Para conhecer e entender bem um ecossistema, há necessidade de estudar sua anatomia e sua fisiologia. Denominam-se "abióticos" os componentes físicos e químicos do ecossistema e "bióticos" ou "biotas" os componentes vivos. Assim, em todo ecossistema encontramos os seguintes elementos componentes bióticos:

- *Heterotróficos:* são os seres que se utilizam das substâncias orgânicas produzidas pelos seres autotróficos. São os "elementos consumidores". Exemplo: herbívoros e carnívoros.
- *Decompositores (ou saprófitas):* são os seres heterotróficos capazes de decompor os elementos autototróficos e heterotróficos que morreram, transformando-os em substâncias mais simples e reutilizáveis pelos autotróficos. Exemplo: bactérias.
- *Autotróficos:* são os seres capazes de fixar energia luminosa (solar) e sintetizar alimentos a partir de elementos inorgânicos. São as plantas e algas verdes, que são os "elementos produtores". Na realidade, para sintetizarem proteínas e hidratos de carbono, as plantas e algas necessitam, muitas vezes, de bactérias que fixam o nitrogênio do ar em suas raízes, ou produzem o CO_2 necessário, não sendo, portanto, elementos produtores primários. Todavia, dentro de uma conceituação mais ampla, as plantas e algas podem ser consideradas elementos produtores.

Esses elementos, portanto, são os componentes da cadeia alimentar de um ecossistema. Exemplificando: num pasto, as gramíneas são os elementos produtores, o boi, o consumidor de primeira ordem, e os humanos (que se alimentam do boi), os consumidores da segunda ordem. Muitos tipos de parasitismo ocorrem devido ao comportamento dos elos (animais) componentes da cadeia alimentar, especialmente pela ingestão de alimentos de origem animal, crus ou mal cozidos.

Por outro lado, podemos deduzir que nenhum ecossistema é permanente. Normalmente, há uma sucessão de comunidades e de fatos, até que se apresente estável, ou seja, o "clímax". Nessa situação, uma ou várias espécies apresentam o seu desenvolvimento máximo, em perfeito equilíbrio com o resto do ambiente. Havendo interferência humana (ação antrópica) ou alguma catástrofe natural nesse ambiente, o clímax pode ser rompido parcial ou totalmente, levando a níveis diferentes de degradação ou alteração ambiental, as quais podem ser irreversíveis ou lentamente retornarem a novo clímax. Assim, durante essas alterações ambientais, podem desaparecer, surgir ou ampliar diversas doenças parasitárias.

O termo "bioma" apresenta significado semelhante ao termo ecossistema; entretanto, é aplicado quando se quer designar grandes comunidades, ou seja, florestas de coníferas, pradarias etc.

Num ecossistema ou bioma já estabelecido notamos que há um equilíbrio. Esse equilíbrio é regulado pelo "potencial biótico" (capacidade reprodutiva) de cada espécie e pela ação dos elementos abióticos, autotróficos, heterotróficos e decompositores. É interessante salientar que outros fatores intervêm na manutenção desse equilíbrio, pois, de outra forma, determinada espécie poderia expandir-se demasiadamente, eliminando as outras. Esses fatores são as "barreiras", que podem ser: a) *físicas*: presença de montanhas, rios ou mesmo terra para as espécies aquáticas, e vice-versa; b) *climáticas*: temperatura e umidade variando durante o ano (estações), regulando o potencial biótico; c) *biológicas*: ausência de hospedeiros, de alimento, presença de inimigos naturais e a própria densidade populacional (*crowding*), em que a "superpopulação" inibe a reprodução.

Hábitat

É o ecossistema, local ou órgão, onde determinada espécie ou população vive. Exemplo: o *Ascaris lumbricoides* tem por hábitat o intestino delgado humano. O canguru tem por hábitat as planícies australianas etc. Nesses locais, esses animais têm abrigo e alimento.

Com relação ao hábitat, os seguintes termos podem ser empregados:

- *Nicho ecológico:*é a atividade dessa espécie ou população dentro do hábitat. Exemplo: o *A. lumbricoides* dentro do seu hábitat realiza suas funções reprodutivas e alimentares (absorve fósforo, cálcio, carboidratos, açúcares, proteínas etc.), espoliando o hospedeiro; outro verme que tem hábitat semelhante – o *Ancylostoma duodenale* – tem nicho ecológico diferente, pois consome sangue e ferro do hospedeiro.
- *Ecótopo:* é o abrigo físico do animal. Assim, dentro de uma floresta tropical, o *Haemagogus leucocelaenus* vive na copa das árvores. Dentro da cafua, os triatomíneos ("barbeiros") vivem nas frestas do barro.
- *Ecótono:* é uma região de transição entre dois ecossistemas ou biomas estabelecidos. A margem de uma lagoa, a região próxima entre a floresta e o campo são bons exemplos deste termo.
- *Biótopo:* é o local onde as condições para a sobrevivência de uma ou várias espécies são uniformes e mantêm-se constantes em diferentes áreas ou regiões. Assim, o biótopo do tatu é semelhante nas várias

regiões onde ele habita. Quando quisermos criar em cativeiro alguma espécie animal silvestre, ou mesmo uma planta, esse biótopo doméstico deve ser semelhante ao seu biótopo silvestre. Segundo Peres, 1961, biótopo é "uma área geográfica, de superfície e volume variáveis, submetida a condições cujas dominantes são homogêneas". Alguns autores usam o termo biótopo como sinônimo de "ecótopo". Em tais casos, os termos significam apenas o lugar físico que o animal (ou vegetal) utiliza.

- *Biocenose:* é a associação de vários organismos habitando o mesmo biótopo. Apesar da semelhança do significado deste termo com ecossistema, neste último temos que considerar os elementos vivos e não vivos como uma unidade, ao passo que biocenose representa a associação dos seres vivos num biótopo. Exemplo de biocenose: a associação do *Trypanosoma cruzi*, triatomíneo, humanos e o biótopo que é a cafua.

Com esse conceitos apresentados, podemos explicar por que os parasitos não se distribuem ao acaso nas várias regiões do globo, por que existe a especificidade parasitária e por que, mesmo dentro do hospedeiro, o parasito possui o órgão de eleição.

Assim, para que uma determinada parasitose se instale numa região e se propague, há a necessidade de existência de condições indispensáveis exigidas pela espécie parasita. Essas condições necessárias e fundamentais é que compõem o "foco natural da doença", o qual é representado pelo "biótopo" (local) e pela "biocenosa" (hospedeiros vertebrados, os vetores etc.).

Portanto, no "foco natural de uma parasitose" há um inter-relacionamento de relevo, solo, clima, água, flora e fauna, de tal forma que haja:

- coincidência de hábitats dos hospedeiros e vetores;
- número suficiente de hospedeiros e vetores para que o parasito possa circular entre eles;
- o parasito em número suficiente para atingir o hospedeiro e o vetor;
- condições propícias para a transmissão (clima úmido, temperatura e altitude adequadas etc.).

Com esses conceitos expostos, podemos entender a importância do estudo da parasitologia pelos alunos que, de um modo ou de outro, serão os profissionais da saúde (aqui incluídos médicos, veterinários, farmacêuticos, nutricionistas, odontólogos, enfermeiros, naturalistas, engenheiros sanitaristas e civis). Como veremos no decorrer do livro, a maioria dos parasitos é ao mesmo tempo causa e consequência do subdesenvolvimento. Não podemos nunca dissociar a doença da subalimentação da pobreza, e vice-versa. A doença não é causada única e exclusivamente pelo agente etiológico; este talvez seja o fator desencadeante de um desequilíbrio social. Numa população subnutrida, vivendo em precárias condições higiênicas, dormindo mal, morando em casa que pouco ou nada protege das intempéries, a presença do parasito é constante e a doença é endêmica. Se esse mesmo parasito atingir uma população bem nutrida, morando em condições saudáveis e com repouso normal, provavelmente irá provocar um ou outro doente e, talvez, desapareça. Portanto, a importância de um agente biológico como causador de doença está intimamente ligada ao "*status* social" e do ambiente em que vive e, para que permaneça estável numa população, há necessidade de que a mesma seja subdesenvolvida.

Ciclo Biológico, Hospedeiro e Vetor

Nessa parte mostraremos os tipos de ciclo biológico que podem ser encontrados nos parasitos, além de explicarmos o que é hospedeiro e vetor.

Tipos de Ciclo Biológico

Denomina-se ciclo biológico ou ciclo vital às diversas fases e etapas que um parasito passa durante sua vida. Essas fases algumas vezes são complicadas, outras bem simples, mas foram os recursos que cada espécie desenvolveu durante seu processo evolutivo para conseguir sucesso na reprodução e na dispersão. Assim, em alguns ciclos, a passagem de um hospedeiro para o outro é direta e em outros ciclos o parasito utiliza um hospedeiro intermediário para alcançar o hospedeiro definitivo.

Assim, os conceitos de hospedeiro são:

- *Hospedeiro definitivo:* é aquele que alberga o parasito em sua forma adulta ou forma reprodutiva final.
- *Hospedeiro intermediário:* usualmente é um molusco ou artrópode no qual se desenvolvem as fases jovens ou assexuadas de um parasito.

Posto isso, podemos apresentar os dois tipos básicos de ciclo biológico:

- *Ciclo monoxênico:* quando no ciclo biológico só há participação de um hospedeiro, ou seja, o definitivo. Esse ciclo também pode ser chamado de "ciclo direto".
- *Ciclo heteroxênico:* quando no ciclo biológico há participação de um hospedeiro intermediário, no qual se desenvolve parte do ciclo. Nesse hospedeiro intermediário é que se desenvolvem as formas infectantes do parasito. Pode também ser chamado de "ciclo indireto".

E o que é um vetor? Vetor é um artrópode, molusco ou outro veículo capaz de transmitir o parasito entre dois hospedeiros. Como há vetores vivos e não vivos, os vetores podem ser divididos em:

- *Vetor biológico:* quando o parasito se reproduz ou se desenvolve no molusco ou no artrópode.
- *Vetor mecânico:* quando o parasito não se reproduz e nem se desenvolve no vetor, pois esse apenas o transporta.
- *Vetor inanimado ou fômite:* quando o parasito é transportado por objetos, tais como seringa, espéculo, talher, copo.

Fases Biológicas

Denomina-se fase biológica ou "estágio", as fases pelas quais os parasitos passam durante seu ciclo biológico. Assim, os Díptera (moscas e mosquitos) passam pelos estágios de ovo, larva, pupa e adulto. Entretanto, quando uma larva passa por fases diversas, sofrendo mudas, o intervalo entre essas mudas é denominado de "estádio", ou seja, teremos larva de estádio I, larva de estádio II etc.

3

Epidemiologia: Introdução e Conceitos

Mariângela Carneiro
Carlos Maurício de Figueiredo Antunes

Conceito e Objetivos

Epidemiologia é a ciência que estuda a distribuição de doenças ou enfermidades, assim como a de seus determinantes na população humana. Estes determinantes são conhecidos em epidemiologia como fatores de risco. Além de enfermidades, as características fisiológicas (p. ex., hipertensão arterial, nível sanguíneo de glicose) e as doenças sociais (p. ex., a violência urbana, os acidentes de trânsito) são consideradas como objeto de estudo da epidemiologia.

O objetivo principal da epidemiologia é a promoção da saúde mediante a prevenção de doenças, em grupos populacionais. Estes grupos populacionais podem ser os habitantes de uma área geográfica definida (município, estado, país), os indivíduos de uma determinada faixa etária, os trabalhadores de uma determinada profissão, ou seja, as pessoas que foram ou estão expostas a um ou mais fatores de risco específicos. Diferentemente da clínica, que tem como objeto de atenção o indivíduo doente, a epidemiologia estuda o estado de saúde de uma população. As diferenças de abordagem entre a medicina clínica e a epidemiologia são apresentadas na Tabela 3.1.

As principais perguntas que a epidemiologia procura responder com relação à distribuição de doenças em uma população são: Por que certas pessoas adoecem e outras não? Por que algumas doenças só ocorrem em determinadas áreas geográficas? Por que a ocorrência de determinada doença varia com o tempo? Ao responder a estas perguntas, está implícito que a premissa básica e fundamental em epidemiologia é a de que as doenças não se distribuem ao acaso ou de uma forma aleatória na população, mas existem fatores de risco que determinam esta distribuição. A distribuição da malária no Brasil fornece um bom exemplo: esta doença é frequente na região Norte, ocorre principalmente entre operários empregados na construção de estradas, entre garimpeiros, entre migrantes e pessoas que ocasionalmente ali vão pescar ou caçar. Os prováveis fatores de risco associados a maior frequência da malária nesta região estão relacionados, entre outros, com a maior facilidade para o contato entre o indivíduo suscetível e o anofelino infectado e a maior suscetibilidade de algumas pessoas à infecção (migrantes sem contato prévio com o parasita).

Para entender e explicar as diferenças observadas no aparecimento e na manutenção de uma enfermidade na população humana, o raciocínio epidemiológico se direciona primeiramente a descrever e a comparar a distribuição das doenças com relação à *pessoa,* ao *lugar* e ao *tempo.*

Com relação à pessoa, a pergunta a ser formulada é: Quem adoece e por que adoece? O objetivo é identificar quais, como e por que as características das pessoas enfermas diferem das pessoas não enfermas. As características pessoais estudadas são *as demográficas* (sexo, idade, grupo étnico etc.), *as biológicas* (níveis de anticorpos, hormônios, pressão sanguínea etc.), *as sociais e econômicas* (nível socioeconômico, escolaridade, ocupação etc.), *as pessoais*

Tabela 3.1
Principais Diferenças entre Epidemiologia e Medicina Clínica

	Epidemiologia	*Medicina Clínica*
Objeto de estudo	População	Indivíduo
Diagnóstico de saúde	Levantamento de saúde	Diagnóstico individual
Objetivo do diagnóstico	Prevenção de doenças	Tratamento
Avaliação	Avaliação das ações e programas de saúde	Avaliação de cura
Ação	Planejamento de saúde	Atenção ao indivíduo

(dieta, exercícios físicos, uso de álcool, uso de fumo etc.) e *as genéticas* (grupos sanguíneos, fator RH, tipo de hemoglobina etc.).

No que se refere ao lugar, a pergunta a ser respondida é: Onde a doença ocorre, e por que ocorre naquele lugar? O objetivo é determinar por que, em uma área geográfica, uma enfermidade ou um grupo de enfermidades ocorre com maior frequência quando comparada com outras áreas geográficas.

Com relação ao tempo, pergunta-se: Quando a doença ocorre e por que apresenta variações em sua ocorrência? Com relação ao tempo, o interesse maior é determinar se ocorreram mudanças (aumento ou decréscimo) na frequência de determinada doença através do tempo, bem como compreender os mecanismos desta variação.

As informações obtidas em estudos epidemiológicos são utilizadas, juntamente com as informações obtidas de outras áreas do conhecimento, como medicina, biologia, genética, sociologia, demografia e bioestatística, com os seguintes objetivos:

- *Identificar a etiologia ou a causa das enfermidades.* Procurar compreender e explicar a patogênese das doenças, incluindo sua forma de transmissão. A identificação dos fatores de risco ou causais de uma doença permite o desenvolvimento de programas de prevenção.
- *Estudar a história natural das enfermidades.* Entender o curso ou sequência das diversas etapas do desenvolvimento de uma doença através do tempo.
- *Descrever o estado de saúde das populações.* Investigar a extensão das doenças nas populações por meio de medidas de morbidade e mortalidade. Estas medidas podem ser expressas em números absolutos, em proporções ou taxas.
- *Avaliar as intervenções ou programas de saúde.* Investigar se ocorreram mudanças nos indicadores de saúde da população em decorrência do emprego de intervenções ou programas.

Tríade Epidemiológica de Doenças

A transmissão e a manutenção de uma doença na população humana são resultantes do processo interativo entre o agente, o meio ambiente e o hospedeiro humano. As doenças têm sido classicamente descritas como resultantes da tríade epidemiológica conforme mostrado na Figura 3.1. O agente é o fator cuja presença é essencial para a ocorrência da doença; o hospedeiro é o organismo capaz de ser infectado por um agente, e o meio ambiente é o conjunto de fatores que interagem com o agente e o hospedeiro. Os vetores de doenças, como os mosquitos, os carrapatos, entre outros, são frequentemente envolvidos neste processo. A classificação dos agentes de doenças é apresentada na Tabela 3.2.

Para que a interação aconteça é necessário que o hospedeiro seja suscetível. Fatores de suscetibilidade humana são determinados por uma variedade de fatores, incluindo os biológicos, genéticos, nutricionais e imunológicos.

Tabela 3.2
Classificação dos Agentes de Doenças

Agentes	*Exemplos*
Agentes biológicos	Protozoários, metazoários, bactérias, fungos
Elementos nutritivos	Excesso: colesterol Deficiência: vitaminas, proteínas
Agentes químicos	Veneno, alérgenos, medicamentos
Agentes físicos	Traumas, radiação, fogo

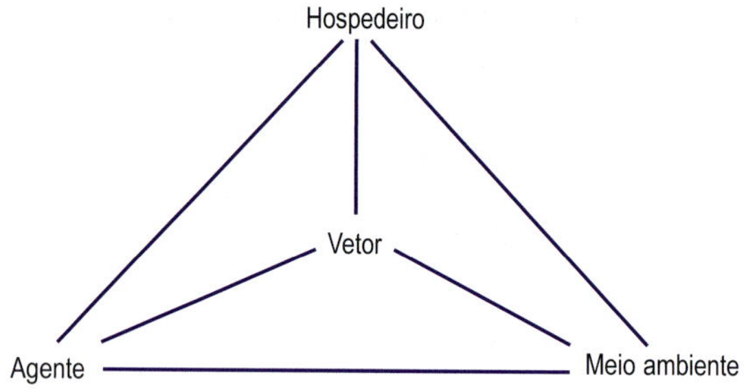

FIGURA 3.1. A tríade epidemiológica de doenças.

Os fatores do hospedeiro que podem ser associados ao aumento de risco para o aparecimento de doenças são apresentados na Tabela 3.3.

O meio ambiente, conjunto de fatores que mantêm relações interativas entre o homem e o agente etiológico, pode ser classificado em biológico, social e físico:

- *Meio ambiente biológico*: inclui reservatórios de infecção, vetores que transmitem as doenças (moscas, mosquitos, triatomíneos), plantas e animais.
- *Meio ambiente social:* é definido em termos da organização política e econômica e da inserção do indivíduo dentro da sociedade.
- *Meio ambiente físico:* inclui situação geográfica, recursos hídricos, poluentes químicos, agentes físicos e ambientais, que são os seus componentes. Temperatura, umidade e pluviosidade são variáveis climáticas que mais de perto se relacionam com as doenças.

Tabela 3.3
Características do Hospedeiro

Fatores dos Hospedeiros	*Exemplos*
Demográficos	Sexo, idade, grupo étnico
Biológicos	Fadiga, estresse, estado nutricional
Sociais	Dieta, exercício físico, ocupação, acesso aos serviços de saúde
Resposta imune	Resistência natural a infecção; doença autoimune
Suscetibilidade	
Resistência	

As interações observadas para doenças infecciosas também são observadas para as doenças nãoinfecciosas. Embora algumas doença sejam de origem genética, o aparecimento destas doenças é também resultante da interação genética e dos fatores ambientais.

Conceitos Epidemiológicos de Doenças

As doenças infecciosas são classificadas de acordo com o agente etiológico em protozoários, vírus, bactérias etc. Esta classificação, baseada em características biológicas do agente, é adequada sob vários aspectos, incluindo a prevenção. Entretanto, é também possível classificar as doenças por suas características epidemiológicas e, muitas vezes, esta classificação apresenta algumas vantagens na identificação de medidas preventivas. De acordo com as características epidemiológicas, as doenças infecciosas podem ser classificadas das seguintes formas:

Formas de Disseminação

- **Veículo Comum**

O agente etiológico pode ser transferido por fonte única, como a água, os alimentos, o ar. Pode ser resultante de exposição simples ao agente ou exposições continuadas por um determinado período de tempo. As infecções alimentares e a cólera (transmissão pela água) são exemplos de doenças transmitidas por veículo comum.

- **Propagação de Pessoa a Pessoa**

O agente é disseminado pelo contato entre indivíduos infectados e suscetíveis, por via respiratória (sarampo), oral-anal, genital (HIV) ou por vetores (leishmaniose, malária, doença de Chagas).

- **Porta de Entrada no Hospedeiro Humano**

Trato respiratório (tuberculose), gastrointestinal (cólera), geniturinário (HIV), cutâneo (leishmaniose, doença de Chagas).

- **Reservatórios dos Agentes**

Quando o homem é o único reservatório dos agentes, a doença é classificada como uma antroponose (sarampo, filariose bancroftiana); quando o homem e outros vertebrados são reservatórios, a doença é classificada como uma zoonose (leishmaniose, doença de Chagas).

Ciclos de Agentes Infecciosos na Natureza

As doenças podem ser classificadas de acordo com os ciclos evolutivos dos agentes, desde o mais simples (homem-homem: sarampo) aos mais complexos (1) homem-hospedeiro-intermediário-homem: malária; (2) homem-hospedeiro intermediário-homem, incluindo formas de vida livre: esquistossomose).

Período de Incubação

Uma importante característica epidemiológica de doença é o período de incubação, que é definido como o intervalo entre a exposição ao agente (contato) e o aparecimento da enfermidade. As doenças infecciosas apresentam período de incubação específico, que depende diretamente da taxa de crescimento do agente infeccioso no organismo do hospedeiro e também de outros fatores, como a dose do agente infeccioso, a porta de entrada do agente e o grau de resposta imune do hospedeiro. Este mesmo conceito é aplicável às doenças não infecciosas. Como exemplos de períodos de incubação para algumas doenças, podemos citar: para a malária por *Plasmodium falciparum* é de 12 dias, para a amebíase é entre 2 e 4 semanas, para a esquistossomose entre 2 e 6 semanas.

Doenças Clínicas e Subclínicas

Em muitas doenças, a proporção de indivíduos infectados sem sinais ou sintomas clínicos (doença subclínica) pode ser bem maior que a proporção de indivíduos que apresentam sintomas clínicos (doença clínica). Por não apresentarem manifestações definidas, estas infecções não são de início clinicamente diagnosticáveis. Entretanto, as infecções sem sintomas clínicos são importantes do ponto de vista epidemiológico e, dependendo da doença, esta fase pode ser de alta transmissibilidade. A Figura 3.2 apresenta a metáfora do *iceberg*, ou seja, para determinadas doenças, igual ao *iceberg*, grande parte da história natural fica submersa. Este modelo apresenta a relação existente entre o número de indivíduos infectados, sem e com sintomas clínicos. A doença subclínica ou inaparente pode incluir: (1) doença pré-clínica: inicialmente não é detectável por intermédio de sintomas clínicos, no entanto, progride para a forma clínica; (2) doença subclínica: permanece em forma subclínica, sendo detectável por exames sorológicos (anticorpos); (3) doença latente: infecções em que o agente permanece em forma latente, não se multiplica.

Dinâmica da Distribuição das Doenças na População

As doenças se distribuem nas populações em períodos epidêmicos, em períodos interepidêmicos ou esporádicos e endêmicos.

- **Endemia**

É definida como a presença constante de uma doença em uma população de determinada área geográfica; pode também se referir à prevalência usual de uma doença em um grupo populacional ou em uma área geográfica. As doenças parasitárias, em sua grande maioria, manifestam-se como endemias, no Brasil e no mundo.

- **Epidemia**

É conceituada como a ocorrência de uma doença em uma população, que se caracteriza por uma elevação progressiva, inesperada e descontrolada, ultrapassando os valo-

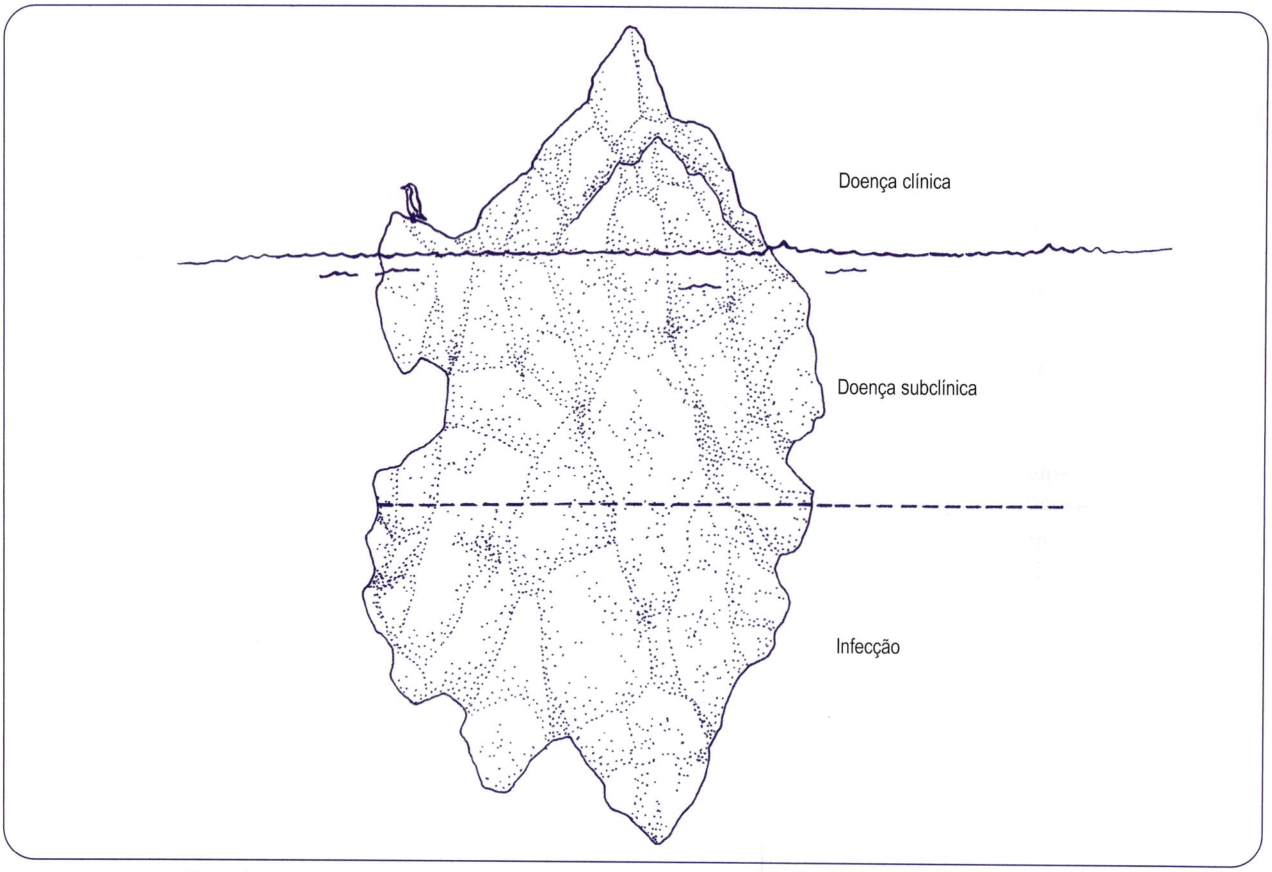

FIGURA 3.2. A metáfora do *iceberg* para doenças infecciosas.

res endêmicos ou esperados. Algumas doenças endêmicas podem, eventualmente, manifestar-se em surtos epidêmicos (Figura 3.3).

Como determinar se existe um excesso no número esperado de casos de uma doença? Não existe resposta precisa para esta questão. Geralmente, o Serviço de Vigilância Epidemiológica de um país, através meidiante o acompanhamento da ocorrência de doenças, pode determinar qual é o número usual ou o nível esperado para cada doença. É considerada a existência de uma epidemia quando o número de casos excede o valor esperado, tendo como base a experiência passada da doença em uma determinada população.

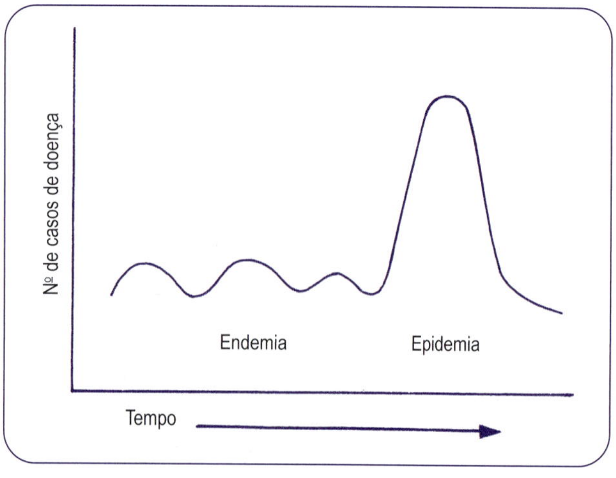

FIGURA 3.3. Conceitos de endemia e epidemia.

Este nível esperado varia com as diferentes doenças e circunstâncias. Nos dias de hoje um único caso de varíola excederá o valor esperado, uma vez que a doença foi erradicada do globo terrestre. As epidemias podem ocorrer tanto em doenças infecciosas como nas doenças não infecciosas. Não existe uma especificação sobre a extensão geográfica de uma epidemia, que pode ser restrita a um bairro ou atingir uma cidade, um estado ou um país. Pode estender-se por diferentes períodos de tempo: horas (infecções alimentares), semanas (gripes) ou vários anos (AIDS). Atualmente, a leishmaniose visceral tem-se manifestado em várias regiões, principalmente na periferia das cidades, em número de casos acima do esperado, caracterizando-se em surto epidêmico.

- **Pandemias**

São as epidemias que ocorrem ao mesmo tempo em vários países. A peste bubônica, na Idade Média, e a gripe espanhola, no início do século XX, são exemplos de pandemias que ocorreram na humanidade. Atualmente, a AIDS, por ser epidêmica em vários países, é considerada pela Organização Mundial de Saúde uma pandemia.

Imunidade de Rebanho (Imunidade de Grupo)

A imunidade individual reduz a probabilidade do indivíduo de desenvolver uma doença particular, quando exposto a um agente infeccioso. A imunidade de rebanho ou de grupo indica a proporção de indivíduos imunes, em uma comunidade ou em um grupo populacional, que dificulta o contato entre infectados e suscetíveis. Esta imunidade age como uma barreira, decrescendo a probabilidade de introdução e manutenção de um agente infeccioso, embora ainda exista um número de indivíduos suscetíveis na população. Um aspecto importante deste conceito é o de que não é necessário imunizar uma população inteira para prevenir a ocorrência de uma doença. A imunidade de grupo é doença específica.

Medidas Preventivas

A história natural, entendida como a sequência de eventos que acontecem no desenvolvimento de uma doença, pode ser esquematizada didaticamente em quatro fases, como apresentado na Figura 3.4.

Este conhecimento tem aplicações práticas, não só no emprego de terapêuticas específicas como também na definição dos métodos de prevenção e controle. As medidas preventivas podem ser divididas em três diferentes níveis:

Prevenção Primária

Medidas que procuram impedir que o indivíduo adoeça, controlando os fatores de risco; agem, portanto, na fase pré-patogênica ou na fase em que o indivíduo se encontra sadio ou suscetível. Podem ser primordiais (moradia adequada, saneamento ambiental, incluindo tratamento de água, esgoto e coleta de lixo, educação, alimentação adequada, áreas de lazer) e específicas (imunização, equipamento de segurança, uso de camisinha, proteção contra acidentes). As ações de controle de vetores, por interromperem os ciclos biológicos dos agentes infecciosos na natureza, são medidas de prevenção primária específica (p. ex., uso de inseticida para controle de triatomíneos que são os vetores do *Trypanosoma cruzi*, agente etiológico da doença de Chagas). A prevenção primária pode envolver duas estratégias, ser direcionada para grupos populacionais com o objetivo de uma redução média do risco de adoecer ou dirigida para indivíduos que estejam sujeitos a maior exposição a um fator de risco.

Prevenção Secundária

Medidas aplicáveis aos indivíduos que se encontram sob a ação do agente patogênico (fase subclínica ou clínica). Estas medidas procuram impedir que a doença se desenvolva para estágios mais graves, que deixe sequelas ou provoque morte. Entre estas medidas, estão o diagnóstico da infecção ou da doença e o tratamento precoce.

Prevenção Terciária

Consiste na prevenção da incapacidade usando medidas destinadas à reabilitação, aplicadas na fase em que esteja ocorrendo ou que já tenha ocorrido a doença. Entende-se como o processo de reeducação e readaptação de pessoas acometidas por acidentes ou que estejam com sequelas em decorrência de alguma doença. Inclui a reabilitação (impedir a incapacidade total), a fisioterapia, a terapia ocupacional, as cirurgias de reparo e a colocação de próteses. O implante de marca-passo em pacientes com doença de Chagas é um exemplo de prevenção terciária. Muitas vezes as prevenções secundária e terciária são aplicadas em conjunto.

Estudos Epidemiológicos

Como já conceituamos anteriormente, a epidemiologia é uma ciência essencialmente comparativa, que estuda enfermidades e fenômenos correlatos em diferentes intervalos de tempo, em diferentes lugares e em diferentes populações. Estas investigações são realizadas por intermédio estudos epidemiológicos, que são classificados em dois grupos principais: os estudos de observação e os experimentais.

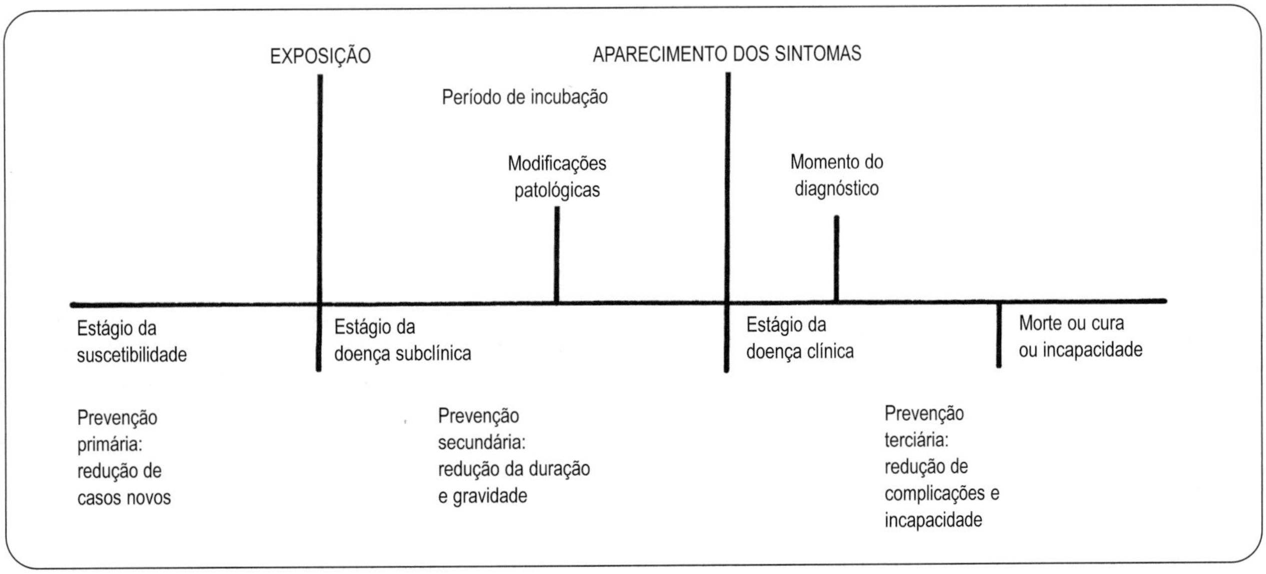

FIGURA 3.4. História natural das doenças e medidas de prevenção.

Estudos de Observação

Estudos em que o investigador observa e analisa a ocorrência de enfermidades em grupos da população humana. Os grupos a serem estudados podem ser selecionados como doentes e não doentes ou expostos e não expostos a um determinado fator de risco.

Estudos Experimentais

Estudos em que o investigador exerce um controle sobre os grupos populacionais (experimental e controle) que estão sendo estudados, decidindo quais serão expostos a uma possível medida preventiva ou terapêutica ou o fator de risco. Os testes de vacinas e drogas realizados em populações humanas que utilizam o delineamento experimental são conhecidos como ensaios clínicos.

Medindo Saúde e Doença

O conceito de saúde definido pela Organização Mundial de Saúde, em 1948, é: "O estado de completo bem-estar físico, mental e social e não simplesmente a ausência de doenças ou enfermidades."

O enfoque da epidemiologia é o de identificar indivíduos nos estágios iniciais da doença ou identificar indivíduos que, embora não tenham desenvolvido a doença, apresentem maior probabilidade de vir a desenvolvê-la. Estes indivíduos são identificados pelas características ou dos fatores de risco que estão associados à maior probabilidade de ocorrência de doenças. Estes fatores, após serem identificados, devem ser observados para que a enfermidade seja diagnosticada precocemente (prevenção secundária) ou para que sejam empregadas medidas que modifiquem os fatores de risco (prevenção primária), com o objetivo de se alcançar o estado de saúde. Este grupo populacional é denominado população de risco, ou seja, parte da população suscetível a uma determinada doença. São considerados os fatores individuais (intrínsecos) e ambientais (extrínsecos).

Como Medir Doença e Morte em uma População?

A doença e a morte podem ser expressas por números absolutos de casos de doenças ou mortes. A principal limitação na utilização de números absolutos é a de não permitir comparações, porque não leva em consideração o tamanho da população que se encontra sob o risco de adoecer ou morrer. A maior aplicabilidade de números absolutos é no planejamento das ações de saúde por expressar o número de doentes existentes em uma população; é uma medida da carga de doença ou de morte em uma população. Como exemplo, o conhecimento do número de pessoas com esquistossomose em um determinado município auxilia o serviço de saúde a planejar a quantidade de medicamento necessária para o tratamento desta doença.

A medida ideal para expressar doenças ou mortes em uma população é a taxa, que é caracterizada pelos seguintes componentes:

- numerador = números de eventos;
- denominador = população em risco;
- tempo = período de tempo definido.

A taxa é padronizada para comparações e permite comparar a ocorrência de doenças ou de mortes em diferentes populações, áreas geográficas e períodos de tempo. É a medida que mais claramente expressa a probabilidade de adoecer ou de morrer, por levar em consideração a população em risco. Por convenção, as taxas são publicadas por 10^n (100, 1.000, 10.000, 100.000 etc.) habitantes; este índice é arbitrário, adotado para evitar taxas fracionárias. As taxas utilizadas em epidemiologia medem morbidade e mortalidade.

• Taxa de Morbidade

A morbidade, medida de frequência de doenças, é operacionalizada por duas taxas distintas, que são as taxas de prevalência e de incidência. Os dados sobre as frequências de doenças, para cálculo destas taxas, são obtidos nos serviços de saúde, em hospitais, ambulatórios, nos registros especiais de doenças ou por inquéritos populacionais. Estas taxas podem ser específicas por doenças, calculadas para diferentes grupos etários, sexo e regiões geográficas.

Taxa de Incidência

A taxa de incidência é definida como o número de casos novos (recentes) de uma doença que ocorreu em uma população em um período de tempo definido.

$$\text{Taxa de Incidência} = \frac{\text{Número de casos novos de uma determinada doença presente em uma população, em um período de tempo definido}}{\text{Número de pessoas, em risco de desenvolver esta doença nesta população, no mesmo período de tempo definido}}$$

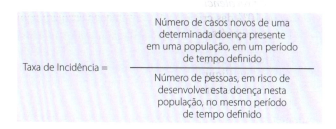

Exemplo: entre 800 crianças pré-escolares de um município, foram diagnosticados quatro casos novos de leishmaniose visceral durante o ano de 1999:

Taxa de Incidência: 4/800 = 0,005 = 5 casos de leishmaniose visceral por 1.000 crianças no ano de 1999.

A taxa de incidência estima o risco de adoecer. Este risco por uma determinada doença pode ser estimado para um grupo específico da população, por sexo, por grupo etário ou para um grupo exposto a um fator de risco específico. O denominador da taxa de incidência representa o número de pessoas que se encontram em risco de desenvolver a doença ou que, potencialmente, podem vir a adquirir a doença e passar a fazer parte do numerador. Para que seja determinada a taxa de incidência de uma doença é necessário acompanhar a população prospectivamente, durante um período de tempo, e registrar o aparecimento de casos novos desta doença. Um dos problemas no cálculo da taxa de incidência é o do diagnóstico no início da infecção. Para algumas doenças, o aparecimento é mais facilmente diagnosticado, como é o caso da malária; entretanto, para outras doenças, como a doença de Chagas e a esquistossomose, por não apresentarem sintomas característicos, o início da infecção é difícil de ser identificado. Nestas doenças, nem sempre o diagnóstico coincide com o momento da infecção.

Para o cálculo das taxas de incidência são necessários dados populacionais que irão compor o denominador. Estes dados nem sempre estão disponíveis, e muitas vezes as estimativas usadas podem superestimar ou subestimar estas taxas.

Taxa de Prevalência

A taxa de prevalência é definida pelo número de pessoas afetadas por uma determinada doença, em uma população em um tempo específico, dividido pelo número de pessoas da população naquele mesmo período.

$$\text{Taxa de prevalência} = \frac{\text{Número de casos de uma determinada doença presente em uma população, em um período de tempo definido}}{\text{Número de pessoas existentes na população no mesmo período de tempo definido}}$$

Exemplo: entre 400 crianças de uma comunidade submetidas ao exame parasitológico de fezes no início do ano de 1999, foram encontradas 40 com exame positivo para *Ascaris lumbricoides.*

Taxa de prevalência = 40/400 = 0,1 = 10 casos por 100 crianças ou 10% das crianças da comunidade estavam com *Ascaris lumbricoides* no ano de 1999.

Os fatores que afetam a taxa de prevalência são apresentados na Figura 3.5. A taxa de prevalência é normalmente expressa em porcentagem. Tem aplicabilidade nos planejamentos de saúde e no acompanhamento das mudanças no perfil de doenças em populações que se encontram sob intervenção de programas de saúde. Esta taxa expressa a carga de doença em uma população, refletindo a situação do momento. Para o cálculo da taxa de prevalência são também necessários os dados populacionais.

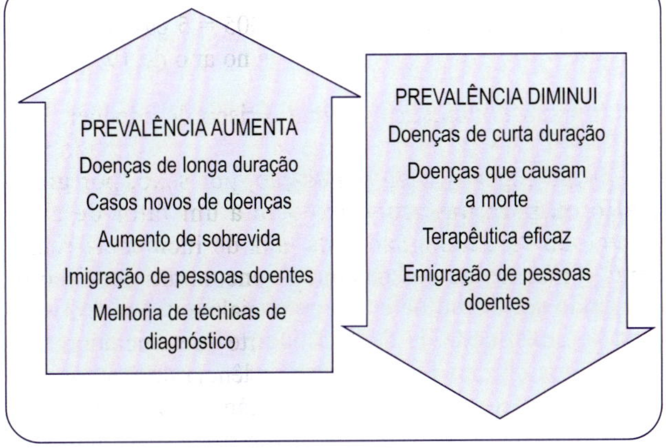

FIGURA 3.5. Fatores que influenciam a taxa de prevalência.

Qual é a diferença entre prevalência e incidência? A prevalência pode ser vista como uma fotografia da doença na população estudada; identificam-se os doentes e não doentes em um determinado momento. Por não levar em consideração a duração da doença, ou seja, o momento em que a infecção ocorreu, não mede o risco de adoecer. A incidência, por incluir somente os casos novos, estima o risco de adoecer. Estes conceitos podem ser visualizados na Figura 3.6 e na Tabela 3.4. A relação entre prevalência e incidência pode ser expressa como:

$$\text{Prevalência} = \text{Incidência} \times \text{Duração da doença}$$

Tabela 3.4
Comparação entre Incidência e Prevalência

Incidência	*Prevalência*
Probabilidade de desenvolver a doença	Probabilidade de ter tido a doença
Numerador: somente casos novos	Numerador: casos novos e antigos
Requer acompanhamento da população	Não requer acompanhamento da população
Não depende da duração da doença	Depende da duração da doença (doença de longa duração aumenta a taxa de prevalência)

• Taxa de Mortalidade

A fonte de dados utilizada para cálculo das estatísticas de mortalidade é o atestado de óbito. A causa da morte (causa básica, que levou à morte) é codificada de acordo com a Classificação Internacional de Doenças (CID) utilizada por todos os países. As taxas de mortalidade são publicadas, no Brasil, pelo Ministério da Saúde e são calculadas pela causa básica da morte, por região geográfica, por sexo e por faixa etária. Esta taxa pode ser afetada em seu numerador pela qualidade do preenchimento dos atestados de óbito, pela existência de cemitérios clandestinos que não exigem atestados para sepultamento, pelos registros da morte no local em que ocorreu e não no local de residência, impossibilitando em alguns casos estimar corretamente mortes por região geográfica. As modificações que ocorrem na definição de uma doença podem ter um significativo efeito na estimativa da causa da morte, principalmente, quando se analisa a tendência temporal da doença. Estas modificações geralmente ocorrem devido à melhora de técnicas de diagnóstico. O denominador é composto pelo número de pessoas existentes no meio do período, regra que é estabelecida visando a uma melhor aproximação do número de pessoas existentes; esta padronização é importante, pois a população modifica com o tempo.

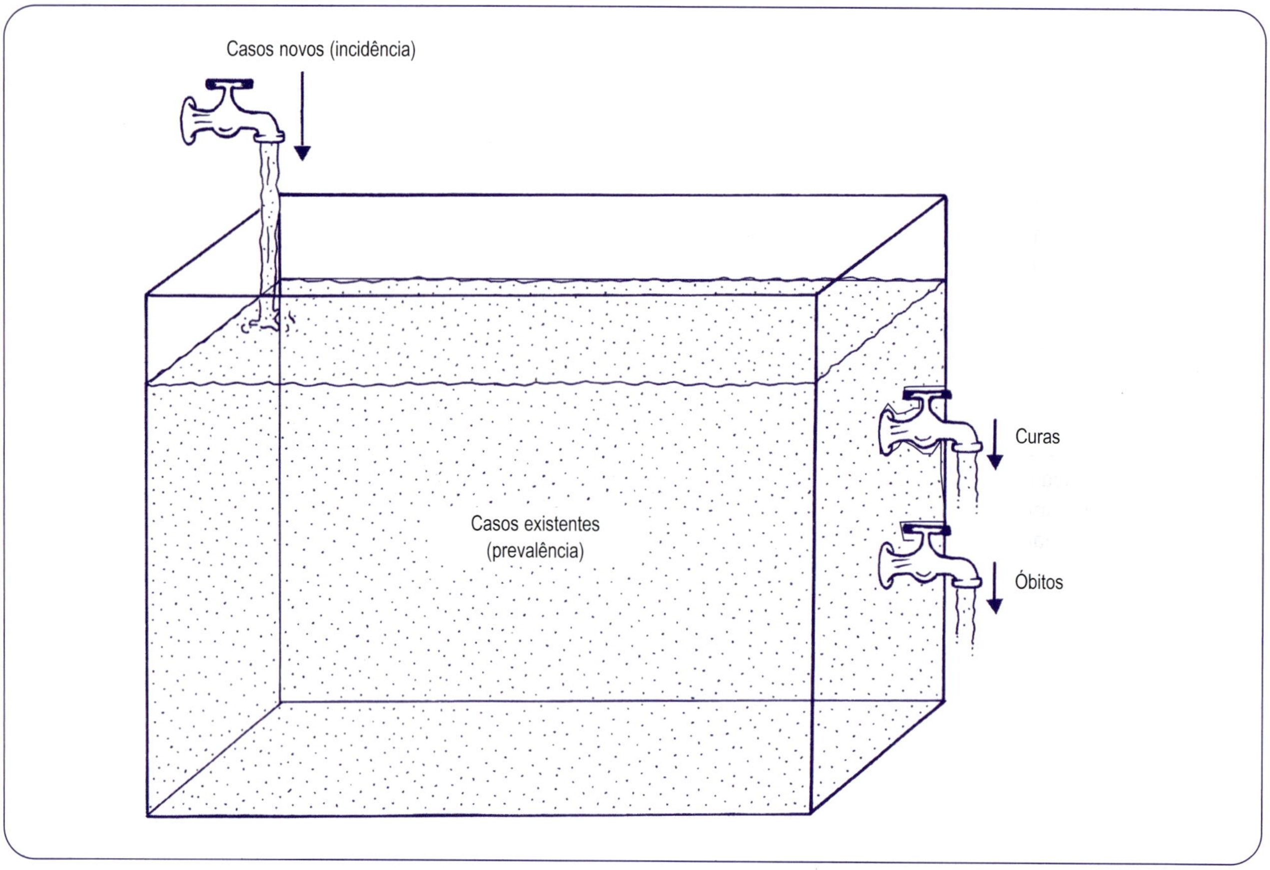

FIGURA 3.6. Relação entre prevalência e incidência.

$$\text{Taxa de Mortalidade} = \frac{\text{Número total de mortes em uma população, em um período de tempo definido}}{\text{Número de pessoas existentes nesta população no meio do período}}$$

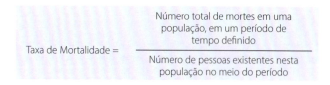

A taxa de mortalidade infantil expressa óbitos em menores de 1 ano por 1.000 nascidos vivos. É muito utilizada para comparar condições de saúde entre países. Expressa a qualidade de vida, sendo empregada para orientar ações específicas relacionadas com a saúde materno-infantil.

Medidas de Risco

As comparações entre grupos de indivíduos expostos a fatores de risco em diferentes gradientes de exposição e períodos de tempo podem ser utilizadas para calcular o risco de adoecer que afetará a saúde.

Risco

O risco é definido como a probabilidade de ocorrência de um evento (doença ou morte) em um indivíduo, membro de uma população, em um tempo definido. Indica, portanto, a probabilidade do indivíduo de passar de um estado de saúde para doença. A seguir, as principais medidas que expressam risco.

- **Risco Relativo (RR)**

É a razão (divisão) do risco de adoecer entre um grupo *exposto* (numerador) e um grupo *não exposto* (denominador) a um determinado fator de risco ou característica. É a razão entre as taxas de incidência nos indivíduos expostos e não expostos.

$$\text{RR} = \frac{\text{Taxa de incidência entre os expostos}}{\text{Taxa de incidência entre os não expostos}}$$

O resultado deste cálculo é expresso em número absoluto. O RR mede a força de associação existente entre cada fator e a doença, sendo importante em estudos de etiologia ou causas de doença. A probabilidade de uma doença ocorrer pode resultar da ação de um ou mais fatores de risco.

- **Risco Atribuível (RA)**

É a proporção de doença, em um grupo populacional, que pode ser atribuída a um determinado fator de risco; mede a quantidade de doença que poderia ser prevenida se a exposição ao fator de risco em questão fosse evitada. Como exemplo: estima-se que 80% das neoplasias de pulmão que ocorrem atualmente estão associadas ao hábito de fumar (tabagismo). O RA é importante em saúde pública na definição de prioridades para a aplicação de medidas preventivas.

Causalidade em Epidemiologia

As associações estatísticas encontradas entre o fator de risco e a doença podem ser explicadas como uma associação espúria (artefactual), uma associação indireta ou uma associação causal ou etiológica.

Associação Espúria ou Artefactual

É uma associação falsa, resultante de vícios identificados no estudo. Estes erros podem ser introduzidos na coleta de informações, na seleção dos participantes do estudo, no diagnóstico da doença ou na análise de dados. A existência de uma associação espúria pode ser descartada se os estudos forem bem planejados e bem conduzidos.

Associação Indireta

É a associação entre a enfermidade e o fator de risco, criada pela presença de uma outra característica (conhecida ou não), associada tanto à enfermidade quanto ao fato de risco estudado.

Associação Causal ou Etiológica

Inicialmente, é necessário conceituar "causa" na interpretação dos fenômenos biológicos. O entendimento de causas de doenças é importante, não só no campo da prevenção, mas também no diagnóstico e na aplicação de terapêutica adequada. Não existe um consenso sobre o conceito de causa em epidemiologia e em outras ciências; nenhuma definição é totalmente apropriada para as diversas áreas do conhecimento.

A causa de uma doença pode ser considerada como um evento, condição ou característica, ou a combinação destes fatores, que são importantes no desenvolvimento da doença. Logicamente, a causa deve preceder a doença.

Historicamente, no início do século XX, a causa de uma doença era conceituada como "o fator necessário e suficiente para a ocorrência da doença". Este conceito era adequado para uma época em que se acreditava que as doenças ocorriam devidas à presença de um agente único (microrganismo). Implicava a existência de uma relação 1:1 entre o fator e a doença, ou seja: quando o fator estivesse presente, a doença teria que ocorrer; e quando a doença ocorresse, o fator teria que estar presente. As regras clássicas que determinavam se um organismo era considerado o agente causal são conhecidas como "postulado de Koch", e podem ser enunciadas como se segue:

- o organismo tem que ser encontrado em todos os casos de doença;
- tem que ser isolado de pacientes e crescer em cultura pura;
- quando a cultura pura for inoculada em animais suscetíveis ou no homem, tem que reproduzir a doença.

Portanto, para ser considerado um agente causal, de acordo com estes postulados, o fator (microrganismo) tem que ser uma condição necessária e suficiente para a ocorrência da doença. Todavia, estas condições nem sempre são satisfeitas, mesmo em doenças infecciosas. Por exemplo, na doença de Chagas, o isolamento do *Trypanosoma cruzi* de indivíduos doentes nem sempre é possível e, muitas vezes, o indivíduo pode estar infectado sem manifestação clínica da doença.

Atualmente, a teoria unicausal (causa única) não mais explica a ocorrência de doenças. Aceita-se que a ocorrência de doenças seja resultante de interações de causas múltiplas. Em geral, não é preciso identificar todos fatores para que seja possível uma prevenção efetiva. Muitas vezes, a remoção de um fator de risco pode interferir na ação de outros componentes e, então, prevenir a doença.

Desta maneira, em saúde pública, é razoável adotar um conceito mais pragmático de *causalidade*. Uma relação causal deve ser aceita quando existirem evidências indicando que fatores etiológicos são parte integrante de um complexo de circunstâncias que aumentam a probabilidade da ocorrência da doença, e que a redução de um ou mais destes fatores reduz a frequência da doença.

A expressão "fator de risco" é usada para descrever fatores que são positivamente associados à probabilidade de desenvolver a doença, mas que não são suficientes para causar a doença. Alguns fatores de risco são associados a várias doenças e algumas doenças são associadas a vários fatores de risco. Os estudos epidemiológicos procuram estabelecer a contribuição relativa de cada fator na ocorrência da doença e a redução da doença depende da eliminação de cada fato. A identificação de fatores de risco é um passo importante para a chamada prevenção primária (aquela que atua antes do aparecimento da doença) e na prevenção secundária, na identificação de grupos de alto risco (aquela que atua quando a doença já se instalou, buscando diagnóstico precoce nesses grupos).

Quatro tipos de fatores de risco fazem parte do processo de causalidade de doenças. Todos podem ser necessários, mas raramente são suficientes para causar uma doença:

1. *Fatores predisponentes,* como idade, sexo e doenças prévias, criam um estado de suscetibilidade do indivíduo ao agente da doença.
2. *Fatores facilitadores*, como desnutrição, moradia inadequada, falta de saneamento e falta de atenção médica, favorecem o desenvolvimento da doença.
3. *Fatores precipitantes*: são os agentes específicos associados ao início da doença, devendo sempre estar presente – são os agentes biológicos (parasitas, vírus, bactérias).
4. *Fatores agravantes*: são os fatores que, quando a exposição é repetida, podem agravar ou estabelecer o estado de doença.

Uma associação entre um fator de risco e uma doença é causal quando sua presença aumentar a probabilidade da ocorrência da doença e sua ausência diminuir esta probabilidade. A Figura 3.7 apresenta a cadeia de causalidade para leishmaniose. A *Leishmania* sp. é o agente necessário, mas não suficiente para que a infecção ocorra.

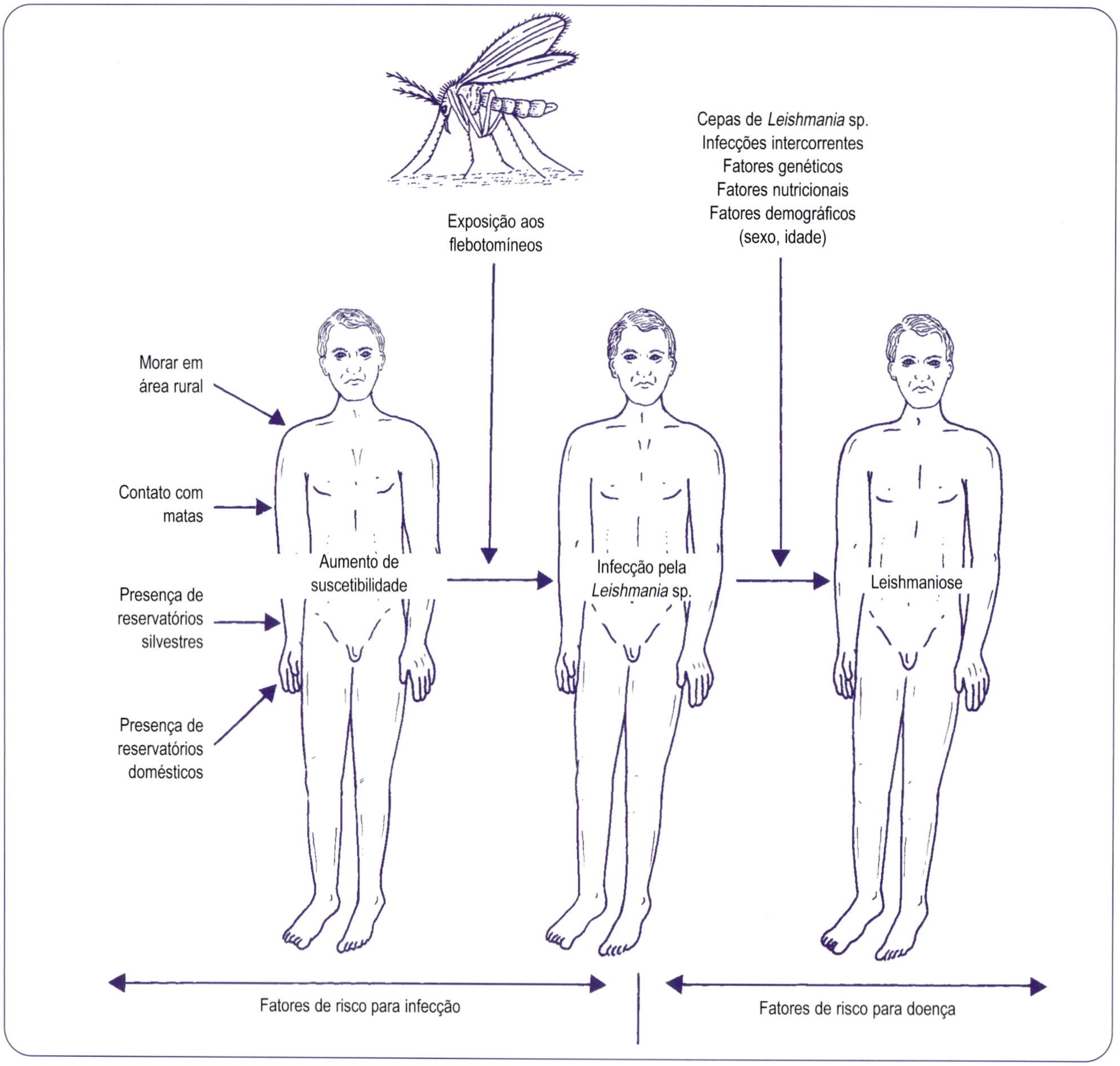

FIGURA 3.7. Cadeia de causalidade na leishmaniose.

Avaliar uma associação observada entre um fator de risco e uma doença consiste essencialmente em distinguir as três hipóteses sugeridas: *artefactual, indireta* ou *causal*. Se um estudo é bem planejado e conduzido, a hipótese artefactual deverá ser uma explicação pouco provável para a associação estatística observada.

O grande desafio de um estudo epidemiológico consiste em determinar se a associação observada é indireta ou se tem significado etiológico (causal). As evidências mais diretas de uma relação causal entre o fator de risco e a doença seriam fornecidas pelos estudos experimentais e pela determinação dos mecanismos biológicos. Os estudos experimentais conduzidos em populações humanas fornecem uma prova absoluta da associação causal. Entretanto, por questões éticas, estes estudos praticamente não são realizados. Os experimentos conduzidos em animais também poderiam fortalecer uma hipótese causal, mas nem sempre podem ser generalizados para populações humanas. A determinação da patogênese, ou seja, o conhecimento da sequência de eventos que vão da exposição à manifestação clínica da doença, poderia explicar o mecanismo causal. No entanto, o conhecimento atual dos mecanismos biológicos raramente permite um entendimento completo das sequências de eventos em uma doença.

Os estudos epidemiológicos fornecem evidências indiretas que permitem diferenciar entre uma associação causal e uma associação indireta. *Inferência causal* é a expressão utilizada para determinar se a associação observada em um estudo epidemiológico é etiológica. Algumas evidências epidemiológicas, que devem ser consideradas para inferência causal, são:

- *relação temporal:* a causa deve perceber o efeito;
- *consistência da associação:* os resultados devem ser semelhantes em diferentes estudos, diferentes populações, diferentes locais;
- *força de associação*: magnitude do risco relativo; quanto maior o risco, maior é a evidência de uma associação;
- *grau de exposição:* existência da resposta à dose ou a diferentes gradientes de exposição;
- *plausibilidade biológica*: os resultados devem ser consistentes com os conhecimentos existentes.

As inferências derivadas dos estudos epidemiológicos não devem ser feitas isoladamente; devem sempre ser consideradas juntamente com todas as informações biológicas relevantes. As evidências epidemiológicas e biológicas devem se somar para mostrar que a hipótese causal é a mais provável. Infelizmente, nem sempre é possível quantificar o grau de certeza atingido por todas as evidências em favor de uma hipótese causal; um certo grau de subjetividade pode permanecer. Entretanto, mesmo que a hipótese causal seja somente provável, os conhecimentos adquiridos são muitas vezes suficientes para a aplicação de medidas preventivas e ações de saúde pública.

4

Regras de Nomenclatura e Classificação. Homeopatia nas Doenças Parasitárias

David Pereira Neves
Denise Lessa Aleixo

Introdução

O número dos seres vivos existentes na Natureza é tão grande que, para serem estudados, tiveram que ser agrupados conforme sua morfologia, fisiologia, estrutura, filogenia etc. Esse agrupamento obedeceu a leis e possui um vocabulário próprio. A seguir, citaremos alguns termos fundamentais e sua significação:

- *Classificação:* "É a ordenação dos seres vivos em classes, baseando-se no parentesco, semelhança ou ambos" (Simpson).
- *Nomenclatura:* "É a aplicação de nomes distintos a cada uma das classes reconhecidas numa dada classificação" (Simpson).
- *Taxonomia:* "É o estudo teórico da classificação, incluindo as respectivas bases, princípios, normas e regras" (Simpson).
- *Sistemática:* É o estudo científico das formas de organismos, sua diversidade e toda e qualquer relação entre elas" (Simpson).

Os termos taxonomia e sistemática geram muita confusão. Em outras palavras, pode-se dizer que "a taxonomia reconhece, classifica e identifica os seres vivos, enquanto a sistemática estuda as características físicas, fisiológicas ou comportamentais para permitir a classificação".

A classificação dos seres vivos deve ser feita baseada em vários aspectos da biologia e da morfologia. Algumas vezes, no entanto, a classificação é feita unicamente pela morfologia externa do animal. Vemos, portanto, que existem dois tipos de classificação: o natural e o artificial. No primeiro, os trabalhos baseiam-se na filogenia (relacionamento da espécie estudada com outros menos evoluídos ou fósseis); na ontogenia (formação e desenvolvimento da espécie, desde ovo até adulto); na fisiologia, morfologia e, muitas vezes, na ecologia e na etologia. No segundo, os trabalhos fundamentam-se exclusivamente na morfologia externa da espécie, sendo esse tipo, por conseguinte, passível de erro. De alguns anos para cá, ao lado dos outros critérios para classificação, têm sido largamente empregados critérios bioquímicos, com grande sucesso.

Nomenclatura Zoológica

A designação científica é regulada por regras de nomenclatura promulgadas em congressos e denominadas Regras Internacionais de Nomenclatura Zoológica. Resumidamente, apresentaremos alguns itens mais importantes:

- O ponto de partida para a nomenclatura binária (gênero e espécie) é a 10ª edição do *Systema Naturae*, de Carl von Linné (Linnaeus), 1758.
- A *unidade taxonômica* (unidade, grupo etc.) denomina-se *táxon* (plural *taxa*), que pode corresponder a diversos níveis de classificação ou *categoria taxonômica*, que em zoologia são sete: reino, filo, classe, ordem, família, gênero, espécie.
- A nomenclatura das espécies deve ser latina e binominal, ou seja, a espécie é designada por duas palavras: a primeira representa o *gênero* (deve ser escrita com a primeira letra maiúscula); a segunda a *espécie* considerada (deve ser escrita com letra minúscula, mesmo quando for nome de pessoa). Estas palavras devem ser sempre escritas com destaque.
- Quando a espécie possui subespécie, essa palavra virá em seguida à da espécie, sem nenhuma pontuação. Exemplo: *Culex pipiens fatigans*. *Culex* = gênero; *pipiens* = espécie; *fatigans* = subespécie.
- Quando a espécie possui subgênero, este virá interposto entre o gênero e a espécie, separado por parênteses. Exemplo: *Anopheles (Kerteszia) cruzi*. *Anopheles* = gênero; (*Kerteszia*) = subgênero; *cruzi* = espécie.

  Outras categorias são escritas com base no gênero-tipo e acrescentando-se uma desinência própria.

Assim temos:

Tribo	acrescenta-se *ini*.	Ex.: *Culicini*
Subfamília	acrescenta-se *inae*.	Ex.: *Culicinae*
Família	acrescenta-se *idae*.	Ex.: *Culicidae*
Superfamília	acrescenta-se *oidea*.	Ex.: *Oxyuroidea*

- Quando se vai descrever uma espécie, seu nome deve ser simples, homenageando uma pessoa ilustre, ou elucidativo (o nome representa alguma característica da espécie). A grafia deve ser sempre em latim ou latinizada. Quando for nome de homem, acrescenta-se um *i* e *ae* quando for mulher. Exemplo: *cruzi, guimaraesi, mariae* etc. Além disso o autor deve apresentar a descrição completa, inclusive citando a bibliografia especializada. Caso uma espécie descrita entre em sinonímia, ou seja, quando outro autor já tenha descrito aquela mesma espécie, terá validade a que for mais antiga (Lei da Prioridade).
- Havendo necessidade de escrever o nome de uma espécie num trabalho, a primeira indicação deverá ter a citação do autor. Exemplo: *Polygenis guimaraesi* (Linardi, 1978).
- Caso o nome da espécie tenha sido escrito por um autor e, posteriormente, reescrito por outro porque havia alguma incorreção no primeiro, a grafia completa da espécie deverá conter o nome do primeiro autor entre parênteses. Exemplo: *Aedes (Stegomyia) aegypti* (Linnaeus, 1762). Esta grafia indica que outro autor redescreveu essa espécie, anteriormente descrita por Linnaeus, em 1762.

  Quando há necessidade de se abreviar a escrita do nome científico, deve-se escrever a primeira letra do gênero em maiúsculo seguida de ponto, assim: *Aedes aegypti = A. aegypti; Entamoeba coli = E. coli.*

- **Espécie:** É definida como sendo uma coleção de indivíduos que se assemelham tanto entre si como os seus ascendentes e descendentes. Essa identidade de caracteres – caracteres específicos – é regulada por genes específicos e homozigóticos e reprodutivamente isolada de outros grupos semelhantes.
- **Subespécie:** Dá-se esse nome quando alguns indivíduos de determinada espécie destacam-se do resto do grupo por possuírem uma característica excepcional ou um conjunto de pequenas diferenças da forma específica típica, que se perpetuam nas gerações seguintes.

  Alguns autores usam subespécies como sinônimo de raça ou variedade. Entretanto, achamos mais válido empregar subespécie como designação própria, definida acima, e raça ou variedade (aí sim, essas palavras são sinônimas) quando a diferença é fisiológica ou de hospedeiro. Exemplo: *Sarcoptes scabiei*, variedade *suis* (sarna de porco); *S. scabiei*, variedade *cannis* (sarna de cão) etc.
- **Gênero:** Quando várias espécies apresentam caracteres comuns para reuni-las num grupo, dá-se a esse grupo o nome de gênero. Dessa forma vemos que, frequentemente, um gênero pode possuir várias espécies e subespécies.

Segundo esse raciocínio, isto é, agrupamento de caracteres afins, nós teremos tribo, subfamília, família, superfamília, ordem, classe e, finalmente, ramo ou filo, e reino.

Assim, se fôssemos classificar o pernilongo transmissor da malária em nosso meio, teríamos:

Reino	Animal
Filo	Arthropoda
Classe	Insecta
Ordem	Diptera
Família	Culicidae
Subfamília	Anophelinae
Tribo	Anophelini
Gênero	*Anopheles*
Subgênero	*Nyssornynchus*
Espécie	*A. (N.) darlingi*

Outros termos importantes:

- **Espécie-Tipo.** É a primeira espécie descrita que denomina um gênero.
- **Gênero-Tipo.** É o primeiro gênero descrito que denomina uma família (isto é, o nome da família tem como base um gênero – o gênero-tipo).
- **Tipos.** Quando se descreve uma espécie, ela é baseada em um ou mais exemplares, que devem ser guardados em museus próprios. Esses exemplares (ou apenas um) são os tipos, que podem ter as seguintes variações:
- **Holótipo ou Tipo.** É um exemplar que foi descrito e guardado em museu próprio (pode ser um exemplar macho ou fêmea).
- **Alótipo.** É a espécie-tipo descrita e também guardada, mas de sexo oposto ou holótipo usado.
- **Síntipo.** São vários exemplares de uma mesma espécie, mas descritos e guardados juntos, isto é, dois ou mais exemplares utilizados na proposição original de um nome.
- **Parátipo.** É o exemplar escolhido como espécie-tipo, entre vários descritos e guardados juntos.
- **Lectótipo.** Quando, em uma espécie descrita, não foi escolhido o exemplar-tipo (holótipo), seleciona-se um para ser o tipo, isto é, lectótipo.
- **Neótipo.** Quando o holótipo se perdeu, seleciona-se novo exemplar-tipo.
- **Topótipo.** O local onde se capturou a espécie-tipo.

Classificação dos Seres Vivos

Conforme já dissemos no início do capítulo, o número de formas vivas é imenso e, à medida que os estudos vão se aprofundando, as classificações, ou seja, o agrupamento dos seres vivos vai se alterando. Assim, se há cerca de 50 anos tínhamos apenas três reinos (animal, vegetal e mineral), há 20 anos apenas os seres vivos eram agrupados em cinco reinos (Monera, Protista, Plantae, Fungi, Animalia). A partir de 2004 (Cavalier-Smith, 2004), os seres vivos foram agrupados em seis reinos, divididos em dois grandes impérios. Essa nova classificação, baseada em pesquisas realizadas na sequência de DNA, é a seguinte:

1. Império procariota: reino Bacteria;
2. Império eucariota: reinos Protozoa, Animalia, Fungi, Plantae e Chromista.

NOTA: eucariota são organismos que apresentam organelas membranosas e o DNA está contido em cromossomos intranucleares; procariota são organismos que não possuem núcleo diferenciado e o DNA permanece mergulhado no citoplasma.

Dessa forma, os parasitos que podem atingir os humanos (e os animais) são: Protozoa, Platyhelminthes, Nematoda, Acantocephala e Arthropoda.

Assim, nos demais capítulos deste livro, para cada espécie de interesse parasitológico no Brasil, daremos a sua morfologia, biologia, métodos de diagnóstico, epidemiologia, profilaxia e citações das drogas mais eficazes para a terapêutica.

Classificação dos Parasitos conforme Sua Transmissão

A seguir, mostraremos a classificação dos parasitos conforme os seus mecanismos de transmissão. Este quadro visa, unicamente, possibilitar ao estudante um entendimento global do relacionamento dos parasitos com os humanos e o meio ambiente, facilitando o estudo nos capítulos próprios, dos aspectos epidemiológicos e profiláticos de cada um:

1. Parasitos transmitidos entre pessoas devido ao contato pessoal ou objetos de uso pessoal (fômites). *S. scabiei, P. pubis, P. humanus, T. vaginalis.*
2. Parasitos transmitidos pela água, alimentos, mãos sujas ou poeira: *E. histolytica, G. lamblia, T. gondii, H. nana,* cisticercose (ovos de *T. solium*), *A. lumbricoides, T. trichiura, E. vermicularis.*
3. Parasitos transmitidos por solos contaminados por larva (geo-helmintoses): *A. duodenale, N. americanus, S. stercoralis.*
4. Parasitos transmitidos por vetores ou hospedeiros intermediários: *Leishmania* sp., *T. cruzi, Plasmodium* sp., *S. mansoni, T. solium, T. saginata, W. bancrofti, O. volvulus, M. ozzardi.*
5. Parasitos transmitidos por mecanismos diversos: larvas de moscas (miíases), *T. penetrans* (bicho de pé).

(Classificação modificada de Camargo. E. *Ciências Patológicas*, Ed. Guanabara Koogan, 1983, pág. 54.)

Denominação das Doenças Parasitárias

Existe grande controvérsia quanto à terminação das palavras indicadoras de doenças parasitárias. Os sufixos *ose, íase* e *ase* (que indicam doença) têm sido usados indiscriminadamente, gerando dúvidas. Para normatizar a grafia, alguns pesquisadores reunidos (Kassai e cols., 1988) apresentaram um trabalho no qual sugerem que "dos três sufixos, deve-se agregar apenas 'ose' ao nome do gênero do agente etiológico, para designar doença ou infecção", o que resultaria: esquistossomose, ancilostomose, leishmaniose etc. Já segundo a Nomenclatura Internacional de Doenças (OMS), deve-se acrescentar "íase" ao nome do agente etiológico. Assim, teríamos esquistossomíase, ancilostomíase, leishmaníase etc. Mas preferimos grafar os nomes das doenças segundo sua maior eufonia, isto é, a pronúncia mais agradável. Assim, usaremos toxoplasmose (em vez de toxoplasmíase), amebíase (em vez de amebose) etc.

Homeopatia e Doenças Parasitárias

Denise Lessa Aleixo
Silvana Marques de Araújo

Medicamentos homeopáticos, ultradiluídos ou ultramoleculares são sinônimos de compostos manipulados segundo a farmacopeia homeopática por meio de diluições e agitações sucessivas e padronizadas chamadas "dinamizações" na homeopatia. A relação entre a homeopatia e a parasitologia existe desde o século XVIII, quando *Christian Friedrich Samuel Hahnemann* (1755-1843), o pai da homeopatia, administrou em indivíduo sadio, quina, a substância utilizada na época para o tratamento da malária (Hahnemann, 1835). Neste experimento observou que esta substância produzia sintomas similares aos da própria malária. A partir destes resultados, Hahnemann estabeleceu as leis que definem a homeopatia, que se fundamentam em princípios distintos da medicina convencional: *a similitude*, ou seja, as doenças podem ser tratadas com substâncias que produzem sintomas semelhantes aos provocados pela própria doença, empregando *doses infinitesimais*, respeitando a *individualidade do paciente*, tratando o indivíduo como um todo. Este pensamento nos remete à homeostase orgânica, que nas parasitoses reflete desbalanço da relação parasito-hospedeiro, que deve ser equilibrada favorecendo o hospedeiro.

Vários estudos tentam explicar os mecanismos de ação de substâncias ultradiluídas. As teorias mais aceitas incluem a da memória da água, a formação de *clusters*, nanopartículas e a *hormesis*. A utilização de medicamentos homeopáticos cresce à medida que os medicamentos tradicionais não alcançam os efeitos desejados ou produzem efeitos colaterais que comprometem a adesão ao tratamento. Considerando agentes infecciosos de uma maneira geral, vários relatos podem ser encontrados na literatura. A utilização na clínica segue a mesma tendência, inclusive com definição de políticas mundiais e nacionais para incremento da sua utilização.

Considerando pesquisa básica em parasitologia, inúmeros modelos experimentais utilizando o desenvolvimento de infecções/infestações por parasitos já estão estabelecidos, constituindo uma excelente ferramenta para avaliações de eficácia e mecanismos de ação de novas substâncias, sejam elas utilizadas ponderalmente ou ultradiluídas.

A administração de medicamentos ultradiluídos em infecções por protozoários, já conta com resultados interessantes e promissores. Estudos sobre homeopáticos em infecções parasitárias mostram que estes medicamentos interferem no balanço imunológico do hospedeiro sendo importantes variáveis o medicamento e as associações, a dinamização utilizada, a dose e a frequência de administração. Na infecção experimental de camundongos por *Trypanosoma cruzi,* a utilização de homeopáticos influencia a parasitemia, a mortalidade, o tempo de sobrevida, os parâmetros hematológicos e imunológicos com aumento de apoptose, modulação do balanço Th1/Th2 em animais tratados com relação ao controle. A diminuição da parasitemia e a redução da mortalidade com aumento de sobrevida destes animais pode ser observada em determinadas dinamizações dependendo da frequência de administração do homeopático e da suscetibilidade do animal. Em camundongos e ratos naturalmente infectados por coccídeos, o medicamento ultradiluído eliminou a infecção nos camundongos e reduziu o número de cistos eliminados em ratos. Em experimentos laboratoriais, camundongos tratados pré-infecção contra o *Toxoplasma gondii* com medicamento ultradiluído em altas potências apresentam melhor condição clínica com poucas alterações oculares com relação ao controle. Em humanos, casos de toxoplasmose ocular tratados com homeopáticos tiveram bons resultados com melhora na acuidade visual e melhora do paciente como um todo.

Estes resultados direcionam o entendimento do efeito destes medicamentos para a teoria da "transmissão de informação": medicamentos homeopáticos informariam como o organismo deve reagir – medicamentos preparados a partir de soro de animal suscetível, informam sobre suscetibilidade; medicamentos preparados a partir de soro de animal resistente, informam sobre resistência.

Paralelo a estes estudos cientificamente refinados, a aplicação prática dos homeopáticos na medicina veterinária, especialmente na pecuária, consolidou-se. Hoje em dia, produtos homeopáticos estão sendo considerados no mundo todo devido aos benefícios no controle de doenças, incluindo as endo e ectoparasitoses, e melhora na produtividade dos animais de maneira segura ao meio ambiente. Da mesma forma na agricultura, a utilização de homeopáticos melhora a produtividade, controlando insetos e pragas sem causar impacto ambiental colaborando para a sustentabilidade e a proteção do ambiente como um todo.

Mesmo com os avanços nesta área da ciência, ainda é necessária a utilização de metodologias modernas, em experimentos com rigor científico buscando uma linguagem comum que permita uma aproximação entre os conceitos da medicina convencional e da homeopatia, utilizando o que cada uma delas tem de melhor para o benefício da humanidade.

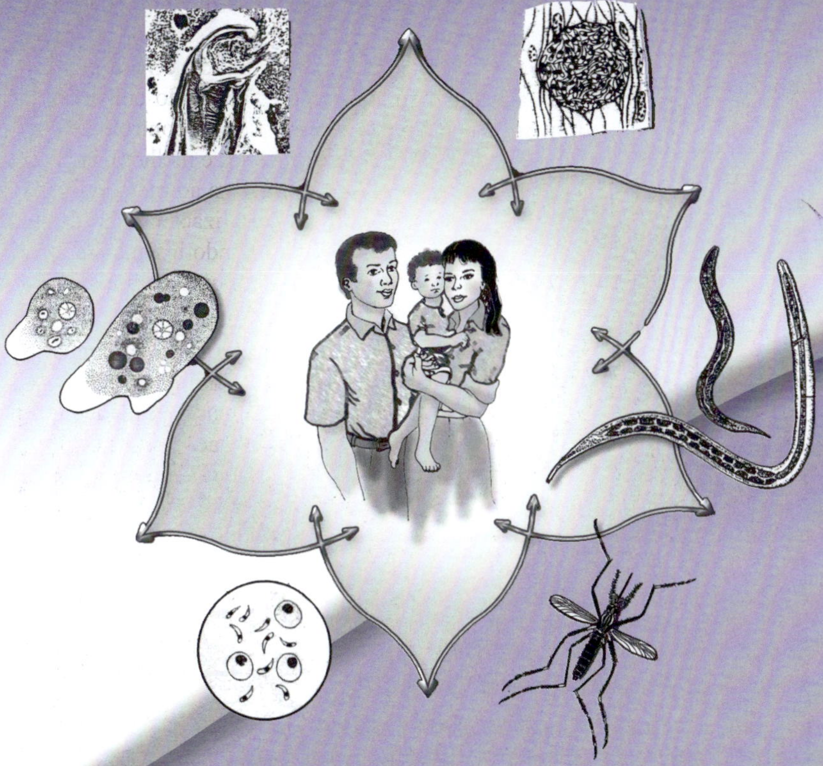

2

Protozoários

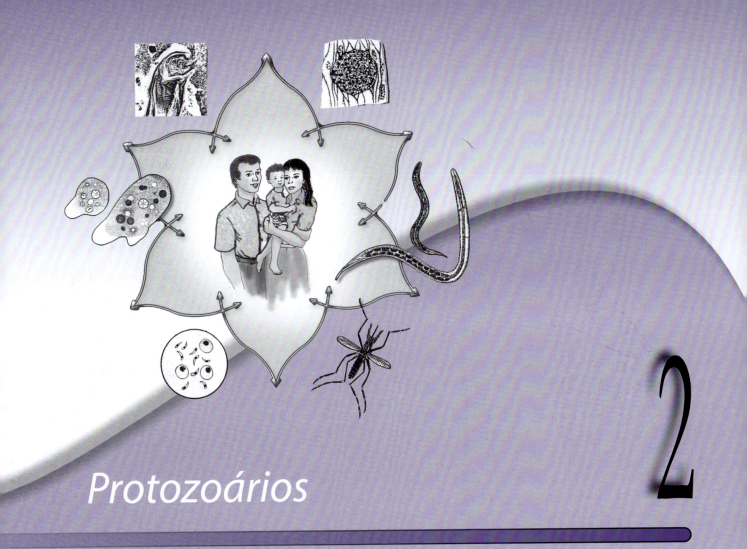

5

Protozoa

Ricardo Wagner de Almeida Vitor

O grupo dos protozoários é constituído por mais de 60.000 espécies conhecidas, das quais 50% são fósseis e o restante vive até hoje. Destes, aproximadamente 10.000 espécies são parasitos dos mais variados animais e apenas algumas dezenas de espécies infectam o homem. Os protozoários englobam todos os organismos protistas, eucariotas, constituídos por uma única célula, sem diferenciação em tecidos. Alguns pesquisadores preferem utilizar o termo protista (em lugar de protozooa) para designar os protozoários. Por outro lado, o termo protozoário ainda é amplamente usado pelos parasitologistas da área humana, o que nos leva a optar pelo seu uso. Protozoários apresentam as mais variadas formas, processos de alimentação, locomoção e reprodução. Um protozoário constitui-se de uma única célula que, para sobreviver, realiza todas as funções mantenedoras da vida: alimentação, respiração, reprodução, excreção e locomoção. Para cada função existe uma organela própria, como, por exemplo:

- *núcleo:* bem definido e revestido por membrana nuclear. Alguns protozoários têm apenas um núcleo, outros têm dois ou mais núcleos semelhantes. Os ciliados possuem dois tipos de núcleo – macronúcleo (vegetativo e relacionado com a síntese de RNA e DNA) e micronúcleo (envolvido na reprodução sexuada e assexuada);
- *aparelho de Golgi:* síntese de carboidratos e condensação da secreção proteica;
- *retículo endoplasmático:* a) liso – síntese de esteroides; b) granuloso – síntese de proteínas;
- *mitocôndria:* produção de energia, ausente em alguns grupos de espécies;
- *cinetoplasto:* uma mitocôndria especializada rica em DNA;
- *lisossoma:* permite a digestão intracelular de partículas;
- *microtúbulos:* formam o citoesqueleto. Participam dos movimentos celulares (contração e distensão) e na composição de flagelos e cílios;
- *flagelos, cílios e pseudópodos:* locomoção e nutrição;
- *corpo basal:* base de inserção de cílios e flagelos;
- *axonema:* eixo do flagelo;
- *citóstoma:* permite ingestão de partículas.

Cada organela é mais ou menos semelhante nas várias espécies, entretanto, ocorrem pequenas diferenças que podem ser observadas ao microscópio óptico ou unicamente ao microscópio eletrônico. Além destas ferramentas, o estudo dos protozoários inclui também aspectos bioquímicos, de biologia celular e molecular.

Quanto à morfologia, os protozoários apresentam grandes variações, conforme sua fase evolutiva e meio a que estejam adaptados. Podem ser esféricos, ovais ou mesmo alongados. Alguns são revestidos de cílios, outros possuem flagelos, e existem ainda os que não possuem nenhuma organela locomotora especializada. Dependendo da sua atividade fisiológica, algumas espécies possuem fases bem definidas. Assim temos:

- *Trofozoíto:* é a forma ativa do protozoário, na qual ele se alimenta e se reproduz por diferentes processos.
- *Cisto:* é uma forma vegetativa de resistência. O protozoário secreta uma parede resistente (parede cística) que o protegerá quando estiver em meio impróprio ou em fase de latência (os cistos podem ser encontrados em tecidos ou fezes dos hospedeiros).
- *Gameta:* é a forma sexuada, que aparece em espécies do filo Apicomplexa. O gameta masculino é o microgameta e o feminino é o macrogameta.
- *Oocisto:* é uma forma resultante de reprodução sexuada. Após a esporulação, os oocistos, contêm esporozoítos e são encontrados em fezes do hospedeiro (Coccidia) ou em tecidos de hospedeiros invertebrados (Haemosporida).

A seguir, apresentaremos alguns aspectos da biologia dos protozoários. Mais detalhes e exemplos serão mostrados durante os capítulos específicos.

Reprodução

Encontramos os seguintes tipos de reprodução:

- **Assexuada:**
  - divisão binária ou cissiparidade;
  - brotamento ou gemulação;
  - *endogenia:* formação de duas (endodiogenia) ou mais (endopoligenia) células-filhas por brotamento interno;
  - *esquizogonia:* divisão nuclear seguida de divisão do citoplasma, constituindo vários indivíduos isolados simultaneamente. Na realidade existem três tipos de esquizogonia – merogonia (produz merozoítos), gametogonia (produz microgametas) e esporogonia (produz esporozoítos).
- **Sexuada:**

  Existem dois tipos de reprodução sexuada:
  - *conjugação:* no filo Ciliophora ocorre união temporária de dois indivíduos, com troca mútua de materiais celulares;
  - *singamia ou fecundação:* no filo Apicomplexa ocorre união de microgameta e macrogameta formando o zigoto, o qual pode dividir-se formando um certo número de esporozoítos.

Nutrição

Quanto ao tipo de alimentação, os protozoários podem ser:

- *holofíticos ou autotróficos:* são os que, a partir de grãos ou pigmentos citoplasmáticos (cromatóforos), conseguem sintetizar energia a partir da luz solar (fotossíntese);
- *holozoicos ou heterotróficos:* ingerem partículas orgânicas de origem animal, digerem-nas e, posteriormente, expulsam os metabólitos. Essa ingestão se dá por fagocitose (ingestão de partículas sólidas) ou pinocitose (ingestão de partículas líquidas);
- *saprozoicos:* "absorvem" substâncias orgânicas de origem vegetal, já decompostas e dissolvidas em meio líquido;
- *mixotróficos:* quando são capazes de se alimentar por mais de um dos métodos acima descritos.

Excreção

Pode ser feita por meio de dois mecanismos:

- difusão dos metabólitos através da membrana;
- expulsão dos metabólitos através de vacúolos contráteis.

Respiração

Podemos encontrar dois tipos principais:

- *aeróbicos:* são os protozoários que vivem em meio rico em oxigênio;
- *anaeróbicos:* quando vivem em ambientes pobres em oxigênio, como os parasitos do trato digestivo.

Locomoção

A movimentação dos protozoários é feita com auxílio de uma ou associação de duas ou mais das seguintes organelas:

- pseudópodos;
- flagelos;
- cílios;
- microtúbulos subpeliculares que permitem a locomoção por flexão, deslizamento ou ondulação.

Sistemática

Segundo Levine e cols. (1980), os protozoários pertencem ao reino Protista e são distribuídos em sete filos, dos quais os quatro seguintes têm interesse em parasitologia humana (Tabela 5.1):

1. **Filo Sarcomastigophora:** com núcleos simples; presença de flagelos, pseudópodos ou ambos;
   - Subfilo: Mastigophora: com um ou mais flagelos;
   - Classe: Zoomastigophorea: sem cloroplastos; um ou vários flagelos;
   - Ordem: Kinetoplastida: um ou dois flagelos, originados de uma depressão; presença de cinetoplasto: organela rica em DNA;
   - Subordem: Trypanosomatina: um flagelo livre ou com membrana ondulante. Exemplo: *Leishmania*, *Trypanosoma*;
   - Ordem: Diplomonadida: corpo com simetria bilateral; um a quatro pares de flagelos; cistos presentes;
   - Subordem: Diplomonadina: dois corpos parabasais. Exemplo: *Giardia*;
   - Ordem: Trichomonadida: tipicamente com 4-6 flagelos, um deles formando membrana ondulante; presença de corpo parabasal. Exemplo: *Trichomonas*;
   - Subfilo: Sarcodina: com pseudópodos; às vezes com flagelos;
   - Superclasse: Rhizopoda: movimentação por diferentes tipos de pseudópodos;
   - Classe: Lobosea: pseudópodos lobosos ou filiformes, mas grossos na base;
   - Subclasse: Gymnamoebia: sem carapaça;
   - Ordem: Amoebida: tipicamente uninucleado, sem flagelo em nenhum estágio;
   - Subordem: Tubulina: corpo cilíndrico; citoplasma não se dirige simultaneamente para duas direções. Exemplo: *Entamoeba*;
   - Subordem: Acanthopodina: pseudópodos finos, furcados, originados de um espesso. Exemplo: *Acanthamoeba*;
   - Ordem: Schizopyrenida: corpo cilíndrico, movimentando-se eruptivamente; flagelos temporários. Exemplo: *Naegleria*.
2. **Filo Apicomplexa:** com complexo apical (visível apenas em microscópio eletrônico, constituído por anel polar, micronemas, conoide, roptrias, grânulos densos e

Tabela 5.1
Classificação de Protozoários de Importância Médica (Segundo Levine e cols., 1980)

Filo	*Subfilo*	*Ordem*	*Família*	*Gênero*	*Espécie (exemplo)*
Sarcomastigophora	Mastigophora	Kinetoplastida	Trypanosomatidae	*Trypanosoma* *Leishmania*	*T cruzi* *L. infantum*
		Diplomonadida	Hexamitidae	*Giardia*	*G. lamblia*
		Trichomonadida	Trichomonadidae	*Trichomonas*	*T. vaginalis*
	Sarcodina	Amoebida	Entamoebidae Acanthamoebidae	*Entamoeba* *Acanthamoeba*	*E. histolytica* *A. culbertsoni*
		Schizopyrenida	Schizopyrenidae	*Naegleira*	*N. fowleri*
Apicomplexa		Eucoccidiida	Eimeriidae	*Cyclospora*	*C. cayetanensis*
			Sarcocystidae	*Sarcocystis* *Toxoplasma* *Cystoisospora*	*S. hominis* *T. gondii* *C. belli*
			Cryptosporidiidae	*Cryptosporidium*	*C. parvum*
		Haemosporida Piroplasmida	Plasmodiidae Babesidae	*Plasmodium* *Babesia*	*P. falciparum* *B. microti*
Ciliophora	Kinetofragminophorea	Trichostomatida	Balantidiidae	*Balantidium*	*B. coli*
Microspora		Chytridiopsida	Enterocytozoonidae	*Enterocytozoon*	*E. bieunesi*

microtúbulos subpeliculares), presença de plastídeo não fotossintético – apicoplasto; sem cílios; todos parasitos;

- Classe: Conoidasida: conoide presente; reprodução sexuada e assexuada; locomoção por flexão;
- Subclasse: Coccidia: gametas usualmente presentes, pequenos, intracelulares; ciclo apresentando merogonia, gametogonia e esporogonia;
- Ordem: Eucoccidiida: merogonia presente; ocorre em vertebrados e invertebrados;
- Subordem: Eimeriina: esporozoítos incluídos em esporocistos dentro de oocistos; microgametócito produz numerosos microgametas; zigoto imóvel. Exemplo: *Toxoplasma*, *Sarcocystis*, *Isospora*, *Cystoisospora*, *Cryptosporidium*, *Cyclospora*;
- Classe: Aconoidasida: conoide ausente;
- Subordem: Haemosporina: esporozoítos livres dentro de oocistos; microgametócito produz oito microgametas flagelados; zigoto móvel. Exemplo: *Plasmodium*;
- Subclasse: Piroplasmia: piriforme, redondo ou ameboide; sem oocistos, esporos, pseudocistos ou flagelos; reprodução assexuada e sexuada; heteroxenos: merogonia nos vertebrados e esporogonia em invertebrados; vetores são carrapatos;
- Ordem: Piroplasmida: Exemplo: *Babesia*, *Theileria*.

3. **Filo Ciliophora:** apresentando macro e micronúcleos; com cílios;
   - Classe: Kinetofragminophorea: cílios orais pouco distintos dos demais;
   - Subclasse: Vestibuliferia: vestíbulo presente; aparelho citofaríngeo apresentando constrição mediana;
   - Ordem: Trichostomatida: sem reorganização de cílios no nível do vestíbulo, apenas alinhamento dos mesmos;
   - Subordem: Trichostomatina: cílios somáticos não reduzidos. Exemplo: *Balantidium coli*.
4. **Filo Microspora:** forma esporos unicelulares com um esporoplasma. Entrada do esporoplasma na célula hospedeira através de um canal denominado filamento polar. Divisão por esquizogonia e esporogonia formando os esporos. Sem mitocôndrias. Parasitos obrigatoriamente intracelulares. Exemplo: *Encephalitozoon, Enterocytozoon, Pleistophora, Nosema.*

Em 2005 foi proposta uma nova classificação de eucariotas unicelulares por Adl e cols., (revista pelos autores em 2012) atualizando a classificação anterior de Levine e cols. (1980). Esta nova classificação foi elaborada por um comitê de especialistas e chancelada pela "International Society of Protistologists" incluindo, além de protozoários, todos os eucariotas. A nova classificação é inovadora e revolucionária pois incorpora, além de tradicionais estudos ultraestruturais e de biologia, novos estudos de filogenia molecular.

A proposta de Adl e cols. é baseada na existência de seis "supergrupos" de eucariotas: Amoebozoa, Opisthokonta, Rhizaria, Archaeplastida, Chromalveolata e Excavata, os quais representariam os grupamentos básicos tradicionais, anteriormente denominados reinos. Neste novo modelo são abandonadas as categorias tradicionalmente utilizadas, tais como classe, subclasse, superordem e ordem. Segundo os autores da nova classificação, um dos motivos da proposta deriva-se da constatação que linhagens multicelulares (Metazoa, Fungi e Plantae) não são reinos, por terem emergido de linhagens monofiléticas de protistas. Além disto, considera-se a praticidade da proposta para evitar problemas comuns que ocorrem quando uma simples alteração causa problemas em cascata em todo o sistema.

A Tabela 5.2 mostra a localização, por gênero, dos principais protozoários de interesse médico segundo a nova classificação. Cabe, entretanto ressaltar que a classificação

Tabela 5.2
Classificação Superior (Supergrupo) Seguido de Duas Classificações Inferiores (Primeiro e Segundo *Ranks*) de Eucariotas em Geral e Alguns Gêneros de Protozoários Parasitos (Segundo Adl e cols., 2012)

Supergrupo	***Primeiro* Rank**	***Segundo* Rank**
Amoebozoa	Discosea	Longamoebia: *Acanthamoeba, Balamuthia*
	Archamoebae	Entamoebidae: *Entamoeba*
Opisthokonta	Nucletmycea	Fungi: Microsporidia: *Enterocytozoon, Encephalitozoon, Nosema*
	Metazoa	
Rhizaria	Foraminifera	
Archaeplastida	Chloropastida	
Chromalveolata	Alveolata	Apicomplexa: *Plasmodium, Babesia, Toxoplasma, Cryptosporidium, Cystoisospora, Sarcocystis, Cyclospora*
		Ciliophora: *Balantidium*
	Stramenopiles	Opalinata: *Blastocystis*
Excavata	Metamonada	Parabasalia: *Trichomonas, Dientamoeba*
		Fornicata: Diplomonadida: *Giardia*
	Discoba	Discicristata: Euglenozoa: Kinetoplastea: *Trypanosoma, Leishmania*
		Heterolobosea: *Naegleria*

de organismos vivos, incluindo protozoários, continuará sofrendo contínuas mudanças a partir de novos conhecimentos de biologia, ultraestrutura e filogenia molecular adquiridos por pesquisadores da área.

Segundo esta nova classificação, ao citar uma determinada espécie de protozoário, seu nome deve ser acompanhado por dois ou três *ranks* superiores entre colchetes. Por exemplo, para clarificar a posição da espécie *Plasmodium falciparum*, seu nome deve ser escrito como *Plasmodium falciparum* [Alveolata: Apicomplexa], ou para localizar de maneira mais precisa, *Plasmodium falciparum* [Apicomplexa: Aconoidasida: Haemospororida].

6

Subfilo Mastigophora

Ari Moura Siqueira
Helida Monteiro de Andrade

Utilizando a classificação de Levine e cols. (1980), citada no capítulo anterior, Mastigophora é um dos subfilos de Sarcomastigophora. Este subfilo engloba os protozoários que apresentam flagelos (um ou mais) em alguma das suas formas evolutivas do ciclo de vida. Esses protozoários são recobertos por uma ou mais membranas celulares, frequentemente reforçadas nas suas superfícies internas por microtúbulos. Este tipo de revestimento torna os flagelados com formas usualmente bem definidas e específicas. Muitos flagelados são autotróficos como as plantas, outros são heterotróficos ou facultativos, e outros, ainda, parasitos de interesse médico ou agropecuário.

No subfilo Mastigophora, três classes são reconhecidas: Dinoflagellata, Phytomastigophorea e Zoomastigophorea. Os flagelados de interesse médico estão distribuídos na classe Zoomastigophorea em três das nove ordens: Kinetoplastida, Diplomonadida e Trichomonadida. Neste capítulo estudaremos a ordem Kinetoplastida, família Trypanosomatidae (Tabela 6.1). As demais famílias de interesse médico do subfilo Mastigophora serão vistas em outros capítulos.

Foram reunidos na ordem Kinetoplastida flagelados com mitocôndria única cujo DNA frequentemente aparece condensado em uma região próxima aos corpúsculos basais localizados próximos à bolsa flagelar, de onde ocorre a saída do flagelo. Essa região, contendo o DNA mitocondrial, é chamada de *cinetoplasto* e resultou na denominação da ordem. Duas subordens são aceitas: Bodonina, com espécies de vida livre e parasitos, e Trypanosomatina, com uma única família, Trypanosomatidae.

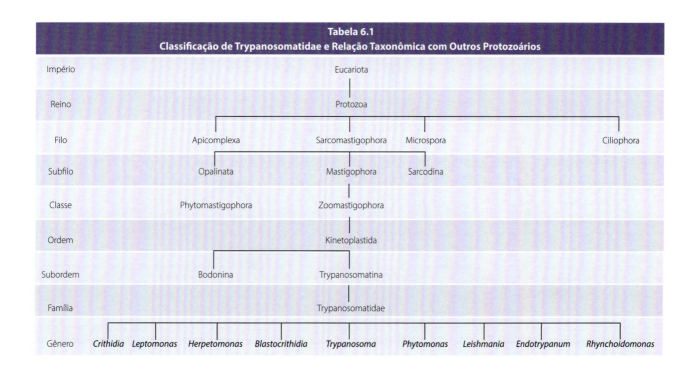

Tabela 6.1
Classificação de Trypanosomatidae e Relação Taxonômica com Outros Protozoários

Império	Eucariota
Reino	Protozoa
Filo	Apicomplexa; Sarcomastigophora; Microspora; Ciliophora
Subfilo	Opalinata; Mastigophora; Sarcodina
Classe	Phytomastigophora; Zoomastigophora
Ordem	Kinetoplastida
Subordem	Bodonina; Trypanosomatina
Família	Trypanosomatidae
Gênero	*Crithidia*; *Leptomonas*; *Herpetomonas*; *Blastocrithidia*; *Trypanosoma*; *Phytomonas*; *Leishmania*; *Endotrypanum*; *Rhynchoidomonas*

Família Trypanosomatidae

Nesta família estão presentes nove gêneros de parasitos obrigatórios que utilizam como hospedeiros: plantas, anelídeos, aracnídeos, insetos, peixes, répteis, anfíbios, aves e mamíferos. Os gêneros *Leishmania* e *Trypanosoma* contêm espécies com importância médica; consequentemente, têm sido os mais estudados na pesquisa básica e aplicada. Contudo, estudos dos membros dos outros gêneros têm contribuído consideravelmente para a nossa compreensão de *Trypanosoma* e *Leishmania*.

Os gêneros *Leishmania, Trypanosoma* e *Endotrypanum* são parasitos heteroxenos de vertebrados e de invertebrados hematófagos, alternando sua morfologia em cada tipo de hospedeiro (vertebrado e invertebrado). No entanto, *Trypanosoma equiperdum*, parasito de equinos, adaptou-se secundariamente à transmissão pelo coito, apresentando um ciclo biológico monoxeno. Os outros gêneros: *Blastocrithidia, Crithidia, Herpetomonas, Leptomonas* e *Rhynchoidomonas* são monoxenos e têm como hospedeiros habituais apenas invertebrados, geralmente insetos. *Phytomonas* é parasito de plantas, sendo transmitido pela saliva de hemípteros fitófagos. Um tripanosomatídeo (membro da família Trypanosomatidae) do gênero *Leptomonas* foi observado parasitando o macronúcleo de *Paramecium*.

Os tripanosomatídeos, devido ao complexo fenômeno da diferenciação celular, apresentam alternância de formas em seus ciclos biológicos. Esse pleomorfismo é particularmente evidente na transição entre hospedeiros vertebrados e invertebrados, mas também pode ocorrer dentro de um mesmo hospedeiro, como uma adaptação fisiológica ao ambiente específico ou em antecipação à próxima etapa do ciclo. A denominação dessas formas é determinada pelo formato geral da célula, ponto de exteriorização do flagelo, à posição do cinetoplasto relativa ao núcleo e às porções anterior e posterior da célula, à existência e extensão de membrana ondulante. Observando o deslocamento desses flagelados em meio líquido, o flagelo vai à frente (anterior) direcionando o movimento, assim, o ponto de exteriorização (emergência) do flagelo foi determinado como a extremidade anterior. A nomenclatura das formas que ocorrem nos gêneros da família foi determinada usando o sufixo de origem grega **mastigota** para indicar flagelo e este torna-se livre na porção anterior da célula.

Consequentemente, as seguintes formas celulares dos ciclos dos tripanosomatídeos foram descritas e estão ilustradas na Figura 6.1:

- **Promastigota.** Forma alongada com cinetoplasto anterior ao núcleo;

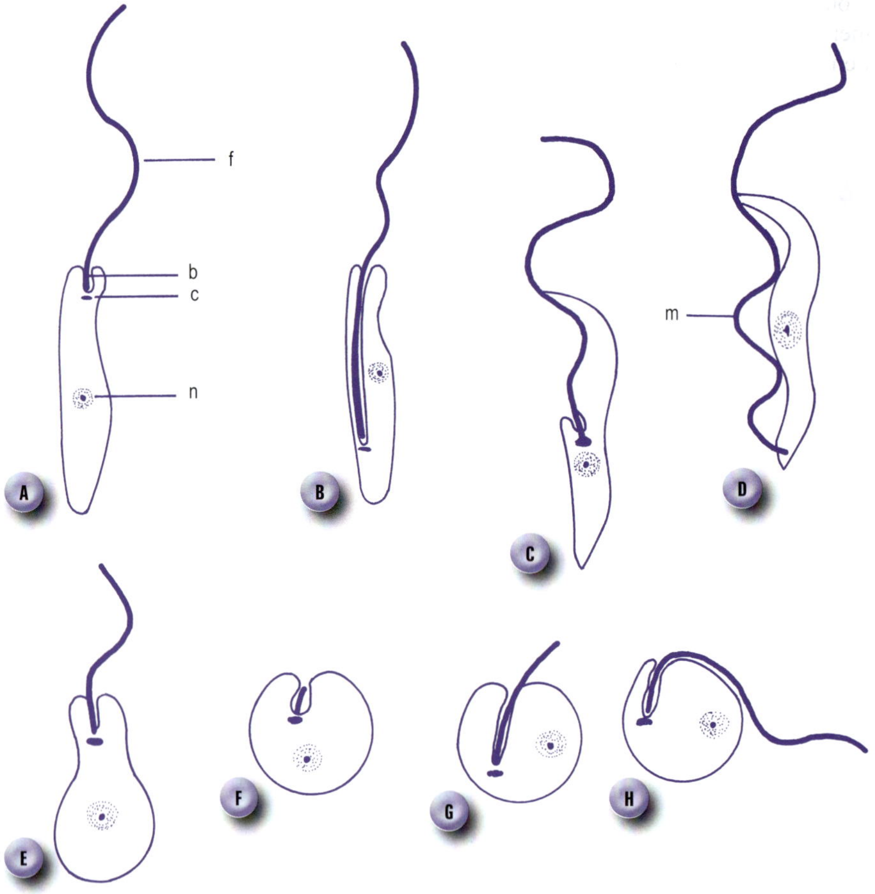

FIGURA 6.1. Formas básicas de Trypanosomatidae. **A)** Promastigota; **B)** opistomastigota; **C)** epimastigota; **D)** tripomastigota; **E)** coanomastigota; **F)** amastigota; **G)** paramastigota; **H)** esferomastigota; n: núcleo; c: cinetoplasto; f: flagelo; b: bolsa flagelar; m: membrana ondulante.

- **Opistomastigota.** Forma alongada com cinetoplasto posterior ao núcleo; o flagelo estende-se internamente através do corpo celular;
- **Epimastigota.** Forma alongada com cinetoplasto justanuclear e anterior ao núcleo; possui pequena membrana ondulante lateralmente disposta;
- **Tripomastigota.** Forma alongada com cinetoplasto posterior ao núcleo; o flagelo forma uma extensa membrana ondulante;
- **Coanomastigota.** Célula em forma de pera ou grão de cevada; o cinetoplasto acha-se anterior ao núcleo, com o flagelo emergindo anteriormente de um reservatório em forma de colarinho;
- **Amastigota.** Forma arredondada ou oval, com flagelo curto que não se exterioriza;
- **Paramastigota.** Forma intermediária às formas pró e opistomastigota; cinetoplasto justanuclear;
- **Esferomastigota.** Forma arredondada, com flagelo livre, representando uma transição entre a forma amastigota e as formas flageladas.

Em todas as formas celulares dos ciclos biológicos de Trypanosomatidae, uma bolsa flagelar, embora por vezes inconspícua à microscopia ótica, está presente no ponto em que o flagelo emerge do corpo celular e origina-se próximo ao cinetoplasto. Uma "membrana ondulante" visível em tripomastigotas e epimastigotas é formada como um estiramento da membrana celular por ação mecânica do flagelo que, após emergir da bolsa flagelar, percorre a superfície extracelular da membrana citoplasmática, aderida fortemente à mesma. A Tabela 6.2 indica a ocorrência das formas básicas dos tripanosomatídeos nas várias fases do ciclo biológico e seus hospedeiros habituais.

Os Gêneros de Trypanosomatidae (Doflein, 1901)

Como já referido, em parasitologia médica, dois gêneros dessa família tem relevante importância, *Leishmania e Trypanossoma*. Apresentaremos a seguir uma breve descrição de aspectos gerias destes e dos outros sete gêneros que compõem a família Trypanosomatidae. Nos próximos capítulos, os gêneros *Leishmania* e *Trypanosoma* serão examinados pormenorizadamente, juntamente com as doenças causadas por esses protozoários.

- ***Trypanosoma.*** Mais de 150 espécies foram descritas, parasitando todas as classes de vertebrados. As espécies foram subdivididas em duas secções de acordo com o local de desenvolvimento no intestino dos invertebrados e a forma de transmissão aos hospedeiros vertebrados.A primeira subdivisão Stercoraria apresenta três subgêneros representados por tripanosomas com desenvolvimento no intestino posterior de triatomíneos hematófagos, e transmissão por contaminação dos vertebrados com as fezes do vetor; como exemplo, temos o *T. cruzi*. A segunda subdivisão Salivaria, apresenta quatro subgêneros, com desenvolvimento e transmissão através das porções anteriores do tubo digestivo de dípteros como o *T. brucei*.

Tabela 6.2
Ocorrência das Formas Básicas e Hospedeiros Habituais dos Gêneros de Trypanosomatidae

Gêneros (autor, ano)	Formas Celulares (prefixos + mastigota)								Invertebrados	Hospedeiros Habituais	
	a	esfero	coano	pro	para	opisto	epi	tripo		Vertebrados	Plantas
Crithidia (Léger, 1902)	+		+						Dípteros Hemípteros Himenópteros		
Leptomonas (Kent, 1880)	+			+					Dípteros Hemípteros Sifonápteros		
Phytomonas (Donovan, 1909)				+					Hemípteros		Diversas famílias
Leishmania (Ross, 1903)	+			+	+				Dípteros	Répteis* Mamíferos	
Herpetomonas (Kent, 1880)				+	+	+			Dípteros Hemípteros Himenópteros		
Rhynchoidomonas (Patton, 1910)	+			+			+		Dípteros Hemípteros		
Basltocrithidia (Laird, 1959)									Sifonápteros Ixodídeos		
Endotrypanum (Mesnil e Brimont, 1908)	+			+			+	+	Dípteros	Edentata	
Trypanosoma (Gruby, 1843)	+	+		+			+	+	Anelídeos Dípteros Hemípteros	Peixes Anfíbios Répteis Aves Mamíferos	

**O gênero Sauroleishmania reuniria para alguns autores as* Leishmanias *de répteis.*

Os tripanosomas apresentam-se como amastigotas, esferomastigotas, epimastigotas e tripomastigotas (e talvez promastigotas). A transmissão ao hospedeiro vertebrado se dá por uma das seguintes formas principais: (a) pela contaminação, com fezes do vetor, de membranas mucosas ou pele escarificada, no caso de Stercoraria; (b) pela picada do inseto vetor, hematófago, no caso de Salivaria; (c) pela ingestão do vetor pelo hospedeiro vertebrado, tanto em Stercoraria como em Salivaria; (d) pela inoculação de formas infectantes juntamente com a secreção oral de sanguessugas (Annelida). Duas espécies de *Trypanosoma* foram bastante estudadas pela sua importância médica e/ou veterinária: *T. cruzi*, causador da doença de Chagas, que ocorre nas Américas, parasito do homem, animais silvestres e domésticos, e *T. brucei,* que ocorre na África, parasito de animais silvestres e domésticos e/ou do homem, dependendo da subespécie, causador da doença do sono. As dimensões dos tripanosomas variam grandemente, entre 15 e 100 µm, podendo chegar a 1.200 µm em um tripanosoma de morcegos.

- ***Leishmania.*** Mais de trinta espécies de *Leishmania* já foram descritas, e cerca de 10 destas foram encontradas infectando o homem. Há cerca de 10 espécies parasitos de répteis, embora algumas possam ser sinônimas. Há uma gama de vertebrados suscetíveis a infecção por *Leishmania*, no entanto, cada espécie tem seus hospedeiros preferenciais, tanto vertebrados quanto invertebrados. Todos os hospedeiros vertebrados suscetíveis não podem ser considerados reservatórios do gênero, somente são reservatórios aqueles nos quais há facilidade de infecção dos vetores. Assim, quase todas as espécies que infectam o homem provêm da infecção de outros vertebrados não humanos, caracterizando uma zoonose. Os estágios de *Leishmania* encontrados parasitando os insetos vetores, dos gêneros *Phlebotomus* e *Lutzomyia*, são as formas promastigota e paramastigota. Nos vertebrados, a forma encontrada, parasitando intracelularmente células fagocíticas, como macrófagos, é a amastigota. Os amastigotas ingeridos pelos insetos vetores rapidamente se transformam em promastigotas, a forma típica do vetor. Os promastigotas, formas infectantes para os vertebrados, são inoculados juntamente com a saliva dos insetos por ocasião da alimentação destes. As formas amastigotas medem entre 2 e 5 µm de diâmetro, os promastigotas entre 15 e 20 µm de comprimento, com um flagelo livre de igual tamanho.
- ***Leptomonas.*** Os flagelados deste gênero, parasitos monogenéticos (ou monoxênicos), são os mais comumente encontrados parasitando Diptera, Hemiptera, Hymenoptera, Blattoidea, Lepidoptera, Siphonaptera, Anoplura e Nematoda, nos quais usualmente se estabelecem no tubo digestivo e, menos frequentemente, em insetos, na hemocele e nas glândulas salivares. Cerca de 60 espécies foram descritas; a forma mais comum é a promastigota, podendo formar cisto. A transmissão de inseto para inseto ocorre por contaminação direta com cistos, os quais brotam por divisão desigual das células parenterais, permanecendo aderidas ao flagelo das mesmas. O comprimento médio do corpo celular das formas promastigotas de *Leptomonas* é da ordem de 10 a 40 µm, dependendo da espécie, com um flagelo de mesmas dimensões; algumas espécies, porém, podem apresentar promastigotas de até 200 µm de comprimento.
- ***Blastocrithidia.*** Este gênero inclui parasitos monogenéticos com a forma epimastigota, podendo ser confundidos com epimastigotas de *Trypanosoma*. Mais de 30 espécies foram descritas, ocorrendo em dípteros e hemípteros. A transmissão se dá diretamente entre os hospedeiros a partir das fezes contaminadas. *B. culicis* contém um endossimbionte bacteriano. Podem ser cultivados *in vitro* como promastigotas. As células medem entre 10 e 50 µm de comprimento, com flagelos entre 5 e 12 µm.
- ***Crithidia.*** Também monogenéticos, estes parasitos de insetos têm como característica diagnóstica a ocorrência de formas coanomastigotas. São parasitos de Hemiptera, Diptera (*Culex* e *Anopheles*), Hymenoptera, Lepidoptera e Trichoptera. Mais de 15 espécies de *Crithidia* foram encontradas, sendo algumas parasitadas por endossimbiontes bacterianos. Têm sido usados como modelos para estudos nutricionais em protozoários. O mecanismo de transmissão entre dípteros parece incluir um estágio de vida livre capaz de infectar as larvas dos hospedeiros. Os comprimentos médios da célula e do flagelo são, respectivamente, 4 a 13 µm e 7 a 14 µm.
- ***Endotrypanum.*** Parasitos digenéticos de bicho-preguiça (Edentata), como epi ou tripomastigotasintra-eritrocitários no mamífero, e promastigota e amastigota no inseto vetor, dípteros hematófagos do gênero *Lutzomyia* (Phlebotominae). Em cultura apresentam-se como promastigotas. Duas espécies foram descritas: *E. schaudinni* e *E. monterogei.*
- ***Herpetomonas.*** A característica diagnóstica é a ocorrência de formas opistomastigotas e paramastigotas (além de promastigotas), as quais por vezes são dificilmente obtidas *in vitro*, dificultando a distinção entre os membros deste gênero e de *Leptomonas*. Mais de 30 espécies foram descritas. Entre os hospedeiros estão a mosca doméstica e hemípteros fitófagos. A transmissão pode ocorrer por contaminação direta entre hospedeiros ou, talvez, através de estágios de vida livre. Cistos não foram encontrados. O comprimento celular médio oscila entre 6 e 30 µm, com um flagelo de usualmente 10 µm, mas podendo chegar a 20 µm.
- ***Phytomonas.*** Parasitos de plantas, com cerca de 10 espécies descritas. São transmitidos de planta para planta por hemípteros. Em algumas plantas, como palmeiras e café, são patogênicos, causando prejuízos agrícolas. Recentemente passaram a ser cultivados *in vitro.* Apresentam-se, *in vivo* e *in vitro*, como promastigotas. Suas dimensões vão de 5 a 20 µm de comprimento, dependendo da espécie e do estágio de cultivo, com um flagelo ao redor de 10 µm.
- ***Rhynchoidomonas.*** Gênero pouco conhecido, com cerca de cinco espécies descritas, pode ser simplesmente uma variante de *Herpetomonas*. São parasitos monogenéticos de Diptera (Drosophilidae e Calliphoridae), apresentando formas tripomastigotas nos túbulos de Malpighi. Não existem formas cultiváveis disponíveis. Variam, em tamanho, entre 10 e 50 µm.

7

Gênero *Leishmania*

Marilene Suzan Marques Michalick
Raul Rio Ribeiro
Sydnei Magno da Silva

O gênero *Leishmania* (Ross, 1903) pertence à ordem Kinetoplastida, à família Trypanosomatidae e agrupa espécies de protozoários digenéticos (heteroxenos), encontradas nas formas promastigota e paramastigota flageladas, livres ou aderidas ao trato digestório dos hospedeiros invertebrados, e amastigota, sem flagelo livre, parasita intracelular obrigatório de células do sistema mononuclear fagocitário (SMF) dos hospedeiros vertebrados. Embora a forma de reprodução do parasito em ambos os hospedeiros seja considerada apenas clonal, por meio de divisão binária, há indícios moleculares de troca de material genético entre alguns isolados.

Cerca de 70 espécies de mamíferos, incluindo os humanos, são considerados hospedeiros vertebrados de diferentes espécies de *Leishmania* em todo o mundo, sendo alguns deles reservatórios do parasito na natureza. Embora a infecção natural em roedores e canídeos seja mais comum, o parasito é capaz de infectar xenartros (edentados), marsupiais, quirópteros, lagomorfos, procionídeos, ungulados primitivos, felinos e primatas. Determinar com exatidão o papel desempenhado por cada hospedeiro no ciclo de transmissão, ainda é um desafio.

Considera-se que os únicos hospedeiros invertebrados, responsáveis pela transmissão do parasito em condições naturais, sejam fêmeas de insetos hematófagos, conhecidos como flebotomíneos (Diptera: Psychodidae da subfamília Phlebotominae – Capítulo 42), nos quais se verifica desenvolvimento biológico completo do protozoário. A transmissão do parasito ocorre por meio de mecanismo complexo, no momento da hematofagia do inseto infectado. São conhecidas mais de 90 espécies de flebotomíneos capazes de transmitir *Leishmania*, entretanto, a ocorrência de casos autóctones de leishmaniose em locais onde a presença de flebotomíneos não foi comprovada, sugere a existência de outras formas de transmissão do parasito. Entre elas, a transmissão mecânica por meio de ectoparasitos hematófagos (*Ctenocephalides* spp. e *Rhipicephalus sanguineus*). Estes ectoparasitos, experimentalmente alimentados em hospedeiro vertebrado infectado, quando macerados e inoculados em modelo animal suscetível, promoveram a transmissão de *Leishmania*.

Relatos de transmissão congênita ou por meio de fluidos corporais infectados (transfusão sanguínea, transplante de órgãos e compartilhamento de agulhas contaminadas) são considerados raros e sem importância epidemiológica comprovada. A transmissão vertical (congênita) e sexual (venérea) de *Leishmania* já foi registrada em camundongos, humanos e cães. Estudos recentes sugerem que em cães este tipo de transmissão possa ocorrer com maior frequência do que se pensava outrora.

A infecção em aves e anfíbios nunca foi descrita, e os organismos encontrados parasitando répteis, principalmente lagartos, que até o século passado pertenciam ao gênero *Leishmania*, foram agrupados em outro gênero, o *Sauroleishmania,* Saf'Janova (1982). Assim, trataremos neste capítulo apenas das espécies do gênero *Leishmania* que parasitam humanos e outros mamíferos.

Morfologia

A morfologia dos parasitos do gênero *Leishmania* mostra-se, de certa forma, semelhante entre as diferentes espécies. Esta semelhança contribuiu, por muito tempo, para a divulgação e a persistência do conceito, errôneo, de que pela morfologia os parasitos eram indistinguíveis. Em decorrência deste fato, muitas observações morfológicas foram pouco valorizadas na identificação e na classificação das espécies.

As amastigotas, no interior das células fagocitárias ou livres, dependendo da preparação, quando fixadas e coradas pelos métodos derivados do Romanovsky (como Giemsa, Leishman ou panótico rápido) aparecem à microscopia óptica como organismos ovais, esféricos ou fusiformes. No citoplasma, corado em azul-claro, são encontrados: núcleo grande e arredondado, ocupando às vezes um terço do corpo do parasito, e cinetoplasto em forma de um pequeno bastonete, ambos corados em vermelho-púrpura, além de vacúolos que podem ou não ser visualizados. Não há flagelo livre, e a sua porção intracitoplasmática raramente é observada. Os limites micrométricos de seus diâmetros são de aproximadamente 1,5 a 3 × 3 a 6,5 μm.

Quando examinadas ao microscópio eletrônico de transmissão, o envoltório é formado por uma unidade de membrana, sob a qual estão dispostos, em conformação regular e equidistante, microtúbulos em número variável. Nas diferentes espécies de *Leishmania,* a membrana apresenta uma invaginação na região anterior do corpo do parasito, formando a bolsa flagelar, onde se localiza o flagelo. Neste local não são encontrados microtúbulos subpeliculares e são intensas as atividades de excreção e de pinocitose. O flagelo, que nas amastigotas não se exterioriza para além do corpo do parasito, apresenta microestrutura formada de nove pares de microtúbulos concêntricos e um par central, envolvidos por uma matriz citoplasmática. O cinetoplasto se mostra como uma região da única mitocôndria do parasito. No seu interior encontra-se grande quantidade de estruturas filamentosas, circulares, formadas por ácido desoxirribonucleico, denominadas k-DNA. O blefaroplasto ou corpúsculo basal aparece como a continuação do flagelo. O núcleo possui configurações variadas, tendendo a esférico, ora denso, ora mais frouxo, mostrando um cariossomo central ou excêntrico e a cromatina com disposição variável. São observados na matriz citoplasmática o aparelho de Golgi e o retículo endoplasmático, ribossomos, além de vacúolos e inclusões (Figura 7.1).

As formas flageladas, promastigotas, são encontradas no trato digestório do hospedeiro invertebrado, os flebotomíneos. São alongadas, com um flagelo livre e longo emergindo do corpo do parasito na sua porção anterior. O núcleo é arredondado ou oval, e está situado na região mediana ou ligeiramente na porção anterior do corpo. O cinetoplasto, em forma de bastão, localiza-se à frente do núcleo, próximo à extremidade anterior do parasito. As promastigotas apresentam uma variabilidade muito grande nas medidas do corpo do parasito, cujos diâmetros podem ser observados entre 10-40 × 1,5-3 μm. O flagelo apresenta sempre medidas iguais ou superiores ao maior diâmetro do

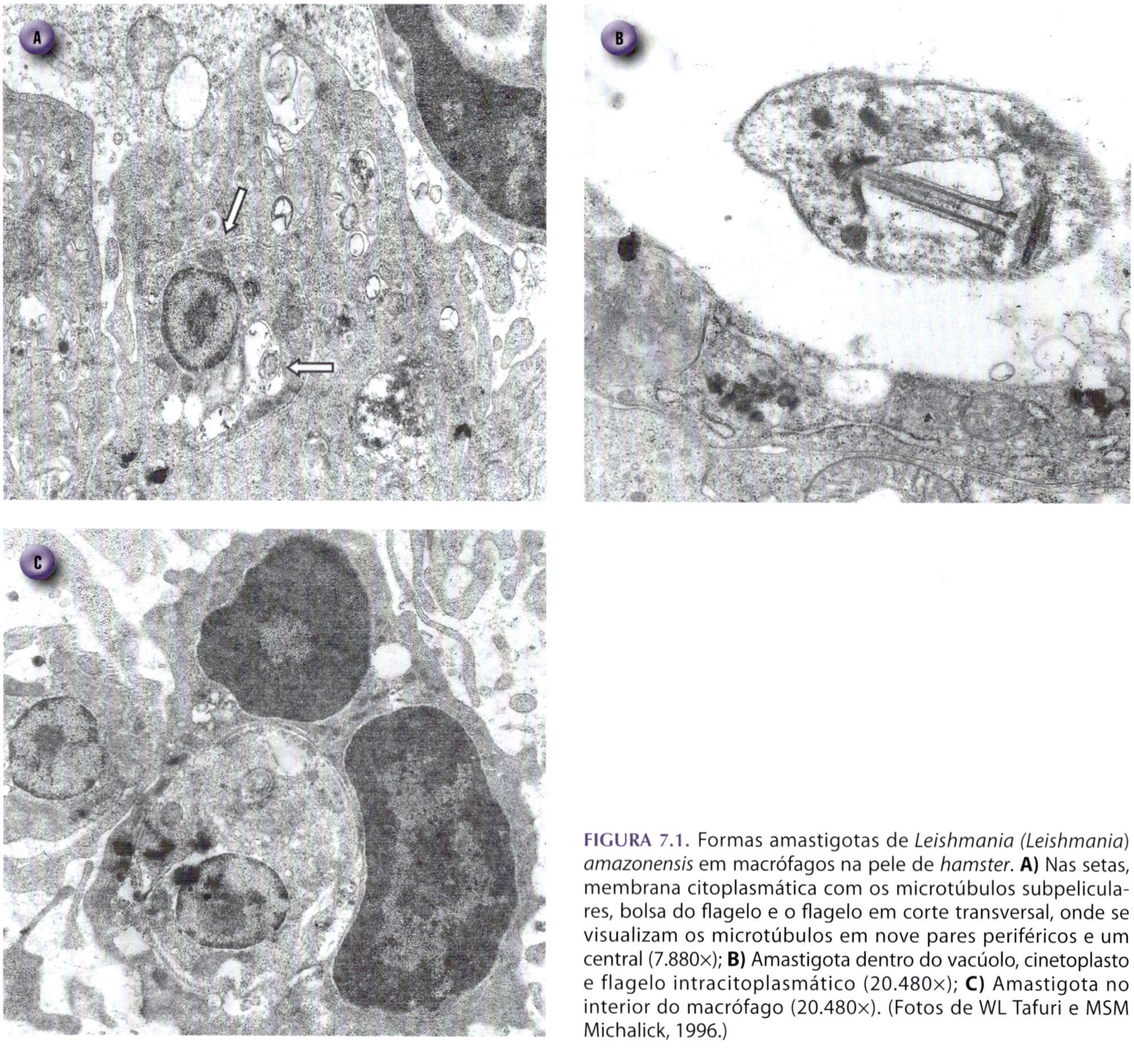

FIGURA 7.1. Formas amastigotas de *Leishmania (Leishmania) amazonensis* em macrófagos na pele de *hamster*. **A)** Nas setas, membrana citoplasmática com os microtúbulos subpeliculares, bolsa do flagelo e o flagelo em corte transversal, onde se visualizam os microtúbulos em nove pares periféricos e um central (7.880×); **B)** Amastigota dentro do vacúolo, cinetoplasto e flagelo intracitoplasmático (20.480×); **C)** Amastigota no interior do macrófago (20.480×). (Fotos de WL Tafuri e MSM Michalick, 1996.)

corpo. As paramastigotas são pequenas e arredondadas ou ovais. O flagelo é curto, exterioriza-se na região anterior do corpo e sua extremidade pode estar aderida à superfície da cutícula que reveste a porção anterior do trato digestório do vetor, por meio de hemidesmossomos. O núcleo mantém-se na posição mediana do parasito e o cinetoplasto é paralelo ou ligeiramente posterior ao núcleo. Os diâmetros das paramastigotas variam de 5 a 10 × 4 a 6 μm. As promastigotas metacíclicas são as formas infectantes para os hospedeiros vertebrados, possuem os diâmetros do corpo nos menores limites apresentados pelas promastigotas e o flagelo muito longo, cerca de duas vezes o comprimento do corpo. Possuem mobilidade intensa e são encontradas livres nas porções anteriores do trato digestório do inseto. Nunca foram encontradas em processo de divisão.

Na microscopia eletrônica, as formas flageladas se diferenciam da forma amastigota, essencialmente pelo prolongamento do flagelo, que se exterioriza para além da bolsa flagelar. Estruturas de membrana, núcleo, cinetoplasto e organelas citoplasmáticas (aparelho de Golgi, retículo endoplasmático, vacúolos etc.) são semelhantes.

A multiplicação, por divisão binária simples, é iniciada pela duplicação do cinetoplasto, um dos quais mantém o flagelo remanescente, enquanto o outro promove a reprodução da estrutura flagelar. A seguir, o núcleo se divide e, em sequência, o corpo do parasito se fende no sentido anteroposterior (Capítulo 8 – Figura 8.1).

Leishmania, nas diferentes formas evolutivas, apresenta em sua superfície uma variedade de moléculas importantes para a relação dos parasitos com os seus hospedeiros, determinantes da virulência, infecciosidade, sobrevida e patogênese. As formas flageladas expressam, entre outras moléculas, um complexo lipofosfoglicano, o LPG, considerada a mais abundante molécula de superfície encontrada nessa forma do parasito. Dentre as proteínas, uma metaloprotease, a gp63, é encontrada em ambas as formas.

Ciclo Biológico

Os hospedeiros vertebrados suscetíveis são infectados quando formas promastigotas metacíclicas são inoculadas pelas fêmeas dos insetos vetores, durante o repasto sanguíneo. Esses insetos possuem o aparelho bucal curto e rígido (Capítulo 42), adaptado para dilacerar tecidos e vasos sanguíneos do hospedeiro, o que proporciona a obtenção de um misto de sangue, linfa e restos celulares durante a alimentação (telmofagia, ver Cap. 37), importantes tanto para a inoculação das formas infectantes pelo inseto, como para a ingestão das amastigotas existentes no hospedeiro vertebrado. A saliva do inseto, inoculada neste ambiente, possui componentes biológicos que atuam como anticoagulante, vasodilatador e antiagregador plaquetário, favorecendo o fluxo de sangue e o acúmulo de linfa. Outros fatores presentes na saliva de flebotomíneos têm atividades, quimiotática para a rápida infiltração de neutrófilos e recrutamento de macrófagos na pele e, imunorreguladora na interação e na proliferação de macrófagos, impedindo a ação efetora dessas células na destruição dos parasitos. A multiplicação dos parasitos nos macrófagos, células onde o processo de relação hospedeiro/parasito se estabelece, parece envolver a participação de neutrófilos e outras células locais da pele, como células de Langerhans e fibroblastos. A saliva de *Lutzomyia longipalpis* contém o mais potente vasodilatador conhecido, o maxadilan, que além desta ação parece ser responsável pela maioria dos efeitos imunomodulatórios sobre a célula hospedeira, durante a transmissão de *Leishmania infantum*.

Antes de sua internalização pelas células hospedeiras, a promastigota metacíclica necessita sobreviver à lise pelo sistema complemento, evitando a formação do complexo de ataque à membrana (*membrane attack complex* – MAC). Um dos mecanismos desta resistência é devido, em parte, a modificações estruturais no LPG, o qual se torna mais longo na forma metacíclica. Assim, mesmo após a ativação do complemento, frações como C_3 e C_{3b} não se ligariam diretamente à membrana do parasito por causa da cobertura desta pelo LPG, dificultando o acesso e a inserção do complexo $C_{5b\text{-}9}$ ou a formação de C_5 convertase, impedindo a sua lise. Por outro lado, a gp63 também preveniria a ação do complemento mediante clivagem de C_{3b} em C_{3bi}. As promastigotas metacíclicas podem, ainda, interagir com outras proteínas do soro para ativar o complemento, facilitando a sua adesão à membrana do macrófago.

Durante o processo de endocitose do parasito, por causas fisiológicas, a célula hospedeira aumenta intensamente a sua atividade respiratória. Os produtos liberados neste processo envolvem a formação de óxido nítrico e Espécies Reativas de Oxigênio – EROs (*reactive oxygen species* – ROS), por exemplo, superóxidos, peróxido de hidrogênio e radicais hidroxila (O_2^-, H_2O_2 e OH^-), conhecidos por serem altamente lesivos para membranas celulares. Os parasitos necessitam da utilização de mecanismos de escape a este ataque. Novamente o LPG aparece como uma molécula protetora contra a ação destes radicais. Além disto, a saliva do inseto, presente neste ambiente, exercendo ação inibidora da estimulação dos macrófagos, reduz a capacidade de estas células produzirem óxido nítrico (NO). Entretanto, a internalização é também um dos mecanismos de defesa do parasito, uma vez que o ambiente é imunologicamente hostil às formas metacíclicas e, para a sua sobrevivência no hospedeiro vertebrado, a *Leishmania* precisa da transformação em amastigota, que é uma forma parasitária intracelular obrigatória.

A internalização de *Leishmania* se faz através da endocitose mediada por receptores na superfície do macrófago. As promastigotas metacíclicas utilizam a opsonização com C_{3b} e C_{3bi} para se ligarem a CR1 e CR3 no macrófago. Estes receptores promovem a fagocitose, sem estimular o aumento da atividade respiratória da célula e a consequente geração de radicais livres. Por meio deles, o parasito pode ser prontamente internalizado pelas células de Langerhans da derme, embora não se reproduza aí. A rápida transformação em amastigotas é outra forma de o parasito evadir ao ataque do hospedeiro.

Após a internalização, a promastigota metacíclica é encontrada dentro do vacúolo fagocitário, o fagossomo. Ocorre, então, o fenômeno de fusão entre o fagossomo e os lisossomos, o que permite a passagem de enzimas para o seu interior e a formação do fagolisossomo. O LPG do parasito pode retardar a fusão, permitindo sua adaptação às condições do novo ambiente. A diferenciação para a forma amastigota é condição para a sobrevida do parasito no fagolisossomo. Nestas condições, a protease gp63 atua degradando as enzimas lisossomais.

Mantendo o controle das condições ambientais internas do fagolisossomo, a amastigota inicia o processo de sucessivas multiplicações. A ausência do controle parasitário pela célula hospedeira determina a morte celular, a sua ruptura e a consequente liberação de formas amastigotas no meio extracelular, as quais serão, por mecanismo semelhante, internalizadas por outros macrófagos.

A infecção para o hospedeiro invertebrado ocorre quando uma fêmea de flebotomíneo realiza o repasto sanguíneo em um indivíduo ou animal infectado, e ingere as formas amastigotas em macrófagos que acompanham o sangue e a linfa. O alimento, no intestino médio do inseto, é rapidamente envolvido por uma membrana quitinosa, secretada pelas células epiteliais do intestino, a matriz peritrófica. As alterações no ambiente, como a diminuição da temperatura e o aumento do pH, determinadas pela mudança de hospedeiro vertebrado para o intestino médio do inseto, desencadeiam a transformação morfológica do parasito. Então, no interior desta matriz, após cerca de 18-24 horas, as amastigotas se transformam em flagelados pequenos, ovoides, pouco móveis chamados de promastigotas procíclicas. Após aproximadamente 48-96 horas de multiplicação intensa, ocorre a transformação em formas promastigotas delgadas e longas. As moléculas de superfície de *Leishmania,* como LPG e gp63, entre outras, exercem papel importante nos eventos que se seguem. O LPG reveste o parasito de forma a protegê-lo da ação enzimática digestiva no interior da matriz peritrófica. Por outro lado, a gp63 com sua ação enzimática, auxilia na ruptura da matriz peritrófica, o que permite a liberação dos parasitos, antes que o bolo alimentar siga seu percurso intestinal. As formas liberadas, também por ação do LPG, ligam-se pelo flagelo às microvilosidades intestinais do inseto, garantindo a sua permanência e o desenvolvimento naquele local. Por volta de 3 a 5 dias o alimento é digerido e excretado. Neste tempo, já são encontradas formas flageladas migrantes na porção torácica do intestino médio. Esta migração é acompanhada pela transformação dos parasitos em: (1) promastigotas curtas e largas livres na luz intestinal (haptomonas), (2) formas flageladas arredondadas/ovalares (paramastigota), fixadas pelo flagelo à cutícula por meio de hemidesmossomos e (3) formas infectantes, finas e curtas, com flagelo longo (promastigotas metacíclicas). Admite-se que o esgotamento de nutrientes, a digestão da hemoglobina e a eliminação de hemina, seguida da acidificação do meio estomacal sejam, provavelmente, fatores importantes na diferenciação das formas metacíclicas de *Leishmania.*

A colonização de *Leishmania,* para algumas espécies, é restrita à porção média e anterior do intestino. Para outras, ocorre no triângulo posterior do intestino, onde os parasitos são encontrados aderidos à cutícula da parede intestinal, através de hemidesmossomos, ou livres no lúmen, em processo de multiplicação. Em todas as espécies, os parasitos migram para as porções anteriores do aparelho digestório do inseto comprometendo a válvula do estomodeu, onde algumas formas de desenvolvimento permanecem embebidas e imobilizadas por um gel produzido por si próprias, chamado PSG (*promastigote secretory gel*). Entretanto, as promastigotas metacíclicas estão livres para migrar ao longo do intestino anterior e alcançar a faringe, cibário e probócide, permitindo sua transmissão a outro hospedeiro vertebrado. Os danos causados à válvula do estomodeu pelos parasitos favorecem o refluxo e, consequente, inoculação e regurgitação de formas promastigotas durante o repasto sanguíneo do inseto.

Para que a multiplicação dos parasitos torne o inseto capaz de transmitir a infecção, são necessários: a) após o repasto sanguíneo, uma alimentação rica em açúcares, obtida geralmente de seiva de plantas e secreções de afídios (Capítulo 42 – Biologia), sem que ocorra infecção bacteriana patógena no trato intestinal do flebotomíneo concomitante com a presença de *Leishmania;* e b) que o sangue do repasto infectante seja totalmente digerido antes de nova alimentação sanguínea.

A suscetibilidade ou resistência dos flebotomíneos à infecção por *Leishmania* parece ser controlada, entre outros, por fatores genéticos, os quais restringem para algumas espécies de insetos a capacidade específica de transmissão de certas espécies do parasito.

Classificação Taxonômica

A identificação e a classificação taxonômica do gênero *Leishmania* foram baseadas, por muito tempo, em aspectos clínicos apresentados pela doença. Assim, classicamente eram reconhecidos três agentes etiológicos das leishmanioses humanas:

- *Leishmania donovani* (Laveran e Mesnil, 1903; Ross, 1903): agente da leishmaniose visceral ou calazar;
- *Leishmania tropica* (Wright, 1903): agente da leishmaniose cutânea ou botão-do-oriente;
- *Leishmania braziliensis* (Vianna, 1911): agente da leishmaniose cutaneomucosa, espúndia ou úlcera de Bauru.

Com o tempo foram introduzidos parâmetros epidemiológicos, biológicos e de distribuição geográfica, associados aos aspectos clínicos, na tentativa de aprimorar a identificação e a classificação dos parasitos. No entanto, esses parâmetros, como são resultantes da relação entre o parasito e os hospedeiros – envolvendo a resposta imunológica – e das interações com meio ambiente, geraram ao longo do tempo dificuldades na identificação do parasito, e como consequência foram criadas novas espécies e subespécies de *Leishmania.*

Até por volta de 1947, as espécies mais conhecidas eram parasitos de humanos, embora o envolvimento de cães e roedores como reservatórios das leishmanioses visceral e cutânea já fosse conhecido no Mediterrâneo e na Rússia. Naquela época, foi descrito no estado do Paraná um parasito exclusivo de cobaios, com amastigotas muito grandes, *Leishmania enriettii* (Muniz e Medina, 1948). Sua descoberta e sua peculiaridade em não infectar outro animal representaram um marco histórico nos estudos de *Leishmania,* principalmente pela perspectiva da provável existência de outras espécies em mamíferos não humanos.

Ao rever a taxonomia das espécies de *Leishmania,* que ocorriam em humanos, Pessoa (1961) propôs uma classificação binominal com base principalmente nos aspectos epidemiológicos da doença. O autor considerou:

- *Leishmania donovani* (Laveran e Mesnil, 1903; Ross, 1903) causadora das formas de leishmaniose visceral em todo o mundo;

Espécies responsáveis pelas formas cutâneas de leishmaniose do Velho Mundo:

- *Leishmania tropica tropica* (Wright, 1903), cutânea urbana, tipo clássico de lesões secas;
- *Leishmania tropica major* (Yakimov e Schokov, 1914), cutânea de ocorrência rural, tipo clínico de lesões úmidas;

As espécies de *Leishmania* do Novo Mundo foram consideradas subespécies de *Leishmania braziliensis* e responsáveis pelas diferentes formas clínicas da leishmaniose tegumentar americana. Assim, foram denominadas:

- *Leishmania braziliensis braziliensis* (Viana, 1911) cutânea e cutaneomucosa grave, podendo apresentar metástases, "úlcera-de-Bauru" ou "espúndia";
- *Leishmania braziliensis guyanensis* (Floch, 1954), tegumentar benigna, sem a ocorrência de metástases *pian bois*;
- *Leishmania braziliensis peruviana* (Velez, 1913), cutânea benigna "UTA";
- *Leishmania braziliensis mexicana* (Biagi, 1953), lesão benigna que ocorre com frequência no pavilhão auricular e que raramente determina lesões metastáticas, *úlcera de los chicleros*;
- *Leishmania braziliensis pifanoi* (Medina e Romero, 1959), responsável pelos quadros dramáticos de leishmaniose tegumentar difusa.

Lainson e Shaw (1970) encontraram na região amazônica brasileira, roedores frequentemente parasitados por uma espécie de *Leishmania* que apresentava diferenças morfológicas daquelas encontradas parasitando humanos na mesma região. Dada a similaridade com a *Leishmania mexicana,* esta foi denominada *Leishmania mexicana amazonensis.* Em 1971, Herrer descreveu, no Panamá, a *Leishmania hertigi,* parasito da pele e vísceras de porco-espinho *(Coendou rothschildi).*

Em 1972 e 1973, Lainson e Shaw, com base no desenvolvimento nos insetos vetores, no *hamster* (*Mesocricetus auratus*), em meio de cultura (NNN) e na comparação entre a densidade flutuante de DNA cinetoplasmático e nuclear das espécies, propuseram o agrupamento dos parasitos causadores da leishmaniose tegumentar americana em dois grandes grupos, denominados "complexos" *mexicana* e *braziliensis* (Tabela 7.1).

As espécies do complexo *mexicana* apresentavam o desenvolvimento e a colonização do parasito apenas nos intestinos médio e anterior dos insetos vetores, enquanto aquelas do complexo *braziliensis* mostravam sempre o desenvolvimento parasitário também no intestino posterior do inseto hospedeiro.

A inoculação dos parasitos na pele do focinho do *hamster* mostrou, para aqueles do complexo *mexicana*, o desenvolvimento rápido de uma lesão nodulosa, tipo histiocitoma, na qual a grande presença de parasitos contrasta com a ausência quase total da resposta celular. A evolução da lesão é progressiva, com ocorrência de metástases na pele das extremidades do corpo do animal, e cujo crescimento contínuo pode determinar a sua morte.

Os parasitos do complexo *braziliensis,* embora possam determinar a infecção do animal em poucas semanas, apresentam uma evolução lenta, caracterizada pela resposta celular marcante e relativamente menor número de parasitos na lesão. As metástases de pele são raras e pequenas.

Em meio de cultura NNN (Nicolle, 1909), o crescimento dos parasitos é diferente para cada um dos complexos, sugerindo que as exigências nutricionais são distintas entre eles. Os parasitos do complexo *mexicana*, aparentemente menos exigentes, crescem de forma rápida, exuberante e são facilmente mantidos neste meio, enquanto aqueles do complexo *braziliensis,* além do crescimento lento ou moderado, dificilmente se mantêm no cultivo.

As técnicas bioquímicas de medida da densidade de flutuação do DNA nuclear e mitocondrial permitem também a separação dos parasitos nos dois grupos.

L. hertigi foi colocada entre as espécies do complexo *braziliensis* com base na descrição original das formas amastigotas e na dificuldade de o parasito se desenvolver na pele do *hamster.*

Em 1974, Lumsden incluiu na sua classificação do gênero *Leishmania* a proposta dos complexos, apresentada por Lainson e Shaw para as espécies do Novo Mundo,

Tabela 7.1
Critérios Propostos por Lainson e Shaw (1972, 1973) para a Classificação das Espécies de *Leishmania* do Novo Mundo

Características para a identificação	Parasitos do Complexo *Leishmania mexicana*	Parasitos do Complexo *Leishmania braziliensis*
Vetores e desenvolvimento nos flebotomíneos	Insetos do grupo *Nissomyia*: sem desenvolvimento de parasitos no intestino posterior	Insetos dos grupos *Psychodopygus* e *Nissomyia*: com desenvolvimento de parasitos no intestino posterior
Comportamento no *hamster* (*Mesocricetus auratus*)	Desenvolvimento rápido de lesão nodular, tipo úlcera com histiocitoma, com muitas amastigotas. Disseminação por metástases	Crescimento lento de pequeno nódulo ou poucas amastigotas. Sem disseminação por metástases
Comportamento em meio de cultura (NNN)	Crescimento exuberante	Crescimento pobre ou moderado
Bioquímica (estudo comparativo do DNA)	Distinguíveis dos parasitos do complexo *braziliensis* pela densidade de flutuação do DNA	Distinguíveis dos parasitos do complexo *mexicana* pela densidade de flutuação do DNA

Tabela 7.2
Caracteres e Técnicas Utilizadas na Identificação e Classificação do Subgênero e/ou Espécies dos Parasitos do Gênero *Leishmania* (Adaptado de Lainson e Shaw, 1987)

1) Biológicos
- Morfologia das formas evolutivas através das microscopias óptica e eletrônica
- Desenvolvimento nos hospedeiros invertebrados, modelos experimentais vertebrados e em meios de cultura

2) Imunológicos
- Reconhecimento por anticorpos monoclonais e policlonais através da imunofluorescência indireta
- Teste de Noguchi-Adler
- Serotipagem de fator de excreção
- Teste de imunidade cruzada em vertebrados

3) Bioquímicos
- Estudo do RNA (ribossômico) através da análise de sequência
- Estudo do DNA através da análise da sequência, da densidade de flutuação, dos fragmentos da clivagem por endonuclease de restrição e da hibridização *in situ*
- Caracterização das isoenzimas
- Reação em cadeia da polimerase – PCR
- Estudo da composição da membrana através de lecitinas e análise de ácidos graxos
- Radiorrespirometria

4) Distribuição geográfica

5) Aspectos clínicos da infecção humana

e agrupou os parasitos do Velho Mundo nos complexos *Leishmania tropica* (espécies causadoras de leishmaniose tegumentar) e *Leishmania donovani* (espécies causadoras da leishmaniose visceral humana).

A partir dessa década, os estudos sobre leishmanioses, principalmente nas Américas, conduziram ao isolamento de grande número de amostras do protozoário a partir de animais silvestres, domésticos e de humanos. A utilização dos parâmetros estabelecidos até então nem sempre permitia a completa identificação dos isolados. A identificação, destes parasitos com as espécies de *Leishmania,* passou a exigir aplicação de maior número de critérios para que não fossem cometidos erros taxonômicos. Assim, as bases para a classificação voltaram-se para os caracteres intrínsecos do parasito, os quais são mais persistentes na medida em que não podem sofrer interferência do hospedeiro ou do meio ambiente. Os caracteres mais importantes utilizados para identificação, resumidos na Tabela 7.2, são, na verdade, o somatório de técnicas bioquímicas, imunológicas e de biologia molecular, associados aos critérios clássicos de morfologia, desenvolvimento biológico nos hospedeiros e em meio de cultura, e distribuição geográfica já amplamente utilizada.

Considerando a definição e a posição sistemática do gênero, bem estabelecidas, Lainson e Shaw (1987) propuseram, após extensa revisão, uma nova classificação destacando as espécies de maior importância relacionadas com humanos, animais domésticos ou em estudos científicos. As principais modificações propostas foram a reunião dos parasitos de répteis em um gênero separado e a organização das espécies de *Leishmania* em dois subgêneros:

- subgênero *Leishmania* (Saf'Janova, 1982): parasitos de humanos e outros mamíferos, com o desenvolvimento nos insetos vetores limitados ao intestino nas regiões média e anterior. Espécie tipo: *Leishmania (Leishmania) donovani* (Laveran e Mesnil, 1903; Ross, 1903). Parasitos encontrados no Velho e no Novo Mundo;
- subgênero *Viannia* (Lainson e Shaw, 1987): parasitos de humanos e outros mamíferos, apresentando nos insetos vetores as formas paramastigota e promastigota. As paramastigotas encontram-se aderidas às paredes do intestino (piloro e/ou íleo) pelo flagelo, através de hemidesmossomos, e as promastigotas, formas livres, que migram da região posterior para as regiões média e anterior do intestino. Espécie-tipo: *Leishmania (Viannia) braziliensis* (Viana, 1911). Parasitos encontrados na América tropical e subtropical.

Embora a classificação em subgêneros tenha sido criada com base no modo de desenvolvimento de formas promastigotas no intestino de flebotomíneos, estudos moleculares confirmam sua validade.

O *status* taxonômico de algumas espécies ainda é controverso e, provavelmente, não definitivo. Haja vista as discussões acerca da origem e da taxonomia de espécies viscerotrópicas de *Leishmania,* onde estudos moleculares demandavam a necessidade de revisão do complexo *Leishmania donovani*, o qual reunia: *L. donovani, L. infantum, L. chagasi e L. archibaldi.*

A nomenclatura do agente etiológico responsável pela leishmaniose visceral americana seguramente representou o cerne do debate, o qual talvez tenha iniciado em 1938, cerca de 1 ano após a sua descrição como *L. chagasi* (Cunha e Chagas, 1937), quando o próprio autor (Cunha, 1938), considerando a experiência de seu grupo de pesquisa e os resultados obtidos de infecções experimentais em modelo animal, concluiu que o agente da leishmaniose visceral nas Américas era idêntico a *L. infantum* (Nicolle, 1908), parasito já descrito no Velho Mundo. Pequenas diferenças fenotípicas e genotípicas sustentaram, ao longo dos anos, a informação de que se tratavam de dois parasitos distintos. No entanto, estudos envolvendo diferentes marcadores moleculares, realizados em isolados de *L. infantum* e *L. chagasi* de diferentes hospedeiros e regiões geográficas, indicaram que a diversidade entre as espécies é restrita, o que impede sua distinção (Mauricio e cols., 2000). Assim, permaneceu como válida a nomenclatura de *L. infantum*, uma vez que, de acordo com o "Princípio da Prioridade" do Código Internacional de Nomenclatura Zoológica, deve ser considerado legítimo o táxon mais antigo.

Em relação aos outros parasitos do complexo *L. donovani*, a análise genética de 25 isolados, representativos do complexo, oriundos de distintas regiões geográficas, realizada por Lukes e cols., 2007a, sugere a existência de apenas duas espécies, visto que as espécies sudanesas visceralizantes, identificadas como *L. infantum* e *L. archibaldi*, na verdade, pertencem ao táxon *L. donovani*, que é encontrado na África Oriental, Índia e parte do Oriente Médio. A outra espécie seria *L. infantum,* localizada na Europa, no Norte da África e na América Latina.

Ainda é discutível a forma de introdução de *L. infantum* em ambos os continentes, entretanto, a maioria dos autores admite que o parasito tenha sido introduzido no continente americano por cães infectados que acompanhavam imigrantes europeus, portugueses e espanhóis, durante o período de colonização. Assim, há autores de expressão internacional no estudo de *Leishmania* e das leishmanioses, como Jeffrey Jon Shaw e Ralph Lainson, que, se por um lado concordam que as restritas diferenças existentes entre as espécies *L infantum* e *L. chagasi* justificam mudanças na nomenclatura original, por outro não as consideram desprezíveis o suficiente para admitir os parasitos como idênticos. Dessa maneira, sugerem a nomenclatura de subespécies para as populações geograficamente separadas, sendo *Leishmania (L.) infantum*, para a amostra neotropical, e *Leishmania (L.) infantum infantum* para o agente do Velho Mundo. Entretanto, há consenso científico que trata-se de uma sinonímia, *L (L.) infantum (=L. (L.) chagasi*), sendo adotada nesta obra o táxon mais antigo, *L. infantum*.

A controvérsia taxonômica se estende para outras espécies de *Leishmania*. Recentemente, a caracterização por meio de isoenzimas e ferramenta molecular, de 35 isolados de *L. killicki* e 25 isolados de *L. tropica*, originários de humanos de diferentes países, revelou que as diferenças existentes não justificariam a manutenção do *status* de espécie para *L. killicki*. Os resultados de outro estudo sugerem que a posição taxonômica de *L. hertigi* e *L. equatoriensis* seja revista e que as mesmas passem a compor o gênero *Endotrypanum.*

A Tabela 7.3 é uma adaptação dos autores para a apresentação das espécies de *Leishmania* parasitos de humanos e animais segundo o subgênero e a distribuição geográfica.

Nos capítulos seguintes serão abordados os aspectos da interação dos parasitos responsáveis pelas formas cutânea, cutaneomucosa e visceral que acometem os humanos.

Tabela 7.3
Espécies do Gênero *Leishmania* Encontradas em Humanos e Animais, Segundo Subgênero, Distribuição Geográfica e de acordo com Lainson e Shaw (1987, Revisado em 2010) e a Organização Mundial da Saúde (Revisado em 2010)

	Subgênero	
	L. (Leishmania)	*L. (Viannia)*
Velho Mundo	• *L. donovani* • *L. infantum* • *L. major* • *L. tropica* • *L. killicki*[a] • *L. gerbelli*** • *L. aethiopica*	
Novo Mundo	• *L. infantum** • *L. mexicana* • *L. pifanoi*[a] • *L. venezuelensis* • *L. garnhami*[a] • *L. amazonensis** • *L. enrietti*** • *L. aristidesi*** • *L. hertigi***[b] • *L. deanei***[b] • *L. forattinii***	• *L. braziliensis** • *L. guyanensis** • *L. panamensis* • *L. shawi** • *L. naiffi** • *L. lainsoni** • *L. lindenbergi** • *L. peruviana* • *L. colombiensis*[b] • *L. equatoriensis***[b] • *L. utingensis***

**Espécies encontradas parasitando humanos no Brasil. **Espécies exclusivamente de animais. [a]Espécie sob discussão. [b]Posição taxonômica sob discussão.*

8

Leishmaniose Tegumentar Americana

Alexandre Barbosa Reis
Célia Maria Ferreira Gontijo

Introdução

Definição

A leishmaniose tegumentar americana (LTA) é uma doença de caráter zoonótico que acomete o homem e diversas espécies de animais silvestres e domésticos, podendo se manifestar através de diferentes formas clínicas. É considerada uma enfermidade polimórfica e espectral da pele e das mucosas. As principais manifestações observadas nos pacientes com LTA podem ser classificadas de acordo com seus aspectos clínicos, patológicos e imunológicos. A forma cutânea localizada é caracterizada por lesões ulcerosas, indolores, únicas ou múltiplas; a forma cutaneomucosa é caracterizada por lesões mucosas agressivas que afetam as regiões nasofaríngeas; a forma disseminada apresenta múltiplas úlceras cutâneas por disseminação hematogênica ou linfática e, finalmente, a forma difusa com lesões nodulares não ulceradas.

Histórico

Não há dúvidas de que a leishmaniose tegumentar seja uma antiga doença do homem. Descrições da leishmaniose cutânea podem ser encontradas no primeiro século d.C., na Ásia Central. As lesões encontradas nos doentes eram referidas de acordo com as regiões onde ocorriam como ferida de Balkh, nome de uma cidade no norte do Afeganistão, botão de Aleppo, na Síria, e botão de Bagdá, no Iraque. Esta doença era conhecida pelos viajantes por botão-do-oriente.

No Novo Mundo a doença é conhecida desde há muito tempo, uma vez que representações de lesões de pele e deformidades faciais do período pré-inca têm sido encontradas no Peru e na Equador, com datações referentes ao primeiro século d.C. Estas representações foram documentadas em artesanatos encontrados como potes mochica e huaco, com faces humanas mutiladas no nariz e nos lábios, muito semelhantes às provocadas pela leishmaniose cutaneomucosa.

As primeiras descrições clínicas datam do século XVI e foram feitas por Oviedo, em 1535, e por Pizarro, em 1571, que referiam uma doença que destruía o nariz e as cavidades bucais de índios na encosta da Cordilheira dos Andes, nos vales quentes e úmidos onde cultivavam a coca. Em 1764, Bueno publicou observações mostrando que no Peru a leishmaniose cutânea ou UTA era associada à picada de flebotomíneos.

A primeira observação dos parasitos pertencentes ao gênero *Leishmania* foi feita por Cunnigham, em 1885, em casos de leishmaniose visceral na Índia. Em seguida, vários pesquisadores passaram a encontrar e descrever o parasito até que, em 1903, Ross criou o gênero *Leishmania*. No mesmo ano, Wright descobre o agente etiológico do botão-do-oriente, incluindo-o no mesmo gênero com o nome de *Leishmania tropica*.

No Brasil, a leishmaniose era conhecida por Cerqueira desde 1855, através do encontro de lesões de pele similares ao botão-do-oriente. Em 1908, durante a construção da Estrada de Ferro Noroeste do Brasil, em São Paulo, ocorreram numerosos casos, principalmente na cidade de Bauru, ficando a doença conhecida por úlcera de Bauru. Os parasitos causadores foram nominados por Gaspar Vianna, em 1911, como *Leishmania braziliensis*. Este genial cientista brasileiro introduziu o tártaro emético como tratamento inédito das leishmanioses, em 1912. Durante muito tempo esta foi a única droga utilizada como agente terapêutico das leishmanioses tegumentares.

Finalmente, foram relatadas por Cerqueira (1920) e Beaurepaire-Aragão evidências da transmissão de *Leishmania* envolvendo flebotomíneos. Ao mesmo tempo, o papel destes insetos como vetores da leishmaniose tegumentar foi evidenciado no Velho Mundo.

Importância

Segundo estimativas recentes da Organização Mundial de Saúde (OMS) em 2015, a incidência da leishmaniose tegumentar no mundo está em torno de 1,5 milhão de casos novos a cada ano. Dos 88 países onde a doença ocorre 76 são subdesenvolvidos ou em desenvolvimento. Os dez países com o maior número de casos são: Afeganistão, Argélia, Brasil, Colômbia, Costa Rica, Etiópia, Irã, Peru, Sudão e Síria que juntos são responsáveis por 70 a 75% da incidência global. Nas Américas, as leishmanioses cutânea e mucosa são endêmicas em 18 países estando os casos distribuídos desde o México até a Argentina. No período de 2001 a 2013 foram registrados mais de 700 mil casos com média anual de 57.228 incidências. Estima-se que 38,9% dos casos ocorram no Brasil embora os registros oficiais não excedam os 30.000 casos anualmente no país.

Durante a guerra entre o Irã e o Iraque, cerca de um milhão de pessoas apresentaram a leishmaniose tegumentar, uma vez que a área de conflito envolvida estava localizada em região de alta transmissão da doença. No Brasil, mais precisamente em bairros situados na periferia da cidade de Manaus, ocorreram em 1985 cerca de três mil casos de leishmaniose tegumentar. Estes exemplos de alta incidência da doença, com grande número de indivíduos com lesões incapacitantes, desfigurantes e algumas vezes fatais, como nas leishmanioses viscerais, levaram a OMS a incluir esta doença entre as seis mais importantes do mundo.

As mudanças ambientais, socioeconômicas e comportamentais decorrentes do processo de globalização dificultam não só o controle como aumentam o número de vítimas mantenedoras do ciclo vicioso da pobreza e da miséria. Um exemplo típico é o processo de urbanização das leishmanioses intimamente associado a essas modificações (êxodo rural, desemprego, favelas, guerras etc.).

Aspectos Biológicos

Agente Etiológico

A leishmaniose tegumentar americana (LTA) é uma doença causada por diferentes espécies de parasitos do gênero *Leishmania* Ross, 1903 pertencentes aos subgêneros *Viannia* e *Leishmania*. Este é um protozoário digenético que tem seu ciclo biológico realizado em dois hospedeiros, um vertebrado e um invertebrado (ciclo heteroxeno).

Atualmente são conhecidas várias espécies de *Leishmania* que causam a leishmaniose tegumentar e um elevado número de amostras deste parasito ainda não estão caracterizadas. Neste capítulo nos deteremos às espécies que provocam a leishmaniose tegumentar em humanos, particularmente as que ocorrem no Brasil:

- *Leishmania (Viannia) braziliensis*
- *Leishmania (Viannia) guyanensis*
- *Leishmania (Viannia) lainsoni*
- *Leishmania (Viannia) shawi*
- *Leishmania (Viannia) naiffi*
- *Leishmania (Leishmania) amazonensis*

Morfologia

Formas amastigotas: Apresentam-se tipicamente, ovoides ou esféricas. Distingue-se a membrana citoplasmática, o citoplasma que se cora de azul-pálido pelos corantes derivados de Romanovsky (*Giemsa* ou *Leishman*) onde podemos encontrar vacúolos, um único núcleo que se apresenta esférico ou ovoide disposto em geral em um dos lados da célula. O núcleo se cora de vermelho-púrpura, e o cinetoplasto em forma de um bastão pequeno, situado na maioria das vezes próximo do núcleo, também corado de vermelho-púrpura; não há flagelo livre, mas apenas um rudimento que está presente na bolsa flagelar, uma pequena invaginação da superfície do parasito. O tamanho varia de acordo com a espécie, medindo entre 1,5 e 3 × 3 e 6,5 μm.

Formas promastigotas: São formas alongadas em cuja região anterior emerge um flagelo livre. No citoplasma observam-se granulações azurófilas e pequenos vacúolos. O núcleo assemelha-se ao existente na forma amastigota e está localizado na porção média do corpo; o cinetoplasto situa-se na região anterior, podendo variar sua posição. O tamanho das formas promastigotas é variável, mesmo dentro de uma mesma espécie, seja no tubo digestivo do inseto vetor ou em cultura, medindo entre 16 e 40 (comprimento) × 1,5 e 3 μm (largura), incluindo o flagelo que frequentemente é maior que o corpo.

Formas paramastigotas: Apresentam-se ovais ou arredondadas com o cinetoplasto margeando o núcleo ou posterior a este e um pequeno flagelo livre. Seu tamanho varia entre 5 e 10 × 4 e 6 μm. São encontradas aderidas ao epitélio do trato digestivo do vetor pelo flagelo através de hemidesmossomas.

Reprodução

O processo de reprodução das leishmânias é feito por divisão binária. Nas formas promastigotas existentes no trato digestivo do vetor, o primeiro sinal de divisão é a produção de um segundo flagelo que sempre permanece menor que o original. Isto é acompanhado de uma mudança no cinetoplasto, provavelmente por replicação do DNA. O núcleo então se divide em dois, que normalmente ficam lado a lado. Neste momento o cinetoplasto está denso e compacto. Após o núcleo ter se dividido, o cinetoplasto fende-se em dois e o corpo do parasito se separa longitudinalmente pela região anterior para produzir duas pequenas promastigotas. Em culturas é comum, entretanto, o encontro de formas cujo cinetoplasto se divide antes do núcleo. A reprodução das formas amastigotas ocorre no interior dos fagossomas de macrófagos, também por divisão binária, de modo similar ao que ocorre nas formas promastigotas (Figura 8.1). A reprodução em *Leishmania* tem sido considerada clonal, mas algumas pesquisas recentes têm demonstrado a ocorrência de troca genética com a observação de híbridos naturais. Este fato pode ter importância epidemiológica pois a descendência híbrida pode mostrar uma forte vantagem seletiva em relação às linhagens parentais.

Hospedeiros

Hospedeiros Invertebrados

Os hospedeiros invertebrados são pequenos insetos da ordem Diptera, família Psychodidae, subfamília Phlebotominae, gênero *Lutzomyia* (Capítulo 42). Nesses insetos ocorre parte do ciclo biológico do parasito.

Em todo o mundo existem cerca de 980 espécies de flebotomíneos conhecidas. Destas, apenas 30 foram com-

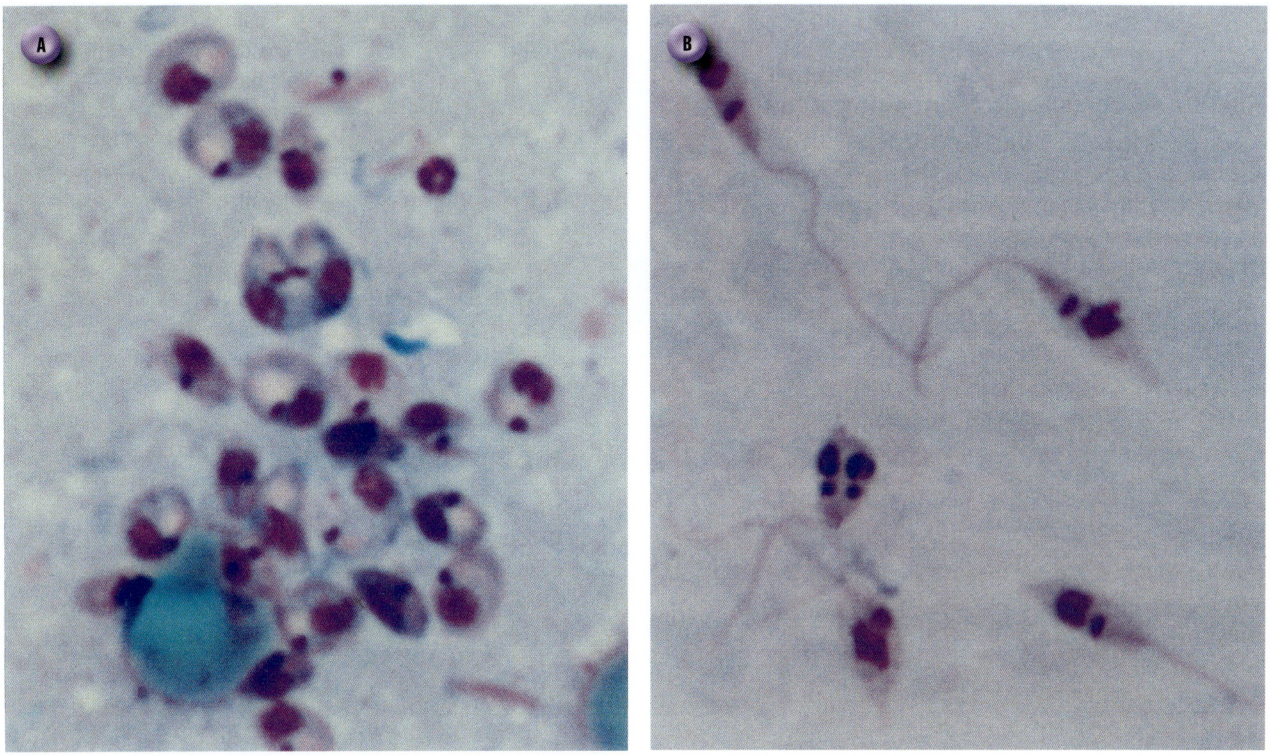

FIGURA 8.1. Formas evolutivas do gênero *Leishmania:* **A)** forma amastigota; **B)** forma promastigota.

provadas como vetores das leishmanioses no mundo. No Brasil, as principais espécies envolvidas na transmissão dos agentes causais da leishmaniose tegumentar são *Lutzomyia whitmani, L. wellcomei, L. pessoai, L. intermedia, L. umbratilis* e *L. flaviscutellata*, entre outras. Algumas dessas espécies de flebotomíneos possuem estreita relação com algumas espécies de *Leishmania,* bem como com seus reservatórios, sendo portanto vetores específicos dos agentes etiológicos de algumas das formas clínicas das leishmanioses conforme a região do país. (Capítulo 58 – Exame de Vetores.)

Hospedeiros Vertebrados

Os hospedeiros vertebrados incluem grande variedade de mamíferos: roedores, edentados (tatu, tamanduá, preguiça), marsupiais (gambá), canídeos e primatas, incluindo os humanos.

A ocorrência e a dispersão da doença nas mais variadas regiões do Brasil têm como importante fator a grande variedade de hospedeiros vertebrados que epidemiologicamente comportam-se como reservatórios.

Ciclo Biológico

As formas amastigotas de *Leishmania* são encontradas parasitando células do sistema mononuclear fagocitário (SMF) do hospedeiro vertebrado, principalmente macrófagos residentes na pele. Sobrevivem e se multiplicam nesta célula, que é especializada na destruição de agentes estranhos.

As formas promastigotas são encontradas no tubo digestivo dos flebotomíneos livres ou aderidas ao epitélio intestinal.

Estudos recentes têm mostrado particularidades interessantes no ciclo de vida das várias espécies de *Leishmania* existentes no Novo Mundo, durante seu desenvolvimento no inseto vetor *Lutzomyia.*

Ciclo no Vetor

A infecção do inseto ocorre quando a fêmea pica o vertebrado infectado para exercer o repasto sanguíneo e juntamente com o sangue ingere macrófagos parasitados por formas amastigotas. Durante o trajeto pelo trato digestório anterior, ou ao chegarem ao estômago, os macrófagos se rompem liberando as amastigotas. É provável que as amastigotas sofram uma divisão binária antes da transformação em promatigotas que também por processos sucessivos de divisão multiplicam-se ainda no sangue ingerido, que é envolto por uma membrana peritrófica secretada pelas células do estômago do inseto. Esta fase inicial é pouco estudada por causa das dificuldades de observação das formas na presença de sangue fresco. Após a digestão do sangue entre o terceiro e o quarto dias, a membrana peritrófica se rompe e as formas promastigotas ficam livres. São observadas diferentes formas promastigotas (procíclica, nectomona, haptomona, leptomona, metacíclica) no interior do inseto vetor que provavelmente têm papéis diferentes no estabelecimento e na manutenção da infecção.

Nesta etapa do ciclo, as promastigotas procíclicas permanecem reproduzindo por divisão binária, podendo seguir dois caminhos, dependendo da espécie do parasito. No primeiro, as formas promastigotas das espécies pertencentes ao subgênero *Viannia* dirigem-se para o intestino posterior onde se estabelecem nas regiões do piloro e do íleo (seção peripilária). Nestes locais as promastigotas haptomonas permanecem aderidas pelo flagelo ao epitélio intestinal através de hemidesmossomas, onde ainda se dividem. Após esta fase no intestino posterior ocorre a migração através do estômago em direção à faringe do inseto.

Além das alterações morfológicas das promastigotas durante o processo de migração no trato digestivo do vetor, há uma mudança da expressão estágio – específica de várias moléculas dessas formas durante o seu desenvolvimento. Este processo é denominado metaciclogênese, onde as promastigotas que migram para a parte anterior do tubo digestivo do vetor atingem um estágio infectivo, ou seja, transformam-se em formas metacíclicas infectantes. A principal transformação bioquímica observada ocorre com a variação do tamanho das porções glicídicas das moléculas de lipofosglicano (LPG) ancoradas na superfície das membranas das promastigotas.

No segundo caminho, as formas promastigotas das espécies pertencentes ao subgênero *Leishmania* multiplicam-se livremente ou aderidas às paredes do estômago (seção suprapilária). Em seguida, ocorre migração dos flagelados para a região anterior do estômago, onde se transformam em promastigotas nectomonas, estabelecendo-se no esôfago e na faringe. Neste local, diferenciam-se novamente em pequenas promastigotas metacídicas, semelhantes ao desenvolvimento anterior. O tempo necessário para que o ciclo se complete é variável (7 a 12 dias) e depende principalmente da espécie de *Leishmania.*

Recentemente foi observado que durante o desenvolvimento no interior do flebotomíneo as promastigotas produzem uma substância gelatinosa (PSG – *promastigote secretory gel*) que parece ter um papel importante no processo de transmissão pela alteração do comportamento alimentar do flebotomíneo e do condicionamento do intestino anterior para a ocorrência da metaciclogênese.

Ciclo no Vertebrado

Durante o processo de alimentação da fêmea de flebotomíneo infectada é que ocorre a transmissão do parasito. Como a porção anterior do tubo digestório do inseto está repleta de parasitos, na tentativa de ingestão do sangue, as formas promastigotas são regurgitadas e introduzidas no local da picada. Dentro de 4 a 8 horas, estes flagelados são interiorizados pelos macrófagos teciduais.

A saliva do flebotomíneo possui *neuropeptídeos* vasodilatadores que atuam facilitando a alimentação do inseto e ao mesmo tempo imunossuprimindo a resposta do hospedeiro vertebrado; desta forma, exerce importante papel no sucesso da infectividade das promastigotas metacíclicas.

As promastigotas infectantes interagem com os macrófagos através de receptores de membrana que facilitarão a entrada do parasito bem como sua sobrevivência no interior da célula. O macrófago estende pseudópodos que envolvem o parasito, introduzindo-o para o seu interior, envolto pelo vacúolo fagocitário.

Rapidamente as formas promastigotas transformam-se em amastigotas que são encontradas 24 horas após a fagocitose. Dentro do vacúolo fagocitário dos macrófagos, as amastigotas estão adaptadas ao novo meio fisiológico e resistem à ação destruidora dos lisossomas, multiplicando-se por divisão binária até ocupar todo o citoplasma. O núcleo do macrófago chega a deslocar-se do centro, para dar lugar ao vacúolo com as amastigotas. Esgotando-se sua resistência, a membrana do macrófago rompe-se liberando as amastigotas no tecido, sendo novamente fagocitadas, iniciando no local da picada uma reação inflamatória. A Figura 8.2 mostra o ciclo biológico das leishmânias pertencentes aos subgêneros *Leishmania* e *Viannia.*

O curso da infecção nos animais, incluindo os humanos, é altamente variável, sendo dependente da espécie de *Leishmania* que o parasita, de características genéticas e da resposta imune do hospedeiro, o que origina diferentes quadros clínicos.

Mecanismo de Transmissão

A transmissão ocorre pela picada de insetos hematófagos pertencentes ao gênero *Lutzomyia* (Capítulo 42) conhecidos no Brasil por birigui, mosquito-palha, cangalhinha e tatuquira, entre outros. Ao exercer o hematofagismo, a fêmea do flebotomíneo corta com suas mandíbulas o tecido subcutâneo logo abaixo da epiderme, formando sob esta um afluxo de sangue, onde são depositadas as formas promastigotas metacídicas provenientes da região anterior do trato digestório do inseto.

Interação Parasito-Célula Hospedeira

Devido ao seu curto aparelho bucal, os flebotomíneos são incapazes de canular pequenos vasos da derme, provocando então lesões neste microambiente no qual as formas promastigotas metacíclicas encontrarão diversas substâncias, como proteínas do soro, saliva, PSG e fluidos digestivos do inseto. Com relação aos elementos sorológicos do hospedeiro, destacam-se as proteínas do complemento, os anticorpos (IgG) e a fibronectina. Os anticorpos da classe IgG e as fibronectinas participam do processo de adesão das promastigotas infectantes ao macrófago por meio de receptores para a porção Fc das IgG.

A saliva contribui efetivamente na infecciosidade das formas promastigotas, por meio de substância vasodilatadora (maxidilan). Essa substância imunossupressora parece inibir a apresentação de antígenos de *Leishmania* pelos macrófagos. Além disso, o maxidilan exerce um papel imunomodulador da resposta imune, inibindo a secreção de citocinas tipo I (IL12 e INF-γ). Desta forma, citocinas tipo II (IL4) ou mesmo citocinas imunomoduladoras (IL10, TGF-β) agem suprimindo a resposta imune celular favorecendo o sucesso da infecção. Atualmente, as proteínas da saliva de flebotomíneos vêm sendo alvo de estudos e poderão entrar na constituição antigênica de futuras vacinas contra leishmaniose.

A substância gelatinosa (PSG) regurgitada juntamente com as promastigotas no momento do repasto sanguíneo pode favorecer a exarcebação da infecção através das propriedades atribuídas a ela: o recrutamento de macrófagos para o local da infecção na derme e o incremento da atividade da arginase, aumentando o catabolismo da L-arginina e a síntese de poliaminas, essenciais para o crescimento do parasito dentro da célula hospedeira.

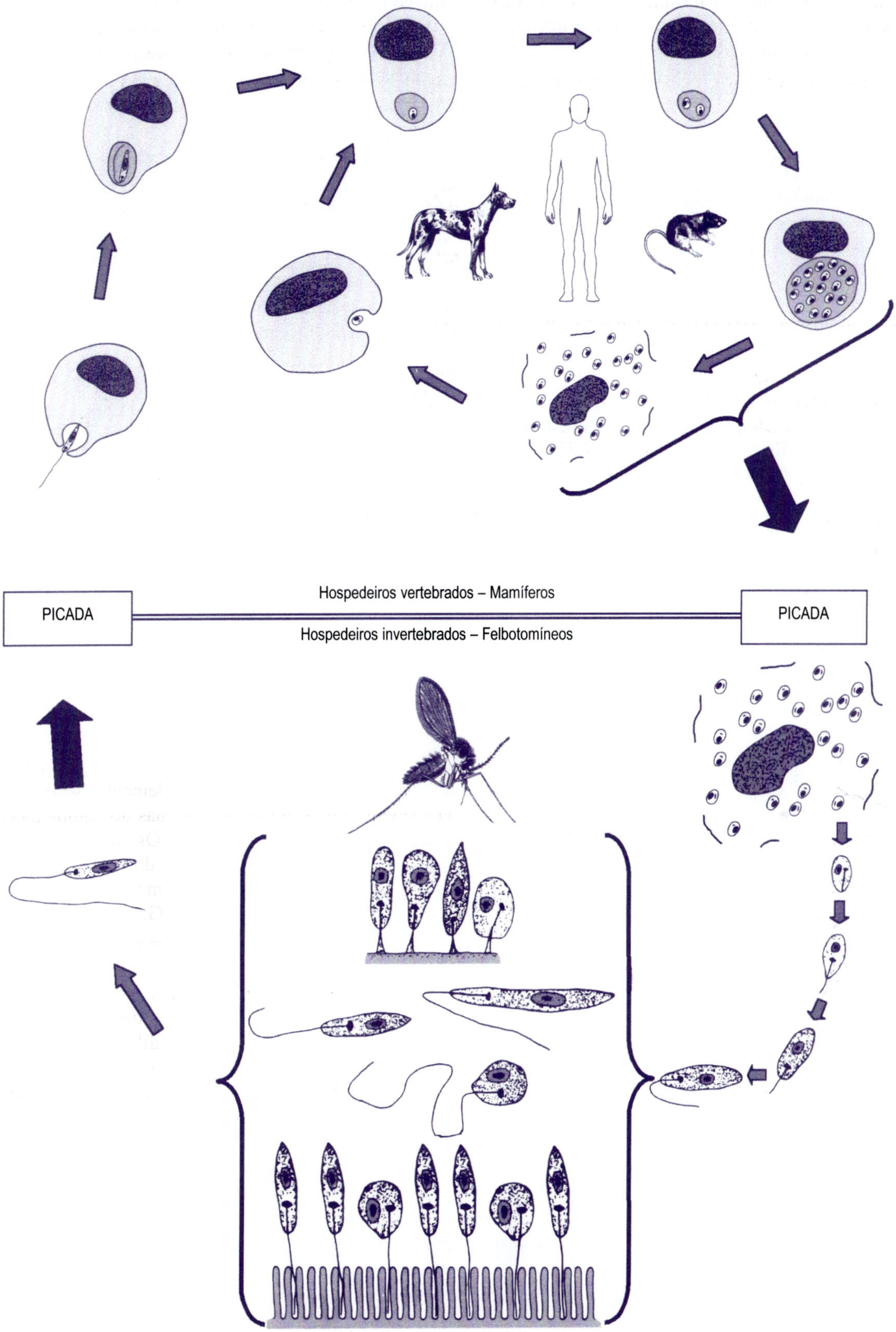

FIGURA 8.2. Ciclo biológico do gênero *Leishmania*. (Nelder de Figueiredo Gontijo, Depto. Parasitologia – ICB – UFMG.)

As diversas espécies de *Leishmania* são capazes de ativar o complemento tanto pela via clássica quanto pela via alternativa. Os fatores do complemento, principalmente o C3 e seus produtos de clivagem (C3b, C3bi e C3dg), favorecem a fagocitose, uma vez que macrófagos possuem receptores específicos para os mesmos (CR1, CR2, CR3 e CR4). O complexo lítico final do complemento (C5-9) é capaz de aderir à superfície dos promastigotas e provocar a lise dessas formas. Entretanto, os LPs (lipofosfossacarídeos) dos parasitos interferem na inserção do complexo C5-9, provavelmente por impedimento estérico produzido pelo espessamento da molécula de LPG (lipofosfoglicano).

Além do LPG, a glicoproteína gp63 e alguns carboidratos (fucose e manose) estão envolvidos na ligação do parasito com a célula hospedeira. A penetração na célula por meio de receptores para estes ligantes resulta em uma forma de escape da *Leishmania*, uma vez que dessa forma o mecanismo microbicida de explosão respiratória dos macrófagos não será ativado. No interior do fagossoma, as promastigotas transformam-se em amastigotas que sobrevivem e se multiplicam dando início à infecção. Neste papel de sobrevivência, destaca-se o LPG, por sua ação inibidora de enzimas hidrolíticas e proteína cinase C, enzima responsável pelo início da explosão respiratória.

Aspectos Imunológicos

Apesar dos inúmeros estudos imunológicos realizados nos últimos anos, os mecanismos envolvidos na resposta imune de portadores de LTA não estão claramente elucidados.

Uma resposta celular e humoral contra o parasito é desenvolvida pelo sistema imune do homem. A maioria dos estudos de mecanismos de resposta imune foi realizada em modelos murinos, sendo caracterizados dois padrões de resposta Tipo 1 e Tipo 2, os quais são similares em humanos.

Na modulação da resposta imune, o macrófago apresenta os antígenos aos linfócitos T $CD4^+$ (linfócitos T *helper*), que podem ser subdivididos em pelo menos duas subpopulações: Th1 e Th2.

A resistência do hospedeiro está associada a ativação seletiva e diferenciação de células efetoras T *helper* $CD4^+$ (Th1), as quais secretam um padrão de citocinas específicas, IL-2, INF-γ, IL-12 e TNF-α, conhecidos como citocinas pró-inflamatórias. Por outro lado, a suscetibilidade à infecção está relacionada com a resposta de células $CD4^+$ (Th2), que secretam citocinas específicas do tipo IL-4, IL-5, IL-6, IL-10, TGF-β, dentre outras (Figura 8.3).

Os mecanismos que levam à infecção preferencial e/ou expressão das diferentes classes de células $CD4^+$ ainda não estão completamente esclarecidos. Evidências sugerem que vários fatores podem afetar o processo durante a infecção por *Leishmania*:

- presença de determinadas citocinas no meio durante os eventos iniciais da diferenciação celular;
- a influência de outros sinais coestimuladores;
- os mecanismos sinalizadores diferenciais usados pelas subclasses de células TH e sua utilização com os seus receptores.

Embora a maioria desses estudos tenha sido realizada em modelos murinos, a presença de resposta TH polarizada vem sendo relatada em várias infecções humanas. Essa variação no padrão de resposta tem sido constatada nas diferentes formas clínicas, resultando na existência de formas polares da doença tal como na hanseníase.

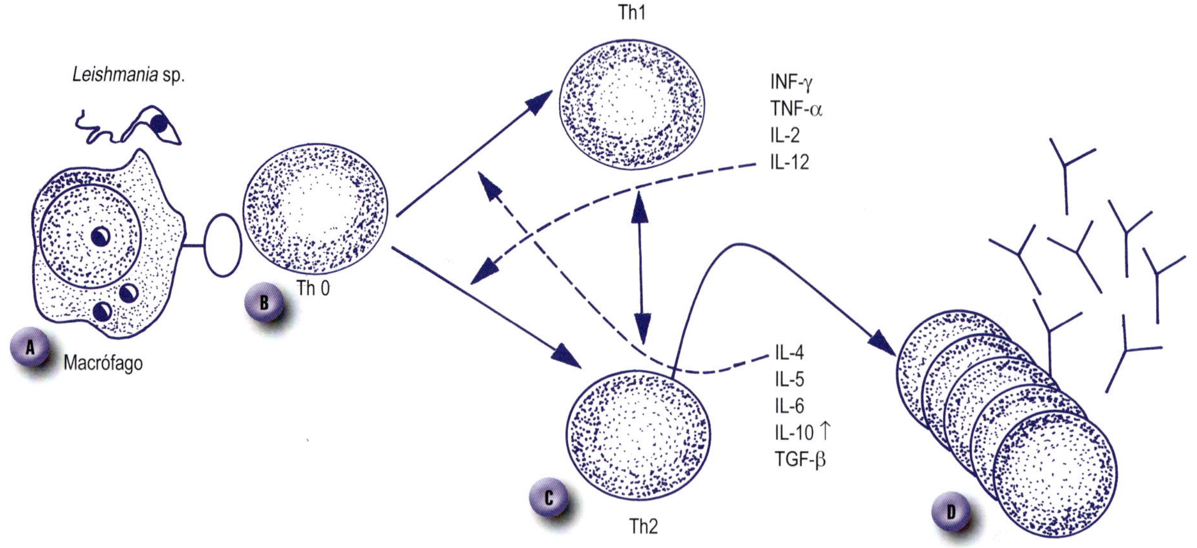

FIGURA 8.3. O esquema acima nos mostra os possíveis padrões de resposta Th1 × Th2, que podem ser observados em diferentes acometimentos da infecção por *Leishmania* sp.: **A)** Células do sistema monocítico-fagocitário (macrófagos) fazem a apresentação do antígeno de *Leishmania* sp. aos linfócitos. **B)** Após a apresentação, linfócitos T *helper* podem desempenhar dois tipos distintos de resposta. **C)** A resposta Th1 é caracterizada por um perfil de citocinas típico com aumento do INF-γ, enquanto na resposta Th2 é observado um aumento da IL-10 e IL-4. **D)** O padrão de resposta Th2 parece induzir atividade policlonal de células B nas leishmanioses difusa e visceral.

Na forma cutânea localizada observa-se uma correlação com a resposta do tipo Th1, histologicamente caracterizada como um processo granulomatoso tipo tuberculoide, com proliferação linfocitária e plasmocitária marcada por ausência ou escassez de parasitos.

A imunidade celular é facilmente detectada, mas, ao contrário do que ocorre nas formas autorresolutivas, a doença progride, podendo evoluir para a forma cutaneomucosa, a qual apresenta expressão simultânea de citocinas Th1 e Th2, ou seja, um padrão Th0.

A leishmaniose cutaneodifusa está correlacionada com a resposta do tipo Th2, na qual existe uma infiltração dérmica de macrófagos, habitualmente vacuolizados, repletos de amastigotas e com escassez de linfócitos, caracterizando um padrão de suscetibilidade em humanos.

A resposta imune celular de indivíduos portadores de LTA frente a antígenos de *Leishmania* pode ser demonstrada por testes *in vivo,* como o teste de intradermorreação de Montenegro, e pelo teste de proliferação linfocitária *in vitro*. A resposta imune celular é variável conforme o quadro clínico, estando presente nos pacientes acometidos pela forma cutânea, exacerbada nos casos de lesões mucosas e usualmente suprimida nos casos de leishmaniose difusa. É comum observar resposta imune celular contra antígenos de *Leishmania* em indivíduos portadores de LTA, mesmo após anos de tratamento, bem como em indivíduos com leishmaniose cutânea que evoluíram para cura espontânea. Devido às dificuldades em se determinar a ocorrência de reinfecção, são desconhecidos relatos de reinfecções por espécies homólogas, entretanto, já foi demonstrada a reinfecção por espécies heterólogas.

A resposta imune humoral está normalmente presente em todas as manifestações clínicas de LTA. Os níveis de anticorpos observados nos casos de leishmaniose difusa são elevados. Nos casos de leishmaniose cutânea e cutaneo-mucosa, os níveis de anticorpos são baixos ou discretamente aumentados quando ocorre acometimento de mucosa. Após cura clínica, os títulos de anticorpos decrescem, deixando de ser detectados alguns meses após a cura em alguns casos.

Estudos recentes demonstram uma variação no padrão de resposta humoral de anticorpos da subclasse IgG, conforme as diferentes formas clínicas da leishmaniose tegumentar.

Observa-se um aumento dos níveis de anticorpos IgG1 e IgG3 nas formas clínicas cutânea e cutaneomucosa, enquanto na forma cutâneo difusa observa-se um aumento nos níveis de IgG4 e IgG1.

Regulação Genética

Estudos genéticos realizados em áreas endêmicas de leishmaniose tegumentar mostraram a ocorrência de agregação familiar. Porém, pouco se sabe sobre a variação genética das populações humanas com relação à leishmaniose tegumentar. Na leishmaniose cutaneomucosa, causada por *L. braziliensis*, em populações coexistentes de índios americanos e negros, que tiveram retida a sua integridade genética em uma área remota da Bolívia, foram observadas diferenças por Walton e Valverde, em 1979. Na população negra havia o rápido desenvolvimento de lesões cutaneomucosas, resultando em severa injúria facial e forte reação do tipo hipersensibilidade tardia frente a antígenos de *Leishmania* (teste de Montenegro). Em contraste, a população indígena adquiria lesões com desenvolvimento lento, não destrutivas e pequena resposta do tipo hipersensibilidade tardia ao teste de Montenegro.

Vários estudos têm indicado haver uma associação positiva entre leishmaniose cutânea e antígenos do complexo de histocompatibilidade de classes I e II (MHC). Também já foi observada a associação entre polimorfismos de genes de citocinas como IL6 (Cabrera e cols., 1995) e IL2 (Oliveira e cols., 2015) e a leishmaniose cutânea. Estudos realizados em camundongos infectados com algumas espécies de *Leishmania* identificaram o gene NRAMP1 (localizado na membrana fagossomal dos macrófagos) como um *locus* de suscetibilidade à infecção.

Patogenia

No início da infecção, as formas promastigotas são inoculadas na derme durante o repasto sanguíneo do flebotomíneo. As células destruídas pela probóscida do inseto e a saliva inoculada atraem para a área células fagocitárias mononucleares, os macrófagos e outras células da série branca. Papel importante é desempenhado pelo macrófago, célula especializada em identificar e destruir corpos estranhos, incluindo parasitos. Certos macrófagos são capazes de destruir os parasitos diretamente, enquanto outros necessitam ser estimulados. Somente macrófagos fixos (histiócitos) não estimulados são hábeis para o estabelecimento da infecção. Ao serem fagocitadas, as promastigotas transformam-se em amastigotas e iniciam reprodução por divisões binárias sucessivas; mais macrófagos são atraídos ao sítio, onde se fixam e são infectados. A lesão inicial é manifestada por um infiltrado inflamatório composto principalmente de linfócitos e de macrófagos na derme, estando estes últimos abarrotados de parasitos.

Período de Incubação

Este período, que corresponde ao tempo decorrido entre a picada do inseto e o aparecimento de lesão inicial, varia entre 2 semanas e 3 meses, segundo observações feitas no Brasil.

Evolução

As lesões iniciais são semelhantes, independentemente da espécie do parasito. Esta forma inicial pode regredir espontaneamente após um breve curso abortivo, permanecer estacionária ou evoluir para um nódulo dérmico chamado “histiocitoma”, localizado sempre no sítio da picada do vetor infectado.

O “histiocitoma” desenvolve-se em diferentes ritmos, dependendo da espécie de *Leishmania* envolvida. Nos estágios iniciais da infecção, histologicamente a lesão é caracterizada pela hipertrofia do extrato córneo e da papila, com acúmulo de histiócitos nos quais o parasito se multiplica.

Gradualmente, forma-se um infiltrado celular circundando a lesão, consistindo principalmente de pequenos e grandes linfócitos, entre os quais alguns plasmócitos. Como resultado, forma-se no local uma reação inflamatória do tipo tuberculoide. Ocorre necrose resultando na desintegração da epiderme e da membrana basal que culmina com a formação de uma lesão ulcerocrostosa.

Após a perda da crosta, observa-se uma pequena úlcera com bordas ligeiramente salientes e fundo granuloso. Esta lesão progride, desenvolvendo-se em uma típica úlcera leishmaniótica que, por seu aspecto morfológico, pode ser reconhecida imediatamente. Trata-se de uma úlcera de configuração circular, bordos altos (em moldura), cujo fundo é granuloso, de cor vermelha intensa, recoberto por exsudato seroso ou seropurulento, dependendo da presença de infecções secundárias.

As lesões podem assumir, entretanto, outras formas menos características: seca e hipercerastósica, vegetativa framboesiforme, com exsudato seropurulento, lembrando a framboesia (bouba). Simultaneamente, ou em seguida ao aparecimento da lesão inicial, pode ocorrer disseminação linfática ou hematogênica, produzindo metástases cutânea, subcutânea ou mucosa.

Seguido a um tratamento com sucesso, forma-se no local, em substituição à úlcera, uma cicatriz característica. Em geral a área cicatricial está despigmentada, com uma leve depressão na pele, com uma fibrose sob a epiderme, que está fina (Figura 8.4).

Formas Clínicas

Um amplo espectro de formas clínicas pode ser visto na LTA, variando de uma lesão autorresolutiva a lesões desfigurantes. Esta variação está intimamente ligada ao estado imunológico do paciente e às espécies de *Leishmania*.

Apesar da ampla variedade de formas clínicas encontrada em pacientes com LTA, podemos agrupá-las em três tipos básicos: leishmaniose cutânea (LC), leishmaniose cutaneomucosa (LCM) e leishmaniose cutânea difusa (LCD). A Tabela 8.1 resume as principais características destas formas clínicas.

Leishmaniose Cutânea

A leishmaniose cutânea é caracterizada pela formação de úlceras únicas ou múltiplas confinadas na derme, com a epiderme ulcerada. Resultam em úlceras leishmanióticas típicas, ou, então, evoluem para formas vegetantes verrucosas ou framboesiformes. A densidade de parasitos nos bordos da úlcera formada é grande nas fases iniciais da infecção, com tendência à escassez nas úlceras crônicas. A leishmaniose cutâneo-disseminada é uma variação da forma cutânea e geralmente está relacionada com pacientes imunossuprimidos (AIDS).

As espécies de *Leishmania* que produzem esta forma clínica nas Américas Central e do Sul pertencem aos subgêneros *Viannia* e *Leishmania*. No Brasil, as espécies que têm sido encontradas parasitando o homem são:

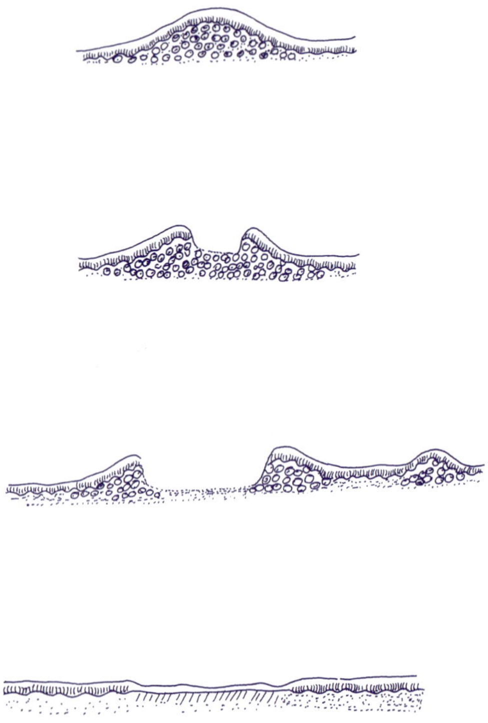

ESTÁGIO	HISTOLOGIA
Nódulo	Epiderme intacta, forte infiltrado de macrófagos, numerosos parasitos
Ulceração inicial	Ulceração superficial, forte infiltrado de linfócitos, macrófagos, numerosos parasitos
Úlcera estabilizada com lesão-satélite	Úlcera profunda, processo inflamatório ativo na periferia, lesões-satélites, poucos parasitos
Lesão cicatrizada	Leve depressão na pele epiderme fina, fibrose dérmica, ausência de parasitos

FIGURA 8.4. Evolução da lesão ulcerada na leishmaniose tegumentar americana.

Tabela 8.1 Características Principais das Formas Clínicas da LTA no Brasil			
Formas Clínicas	***Localização***	***Teste de Montenegro***	***Espécie de* Leishmania**
Leishmaniose cutânea	Infecção confinada na derme, com epiderme ulcerada	Positivo	*L. amazonensis* *L. braziliensis* *L. guyanensis* *L. lainsoni*
Leishmaniose cutaneomucosa	Infecção na derme, com úlceras. Lesões metastáticas podem ocorrer, com invasão de mucosa e destruição de cartilagem	Positivo (resposta exagerada)	*L. braziliensis* *L. guyanensis**
Leishmaniose cutânea difusa	Infecção confinada na derme, formando nódulos não ulcerados. Disseminação por todo o corpo	Negativo (imunidade celular comprometida)	*L. amazonensis*

**LCM por esta espécie é relatada em poucos casos na Amazônia.*

• *L. (V.) braziliensis*

Provoca no homem lesões conhecidas por úlcera de Bauru, ferida brava, ferida seca e bouba. As lesões primárias são usualmente únicas, ou em pequeno número, mas frequentemente de grandes dimensões, com úlceras em forma de cratera (Figura 8.5C). O curso da infecção é geralmente irregular e crônico; e a tendência para cura espontânea, que depende em parte do tipo e da localização das lesões, varia grandemente de uma região geográfica para outra. Esta espécie é responsável pela forma cutânea mais destrutiva dentre as demais conhecidas.

• *L. (V.) guyanensis*

Esta espécie causa no homem lesões cutâneas conhecidas por *pian bois*. Pode apresentar-se sob a forma de úlcera única do tipo "cratera de lua" e frequentemente dissemina-se dando origem a úlceras similares pelo corpo. Estas metástases são linfáticas, apresentando-se no início como nódulos subcutâneos móveis (forma hipodérmica nodular não ulcerada) que mais tarde aderem à pele e ulceram (forma nodular-ulcerada). Linfangite e linfadenopatia são relativamente frequentes em indivíduos parasitados por esta espécie (Figura 8.5A). Podem também ocorrer formas verrucosas vegetativas. Em muitos casos podem ocorrer úlceras múltiplas em decorrência de também múltiplas picadas do inseto vetor, quando este é encontrado em grande número e com alta taxa de infecção na natureza.

• *L. (L.) amazonensis*

Em geral, esta espécie produz, no homem, lesões ulceradas simples e limitadas, contendo numerosos parasitos nos bordos da lesão. Não é um parasito comum do homem devido provavelmente aos hábitos noturnos do vetor.

• *L.(V.) laisoni*

Trata-se de uma nova espécie isolada recentemente de oito pacientes com lesões cutâneas no estado do Pará. Produz úlcera cutânea única e não há evidências de envolvimento nasofaríngeo. Pouco se conhece ainda sobre este parasito.

• *L.(V.) naiffi*

Embora menos comum, a infecção humana por esta espécie foi reportada no Brasil por vários autores e em outros países da América Latina como Guiana Francesa, Martinica, Guadalupe, Suriname e mais recentemente Equador. Nos casos de infecções provenientes do norte do Brasil a manifestação clínica é de lesão única e com aspecto típico da úlcera classicamente descrita para a leishmaniose tegumentar.

Leishmaniose Cutaneomucosa (LCM)

Esta forma clínica é conhecida por espúndia e nariz de tapir ou de anta. O agente etiológico é a *L. braziliensis*. O curso da infecção nas fases iniciais ocorre como já visto anteriormente na forma cutânea provocada por este parasito.

Um dos aspectos mais típicos da doença causada pela *L. braziliensis* é a frequência com que o parasito produz, meses ou anos após a lesão inicial primária, lesões destrutivas secundárias envolvendo mucosas e cartilagens. Trata-se de um processo lento, de curso crônico. Estas lesões secundárias podem ocorrer por extensão direta de uma lesão primária ou então por disseminação hematogênica. Cerca de 70% dos casos com lesão de mucosa aparecem dentro dos primeiros 5 anos após a lesão primária cutânea e 30% após 5 anos. A frequência com que as formas mucosas secundárias ocorrem no Brasil varia bastante.

As regiões mais comumente afetadas pela disseminação metastásica são o nariz, a faringe, a boca e a laringe. O primeiro sinal de comprometimento mucoso manifesta-se por eritema e discreto infiltrado inflamatório no septo nasal, resultando em coriza constante e posteriormente em um processo ulcerativo. Atinge depois o vestíbulo, as asas do nariz, o assoalho da fossa nasal, o palato mole e a úvula, daí descendo para a faringe, podendo comprometer a laringe e a traqueia. A destruição do septo provoca mudança anatômica e aumento do órgão, que se constitui no chamado nariz de anta. Em muitos casos ocorre completa destruição de toda a estrutura cartilaginosa do nariz.

O processo ulcerativo pode atingir os lábios e se propagar pela face. Estas graves mutilações podem causar

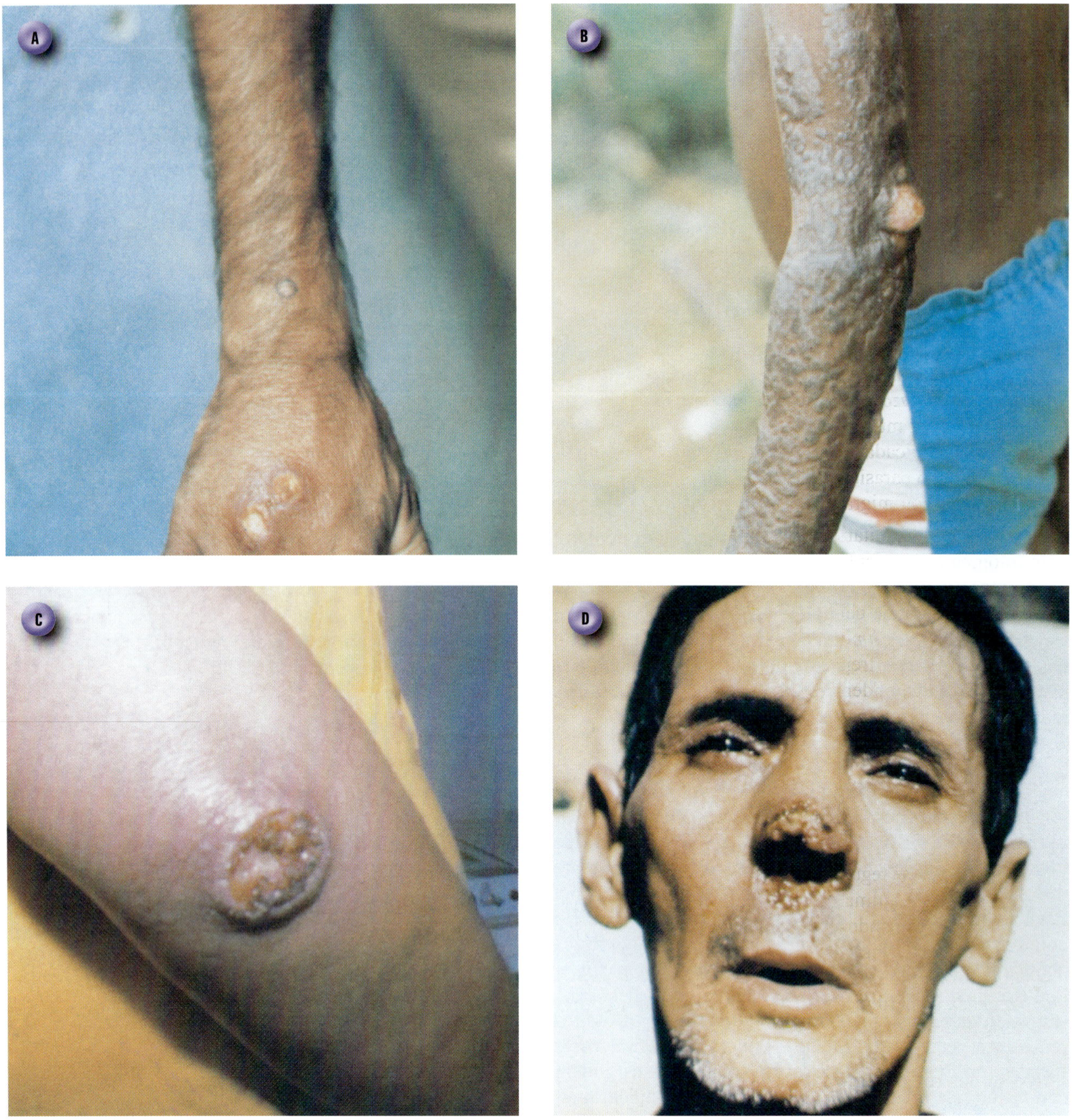

FIGURA 8.5. Casos humanos de leishmaniose tegumentar americana: **A)** Caso de LTA por *L. guyanensis* originário do Pará. Observar a lesão inicial no dorso da mão direita e o envolvimento ganglionar subsequente (área demarcada). **B)** Caso de LCD por *L. amazonensis* originário de Tucuruí, PA. Observar lesões nodulares distribuídas por todo o braço. **C)** Caso de LTA por *L. braziliensis* originário de Caratinga, MG. Observar lesão ulcerada única em forma de cratera, com bordos elevados. **D)** Caso de LCM por *L. braziliensis* originário de Caratinga, MG. Observar extensa destruição nasal, incluindo o septo. (Fotos de Wilson Mayrink e Odair Genaro.)

no paciente dificuldades de respirar, falar e se alimentar. São frequentes, nesta fase, complicações respiratórias por infecções secundárias, podendo levar o paciente ao óbito (Figura 8.5D).

Trabalhos recentes demonstraram a presença do parasito na área cicatricial de antigas lesões tratadas de alguns pacientes. Isto pode explicar, em certos indivíduos, a ocorrência de metástases anos após o tratamento. Os mecanismos pelos quais as amastigotas não provocam reativação da lesão na cicatriz são desconhecidos. Magalhães, Mayrink e cols. acreditam que a permanência de amastigotas em cicatrizes seja devido a uma ineficácia do esquema de tratamento, permitindo a sobrevivência de parasitos no local, já que em mais de 4.000 casos de portadores de *L. braziliensis* tratados, nunca observaram o aparecimento de lesões metastáticas.

A espécie *L. guyanensis* também pode provocar lesões cutaneomucosas, embora sejam raros os casos relatados na Amazônia.

Leishmaniose Cutânea Difusa (LCD)

Caracteriza-se pela formação de lesões difusas não ulceradas por toda a pele, contendo grande número de amastigotas. Esta forma clínica é provocada por parasitos do complexo *mexicana* pertencentes ao subgênero *Leishmania*, cujo agente etiológico é *L. pifanoi*, na Venezuela, e *L. amazonensis*, no Brasil. O termo LCD foi adotado por Convit, em 1958, na Venezuela. Esta entidade mórbida envolve amplas áreas da pele, particularmente extremidades e outras partes expostas, onde numerosas erupções papulares ou nodulares não ulceradas são vistas (Figura 8.5B).

O curso da infecção inicial procesas-se, como visto anteriormente, com a formação de uma úlcera única. Não se sabe ao certo, mas cerca de 40% dos pacientes parasitados pela *L. amazonensis* desenvolvem a LCD. Não há dúvidas de que a multiplicidade de lesões não é causada pelas repetidas picadas do vetor, mas sim pelo resultado de metástases do parasito de um sítio para outro através de vasos linfáticos ou migração de macrófagos parasitados.

A LCD está estreitamente associada a uma deficiência imunológica do paciente deixando-o incapaz de montar uma resposta inflamatória eficaz contra o parasito, em que a resposta imune celular está deprimida com relação a antígenos de *Leishmania*, levando-o a um estado de anergia imunológica frente à infecção estabelecida. Esses pacientes não respondem ao antígeno de Montenegro. A doença caracteriza-se por curso crônico e progressivo por toda a vida do paciente, não respondendo aos tratamentos convencionais.

Epidemiologia

A leishmaniose tegumentar americana é primariamente uma enzootia de animais silvestres. A transmissão aos humanos ocorre quando esses penetram em áreas onde o ciclo entre os animais ocorre, passando a ter um caráter zoonótico. A distribuição da leishmaniose tegumentar está condicionada à distribuição dos insetos vetores. Entretanto, os ciclos de transmissão dependem mais dos movimentos dos reservatórios mamíferos que dos vetores, sendo a ecologia dos reservatórios determinante dos perfis epidemiológicos da doença.

Acredita-se que as formas promastigotas de *Leishmania* sejam parasitos primitivos dos flebotomíneos (ou de seus antecessores). A *Leishmania* provavelmente se adaptou à sobrevivência em mamíferos após a inoculação do organismo durante a evolução dos hábitos hematófagos dos flebotomíneos ancestrais. Os hospedeiros mamíferos agem agora não somente como um suporte para fornecer sangue para estes insetos, mas também como uma fonte de infecção das amastigotas localizadas na pele ou no sangue desses animais.

Um grande número de espécies de mamíferos age como reservatório de *Leishmania*. Os parasitos são comumente encontrados em roedores, marsupiais, edentados, procionídeos, canídeos, primatas e ungulados primitivos.

No hospedeiro mamífero, considerado o reservatório natural do parasito, raramente a *Leishmania* produz doença. A infecção usualmente permanece benigna e inaparente, sugerindo uma antiga e bem balanceada relação parasito-hospedeiro. Entretanto, em hospedeiros acidentais, incluindo o homem e alguns animais domésticos como cães e burros, a infecção produz comumente lesões na pele. Felizmente, muitas espécies de flebotomíneos preferem um só hospedeiro ou não são atraídas pelos humanos, reduzindo o número de casos entre nós. Entretanto, as espécies de *Leishmania* que parasitam nossa espécie estão distribuídas em vastas áreas do mundo, acometendo parcela significativa da população humana.

As espécies de *Leishmania* que parasitam os humanos no Brasil possuem geralmente diferentes reservatórios naturais e vetores. Este fato pode ser explicado pela estreita relação que ocorre entre determinadas espécies de flebotomíneos e sua fonte alimentar. Deste modo, no mesmo ecótopo estão presentes o vetor e o hospedeiro reservatório. Assim, o ciclo epidemiológico de algumas espécies de *Leishmania* ocorre no topo das árvores entre animais arborícolas e vetores ali presentes, e que destes se alimentam, enquanto em outras espécies do parasito o ciclo ocorre na base das árvores, no nível do chão entre roedores terrestres e vetores aí existentes. Algumas vezes, entretanto, os ciclos epidemiológicos de diferentes espécies de *Leishmania* podem se superpor, resultando em um animal infectado por duas espécies diferentes de *Leishmania*. Isto pode ocorrer quando o reservatório animal ocupa duas áreas diferentes e serve de fonte de alimentação para as diferentes espécies de flebotomíneos que estão envolvidas na transmissão nestas áreas (Capítulo 42 – Psychodidae).

A Tabela 8.2 mostra os principais reservatórios e vetores das espécies de *Leishmania* que causam a LTA no Brasil.

Distribuição Geográfica

Nas Américas, a leishmaniose tegumentar é endêmica no México, na maior parte da América Central e em todos os países da América do Sul, exceto o Chile. No Brasil, ocorre em todos os estados, com maior incidência na Região Norte. Em algumas áreas, a população exposta ao risco de infecção pode ser numerosa, incluindo crianças, enquanto em outras localidades a enfermidade está restrita a grupos ocupacionais, como os que trabalham em zonas florestais. Geralmente é mais comum em zonas rurais que em urbanas.

A seguir, discutiremos os aspectos epidemiológicos mais importantes das espécies de *Leishmania* que causam a LTA no Brasil.

• *Leishmania braziliensis*

Devido à ampla distribuição geográfica desta espécie, ocorrem algumas variações que são peculiares em algumas áreas onde a doença tem sido estudada nos últimos anos.

É a espécie mais amplamente distribuída ocorrendo nos estados do Pará, Ceará, Amapá, Paraíba, Bahia, Espírito Santo, Rio de Janeiro, São Paulo, Paraná, Minas Gerais,

Tabela 8.2 Hospedeiros e Vetores Principais de Espécies de *Leishmania* que Causam a Leishmaniose Tegumentar Americana no Brasil			
Parasito	***Hospedeiro Silvestre***	***Hospedeiro Urbano***	***Vetor***
L. braziliensis	Roedores *Akodon, Proechimys* *Cerradomys, Necromys*	*Canis familiaris* *Equus caballus, Rattus rattus*	*L. intermedia* *L. pessoai* *L. wellcomei* *L. whitmani*
L. guyanensis	Edentados *Choloepus didactylus* *Tamandua tetradactyla* Marsupiais *Didelphis marsupialis*		*L. umbratilis* *L. anduzei*
L. amazonensis	Roedores *Proechimys,* *Cerradomys* *Neacomys*		*L. flaviscutellata* *L. olmeca nociva*
Nectomys *Dasyprocta*	Marsupiais *Metachirus, Didelphis,* *Marmosa*		
L. lainsoni	*Cuniculus paca*		*L. ubiquitalis*
L. naiffi	*Dasypus novemcinctus*		*L. ayrozai*

Goiás e Mato Grosso. É possível que sua distribuição possa ser maior, necessitando maiores estudos.

Embora nestas regiões ocorram diferenças entre as espécies de mamíferos e flebotomíneos envolvidos no ciclo da *Leishmania*, é ponto claro que a disseminação da *L. braziliensis* tem como característica comum a destruição das florestas primárias e, como consequência, a invasão por parte dos vetores, do ambiente peridoméstico.

No Pará, particularmente na Serra dos Carajás, o vetor da *L. braziliensis* é a *L. wellcomei*. O homem adquire a infecção durante o dia, em todo o período estacional das chuvas, de dezembro a maio. A infecção é adquirida quando o homem penetra na mata, uma vez que o vetor não apresenta hábitos domiciliares. Até o presente momento, não se conseguiu identificar o reservatório animal nesta localidade.

Nos outros estados, como já foi dito, o homem tem adquirido a doença após a devastação das florestas, fato que tem causado drásticas mudanças no meio ambiente. Devido a isto, as áreas rurais do estado do Rio de Janeiro contam com a presença de grande número da *L. intermedia*, que tem sido suspeita de envolvimento na transmissão no peridomicílio. Entretanto, este quadro se inverte nas regiões de São Paulo, Minas Gerais e Espírito Santo, onde os flebotomíneos possíveis responsáveis pela transmissão da doença são: *L. fischeri, L. migonei* e *L. whitmani*, enquanto a *L. intermedia* ocorre em menor número.

Na região do Vale do Rio Doce, em Minas Gerais e no Espírito Santo, a transmissão dos agentes causadores da LTA ocorre em áreas ocupadas por floresta secundária, atingindo principalmente moradores da zona rural. Acomete com maior frequência jovens e adultos que se expõem à infecção durante o trabalho campesino e ao entrarem nas matas para apanhar lenha. Nestas áreas, a transmissão também ocorre no peridomicílio, onde é comum a plantação de bananas, podendo se estender para dentro do domicílio.

Isso demonstra que flebotomíneos originalmente silvestres estão cada vez mais se aproximando do peridomicílio. Este é o caso de *L. whitmani*, que, na Amazônia, é encontrado em troncos de árvore, mostrando pouca inclinação a picar o homem. Entretanto, em áreas do Nordeste, Sudeste e Sul do Brasil é considerado importante vetor, tanto no ambiente silvestre, quanto no peridomicílio.

Em Minas Gerais, cerca de 84% dos pacientes apresentam uma única lesão. As áreas mais afetadas do corpo são justamente as mais expostas durante a atividade rural: 59,7% nos membros inferiores, 15,9% nos braços, 5,9% no tronco, 11,2% na cabeça e 7,3% na face. Estudos recentes têm registrado a ocorrência de manifestações atípicas da LTA em várias regiões do Brasil como Minas Gerais, Bahia e Mato Grosso causadas pela *L. braziliensis*.

Várias espécies de animais domésticos têm sido encontradas infectadas com frequência, entre elas cavalos, burros e cães (Figura 8.6). Na área rural de Viana (ES), 25% dos cães foram encontrados infectados por *L. braziliensis* e uma estreita correlação entre prevalência e distribuição da infecção humana e canina foi estabelecida. Similares níveis de prevalência canina foram encontrados em Nova Iguaçu (RJ), onde 20-25% dos cães estavam infectados por este parasito. Esta prevalência é muito mais alta do que a taxa canina que ocorre no Peru, onde os cães são os maiores reservatórios da UTA, cujo agente etiológico é a *L. peruviana*.

No Vale do Rio Paranapanema (SP), a *L. braziliensis* tem sido encontrada parasitando o homem, cavalos e cães, mas não animais silvestres. Neste local, a transmissão ocorre em comunidades antigas, bem estabelecidas, em áreas não florestais, onde a manutenção do ciclo de transmissão parece envolver flebotomíneos com hábitos peridomiciliares e animais domésticos como reservatórios, a exemplo do que ocorre em Caratinga (MG).

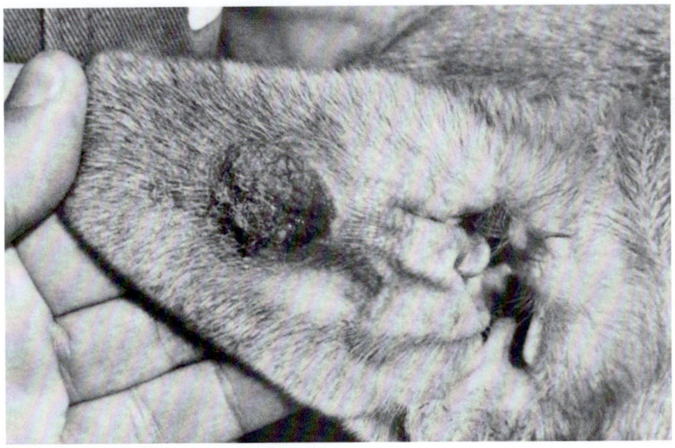

FIGURA 8.6. Leishmaniose tegumentar canina. Cão apresentando lesão única na face interna da orelha. Infecção por *L. braziliensis* na área rural de Caratinga, MG. (Foto de Odair Genaro.)

Especula-se, portanto, o papel desses animais como reservatório doméstico da *L. braziliensis*, pois sua importância ainda não foi devidamente esclarecida.

Pouco se conhece até o presente momento sobre os reservatórios naturais da *L. braziliensis*. Em estudos realizados em diferentes focos de LTA em Minas Gerais foi registrada com frequência a infecção natural do roedor silvestre *Trichomys apereoides* por *L. braziliensis* O papel de roedores como reservatórios silvestres de *L. braziliensis* já havia sido sugerido na década de 1960. Posteriormente, alguns trabalhos relatam o encontro de *L. braziliensis* em roedor silvestre (*Akodon arviculoides*) em Minas Gerais e em três *Rattus rattus* na Bahia. Recentemente, estudo realizado em foco de LTA no estado de Pernambuco, registrou o encontro de *L. braziliensis* em roedores silvestres e sinantrópicos por meio de técnicas moleculares e caracterização isoenzimática de seis amostras isoladas de *Necromys lasiurus* e *Rattus rattus*. Estes achados reforçam a hipótese de que os roedores têm papel importante como reservatórios de *L. braziliensis*, necessitando de maiores investigações (Figura 8.7C).

• *Leishmania guyanensis*

O ciclo epidemiológico desta espécie foi desvendado por Lainson e Shaw na Amazônia. Ocorre na cobertura da floresta amazônica, no topo das árvores, cujo ciclo de transmissão é mantido à noite entre animais arborícolas, particularmente a preguiça de dois dedos (*Choloepus didactylus*) e o tamanduá (*Tamandua tetradactyla*), e os flebotomíneos, *L. umbratilis* como vetor primário e *L. anduzei* como vetor secundário. As fêmeas grávidas destes flebotomíneos descem para a base das árvores para ovipor e migram de volta ao topo para posteriores repastos sanguíneos sobre seus hospedeiros arborícolas. Estas migrações resultam usualmente em grandes concentrações de fêmeas sobre a base de árvores de grande porte, particularmente nas primeiras horas do dia, e muitas destas podem estar infectadas. Normalmente estes flebotomíneos não sugam o homem, mas quando são perturbados por sua atividade (derrubada de árvores ou simplesmente encostar-se nestas),

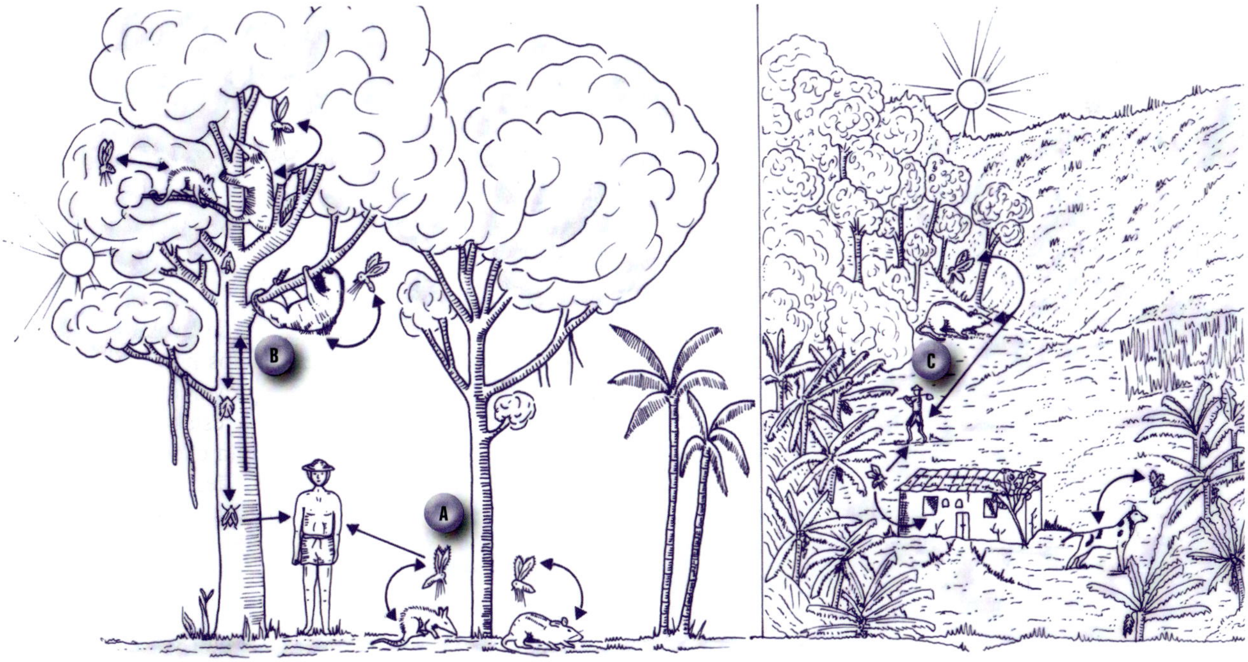

FIGURA 8.7. Ciclo epidemiológico da leishmaniose tegumentar americana: **A)** Ciclo epidemiológico da *Leishmania amazonensis*. Este parasito é mantido na Amazônia na base das árvores entre roedores, principalmente *Proechimys guyanensis* e pelo vetor primário *L. flaviscutellata* e secundário *L. olmeca nociva*, de hábitos noturnos. **B)** Ciclo epidemiológico da *Leishmania guyanensis*. Este parasito é mantido na Amazônia no topo das árvores entre edentados, preguiça, tamanduá e marsupiais. O vetor primário é *L. umbratilis* e secundário *L. anduzei*. Os vetores, ao descerem para a base das árvores para oviposição, são perturbados pelo homem que os atrai. **C)** Ciclo epidemiológico da *Leishmania braziliensis*. O parasito é mantido no Sudeste do Brasil entre roedores e talvez por animais domésticos como o cão. São vários os vetores, destacando-se a *L. intermedia*.

atacam-no avidamente (Figura 8.7B). Durante uma captura destes insetos sobre a casca de árvores (por cerca de 1 hora, às 8h) dois técnicos coletaram 72 exemplares de *L. umbratilis* atacando seus braços, dos quais 16 (22%) estavam infectados. Estes dois homens desenvolveram juntos 13 lesões devido à *L. guyanensis*. Há um relato também de um técnico que desenvolveu cerca de 100 lesões após ter passado uma noite fazendo capturas sobre uma plataforma instalada no topo de árvores na Amazônia. A taxa de infecção destes flebotomíneos é geralmente muito alta comparada com outras espécies, tendo sido encontrada na região de Manaus 8,1% para *L. umbratilis* e 3,4% para *L. anduzei*. A transmissão geralmente ocorre durante o dia quando a atividade do homem na floresta é maior.

Uma interessante variação na epidemiologia da *L. guyanensis* foi observada por Arias e Naiff, em 1981, na área periurbana de Manaus (AM). Neste local, o homem entra e destrói a floresta, estabelecendo conjuntos habitacionais cujas casas são construídas ao lado da mata, onde o ciclo de transmissão já está estabelecido. A construção destas casas e ruas resulta na fuga de alguns animais silvestres e na aproximação de outros, principalmente o gambá *Didelphis marsupialis*, atraído pelo lixo acumulado nos arredores das casas. Este marsupial foi encontrado parasitado por *L. guyanensis*, numa taxa de infecção de 61,9% entre 21 animais capturados e possivelmente passou a desempenhar o importante papel de reservatório nesta comunidade recém-estabelecida.

• *Leishmania amazonensis*

O ciclo epidemiológico desta espécie ocorre na Amazônia, no nível da base da floresta envolvendo o flebotomíneo *L. flaviscutellata* como vetor primário e *L. olmeca nociva* como vetor secundário. Estes são essencialmente noturnos, com pequena capacidade de voo e habitam até cerca de 1 metro de altura nas árvores. Os reservatórios são também essencialmente terrestres ou semiterrestres. Os principais são os roedores: *Proechimys guyannensis* e *Oryzomys capito*. Outros mamíferos como *Neacomys, Dasyprocta, Marmosa, Metachirus* e *Cerdocyon thous* são considerados reservatórios secundários.

A *L. amazonensis* é relativamente rara no homem devido à atividade noturna de *L. flaviscutellata* e à pouca atratividade que o homem exerce sobre ela e está restrita a caçadores e pescadores que penetram na floresta à noite. A floresta de terrenos baixos (igapós e várzeas) é o local onde a infecção pode ser adquirida, desde que haja suficientes mamíferos reservatórios e uma grande população do vetor. Esta espécie tem se adaptado muito bem em florestas secundárias baixas (capoeiras), onde geralmente há grande número de roedores. Nas proximidades de Manaus (AM), a taxa de infecção de *L. flaviscutellata* foi de 0,5% e de *L. olmeca nociva* de 0,2% (Figura 8.7A).

• *Leishmania lainsoni*

No Brasil, esta espécie já foi registrada no Pará, no Amapá e em Rondônia. Na América do Sul já foi encontrada na Bolívia e no Peru. Isto mostra a vasta distribuição geográfica de *L. lainsoni*. O primeiro isolamento deste parasito foi feito a partir do mamífero silvestre *Cuniculus paca* e tem sido isolado em cerca de 20% destes animais na região Norte do Brasil. Entretanto, seus aspectos epidemiológicos permanecem pouco conhecidos. O vetor incriminado é *L. ubiquitalis*. Vários casos humanos de leishmaniose cutânea têm sido descritos na região de Tucuruí (Pará).

• *Leishmania shawi*

Espécie descrita em 1989 a partir de isolamentos em macacos, preguiças e procionídeos; o vetor incriminado é *L. whitmani* na Amazônia brasileira (Pará). Casos humanos de leishmaniose cutânea por esta espécie de parasito têm sido descritos ocorrendo no Acre e Pará e mais recentemente em Pernambuco. Esta espécie também já foi reportada na região de Madre de Dios, Peru.

• *Leishmania naiffi*

Esta espécie foi originalmente descrita como um parasito de tatu na Amazônia brasileira (Lainson e Shaw, 1989) e tem sido isolada de edentados (*Dasypus novemcictus*) no Pará. Os vetores são *L. ayrozai* e *L. paraensis*. Alguns casos humanos foram encontrados no Amazonas e também em outros países da América Latina.

A Tabela 8.3 mostra o número de casos anuais de leishmaniose tegumentar americana que foram registrados no Brasil entre 2008 e 2013.

Tabela 8.3
Casos de LTA Humana no Brasil entre 2008 e 2013

Ano	2008	2009	2010	2011	2012	2013
Norte	8.680	8.272	7.108	8.615	10.196	8.407
Nordeste	6.003	6.910	8.911	7.952	8.279	5.355
Centro-Oeste	3.005	4.492	3.166	2.274	3.118	2.922
Sudeste	1.592	1.605	2.428	2.179	1.388	1.150
Sul	630	464	253	317	439	296
Total	**19.992**	**21.824**	**21.981**	**21.395**	**23.547**	**18.226**

Fonte: Sinan/SVS/MS – atualizado em 09/09/2015.

Profilaxia

Pelas diferentes características epidemiológicas observadas nos focos de LTA, as medidas de controle devem ser flexíveis e distintas para cada situação específica. O controle da LTA é difícil nas vastas áreas florestais do Brasil e, no presente momento, é insolúvel. O uso de inseticidas em larga escala nas florestas tropicais é altamente antieconômico e representa um problema do ponto de vista ecológico, pois pode causar alterações ambientais afetando a fauna e a flora locais.

O controle químico com o uso de inseticidas de ação residual é indicado para áreas novas, em surto ou com mais de um caso nos últimos 6 meses, onde a transmissão ocorre em ambiente domiciliar objetivando diminuir o risco de contato humano com o inseto vetor (Manual de Vigilância da LTA, MS do Brasil, 2007).

O desmatamento das florestas para o desenvolvimento da agricultura e da pecuária reduz indubitavelmente as áreas de ocorrência dos ciclos de transmissão silvestre dos parasitos, mas determina o aparecimento de grande número de casos durante este processo. Além disso, as alterações ambientais podem favorecer a adaptação de espécies de flebotomíneos e de mamíferos reservatórios de *Leishmania* a ambientes modificados levando ao surgimento de focos em áreas urbanas.

Em algumas situações é possível evitar a picada dos flebotomíneos por meio de proteção individual, com a utilização de repelentes e de mosquiteiros de malha fina, mas nem sempre isto é possível. Algumas medidas de caráter coletivo também devem ser estimuladas tais como o manejo ambiental com a limpeza de quintais e terrenos, evitando o acúmulo de lixo orgânico na tentativa de impedir a proliferação das formas imaturas dos flebotomíneos bem como a aproximação de roedores e marsupiais sinantrópicos, possíveis fontes de infecção para o vetor.

Em áreas de colonização recente, próximas de florestas, principalmente na Amazônia, podem-se evitar as transmissões intradomiciliar e peridomiciliar. Recomenda-se a construção das casas a uma distância mínima de 500 m da mata. Pela baixa capacidade de voo dos flebotomíneos, raramente ultrapassam esta distância.

Engenheiros, topógrafos, geólogos, militares, mateiros, pescadores, lenhadores e biólogos em geral, que estão sempre em contato com regiões endêmicas, devem tomar as medidas de proteção individual aqui citadas.

Segundo o Manual de Vigilância da Leishmaniose Tegumentar Americana (MS, 2007) o diagnóstico precoce e o tratamento adequado dos casos humanos são de responsabilidade das Secretarias Municipais de Saúde e devem ser feitos pela organização da rede básica de saúde para suspeitar e acompanhar os casos de LTA e, quando necessário, encaminhar para um Centro de Referência para o diagnóstico e o tratamento.

Não são recomendadas ações para o controle de animais silvestres e domésticos hospedeiros das espécies de *Leishmania* causadoras da LTA.

A solução ideal para o controle da leishmaniose tegumentar, particularmente no Brasil, é a produção de uma vacina.

A busca de uma vacina efetiva contra a LTA é realizada atualmente em vários países, incluindo o Brasil. Aqui, os estudos iniciados na década de 1940 por Pessoa foram retomados na década de 1970 pelo Grupo de Pesquisa em Leishmanioses liderado pelo prof. Wilson Mayrink, no Departamento de Parasitologia da Universidade Federal de Minas Gerais. Esta vacina constituía-se do extrato aquoso de cinco cepas de *Leishmania* provenientes dos estados de Minas Gerais, Goiás, Amazonas e Ceará. As promastigotas são cultivadas no meio LIT e, na sua composição, metade dos organismos é rompida por ultrassom e metade deixada intacta. A padronização é feita pela dosagem de nitrogênio total. Atualmente está em avaliação uma vacina contendo apenas uma cepa da espécie *L. amazonensis*.

Os ensaios realizados mostraram que a vacina induz uma sensibilização demonstrável até 14 anos após a vacinação (resultados obtidos em indivíduos vacinados e residentes em zona endêmica). A proteção conseguida foi de 50% dos indivíduos vacinados e observados durante 1 ano.

Atualmente estão sendo conduzidos estudos no sentido de aumentar os níveis de proteção e de viabilizar sua utilização em áreas de alto risco. Outros estudos estão sendo realizados para a obtenção de uma vacina contra a LTA humana.

Diagnóstico

Diagnóstico Clínico

O diagnóstico clínico da LTA pode ser feito com base na característica da lesão que o paciente apresenta, associado à anamnese, na qual os dados epidemiológicos são de grande importância. Deve ser feito o diagnóstico diferencial de outras dermatoses granulomatosas que apresentam lesões semelhantes à LTA e que podem ser confundidas, como tuberculose cutânea, hanseníase, infecções por fungos (blastomicose e esporotricose), úlcera tropical e neoplasmas.

Diagnóstico Laboratorial

- Pesquisa de Parasito

A demonstração do parasito pode ser feita do material obtido da lesão existente por meio de:

- *Exame direto de esfregaços corados*. Após anestesia local, podem-se fazer biópsia ou escarificação nos bordos da lesão. Retira-se um fragmento com o qual é feito esfregaço em lâmina por aposição, e corado por derivados de Romanowsky, Giemsa ou Leishman.

  A avaliação exaustiva feita por um técnico microscopista bem treinado contribui para a melhora da sensibilidade do método.

  Com uma casuística de aproximadamente 7.000 casos de pacientes com diferentes formas clínicas de LTA, Mayrink e cols. observaram um índice de 83% de positividade nos exames diretos de lesões cutaneomucosas.
- *Exame histopatológico*. O fragmento de pele obtido pela biópsia é submetido a técnicas histológicas de rotina e exame por um experiente patologista. O

encontro de amastigotas ou de um infiltrado inflamatório compatível pode definir ou sugerir o diagnóstico, respectivamente.

- *Cultura.* Pode ser feita a cultura de fragmentos do tecido ou de aspirados dos bordos da lesão e de linfonodos infartados de áreas próximas a esta.

  Existem diversos meios apropriados para cultivos de *Leishmania*, e o meio NNN associado ao LIT (*Liver Infusion Triptose*) suplementado com soro fetal bovino e antibióticos é o mais utilizado, pois aumenta a probabilidade de isolamento do parasito. A cultura deve ser mantida por três repiques sucessivos com intervalo de 10 dias entre um e outro.

  O isolamento do parasito por meio de culturas de fragmentos das bordas das lesões pode aumentar a sensibilidade, mas são facilmente contaminadas pois podem carrear uma grande quantidade de microrganismos que coabitam o local; desta forma, o inóculo em animais sensíveis como o *hamster* é mais indicado.

- *Inóculo em animais.* O *hamster* é o animal mais utilizado para o isolamento de *Leishmania*. Inocula-se via intradérmica, no focinho ou patas, um triturado do fragmento com solução fisiológica.

  Este método fica limitado às instituições de pesquisa pelo alto custo da manutenção desses animais.

• Pesquisa do DNA do Parasito

A PCR (reação em cadeia da polimerase) tem se mostrado como uma nova opção de diagnóstico de LTA, principalmente em função de sua grande sensibilidade. Assim sendo, busca-se suprir eventuais deficiências dos métodos que pesquisam a forma amastigota do parasito no material obtido da lesão. Recentes validações desta metodologia mostram que é possível detectar o agente etiológico e dependendo do protocolo utilizado é possível identificar a espécie do parasito.

Métodos Imunológicos

Métodos para a Avaliação da Resposta Celular

• Teste de Montenegro

O teste imunológico intradérmico de Montenegro (IDRM) já foi muito utilizado no Brasil. A produção do antígeno para este teste foi descontinuada no Brasil e atualmente está em desuso. Este teste avalia a reação de hipersensibilidade retardada do paciente e é utilizado para o diagnóstico ou para monitoramento de vacinação contra LTA em projetos de pesquisa. Sua sensibilidade varia entre 82,4 e 100% de acordo com os vários trabalhos realizados e esta variação pode ser atribuída a diferenças na preparação do antígeno utilizado.

Vários antígenos podem ser empregados para o teste de Montenegro. Um antígeno que usa formas promastigotas mortas foi padronizado e oferece melhores resultados na concentração de 40 μg de nitrogênio por mililitro.

O teste consiste no inóculo de 0,1 mL de antígeno pela via intradérmica na face interna do braço. No caso de testes positivos, verifica-se o estabelecimento de uma reação inflamatória local formando um nódulo ou pápula que atinge o auge em 48-72 horas, regredindo em seguida. Utiliza-se como padrão de positividade a presença de nódulo ≥ 5 mm no local da inoculação do antígeno. Em áreas endêmicas a interpretação de IDRM positiva deve ser feita com cautela podendo indicar infecção sem a presença de sinais clínicos, leishmaniose anterior ou aplicação anterior do antígeno. A intensidade da reação varia bastante e na interpretação dos resultados devem ser observados os seguintes aspectos:

- na forma cutânea simples da LTA, a reação inflamatória pode variar de acordo com a evolução da doença, sendo maior nas úlceras crônicas;
- na forma mucosa da LTA, a reação inflamatória pode ser tão intensa a ponto de provocar flictemas e necrose, devido ao estado hiper-reativo do paciente;
- na forma difusa da LTA, a resposta é usualmente negativa devido ao estado anérgico em que se encontra o paciente;
- em pacientes tratados, instala-se uma imunidade celular duradoura, permanecendo o teste positivo durante muitos anos e, em alguns casos, indefinidamente.

Métodos para a Avaliação da Resposta Humoral

• Reação de Imunofluorescência Indireta (RIFI)

Entre os métodos sorológicos utilizados para o diagnóstico da LTA, a RIFI é o mais utilizado. Sua sensibilidade é relativamente alta, variando nos estudos realizados. Os títulos de anticorpos são normalmente baixos em casos com lesão cutânea recente, mas podem estar aumentados nas formas crônicas da doença, especialmente em casos de envolvimento mucoso.

Como o teste não é espécie-específico, ocorrem reações cruzadas com outros tripanosomatídeos, dificultando o seu uso em áreas endêmicas onde ocorrem a doença de Chagas e a leishmaniose visceral.

Os testes de hemaglutinação indireta e contraimunoeletroforese não se têm mostrado superiores à RIFI e nem tampouco acrescentado maiores informações para o diagnóstico da LTA. O teste de ELISA não está padronizado para a utilização comercial e tem sido usado apenas em laboratórios de pesquisa. Em algumas áreas onde há dificuldade na realização da pesquisa do parasito, o diagnóstico pode ser feito com base na avaliação clínico-epidemiológica associada ao teste de Montenegro. Chamamos a atenção de alguns casos em que não se consegue demonstrar o parasito e, na ausência de diagnóstico imunológico, deve ser feito o tratamento de prova.

Tratamento

O tratamento da LTA foi introduzido pelo médico brasileiro Gaspar Vianna, em 1912, com o uso do antimonial tártaro emético. Esta droga durante muitos anos se constituiu na única arma terapêutica em todo o mundo. Atualmente, utiliza-se um antimonial pentavalente, Glucantime® (antimoniato de N-metilglucamina).

As drogas de primeira escolha no tratamento das leishmanioses de um modo geral são os antimoniais pentavalentes (Sb^{+5}). Com o objetivo de padronizar o esquema terapêutico, a Organização Mundial de Saúde (OMS) recomenda que a dose deste antimonial seja calculada em mg Sb^{+5}/kg de peso do paciente/dia, havendo dois tipos de antimoniais pentavalentes que podem ser utilizados, o antimoniato de N-metilglucamina e o estibogluconato de sódio, sendo este último não comercializado no Brasil.

O esquema terapêutico varia muito no Brasil, mas usualmente os resultados são excelentes utilizando-se o seguinte esquema: 17mg Sb^{+5}/kg peso/dia, durante 10 dias. Faz-se um intervalo de 10 dias e novamente inicia-se outra série de tratamento durante 10 dias. A dose máxima por injeção deve ser de 10 mL, independente do peso do paciente. O número de séries necessárias varia de acordo com o processo de cura da lesão. Recomenda-se a continuação do tratamento até a completa cicatrização da úlcera. O critério de cura é clínico e deve ser feito o acompanhamento regular durante 12 meses para então considerar o caso encerrado para efeito do SINAN (Sistema de Informação de Agravos de Notificação).

A via de administração é geralmente intramuscular, mas também pode ser feita endovenosa ou local. A droga não deve ser utilizada em pacientes cardíacos e nem em mulheres grávidas, pois o antimônio pode provocar alterações eletrocardiográficas e também é abortivo.

No entanto, o Ministério da Saúde preconiza o uso de 20 mgSb^{+5}/kg peso/dia, durante 20 dias, para a leishmaniose cutânea e 30 dias para leishmaniose cutaneomucosa. Todavia, em nossas experiências clínicas observamos um alto índice de recidivas neste esquema de tratamento. Este antimonial é indicado para o tratamento de todas as formas de leishmaniose tegumentar, embora as formas mucosas exijam maior cuidado, podendo apresentar respostas mais lentas e maior possibilidade de recidivas. As lesões ulceradas podem sofrer contaminação secundária, razão pela qual devem ser prescritos cuidados locais como limpeza com água e sabão e, se possível, compressas com $KMnO_4$ (permanganato de potássio) na diluição de 1/5.000 mL de água. Por outro lado, a forma clínica cutaneodifusa de um modo geral não responde ao tratamento e, portanto é de difícil remissão clínica e sucesso terapêutico (não tem cura).

Mecanismo de Ação dos Antimoniais Pentavalentes (Sb^{+5})

O mecanismo de ação dos antimoniais pentavalentes (Sb^{+5}) foi mais bem compreendido nas duas últimas décadas. Os antimoniais pentavalentes são drogas consideradas leishmanicidas, pois interferem na bioenergética das formas amastigotas de *Leishmania*. Tanto a glicólise, quanto a oxidação dos ácidos graxos, processos localizados em organelas peculiares, são inibidos, e essa inibição é acompanhada de redução na produção de ATP e GTP. A exposição das formas amastigotas por 4 horas, nas doses de 150 a 500 mg de Sb^{+5}/mL, resultou em um decréscimo de certos substratos, dose dependente de CO_2. Se expostos a 500 mg de Sb^{+5}/mL observou-se a queda no nível de produção de CO_2 a partir da glicólise, facilitando a destruição do parasito. Mais recentemente surgiram os antimoniais encapsulados em lipossomos que já foram testados em *hamsters* e em humanos para o tratamento de infecções por *Leishmania donovani* podendo ser uma esperança futura para os casos de leishmaniose difusa. Nesta apresentação, a droga é seletivamente incorporada através de endocitose e alcança os fagolisossomos dos macrófagos, onde se encontram os parasitos. Ainda, com relação ao mecanismo de ação, questiona-se a possibilidade de estimularem mecanismos imunológicos do indivíduo parasitado.

Em casos de resistência ao tratamento, situações em que o antimonial é contra indicado e em casos de coinfecção com o vírus HIV, podem-se utilizar o isotianato de pentamidina, a anfotericina B desoxicolato ou mesmo a anfotericina B lipossomal. A pentamidina está sendo utilizada com grande sucesso no tratamento da LTA causada pela *L. guyanensis* em Manaus. Atualmente está sendo testado, com resultados promissores, o tratamento local utilizando um unguento de paramomicina a 15% e cloridrato de metilbenzotônio a 12%. A utilização de formulações lipídicas da anfotericina B (FLAB) no tratamento da LTA tem apresentado resultados interessantes, mas, estudos com um número maior de pacientes são necessários para definir sua eficácia. Após os ensaios clínicos em países da América Latina, em especial o conduzido em Manaus, o CONITEC-MS recomenda, desde 2018, o uso de Miltefosina para o tratamento de LTA, entretanto ainda é pouco disponível na rede do SUS.

Imunoterapia – Alternativa de Tratamento para LTA

Foi introduzida por Convit na Venezuela no tratamento de indivíduos com LTA. No Brasil, a imunoterapia vem sendo realizada por Mayrink e cols. em pacientes com LTA, em diferentes esquemas de tratamento, utilizando como antígeno uma vacina preparada para imunoprofilaxia (Leishvacin, Biobrás, Montes Claros, MG) obtendo excelentes resultados. Esta vacina representa uma alternativa na terapêutica de casos "resistentes" aos antimoniais ou com contraindicação ao seu uso, como cardiopatas, nefropatas, mulheres grávidas, idosos etc. Também se mostra como uma medida de redução de custos, tanto diretos como indiretos, no tratamento da doença. Cerca de oito mil casos de leishmaniose foram tratados por diferentes esquemas na região do Vale do Rio Doce, Minas Gerais. Os esquemas terapêuticos empregados variaram dependendo da idade, coinfecção, gestação e outros fatores podendo ser o tratamento apenas com o antígeno vacinal (imunoterapia com Leishvacin® seriado), com a vacina completa incluindo o adjuvante BCG (imunoterapia com Leishvacin® associado ao BCG) ou o tratamento com a vacina em associação ao antimônio (imunoquimioterapia com Leishvacin® associado ao BCG e Glucantime®). Este último esquema podendo ser com a droga seriada ou não. O grupo do prof. Wilson Mayrink publicou inúmeros trabalhos demonstrando que este tratamento é uma excelente alternativa para o tratamento de diversas formas clínicas da LTA. Foram observados casos de cura em pacientes com a forma difusa além de coinfecções com HIV. Em 2002 o Ministério da Saúde aprovou o uso da Leishvacin® para o tratamento de LTA, mas, infelizmente a produção da vacina em escala comercial foi descontinuada, impossibilitando o emprego desta terapêutica em larga escala no país.

9

Leishmaniose Tegumentar do Velho Mundo

Alexandre Barbosa Reis
Célia Maria Ferreira Gontijo

Introdução

A leishmaniose tegumentar que ocorre no Velho Mundo é, sem dúvida, uma antiga doença do homem. Ocorre desde o Senegal, na África, até a Índia e a Mongólia, no sul da França e na Namíbia. Os tradicionais centros de distribuição de especiarias no passado, que originaram os nomes vernaculares de botão-do-oriente, botão-de-delhi, botão-de-bagdá, botão-de-alepo, botão-de-pendeh, entre outros, têm reduzida incidência da doença hoje em dia ou estão mesmo isentos desta. Entretanto, a doença ocorre em outras áreas onde há atividade humana, refletindo-se em diferentes taxas de incidência. Alguns brasileiros que trabalharam na construção de rodovias e áreas de irrigação no Oriente contraíram a infecção que foi diagnosticada no Brasil. Este fato pode levar, teoricamente, à introdução de espécies alopátricas de *Leishmania* no Novo Mundo.

Agente Etiológico

Três espécies de *Leishmania* pertencentes ao subgênero *Leishmania* são conhecidas como agentes etiológicos do botão-do-oriente:

- *L. (L.) tropica;*
- *L. (L.) major;*
- *L. (L.) aethiopica.*

Morfologia

Similares à *Leishmania braziliensis,* distinguem-se entre si e de outras espécies através do perfil eletroforético de isoenzimas e de outras técnicas na área de biologia molecular.

Citamos aqui, brevemente, algumas das principais características destas espécies.

Leishmania tropica

É o agente etiológico da leishmaniose cutânea antroponótica ou urbana. Produz úlceras crônicas e indolores na pele, que podem demorar 1 ano ou mais para cicatrizarem espontaneamente. O período de incubação varia de 2 a 8 meses. Após a cura, normalmente, o paciente adquire imunidade contra reinfecções. Em uma pequena proporção de casos, a cura total não ocorre e pequenas lesões se desenvolvem sobre ou próximo da margem da cicatriz, estendendo a lesão insidiosamente sobre ampla área da pele. É conhecida como leishmaniose recidivante. Pode ocorrer nas formas lupoide ou tuberculoide crônica; pode durar muitos anos e responde pouco ao tratamento. A úlcera é seca, de progressão lenta, habitualmente na face, e se caracteriza por uma cicatrização com atividade periférica. Se não tratada, pode ser destrutiva e desfigurante.

Leishmania major

É o agente etiológico da leishmaniose cutânea zoonótica ou rural. Provoca a formação de úlceras indolores, como nas outras formas, quando as lesões não se complicam. As lesões evoluem rapidamente para uma úlcera úmida, e com frequência são múltiplas, especialmente em imigrantes não imunes. O período de incubação é, em geral, inferior a 4 meses.

Leishmania aethiopica

Este parasito produz, de modo geral, lesões cutâneas simples e, com menor frequência, leishmaniose oronasal. No entanto, pode produzir a leishmaniose cutânea difusa (LCD). A maior parte das lesões é de evolução lenta; a úlcera é tardia ou inexistente. Na forma LCD, há formação de pápulas ou nódulos múltiplos que se disseminam pela pele, especialmente na face e nas áreas expostas dos membros, que muitas vezes se assemelham à forma virchoviana da hanseníase. Não há ulceração e não afetam mucosas. A úlcera não cicatriza espontaneamente e tende a haver recaídas depois do tratamento.

Diagnóstico

Semelhante ao utilizado na leishmaniose tegumentar americana.

Epidemiologia

Na leishmaniose cutânea antroponótica ou urbana, causada pela *L. tropica*, o homem é considerado o único hospedeiro que mantém a infecção na natureza. Há, entretanto, numerosos relatos de lesões cutâneas causadas por este parasito em cães, particularmente no Iraque e na Índia. Infelizmente, os parasitos têm sido raramente caracterizados de forma adequada, e a importância do cão como reservatório permanece duvidosa. Os vetores suspeitos são *Phlebotomus papatasi, P. sergenti, P. chabaudi* e *P. perfiliewi*, que ocorrem em diferentes áreas de transmissão.

Na leishmaniose cutânea zoonótica ou rural causada pela *L. major*, a doença é mantida usualmente por reservatórios que são roedores de hábitos diurnos: *Rhombomys optimus* no Afeganistão, no Irã e em áreas da Rússia; *Meriones crassus* e *Psammomys obesus* em Israel e na Líbia, e *Arvicanthis niloticus* no oeste da África. Várias outras espécies de roedores têm sido encontradas infectadas por *L. major*. Cães também têm sido encontrados infectados na Arábia Saudita. Os vetores incriminados em diferentes áreas enzoóticas são *P. papatasi, P. caucasicus, P. andrejevi, P. mongolensis* e *P. duboscqi*.

A leishmaniose cutânea por *L. aethiopica* ocorre, principalmente, em áreas montanhosas da Etiópia e do Monte Elgon, no Quênia. Os hospedeiros que mantêm o parasito pertencem principalmente aos gêneros *Procavia* e *Heterohyrax*. Os vetores são *P. longipes* e *P. pedifer*.

Profilaxia

O controle tem como base medidas contra os vetores e reservatórios.

O controle dos flebotomíneos é pouco prático na prevenção da leishmaniose cutânea zoonótica. Na forma antroponótica, a doença foi erradicada de algumas cidades pela combinação de campanhas antimaláricas com o uso de inseticidas nas casas. O controle de roedores e a modificação do meio ambiente são necessários para controlar a infecção zoonótica. Colônias de *Rhombomys optimus* ou *Meriones shawi* são localizadas e então destruídas com rodenticidas.

Vacinação

Uma das formas tradicionais do controle da leishmaniose cutânea do Velho Mundo foi a vacinação ou, mais precisamente, a "leishmanização". Consiste no inóculo de material infectante em uma área onde a cicatriz subsequente pode ser encoberta por vestimentas. Este método foi empregado particularmente em Israel e na Rússia, onde o contingente militar e outras pessoas envolvidas em atividades nas áreas desérticas e enzoóticas para *L. major* adquiriam múltiplas lesões, afetando seriamente sua eficiência para o trabalho. Em geral, resultados satisfatórios foram obtidos quando eram inoculados promastigotas de uma cepa virulenta recentemente isolada.

Este método profilático encontra séria resistência da comunidade científica devido às complicações que têm surgido em alguns pacientes que apresentam problemas dermatológicos, e outros que apresentam fenômenos de hipersensibilidade e/ou altos índices de infecção secundária.

Tratamento

Similar ao da leishmaniose tegumentar americana.

10

Leishmaniose Visceral Americana

Marilene Suzan Marques Michalick
Raul Rio Ribeiro
Sydnei Magno da Silva

Introdução

A leishmaniose visceral é uma doença causada por parasitos do complexo *Leishmania donovani* na África, na Ásia, na Europa e nas Américas. Na Índia é conhecida como Kala-Azar, palavra de origem indiana que em sânscrito significa "doença negra", e febre Dum-Dum. Na região do Mediterrâneo é chamada leishmaniose visceral infantil e na América Latina, leishmaniose visceral americana ou calazar neotropical.

A doença é crônica, grave, de alta letalidade se não tratada, e apresenta aspectos clínicos e epidemiológicos diversos e característicos, para cada região onde ocorre. Embora existam fármacos disponíveis com ação eficaz sobre os parasitos, a doença, segundo a Organização Mundial de Saúde (OMS) é responsável pela morte de milhares de pessoas em todo o mundo (cerca de 60.000 por ano), principalmente crianças, sendo classificada como a terceira enfermidade transmitida por vetores, mais relevante da atualidade.

A leishmaniose visceral ocorre em mais de 80 países nos quatro continentes, a maioria dos quais classificados como em desenvolvimento, onde existem cerca de 200 milhões de pessoas expostas ao risco de infecção. Estima-se uma incidência anual de 500.000 novos casos, dos quais cerca de 90% estão concentrados em Bangladesh, Brasil, Etiópia, Índia, Sudão do Sul e Sudão.

Os fatores de risco para o desenvolvimento da doença incluem a pobreza, a desnutrição, o uso de fármacos imunossupressores e drogas injetáveis ilícitas e a coinfecção com HIV.

A existência de conflitos político-sociais, gerando fortes correntes migratórias na África, e as grandes mudanças na economia mundial, determinantes do aumento da pobreza e da miséria das populações, inclusive no Brasil, têm contribuído para a emergência, reemergência e urbanização da leishmaniose visceral. Em consequência, as condições ambientais de transmissão têm determinado alterações nas características epidemiológicas clássicas da doença, comprometendo o esforço dos órgãos de saúde de muitos países, para o seu efetivo controle, nos diferentes ambientes.

Histórico

A primeira observação dos parasitos que causavam o calazar ocorreu na Índia, por Cunningham (1885), em indivíduos acometidos pela doença. Posteriormente, em 1903, o agente etiológico foi descrito quase simultaneamente por William Leishman e Charles Donovan. Leishman observou pequenos corpúsculos ovais, com 2-3 μm de diâmetro, em preparações obtidas de fragmento de baço de um soldado inglês que havia morrido de febre Dum-Dum, contraída em Calcutá, Índia. Ao mesmo tempo, Donovan demonstrou parasitos em aspirados esplênicos de uma criança indiana que apresentava febre irregular. Ainda em 1903, Laveran e Mesnil, considerando que o parasito associado ao calazar indiano fosse um piroplasma, nomeou-o *Piroplasma donovani.* Ross, nesse mesmo ano, criou o gênero *Leishmania,* denominando *Leishmania donovani* o agente etiológico do calazar. Em 1904, Rogers cultivou o protozoário em sangue citratado a 22°C e descreveu as formas flageladas. O parasito foi encontrado em cães pela primeira vez, na Tunísia, em 1908, por Nicolle e Comte. Já nessa época, os autores sugeriram o possível papel desses animais como reservatório do parasito. A coincidência da distribuição da leishmaniose visceral com *Phlebotomus argentipes* (Diptera: Psychodidae), apontada por Sinton, foi o suporte para que Theodor e Adler, em 1931, demonstrassem a transmissão do parasito pela picada de flebotomíneos em *hamsters*.

Na América do Sul, o primeiro caso foi relatado por Migone, em 1913 no Paraguai, em material de necrópsia de paciente que havia contraído a doença no estado do Mato Grosso, Brasil. Penna, em 1934, relatou a presença do parasito em lâminas de cortes histológicos de fígado, obtidos por viscerotomia *post mortem* de indivíduos oriundos das regiões Norte e Nordeste do Brasil e preparados para o diagnóstico anatomopatológico da febre amarela. Em seguida, Evandro Chagas e cols., entre 1936 e 1939, diagnosticaram o primeiro caso humano *in vivo*; demonstraram o parasito em cães; sugeriram o flebotomíneo *Lutzomyia longipalpis* como provável vetor e nomearam o parasito *Leishmania chagasi* (Cunha e Chagas, 1937) como agente etiológico do calazar neotropical.

A partir de 1953 e até 1965, a doença foi estudada em algumas regiões do país, principalmente no Nordeste, ficando demonstrado o seu caráter endêmico. Entre esses estudos destacam-se aqueles de Aragão, em 1953 (Sobral-Ceará), de Pessoa, em 1955 (Jacobina-Bahia), Martins e Brener, em 1956 (Minas Gerais), Deane, em 1956, e Alencar, em 1958 (Ceará). Deane e Alencar descreveram os principais aspectos epidemiológicos da doença no país, ao estudarem o papel de humanos, do cão e da raposa como reservatórios, na manutenção da endemia. Foi graças aos estudos desses pesquisadores em Sobral, no Ceará, que se iniciaram as primeiras campanhas governamentais para o reconhecimento das áreas endêmicas e o controle da leishmaniose visceral no Brasil.

Agente Etiológico

A leishmaniose visceral é causada, em todo o mundo, por parasitos do complexo *Leishmania donovani*, o qual reúne duas espécies (Capítulo 7):

- *Leishmania (Leishmania) donovani;*
- *Leishmania (Leishmania) infantum;*

A doença causada por cada uma das espécies do complexo *Leishmania donovani* tem aspectos clínicos e epidemiológicos diferentes. A Tabela 10.1 resume essas características.

Importância

A leishmaniose visceral ou calazar é uma doença infecciosa sistêmica, de evolução crônica, caracterizada por febre irregular de intensidade média e de longa duração, esplenomegalia e hepatomegalia, acompanhada de anemia, trombocitopenia, hipergamaglobulinemia e hipoalbuminemia. A linfoadenopatia periférica ocorre em alguns casos. O estado de debilidade progressiva contribui para a caquexia e o óbito, se o paciente não for submetido ao tratamento específico. Entretanto, há evidências de que muitas pessoas que contraem a infecção nunca desenvolvem a doença, ou se recuperam espontaneamente, ou ainda, mantendo o controle sobre a infecção, permanecem como assintomáticas.

Ao final do século passado, nos anos 1990, ocorreu franco processo de expansão das áreas endêmicas clássicas rurais, para as suburbanas e urbanas, acompanhado de números recordes de casos da doença. No Brasil, dados do Ministério da Saúde relatam a ocorrência média de aproximadamente 3.500 casos novos por ano, sendo que mais de 50% deles registrados em crianças menores de 10 anos, com tendência de aumento gradativo da letalidade na análise histórica. AIDS e outras condições imunossupressoras aumentam o risco de infecção por *Leishmania* e a coinfecção com HIV é extremamente grave por causa das dificuldades de diagnóstico e do tratamento das pessoas infectadas. Fatores diversos têm favorecido a expansão da epidemia de AIDS para as áreas suburbanas e rurais, onde há leishmaniose visceral endêmica, determinando o crescente aumento da superposição geográfica da distribuição das duas doenças.

Outro aspecto relevante nesse contexto é a associação de casos ao uso de drogas injetáveis, pelo hábito, entre alguns grupos de usuários, de compartilhar seringas e agulhas descartáveis. Este tipo de transmissão tem se expandido, principalmente para vários países da Europa, mudando o perfil epidemiológico clássico da transmissão, que passa a ocorrer na ausência do vetor e do reservatório canino.

Biologia

Ciclo Biológico

A morfologia das formas amastigota, promastigota e paramastigota de *L. infantum* é semelhante às outras espécies do gênero *Leishmania,* como descrito no Capítulo 7.

No hospedeiro vertebrado, as formas amastigotas de *L. infantum* são encontradas parasitando células do sistema mononuclear fagocitário (SMF), principalmente macrófagos. Os principais órgãos parasitados são os linfoides, como medula óssea, baço e linfonodos, e o fígado, os quais podem se apresentar densamente parasitados. Os parasitos ainda podem ser encontrados em outros órgãos e tecidos, como rins, intestino, pulmões e pele. Raramente, as amastigotas podem ser encontradas no sangue, no interior de monócitos, nos neutrófilos, na íris, na placenta e no timo.

No hospedeiro invertebrado, *Lutzomyia longipalpis,* o parasito é encontrado no intestino médio e anterior nas formas paramastigota, promastigota e promastigota metacíclica. O ciclo biológico de *Leishmania* está descrito no

Tabela 10.1
Espécies do Complexo *Leishmania (Leishmania) donovani* e Suas Características Epidemiológicas

Espécies	*Características*	*Foco de Maior Incidência*
L. (L.) donovani	Antroponose – Transmissão restrita aos seres humanos, responsável pelo calazar em pacientes de todas as idades e pela leishmaniose dérmica pós-calazar em adultos	Índia, Bangladesh, Nepal e leste da África
L. (L.) infantum	Zoonose – Ocasiona a forma visceral principalmente em crianças. Canídeos são os principais reservatórios (cão, chacal, raposas), encontrada ainda em outras espécies de animais (gambá, felinos e roedores)	Américas, região do mar Mediterrâneo, Europa, África e China

Capítulo 7. A infecção de *L. longipalpis* por *L. infantum* ocorre quando as fêmeas, hematófagas, cumprindo necessidade biológica (Capítulo 42), alimentam-se em hospedeiro vertebrado infectado e ingerem com o sangue, linfa, debris celulares, macrófagos e monócitos parasitados por formas amastigotas. No interior do intestino médio (estômago), rapidamente ocorre ruptura das células liberando as formas amastigotas que, após divisão binária, transformam-se em promastigotas arredondadas e de flagelo curto, que se dividem intensamente, ou alongadas com um flagelo longo e cujo processo de divisão é bem menos intenso. Quando a matriz peritrófica se rompe, entre 48 a 72 horas após o repasto alimentar, as formas promastigotas livres migram para o intestino anterior. Na válvula do estomodeu, no esôfago, na faringe e no cibário são encontradas: paramastigotas, fixadas ao epitélio pelo flagelo através de hemidesmossomos, em reprodução intensa; promastigotas longas com o flagelo também longo, em processo de multiplicação de pouca intensidade; e promastigotas curtas, dotadas de flagelo longo, ágeis na movimentação e que nunca foram vistas em processo de divisão. Essas últimas formas são identificadas como promastigotas metacíclicas e são infectantes para o hospedeiro vertebrado. A transmissão do parasito ocorre quando as fêmeas infectadas se alimentam em vertebrados suscetíveis. Durante a alimentação, a saliva de *L. longipalpis* é inoculada com as formas do parasito, incluindo as promastigotas metacíclicas. Dentre outros fatores, a presença do maxidilam, um dos mais potentes vasodilatadores conhecidos, parece ser muito importante para os eventos que se seguem na modulação da resposta imune, determinantes da infecção.

Para escapar ao ataque do sistema imunológico do hospedeiro vertebrado, as formas promastigotas metacíclicas são rapidamente internalizadas por células dendríticas locais e, mediante fagocitose via receptores, por células do SMF, principalmente os macrófagos. Dentro do fagossomo, no interior destas células, o parasito se diferencia em amastigota, fundamental para sua sobrevivência nesse ambiente, e inicia o processo de sucessivas divisões binárias. Quando os macrófagos estão densamente parasitados, rompem-se liberando as amastigotas que irão parasitar novos macrófagos. As células dendríticas são capazes de transportar amastigotas até os linfonodos mais próximos ao local da infecção, além de serem células apresentadoras de antígeno, estimulando os macrófagos para a fagocitose. Estudos sugerem a participação de neutrófilos nas fases iniciais de infecção por *Leishmania*. Embora a função desse tipo celular na infecção não esteja totalmente elucidada, é provável que os neutrófilos desempenhem um papel complexo na resposta imune contra o parasito, influenciando a "ligação" entre as respostas imunes adaptativa e adquirida do hospedeiro. Considerando que os neutrófilos são as primeiras células a chegar ao foco de lesão tecidual, é provável que fagocitem *Leishmania* no local de inoculação, proporcionando aos parasitos um "abrigo" celular transitório, porém seguro, prévio à entrada em macrófagos, onde se replicariam. O processo de transferência de parasitos viáveis do neutrófilo para o macrófago ainda não foi esclarecido e, provavelmente, envolve diferentes modos de entrada, dentre eles pela fagocitose de neutrófilos apoptóticos.

Mecanismos de Transmissão

O principal mecanismo de transmissão de *L. infantum* em condições naturais e de importância epidemiológica universal, ocorre por meio da picada da fêmea infectada de *L. longipalpis*. As formas promastigotas metacíclicas, movimentando-se livremente na probócide do vetor, são inoculadas no hospedeiro vertebrado durante o repasto sanguíneo. Em decorrência do intenso parasitismo, da secreção de proteofosfoglicanos pelas promastigotas (PSG – *Promastigote Secretory Gel*), e de enzimas produzidas pelos parasitos no intestino anterior do inseto, podem ocorrer bloqueio e lesão da válvula do estomodeu, provocando a regurgitação das promastigotas para a derme do hospedeiro vertebrado no momento da alimentação do flebotomíneo.

Outros mecanismos devem ser considerados em condições especiais:

Uso de Drogas Injetáveis

O compartilhamento de seringas e agulhas contaminadas, durante o uso de drogas injetáveis, foi demonstrado como mecanismo hábil para a transmissão da leishmaniose visceral. Estudos publicados pela OMS mostram que cerca de 80% dos casos de leishmaniose visceral, em portadores de HIV na Europa entre 1997 e 1999 ocorreram em usuários de droga injetável. Esta forma de transmissão é preocupante se considerarmos a ampla distribuição dos usuários de drogas em todos os continentes. Pelo menos para a população portadora de HIV, este mecanismo é importante do ponto de vista epidemiológico.

Transfusão Sanguínea

Embora seja pouco conhecida a real situação deste tipo de transmissão em todo o mundo, cerca de dez casos foram descritos na literatura. Os portadores de HIV e aqueles em uso contínuo de imunossupressores, como os transplantados, são novamente alvos de cuidado para a contaminação por meio deste mecanismo. Entretanto, acredita-se que o número de casos de leishmaniose visceral por transfusão sanguínea possa ser maior. A dificuldade de se estabelecer a real taxa de transmissão por transfusão, provavelmente decorre do fato de a maior parte dos casos ocorrerem em áreas endêmicas para a doença, onde a comprovação da transmissão exclusiva por transfusão é extremamente difícil de obter.

A OMS relata que 6% dos casos de coinfecção HIV/*Leishmania infantum* na Espanha foram adquiridos através da transfusão de sangue ou de seus derivados. Este processo de transmissão requer que o parasito esteja presente no sangue periférico do doador, e sobreviva ao processo de estocagem no banco de sangue.

A legislação brasileira de hemoterapia ainda não estabelece como rotina nos bancos de sangue a avaliação sorológica para *Leishmania*, no entanto a mesma classifica como doadores inaptos permanentes os indivíduos com histórico de leishmaniose visceral.

Outros Mecanismos

O registro da doença em áreas consideradas livres do vetor chama a atenção para a existência de outros mecanismos de transmissão. As transmissões congênitas e venéreas de *Leishmania* já foram documentadas, tanto em cães como em humanos, no entanto, são considerados eventos raros sem relevância epidemiológica. Acredita-se que a transmissão congênita possa ocorrer por meio de células do SMF parasitadas que atravessariam a placenta ou durante o contato do sangue materno com o neonato no momento do parto. Aproximadamente 12 casos de transmissão congênita de *Leishmania* em humanos estão registrados, incluindo dois ocorridos em Palmas, Tocantins.

A manipulação de formas do parasito em laboratório requer cuidados especiais de biossegurança para prevenir, principalmente, a autoinoculação acidental.

Relação Hospedeiro-Parasito

Imunidade

Os aspectos relacionados com a imunidade de humanos à infecção por *L. infantum* não se encontram claramente definidos. A partir de estudos *in vivo*, realizados em modelos murinos, e *in vitro*, em culturas de células, alguns mecanismos foram propostos para a evasão e sobrevivência do parasito em seus hospedeiros vertebrados.

Na infecção por *Leishmania* sabe-se que a multiplicação dos parasitos dentro dos macrófagos depende de mecanismos imunes regulatórios, como a capacidade da célula de prevenir a apoptose, estimular o complexo principal de histocompatibilidade classe II (MHC II), modular a expressão de citocinas do próprio macrófago e sua ação sobre os linfócitos T. A estimulação da produção de fator de formação de colônia de granulócitos e macrófago (GM-CSF) parece ser também um dos mecanismos de controle de apoptose.

Estudos realizados em modelos murinos demonstraram que, na modulação da resposta imune, macrófagos parasitados e outras células apresentadoras de antígeno (APC) apresentam antígenos de *Leishmania* aos linfócitos T do tipo $CD4^+$. Estes linfócitos são estimulados a produzir citocinas e, dependendo do perfil estimulado, ocorre o desenvolvimento de subpopulações de linfócitos TH (T *helper*) que podem proporcionar dois tipos de resposta. Na resposta do tipo 1, TH secreta grande quantidade de INF-γ associado à produção de citocinas pró-inflamatórias e à capacidade do hospedeiro em controlar a infecção, enquanto na resposta do tipo 2, ocorre a produção de grande quantidade de IL-4 associada a citocinas estimuladoras de plasmócitos para a produção de anticorpos correlacionadas com a evolução da doença. A indução preferencial das células para a resposta tipo 1 ou 2 depende de alguns fatores, como a dose infectante, o mecanismo de apresentação pela APC, a via de inoculação e o padrão genético do hospedeiro. Algumas das citocinas produzidas pela resposta de ambos os tipos possuem caráter regulador, favorecendo ou inibindo a expansão celular de um ou outro grupo.

A leishmaniose visceral é caracterizada pela incapacidade do macrófago em destruir as amastigotas. Nos doentes, tem sido observada a produção de níveis elevados de IL-10. O aumento de IL-10, sinérgico com IL-4, parece ser fundamental na progressão da doença, uma vez que ambas as citocinas são capazes de inibir a ativação de macrófagos pelo INF-γ produzido pelas células $TCD4^+$, a transcrição do TNF-α e a produção de H_2O_2, dentre outros.

A produção de anticorpos, principalmente IgG, é muito elevada. Entretanto, como a ativação de linfócitos B é policlonal, a maioria das imunoglobulinas é inespecífica. A presença de anticorpos específicos contra *Leishmania* é importante, principalmente para o diagnóstico.

Esses eventos perpetuam a infecção, tornando a doença progressiva e eventualmente letal, se não controlada. O curso da infecção é dependente, ainda, da capacidade do hospedeiro em estabelecer uma resposta imune mediada por células. Indivíduos assintomáticos ou pós-tratamento apresentam resposta celular evidenciada pela reação de hipersensibilidade tardia positiva para antígenos do parasito, o teste de Montenegro. Após a terapêutica específica, os níveis de anticorpos diminuem drasticamente.

Patogenia

Leishmania infantum é um parasito de células do SMF, principalmente do baço, do fígado, do linfonodo e da medula óssea. Entretanto, nas fases mais avançadas da doença são raros os órgãos onde não se encontra o parasito.

A pele é a porta de entrada para a infecção. A inoculação das formas infectantes é acompanhada da saliva do inseto vetor, que é rica em substâncias com atividade inflamatória. Esta atividade é muito importante para o aumento de células fagocitárias neste local e crucial para a instalação da infecção. Alguns indivíduos podem desenvolver uma lesão no local do repasto sanguíneo do vetor, principalmente nas infecções por *L. donovani*. Quando ocorre, esta lesão é transitória e representada por reação inflamatória que determina a formação de um nódulo, o leishmanioma. No entanto, na infecção por *L. infantum,* o local da inoculação dos parasitos normalmente é marcado por uma pequena reação inflamatória, atribuída principalmente aos componentes da saliva do inseto transmissor. O processo pode evoluir para a cura espontânea ou, a partir da pele, ocorrer a migração dos parasitos, principalmente para os linfonodos mais próximos, e em seguida para as vísceras.

Nas vísceras, os parasitos induzem uma infiltração focal ou difusa de macrófagos não parasitados, além de infiltrado de linfócitos e células plasmáticas, com focos de plasmacitogênese. As alterações mais importantes ocorrem nos tecidos esplênico, hepático, sanguíneo, pulmonar e renal.

A disseminação de *Leishmania* ocorre pelas vias hematogênica e linfática. *Leishmania infantum* raramente tem sido encontrada no sangue periférico de humanos considerados imunocompetentes, no entanto, o encontro de parasitos no sangue é mais comum em reservatórios, como cães ou raposas. A patogenia da doença é determinada por múltiplos fatores que envolvem os hospedeiros e o parasito, entre outros são conhecidos os genéticos, determinantes da suscetibilidade para a infecção e para a cura, e o estado imunológico e nutricional do indivíduo.

Alterações Esplênicas

Esplenomegalia é o achado mais importante e frequente no calazar. Na fase inicial da doença, a esplenomegalia pode não ocorrer ou ser pouco acentuada, mas na doença estabelecida e crônica torna-se uma característica invariável. Ao corte, o órgão apresenta superfície vermelha amarronzada e o tecido friável e congesto. Podem ser identificadas áreas de infarto. A cápsula é espessa e mostra áreas de inflamação. Ocorre hiperplasia e hipertrofia das células do SMF, os macrófagos e as células plasmáticas podem ser observados densamente parasitados, nas polpas branca e vermelha. Na polpa branca, no entanto, o parasitismo é menos intenso e há diminuição da população de células em áreas T dependentes.

Alterações Hepáticas

Hepatomegalia é outra característica marcante no calazar. O órgão mantém consistência firme e ocasionalmente mostra congestão passiva. Ocorre hiperplasia e hipertrofia das células de Kupffer, em geral densamente parasitadas, concomitantemente com a presença de infiltrado difuso, intraparenquimal, de células plasmáticas e linfócitos. Podem ser observadas fibroses septal e portal, leves ou moderadas, ao longo do infiltrado inflamatório. A deposição de material hialino, PAS positivo, no espaço de Disse é um achado comum e associado ao espessamento reticular e áreas de fibrose intralobular (fibrose de Rogers). Hiperplasia regenerativa nodular difusa tem sido relatada em casos de associação HIV/*Leishmania.* Estas alterações contribuem possivelmente para a grave disproteinemia que ocorre em pacientes com calazar. Os baixos níveis de albumina associados a fatores vasculares locais podem levar à formação de edema dos membros inferiores.

Alterações no Tecido Hemocitopoético

A medula óssea é em geral encontrada com hiperplasia e densamente parasitada. A eritropoiese e a granulopoiese são normais no início do processo infeccioso. Durante as fases mais adiantadas da infecção, ocorre desregulação da hematopoiese, caracterizada pela diminuição da produção celular, com reflexo no quadro hematológico em períodos sucessivos: a) hiperplasia no setor histiocitário; b) hipoplasia no setor formador de sangue e, por fim, c) aplasia.

A anemia, normalmente normocítica e normocrômica, representa uma alteração grave e importante nos indivíduos doentes. As contagens de eritrócitos nesses casos são muito baixas, geralmente entre 2 e 3 milhões/mm^3 de sangue. Entre os mecanismos envolvidos na anemia estão a eritrofagocitose esplênica e a eritrólise, que podem ser imunologicamente mediadas. Na contagem diferencial de leucócitos é comum a ausência de eosinófilos e basófilos e, marcadamente reduzida, a presença de neutrófilos, caracterizando a leucopenia. A contagem absoluta de linfócitos e monócitos é usualmente baixa, porém, em termos percentuais, a contagem total é alta. As plaquetas também estão diminuídas nos quadros graves e letais, o que facilita a gênese de hemorragias.

Verifica-se plasmocitose, embora no sangue periférico a ocorrência de níveis baixos de linfócitos B seja comum, provavelmente pelo sequestro destas células produtoras de imunoglobulinas nos órgãos linfoides.

Alterações Renais

As formas amastigotas de *Leishmania* são raramente visualizadas nos rins, mesmo com a utilização de colorações mais específicas. A principal alteração renal está relacionada com a presença de imunocomplexos circulantes. Em muitos casos ocorre glomerulonefrite proliferativa e nefrite intersticial. A deposição de imunocomplexos, além do complemento e do fibrinogênio, na matriz mesangial determina um quadro de glomerulonefrite mesangioproliferativa.

As lesões renais dão origem a distúrbios na função do órgão, tais como a perda de albumina na urina (albuminúria) que ocorre em cerca de 50% dos pacientes no Brasil, e elevados níveis de creatinina, ureia e hematúria registrados nos casos terminais. Após tratamento eficaz, estas alterações em geral são revertidas e o órgão retorna à sua função normal.

Alterações dos Linfonodos

Os linfonodos encontram-se geralmente aumentados. Ocorre reatividade nos centros germinativos dos folículos linfoides, reflexo do aumento na celularidade perifolicular. Na zona paracortical há depleção de células T e presença de plasmócitos e macrófagos parasitados. A presença destes plasmócitos explica, em parte, a hipergamaglobulinemia durante a infecção.

Alterações Pulmonares

Nos pulmões pode ser observada pneumonite intersticial com o espessamento dos septos pulmonares, em razão de tumefação endotelial e proliferação das células septais, às vezes com fibrose septal, e de linfócitos e células plasmáticas. As amastigotas são raras ou ausentes no pulmão. Estudos mostraram a associação entre a pneumonite intersticial e a presença de material antigênico de *Leishmania* nos septos alveolares. Como resultado do envolvimento pulmonar, os pacientes apresentam como principal sintoma a tosse seca.

Em consequência desse quadro de pneumonia intersticial associada a infecções secundárias, o paciente pode desenvolver broncopneumonia, que é uma importante causa de óbito na doença.

Alterações no Aparelho Digestivo

Há, com frequência, excessiva proliferação de células do SMF, especialmente no jejuno e íleo, com presença de amastigotas. Ocorrem edema e alongamento das vilosidades, sem ocorrência de alterações na arquitetura da mucosa e dos vasos linfáticos.

Alterações Cutâneas

As alterações cutâneas mais frequentes são descamação e queda de cabelos. Os parasitos podem, por vezes, ser encontrados na pele normal de pacientes infectados com *L. infantum*. Nos locais onde o calazar é uma antroponose causada por *L. donovani*, como a Índia e algumas regiões da África, os parasitos estão presentes em maior proporção na pele dos indivíduos infectados/doentes. Nesses países são relatados, ainda, casos de intenso parasitismo cutâneo, associado a lesões nodulares, a leishmaniose dérmica pós-calazar (LDPC).

Quadro Clínico

A doença pode ter desenvolvimento abrupto ou gradual. Os sinais clínicos sistêmicos típicos estão associados à febre intermitente (Figura 10.1), palidez de mucosas, esplenomegalia, presença ou não de hepatomegalia e progressivo emagrecimento com enfraquecimento geral do paciente. Na Tabela 10.2 são apresentados os principais sinais e sintomas, e a frequência com que eles ocorrem em crianças. A tosse não produtiva, a diarreia e a dor abdominal são queixas registradas na fase aguda da infecção. Com a evolução da doença, o paciente pode apresentar progressivamente, anemia, epistaxe, hemorragia gengival, edema, icterícia e ascite, sendo que a anorexia e a desnutrição aumentam sua debilidade física. Nesses pacientes, o óbito pode ser decorrente do parasitismo, porém geralmente é determinado pelas hemorragias e infecções oportunistas intercorrentes. As hemorragias digestivas e a icterícia são sempre indicadoras de gravidade.

A evolução clínica desfavorável de pacientes com leishmaniose visceral e o risco de morte estão associados a determinadas características do quadro clínico, como a idade, a ocorrência de hemorragias, a presença de comorbidades e as complicações decorrentes de infecções secundárias. Mediante a avaliação de fatores de risco, é possível identificar entre os pacientes com diagnóstico suspeito ou confirmado, os casos considerados graves ou que tenham maior probabilidade de evoluir para condição de gravidade. O Ministério da Saúde recomenda que em pacientes com idade entre 0,5-1 ano ou 50-65 anos os casos com: suspeita de infecção bacteriana, recidivas ou reativações, quadros clínicos com presença de febre há mais de 60 dias, diarreia, vômitos ou edema localizado, devem ser entendidos como motivo de alerta para a gravidade da doença. Os pacientes com menos de 6 meses ou mais de 65 anos de idade, com evidências de icterícia, fenômenos hemorrágicos, edema generalizado, sinais de

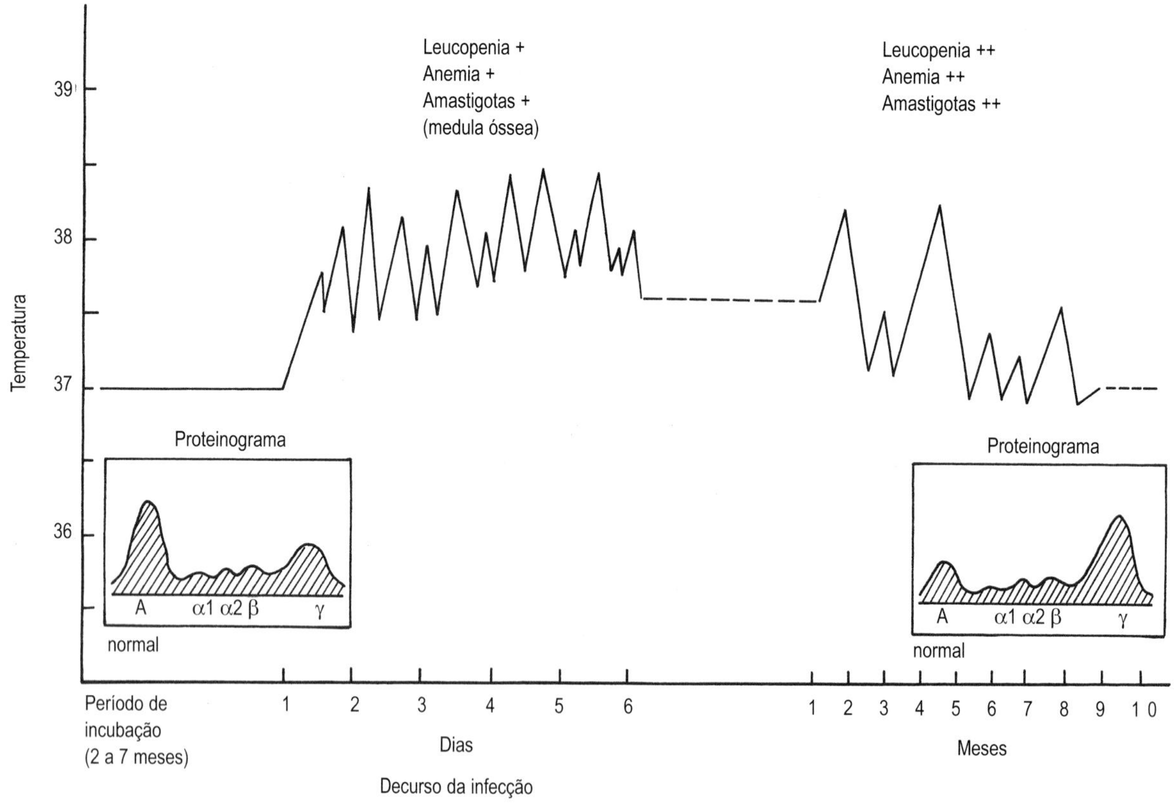

FIGURA 10.1. Curso evolutivo do calazar humano crônico. Após período de incubação variável, registra-se febre com dois a três picos diários, acompanhada de discretas alterações hematológicas e presença de amastigotas na medula óssea. As proteínas do soro estão em níveis normais. Com a evolução da doença, acentuam-se as alterações hematológicas e permanece o parasitismo na medula óssea. Nesse momento, a análise do proteinograma revela diminuição dos níveis séricos de albumina (hipoalbuminemia), hipergamaglobulinemia e, consequente, inversão na relação albumina/globulina sérica.

Tabela 10.2 Frequência de Sinais Clínicos e Sintomas em Pacientes Infantis com Leishmaniose Visceral Crônica*	
Sinais Clínicos e Sintomas	**%**
Esplenomegalia	99
Febre	95
Hepatomegalia	90
Palidez	85
Anemia	98
Perda de peso	90
Dor abdominal	50
Tosse	40
Edema	40
Aumento de linfonodos	35
Anorexia	30
Epistaxe	30
Diarreia	15

**Dados médios compilados de várias fontes.*

toxemia ou desnutrição grave, bem como o registro de qualquer comorbidade, inclusive infecção bacteriana, devem ser considerados como de alto risco para a evolução ao óbito. Recomenda-se nesses casos de alerta ou graves a realização de medidas profiláticas e terapêuticas especiais, conduzidas em hospital de referência, com a finalidade de reduzir a letalidade.

A doença abrupta tem se mostrado preocupante, principalmente em pacientes portadores de HIV, diabéticos e outras patologias crônicas que contribuem para que o óbito ocorra, antes que os principais sinais clínicos e sintomas sejam desenvolvidos.

A relação parasito/hospedeiro no calazar assume caráter espectral, de maneira que é possível resultar em diversas formas clínicas, que podem variar desde uma forma silenciosa assintomática, (também considerada subclínica ou oligossintomática), para uma forma aguda ou até a forma crônica de evolução clássica.

Forma Assintomática

Os indivíduos podem desenvolver sintomatologias pouco específicas, que se manifestam por febre baixa recorrente, tosse seca, diarreia, sudorese, prostração e apresentar cura espontânea ou manter o parasito, sem nenhuma evolução clínica por toda a vida. O diagnóstico pode ser acidental ou epidemiológico. Acredita-se que esta represente a maior parcela da população infectada em área endêmica. O equilíbrio apresentado por estes indivíduos pode, entretanto, ser rompido pela desnutrição ou por um estado imunossupressivo, como na AIDS, ou pela infecção por HIV, por diabetes, tuberculose ou decorrente do uso de fármacos imunossupressores pós-transplante. Aparentemente esta ruptura no equilíbrio parasito/hospedeiro é induzida pela quebra da barreira funcional dos linfonodos acompanhada de aumento da prostaglandina E com elevação dos níveis de IL-10.

Forma Aguda

Corresponde ao período inicial da doença. Observam-se febre alta, palidez de mucosas e hepatoesplenomegalia discretas. A evolução em geral não ultrapassa 2 meses. Muitas vezes o paciente apresenta tosse e diarreia. Clinicamente, é confundida com febre tifoide, malária, esquistossomose, doença de Chagas aguda, toxoplasmose aguda, histoplasmose, entre outras doenças febris agudas que apresentam hepatoesplenomegalia. Os pacientes apresentam altos títulos de IgG anti-*Leishmania.* O parasitismo é mais frequente no baço, no fígado e, menos intenso, na medula óssea.

Forma Sintomática Crônica ou Calazar Clássico

Forma de evolução prolongada, também chamada período de estado, caracterizada por febre irregular e associada ao contínuo agravamento dos sintomas. O emagrecimento é progressivo e conduz o paciente para a desnutrição proteico-calórica, caquexia acentuada, mesmo com apetite preservado. A hepatoesplenomegalia associada à ascite determina o aumento do abdome (Figura 10.2). É comum edema generalizado, dispneia, cefaleia, dores musculares, perturbações digestivas, epistaxe e retardo da puberdade.

Uma vez que o calazar é uma doença de caráter debilitante e imunossupressivo, as infecções bacterianas secundárias ou oportunistas são especialmente importantes na determinação do óbito. São infecções comuns:

- pneumonia e broncopneumonia, favorecidas provavelmente pelas alterações intersticiais pulmonares;
- tuberculose, de forma particularmente fulminante;
- diarreia e disenteria, principalmente como última complicação fatal. Embora amastigotas sejam encontradas nas lesões intestinais, a disenteria é geralmente atribuída à amebíase e/ou shigelose;
- otite média, gengivite, estomatite e *cancrum oris*;
- infecções concomitantes por *Plasmodium* ou *Schistosoma*, nas áreas onde há concomitância de distribuição destas endemias;

A leishmaniose visceral é considerada infecção oportunista para indivíduos portadores de HIV ou com AIDS.

Leishmaniose Dérmica Pós-calazar

A leishmaniose dérmica pós-calazar (LDPC) é uma manifestação cutânea da leishmaniose atribuída à *L. donovani,* que ocorre após o tratamento da forma visceral. Os casos de LDPC são relatados, principalmente, em pacientes no subcontinente indiano e no leste da África, especial-

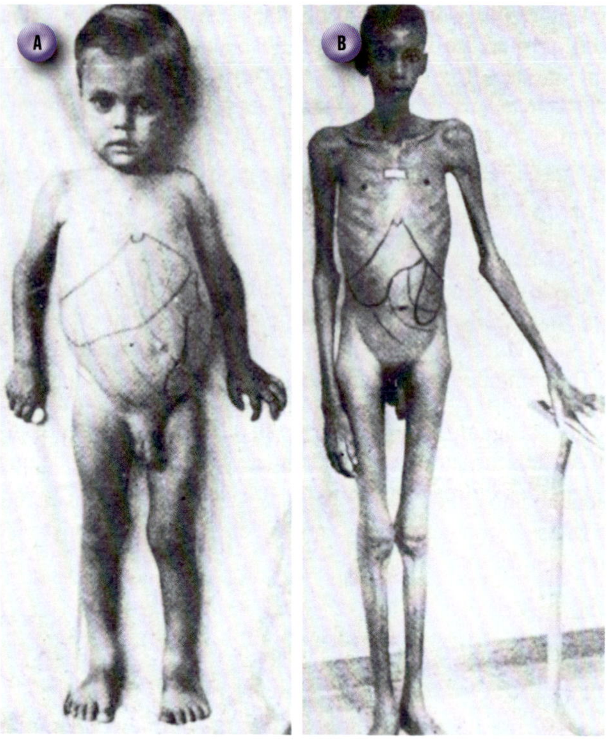

FIGURA 10.2. Leishmaniose visceral (calazar): **A)** Criança aos 8-10 meses de infecção: hepatoesplenomegalia e distensão abdominal típica; **B)** paciente em fase adiantada, caquético e com hepatoesplenomegalia. (Fotos gentilmente cedidas pelo Prof. Jayme Neves - Diagnóstico e Tratamento das Doenças Infectuosas e Parasitárias. Ed. Guanabara Koogan, 2ª edição, 1983).

mente na Índia, em Bangladesh, no Nepal, no Sudão, na Etiópia, no Quênia e na Somália, havendo diferenças regionais na manifestação do quadro clínico. No leste da África a frequência de LDPC é maior, e ocorre em até 50% dos casos de calazar, enquanto no subcontinente indiano os relatos estão em cerca de 10%. A LDPC se manifesta normalmente de 6 meses a 5 anos após a cura clínica do calazar acometendo crianças e adultos igualmente. No Sudão é comum ocorrer concomitantemente com a doença visceral. Provoca lesões da pele, que têm aparência variada e são caracterizadas pelo aparecimento de áreas com hipopigmentação, pápulas ou máculas e, às vezes, nódulos, localizados principalmente na face, no tronco e nos membros.

Embora o parasitismo cutâneo seja intenso, a medula óssea e as vísceras geralmente estão negativas e não há febre ou outro sinal de envolvimento visceral. As lesões podem levar meses ou anos para desaparecerem e o tratamento pode ser prolongado. No Sudão, no entanto, o tratamento não é rotina, já que a maioria dos casos (85%) apresenta cura espontânea no prazo de 1 ano. Do ponto de vista epidemiológico, os pacientes com LDPC participam do ciclo de transmissão, desempenhando papel importante, especialmente, durante os intervalos epidêmicos, quando contribuem para a manutenção do ciclo do parasito. A etiologia da LDPC é ainda incompreendida, mas há cada vez mais evidências que se trate, em grande parte, de um evento mediado pela resposta imune. A presença concomitante de lesões nodulares na pele de pacientes com leishmaniose visceral causada por *L. infantum* é rara, porém já foi descrita, em especial, nos pacientes coinfectados com HIV, incluindo alguns relatos de caso no Brasil.

Diagnóstico

A rotina do diagnóstico da leishmaniose visceral baseia-se nos sinais clínicos e sintomas, em parâmetros epidemiológicos, achados hematológicos e bioquímicos, e na detecção de anticorpos anti-*Leishmania*. A confirmação do diagnóstico é realizada pelo encontro do parasito em amostras biológicas do paciente. A associação de métodos moleculares como a reação em cadeia da polimerase (PCR), que amplificam sequências específicas do DNA do parasito, tem permitido melhor sensibilidade, qualidade e rapidez ao diagnóstico.

Diagnóstico Clínico

Baseia-se nos sinais clínicos e sintomas apresentados pelos pacientes associados à história de residência em área endêmica. Entretanto, é preciso atenção especial para outras doenças que apresentam sintomatologia semelhante, como malária, toxoplasmose, brucelose, tuberculose e esquistossomose, principalmente em áreas onde ocorre superposição na distribuição das doenças.

Nos pacientes com AIDS, portadores do vírus HIV, de doenças malignas como linfomas e lúpus eritematoso sistêmico, de doenças crônicas como diabetes, e naqueles submetidos a transplantes de órgãos em uso de fármacos contra a rejeição, os sinais e sintomas do calazar podem ser alterados, de forma que as manifestações clínicas não mantenham as suas características. Em particular, nos pacientes com AIDS, os sintomas mais relatados são as lesões de pele, manifestações hemorrágicas gastrointestinais e respiratórias, por vezes, na completa ausência de febre e esplenomegalia.

Diagnóstico Laboratorial

- Pesquisa do Parasito

O diagnóstico parasitológico baseia-se na observação direta do parasito em preparações de material obtido de aspirado de medula óssea, baço, fígado e linfonodo, mediante a confecção de esfregaços em lâmina de vidro, corados pelo Giemsa ou Panótico Rápido®, isolamento em meio de cultura NNN (Novy, Nicolle e McNeal) LIT (Liver Infusion Tryptose), NNN/LIT, Schneider (Schneider's Insect Medium), dentre outros, ou inoculação em animais de laboratório (*hamster* e camundongos como BALB/c). Quando obtidos por biópsia, podem ser elaborados cortes histológicos de fragmentos dos órgãos para a pesquisa do parasito por meio de análise imuno-histoquímica ou histopatológica convencional.

A punção de medula óssea é considerada uma técnica simples que representa pouco risco para o paciente. No adulto, é realizada no osso do esterno, no nível do segundo espaço intercostal, e como segunda escolha na crista ilíaca.

Em crianças menores de 2 anos, recomenda-se a superfície medial da diáfise proximal da tíbia. A sensibilidade da técnica encontra-se em torno de 60-70%. O cultivo do conteúdo do aspirado pode melhorar esta sensibilidade e dar maior segurança para o diagnóstico, entretanto raramente é usado na rotina da prática clínica, pois a multiplicação dos parasitos pode levar dias ou semanas.

A biópsia hepática oferece resultados questionáveis, em virtude da menor densidade de parasitos no órgão. Embora a punção aspirativa esplênica seja o método que oferece maior sensibilidade (90-98%), a natureza da técnica proporciona riscos ao paciente, podendo levar à ruptura do órgão e a hemorragias fatais. Por serem métodos de risco e invasivos, tendem a ser substituídos.

A pesquisa de sequências específicas do DNA de *Leishmania* em amostras biológicas pela PCR está disponibilizada na prática da patologia clínica para o diagnóstico da leishmaniose visceral, em diferentes centros. Com base na alta sensibilidade e especificidade da técnica, seu uso é possível em grande variedade e pequena quantidade de material biológico incluindo sangue periférico, o que torna o diagnóstico menos dependente de intervenções invasivas.

Métodos Imunológicos

Uma característica marcante do calazar é a presença de hipergamaglobulinemia, decorrente da expansão policlonal de linfócitos B, que caracteriza a resposta imune adaptativa, com grande produção de anticorpos inespecíficos, principalmente IgG e IgM.

Os altos níveis de anticorpos produzidos pelos pacientes permitem a aplicação de uma variedade de técnicas sorológicas para o diagnóstico. Os testes apresentam sensibilidade e especificidade variáveis, entretanto devem ser a escolha imediata diante de suspeita clínica da doença, principalmente, por serem menos invasivos e apresentarem menor risco para o paciente.

Sua aplicação no diagnóstico em pacientes imunossuprimidos requer cuidado na interpretação de resultados. Devido à ausência de clones de linfócitos T, capazes de determinar a estimulação de linfócitos B e dependendo do momento da infecção, o paciente imunossuprimido pode não apresentar títulos de anticorpos e, consequentemente, os resultados podem ser conflitantes ou duvidosos.

O diagnóstico sorológico pode, em algumas circunstâncias, ser aplicado no controle da resposta terapêutica. Entretanto, como controle de cura, os resultados devem ser cuidadosamente analisados e interpretados.

As técnicas sorológicas aplicadas podem ser inespecíficas, só avaliando a presença da hipergamaglobulinemia, como a reação de formol-gel, que mostra como resultado a precipitação e a gelificação das proteínas do soro de pacientes, quando em contato com o formaldeído. Porém, os testes que identificam IgG, suas frações e IgM, dirigidos contra o parasito, são os mais utilizados. No Brasil, as técnicas disponibilizadas nos Lacens (Laboratório Central de Saúde Pública do Estado) para pesquisa de anticorpos anti-*Leishmania* são a reação de imunofluorescência indireta (RIFI) e o teste rápido imunocromatográfico.

• Reação de Imunofluorescência Indireta (RIFI)

Utiliza como antígeno formas promastigotas fixadas em lâmina. Trata-se de método de simples execução e que apresenta uma sensibilidade alta na detecção de casos de leishmaniose visceral, porém apresenta reações cruzadas com outros tripanosomatídeos causadores de infecção humana, como leishmaniose tegumentar e doença de Chagas, além de malária, esquistossomose e tuberculose pulmonar. A reação cruzada representa uma das principais limitações da técnica. Entretanto, no calazar, os títulos de anticorpos são muito mais altos durante a doença. É o teste mais usado, inclusive na avaliação da resposta à terapêutica. Para o diagnóstico humano, reações positivas, em diluição igual ou superior a 1:80, são considerados resultados confirmatórios para leishmaniose visceral, desde que excluídos outros diagnósticos.

• Teste Rápido Imunocromatográfico

Trata-se de métodos sensíveis, específicos, de rápida execução (5-10 min) e interpretação visual das reações, o que possibilita seu emprego em condições de campo. Baseiam-se na avaliação de pequeno volume da amostra sanguínea, de plasma ou de soro de paciente suspeito por meio de plataformas imunocromatográficas. Os testes rápidos recomendados pelo Ministério da Saúde para o diagnóstico da leishmaniose visceral no Brasil (TRALd®, IT-LEISH®, Kala-Azar Detect®) utilizam antígeno recombinante como o rK39, o qual reconhece anticorpos específicos anti-*Leishmania* do complexo *donovani*. O acréscimo de outro antígeno recombinante (rK26) ao teste TRALd proporcionou aumento da sensibilidade, permitindo o diagnóstico de indivíduos assintomáticos, não reagentes ao rK39.

A adoção de teste rápido imunocromatográfico rK39 pelo Ministério da Saúde tem contribuído para a redução da letalidade mediante o diagnóstico e o tratamento precoce dos casos. Como o resultado positivo em testes imunocromatográficos que utilizam antígenos recombinantes é considerado confirmatório, permite para os casos clinicamente suspeitos o início imediato do tratamento. Entretanto, a recomendação para os serviços de saúde é, quando possível, de usá-lo em conjunto com outras técnicas diagnósticas.

• Ensaio Imunoenzimático (ELISA)

Trata-se de metodologia que permite o processamento de grande número de amostras em curto espaço de tempo. Os antígenos utilizados são solúveis e o teste apresenta alta sensibilidade na detecção de casos de calazar. Contudo, podem mostrar reações cruzadas com outros tripanosomatídeos. Este problema é solucionado com o emprego de antígenos purificados e recombinantes. Dentre os antígenos purificados, as proteínas de superfície presentes na membrana do parasito apresentam grande perspectiva de uso, como recombinantes ou peptídeos sintéticos. Algumas variações do teste são utilizadas na pesquisa de anticorpos e/ou antígenos do parasito, dentre elas, o DOT-ELISA, o FAST-ELISA e ELISA-FML.

Métodos Moleculares

Diversas técnicas permitem o diagnóstico molecular a partir da amplificação de sequências específicas do DNA do parasito extraído das mais distintas amostras biológicas provenientes do paciente: como aspirados de medula óssea, baço ou linfonodos, fragmentos de pele ou mucosa, sangue periférico total, sangue coletado em papel-filtro, tecido incluído em parafina e outras.

Apresentando alta sensibilidade e especificidade, a PCR, que amplifica sequências do DNA presente no cinetoplasto do parasito, é a metodologia mais empregada no diagnóstico, sendo possível seu uso no monitoramento terapêutico e em estudos epidemiológicos. A PCR quantitativa em tempo real (qPCR) é uma técnica recente que permite o contínuo monitoramento da amplificação de sequências de DNA do parasito, enquanto a reação ocorre. Com isto, obtém-se com precisão e reprodutibilidade o número de cópias da sequência-alvo, e consequentemente a carga parasitária presente em determinada amostra. Há ainda, a disponibilidade de outras técnicas como métodos de hibridização de DNA e a reação em cadeia da polimerase-transcriptase reversa (RT-PCR) para detecção de RNA.

Outros Testes

Considerando o aumento das globulinas, associado à perda de albumina que ocorre no calazar, a relação albumina/globulina pode ser acompanhada por meio da eletroforese de proteínas séricas. A curva do teste tende a se reverter para a normalidade diante da boa resposta à terapêutica específica. Entretanto, por ser inespecífica, a análise da relação albumina/globulina sérica deve ser feita em conjunto com outras técnicas diagnósticas, como a sorologia.

A intradermorreação de Montenegro, também conhecida por leishmanina ou teste de Montenegro, mede a imunidade mediada por células (Capítulo 8). O fato de ser sempre negativa durante o período de estado da doença impede seu uso no diagnóstico. Após a cura terapêutica, cerca de 6 meses a 3 anos, o teste torna-se positivo.

Tratamento

Quimioterapia – Tratamento Específico

O arsenal terapêutico contra a leishmaniose visceral é limitado. Os antimoniais pentavalentes (Sb^{5+}), antimoniato de N-metil glucamina (Glucantime®) e estibogluconato sódico (Pentostam®), são a primeira opção terapêutica na maioria dos países. No Brasil, o fármaco de escolha é o Glucantime®, que é de distribuição gratuita e controlada pela rede de saúde pública.

O Ministério da Saúde recomenda a dose de 20 mg de Sb^{5+}kg/dia, por via endovenosa ou intramuscular, obedecendo ao limite máximo diário de 2 a 3 ampolas do produto, durante 20 dias, ou no máximo por 40 dias.

No Brasil, segundo o Ministério da Saúde, não existe documentação da presença de cepas de *L. infantum* resistentes aos antimoniais, em testes *in vitro*. Em caso de recidiva é recomendado um segundo tratamento com a mesma dose, porém com duração mais prolongada (40 dias no máximo), antes de considerar o caso como refratário e utilizar esquemas terapêuticos alternativos. Neste caso, as formulações lipossomais de anfotericina B são os produtos indicados, com a recomendação de uso sob regime hospitalar.

As formulações lipossomais de anfotericina B foram desenvolvidas com o objetivo de reduzir a toxicidade do fármaco e aumentar sua eficácia terapêutica, sendo encontradas no mercado nas seguintes apresentações: anfotericina B lipossomal (Ambisome®), anfotericina B em dispersão coloidal (Amphotec®) e anfotericina B em complexo lipídico (Abelcet®). O custo elevado desses sistemas de transporte de fármacos dificulta sua aplicação na rotina médica. No entanto, com base em resultados clínicos preliminares que demonstraram maior toxicidade da anfotericina B, quando comparado com a anfotericina B lipossomal e com o antimoniato de N-metil glucamina, o Ministério da Saúde ampliou a indicação de uso da formulação lipossomal em pacientes diagnosticados com calazar. A anfotericina B lipossomal, que já era indicada para três grupos prioritários (pessoas com idade inferior a 1 ano e acima dos 50 anos, pacientes com insuficiência renal e transplantados cardíacos, renais e hepáticos), passou a ser a medicação de primeira escolha para pacientes com leishmaniose visceral que atendam pelo menos a um dos critérios a seguir:

- Gestantes;
- Idade menor que 1 ano;
- Insuficiência hepática ou cardíaca;
- Intervalo QT corrigido no exame eletrocardiográfico maior que 450 milissegundos (ms);
- Uso concomitante de medicamentos que alteram o intervalo QT;
- Hipersensibilidade a medicamentos utilizados para o tratamento do calazar;
- Infecção pelo HIV, comorbidades ou uso de medicação que comprometa a imunidade;
- Falha terapêutica ao antimoniato de N-metil glucamina ou a outros medicamentos;
- Escore de gravidade: clínico ≥ 4 ou clínico-laboratorial ≥ 6 (Ministério da Saúde, 2011).

Vale ressaltar que, com exceção das situações descritas acima, o Ministério da Saúde continua indicando o uso do antimoniato de N-metil glucamina como primeira escolha para o tratamento da doença.

Até pouco tempo, todos os medicamentos disponíveis para o tratamento das leishmanioses eram injetáveis, o que muitas vezes determinava o abandono do tratamento pelo paciente. A miltefosina (hexadecilfosfocolina), inicialmente desenvolvida para terapia antineoplásica, foi o primeiro fármaco oral efetivo para o tratamento das leishmanioses. Na Índia, o tratamento oral da leishmaniose visceral apresentou 95% de cura, quando a miltefosina foi administrada na dose de 100 mg/dia, durante 28 dias. Segundo a OMS, a dose recomendada é de 2,5 mg/kg/dia para crianças até 12 anos, 100 mg/dia em pacientes pesando entre 25-50 kg e 150 mg/dia em pacientes acima de 50 kg, durante 28 dias. Sua desvantagem encontra-se no fato de apresentar meia-vida prolongada, o que pode favorecer o aparecimento de resistência.

Recentemente, a paromomicina (aminosidina), um antibiótico da classe dos aminoglicosídeos, foi introduzida para o tratamento do calazar indiano e no oeste da África, com relatos de 95 e 85% de cura, respectivamente, quando usado na dose de 15-20 mg/kg por 21 dias. Mesmo promissora, ainda não é utilizada na rotina do tratamento da leishmaniose visceral no Brasil.

Independentemente do protocolo terapêutico, os critérios de cura são clínicos e devem ser observados os seguintes aspectos: curva térmica normal, redução da hepatoesplenomegalia e melhora nos parâmetros hematológicos. O retorno à normalidade do proteinograma e a redução dos títulos de anticorpos são gradativos e lentos. O estado geral melhora progressivamente com o retorno do apetite. A cura é completa com a negativação do parasitismo.

Imunoquimioterapia

Em algumas situações têm sido usadas, em pacientes com leishmaniose visceral aguda ou refratários aos antimoniais pentavalentes, substâncias imunorreguladoras, como rHINF-γ (interferon gama humano recombinante) em associação aos antimoniais. Este tipo de abordagem terapêutica é ainda de alto custo, portanto seu uso tem sido restrito. Futuras perspectivas no tratamento da leishmaniose visceral envolvem o uso de citocinas recombinantes humanas, como o HGM-CSF (fator estimulador de colônias) e a rHIL-12 (IL-12 humana recombinante), como adjuvantes na quimioterapia.

Tratamento Inespecífico

São medidas paralelas ao tratamento específico que visam corrigir as manifestações clínicas próprias da doença, como anemia, desnutrição, fenômenos hemorrágicos e outros, e dar solução oportuna às infecções secundárias e/ou concomitantes.

Epidemiologia

Distribuição Geográfica

A leishmaniose visceral é uma doença própria de zonas rurais, sendo endêmica em mais de 80 países, localizados nas regiões tropicais e subtropicais da Ásia, do Oriente Médio, da África, da América Central e da América do Sul. Nessas regiões, estima-se uma população em torno de 200 milhões de pessoas em risco de contrair a infecção e cerca de 500 mil novos casos por ano. Segundo estimativas da OMS, a leishmaniose visceral é responsável por cerca de 60 mil mortes por ano, em todo o mundo.

Ocorre nos países situados no mar Mediterrâneo, no sul da Europa e no norte da África. Na Índia, assume também caráter urbano. Mais de 90% dos casos de leishmaniose visceral no mundo acontecem na Índia, em Bangladesh, no Nepal, na Etiópia, no Sudão, no Sudão do Sul e no Brasil.

Na América Latina, é encontrada na Argentina, na Bolívia, no Brasil, na Colômbia, na Costa Rica, em El Salvador, em Guadalupe, na Guatemala, em Honduras, no México, na Nicarágua, no Paraguai, no Uruguai e na Venezuela.

No Brasil, ocorrem mais de 90% dos casos relatados na América Latina, especialmente na Região Nordeste. A doença é registrada em todas as regiões do país, sendo a Região Sul a última a ter casos notificados. Nos estados das regiões Nordeste, Sudeste e Centro-Oeste, ocorrem a maioria dos registros de casos humanos. A Figura 10.3 mostra a estratificação das áreas com transmissão de leishmaniose visceral no Brasil, segundo município de residência e média de casos de 2008 a 2010. A estratificação considerada foi a média do número de casos nos últimos 3 anos, sendo menos que 2,4 casos é indicativo de transmissão esporádica, entre 2,4 e 4,4 transmissão moderada e igual ou superior a 4,4 casos transmissão intensa.

Entre os anos de 1999 e 2013, o Ministério da Saúde registrou 74.980 casos de leishmaniose visceral no território brasileiro, dos quais 67,2% (50.351 casos) ocorreram na Região Nordeste. Nessa região os estados do Maranhão, do Piauí, da Bahia e do Ceará registraram juntos cerca de 78% dos casos. Até o final da década de 1990, a Região Nordeste concentrava 90% dos casos, já em 2013 o registro foi de 53,6% do total de casos nacionais. Entretanto, houve expansão da doença, o que determinou aumento do número de casos nas regiões Centro-Oeste, Sudeste e Norte além da notificação, ainda esporádica, de casos na Região Sul. Na última década, casos autóctones de leishmaniose visceral foram registrados em todos os estados da federação, inclusive o Distrito Federal.

Embora seja tipicamente rural, a doença pode ser adquirida em vilas ou em subúrbios de grandes cidades, onde as condições ambientais sejam apropriadas para o desenvolvimento do vetor. Em algumas cidades, como São Luís (MA), Teresina (PI), Fortaleza (CE), Aracaju (SE), Belo Horizonte (MG) e Araçatuba (SP), a doença tem caráter urbano. Em outras, como Santarém (PA), Sobral e Russas (CE), Jacobina (BA), Três Lagoas (MS), Campo Grande (MS) e Palmas (MS) observam-se aspectos de transição, em que a doença atinge bairros de periferia, que guardam certas características rurais, mas já pode ser encontrada nas áreas urbanizadas.

Os principais focos conhecidos estão localizados nas regiões semiáridas que ocupam a maior parte do Nordeste, parte do Sudeste e Centro-Oeste do Brasil. No Nordeste, a transmissão ocorre nos sopés de serra ou vales. O terreno é usualmente rochoso, com cavernas e vegetação arbustiva. No Nordeste, também ocorre transmissão em áreas relativamente úmidas, margeando os rios. Nas áreas muito úmidas da região Amazônica, todos os casos ocorrem em locais livres das enchentes, onde é possível o desenvolvimento das larvas dos flebotomíneos. No estado de Minas Gerais, a maior incidência do calazar ocorre na região metropolitana de Belo Horizonte, vales dos rios Jequitinhonha, São Francisco e Doce. Na Região Centro-Oeste, predomina no estado do Mato Grosso do Sul.

A epidemiologia das espécies de *Leishmania* do complexo *donovani* assume características distintas dependendo da distribuição geográfica da espécie do parasito e do

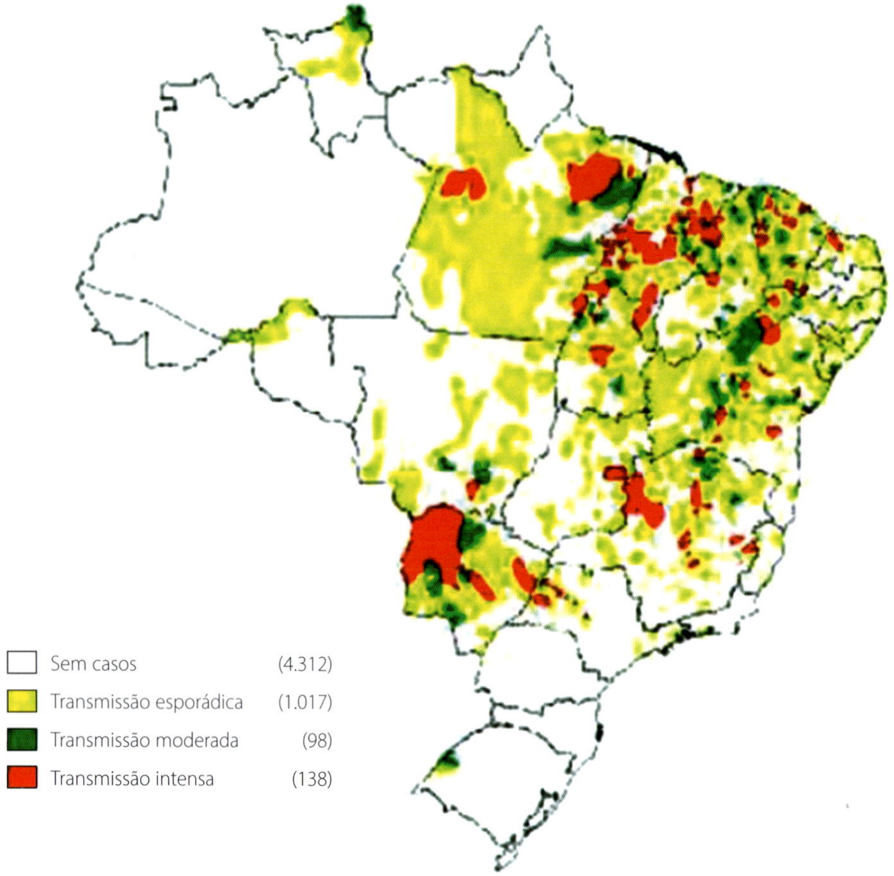

FIGURA 10.3. Áreas com transmissão de leishmaniose visceral (LV) no Brasil. Estratificação dos casos de leishmaniose visceral segundo município de residência e média de casos de 2008 a 2010. Fonte: SVS/MS (http://portalsaude.saude.gov.br/index.php/o-ministerio/principal/secretarias/svs).

ecótopo local no qual ele se mantém. Existem dois tipos epidemiológicos clássicos, antroponótico e zoonótico, de acordo com a presença ou ausência de reservatório animal (Tabela 10.1).

Na Índia, a doença é uma antroponose entre adolescentes e jovens adultos, e sua expansão é determinada pela movimentação de pessoas pelas áreas de potencial transmissão. Nas Américas, a leishmaniose visceral é uma zoonose que envolve animais silvestres e domésticos, como reservatórios, e os humanos.

A persistência do parasito em uma região depende de pelo menos dois fatores: a presença do inseto vetor e de um hospedeiro vertebrado suscetível.

No Brasil, durante a década de 1950, Leônidas Deane, Maria Deane e J. E. Alencar, entre outros, estudando o calazar no Ceará, estabeleceram a importância epidemiológica de *L. longipalpis* como vetor; do cão doméstico (*Canis familiaris*) e da raposa (*Lycalopex vetulus*) como fonte de infecção e manutenção da doença. Ficou demonstrado que o calazar ocorre em ciclos epidemiológicos distintos: silvestre, peridoméstico de característica rural e ciclo doméstico periurbano. Hoje já é observado em condições absolutamente urbanas e ainda se verifica sobreposição destes ciclos. A Figura 10.4 mostra o ciclo epidemiológico da leishmaniose visceral no Brasil.

Vetor

Desde 1936, já era reconhecida por Evandro Chagas a presença do vetor *L. longipalpis* nos principais focos de calazar. O inseto tem ampla distribuição geográfica e está sempre presente onde há transmissão da doença. Nas Américas, sem dúvida, é a espécie mais importante na epidemiologia da doença. Sua distribuição inclui áreas silvestres, rurais, suburbanas e urbanas. No entanto, outras espécies de flebotomíneos já foram descritas como transmissoras em áreas geográficas limitadas, como é o caso de *Lutzomyia cruzi* no Brasil e Colômbia, *L. evansi* em países centro-americanos e do norte da América do Sul (Colômbia e Venezuela), bem como *Migonemyia migonei (= Lutzomyia migonei),* o qual foi incriminado recentemente como vetor de *L. infantum* no Brasil e Argentina.

A taxa de infecção por *Leishmania* em *L. longipalpis* é dependente, entre outros fatores, da capacidade de infecção e do tipo de lesão do hospedeiro reservatório, bem como da técnica laboratorial adotada para sua determinação. Estudos de campo, em focos ou período de epidemia da

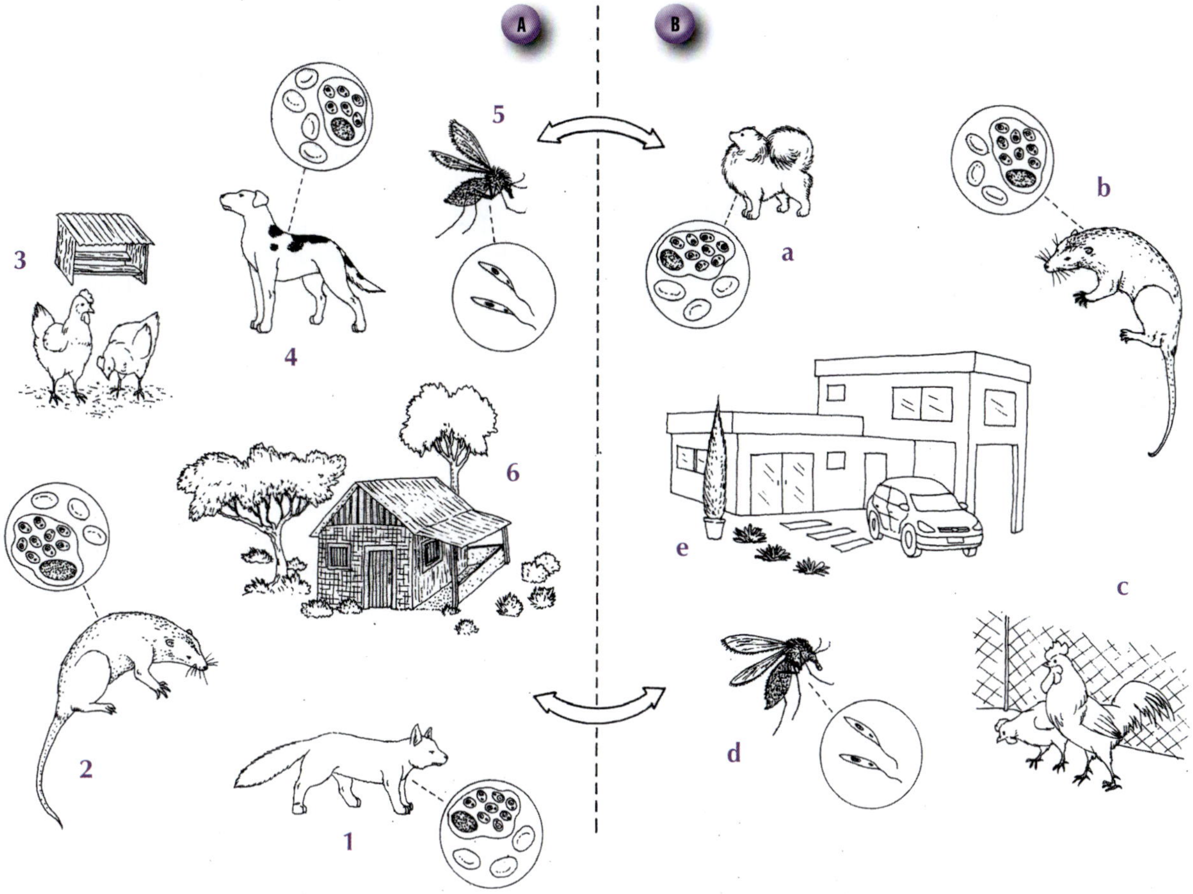

FIGURA 10.4. Ciclo epidemiológico da leishmaniose visceral (LV) no Brasil – *Leishmania infantum*. **A)** Ciclo rural: (1) raposa infectada; (2) gambá infectado (reservatório sinantrópico que circula nos ambientes silvestre, rural e urbano); (3) galinheiro onde flebótomos (*Lutzomyia longipalpis*) se reproduzem; (4) cão de caça infectado (reservatório doméstico); (5) *L. longipalpis* infectado; 6) domicílio rural onde os flebótomos infectados nos reservatórios picam os humanos. **B)** Ciclo urbano: (a) cão doméstico infectado; (b) gambá infectado; (c) galinheiro em quintal de casa; (d) *L. longipalpis* infectado; (e) domicílio urbano onde os flebótomos infectados nos reservatórios picam os humanos. As setas indicam as possibilidades de circulação do parasito. (Original de David P. Neves, 2013.)

leishmaniose visceral, revelam baixas taxas de infecção dos flebotomíneos, geralmente inferiores a 1%. Entretanto, quando são utilizadas técnicas moleculares (PCR e qPCR) comparativamente à dissecação e ao exame direto do intestino do inseto por microscopia convencional, espera-se que as taxas de infecção de flebotomíneos apresentem valores mais elevados.

A densidade populacional de *L. longipalpis* varia muito, de acordo com o nicho ecológico e com as estações do ano, e tem importância na taxa de transmissão do calazar. Assim, no Ceará, a média de captura/hora de *L. longipalpis,* picando humanos, foi de 75,8 nos sopés de serra e vales, onde a doença é particularmente frequente, comparada com 7,2 nas planícies ou platôs, onde os pacientes são escassos ou ausentes.

Lutzomyia longipalpis alimenta-se em numerosas espécies de mamíferos e aves, incluindo humanos, cães e raposas, conhecidas fontes de infecção, além de outros animais sinantrópicos e domésticos. Esta característica alimentar provavelmente contribuiu para sua adaptação e colonização em diferentes ambientes.

No ambiente peridomiciliar, muitos focos de flebotomíneos são mantidos próximos de galinheiros, onde as galinhas tornam-se focos de repastos sanguíneos consecutivos, mantendo aí o ciclo biológico do inseto. Os humanos e o cão são alvos dos flebotomíneos peridomiciliares e são picados especialmente no início da noite, dentro ou fora das casas.

Reservatórios

As raposas do campo (*Lycalopex vetulus*) e os cachorros-do-mato (*Cerdocyon thous*) são reservatórios silvestres primitivos de *L. infantum*. *Lycalopex vetulus*, reservatório descrito por L. Deane e M. Deane, é encontrado nas regiões Sudeste, Centro-Oeste e Nordeste, onde é visto no peridomicílio de áreas rurais. Nessas regiões representam uma fonte contínua de realimentação de focos da infecção.

C. thous é encontrado na Amazônia em áreas de "terra firme", sendo o reservatório silvestre das regiões do Pará e da ilha de Marajó, onde a doença é endêmica. A infecção em *C. thous* é de natureza inaparente e pouco se conhece de seus aspectos clínicos. Em *L. vetulus,* alguns animais parecem saudáveis enquanto outros apresentam os sinais clínicos usuais da infecção canina, incluindo os últimos estágios da doença (Figura 10.5). O parasitismo cutâneo é intenso e facilitador das infecções em flebotomíneos que neles se alimentam.

Outras espécies de mamíferos já foram encontradas parasitadas e, embora não sejam considerados reservatórios, são alvos de atenção, principalmente para os aspectos que envolvem a transmissão do parasito em condições especiais, inclusive em áreas urbanas. Destaque para os gatos domésticos com leishmaniose visceral, cuja capacidade de promoverem a infecção de flebotomíneos foi comprovada em Minas Gerais (Brasil) e na Sicília (Itália). Ainda, tem sido estudado o envolvimento dos lagomorfos (lebre-ibérica, *Lepus granatensis,* e o coelho-europeu, *Oryctolagus cuniculus*) que transmitiram o parasito para os vetores em Madri (Espanha). No entanto, o papel desses animais na epidemiologia da leishmaniose visceral, em especial sua capacidade como reservatórios do parasito, precisa ser elucidada. Além de gatos e lagomorfos, é preciso considerar os registros de infecção natural por *L. infantum* em morcego (*Carollia perspicillata*) na Venezuela e em cachorros-vinagre (*Speothos venaticus*) mantidos em cativeiro em zoológicos no Rio de Janeiro e Mato Grosso.

Na Venezuela, o gambá (*Didelphis marsupialis*) é encontrado em áreas de floresta seca, onde ocorre *L. evansi,* e parece ter importância epidemiológica local. No Brasil, existem relatos do encontro de *Didelphis albiventris* naturalmente infectados por *L. infantum.* Este animal é encontrado com alta frequência em áreas urbanas, porém não há, ainda, clareza do seu papel na manutenção e na disseminação da leishmaniose visceral. O rato doméstico (*Rattus rattus*) já foi encontrado infectado com o parasito na Venezuela, no nordeste do Brasil e no estado de Minas Gerais. Outro roedor abundante e bem adaptado ao convívio humano, *R. norvegicus* (rato-marrom ou ratazana), foi recentemente encontrado em Minas Gerais albergando *L. infantum* no sangue. A participação dessas espécies de roedores sinantrópicas na epidemiologia da doença depende de mais estudos.

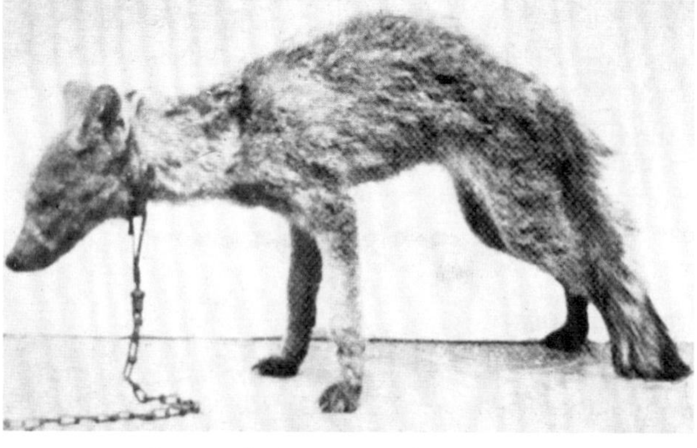

FIGURA 10.5. Raposa do Campo *(Lycalopex vetulus)* considerada o principal reservatório silvestre da leishmaniose visceral no Brasil, manifestando alterações clínicas semelhantes às de cães doentes, destaque para paresia dos membros posteriores. (Foto de LM Deane, 1956.)

Os cães são os reservatórios domésticos encontrados em todos os focos de doença humana, sendo considerado o principal elo na cadeia de transmissão do calazar.

Em Belo Horizonte, uma das cidades com maior número de casos de leishmaniose visceral no Brasil, foram registrados 1.526 casos da doença em humanos entre 1994 a 2013. Em razão disso, entre 1993 a 2009, foram realizados mais de 1.750.000 exames sorológicos para leishmaniose visceral nos cães, como parte do programa de controle da doença na cidade, com 6,1% (107.225 amostras) resultados positivos. De 2006 a 2012, o inquérito sorológico canino foi intensificado na cidade, sendo que a cobertura da população canina aumentou de 16,3% para 67,9% no período, com cerca de 85,0% dos cães soro reagentes submetidos à eutanásia.

A proporção comparativa de humanos infectados com relação aos cães infectados nos diferentes focos é muito variável, entretanto os relatos mostram que na população canina a prevalência tende a ser sempre superior. Nos reservatórios animais, como cão e raposa, o parasitismo cutâneo é geralmente intenso e não é raro o isolamento de parasitos do sangue, o que os torna excelentes fontes de infecção para flebotomíneos, mantendo o ciclo da doença, no ambiente domiciliar e silvestre, respectivamente.

A Doença Humana

A Figura 10.6 mostra a série histórica do número de casos de leishmaniose visceral registrados pelo Ministério da Saúde nos anos de 1980 a 2013. Nesse período, a média anual de casos foi de 3.454 e o coeficiente de incidência de 1,9 caso por 100 mil habitantes. A letalidade apresentou aumento gradativo, passando de 3,2%, em 2000, para 7,1%, em 2013.

Nos últimos anos, os casos registrados de leishmaniose visceral foram distribuídos em 21 unidades da federação. Considerando a incidência de casos humanos, ocorre transmissão moderada e intensa em cerca de 229 dos 5.565 municípios, com destaque para Fortaleza (CE), Campo Grande (MS), Araguaína (TO), Teresina (PI) e Belo Horizonte (MG), que têm apresentado médias superiores a 100 casos por ano. Embora a leishmaniose visceral seja uma doença de notificação compulsória, acredita-se que muitos casos não sejam ainda informados ao Ministério da Saúde, portanto o número real de casos pode ser ainda maior que estes apresentados.

A doença é mais frequente em crianças menores de 10 anos. Nessa faixa etária foram registrados cerca de 50% dos casos em 2007-2009, sendo que, destes, 60% em menores de 5 anos. Estes dados indicam maior exposição ao inseto vetor no domicílio e peridomicílio. Os dados mostraram também que na população do gênero masculino, a taxa de infecção é maior (~60%).

A desnutrição é fator associado ao risco de contrair a infecção e, em crianças, é ainda fator determinante para o desenvolvimento da doença grave. Fatores imunológicos e genéticos tornam certas populações mais expostas ao risco.

A leishmaniose visceral é infecção oportunista em portadores do vírus HIV/AIDS. A superposição das áreas de distribuição dessas duas doenças pode determinar mudanças no perfil epidemiológico da transmissão. Os pacientes imunossuprimidos apresentam grande número de macrófagos/monócitos circulantes parasitados. Sua exposição ao inseto vetor pode determinar a infecção e a transmissão homem a homem, pouco considerada no contexto do calazar neotropical.

Leishmaniose Visceral e HIV/Aids

A coinfecção pelo HIV aumenta o risco do paciente adoecer de calazar em 100 a 2.320 vezes. Por outro lado, a leishmaniose visceral acelera a progressão da infecção pelo HIV e o desenvolvimento de condições clínicas definidoras de AIDS.

Casos de coinfecção já foram registrados em mais de 35 países, com projeções de crescimento, uma vez que cerca de um terço da população infectada com HIV reside em área endêmica para leishmaniose. Nesses pacientes, a infecção por *Leishmania* pode ocorrer pela picada do inseto vetor, por meio de compartilhamento de material contaminado entre usuários de drogas ou por transfusão sanguínea. Em geral, a coinfecção agrava o quadro clínico da leishmaniose, determinando menores taxas de cura e aumento de toxicidade aos fármacos e da letalidade.

O diagnóstico sorológico nesses pacientes torna-se mais difícil, com redução de até 40% na sensibilidade dos testes convencionais. O grande número de parasitos em macrófagos/monócitos circulantes aumenta significativamente o potencial de transmissão do protozoário desses pacientes para os flebotomíneos. A alta densidade parasitária, no entanto, facilita o diagnóstico pela punção aspirativa de medula óssea, para a realização de exame direto e/ou cultivo do aspirado em meio de cultura, bem como por técnicas moleculares como a PCR. Para os casos de manifestação tegumentar da leishmaniose visceral, o exame direto de material de biópsia aposto em lâmina de vidro e corado pelo Giemsa ou panótico rápido constitui procedimento de escolha.

No Brasil, a forma visceral representa significativos 37,3% dos casos de coinfecção HIV/*Leishmania*. Dos 16.210 casos de leishmaniose visceral registrados durante o período de 2001 a 2005, cerca de 2% estavam infectados com HIV. Tais características diferem daquelas encontradas no sul da Europa, onde até 75% dos casos de leishmaniose em adultos ocorrem em indivíduos HIV positivo e a forma visceral representa 88% dos casos de coinfecção. São frequentes as infecções oportunistas concomitantes ao quadro de coinfecção, destacando o acometimento do sistema nervoso central (*Toxoplasma gondii* e *Criptococcus*), do sistema respiratório (*Pneumocystis jirovecii* e *Mycobacterium tuberculosis*) e a ocorrência de candidíase esofagiana. Estas infecções podem modificar o quadro clínico, mascarando a manifestação comumente observada na coinfecção HIV/*Leishmania*. O tratamento das leishmanioses em pacientes infectados por HIV difere do preconizado para os pacientes

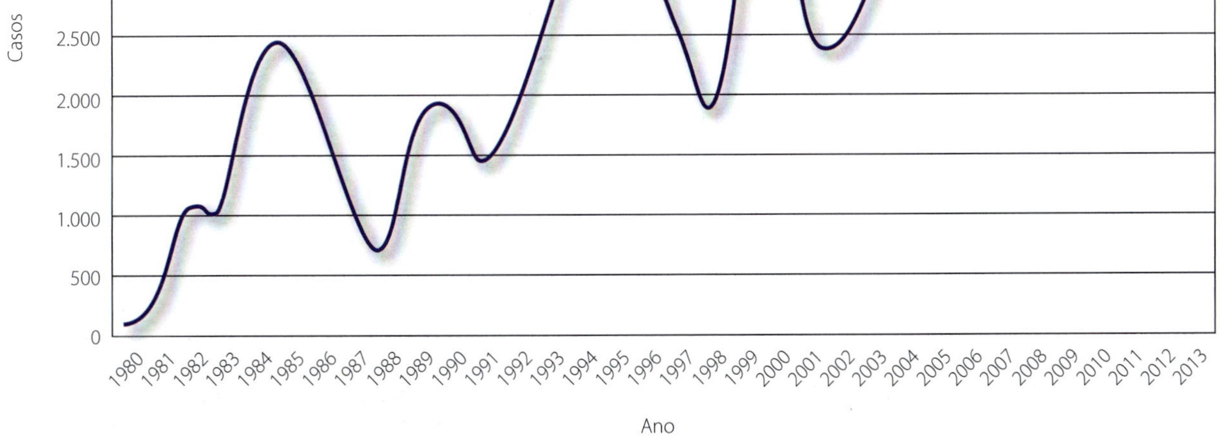

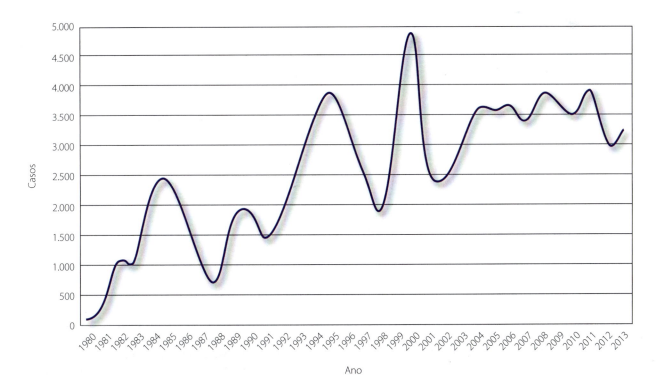

FIGURA 10.6. Casos de leishmaniose visceral no Brasil. Série histórica 1980 a 2013. (Fonte: SVS/MS.)

imunocompetentes. Atualmente no Brasil a anfotericina B lipossomal é o medicamento de escolha para o tratamento de pacientes coinfectados HIV/*Leishmania*. Ocorre, no entanto, que a baixa resposta ao tratamento é um aspecto marcante com índices de recidivas de cerca de 90% após 12 meses do tratamento, justificando acompanhamento contínuo do paciente.

Profilaxia e Controle

A profilaxia do calazar humano, desde a década de 1960, quando se estabeleceu o papel do cão como reservatório doméstico de *L. infantum* e de *L. longipalpis* como vetor, tem como base a tríade:

- diagnóstico precoce e tratamento dos doentes;
- eliminação dos cães com sorologia positiva;
- combate às formas adultas do inseto vetor.

Esse delineamento foi adotado pelo Ministério da Saúde em forma de campanhas, e quando aplicado de maneira sistematizada e contínua foi eficaz em controlar a transmissão da doença, prevenindo o aparecimento de casos humanos. Um bom exemplo do sucesso deste modelo ocorreu no Vale do Rio Doce nas décadas de 1960-1970 (Magalhães e cols.,1980). Embora eficaz, este sistema campanhista é altamente sensível às condições político-econômicas do país e, ao longo do tempo, vem sofrendo problemas de continuidade na sua sustentação e, assim, tem se mostrado insuficiente para o controle da endemia.

O processo de expansão e, principalmente, da urbanização da transmissão tem desenhado novos perfis epidemiológicos para a doença. Em consequência, novas informações foram adicionadas aos conhecimentos já estabelecidos dos papéis de humanos, reservatórios e vetores. Esses aspectos são verdadeiros desafios para o sistema de saúde que é suscitado a repensar a metodologia do controle para encontrar maior eficiência nas diferentes realidades da transmissão no país. Neste processo, para melhor definição das áreas de transmissão, o Programa de Controle da Leishmaniose Visceral do Ministério da Saúde estabeleceu a estratificação destas áreas em intensa, moderada, esporádica e sem casos humanos ou caninos (Figura 10.3). Assim, tem sido possível estabelecer ações com certo grau de especificidade para cada situação e, principalmente, incluir a vigilância epidemiológica como um pilar para as medidas de profilaxia e controle da transmissão.

Quanto à doença humana, três aspectos são importantes neste contexto. O primeiro, a associação da desnutrição como fator de risco para a infecção. Considerando que a prevalência da doença é maior na população menor que 10 anos, este aspecto indica que medidas adicionais devem ser tomadas, principalmente nos bolsões de pobreza, onde a doença é endêmica. O segundo, a identificação de indivíduos portadores do parasito, residentes em área endêmica, na ausência de sinais clínicos e sintomas, é uma questão relativamente nova, mas que pode influenciar as medidas de controle. Por fim, a coinfecção com o vírus HIV e o risco de contraí-lo para populações de área endêmica é preocupante diante das alterações da relação parasito-hospedeiro, que podem estabelecer o humano como reservatório importante na transmissão do parasito.

Durante décadas, a eliminação incondicional de cães soro reagente apresentou-se como prática indispensável para o controle da enfermidade. Porém, com o processo de urbanização, progressivo desde os meados da década de 1980, esta ação vem sofrendo crescentes críticas e resistência por parte da sociedade. Embora mais de 25.000 cães soro reagentes sejam eliminados todos os anos em nosso país, perdura a incapacidade científica em demonstrar isoladamente e de forma irrefutável o impacto desta ação sobre o controle da doença. Possíveis razões para a fragilidade desta prática envolveriam a relativa baixa eficiência dos testes sorológicos aplicados nos inquéritos caninos, o prolongado tempo existente entre a confirmação do diagnóstico e a eutanásia dos cães, a rápida reposição da população canina, a falta de indicadores clínicos ou laboratoriais de infecciosidade de cães para o vetor e a existência de outras fontes de infecção para os flebotomíneos.

Estudos epidemiológicos demonstraram que uma parcela considerável da população canina soro reagente (entre 50 e 60%) não manifesta sinais clínicos. Por outro lado, a comprovação parasitológica da infecção canina não é tarefa simples, sendo até mesmo inexequível do ponto de vista da Saúde Pública, principalmente nas áreas urbanas, dado ao elevado número de animais suspeitos. Ademais, a soropositividade na população canina é, em termos de taxa, muito superior ao número de casos humanos. Neste contexto, o convencimento do proprietário da necessidade de eutanásia do cão infectado não tem sido tarefa fácil nas grandes cidades.

A ausência ou ínfima prática de educação em saúde, o modelo de combate à transmissão da doença isolado de outras ações de saúde pública, as relações afetivas entre proprietários e animais, o papel social do cão como segurança e companhia, dentre outros fatores, têm fomentado a discussão e os questionamentos sobre a validade da eutanásia dos cães soro reagentes como medida de controle do calazar, por parte da sociedade civil. Assim, alguns proprietários que não concordam com a medida de eutanásia canina transportam seus animais de áreas endêmicas, por vezes, para regiões onde não existe a doença, porém o inseto transmissor está presente. Com o tempo, ações desta natureza podem contribuir, em parte, para o surgimento de novos focos e sua expansão, o que dificultaria o controle da enfermidade.

Os resultados divergentes obtidos a partir da prática de eutanásia de cães infectados impedem estimar sua eficácia individual como medida de controle da leishmaniose visceral. No entanto, a análise da série histórica demonstra que esse tipo de intervenção, mesmo quando associado a outras medidas de controle, não tem apresentado efetividade para o controle da transmissão. A possibilidade do envolvimento de outros reservatórios sinantrópicos, como gambás e roedores, passa a exigir do serviço de saúde novas estratégias. Nas áreas rurais, principalmente nos arredores de ambiente onde o ciclo zoonótico silvestre ocorre, é frequente a ocorrência de focos da infecção, realimentados pelos reservatórios silvestres. Esses representam sempre uma ameaça à qualidade do serviço e controle.

O combate ao inseto vetor é direcionado exclusivamente para as formas adultas e por isto tem como base a aplicação de inseticidas de ação residual intra e peridomiciliar e nos anexos das residências. Outra vez, a urbanização da doença se apresenta como desafio. Do ponto de vista epidemiológico, a única via de transmissão importante é a vetorial. No entanto, o volume de inseticida necessário para a cobertura integral das residências de certas áreas, associado à mão-de-obra necessária ao trabalho, praticamente inviabiliza a aplicação de tal medida.

Neste contexto, surgem algumas estratégias que, independentemente do seu impacto no controle da enfermidade, possuem grande potencial de proteção individual do cão e tornam-se medidas importantes no controle domiciliar da transmissão. O uso de tratamento inseticida de aplicação tópica em cães (deltametrina, permetrina, permetrina/imidacloprida, flumetrina/imidacloprid, deltametrina/propoxur) por meio de coleiras impregnadas ou apresentações *pour-on*, quando utilizado de forma continuada e atingindo grande cobertura, é considerado uma estratégia potencial de controle. Na Europa, em regiões onde o ciclo de transmissão tem sazonalidade definida, esta prática demonstrou eficácia em controlar a infecção canina, seja pela ação letal sobre as fêmeas dos flebotomíneos, seja ainda pela ação repelente ou por ambas. Experimentos controlados desenvolvidos no Brasil e no Irã registraram resultados semelhantes e os autores aconselham seu uso como medida profilática da infecção canina e humana. O uso de borrifação por UBV (ultrabaixo volume) durante as campanhas de combate ao dengue é atribuído como ação coadjuvante na redução da transmissão do calazar canino em Belo Horizonte nos anos 1998/1999. A associação deste método, como medida de combate ao vetor, pode ser uma alternativa eficaz, principalmente em áreas urbanas, onde a borrifação domiciliar é difícil, e ainda em situações de ocorrência de surtos.

Outras Medidas

A possibilidade da aplicação em grande escala de uma vacina eficaz contra a leishmaniose canina deverá se constituir em eficiente meio de controle, tanto da doença humana como da doença canina. Tal procedimento é técnica e economicamente possível, uma vez que poderia ser realizado simultaneamente com a vacina antirrábica, cujo programa no Brasil tem sido bem-sucedido.

Atualmente, há disponível no mercado brasileiro uma vacina contra a leishmaniose visceral canina, constituída da proteína recombinante A2, específica do estágio amastigota. Esta vacina, registrada no Ministério da Agricultura, Pecuária e Abastecimento (MAPA) como Leish-Tec®, é indicada para imunização de cães sadios, com sorologia negativa para *Leishmania*. Na Europa, está disponível comercialmente a CaniLeish®, vacina a base de proteínas secretadas-excretadas (ESP) de *Leishmania infantum.*

Estudos de novas vacinas, constituídas de antígenos recombinantes e vacinas de DNA, continuam sendo realizados em vários núcleos de pesquisa, as quais poderão em futuro próximo ser disponibilizadas para o uso animal.

Ao lado de qualquer medida profilática deve haver controle rigoroso de cães vadios, o que contribuirá para a redução de sua população errante e de possíveis fontes de infecção para o vetor.

É importante reafirmar que as ações de controle voltadas para a identificação rápida e eficaz dos casos humanos, identificação e eutanásia de cães soro reagentes e controle da população de flebotomíneos devem ser aplicadas de acordo com as condições locais de transmissão e em conjunto. Entretanto, devem integrar outras ações de promoção da saúde, acompanhadas de sólida vigilância epidemiológica e de processo de educação da população para a saúde e o bem-estar social.

Leishmaniose Visceral Canina – Calazar Canino

Do ponto de vista epidemiológico, o calazar canino, no Brasil, é considerado mais importante que a doença humana, pois, além de ser mais prevalente, o grande contingente de animais infectados com parasitismo cutâneo, servindo como fonte de infecção para o vetor *L. longipalpis,* caracteriza o cão como o principal elo doméstico na cadeia de transmissão do parasito. A importância do cão como reservatório do agente etiológico da leishmaniose visceral foi estabelecida desde o descobrimento da doença na espécie canina, na Tunísia, por Nicolle e Comte (1908), sendo posteriormente demonstrado no Brasil, com os trabalhos de Deane e Deane (1954; 1955a; 1955b;1962) no estado do Ceará.

Os inquéritos soro epidemiológicos demonstram que 50 a 60% dos cães infectados não manifestam sinais clínicos da doença, porém quando doentes apresentam um amplo espectro de características clínicas por causa do caráter sistêmico da enfermidade. Assim, os animais infectados podem exibir desde um estado aparentemente sadio a um estado grave final (Figura 10.7). A intensidade e o número de sinais clínicos são determinados por um conjunto de fatores que envolvem, entre outros, a cepa do parasito, a genética e a condição imunológica do animal. Dessa maneira, alguns animais são capazes de controlar a infecção por muitos anos, sem o aparecimento de sinais clínicos, podendo até mesmo evoluir, em alguns casos, para a cura espontânea. Outros, no entanto, podem apresentar evolução aguda e doença grave, ou curso progressivo que conduz inexoravelmente à morte. Segundo a literatura, cerca de 15% dos cães infectados seriam capazes de se recuperar e eliminar os parasitos espontaneamente.

Os mecanismos que influenciam o direcionamento dinâmico da resposta imune e, em consequência, a suscetibilidade ou resistência dos cães à infecção, não são ainda totalmente conhecidos. Entretanto, estudos demonstram que a imunidade protetora em cães, contra *Leishmania,* é mediada por células T e associada à produção de IFN-γ, semelhante ao descrito em modelos murinos experimentais e em humanos.

Em área endêmica de calazar na Espanha, ilha de Maiorca, foi registrada baixa prevalência da doença em animais da raça Ibizan Hound, considerada uma das mais resistentes à leishmaniose visceral. Estudos de reação

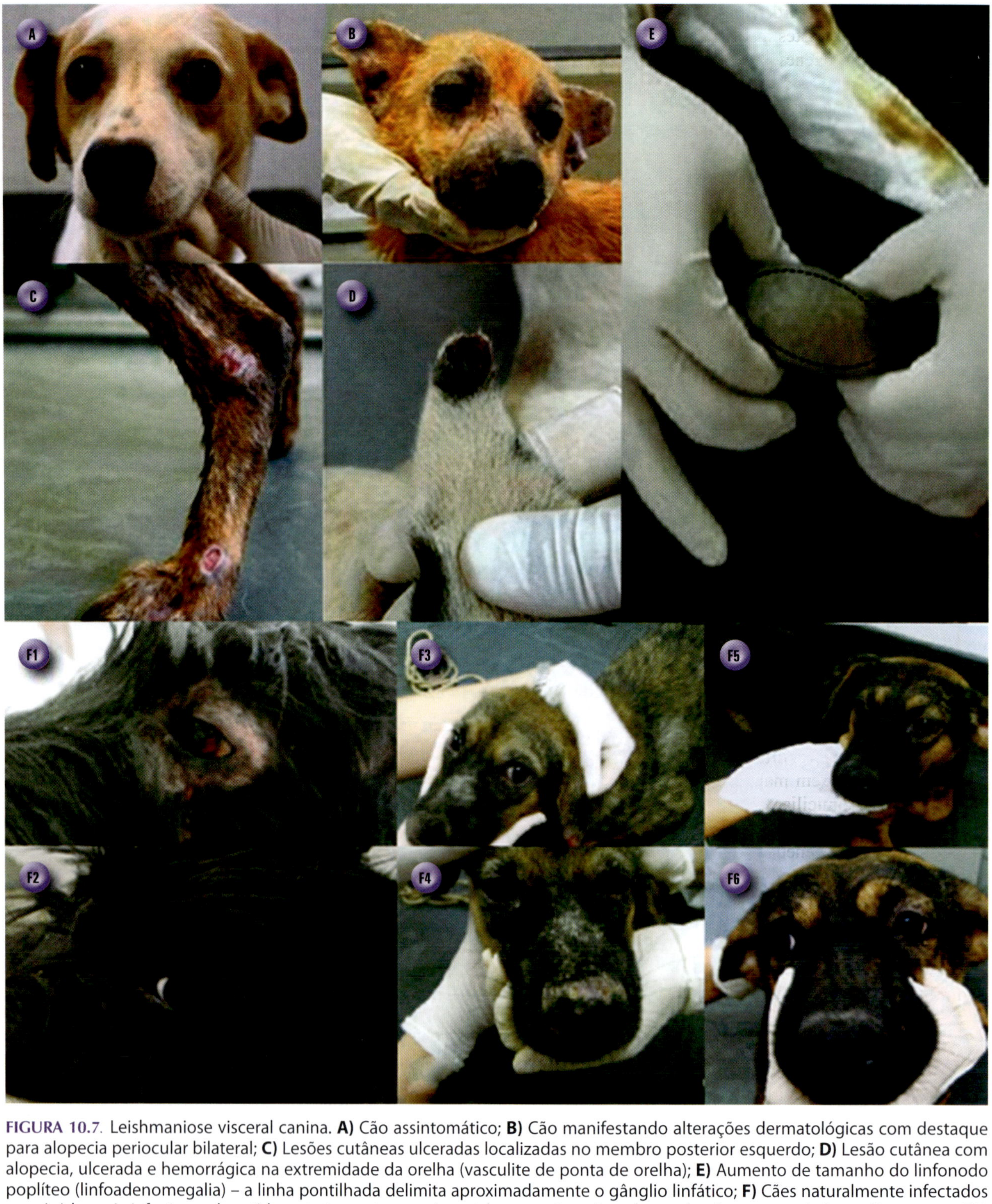

FIGURA 10.7. Leishmaniose visceral canina. **A)** Cão assintomático; **B)** Cão manifestando alterações dermatológicas com destaque para alopecia periocular bilateral; **C)** Lesões cutâneas ulceradas localizadas no membro posterior esquerdo; **D)** Lesão cutânea com alopecia, ulcerada e hemorrágica na extremidade da orelha (vasculite de ponta de orelha); **E)** Aumento de tamanho do linfonodo poplíteo (linfoadenomegalia) – a linha pontilhada delimita aproximadamente o gânglio linfático; **F)** Cães naturalmente infectados com *Leishmania infantum* submetidos a tratamento experimental com antimoniato de meglumina encapsulado em lipossomas: **F1)** Após 30 dias do tratamento: presença de alopecia periocular, dermatite, dermatite ulcerativa, opacificação da pelagem e descamação; **F2)** Após 150 dias do tratamento: presença de descamação discreta; **F3** e **F4)** antes do tratamento em associação ao alopurinol, presença de descamações, crostas, seborreia seca, lesões no focinho e ponta de orelha; **F5** e **F6)** note regressão das alterações dermatológicas aos 140 dias do tratamento. (Fotos de Raul Rio Ribeiro, Sydnei Magno da Silva e Marilene Suzan Marques Michalick.)

de hipersensibilidade tardia demonstraram forte resposta imune celular entre estes animais. A importância da resposta celular na patogênese da leishmaniose visceral canina é reforçada ainda pela diminuição significativa do número de células T $CD4^+$ no sangue periférico de cães sintomáticos, naturalmente infectados, quando comparado com o de animais não infectados. Ademais, a presença da resposta imune humoral é exuberante em cães doentes, embora não seja considerado, isoladamente, sinal conclusivo de que a doença será progressiva.

É difícil determinar com precisão o período de incubação da leishmaniose visceral canina em animais naturalmente infectados, entretanto considera-se que varie de três a vários meses, possivelmente até 2 anos ou mais. Em alguns casos pode ocorrer a formação de leishmanioma no local do inóculo, caracterizado por nódulo, área de alopecia, às vezes úlcera, que desaparece posteriormente. O exame histopatológico dessa lesão revela um infiltrado crônico local com tendência à formação de granulomas. A visceralização das formas amastigotas, que passam a ser detectadas em órgãos linfoides, resulta em intenso parasitismo com disseminação pela pele do animal.

Os estudos epidemiológicos procurando identificar fatores de risco para a infecção canina revelam uma tendência de aumento da prevalência de infecção à medida que a idade progride, o que provavelmente se deve ao tempo de exposição ao risco. Com respeito ao sexo, estudos não encontraram interferência na suscetibilidade dos animais à infecção. A observação de maior taxa de infecção em raças de trabalho, quando comparadas às raças de companhia, possivelmente seja resultado do fato de determinados grupos de cães ficarem mais expostos ao inseto vetor em ambientes extradomiciliares. No entanto, como já relatado para raça Ibizan Hound, é possível que certas raças tenham em sua composição genética fatores proponentes à resposta imune celular e, portanto, à resistência. Da mesma forma, estudos sugerem que a maior suscetibilidade a leishmaniose visceral vista em algumas raças como Boxer, Cocker Spainel e Rottweiler está relacionada com a expressão do gene Slc11*a1* (*Solute Carrier family 11 member a1*). O comprimento da pelagem, por ser uma característica bastante variável entre as raças caninas, pode ainda interferir com o risco de infecção.

Classicamente os animais infectados são incluídos em duas categorias clínicas: assintomáticos e sintomáticos.

• Assintomáticos

Nos animais assintomáticos, a presença da infecção é determinada pela resposta sorológica positiva na pesquisa de anticorpos, principalmente IgG, e por vezes confirmada mediante a detecção do parasito em amostras biológicas diversas. Estes cães representam, de modo geral, 50 a 60% dos animais soro reagentes de uma área endêmica, sendo clinicamente normais, saudáveis e ativos. Apresentam, quase sempre, baixos níveis de anticorpos, entretanto o exame parasitológico de pele (extremidade da orelha) revela parasitismo em até 60% dos casos, dependendo da região amostrada, indicando que os cães assintomáticos são um importante elemento na cadeia epidemiológica de transmissão. A proporção de animais assintomáticos infectantes para flebotomíneos em ensaios de xenodiagnóstico é de cerca de 30%, alta o suficiente para justificar seu envolvimento nas ações de controle da enfermidade. Entre os cães com esta forma de apresentação clínica, um percentual apresenta cura espontânea, caracterizada pela negativação dos testes sorológicos e a presença de eficiente resposta imune celular.

• Sintomáticos

Os animais sintomáticos podem apresentar desde sinais clínicos discretos, principalmente relacionados com a pele, passando por quadros de crescente comprometimento dos órgãos internos, até o estado final de caquexia e morte. É frequente a coexistência de ampla variedade de lesões tegumentares na forma visceral, em fase avançada de evolução da doença.

Um dos primeiros e mais consistentes sinais clínicos é a linfoadenomegalia, fundamentalmente dos linfonodos poplíteos, pré-escapulares e submandibulares, os quais são facilmente palpáveis ao exame clínico (Figura 10.7E). Outras manifestações clínicas iniciais envolvem descamação da pele, perda de apetite e peso, opacificação da pelagem e, não raramente, alopecia com espessamento localizado na extremidade da orelha (Figura 10.7D). Na evolução da doença, a alopecia pode se estender para toda a cabeça e de forma acentuada para a região periorbital ou generalizada para o focinho e extremidades do corpo (Figura 10.7B).

As oftalmopatias, como blefarites, uveíte anterior e ceratoconjuntivite seca, muitas vezes são observadas em associação à dermatite. Na evolução da enfermidade, registram-se edema de patas, esplenomegalia, paresia dos membros posteriores, epistaxe, hemorragia gastrointestinais, diarreia e úlceras de decúbito (Figura 10.7C).

A perda de pêlos tem sido explicada pela ação direta do parasito sobre o folículo piloso ou por um distúrbio do metabolismo do ácido pantotênico, decorrente de lesões hepáticas, ou ainda por deposição de imunocomplexos na pele, induzindo a um processo autoimune que desencadearia a alopecia. O crescimento anormal das unhas, característica marcante da doença instalada, parece ser devido ao estímulo da matriz ungueal pelo próprio parasito, mas é provável que a apatia do animal doente, que resulta na diminuição dos movimentos, contribua com o processo pela ausência do desgaste natural das unhas.

As lesões renais são frequentes durante o curso da enfermidade e podem progredir para um quadro de síndrome nefrótica ou insuficiência renal crônica, cuja etiologia está relacionada com a deposição de imunocomplexos na membrana basal dos glomérulos. A falência renal é progressiva e considerada a causa de morte de muitos animais. O emagrecimento gradativo leva a um quadro de caquexia que contribui também para o óbito.

Atualmente, tem sido utilizado na rotina clínica um novo sistema de classificação da leishmaniose visceral canina com base nas alterações encontradas no exame físico, associadas aos níveis de anticorpos determinados pela RIFI e aos achados nos exames hematológicos e bioquímicos. Dessa maneira, a doença é classificada em quatro estágios de evolução: estágio I – doença leve; estágio II – doença moderada; estágio III – doença grave; estágio IV – doença muito grave. Este sistema de classificação em estágios clínicos favorece, por avaliar os parâmetros clínicos e laboratoriais em conjunto, o estabelecimento de diagnóstico e prognóstico mais acurado.

• Achados Laboratoriais

A concentração de parasitos em órgãos que compõem o SMF, aliado à presença de lesão renal e à marcada resposta humoral policlonal são indicadores de que a pesquisa laboratorial de parâmetros relacionados com hematopoiese, função renal e perfil eletroforético sérico, podem ser utilizados na rotina clínica como ferramenta complementar ao diagnóstico.

O quadro de anemia, caracterizado pela diminuição da contagem de hemácias, redução do teor de hemoglobina e/ou diminuição dos níveis de hematócrito, é um dos principais achados laboratoriais verificados no hemograma. Sua etiologia é pouco conhecida e acredita-se que seja multifatorial. O fato de cerca da metade dos cães anêmicos apresentarem anemia do tipo normocítica normocrômica reforça, ao menos, a participação da doença inflamatória crônica e/ou do comprometimento da eritropoiese (hipoplasia/aplasia medular ou insuficiência renal crônica) na patogênese do processo. As alterações proporcionadas pela infecção não costumam modificar significativamente o leucograma, embora lesões dermatológicas acompanhadas de infecções bacterianas secundárias, ou outras comorbidades, possam fazê-lo. De forma pouco frequente, observa-se leucocitose por neutrofilia e desvio à esquerda, linfocitose, trombocitopenia e, mais raramente, leucopenia.

A disproteinemia é considerada uma das alterações mais importantes na doença. O desequilíbrio proteico é representado pelo aumento das proteínas séricas totais (hiperproteinemia), hiperglobulinemia e hipoalbuminemia, o que determina ainda a inversão na relação albumina/globulina. A hiperglobulinemia é resultado do aumento discreto ou escasso das frações α e β acompanhado do aumento significativo das γ-globulinas, determinando o quadro de hipergamaglobulinemia. A redução dos níveis de albumina é resultado, em parte, de sua excreção renal devido aos danos glomerulares produzidos durante o curso da enfermidade, e a baixa produção pelo fígado, nos casos de insuficiência hepática.

O aumento dos níveis séricos de ureia, observação habitual na leishmaniose visceral canina, por ser de etiologia multifatorial não caracteriza por si só comprometimento grave da função renal, uma vez que os níveis séricos de creatinina geralmente estão dentro dos parâmetros de normalidade, indicando adequada filtração glomerular. A doença renal nos cães com leishmaniose visceral pode se manifestar como discreta proteinúria até síndrome nefrótica ou insuficiência renal crônica, em que há glomerulonefrite, nefrite tubulointersticial, geralmente associadas à deposição de complexos imunes nos rins. A atividade das enzimas hepáticas está, em geral, dentro dos valores de referência para a espécie canina.

• Diagnóstico

O diagnóstico é realizado considerando-se a origem epidemiológica e o conjunto de sinais clínicos apresentados pelo cão. Em razão do grande número de animais assintomáticos e da ausência de sinais clínicos patognomônicos, o diagnóstico depende do suporte laboratorial como aliado indispensável. Todas as técnicas parasitológicas, imunológicas e moleculares disponíveis para o diagnóstico são importantes e precisam ser interpretadas de acordo com sua natureza.

O diagnóstico parasitológico é o método de certeza e se baseia na demonstração do parasito, que deve ser pesquisado preferencialmente em órgãos linfoides, como medula óssea, linfonodos e baço, além de fígado e pele. Na rotina clínica, um fragmento obtido por biópsia de pele permite o preparo de lâminas para técnicas citológicas e histopatológicas/imuno-histoquímica. O aspirado obtido da punção de medula óssea, baço, fígado ou gânglios linfáticos pode ser utilizado na confecção de esfregaços corados pelo Giemsa ou panótico rápido e, mais raramente, em meios de cultura apropriados (NNN, LIT, α-MEM, dentre outros). A sensibilidade da técnica de exame direto de esfregaço confeccionado a partir de punção aspirativa é de cerca de 60% para a medula óssea e de 30-40% para linfonodo. O semeio do aspirado linfático ou medular em meio de cultura aumenta em cerca de 50% a probabilidade de detecção do parasito. A presença do parasito em esfregaço sanguíneo é rara, porém quando se utiliza a separação de células nucleadas é possível o seu isolamento e a sua observação em meios de cultura.

As técnicas moleculares apresentam alta sensibilidade e especificidade, e PCR e qPCR atualmente fazem parte da rotina do diagnóstico veterinário. O exame pode ser realizado em amostras biológicas diversas, como sangue periférico, aspirado de medula óssea ou linfonodos, fragmento de pele e outras.

Os métodos sorológicos que visam à detecção de anticorpos anti-*Leishmania,* principalmente IgG, constituem ferramentas essenciais para o diagnóstico da leishmaniose visceral canina. As técnicas utilizadas são as mesmas aplicadas no diagnóstico humano

Os testes sorológicos apresentam variações na sensibilidade e na especificidade, dependendo do método empregado, da região geográfica e da ocorrência de outras infecções. De modo geral, RIFI e ELISA apresentam de 80 a 98% de sensibilidade. Porém, não são muito específicas, originando reações cruzadas com soros de cães infectados com parasitos do gênero *Trypanosoma* e outras espécies de *Leishmania* causadoras de leishmaniose tegumentar. Do ponto de vista da Saúde Pública, o resultado positivo em um teste sorológico é determinante para a aplicação da medida de eliminação do animal.

Desde 2012 a RIFI não é mais utilizada no diagnóstico da leishmaniose visceral canina nas ações do Programa de Controle da Leishmaniose Visceral do Ministério da Saúde. O atual protocolo oficial de diagnóstico preconiza a aplicação do teste rápido imunocromatográfico de duplo percurso (*Dual Path Platform* – DPP®) para triagem de animais suspeitos e o teste ELISA para confirmação do caso. O DPP® emprega uma poliproteína recombinante, denominada rk28, que contém fragmentos das proteínas rk26, rk39 e rk9 específicas para a detecção de anticorpos anti-*Leishmania* em sangue, soro ou plasma proveniente de cão suspeito. O teste é de fácil execução e não necessita de pessoal treinado ou laboratório especializado para a interpretação dos resultados e apresenta índices confiáveis de sensibilidade e especificidade.

Na perspectiva da clínica médica veterinária, os resultados devem ser considerados com cautela. Exceto o exame parasitológico, todos os outros devem ser analisados à luz do exame clínico.

• Tratamento da Leishmaniose Visceral Canina

O tratamento da leishmaniose visceral canina é praticado na Europa desde a primeira metade do século XX. Embora curas parasitológicas raramente sejam alcançadas e as recidivas clínicas na leishmaniose visceral canina ocorram frequentemente após a terapia, é necessário considerar que os protocolos disponíveis podem promover a cura clínica em cães, aumentar a expectativa de vida e melhorar a qualidade de vida dos pacientes caninos, além de reduzir a carga parasitária e, consequentemente, sua infecciosidade para vetores flebotomíneos. O tratamento da leishmaniose visceral canina com o fármaco miltefosina (Milteforan®) foi autorizado no Brasil em 2017, uma década após sua introdução no Sul da Europa. Os resultados obtidos a partir de ensaios clínicos propostos a avaliar a eficácia da miltefosina em cães natural ou experimentalmente infectados são similares àqueles registrados quando do uso da terapia antimonial.

Não se pode negar a existência de fármacos capazes de determinar a cura de certos animais e da existência de pesquisas promissoras em busca de terapias eficazes. Considerando ainda que ações governamentais possam ser alteradas diante de evidências científicas relevantes e que a sociedade deve contribuir para o aprimoramento das leis, é importante o conhecimento das condições atuais para o tratamento animal.

A lista de fármacos utilizados no tratamento de cães com leishmaniose visceral não difere muito daquela utilizada em medicina humana, a saber: antimoniais pentavalentes, anfotericina B convencional ou encapsulada em lipossomas, sulfato de aminosidina, alopurinol, pentamidina e, recentemente, miltefosina. Além dos fármacos citados, há outros produtos que se propõem a modular a resposta imune, imunoestimulando o organismo animal, como domperidona, citocinas e vacinas. A literatura ainda registra resultados promissores em modelo experimental murino e canino a partir de uma formulação a base de antimoniato de meglumina encapsulado em lipossomas (Figura 10.7F). Em 2012 um estudo registrou, de forma inédita, a cura parasitológica de cães com leishmaniose visceral tratados com antimoniato de meglumina encapsulado em lipossomas associado ao alopurinol.

Os conhecimentos sobre as relações parasito-hospedeiro, nos cães, são crescentes e apontam para a constatação de que animais são capazes de desenvolver desde cura espontânea até um quadro grave da doença. Em que pese o conhecimento da ocorrência de recaídas clínicas e da ausência de eliminação do parasito após o tratamento, é fato que em muitos casos entre os dois extremos citados existe uma gama de situações e, entre elas, é possível que animais, com auxílio da quimioterapia, revertam em maior proporção o processo parasitário em definitivo.

As questões principais que se apresentam e que devem ser avaliadas são, pela ordem:

- a inexistência, neste momento, de marcadores precisos que permitam estabelecer o perfil do animal que apresenta predisposição para a cura;
- diante da ausência destes marcadores, quais os critérios consensuais para estabelecer quem preferencialmente poderia ser tratado e ainda;
- em que condições e como tratar.

Sob a ótica da Saúde Pública, visando o controle da doença entre animais e humanos, o tratamento de cães é inviável por várias razões, dentre elas pelo custo e volume de animais a ser envolvido no processo. Do ponto de vista do clínico veterinário, o tratamento é factível, porém factível, porém a decisão de tratar um cão doente surge como resultado de uma discussão entre o tutor e o médico veterinário responsável, levando em consideração diversos aspectos como, por exemplo, a capacidade e/ou disposição do tutor em cumprir com o protocolo de tratamento e acompanhamento, além de prévio conhecimento do potencial de resposta do paciente canino à terapia proposta, o qual pode ser alcançado, entre outros, por meio de análise completa do perfil sorológico, hematológico e bioquímico, incluindo urinálise, a fim de se avaliar, principalmente, a função medular, renal e hepática do animal.

A literatura registra vários protocolos terapêuticos para os diferentes fármacos disponíveis para o tratamento da leishmaniose visceral humana ou canina. Para os antimoniais pentavalentes, há recomendação da OMS para a não utilização isolada do fármaco no tratamento de animais, principalmente em decorrência das recidivas, que por serem imprevisíveis poderiam determinar o desenvolvimento de cepas do parasito resistentes a este medicamento. No Brasil, este fármaco foi o primeiro a ser proibido para o uso animal. Atualmente, sua distribuição é realizada exclusivamente pelo SUS para fins de tratamento humano. Esta é uma atenção mundial para as regiões onde a doença é uma zoonose. Em especial no Brasil, haja vista a existência em áreas endêmicas de outros fatores agravantes para a doença humana como a desnutrição e a infecção por HIV/AIDS.

Na rotina veterinária o alopurinol, um análogo da purina, é adotado como medicamento de primeira linha para o tratamento a longo prazo da leishmaniose visceral canina, frequentemente administrado em combinação com outros fármacos leishmanicidas (antimoniais pentavalentes ou miltefosina) durante o primeiro mês de tratamento e, posteriormente, oferecido isoladamente totalizando um período mínimo de seis meses de duração. Recentemente registrou-se o primeiro caso de resistência ao medicamento a partir de isolados de *L. infantum* obtidos de cães, cujos relatos foram associados a ocorrência de recidivas clínicas.

Outro aspecto a ser considerado nesse contexto são os relatos de permanência, em alguns animais, de amastigotas em macrófagos da pele íntegra capazes de, após o tratamento, ainda infectar o inseto vetor. Por não se ter definição clara de quais animais e após qual esquema terapêutico ou qual fármaco este fato aconteceria, é preciso cercar, continuamente de cuidados especiais, o animal submetido ao tratamento.

Entretanto, os conhecimentos acerca das relações parasito-hospedeiro em cães são crescentes e sinalizam para a existência de fatores inerentes ao hospedeiro, como diferenças imunológicas em resposta à infecção, que influenciariam a eficácia do tratamento. Acreditando nisso, grupos de pesquisa buscam a cura de cães por meio de novas formulações para os fármacos existentes ou pela associação dessas a imunoestimulantes e imunoterápicos. Os resultados observados apontam para tempos melhores para os animais.

• Profilaxia e Controle

Considerando que a principal forma de transmissão do parasito entre os animais é por meio da picada do flebotomíneo, as medidas de controle da infecção devem ser voltadas também para o inseto transmissor. São recomendadas medidas de proteção do ambiente onde vivem os animais, mediante a limpeza da matéria orgânica acumulada em residências e quintais e o uso de inseticidas residuais (piretroides). Entretanto, nem sempre podem ser eficientemente aplicadas devido aos hábitos dos animais nas diversas funções que eles desempenham. Assim, as medidas de controle dos insetos centradas no próprio animal podem ser mais eficazes, como uso de coleiras impregnadas com inseticidas, banhos periódicos ou ainda uso de produtos *pour on* com bases inseticidas e/ou repelentes (já mencionados neste capítulo). A vacinação contra a infecção por *Leishmania* associada a medidas de controle dos insetos centradas no animal é, sem dúvida, a forma mais eficaz de proteção para esses animais.

11

Trypanosoma cruzi e Doença de Chagas

Marta de Lana
Washington Luiz Tafuri (*in memoriam*)
Daniella Castanheira Bartholomeu

Introdução

O *Trypanosoma cruzi* é um protozoário agente etiológico da doença de Chagas (tripanosomíase americana, ou esquizotripanose) que constitui uma antroponose frequente nas Américas, principalmente na América Latina. Este protozoário e a doença foram descobertos e descritos pelo grande cientista Carlos Ribeiro Justiniano das Chagas. Recém-formado em medicina, com uma tese sobre o controle de malária, ele integrou-se desde cedo à equipe de Oswaldo Cruz, tendo sido encarregado de chefiar os trabalhos de combate à malária em Minas Gerais, onde estava sendo construída a Estrada de Ferro Central do Brasil. Entre 1907 e 1909, mudou-se para Lassance, próximo de Corinto, utilizando um vagão de trem como moradia, laboratório e consultório. Como bom cientista, sua curiosidade levou-o a examinar animais e pessoas, buscando informações sobre as principais patologias da região. Em um mico (*Callithrix penicillata*) encontrou um hemoflagelado, denominando-o *Trypanosoma minasensi* (espécie exclusiva de micos e considerada apatogênica). Em "chupões" ou "barbeiros", insetos hematófagos comuns nas cafuas da região, encontrou outro tripanosoma, diferente do anterior, com cinetoplasto grande e movimentação intensa. Enviou, então, alguns exemplares de barbeiros infectados para Oswaldo Cruz, que em seu laboratório no Rio de Janeiro, conseguiu infectar micos, comprovando a suspeita de Chagas de que este tripanosoma deveria ser uma espécie nova que circularia entre barbeiros, mamíferos e, talvez, humanos. A partir daí, Carlos Chagas procurou incessantemente aquele protozoário no sangue de pessoas e animais residentes em casas infestadas por barbeiros.

Foi assim que no dia 14 de abril de 1909, ao examinar uma criança febril, de 2 anos de idade, de nome Berenice, Carlos Chagas descobriu em seu sangue aquele mesmo protozoário encontrado nos barbeiros e nas diversas espécies de animais examinados. A mãe da criança informou-o que a menina havia sido sugada por barbeiro e quais sintomas ela havia apresentado. A sintomatologia coincidia com aquela observada nos animais de laboratório experimentalmente infectados. Berenice é considerada o primeiro caso clínico humano descrito da doença de Chagas. Parasitos de seu sangue, inoculados em animais de laboratório, desenvolveram nestes a infecção e a sintomatologia pertinentes à fase aguda da doença.

Naquela ocasião, o grande cientista estudou ainda a morfologia e a biologia do parasito no hospedeiro vertebrado e denominou-o *Trypanosoma cruzi*. Mais tarde, por achar que este protozoário realizava esquizogonia no hospedeiro, denominou-o *Schizotrypanum cruzi*. Verificando depois não ser isto uma realidade, voltou a adotar o nome anterior. Em virtude deste protozoário apresentar um cinetoplasto volumoso e um modo peculiar de multiplicação, outros pesquisadores consideraram-no pertencente ao subgênero *Schizotrypanum*. Daí por diante o agente etiológico da doença de Chagas passou a ser denominado *Trypanosoma (Schizotrypanum) cruzi* (Chagas, 1909).

Carlos Chagas conseguiu naquela época descobrir o agente etiológico, *T. cruzi*, desvendar os aspectos da sua biologia nos hospedeiros vertebrado e invertebrado, seus reservatórios e diversos aspectos da patologia e da sintomatologia pertinentes à fase aguda da doença.

Berenice e sua família mudaram-se mais tarde para a cidade de Pirapora, também no norte de MG, passando a residir em casa de boa qualidade, não habitada por barbeiros. Em 1962, ela foi submetida a uma minuciosa avaliação clínica. Através de xenodiagnóstico, foi possível isolar parasitos de seu sangue. Nessa ocasião, 53 anos após a descoberta da infecção, a paciente apresentava-se normal no tocante às manifestações clínicas da doença. Em 1978, a paciente Berenice foi reavaliada, colhendo-se outra amostra do parasito a qual foi intensamente estudada pela Dra. Marta de Lana, autora deste capítulo, verificando-se novamente ausência de qualquer alteração clínica atribuível à doença de Chagas.

A paciente Berenice representava, deste modo, a chamada forma indeterminada da doença de Chagas, na qual se situa a maioria dos indivíduos infectados com o *T. cruzi*. Berenice morreu no dia 11 de setembro de 1982, com 75 anos de idade e 73 anos de infecção pelo *T. cruzi*. Não foi possível a realização de necrópsia, mas pelas investigações realizadas, sua *causa mortis* não poderia ser atribuída à infecção pelo *T. cruzi*.

Apesar dos avanços obtidos em seu controle, a doença de Chagas é ainda hoje transmitida por vetores intradomiciliares em 18 países da América Latina e presente em 21 países endêmicos. No Brasil, sua distribuição abrange uma área de 3 milhões de km2, do MA até o RS. Já a enzootia silvestre está presente em praticamente todo o território nacional, sendo encontrados reservatórios e vetores infectados nos mais diferentes ecótopos naturais, como florestas, cerrados e cavernas. São mais de 2.450 municípios, envolvendo uma população de mais de 20 milhões de pessoas expostas ao risco de infecção. O chagásico continua sendo um indivíduo marginalizado pela sociedade. Muitas vezes não lhe é dada uma possibilidade de emprego, mesmo que adequado à sua condição clínica, que nem sempre é devidamente avaliada, o que causa uma sobrecarga para os órgãos de previdência social, com um montante de aposentadorias precoces nem sempre necessárias.

Morfologia

O *T. cruzi* possui em seu ciclo biológico, nos hospedeiros vertebrado e invertebrado, várias formas evolutivas cuja descrição detalhada está apresentada no Capítulo 6 e mostrada nas figuras subsequentes.

Hospedeiro Vertebrado

Nos hospedeiros vertebrados e na cultura de tecidos são encontradas intracelularmente as formas amastigotas (Figura 11.1A) e extracelularmente as formas tripomastigotas (Figura 11.1B) presentes no sangue circulante. As formas amastigotas e tripomastigotas são infectantes para células *in vitro* e para vertebrados.

À microscopia eletrônica, observa-se em todas as formas evolutivas do *T. cruzi* uma organela especial, o "cinetoplasto" (Figura 11.2), que constitui uma mitocôndria modificada, com alto conteúdo de DNA. Esta organela dá o nome à classe Kinetoplastida, na qual se inserem os tripanosomatídeos. A análise deste DNA extranuclear é um dos parâmetros utilizados na caracterização molecular de diferentes amostras ou cepas de *T. cruzi*.

Os tripomastigotas sanguíneos apresentam variações morfológicas denominadas "polimorfismo" que guardam correlações importantes com outras características fisiológicas do parasito. Algumas serão aqui mencionadas:

Experiências em camundongos demonstram que diferentes populações de *T. cruzi* apresentam ao longo da infecção tripomastigotas sanguíneos delgados, intermediários ou largos ou muito largos (Figura 11.3). Diferenças de comportamento importantes são observadas entre cepas que apresentam ao longo da infecção predominância de um tipo ou outro de morfologia.

As formas delgadas seriam mais infectantes para células e para camundongos, desenvolvendo nestes mais precocemente, porém mais sensíveis à ação de anticorpos circulantes. Sendo assim, tripomastigotas delgados seriam destruídos por anticorpos ou desapareceriam da circulação para cumprir novo ciclo celular. Por outro lado, as formas largas, menos infectantes, demorariam mais a penetrar nas células, desenvolvendo parasitemias mais tardias nos camundongos, porém, seriam mais resistentes à ação de anticorpos circulantes e por consequência, capazes de permanecer mais tempo na corrente circulatória.

Existem outras diferenças importantes: tripomastigotas delgados são menos capazes de desenvolver no vetor que tripomastigotas largos. Também o tropismo celular difere entre eles. Tripomastigotas delgados parasitam durante a fase aguda, preferencialmente células do sistema mono-

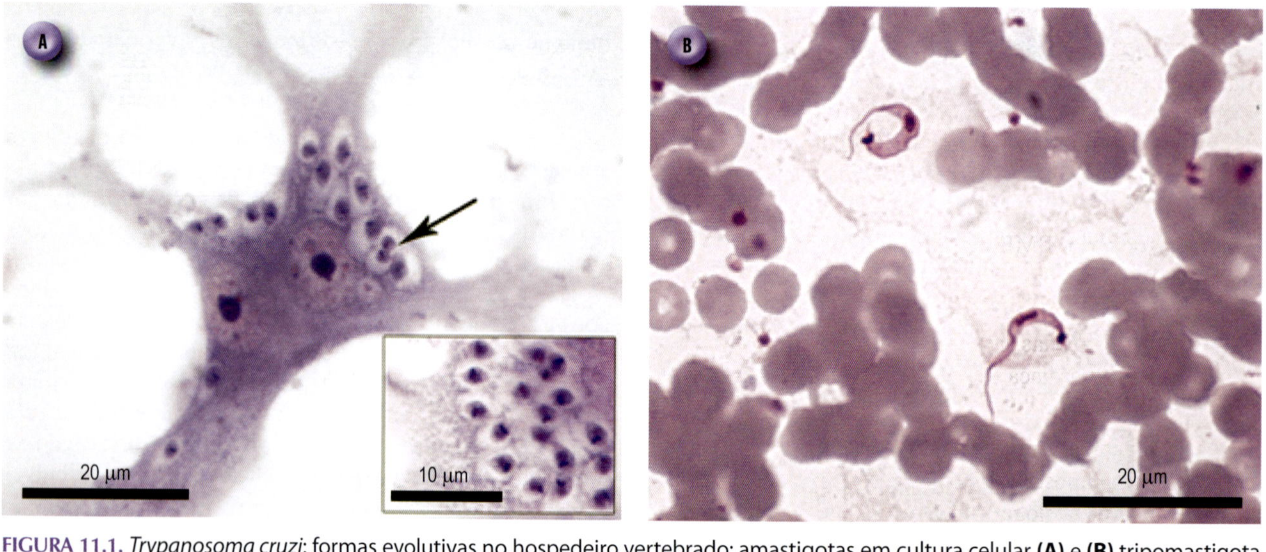

FIGURA 11.1. *Trypanosoma cruzi*: formas evolutivas no hospedeiro vertebrado: amastigotas em cultura celular **(A)** e **(B)** tripomastigota sanguíneo (microscopia óptica)

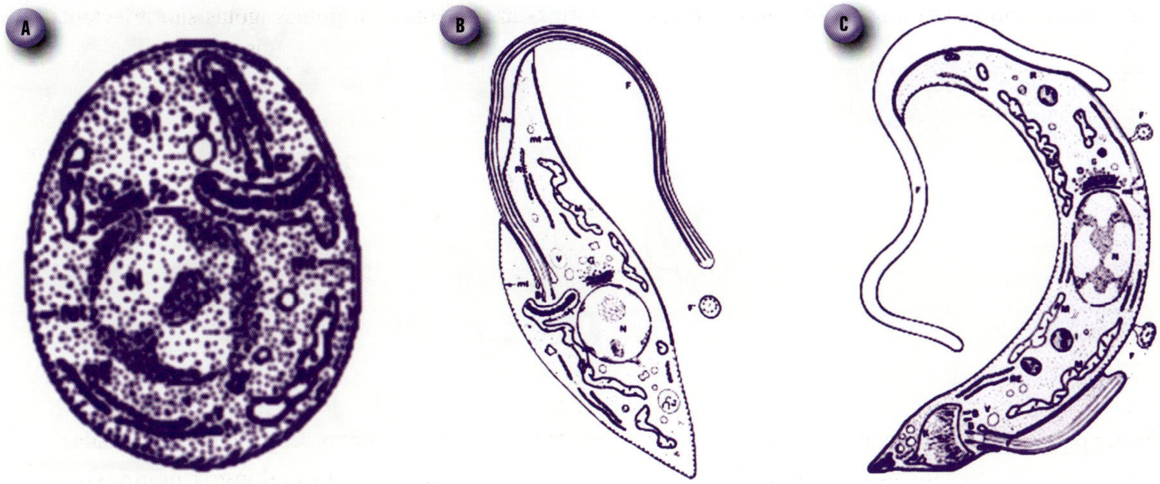

FIGURA 11.2. Desenho esquemático da forma amastigota **(A)**, epimastigota **(B)** e tripomastigota **(C)** correspondentes ao observado em M.E., mostrando em destaque o cinetoplasto com aspecto de mitocôndria modificada próxima à emergência do flagelo.

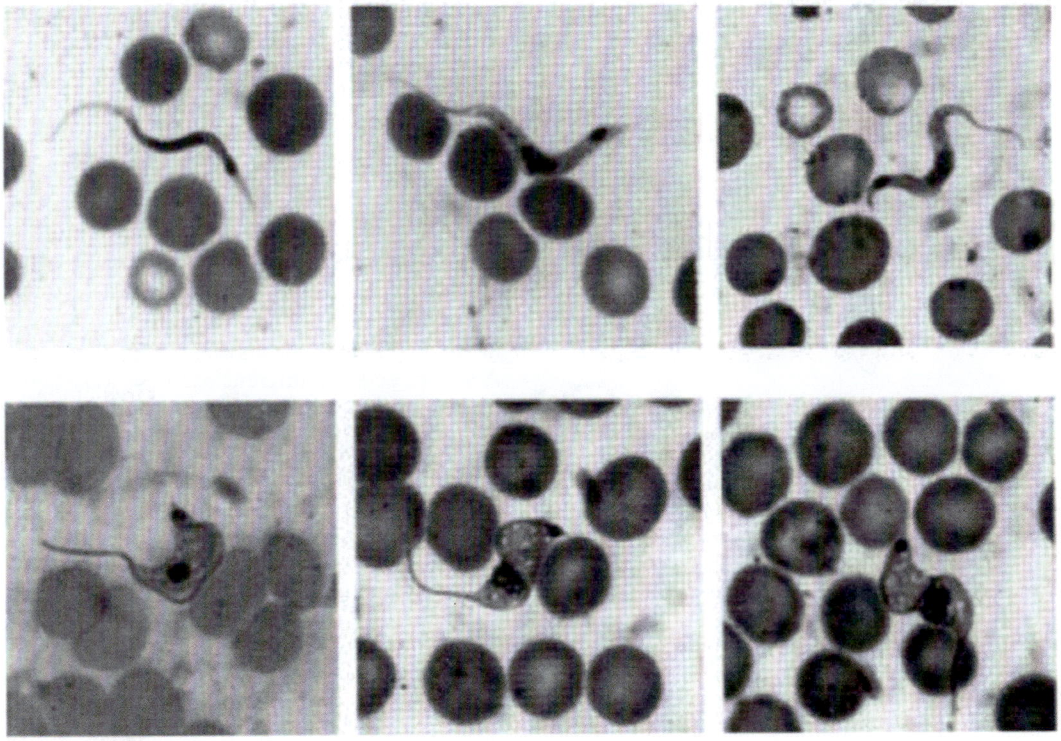

FIGURA 11.3. *Trypanosoma cruzi:* polimorfismo dos tripomastigotas sanguíneos mostrando formas delgadas, intermediárias e largas (Brener e Chiari, 1963).

nuclear fagocitário (SMF) do baço, do fígado e da medula óssea, sendo chamadas as cepas que assim se comportam de "macrofagotrópicas". Já as cepas que apresentam predomínio de formas largas têm tropismo para células musculares lisa, cardíaca e esquelética, sendo denominadas "miotrópicas".

O acompanhamento de infecções experimentais revela que numa dada amostra ou população de *T. cruzi*, independentemente da morfologia dos tripomastigotas predominantes, as formas delgadas do parasito seriam relativamente mais frequentes no início da infecção do hospedeiro vertebrado, quando ainda não existe uma imunidade humoral específica contra o parasito. Gradualmente estas formas seriam substituídas pelas formas largas, menos sensíveis à ação de anticorpos e que, portanto, passariam a predominar na fase mais tardia da infecção, quando a imunidade já se estabeleceu.

Biologia

O ciclo biológico de *T. cruzi* é do tipo heteroxênico (Figura 11.4) passando o parasito por uma fase de multiplicação intracelular no hospedeiro vertebrado (homem e

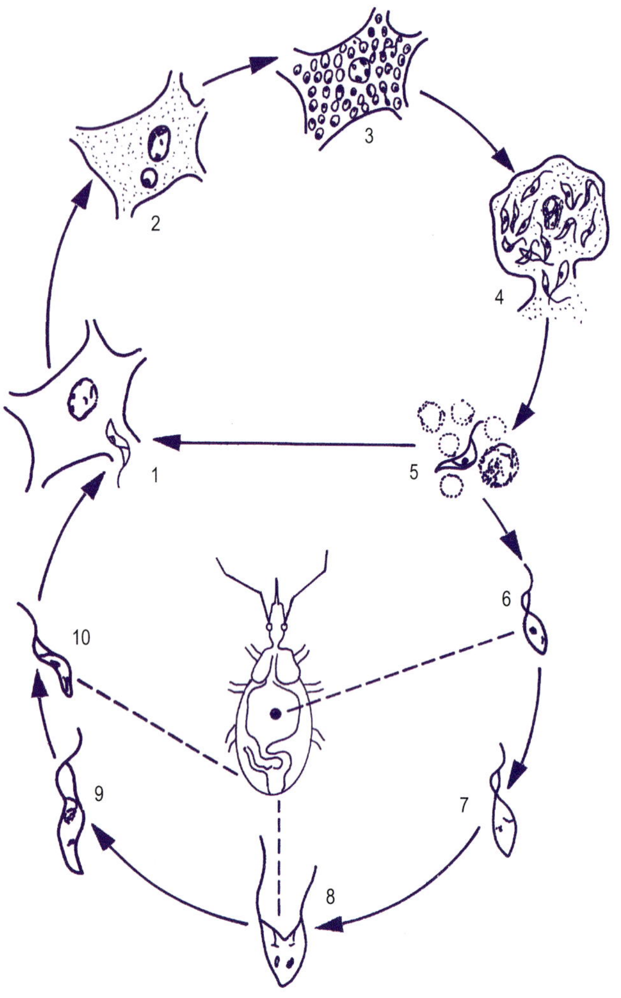

FIGURA 11.4. Ciclo biológico completo de *T. cruzi*. (1) Penetração de tripomastigota metacíclico (ou tripomastigota infectante) em uma célula; (2) transformação de tripomastigota em amastigota; (3) multiplicação intracelular de amastigotas por divisão binária simples longitudinal; (4) rompimento da célula parasitada, liberando tripomastigota; (5) forma tripomastigota no sangue circulante que pode penetrar em outra célula (1) ou ser ingerida pelo triatomíneo (6); (6) forma tripomastigota no estômago de triatomíneo; (7) diferenciação ou transformação da forma tripomastigota em epimastigota no intestino posterior do inseto; (8) forma epimastigota em multiplicação por divisão binária simples longitudinal; (9) forma epimastigota diferencia-se em forma tripomastigota metacíclica na ampola retal do inseto; (10) forma tripomastigota metacíclica nas fezes do triatomíneo e apta a penetrar em células do hospedeiro mamífero completando assim o ciclo. (Ciclo adaptado de Cançado R. Doença de Chagas, 1968.)

mamíferos pertencentes a sete ordens diferentes) e extracelular no inseto vetor (triatomíneos). Os estudos revelam que os hospedeiros primitivos de *T. cruzi* na natureza foram o tatu, o tamanduá e o bicho preguiça.

A Figura 11.5 mostra formas epimastigotas de *Trypanosoma cruzi* obtidas de cultivo acelular do parasito em meio LIT (*Liver Infusion Tryptose*) descrito por Camargo (1964).

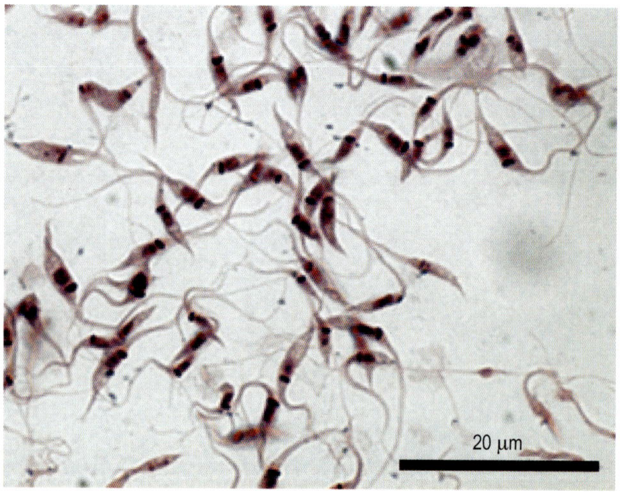

FIGURA 11.5. Formas epimastigotas de *Trypanosoma cruzi* em cultura acelular (meio LIT).

Ciclo Biológico no Hospedeiro Vertebrado

Amastigotas, epimastigotas e tripomastigotas interagem com células do hospedeiro vertebrado e apenas os epimastigotas não são capazes de nelas se desenvolver e multiplicar.

Considerando o mecanismo natural de infecção pelo *T. cruzi*, os tripomastigotas metacíclicos eliminados nas fezes e urina do vetor, durante ou logo após o repasto sanguíneo, penetram pelo local da picada e interagem com células do SMF da pele ou das mucosas. Neste local, ocorre a transformação dos tripomastigotas em amastigotas, que aí se multiplicam por divisão binária simples longitudinal. A seguir, ocorre a diferenciação dos amastigotas em tripomastigotas, que são liberados da célula hospedeira caindo no interstício. Estes tripomastigotas caem na corrente circulatória, atingem outras células de qualquer tecido ou órgão para cumprir novo ciclo celular ou são destruídos por mecanismos imunológicos do hospedeiro ou podem ainda ser ingeridos por triatomíneos, onde cumprirão seu ciclo extracelular. No início da infecção do vertebrado (fase aguda), a parasitemia é mais elevada, podendo ocorrer morte do hospedeiro. Na espécie humana, a mortalidade nesta fase da infecção ocorre principalmente em crianças ou pacientes imunossuprimidos. Quando o hospedeiro desenvolve resposta imune eficaz, diminui a parasitemia e a infecção tende a cronificar. Na fase crônica, o número de parasitos é pequeno na circulação, só sendo detectados por métodos especiais (xenodiagnóstico, hemocultura e inoculação em camundongos – ver Diagnóstico). A evolução e o desenvolvimento das diferentes formas clínicas da fase crônica da doença de Chagas ocorrem lentamente, após 10 a 15 anos de infecção ou mais.

Experiências *in vitro* demonstram que o processo de invasão de células não fagocíticas pelas formas tripomastigotas do parasito ocorre por dois mecanismos, ambos envolvendo a interação com os lisossomas da célula hospedeira. No primeiro, denominado lisossoma dependente, ocorre recrutamento de lisossomas da célula hospedeira no sítio de adesão das formas tripomastigotas com posterior fusão de lisossomas com a membrana plasmática e internalização do parasito, com consequente formação do vacúolo parasitóforo (Figura 11.6B). No segundo mecanismo, denominado lisossoma independente, é observada uma invaginação da membrana plasmática da célula hospedeira no local da adesão do parasito sem participação ativa do citoesqueleto da célula hospedeira (Figura 11.6C). Nesta segunda via, após a internalização do parasito, ocorre a fusão do lisossoma com o vacúolo parasitóforo. Existe ainda um terceiro mecanismo de infecção que ocorre em células não fagocitárias mediante fosforilação de proteínas com ação da enzima fosfoinositol-3-quinase e sem participação dos lisossomos. Independentemente da via de invasão, verificou-se que a fusão dos lisossomas com o vacúolo parasitóforo é essencial para reter as formas tripomastigotas altamente móveis no interior da célula hospedeira. Caso contrário, o parasito escapa de dentro da célula hospedeira e não estabelece uma infecção produtiva.

A interação entre o parasito na forma tripomastigota e a célula hospedeira ocorre em três fases sucessivas (Figura 11.6):

1. *Adesão celular*: quando ambos se reconhecem e o contato membrana-membrana ocorre favorecida pela superfície altamente glicosilada das formas tripomastigotas do parasito (Figuras 11.6B e 11.6C);
2. *Interiorização e formação do vacúolo parasitário (VP)*: após a adesão do parasito à superfície da célula hospedeira, ocorre aumento da concentração de Ca^{2+} no citoplasma da célula hospedeira e posterior recrutamento e fusão dos lisossomas no sítio de adesão do parasito. Alternativamente, o parasito penetra por invaginação da membrana plasmática da célula hospedeira com posterior fusão de lisossomas que passam a fazer parte da membrana do VP (Figura 11.6D);
3. *Fenômenos intracelulares*: as formas epimastigotas são destruídas dentro do VP (Figura 11.6B), enquanto os tripomastigotas sobrevivem resistindo às ações das enzimas lisossômicas. Cerca de 2-8 horas após a invasão, os tripomastigotas rompem a membrana do vacúolo parasitóforo e desenvolvem-se livremente no citoplasma da célula, onde se transformam em amastigotas (Figura 11.6F) (24 horas após a interiorização) aí permanecendo por 24 a 35h. As amastigotas se multiplicam por divisão binária simples longitudinal (Figura 11.6G), a cada 12 horas, num total de nove gerações, totalizando cerca de 540 parasitos, que a seguir se diferenciam em tripomastigotas (Figura 11.6I) por um mecanismo denominado "alongamento" e passando antes por estágio transitório de epimastigotas (Figura 11.6H). A célula hospedeira, repleta de parasitos (Figura 11.6I), rompe-se, liberando no interstício (Figura 11.6J) tripomastigotas ou mesmo amastigotas que ainda não se diferenciaram, além de substâncias e detritos celulares da célula hospedeira.

O tempo aproximado para o *T. cruzi* cumprir todo ciclo celular em macrófagos é de 48 a 72 horas, variando em função da cepa do parasito. Em células não fagocíticas o parasito cumpre seu ciclo completo entre 4 a 5 dias.

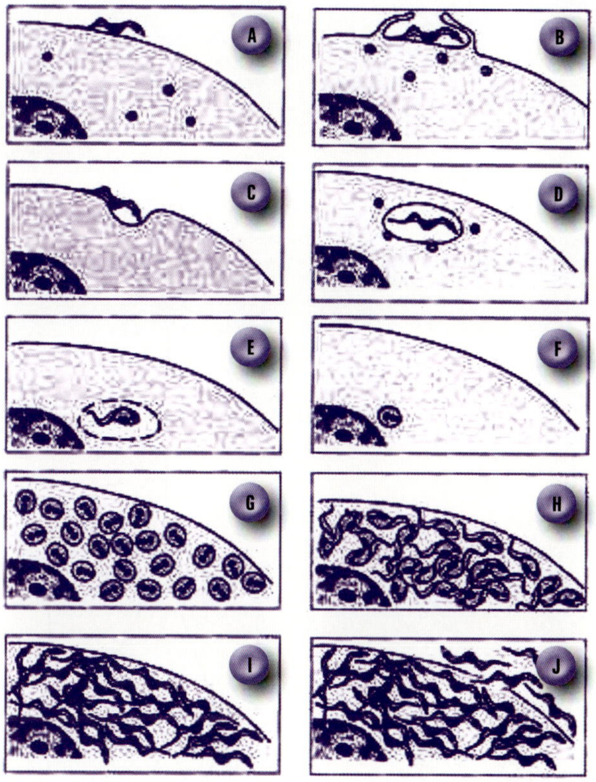

FIGURA 11.6. Visão esquemática das várias fases da interação de *T. cruzi* com as células do vertebrado. **(A)** O parasito adere à membrana celular e ocorre o recrutamento e a fusão dos lisossomas no sítio da adesão e internalização do parasito **(B)** ou por invaginação da membrana plasmática da célula hospedeira **(C)**; **(D)** parasito dentro do vacúolo parasitário e fusão dos lisossomas; **(E)** mudança da morfologia das formas tripomastigotas e desintegração da membrana do vacúolo parasitário; **(F)** amastigotas livres no citoplasma da célula hospedeira; **(G)** multiplicação das formas amastigotas; **(H)** processo de transformação amastigota-tripomastigota, passando pelo estágio transitório de epimastigota; **(I)** tripomastigotas no citoplasma da célula; **(J)** ruptura da membrana plasmática da célula hospedeira e liberação de tripomastigotas para os espaços intercelulares (De Souza, 2002).

Ciclo Biológico no Hospedeiro Invertebrado

Os triatomíneos vetores se infectam ao ingerir as formas tripomastigotas presentes na corrente circulatória do hospedeiro vertebrado durante o hematofagismo. No estômago do inseto eles se transformam em formas arredondadas denominadas esferomastigotas, circundadas ou não por flagelo, e em epimastigotas. Estes esferomastigotas podem se transformar no intestino em epimastigotas de dois tipos: epimastigotas curtos, capazes de se multiplicar por divisão binária simples longitudinal (portanto responsáveis pela manutenção da infecção no vetor), e de se transformar novamente em esferomastigotas que originam tripomastigotas metacíclicos na ampola retal, ou ainda em epimastigotas longos, que não se multiplicam e nem se diferenciam em tripomastigotas metacíclicos. Na ampola retal, porção terminal do tubo digestivo, epimastigotas se diferenciam em tripomastigotas (infectantes para os vertebrados), sendo eliminados nas fezes ou na urina (Figura 11.7). O tempo

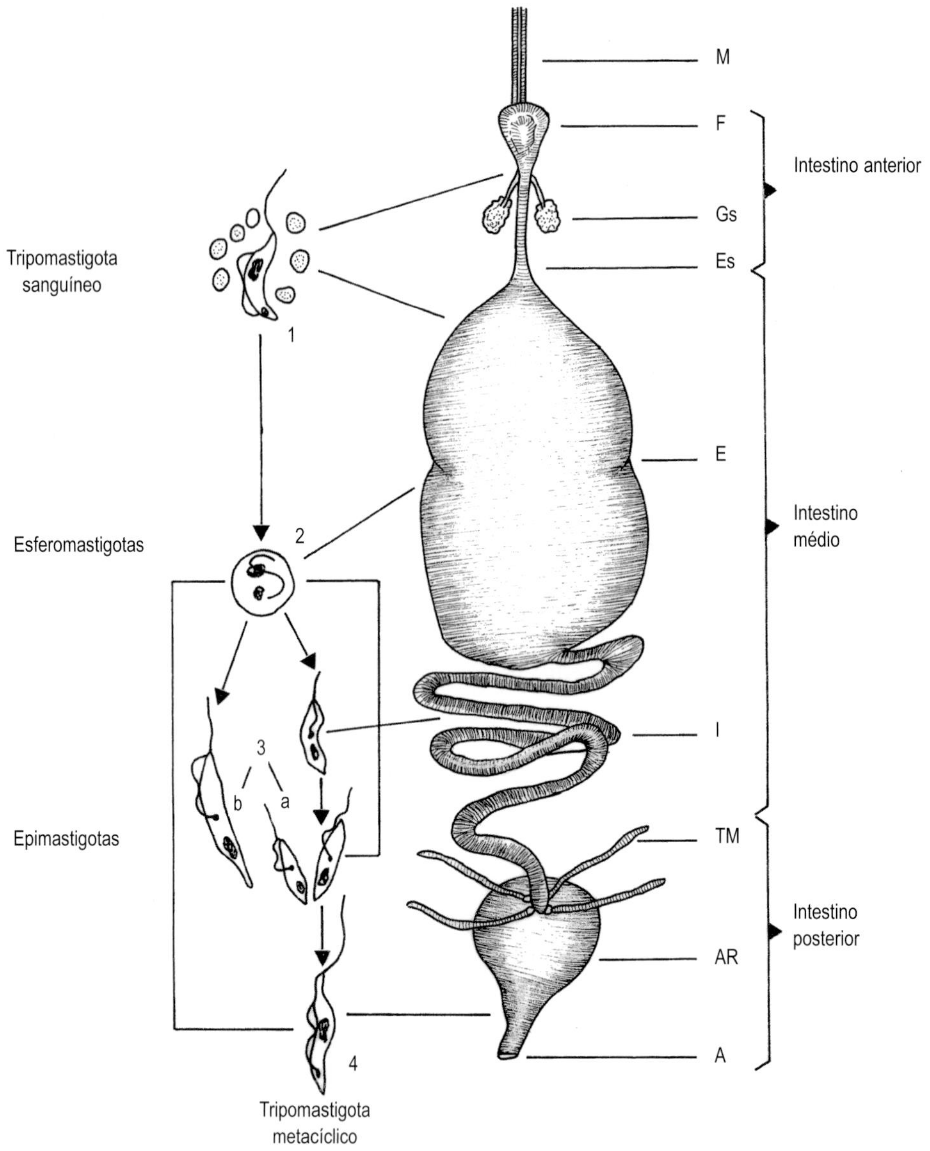

FIGURA 11.7. Ciclo biológico no vetor: tubo digestivo do triatomíneo e sequência evolutiva do *T. cruzi*. M: Mandíbulas (órgão de perfuração) e maxilas (órgão de perfuração com dois canalículos: um para ejeção da saliva e outro para sucção sanguínea); F: faringe; Gs: glândulas salivares; Es: esôfago; E: estômago ou promesêntero (onde se inicia a digestão sanguínea e o processo reprodutivo do *T. cruzi*; I: intestino ou pós-mesêntero (onde se completa a digestão sanguínea havendo absorção de nutrientes e continuação do processo reprodutivo de *T. cruzi*); TM: túbulos de Malpighi (órgão renal); AR: ampola retal (onde ocorre absorção de líquidos, acumulam-se os dejetos e se completa o processo reprodutivo do *T. cruzi* com acúmulo de formas infectantes); A: ânus. Sequência evolutiva de *T. cruzi* no tubo digestivo do triatomíneo (modificado de Lacombe D. Mem Inst Oswaldo Cruz 1957;55 e adaptado com modificações de Brack C. Acta Tropica 1968;25): 1: Tripomastigota sanguíneo; 2: Esferomastigota; 3a: Epimastigota curto capaz de se dividir por divisão binária simples longitudinal; 3b: Epimastigota longo que não se divide e parece não evoluir para tripomastigota metacíclico; 4: Tripomastigota metacíclico infectante.

mínimo para o parasito cumprir o ciclo no vetor é de pelo menos 15 a 30 dias em função da alimentação sanguínea.

Manutenção do *T. cruzi* em Laboratório

Além da manutenção do *T. cruzi* em laboratório através de infecções experimentais de triatomíneos vetores e animais de laboratório (principalmente camundongos, nos quais se fazem passagens sanguíneas sucessivas), o parasito pode ser também cultivado *in vitro* em diversos meios acelulares ou celulares.

Em meios de cultura acelulares (meio LIT e NNN, Capítulo 57), o *T. cruzi* desenvolve o ciclo semelhante ao descrito no vetor, apresentando formas arredondadas denominadas leishmanoides, análogos aos esferomastigotas do vetor ou evolui diretamente sob a forma epimastigota, não infectante para o hospedeiro vertebrado. Esses epimastigotas se multiplicam por divisão binária simples e posteriormente se diferenciam em tripomastigotas metacíclicos. As formas leishmanoides e tripomastigotas metacíclicas são infectantes para o hospedeiro vertebrado.

T. cruzi pode ser também cultivado em meios celulares (macrófagos, fibroblastos), onde desenvolvem o ciclo já descrito para o hospedeiro vertebrado.

Formas sanguíneas, de cultura e do vetor podem ser mantidas congeladas (com 10% v/v de glicerina, ou dimetil sulfóxido (DMSO), em nitrogênio líquido, -196ºC) por períodos prolongados, sem perder sua viabilidade/infectividade.

Alguns Aspectos de Epidemiologia Molecular de *T. cruzi*

Evidências bioquímicas, moleculares e epidemiológicas têm demonstrado que *T. cruzi* é um táxon extremamente polimórfico tanto genotipicamente quanto fenotipicamente. *T. cruzi* é considerado um parasito diploide (2n) que se multiplica por divisão binária simples. No entanto, a possibilidade de reprodução sexual deste parasito não é completamente descartada. Os estudos pioneiros de caracterização bioquímica-molecular de *T. cruzi,* através da análise do perfil eletroforético de isoenzimas, permitiram o reconhecimento de três grupos distintos denominados "zimodemas" (população que apresenta o mesmo perfil de isoenzimas): zimodemas I e III, constituídos por amostras procedentes do ciclo silvestre e zimodema II, representado por amostras do ciclo domiciliar.

Posteriormente, com base em vários marcadores moleculares nucleares e mitocondriais, o táxon *T. cruzi* foi dividido em duas linhagens geneticamente distintas *T. cruzi* I, formada por amostras predominantemente isoladas do ciclo silvestre (correspondente aos zimodemas I e III) e *T. cruzi* II, constituída por amostras predominantemente do ciclo domiciliar (correspondente ao zimodema II) (Momem, 1999). Posteriormente foi proposto que a linhagem *T. cruzi* II fosse subdividida em cinco sublinhagens (IIa-IIe).

Recentemente, uma nova classificação dividindo as linhagens do parasito em seis grupos ou DTUs (*discrete typing units*) *T. cruzi* I a VI foi proposta. Apesar de sua reprodução ser predominantemente clonal, evidências de raros eventos envolvendo troca de material genético já foram detectadas, TcV e TcVI são considerados populações híbridas do parasito por apresentarem componentes genéticos decorrentes de hibridização ou troca genética entre TcII e TcIII. Foi descrita uma sétima DTU denominada Tc Bat associada a morcegos, presente originalmente na Austrália e também na Europa, África e nas Américas. Análises filogenéticas demonstram ser esta DTU precursora do clado *T. cruzi*, que inclui as espécies *T. cruzi* e *T. rangeli.* Trabalhos recentes têm demonstrado Tc Bat em humanos.

A relevância ecológica e epidemiológica das diferentes DTUs de *T. cruzi* ainda permanece controversa. No Brasil, em geral TcI, TcIII e TcIV são mais frequentes em isolados do ciclo silvestre. Por outro lado, TcII prevalece no ciclo doméstico, exceto na região Amazônica, onde são encontrados TcI e TcIV. Dados mais atuais reforçam a presença cada vez maior das DTUs híbridas TcV e TcVI em infecções humanas, no Brasil e em países do Cone Sul.

Correlações entre padrões de distribuição geográfica de *T. cruzi* I e II e manifestações clínicas da doença de Chagas têm sido também reportados. Em países do cone sul da América Latina (Argentina, Bolívia, Brasil, Chile, Paraguai, Uruguai) onde a doença de Chagas é considerada mais severa, *T. cruzi* I está associado ao ciclo silvestre de transmissão infectando principalmente mamíferos arbóreos, enquanto *T. cruzi* II predomina no ciclo doméstico infectando homens e outros mamíferos terrestres. Por outro lado, *T. cruzi* I predomina na bacia Amazônica e em áreas endêmicas para doença de Chagas na Venezuela. Manifestações patológicas digestivas associadas à infecção por *T. cruzi* são mais comuns nas regiões do Brasil Central e sul da América do Sul (TcII), mas raras ou ausentes no norte da América do Sul e América Central (TcI).

Mecanismos de Transmissão

- **Transmissão pelo vetor:** este mecanismo de transmissão é o que tem maior importância epidemiológica. A infecção ocorre pela penetração de tripomastigotas metacíclicos (eliminados nas fezes ou na urina de triatomíneos, durante o hematofagismo) em solução de continuidade da pele ou mucosa íntegra (Figura 11.8).
- **Transfusão sanguínea:** constitui o segundo mecanismo de importância epidemiológica na transmissão da doença de Chagas. Esta importância é maior ainda nas grandes cidades, onde é alta a prevalência da infecção e naqueles países da América Latina ou de outros continentes onde o controle desta possibilidade de transmissão não está bem estabelecido ou nunca foi implantado. Este mecanismo de transmissão tem diminuído de importância à medida que o Ministério da Saúde tem incentivado e apoiado o controle de vetores domiciliares, e que o controle de transfusão sanguínea tem se aperfeiçoado. Essa ainda não é a realidade de alguns países da América Latina.

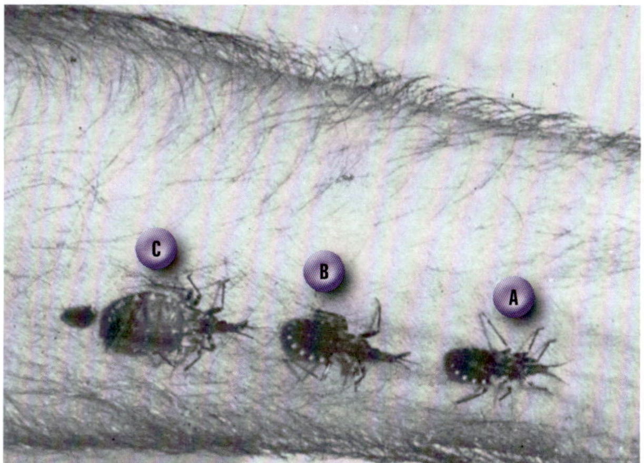

FIGURA 11.8. Transmissão do *T. cruzi* pelo triatomíneo: **A)** barbeiro em jejum, antes de iniciar o repasto; **B)** barbeiro com a probóscida distendida, iniciando a hematofagia; **C)** barbeiro já engurgitado, tendo eliminado uma gota de fezes.

- **Transmissão congênita:** a transmissão ocorre quando existem ninhos de amastigotas na placenta, que liberam tripomastigotas que alcançam à circulação fetal. Este mecanismo de transmissão tem diminuído progressivamente de importância à medida que avança o controle vetorial nos diferentes países. Assim tem sido no Brasil uma vez que a prevalência da infecção é cada vez menor em pessoas mais jovens e em idade fértil. Esta transmissão tem sido relatada com todas as linhagens genéticas, exceto TcIV.
- **Acidentes de laboratório:** pode ocorrer entre pesquisadores e técnicos que trabalham com o parasito, seja com sangue de animais, vetores e pessoas infectadas e cultura do parasito. A contaminação pode ocorrer por contato do parasito com a pele lesada, mucosa oral ou ocular ou autoinoculação. É necessário trabalhar com todas as condições de segurança.
- **Transmissão oral:** pode acontecer em várias situações, como na amamentação, pois *T. cruzi* já foi encontrado em leite materno na fase aguda da infecção; animais ingerindo triatomíneos infectados; canibalismo entre diferentes espécies de animais; pessoas ingerindo alimentos contaminados com fezes ou urina de triatomíneos infectados. Este mecanismo de transmissão tem crescido de importância epidemiológica após relatos frequentes de sua ocorrência na Amazônia em função do extrativismo das florestas, principalmente do açaí. Pode ainda ocorrer contaminação com formas infectantes presentes na glândula de cheiro do gambá que, em situação de estresse, são liberadas contaminando diretamente alimentos que são ingeridos crus. A penetração do parasito, em todos estes casos, pode ocorrer pela mucosa da boca íntegra ou lesada. Esta transmissão tem sido mais relacionada a parasitos das linhagens TcI e TcIV.
- **Coito:** este mecanismo de transmissão já foi demonstrado experimentalmente e nunca foi comprovado na espécie humana. Há apenas relato de encontro de tripomastigotas em sangue de menstruação de mulheres chagásicas e no esperma de cobaios infectados. Estudos recentes por metodologias moleculares revelam a possibilidade da ocorrência da transmissão sexual do *T. cruzi* entre seres humanos, o que implica em mais um problema a ser considerado pelas medidas de controle.
- **Transplante:** este mecanismo de transmissão pode desencadear fase aguda grave, pois o indivíduo que recebe um órgão transplantado infectado faz uso de drogas imunossupressoras e, consequentemente, torna-se menos resistente à infecção. Este mecanismo pode também participar da transmissão da doença em países não endêmicos onde não se faz o controle específico da doença de Chagas.

Além de todas estas possibilidades descritas, os caçadores com as mãos feridas podem se infectar ao lidar com caça recém-abatida infectada.

A Doença

Fase Aguda

Pode ser sintomática (aparente) ou assintomática (inaparente). Esta é mais frequente. Ambas estão relacionadas com o estado imunológico do hospedeiro. Há predomínio da forma aguda sintomática na primeira infância, levando à morte cerca de 10% dos casos, devido principalmente à meningoencefalite e mais raramente à falência cardíaca devido à miocardite aguda difusa, uma das mais violentas que se tem notícia (Figura 11.9).

A fase aguda inicia-se através das manifestações locais, quando o *T. cruzi* penetra na conjuntiva (sinal de Romaña) ou na pele (chagoma de inoculação). Estas lesões aparecem em 50% dos casos agudos dentro de 4-10 dias após a picada do barbeiro, regredindo em 1 ou 2 meses (Figura 11.10). Concomitantemente os linfonodos-satélites são comprometidos e no conjunto forma-se o complexo cutâneo e/ou conjuntivo-linfonodal. O sinal de Romaña se caracteriza por edema bipalpebral unilateral, congestão conjuntival, linfadenite-satélite, com linfonodos pré-auriculares, submandibulares e outros aumentados de volume, palpáveis, celulite do tecido gorduroso periorbitário e palpebral e presença de parasitos intra e extracelulares em abundância (Figura 11.10A). O complexo cutâneo-linfonodal (Figura 11.10B) caracteriza-se pelo aparecimento, em qualquer parte do corpo, do chagoma primário e da linfadenite-satélite. O primeiro é representado pela inflamação aguda local na derme e na hipoderme, no ponto de inoculação do parasito. Microscopicamente, a lesão lembra um furúnculo que não chega à supuração, seguida de regressão lenta acompanhada de descamação.

As manifestações gerais da fase aguda são representadas por febre, edema localizado e generalizado, poliadenia, hepatomegalia, esplenomegalia e, às vezes, insuficiência cardíaca e perturbações neurológicas.

Excepcionalmente, alguns pacientes apesar de apresentarem diminuição da parasitemia, desaparecimento dos edemas e dos sinais de porta de entrada, não normalizam o eletrocardiograma (ECG), apresentando continuamente alguma sintomatologia cardíaca de maior ou menor grau. As perturbações neurológicas são raras e consequência da meningoencefalite que ocorre apenas em crianças muito jovens e em pacientes imunossuprimidos.

Fase Crônica Assintomática

- Forma Indeterminada

Após a fase aguda, os sobreviventes passam por um longo período assintomático (10 a 30 anos). Esta fase é chamada de forma indeterminada (latente) e caracterizada pelos seguintes parâmetros: (1) positividade de exames sorológicos e/ou parasitológicos; (2) ausência de sintomas e/ou sinais da doença; (3) eletrocardiograma convencional normal, e (4) coração, esôfago e cólon radiologicamente

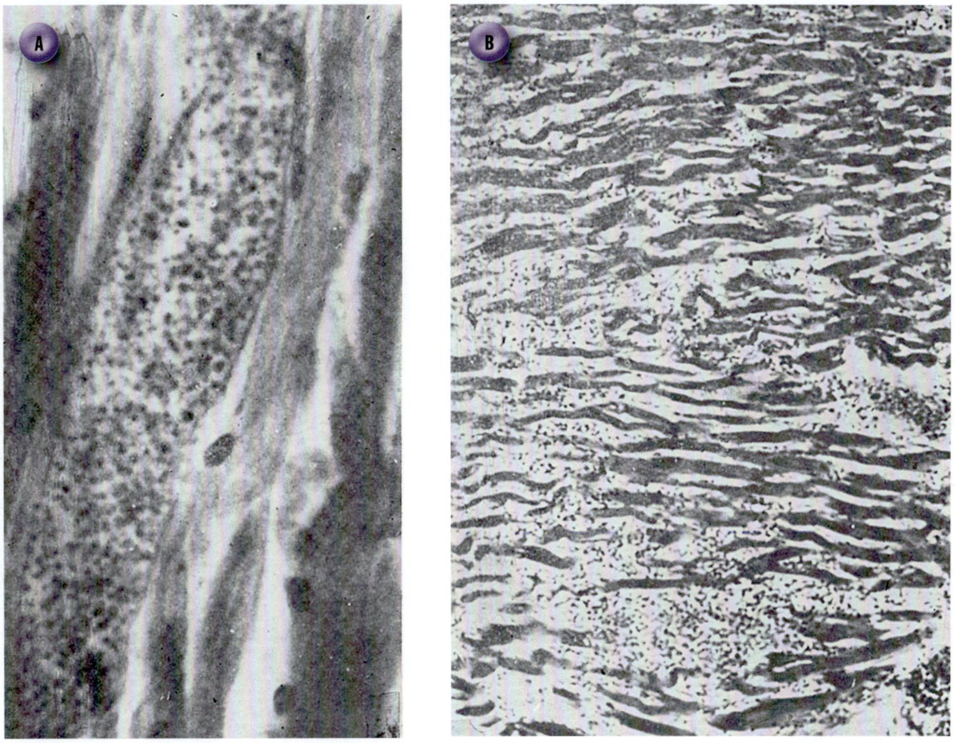

FIGURA 11.9. Miocardite chagásica aguda: **A)** fibra muscular cardíaca de uma criança intensamente parasitada com um típico ninho de amastigotas sem reação inflamatória em torno; **B)** abundante infiltrado de células inflamatórias afastando as miofibrilas, porém com ausência de parasitos. (Segundo Dias e cols., 1945.)

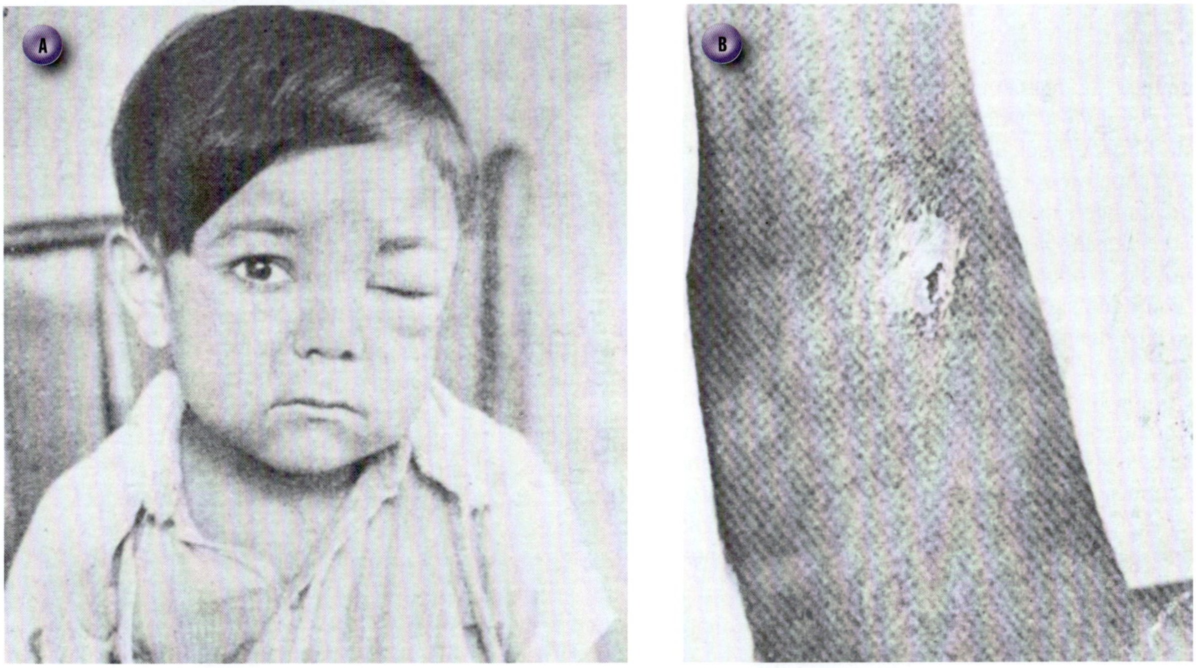

FIGURA 11.10. Alterações de porta de entrada do *T. cruzi*: **A)** sinal de Romaña característico: edema bipalpebral unilateral com enfartamento ganglionar-satélite (o linfonodo não é visto); **B)** chagoma de inoculação no antebraço (a lesão central é devida o biópsia aí praticada). (Segundo Dias e cols. Mem Inst O Cruz 1945;43(3).)

normais. Cerca de 50% ou mais dos pacientes chagásicos que tiveram a fase aguda apresentam esta forma da doença e casos que tiveram morte súbita e/ou que foram autopsiados devido a outras causas (morte violenta, atropelamentos etc.), do ponto de vista anatomopatológico, mostram lesões muito semelhantes às da fase aguda. Há diferença, no entanto, quanto à intensidade das lesões. A miocardite é muito discreta, na grande maioria dos casos, mas já se observa intensa desnervação do SNA. Do ponto de vista imunológico, esta forma parece estar em atividade, dada a presença constante de anticorpos líticos. Apesar de assintomáticos e apresentarem lesões muito discretas, tem-se registrado morte súbita de pacientes com esta forma da doença.

Fase Crônica Sintomática

Certo número de chagásicos após permanecerem assintomáticos por vários anos, com o correr do tempo apresentam sintomatologia relacionada com o sistema cardiocirculatório (forma cardíaca), digestivo (forma digestiva), ou ambos (forma cardiodigestiva ou mista). Isto ocorre devido ao fato de mudar inteiramente a fisionomia anatômica do miocárdio e do tubo digestivo (esôfago e cólon, principalmente). Observa-se reativação intensa do processo inflamatório, com dano destes órgãos, nem sempre relacionada com o parasito, que se encontra extremamente escasso nesta fase.

• Forma Cardíaca

A forma cardíaca atinge cerca de 20 a 40% dos pacientes no centro-oeste e sudeste do Brasil. Na cardiopatia chagásica crônica sintomática, o fato clínico principal é a insuficiência cardíaca congestiva (ICC) e isto se deve à diminuição da massa muscular que se encontra muito destruída devido à substituição por áreas de fibrose interrompendo fibras e fascículos; à destruição do SNA simpático e parassimpático e ao próprio exsudato inflamatório em atividade que são os responsáveis pelos sintomas. Outro fator responsável pelas arritmias é a lesão vorticilar ou aneurisma de ponta, ou seja, uma lesão encontrada no ápice dos ventrículos, na qual há pobreza de células musculares com consequente herniação do endocárdio (Figura 11.11A-B). Além da insuficiência cardíaca, devido ao retardamento da circulação e da hipóxia, são frequentes os fenômenos tromboembólicos. Os trombos cardíacos são frequentes (76% dos casos que desenvolvem insuficiência cardíaca), mas também podem se formar nas veias dos membros inferiores. A partir destes trombos, desprendem-se êmbolos que podem originar infartos no coração, pulmões, rins, baço, encéfalo etc., causando assim a morte súbita.

O comprometimento do sistema autônomo regulador das contrações cardíacas (nódulo sinusal, nódulo atrioventricular e feixe de Hiss) traz como consequência uma grande variedade de perturbações, tanto na formação dos estímulos (arritmia, extrassístoles) como na sua propagação (bloqueio atrioventricular de grau variável, bloqueio do ramo direito do feixe de Hiss, esta última alteração considerada patognomônica da doença de Chagas).

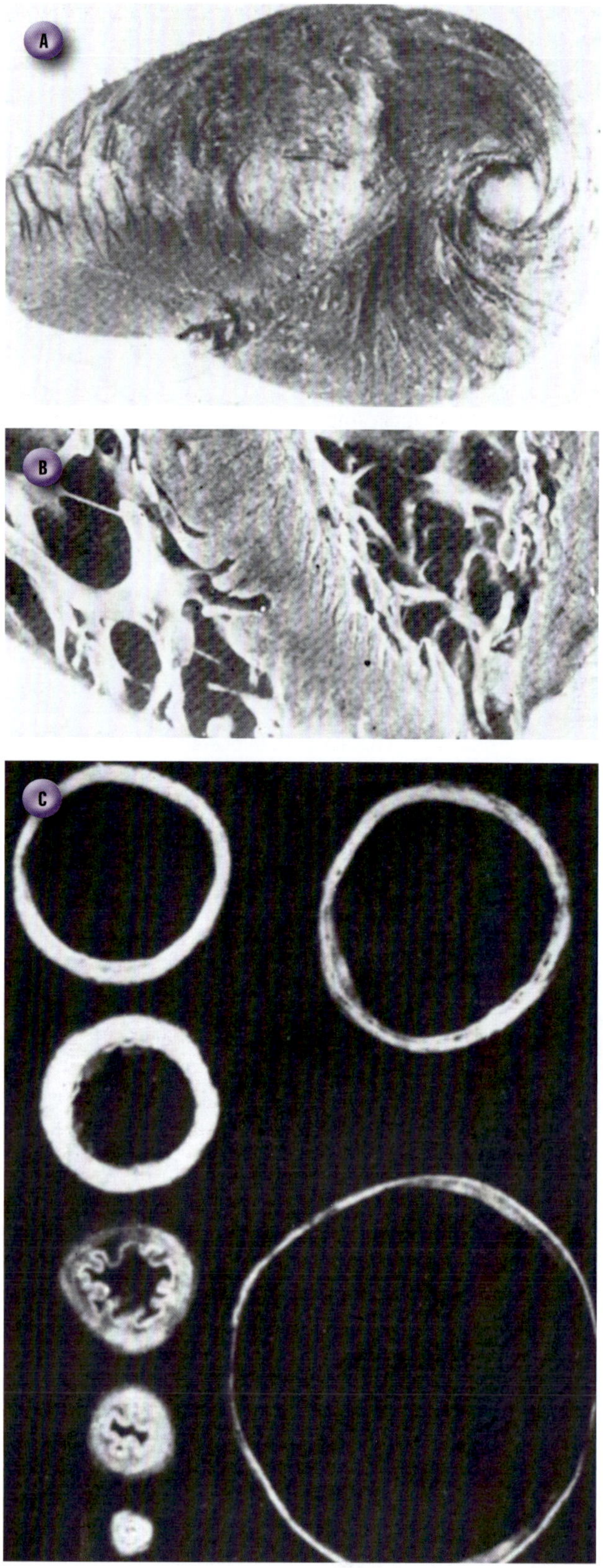

FIGURA 11.11. Doença de Chagas crônica: lesão vorticilar: **A)** hérnia do endocárdio no vórtex esquerdo; **B)** corte frontal do mesmo caso: notar que o endocárdio se projeta além da musculatura; apesar da espessura ser menor que 1 mm, dificilmente há ruptura (fotografia gentilmente cedida pelo Prof. Pedro Raso); **C)** cortes transversais de diferentes graus de megaesôfago, mostrando desde um normal (abaixo, à esquerda) até o dilatado. (Segundo Köberle F.)

Quando os mecanismos de compensação cardíacos tornam-se incapazes de superar as deficiências de sua força de contração, surge o quadro de ICC, que se traduz clinicamente por dispneia de esforço, insônia, congestão visceral e edema dos membros inferiores evoluindo em dispneia contínua, anasarca e morte. Pacientes com este quadro apresentam cardiomegalia intensa (Figura 11.12A-B).

- **Forma Digestiva**

No Brasil, a forma digestiva da doença está presente em cerca de 7 a 11% dos casos. As manifestações digestivas são representadas principalmente no Brasil e na Argentina pelos megas, onde aparecem alterações morfológicas e funcionais importantes, como, por exemplo, a incoordenação motora (aperistalse, discinesia) caracterizando o megaesôfago e o megacólon.

O megaesôfago (Figura 11.11C) pode surgir em qualquer idade, desde a infância até a velhice. A maioria dos casos, no entanto, é observada entre 20 e 40 anos. Aparece mais no sexo masculino que no feminino e é mais frequente na zona rural endêmica.

Os sintomas principais são: disfagia, odinofagia, dor retroesternal, regurgitação, pirose, soluço, tosse e sialose. Devido a alterações na secreção o megaesôfago é muito associado ao câncer.

O megacólon compreende as dilatações dos cólons (sigmoide e reto) e são mais frequentes depois do esôfago. O diagnóstico é feito mais tardiamente porque a obstipação, o sintoma mais frequente do megacólon, é encontrado em outras patias digestivas. É mais frequente no adulto entre 30 e 60 anos e mais no homem que na mulher. É frequente a associação com o megaesôfago e este fato agrava em muito a desnutrição. As complicações mais graves do megacólon são a obstrução intestinal e a perfuração, esta levando à peritonite (Figura 11.13).

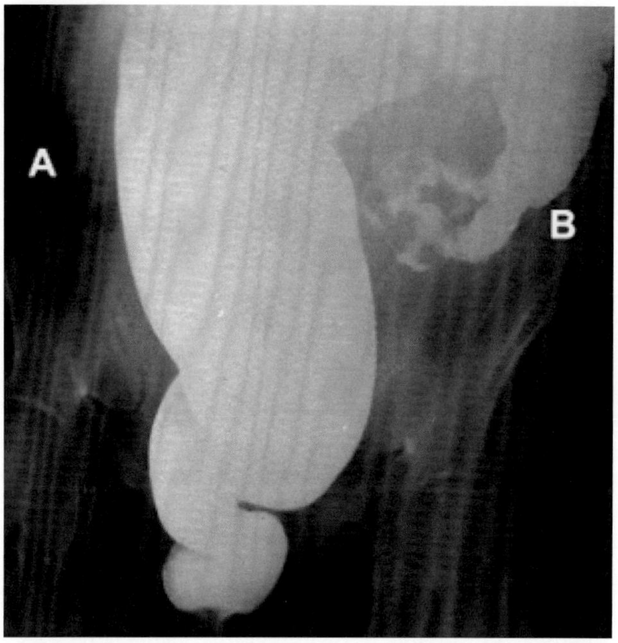

FIGURA 11.13. Radiografia de megacólon grau 2 (Silva e cols., 2003. Rev Col Bras Circ 2003;30:1).

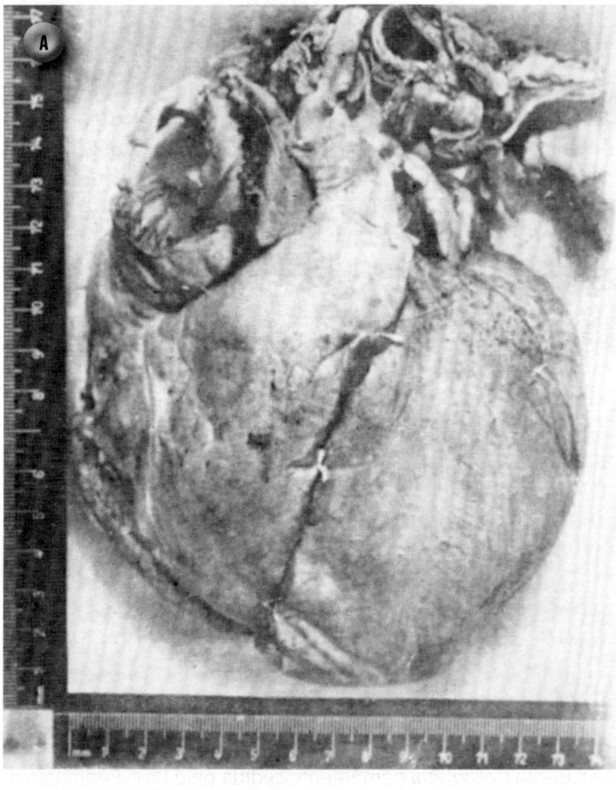

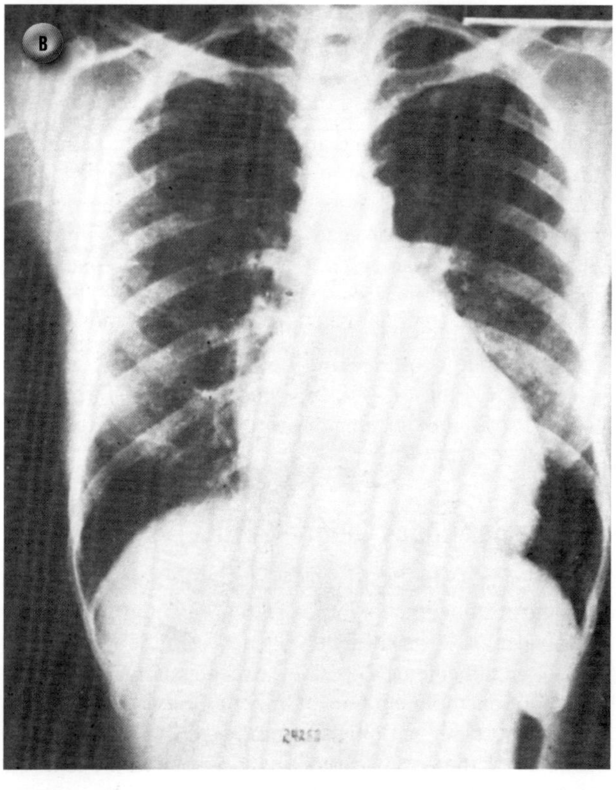

FIGURA 11.12. Cardite chagásica crônica: **A)** cardiomegalia crônica com dilatação de todas as câmaras (paciente apresentava hipotensão e disritmia – segundo Dias e cols., 1945); **B)** radiografia de tórax mostrando a presença de cardiomegalia por aumento de câmaras esquerdas (fotografia gentilmente pelo Prof. Bruno Schlemper Jr.).

- **Forma Mista**

A denominação de forma mista da doença de Chagas tem sido atribuída aos casos em que o paciente apresenta superposição de alterações clínicas de mais de uma das formas clínicas anteriormente mencionadas.

- **Forma Nervosa**

Embora admitida ainda por Carlos Chagas, a existência desta forma da doença foi sempre muito discutida. Muitos patologistas não a consideram suficientemente documentada do ponto de vista morfológico e hoje sua existência não é mais aceita.

Doença de Chagas Transfusional

A fase aguda da doença é muito semelhante à observada em pacientes que adquiriram a infecção pelos triatomíneos, exceto a ausência do chagoma de inoculação. O período de incubação varia entre 20 e 40 dias (excepcionalmente, 8 ou 120 dias), quase o mesmo encontrado em infecções pelo vetor. A febre é o sintoma mais frequente, encontrado em 60 a 80% dos pacientes, sendo muitas vezes o único sintoma observado. Muitas vezes a doença de Chagas transfusional é mal diagnosticada sendo confundida com infecções bacterianas que não respondem, portanto, ao tratamento por antibióticos.

Linfadenopatia e esplenomegalia são sintomas frequentes. Em menor porcentagem de casos (menos de 50% dos pacientes), há palidez, edema periorbital e dos membros, hepatomegalia e exantema. Distúrbios cardíacos, taquicardia e outras alterações cardíacas podem ser evidenciadas pelo ECG. A morte pode acontecer em casos mais graves não tratados e principalmente nos pacientes imunossuprimidos.

O SNC é raramente afetado. Sonolência, fadiga e tremores são os sintomas mais comuns, e em pacientes imunossuprimidos podem progredir para contrações involuntárias irregulares e ataques tipo epilépticos causados por meningoencefalites de mau prognóstico. Já os sintomas gastrointestinais são raros. Cerca de 20% dos pacientes podem ser assintomáticos.

Em pacientes não tratados o desaparecimento dos sintomas pode ocorrer entre 6 e 8 semanas, mas pode se estender até 4 meses. A doença pode evoluir naturalmente para a forma indeterminada ou fase crônica sintomática cardíaca e/ou digestiva.

Doença de Chagas Congênita (DCC)

Suspeita desde 1911 por Carlos Chagas, o primeiro caso humano foi documentado por Dao (1949), na Venezuela. A prevalência desta forma da doença varia de região para região, geralmente de 2 a 10% e excepcionalmente 14,8%, como por exemplo em Santa Cruz, na Bolívia. A transmissão pode ocorrer em qualquer momento da gravidez causando abortamentos, partos prematuros com nascimento de bebês com baixo peso (1.500 a 2.000 g) e também natimortalidade. Fatores como a cepa do parasito e possivelmente lesões prévias da placenta, facilitam a penetração do parasito, que passa a se localizar nas células de Hofbauer no estroma vilositário. Daí o *T. cruzi* pode atingir a circulação fetal chegando a qualquer célula e órgão do feto.

Macroscopicamente a placenta pode apresentar alterações, como aumento de volume, de peso e de coloração. Apresenta-se pálida, edemaciada, com cotilédones volumosos e em geral esbranquiçados.

Microscopicamente as lesões podem ser abundantes e disseminadas. Cortes histológicos revelam o processo patológico básico que é a placentite chagásica associada ou não a focos de necrose e presença do parasito nas células macrofágicas (inclusive células de Hofbauer), livres no estroma vilositário e na placa corial.

Nos casos de DCC comprovada com feto a termo, a criança evolui bem sem nenhum sintoma da doença ou pode ter peso reduzido, hepatoesplenomegalia, abdome distendido, meteorismo, alterações da crase sanguínea e às vezes sinais de ICC.

Nos natimortos, há hidropsia e maceração do feto, hidrotórax, hidroperitônio, hepatoesplenomegalia e micropoliadenia. A presença do parasito é mais frequente no SNC, no coração, no fígado, no trato esofagogastrointestinal e na pele. As causas de morte são meningoencefalite, miocardite e infecções intercorrentes.

O diagnóstico da infecção pode ser feito pelo isolamento do parasito no sangue do cordão umbilical, pela pesquisa de IgM no soro do recém-nascido, ou pela pesquisa de IgG após 6 meses do nascimento quando os anticorpos IgG da mãe já teriam desaparecido.

Doença de Chagas no Paciente Imunossuprimido

Apesar do número crescente de casos descritos, considerar a doença de Chagas como oportunista nos pacientes com vírus HIV é ainda um fato discutível. A reativação da doença tem sido também verificada em leucemia, doença de Hodgkin e em casos de transplantes pelo uso de drogas imunossupressoras, adquirindo a doença aspectos clínicos muito mais graves que nas formas agudas resultantes de transmissão por triatomíneos ou pós-transfusionais.

O envolvimento do SNC é o fato mais marcante e grave, diferindo das lesões neuronais já descritas em três aspectos básicos: a) a encefalite é multifocal e tende a adquirir o aspecto necrosante; b) alguns pacientes têm a forma tumoral da doença com múltiplas lesões necrótico-hemorrágicas principalmente no cérebro; c) os parasitos são abundantes no sangue, interior de macrófagos, células gliais e nos neurônios e podem ser encontrados no liquor, na pele e no exudato peritoneal.

O diagnóstico pode ser feito por métodos de detecção de imagem que é sugestiva de encefalite por *Toxoplasma gondii*, sendo necessário se fazer diagnóstico diferencial. A ausência de resposta ao tratamento desta, sugere doença de Chagas. O tratamento da doença de Chagas no paciente imunossuprimido torna-se ainda mais complexo pela toxicidade das drogas e pela gravidade de seus efeitos colaterais, dentre outros fatores. É de fundamental importância que tanto o diagnóstico como o tratamento sejam feitos de forma precoce para facilitar um maior sucesso terapêutico.

Sinopse da Patogênese e Patologia da Doença de Chagas

Na doença de Chagas são inúmeros os fatores que atuam direta ou indiretamente no aparecimento das lesões produzidas por *T. cruzi*. Alguns são devidos ao parasito (eventos iniciais na relação parasito-hospedeiro dependentes de mecanismos ligantes específicos; polimorfismo, tropismo celular, virulência do clone, cepa ou linhagem do parasita; reinfecção, infecções mistas, seleção clonal etc.) outros são inerentes ao hospedeiro (constituição genética, sexo, idade, raça, resposta imunitária, nutrição, tipos de células que interagem com o parasito, como macrófagos profissionais e células não permissíveis, células musculares, neuróglia central e periférica, fibroblasto, mastócitos e outros). Isto demonstra, a exemplo de outras doenças parasitárias, que também na doença de Chagas os mecanismos pelos quais *T. cruzi* determina as lesões devem ser multifatoriais e deles depende o aparecimento ou não das formas anatomoclínicas da doença, ou seja: a forma indeterminada, a cardíaca sintomática ou não, a digestiva (megaesôfago e megacólon) além, é claro, das formas mistas.

Fase Aguda

A partir da porta de entrada (chagoma de inoculação, por exemplo) o *T. cruzi* pode parasitar qualquer célula. As mais frequentemente parasitadas são: macrófagos, células de Schwann, micróglia, fibroblastos, células musculares lisas estriadas e outras.

Durante a fase aguda da infecção o macrófago deve ser a célula que tem mais chances de adesão. Nesta fase, o parasito ao se multiplicar pode sofrer degeneração, como também a célula hospedeira, ocorrendo liberação do mesmo no interstício, seja na forma de amastigota, epimastigota ou tripomastigota, bem como de organelas citoplasmáticas da célula hospedeira (Figura 11.14). Devido a estes imunógenos íntegros ou degenerados e a outras substâncias liberadas pela célula hospedeira surge uma inflamação aguda focal estabelecendo-se, já na segunda semana, uma imunidade. Mesmo assim, os parasitos que permanecem íntegros não são detidos no foco inflamatório inicial, indo parasitar aleatoriamente qualquer órgão.

Na fase aguda, o coração pode ser lesado intensamente. De fato, o parasitismo é muito grande e se encontram ninhos de amastigotas nas células musculares, nos histiócitos, nos fibroblastos, nas células gliais e raramente nos neurônios dos plexos nervosos. A miocardite surge em correspondência com os ninhos rompidos. O exsudato inflamatório que predomina é o de células monocucleadas (Figura 11.15), como linfócitos, macrófagos e por vezes granulócitos neutrófilos e eosinófilos. A presença de focos inflamatórios é proporcional aos ninhos de parasitos presentes. Deste modo, a inflamação, de início focal, pode se estender a todo órgão, tornando-se difusa, grave e podendo levar à morte, como acontece, por exemplo, na miocardite chagásica aguda ou meningoencefalite.

Macroscopicamente há aumento da área cardíaca devido ao hidropericárdio e ao próprio coração que se mostra globoso, flácido e muito congesto em consequência da inflamação que acomete simultaneamente os três folhetos: pericárdio, miocárdio e endocárdio.

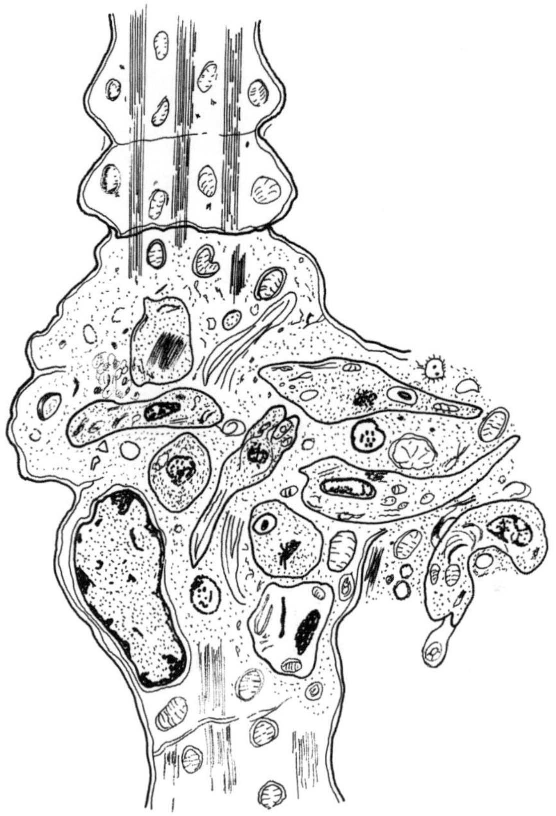

FIGURA 11.14. Desenho esquemático de célula muscular estriada esquelética no momento exato da ruptura do pseudocisto parasitário. Tanto as três formas do parasito quanto as organelas citoplasmáticas caem no interstício podendo formar um mosaico antigênico estimulador da resposta imune humoral e celular.

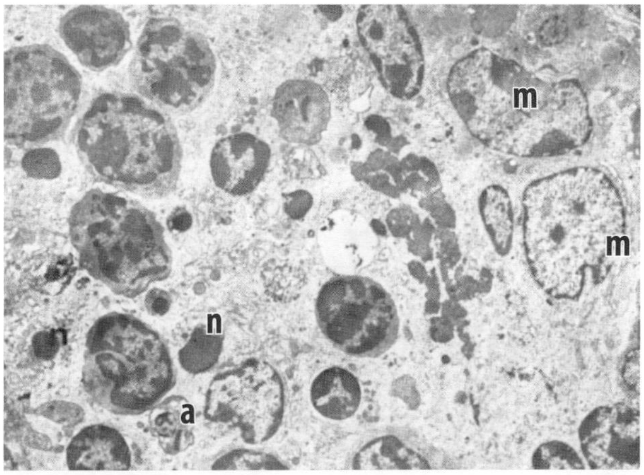

FIGURA 11.15. Células do exsudato inflamatório na fase aguda da infecção chagásica. Predominância de células mononucleadas jovens juntamente com macrófagos (m) com e sem amastigotas (a) no seu interior. Há várias amastigotas preservadas no interstício juntamente com células necrosadas (n) e material amorfo.

Fase Crônica

• Forma Indeterminada

Os indivíduos que sobrevivem à fase aguda assintomática ou sintomática evoluem para a fase crônica e podem permanecer assintomáticos ou com infecção latente (forma indeterminada) por vários anos ou durante toda a sua vida.

• Forma Cardíaca

Alguns pacientes podem 20 a 30 anos após a infecção, apresentar a cardiopatia chagásica crônica (CCC) sintomática que pode levá-los à morte.

- **Macroscopicamente** o coração mostra-se: (1) aumentado de volume e mais pesado que o normal (cardiomegalia com peso de 550 g em média) (Figura 11.12A e B); (2) congesto com espessamentos nodulares branco-peroláceos no epicárdio ao longo das coronárias; (3) hipertrofia das paredes ventriculares e atriais; (4) dilatação dos anéis das válvulas tricúspide e mitral; e (5) presença da chamada lesão vorticilar ou aneurisma de ponta (Figura 11.11A e B).
- **Histologicamente** observam-se: (1) uma miocardite crônica fibrosante em focos sistematizados e uma fibrilopoese difusa intersticial interfascicular (Figura 11.16); (2) despopulação neuronal grave causada por perineurite, periganglionite e ganglionite; (3) fenômenos regressivos intensos das miocélulas (lesão de Magarinos Torres); e (4) raros ninhos de amastigotas.

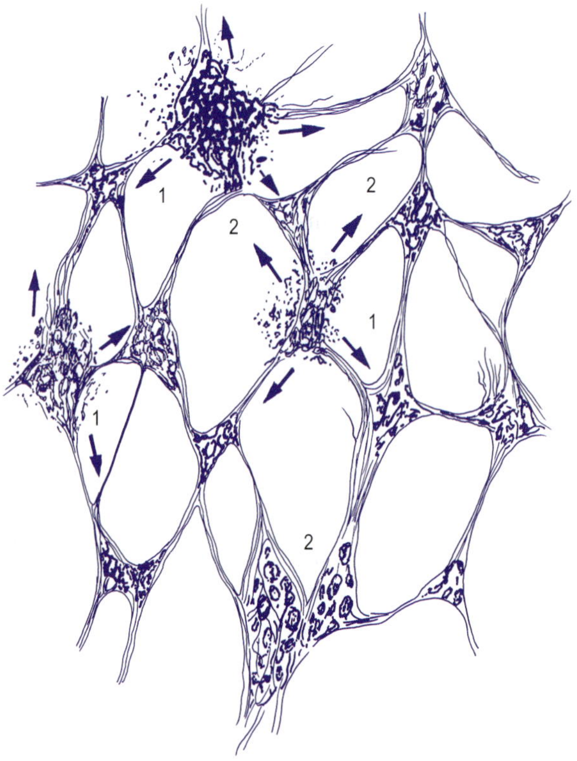

FIGURA 11.17. Desenho esquemático do plexo de Auerbach (mioentérico) do intestino grosso. Fase aguda da doença de Chagas. Gânglios alterados (1) ao lado de outros normais (2). As setas indicam como a rede nervosa vai sendo destruída devido a degenerações transinápticas ao longo da infecção.

• Forma Digestiva

O tubo digestivo, ainda durante a fase aguda da infecção, também é atingido pelo *T. cruzi* que parasita, ao acaso, as células musculares, os fibroblastos e principalmente o sistema nervoso intramural (plexos de Meissner e Auerbach) (Figura 11.17). Dependendo do grau e da extensão das lesões é que surgem os primeiros sinais de incoordenação motora acompanhados de alterações de secreção e absorção. Somente nos casos mais graves, 10 a 20 anos após a infecção inicial, é que surgem em 20 a 30% dos pacientes o megaesôfago (Figura 11.11C) e o megacólon (Figura 11.13). Entende-se por megas, dilatações permanentes e difusas de vísceras ocas ou de canais (ureter, por exemplo), acompanhados ou não de alongamento da parede, não provocados por obstrução mecânica e cujo substrato anatômico seria a despopulação neuronal intrínseca do órgão.

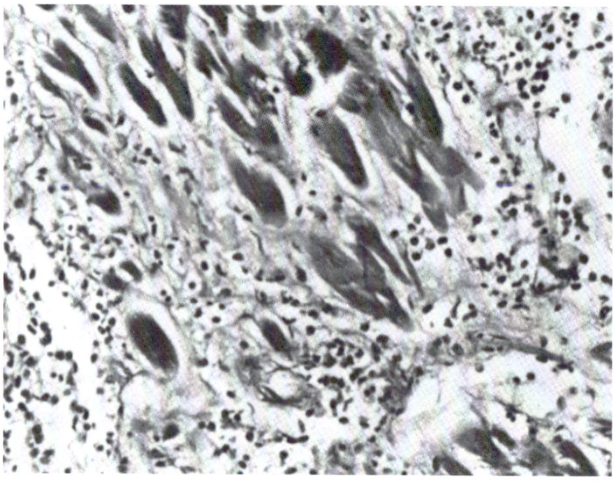

FIGURA 11.16. Miocardite crônica chagásica humana. Intenso exsudato de células mononucleadas de permeio com acentuada neoformação de colágeno (fibrose) que disseca e altera profundamente os feixes de fibras musculares.

Morfologicamente a víscera oca com mega mostra:

- **Macroscopicamente:** (1) dilatação permanente (Figura 11.11C) e às vezes alongamento (dólico); (2) espessamento das musculares, (3) alterações da mucosa (polipose, leucoplasia, ulceração); (4) porção terminal sem lesão aparente.
- **Microscopicamente,** as lesões são mais características e constantes: (1) parasitismo acentuado na fase aguda das células musculares e dos plexos nervosos. Este é mais raro na fase crônica; (2) miosite, periganglionite, ganglionite, perineurite e neurite em focos sistematizados com predominância das células mononucleadas; (3) fibrilopoese focal e difusa, não relacionada diretamente com os focos inflamatórios; (4) hipertrofia das células musculares íntegras, principalmente da camada muscular interna; (5) inflamação crônica da mucosa e da submucosa, às vezes com ulcerações e/ou perfurações.

Muitos são os fatores patogenéticos e fisiopatológicos, entre eles o mais importante seria a desnervação parasimpática tanto no coração quanto nos megas chagásicos. Todavia, além da desnervação nos megas, muitos outros fatores entram em jogo na gênese das lesões, como: (1) alterações morfofuncionais das glândulas do intestino que secretam vários tipos de hormônios; (2) alterações do reflexo peristáltico intrínseco com relação ao extrínseco; (3) alterações para mais ou para menos da neurossecreção dos gânglios simpáticos (catecolaminas, indolaminas), que permanecem íntegros interferindo na motilidade e na condutibilidade das células musculares; (4) fibrose difusa, presente tanto na CCC quanto nos megas e responsável, com toda probabilidade, pela incapacidade contrátil do órgão.

Já se sabe que tanto na fase aguda como na fase crônica de diversas doenças inflamatórias e inclusive na doença de Chagas, que os componentes da matriz extracelular estão diretamente relacionados com as respostas imunitárias. Os componentes do interstício formam uma intrincada rede tridimensional envolvendo cada célula muscular. Suas modificações são constantes, dinâmicas e dependem de vários estímulos fisiológicos, homeostáticos e imunológicos, devido a agressões por agentes patógenos, entre eles o *T. cruzi*, responsáveis pelas doenças fibrosantes. Sendo as relações entre estes componentes muito íntimas com a célula muscular torna-se fácil compreender as alterações funcionais dos órgãos acometidos na doença de Chagas como consequência da expressão quantitativa e qualitativa alterada da matriz extracelular. O fibroblasto é a principal célula da matriz responsável pela síntese de diferentes tipos de colágeno. As integrinas têm papel importante nas funções da matriz. A transmissão de impulsos da matriz para a célula se faz via receptores específicos (integrinas, imunoglobulinas, caderinas e selectinas) transmembranas que fazem conexão com o citoesqueleto.

Tanto nos megas quanto na CCC fibrosante a neoformação colagênica aumenta com o tempo durante a evolução da doença e modifica profundamente a fisionomia anatômica do órgão levando-o à disfunção. Os mecanismos pelos quais alteram o *turnover* da matriz extracelular na doença de Chagas precisam ser esclarecidos. Pode-se conjecturar, até que se prove o contrário, que desvios da modulação das respostas imunitárias sejam fatores patogenéticos importantes. Sendo assim, macrófagos, linfócitos, fibroblastos e outras células, via citocinas, na certa são os maestros responsáveis pelas alterações da matriz extracelular.

Imunidade na Doença de Chagas

A infecção por *T. cruzi* mobiliza vários mecanismos da resposta imune inata e adaptativa que levam ao controle da infecção, mas que não elimina o parasito do hospedeiro vertebrado, resultando em uma baixa parasitemia e persistente parasitismo tecidual. Acredita-se que lesões teciduais resultantes da resposta imune prolongada desencadeada pela permanência do parasito no tecido participam na patogênese das diversas formas clínicas da doença.

Ao atingir a corrente sanguínea, *T. cruzi* torna-se um alvo da via do complemento. O sistema do complemento consiste em proteínas solúveis que interagem com estruturas do patógeno e ativam uma cascata de proteases que eliminam microrganismos invasores. Existem três vias do complemento: clássica, alternativa e lectina. Embora estas vias sejam distintas nos passos iniciais das respectivas cascatas, todos os três convergem para produzir uma C3 convertase e, em seguida, uma convertase C5, que conduz à formação do complexo de ataque à membrana (MAC) e à subsequente lise do patógeno. A imunidade inata ao *T. cruzi* existe e pode ser verificada em aves, que são totalmente refratárias à infecção por este parasito. A explicação para tal fenômeno é que nas aves ocorre a lise mediada por complemento (LMCo) via alternativa, de maneira muito eficiente e independente da ação de anticorpos. Por outro lado, em mamíferos, as formas tripomastigotas são capazes de bloquear a via do complemento. Várias moléculas do parasito participam deste processo como a proteína reguladora do complemento, também conhecida como gp160 kDa, que inibe a formação da C3 convertase, um passo-chave em todas as vias de complemento e que impede a formação do complexo MAC.

Outros componentes do sistema imune inato são ativados na infecção por *T. cruzi*. Os receptores da imunidade inata mais bem estudados na infecção pelo parasito são os receptores do tipo *toll* (ou TLR, do inglês *toll-like receptors*). TLR reconhecem padrões moleculares associados a patógenos (PAMPs, do inglês *pathogen associated molecular patterns*), que são moléculas altamente abundantes em patógenos, mas suprimidas em vertebrados. Diferentes TLRs são ativados por diferentes PAMPs do parasito. Glicosilfosfatidilinositol (GPI) lípides usadas para ancorar proteínas na superfície de *T. cruzi* e em outros parasitos são agonistas de TLR2. Glicoinositolfosfolípedes (GIPL), um subtipo de GPI livres, ativa TLR4. Mais recentemente, demonstrou-se que o DNA genômico de *T. cruzi* contém motivos CpG não metilados que são ativadores de TLR9 e o RNA do parasito ativa TLR7. A ligação de moléculas de *T. cruzi* nos TLRs induz a produção de citocinas pró-inflamatórias. Ocorre a produção principalmente de IL-12 e TNF-α, que induzirão a síntese de IFN-γ e a consequente produção de intermediários reativos de oxigênio e nitrogênio que apresentam propriedades microbicidas. A indução da produção de IL-12 por células dendríticas também levará ao desenvolvimento de uma resposta de perfil Th1 e produção de IFN-γ, propiciando o estabelecimento da imunidade mediada por células, bem como a produção de anticorpos, eventos geralmente necessários para o estabelecimento de uma imunidade protetora.

Um fato que evidencia a presença de imunidade adquirida, bem demonstrado em modelos experimentais, é que uma nova infecção por *T. cruzi* pode se estabelecer ao lado de uma infecção preexistente sem ocorrer reagudização e aumento da parasitemia. Apenas um aumento dos níveis de anticorpos é verificado temporariamente após a reinfecção indicando ser a imunidade na doença de Chagas do tipo parcial.

Há também indicações de que a imunidade da doença de Chagas é dependente da presença do parasito no hospedeiro, pois já foi demonstrado que camundongos tratados e curados tornam-se novamente suscetíveis à infecção desenvolvendo nova fase aguda com alta parasitemia.

Imunidade Humoral

Aparentemente a imunidade humoral exerce um papel fundamental no controle da infecção. Diversos autores têm demonstrado que uma forte ativação do sistema imunológico ocorre durante a fase aguda da doença de Chagas. No primeiro estágio da doença é observada uma grande mobilização do sistema imune com o objetivo de conter o parasito e os danos da infecção. O parasito promove a ativação inespecífica de macrófagos e células *natural killer* (imunidade celular) acompanhada de ativação de linfócitos T e B, resultando na produção de imunoglobulinas (imunidade humoral).

Com relação à imunidade humoral, tem sido bem documentado em diversos modelos experimentais e em humanos, que o surgimento de IgM e IgG são precoces (7 a 15 dias após a infecção), atingindo níveis elevados a partir da quinta semana de infecção, coincidindo esta elevação com o aumento da parasitemia detectável ao exame a fresco. Alguns meses após a infecção (três ou mais) e depois da queda da parasitemia, os níveis de IgM diminuem progressivamente até desaparecerem. São raros os casos de IgM positiva durante a fase crônica da infecção. Por outro lado, anticorpos IgG aumentam por mais alguns meses e depois decrescem lentamente estabilizando-se em níveis variáveis de hospedeiro para hospedeiro podendo ser facilmente detectáveis pelo testes sorológicos ao longo da infecção (Figura 11.18). Alguns estudos têm encontrado correlação entre a presença de altos níveis de IgM e cardiopatia chagásica crônica, níveis elevados de IgA e forma digestiva da doença e níveis elevados de IgE anti-*T. cruzi* em pacientes chagásicos com a forma cardíaca.

Em um hospedeiro na fase crônica da infecção, existem evidências de que o mecanismo de LMCo ocupa um papel fundamental na manutenção da parasitemia em níveis subpatentes. Este mecanismo imunológico de controle da infecção foi intensivamente estudado sendo demonstrado que os anticorpos responsáveis por este fenômeno (denominados anticorpos líticos, subclasses IgG1 e IgG2) atuam apenas sobre tripomastigotas vivos e estão presentes em infecções ativas. Sendo assim, métodos de diagnóstico explorando este mecanismo foram padronizados com o objetivo de determinar a cura de pacientes tratados. Mais recentemente foi verificado que anticorpos que reconhecem o epítopo terminal contendo galactosil α-1-3-galactose (anticorpos antigal) também exercem atividade lítica sobre o parasito independente da presença de complemento. Estes anticorpos elevam-se na fase aguda da infecção e permanecem elevados durante a fase crônica.

Imunidade Celular

Em relação à imunidade celular na doença de Chagas sabe-se que o parasito ativa as células NK a produzirem o IFN-γ. Esta citocina constitui um importante mediador da resistência à infecção e passa nos estágios posteriores da infecção a ser produzida por células T CD4$^+$ e T CD8$^+$. As citocinas IL-12 e TNF-α (produzidas por macrófagos) e IFN-γ participam desta interação de forma cooperativa. A IL-10, antagônica ao IFN-γ, também é produzida pelos macrófagos durante a infecção. Vários estudos têm demonstrado que a forma indeterminada da doença de Chagas está associada a um perfil de citocinas anti-inflamatório, representada pela expressão elevada de IL-10, enquanto a forma cardíaca está associada a uma alta produção de IFN-γ e TNF-α com relação a IL-10, levando a um perfil inflamatório. Portanto, o balanço dessas respostas pró e anti-inflamatória determinaria o curso da infecção na doença de Chagas.

Quando se analisam as linhagens de células T, verifica-se que as células T CD4$^+$ aparentemente são mais importantes na proteção contra a infecção por *T. cruzi* na fase aguda da infecção, devido à produção de citocinas, como IFN-γ, e pelo estímulo de produção de anticorpos líticos que auxiliam na destruição dos parasitos intra e extracelulares. As células T CD8$^+$ parecem ter participação mais importante na fase crônica da infecção e na gênese das lesões, sendo associadas a fenômenos de citólise, fibrose tecidual e, portanto, às manifestações cardíacas e intestinais da doença.

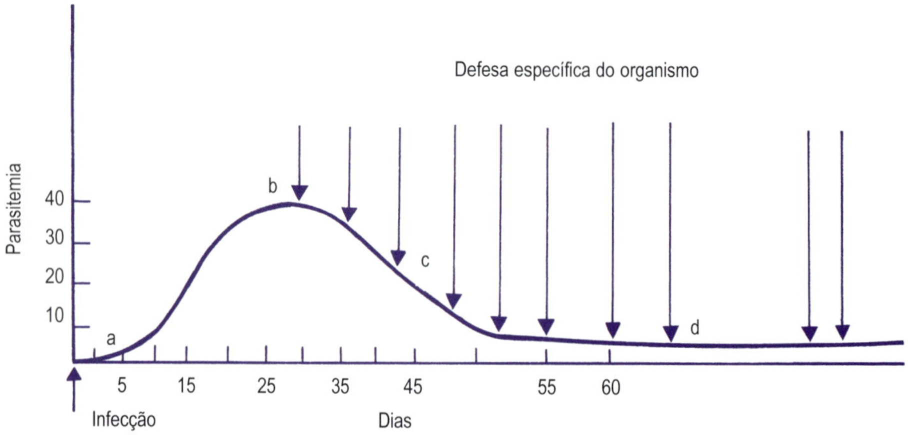

FIGURA 11.18. Evolução do *T. cruzi* no mamífero: a) infecção; b) fase aguda (parasitemia alta); c) ação defensiva do organismo (anticorpos); d) fase crônica (parasitemia baixa).

Autoimunidade

A ocorrência de lesões progressivas, associadas a fenômenos degenerativos intensos (inflamação, fibrose e desnervação) em pacientes com baixa parasitemia na fase crônica da infecção e apresentando as formas clínicas graves da doença, sugerem que a autoimunidade exerce um papel importante na gênese das lesões na doença de Chagas. No entanto, a hipótese da autoimunidade como determinante na evolução da doença tem perdido força com o surgimento de métodos mais sensíveis para a detecção do parasito nos tecidos lesionados, como as reações de imuno-histoquímica, a PCR e a qPCR. O uso destas técnicas demonstrou claramente que a presença do parasito nas lesões seria de fato responsável pelo início de todo o processo degenerativo e também pelo desencadeamento de fenômenos de autoagressão.

Diagnóstico

Clínico

A origem do paciente, a presença dos sinais de porta de entrada (sinal de Romaña e/ou Chagoma de inoculação) acompanhadas de febre irregular ou ausente, adenopatia-satélite ou generalizada, hepatoesplenomegalia, taquicardia, edema generalizado ou dos pés fazem suspeitar de fase aguda de doença de Chagas.

As alterações cardíacas acompanhadas de sinais de insuficiência cardíaca confirmadas pelo eletrocardiograma e as alterações digestivas e do esôfago e do cólon (reveladas pelos raios X) fazem suspeitar de fase crônica da doença. Entretanto, em ambos os casos, há necessidade de confirmação do diagnóstico por métodos laboratoriais.

Laboratorial

Os métodos de diagnóstico laboratorial apresentam diferentes resultados se aplicados na fase aguda ou crônica da infecção. Na fase aguda, observam-se: alta parasitemia, presença de anticorpos inespecíficos e início de formação de anticorpos específicos (IgM e IgG) que podem atingir níveis elevados. Nesta fase, recomenda-se: pesquisa direta e, se necessário, pesquisa indireta do parasito.

Na fase crônica, observam-se: baixíssima parasitemia, presença de anticorpos específicos (IgG). Nesta fase, a presença de anticorpos IgM é discutida, só sendo detectada esporadicamente em baixos títulos. Recomendam-se métodos sorológicos (imunofluorescência indireta, ELISA, hemaglutinação indireta ou fixação de complemento) ou a pesquisa do parasito por métodos indiretos (xenodiagnóstico, hemocultura ou inoculação em animais de laboratório). Estes métodos de diagnóstico parasitológicos tornam-se especialmente necessários quando a sorologia é duvidosa ou quando se deseja verificar a eficácia de tratamento. A seguir, serão explicitadas as recomendações de diagnóstico para as diferentes situações do paciente.

Fase Aguda

- Exames Parasitológicos

- **Exame de sangue a fresco** com gota de sangue colocada entre lâmina e lamínula.
- **Exame de sangue em gota espessa** (Capítulo 55). Este método tem mais chances de detectar o parasito do que o método anterior, por concentrar maior quantidade de sangue em um mesmo espaço, porém sua visualização torna-se mais difícil. Pelo fato de a malária ser presente na região amazônica e diagnosticada por este exame, o Ministério da Saúde patrocinou o treinamento dos agentes de saúde desta região para habilitá-los a reconhecer o *T. cruzi* na gota espessa. Esta prática tem aumentado a possibilidade do diagnóstico da fase aguda da doença de Chagas na região, e, consequentemente, seu tratamento mais precoce, quando a cura da infecção é mais facilmente alcançada.
- **Esfregaço sanguíneo corado pelo Giemsa.** Este método oferece vantagem por permitir observar a morfologia do parasito, mas só será possível em casos de parasitemia muito elevada.
- **Cultura de sangue ou material de biópsia** (linfonodos), em meios próprios como LIT ou NNN (Capítulo 57) ou meios difásicos de ágar sangue.
- **Métodos de concentração.** Entre os métodos de concentração podem ser usados o *exame do creme leucocitário* obtido após centrifugação em tubo capilar (microhematócrito) com o sangue colhido com anticoagulante, ou o *método de Strout* em tubo de hemólise. O *método de Strout* consiste em deixar o sangue coagular. À medida que este se retrai, os parasitos concentram-se no soro, que pode ser centrifugado para exame do sedimento ou inoculação em animais.
- **Inoculação do sangue** (0,5 mL) ou creme leucocitário em camundongos jovens, preferencialmente de linhagens isogênicas, muito suscetíveis à infecção.
- **O xenodiagnóstico e a hemocultura** são métodos muito sensíveis na fase aguda. Ambos podem chegar a 100% de positividade. Estas técnicas não são normalmente indicadas, uma vez que nestes métodos os exames e a obtenção dos resultados ocorrem após 30 dias ou mais, o que retarda o tratamento que na fase aguda deve ser iniciado imediatamente após o diagnóstico.

- Exames Sorológicos

O diagnóstico sorológico evidencia a presença de anticorpos específicos no soro do paciente. O sangue pode ser colhido por punção venosa (e o soro conservado a -20°C, até processamento) ou em papel de filtro (seco à temperatura ambiente por 24 horas e a seguir guardado em geladeira ou em recipiente com sílica-gel). No caso de colheita em papel, o processamento da reação deve ser feito no prazo de até 30 dias para não haver queda do título de anticorpos.

- **Reação de precipitação ou precipitina.** Das reações sorológicas esta foi, no passado, a mais indicada na fase aguda, pois apresenta cerca de 95% de sensibilidade a partir do sétimo dia de infecção. É uma reação específica, de execução simples e realizada em tubo capilar, com antígeno homólogo (polissacárides de formas de cultura do *T. cruzi*). Forma-se um precipitado na interface do antígeno, com o soro, consequente da reação antígeno-anticorpo. Esta técnica encontra-se em desuso e seu emprego não tem sido recomendado.

- **Reação de imunofluorescência indireta (RIFI).** Apresenta alta sensibilidade a partir do 15º dia de infecção, detectando anticorpos da classe IgM mediante o emprego de conjugado específico. Estes anticorpos raramente ocorrem na fase crônica da doença, mas são constantes na fase aguda, com títulos elevados. Desta forma, a RIFI é uma reação sorológica de escolha para o diagnóstico da fase aguda.
- ***Enzime-linked immunosorbent assay* (ELISA).** Esta técnica também detecta classes específicas de anticorpos e, portanto, é indicada para o diagnóstico de fase aguda da doença, utilizando-se conjugado anti-IgM. Atualmente o uso de antígenos recombinantes isolados ou em associação tem sido utilizado com bons resultados aumentando a sensibilidade e a especificidade diferenciando a infecção por *T. cruzi* das Leishmanioses. O diagnóstico de fase aguda é de notificação compulsória ao Ministério da Saúde (MS).

Fase Crônica

O diagnóstico de casos crônicos da doença de Chagas foi incluído recentemente na notificação compulsória ao MS (Portaria MS 1.061, 18 maio, 2020). Os pacientes devem ser encaminhados ao SUS para serem avaliados clinicamente e receber tratamento etiológico e assistência clínica.

• Exames Parasitológicos

Sendo a parasitemia da fase crônica subpatente e muito escassa a detecção do parasito se dá por métodos parasitológicos indiretos.

Xenodiagnóstico

É o método de diagnóstico indireto empregado quando se quer detectar o parasito na fase crônica da doença. O xenodiagnóstico pode ser natural, conforme instruções detalhadas em seguida, ou artificial, conforme descrito na Figura 11.19.

Em geral é realizado nos pacientes o xenodiagnóstico natural, colocando-se os triatomíneos para sugar o braço ou as costas do paciente. O xenodiagnóstico artificial é

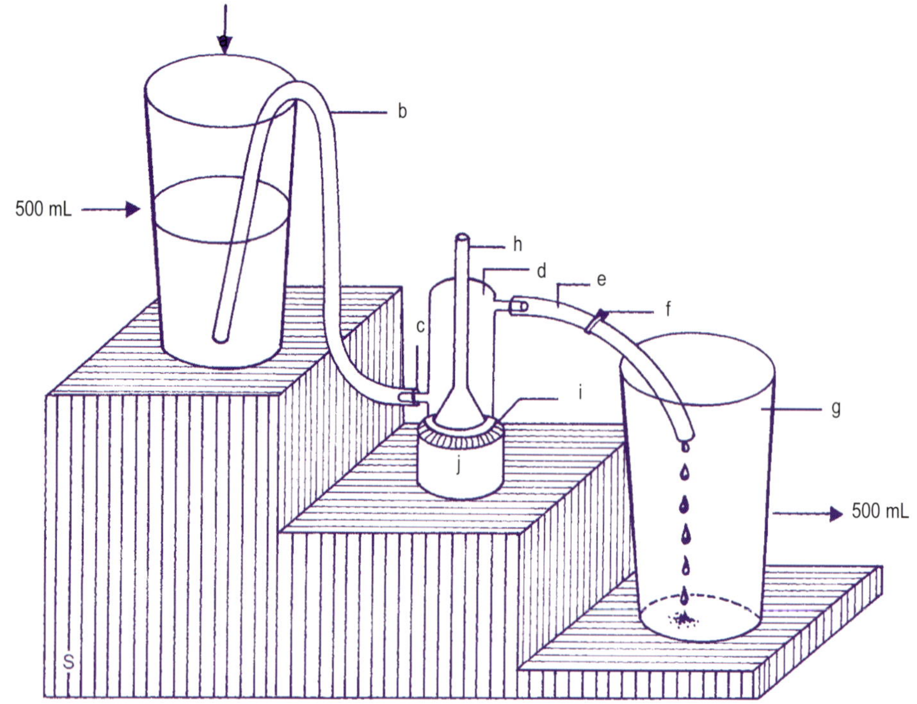

FIGURA 11.19. Esquema de aparelho de xenodiagnóstico artificial: a) Becker, de 500 mL, contendo água a 37ºC; b) tubo de borracha adaptado à entrada (c) da câmara de aquecimento (d); e) tubo de borracha adaptado à saída da câmara de aquecimento; f) pinça para controlar o fluxo de água (sistema de sifão) para um Becker (g); tubo de vidro de câmara, por onde se coloca o sangue citratado; i) película de borracha (de luva cirúrgica ou similar), através da qual os triatomíneos farão a sucção; j) caixa contendo os triatomíneos; s) suporte de madeira (ou isopor) para facilitar a execução do xenodiagnóstico (aparelho aperfeiçoado e gentilmente cedido pelo Dr. Nelson Alvarenga).

indicado quando o paciente é sensível à picada de barbeiros ou quando se deseja fazer estudos com triatomíneos e o parasito fora do hospedeiro.

Para que o xenodiagnóstico dê bons resultados, recomenda-se o emprego de espécies de triatomíneos bem adaptados às cepas locais do *T. cruzi*. Em geral, são usadas as espécies *Triatoma infestans*, *Panstrongylus megistus*, *T. braziliensis* e *T. pseudomaculata*.

Os passos para a execução do xenodiagnóstico são:

- A partir de uma criação de barbeiros de laboratório, onde os triatomíneos são alimentados em aves (desta forma, seguramente isentos da infecção por *T. cruzi*), separam-se quatro lotes de dez ninfas de 3º e 4º ou 5º estádio, conforme o tamanho da espécie de barbeiro considerada. Cada lote de ninfa é colocado em uma caixinha apropriada e tampada com filó, para assim ser adaptada ao antebraço do paciente. Recomenda-se deixar que as ninfas se alimentem no paciente em repouso e em silêncio por 30 minutos. Após ingurgitados de sangue, as caixas contendo os insetos são rotuladas com o nome do paciente e a data. Os insetos são então mantidos em condições adequadas (umidade de 70% e temperatura de 26ºC). Aos 30 ou, se necessário, 60 e 90 dias, examinar o conteúdo intestinal dos barbeiros. Para examiná-los, prende-se o triatomíneo pelo tórax com uma pinça e com outra comprime-se a ampola retal para colher gotas de fezes/urina. As fezes/urina são colhidas sobre uma lâmina de microscópio adicionada de uma gota de salina, homogeneizada e examinada ao microscópio com objetiva de 40×. Esse método chega a alcançar de 30 a 69% de sensibilidade. O encontro de formas epimastigotas ou tripomastigotas indica resultado positivo. A sensibilidade do xenodiagnóstico pode ser aumentada dissecando-se o inseto e examinando-se todo o conteúdo do trato intestinal. Este material pode ser inoculado em animais de laboratório (para posterior exame) ou colhido em condições estéreis em meio LIT (xenocultura) para então ser mantido e examinado como a hemocultura, descrita a seguir.

Hemocultura

Este método, quando realizado em paralelo com o xenodiagnóstico, pode apresentar maior sensibilidade, dependendo da técnica utilizada. Algumas mudanças desta técnica elevaram sua sensibilidade até 55%, superior ao xenodiagnóstico, realizado em paralelo com ninfas de *T. infestans*. Esta técnica foi padronizada sendo utilizados 30 mL de sangue heparinizado de cada paciente. O plasma é desprezado após a centrifugação (3.000 rpm, 30 minutos) e o sedimento lavado com meio LIT para eliminar os possíveis anticorpos ainda presentes. O sedimento é distribuído em seis tubos de rosca contendo 6 mL de LIT. O material deve ser mantido a 28ºC, homogeneizado a cada 48 horas e examinado quinzenalmente até 60 dias ou mais, se necessário. Pequenas modificações posteriores, como processamento do sangue imediatamente após a coleta, cultivo por tempo mais prolongado (120 dias) e repetição da técnica por três vezes em um mesmo paciente, elevaram a taxa de sensibilidade.

Líquido cefalorraquidiano pode também ser cultivado em meio LIT ou NNN.

A maior limitação da técnica de hemocultura é a necessidade de meio de cultura especial, feito somente em laboratórios de pesquisa especializados.

Inoculação em Camundongos Jovens

Já descrito para o diagnóstico de fase aguda da doença.

Reação em Cadeia da Polimerase (PCR)

Consiste na amplificação *in vitro* de fragmentos de kDNA de *T. cruzi* presentes em amostras de sangue, soro ou tecidos do paciente infectado. Esta técnica é de alta sensibilidade, pois é capaz de detectar quantidades de DNA 10^6 vezes menores ao de uma única célula do parasita.

A partir do material obtido do paciente é feita uma extração do DNA. Este DNA é submetido então a PCR utilizando iniciadores (*primers*) complementares à sequência de interesse no kDNA-alvo na presença da enzima *Taq* DNA polimerase e dNTPs. A amplificação do segmento de DNA ocorre em um aparelho termociclador. As cópias de DNA aumentam exponencialmente a cada ciclo da reação e podem posteriormente ser visualizadas em eletroforese em gel de poliacrilamida (revelados por coloração com nitrato de prata) ou em gel de agarose, corados pelo brometo de etídio e visualizados em luz ultravioleta.

Mais recentemente esta tecnologia foi aperfeiçoada e o método da *PCR em tempo real* foi desenvolvido, apresentando além das vantagens anteriores, a quantificação do DNA (qPCR) que permite estimar a intensidade da parasitemia do paciente.

• Exames Sorológicos

A seguir são descritas as técnicas mais importantes e rotineiramente utilizadas.

- *Reação de fixação de complemento (RFC) ou de Guerreiro e Machado*. Esta técnica sorológica é a mais antiga e, durante muito tempo, a mais rotineiramente utilizada. É feita com antígeno homólogo (extrato de formas de cultura do parasito sob diferentes preparações). Devido a algumas dificuldades técnicas esta técnica está em desuso. Sua sensibilidade e especificidade variam de 90 a 100%, segundo diferentes autores.
- *Reações de imunofluorescência indireta (RIFI)*. É uma reação muito sensível e específica. Consiste em fazer reagir sobre antígenos fixos em lâminas de microscópio, anticorpos do soro do paciente adicionados posteriormente do conjugado (anti-imunoglobulina marcada com substância fluorescente). A fluorescência pode ser visualizada em microscópio de imunofluorescência, revelando a presença de anticorpos.

  A padronização dos reagentes (conjugados e antígenos) permite uma alta confiabilidade dos resultados.

Os antígenos são homólogos e preparados a partir de formas epimastigotas de cultura na fase exponencial de crescimento. A RIFI, bem como a RHA e a ELISA, apresentam resultados falso-positivos em casos de leishmanioses. Nestes pacientes, as reações com antígenos homólogos de *Leishmania* sp. costumam apresentar títulos mais elevados que as heterólogas com *T. cruzi*. É possível afastar estas reações cruzadas por processos simples de absorção seletiva, ou inibição de anticorpos de grupo. Por detectar classes específicas de anticorpos, a RIFI é especialmente indicada para o diagnóstico de fase aguda (natural, acidental ou transfusional) e transmissão congênita mediante a pesquisa de IgM que está presente nas infecções agudas e que não atravessa a placenta.

- *Reação de hemaglutinação indireta (RHA)*. É uma técnica muito simples e sensível (mais de 90%), muito utilizada para o diagnóstico de fase aguda e crônica. O antígeno é obtido de formas de cultura do parasito por vários métodos de preparação. Consiste em fazer atuar sobre hemácias sensibilizadas com antígenos de *T. cruzi* o soro do paciente. Na presença de anticorpos específicos, ocorre aglutinação da preparação. A reação pode ser feita em placas, com ou sem automatização, e a leitura dispensa qualquer aparelhagem.
- Enzime-linked immunosorbent assay *(ELISA)*. Este é um método imunoenzimático cujo mecanismo de reação é semelhante à RIFI, porém o conjugado é marcado com uma enzima. A interação da enzima com o substrato adequado dá cor à reação, o que permite a leitura com espectrofotômetro adequado para a leitura em placas. Por permitir a pesquisa de classes específicas de anticorpos, tem as mesmas aplicações da RIFI. Esta técnica oferece vantagens em relação às demais técnicas sorológicas, por permitir a realização de um grande número de testes de uma só vez e uma completa automatização. Os resultados indicam ser esta técnica mais sensível que a RIFI.

A Organização Mundial de Saúde (OMS) recomenda que o diagnóstico sorológico da doença de Chagas seja realizado utilizando sempre dois testes sorológicos diferentes em paralelo, para a obtenção de resultados mais precisos. No caso de resultados duvidosos, devem-se empregar outras técnicas e repetir as reações. Se dois métodos apresentarem resultados contraditórios, realizar um terceiro método de princípio diferente. Se permanecer a dúvida, realizar um quarto método de imunodiagnóstico e se ainda permanecer a dúvida realizar um método de diagnóstico não imunológico.

No caso de banco de sangue recomenda-se o uso de três técnicas de princípios diferentes para assegurar a detecção da maioria dos casos. Durante ou mesmo algum tempo após tratamento, o paciente pode apresentar testes sorológicos negativos, sem, contudo, significar cura da infecção.

Existem ainda métodos sorológicos, denominados não convencionais, só utilizados em laboratórios de pesquisa especializados. Alguns serão aqui mencionados:

- *Lise mediada por complemento (LMCo)*. Esta técnica detecta anticorpos líticos capazes de agir sobre tripomastigotas vivos reconhecendo uma molécula de 160 kd na membrana do parasita, lisando-os na presença de complemento humano. Há algumas evidências de que estes anticorpos seriam indicativos de infecção ativa no paciente, podendo ser esta técnica utilizada na avaliação de eficácia terapêutica.
- *Pesquisa de anticorpos antitripomastigotas vivos (AATV)*. Mais recentemente uma nova técnica de imunofluorescência, alternativa à lise mediada por complemento, realizada em microplacas e empregando suspensão de tripomastigotas vivos foi padronizada com o objetivo de detectar a cura da infecção. Para a leitura dos resultados utiliza-se um aparelho de citometria de fluxo, onde se permite quantificar a presença de anticorpos presentes no soro do paciente capazes de se ligar a epítopos presentes na superfície de tripomastigotas vivos. Por esta razão estes anticorpos são também denominados anticorpos antitripomastigotas vivos (AATV) associados à proteção e à presença de infecção ativa. Esta técnica é de alta sensibilidade. Os testes tornam-se negativos após o tratamento, mais precocemente que a LMCo, antecipando assim a determinação da cura da infecção.

Critério de Cura

Denomina-se critério de cura o conjunto de parâmetros (clínicos e laboratoriais) utilizados na verificação da eficácia do tratamento de um paciente. Os critérios clínicos são de valor limitado, especialmente na fase crônica da infecção, quando o paciente pode ser assintomático ou possuir lesões viscerais irreversíveis. Vários métodos de exames laboratoriais são indicados como critério de cura:

- Parasitológicos: xenodiagnóstico (Xd), hemocultura (Hc) e PCR;
- Sorológicos convencionais (RIFI, ELISA, RHA etc.);
- Sorológicos não convencionais (LMCo e pesquisa de anticorpos antitripomastigota vivo – AATV por citometria de fluxo).

Considera-se "curado" todo paciente que apresentar além da negativação parasitológica (xenodiagnóstico, hemocultura e PCR), negativação da sorologia convencional, LMCo e pesquisa de AATV. Isto porque já foi verificado que pacientes que apresentaram exames parasitológicos negativos e sorologia convencional com títulos persistentemente baixos, voltaram a apresentar positividade dos exames parasitológicos e elevação dos títulos sorológicos em tempo variável após o fim do tratamento. Os pacientes "não curados" são àqueles que apresentam positividade em qualquer dos métodos de todas as categorias. Existe ainda uma terceira categoria de pacientes denominada "dissociado" que se refere àqueles pacientes que apresentam resultados dos exames parasitológicos persistentemente negativos, sorologia convencional positiva e sorologia não convencional persistentemente negativa. O tempo prolongado de observação destes pacientes tem mostrado que apesar de esta categoria apresentar sorologia convencional positiva, eles podem também ser considerados "curados", pois a negativação da sorologia convencional ocorre muito tardiamente. Esta interpretação ainda constitui um tema polêmico entre os clínicos e pesquisadores (Tabela 11.1).

Tabela 11.1 Resultados dos Exames Laboratoriais Utilizados como Critério de Cura em Pacientes Tratados Etiologicamente			
Exames Parasitológicos (Hc, Xd e PCR)	*Sorologia Convencional (RIFI, ELISA, RHA)*	*Sorologia Não Convencional (LMCo e Pesq. AATV)*	*Interpretação dos Resultados*
Negativo	Negativo	Negativo	Curado
Positivo	Positivo	Positivo	Não curado
Negativo	Positivo	Negativo	Dissociado ou curado

Levantamento Epidemiológico

O método de maior praticidade é a reação de ELISA, por permitir o exame de um grande número de amostras de uma só vez e leitura automatizada. Também pode ser utilizada a RIFI e RHA. A coleta de sangue deve ser feita em papel de filtro para maior praticidade. Após a secagem, as amostras são guardadas a -20ºC e embaladas em saco plástico. Para fazer a reação, picotes de papel são eluídos em solução adequada, conforme a técnica utilizada, na hora de execução da reação.

Epidemiologia

A doença de Chagas permanece sendo negligenciada embora seja endêmica em 21 países da América Latina e sua distribuição ser paralela à existência de triatomíneos vetores presentes desde o sul dos Estados Unidos até a Patagônia na Argentina e responsáveis pela transmissão de *T. cruzi* aos 6 a 8 milhões de indivíduos infectados. Destes, cerca de 3 milhões são brasileiros. Com a intensa migração de indivíduos de áreas endêmicas para áreas não endêmicas, a doença se encontra em expansão e casos esporádicos têm sido diagnosticados na América do Norte, Oceania, Japão, Europa e outros países asiáticos, vinculados à transmissão por mecanismos independentes do vetor tais como: congênita, sanguínea e por transplante de órgãos.

Ao analisarmos a epidemiologia do *T. cruzi,* podemos ver que os principais fatores estão bem conhecidos e delineados, conforme será mostrado em seguida.

A transmissão pelos dejetos do triatomíneo é a que tem maior importância epidemiológica, embora nos centros urbanos possa ocorrer transmissão através de transfusão sanguínea. Dessa forma, considera-se que o *T. cruzi* circula entre os mamíferos, passando obrigatoriamente pelos triatomíneos. Assim sendo, a existência desse protozoário está intimamente relacionada com a presença e os hábitos desses insetos. Existem 140 espécies de triatomíneos, e destas, apenas 15 tem participação importante na transmissão da doença ao homem.

Estudando a distribuição geográfica e o comportamento da doença de Chagas hoje, podemos inferir que ela era uma doença exclusivamente de animais e triatomíneos silvestres. Posteriormente passou para os humanos, na medida em que estes modificaram ou destruíram o ciclo silvestre natural e construíram a cafua na zona rural. Nessa cafua, algumas espécies de triatomíneos se adaptaram e a colonizaram. A doença de Chagas tornou-se então uma zoonose típica. Da zona rural tem passado para as zonas periurbana e urbana, uma vez que o camponês, no êxodo rural existente em nosso meio, constrói favelas na periferia das grandes cidades e, com a mudança, traz exemplares de "barbeiros".

Vimos então que os principais elos da cadeia epidemiológica são: *T. cruzi,* mamíferos silvestres (reservatórios), triatomíneos silvestres; mamíferos domésticos (reservatórios), triatomíneos domiciliados e o homem (Figuras 11.20 a 11.22).

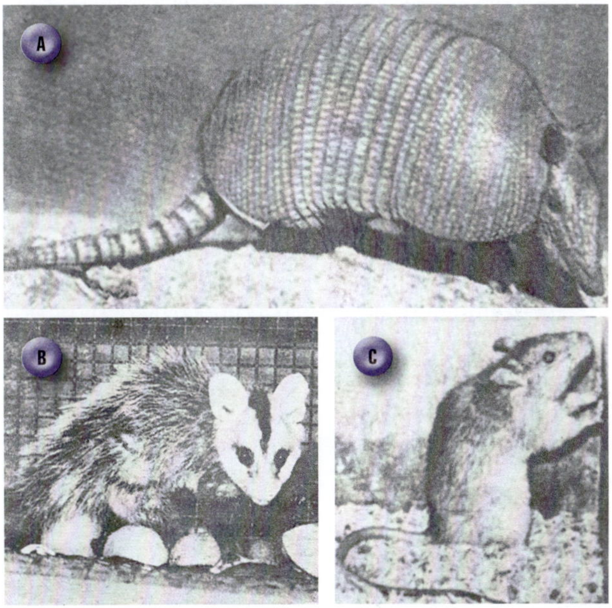

FIGURA 11.20. Reservatórios do *T. cruzi*: **A)** Tatu (*Dasypus novencinctus*), segundo Chagas é um dos reservatórios primitivos do protozoário na natureza, sendo encontrado infectado desde a Argentina até os Estados Unidos; **B)** Gambá *(Didelphis* sp.), é o reservatório sinantrópico mais importante das Américas; **C)** *Rato* (*Rattus* sp.) reservatório sinantrópico igualmente importante (as fotografias B e C foram gentilmente fornecidas pelo Prof. João Carlos P. Dias).

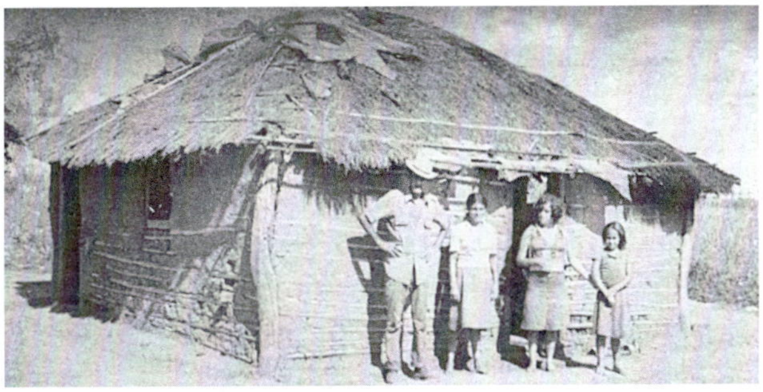

FIGURA 11.21. Cafua típica construída de pau-a-pique e barro, coberta de sapé, com a família de moradores. Cafua infestada por *T. infestans*.

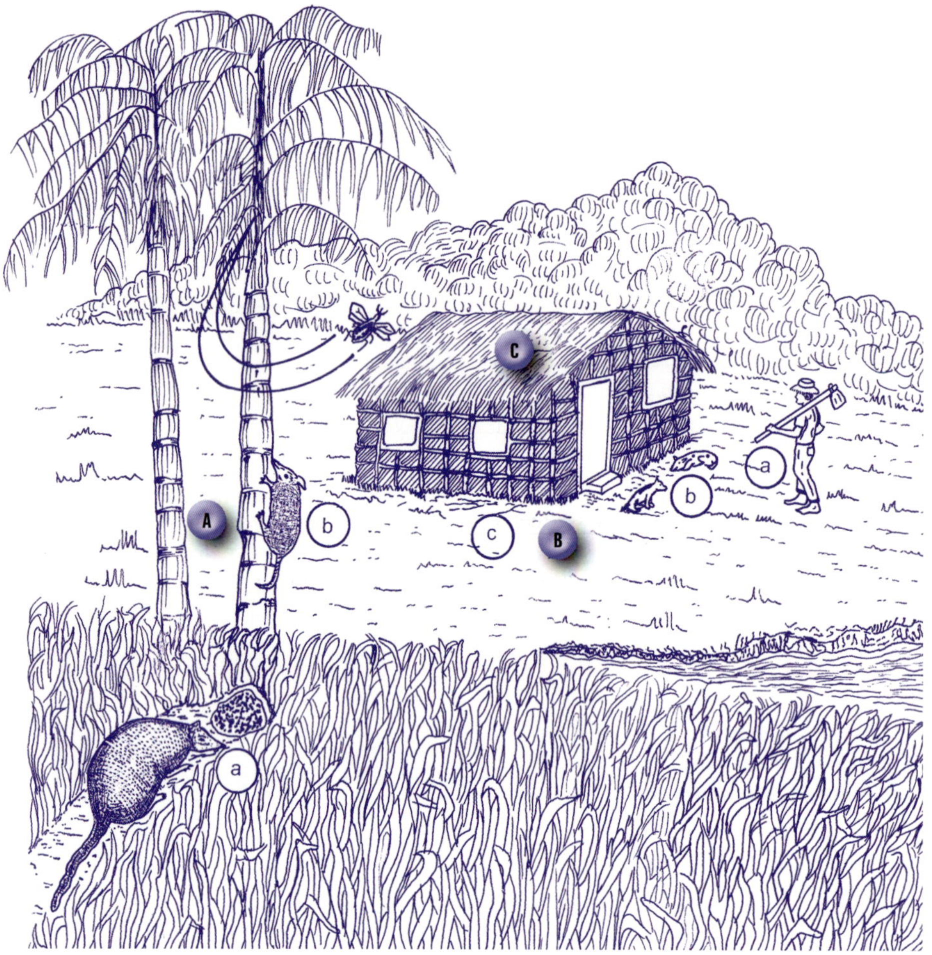

FIGURA 11.22. Ciclo epidemiológico do *T. cruzi:* **A)** Ciclo silvestre: a) tatu e sua toca; b) gambá e seu hábitat preferido; c) *P. megistus* voando para novo ecótopo. **B)** Ciclo doméstico: a) homem; b) cão; c) cafua com frestas nas paredes. **C)** Ciclo paradoméstico: telhado da cafua onde ratos e morcegos convivem com triatomíneos de biologia especial.

Esses elos, portanto, compõem uma biocenose, isto é, "uma associação de seres de espécies diferentes numa área alimentar ou abrigo". Na biocenose silvestre, os tatus, gambás, roedores e respectivos ninhos de aves fornecem abrigo e alimentos para os triatomíneos; na biocenose domiciliar, o cão e o gato, fornecem alimento e abrigo para os barbeiros.

Dessa forma, o *T. cruzi* circula entre humanos e animais, desde o sul dos EUA até a Argentina (Figura 11.23) e hoje também está presente em outros continentes em decorrência da imigração de latinos americanos.

O que ocorreu após o descobrimento das Américas? Os colonizadores desmataram florestas para explorar madeiras; depois, para implantarem a agropecuária e estabelecerem o desbravamento à procura de pedras preciosas e ouro, completaram a destruição da flora e da fauna. À medida que ia avançando a interiorização, o homem construía cafuas como habitação.

O "barbeiro", ao ser ameaçado na sua biocenose silvestre, voou para o abrigo mais próximo, isto é, a cafua, galinheiros e chiqueiros. Algumas espécies de triatomíneos se adaptaram perfeitamente a esses novos ambientes colonizando-os. Formou-se, então, um ciclo doméstico (domiciliação) e peridoméstico "independente" do ciclo silvestre. O alimento fácil, pela presença de moradores (humanos, cão, gato), e proteção (as frestas do barro ressequido) facilitaram a procriação, permitindo a existência de centenas de barbeiros numa só parede (Figuras 11.21 e 11.22).

Essa domiciliação de barbeiros e, às vezes, de roedores e gambás, representam um exemplo típico de sinantropia, isto é, adaptação de animais ao domicílio humano após a alteração do meio ambiente.

Esses aspectos apresentados podem ser comprovados pela verificação do que ocorre em outras áreas da América, onde a doença de Chagas ainda é predominantemente silvestre. Por exemplo, vejamos o que se passa no sul dos EUA. A doença era considerada unicamente silvestre, mas já foram descritos casos autóctones. Até hoje há poucos casos humanos de doença de Chagas comprovados naquele país em decorrência possivelmente da qualidade da moradia e hábitos higiênicos de seus habitantes que não facilitaram o abrigo e a domiciliação dos triatomíneos. Dessa forma o *T. cruzi* permanece predominantemente no ambiente natural, circulando entre mamíferos e triatomíneos silvestres.

Na Amazônia, o comportamento dos triatomíneos locais é bastante variado, dependendo do grau da alteração ambiental. No ambiente silvestre, os barbeiros e o *T. cruzi* circulam entre os animais e triatomíneos silvestres e raramente migram para as tabas dos índios ou cafuas locais.

Entre os índios dessa região foram detectados 12% de casos com sorologia positiva, e parte deles com sintomatologia cardíaca. Alguns estudos revelaram que os pacientes são resistentes ao tratamento usual, possivelmente por serem infectados predominantemente por TcI.

As Tabelas 11.2. e 11.3, segundo trabalho de Fonseca, feito em 1952 em vários municípios de São Paulo, mostram a dependência entre o tipo da habitação e a presença da doença de Chagas.

Os primeiros reservatórios conhecidos de *T. cruzi*, além dos humanos, foram o tatu, o tamanduá e o bicho-preguiça. Hoje, já se sabe que sete ordens de mamíferos (marsupiais – gambás; desdentados; quirópteros – morcegos; roedores – ratos; primatas – macacos; logomofos – coelho; e carnívoros – cão e gato) "apresentam espécies que foram encontradas infectadas pelo *T. cruzi*, dos quais dez são domésticas e 71 silvestres, sendo o maior número de roedores, quirópteros e marsupiais de ectótopos silvestres" (Alencar, 1980). De todos eles, os reservatórios silvestres mais importantes são o tatu e o gambá e entre os domésticos destacam-se o cão, o rato e o gato (além dos próprios humanos) e cobaias na Bolívia. As aves e os répteis são refratários ao *T. cruzi*, não funcionando, pois, como reservatórios, por realizarem com muita eficiência a lise mediada por complemento (LMCo), o mecanismo de proteção imunológica humoral mais importante na fase crônica da infecção humana.

Quanto ao gambá (*Didelphis marsupialis*) foi verificado por Maria Deane (1986) que nele são vistos dois ciclos distintos: um como acontece num reservatório normal, com presença de tripomastigotas sanguíneos e amastigotas teciduais; e outro ciclo completamente inusitado, pois nas glândulas paranais (glândulas de cheiro, ricas em secreção lipídica, localizadas ao lado do ânus) desenvolve-se um ciclo idêntico ao dos barbeiros, com presença de formas epimastigotas e tripomastigotas metacíclicas. Essa descoberta explica alguns casos da doença de Chagas humana, nos quais a contaminação pode ter sido por ingestão de alimentos infectados recentemente com a secreção das glândulas paranais daquele marsupial.

O babaçu (*Orbihny martiana*) é uma palmeira muito comum na região centro-norte do país (Goiás, Pará e Maranhão), sendo o ecótipo natural para vários roedores e marsupiais, bem como para o *Rhodnius prolixus*, o *R. pictipes* e o *Panstrongylus lignarius*. Em Marabá (Pará), nas áreas de colonização recente, após a derrubada de matas de babaçu e a construção de vilas, foram encontradas numerosas casas invadidas por triatomíneos, principalmente por espécies de *Rhodnius*, cuja possibilidade de domiciliação imediata é muito grande. Na ilha de São Luís, onde têm sido feitos vários loteamentos novos, em áreas de babaçu, é frequente o encontro do *R. pictipes* apresentando um alto índice de infecção (38,8%) em residências.

Nos últimos anos tem sido demonstrada a ocorrência frequente de casos agudos da doença de Chagas e especialmente no Pará, a transmissão por via oral tem sido constatada em pessoas que ingerem o açaí ou alimentos preparados com açaí contaminados com os tripomastigotas metacíclicos. Podemos então supor que outros alimentos obtidos por extrativismo nas regiões onde existe o ciclo silvestre da infecção (barbeiros e animais infectados) poderão ser fonte de infecção silenciosa por *T. cruzi.*

Os insetos transmissores serão estudados no Capítulo 39 – Hemiptera. As principais espécies domésticas são o *Panstrongylus megistus, Triatoma infestans, Rhodnius prolixus* (Venezuela, Amazônia e América Central), *T. brasiliensis* e *T. pseudomaculata*, dentre as inúmeras espécies silvestres (Figura 11.23).

Observa-se que a distribuição da doença humana no Brasil segue a distribuição dos vetores (Figura 11.24).

Tabela 11.2
Frequência de Triatomíneo por Tipo de Casa

Tipo de Casa	*Nº de Casas Pesquisadas*	*Nº de Casas com Barbeiros*	*Porcentagem de Casas com Barbeiros*
Tijolo com reboco	4.786	177	3,69
Tijolo sem reboco	1.324	62	4,68
Madeira	4.301	782	17,48
Pau-a-pique e barro	3.491	979	28,04

Tabela 11.3
Frequência de Triatomíneo Infectado por Tipo de Casa

Tipo de Casa	*Nº de Triatomíneos Examinados*	*Nº de Triatomíneos Infectados*	*Porcentagem de Infecção*
Tijolo com reboco	1.323	12	0,90
Tijolo sem reboco	341	8	2,63
Madeira	3.099	127	4,09
Pau-a-pique e barro	5.788	670	11,57

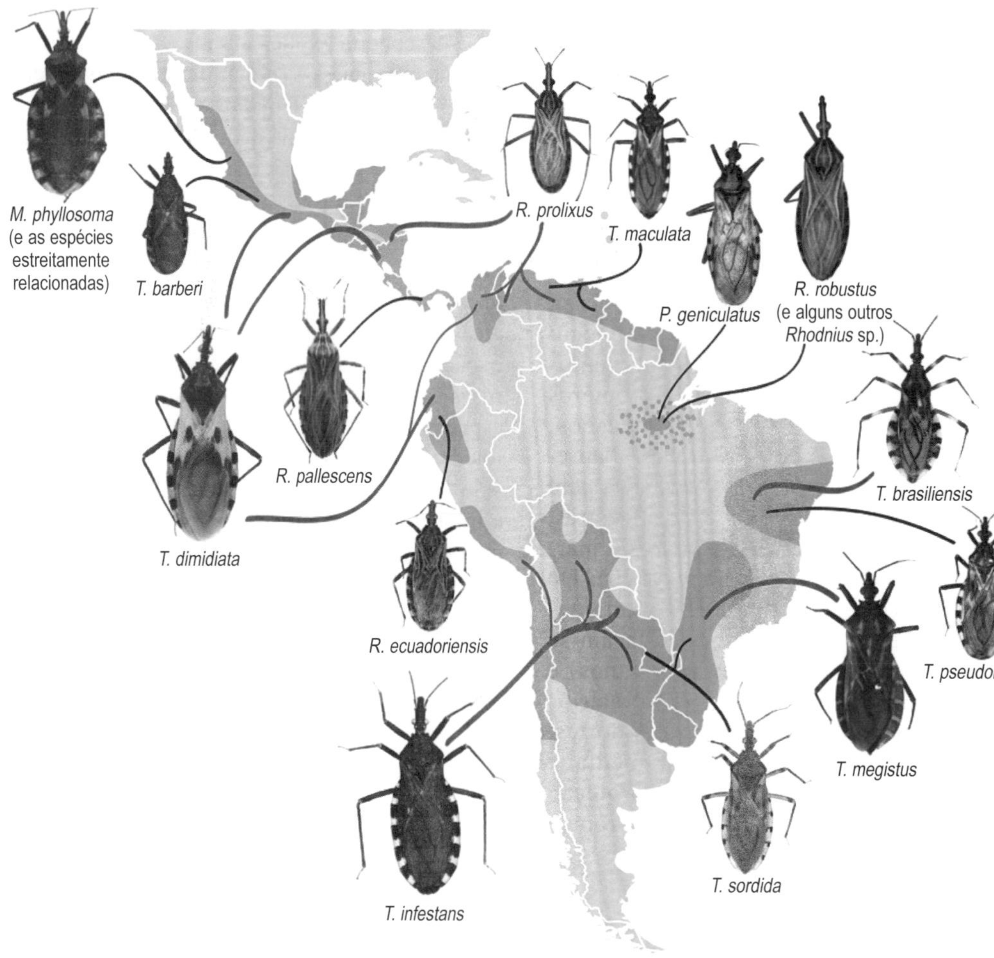

FIGURA 11.23. Mapa das regiões endêmicas da doença de Chagas nas Américas Central e do Sul mostrando sua associação com as 14 mais importantes espécies de vetores. As cinco espécies mais importantes na transmissão são *T. infestans, R. prolixus, T. dimidiata, P. megistus* e *T. brasiliensis*.

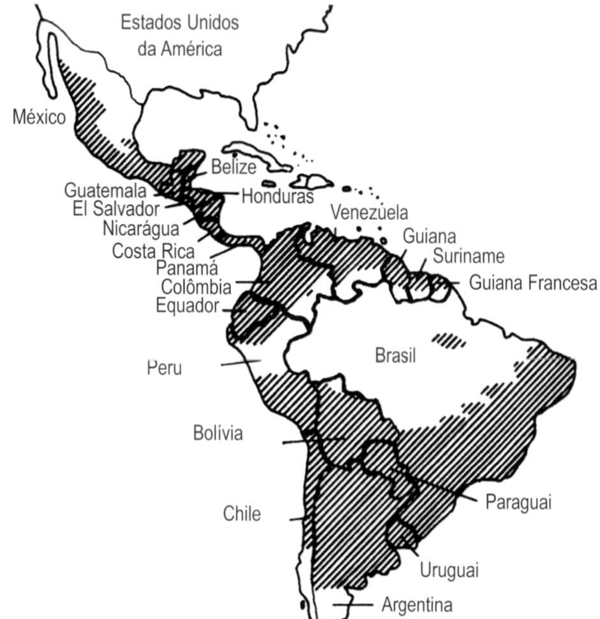

FIGURA 11.24. Distribuição geográfica da infecção humana pelo *Trypanosoma cruzi* nas Américas, segundo a OMS, 2000.

Profilaxia

Conforme vimos na epidemiologia, a profilaxia da doença de Chagas está intimamente ligada à melhora das condições de vida de nosso camponês, bem como à modificação do hábito secular de destruição da fauna e da flora. Sabemos que para se alcançar isto será necessário modificar a estrutura agrária brasileira e a educação sanitária. São metas de difícil alcance, mas reputamos as de maior relevância, pois são medidas básicas e capazes de evitar grande número de doenças.

Atualmente, as medidas que podem ser sugeridas na profilaxia são:

- **Melhoria das habitações rurais:** com mais amor ao próximo e compreensão do valor da vida humana, a construção de cafuas não é mais aceita em nossa sociedade. Nas situações em que não for possível construir casa simples, de alvenaria, aquelas que suportarem uma reforma poderiam ser rebocadas e caiadas. Não se pode perder de vista, no entanto, que a melhora habitacional é também uma medida paliativa no que diz respeito ao controle da doença de Chagas se não for acompanhada de mudanças de comportamento dos moradores e se eles não reconhecerem as espécies de triatomíneos em todos os seus estádios para combatê-los. Algumas experiências vêm mostrando que casas de alvenaria recém-construídas podem ser rapidamente povoadas por triatomíneos se mantida a desorganização interna, lixo e os esconderijos necessários para alojamento dos barbeiros. Além disso, é preciso que a nova construção esteja ao alcance da população (baixo custo; utilização de matéria-prima disponível na região; repasse de tecnologia de construção) para possíveis reformas posteriores. Caso contrário, estas modificações serão feitas da mesma maneira de antes, facilitando a recolonização das casas por triatomíneos silvestres.

Tendo em vista a importância do peridomicílio na manutenção de grandes populações de triatomíneos muito próximos às moradias, a melhora habitacional, a organização e a higiene devem estender-se ainda aos seus anexos (galinheiros, chiqueiros, paióis, currais etc.), entendendo-se ao domicílio + peridomicílio como uma unidade epidemiológica.

- **Combate ao barbeiro:** conforme mostrado no Capítulo 53, existem hoje várias técnicas que podem ser aplicadas contra os insetos em geral. Com relação aos triatomíneos, o seu combate por meio de inseticidas eficientes promove em curto prazo a eliminação do principal modo de transmissão (Capítulo 39).
- **Controle do doador de sangue:** sabendo-se que a transfusão sanguínea é o segundo modo de transmissão de importância epidemiológica, a sua profilaxia é feita com base nos seguintes critérios:
  - seleção dos doadores por exames sorológicos (ELISA, RIFI, RHA, RFC) e exclusão dos positivos ou suspeitos;
  - adição ao sangue de violeta-de-genciana ou, principalmente, o cristal-violeta na concentração de 1:4.000. Essas drogas, 24 horas após a adição, são as "únicas substâncias capazes de efetuar a quimioprofilaxia da transmissão do *T. cruzi*, por transfusão de sangue", sendo ao mesmo tempo isentas de efeitos colaterais.
- **Controle de transmissão congênita:** embora registrada desde 1949, o controle da transmissão congênita da doença de Chagas não tem sido feita na rotina médica pelo fato de seu papel na epidemiologia da doença não estar bem determinado. A rigor, todo recém-nascido de mãe com sorologia positiva para *T. cruzi* deveria ser examinado imediatamente após o nascimento, para pesquisa de IgM anti-*T. cruzi*, exame de sangue a fresco e PCR e, caso positivo, tratado imediatamente. Caso o diagnóstico não tenha sido estabelecido, recomenda-se ainda que 6 meses após o nascimento (tempo suficiente para o desaparecimento de IgG transferida passivamente ao feto) repita-se a PCR e a pesquisa de IgG para confirmar ou não o diagnóstico. Assim a infecção é ainda recente e responde muito bem aos tratamentos usuais (cura em aproximadamente 60% dos casos). Atualmente, o tratamento da futura gestante com diagnóstico da doença de Chagas tem se mostrado muito efetivo na eliminação ou redução do risco de ocorrência da transmissão congênita.

O Brasil é um país que atingiu um nível de controle da doença de Chagas bem considerável, reduzindo consideravelmente a transmissão vetorial. Também houve avanços consideráveis no tocante a profilaxia da transmissão por transfusão sanguínea. Cada vez mais a prevalência da infecção tem sido menor nas crianças e na população mais jovem.

O fato é que com o apoio da OMS alguns pactos regionais foram estabelecidos envolvendo países do Cone Sul, da região andina, da região amazônica e da América Central (incluindo o México) de intensificação do controle vetorial e de transmissão transfusional, fundamentalmente. Isto resultou em grande queda na transmissão e, especificamente, Chile, Uruguai e Brasil receberam a certificação de eliminação da transmissão vetorial pelo *T. infestans*. No entanto, pesquisas posteriores têm revelado sua presença e colonização em domicílios dos estados da Bahia e Rio Grande do Sul.

Entretanto, é notável a enorme variedade dos triatomíneos vetores e sua capacidade de adaptação e potencial de domiciliação. O *T. cruzi,* por sua vez, apresenta intensa variabilidade e plasticidade genética que têm implicação direta em suas características biológicas. Tais fatores naturalmente tornam mais difíceis a profilaxia e o controle da doença de Chagas bem como a compreensão de sua evolução clínica e tratamento.

É importante considerar que dois fatores principais são responsáveis pela domiciliação do vetor: o combate sucessivo de uma espécie que ao ser eliminada de uma residência passa a ser substituída por outra, e o desmatamento ostensivo que leva alguma espécie de vetor ainda não domiciliada a invadir as casas em busca de abrigo e fonte alimentar.

Todas as medidas profiláticas mencionadas acima fazem parte do que se denomina "*ações da vigilância epidemiológica da doença de Chagas*" que após a descentralização dos serviços de saúde e extinção da FUNASA, passaram a ser de responsabilidade dos municípios que nem sempre estão preparados para realizá-la. A vigilância epidemiológica (VE) constitui o conjunto de medidas que envolvem todas as ações referentes à profilaxia, controle e assistência ao indivíduo infectado (passando pelo diagnóstico, assistência clínica até o tratamento clínico, cirúrgico e etiológico). A VE, portanto é um grande desafio para a saúde pública, pois exige continuidade e aperfeiçoamento constantes devido a mudanças epidemiológicas e ambientais que vão ocorrendo ao longo do tempo e refletindo na realidade vetorial. Consequentemente, novas espécies de vetores podem se aproximar do ambiente doméstico e até mesmo domiciliarem, pois são inúmeras as espécies de vetores que convivem com os animais no ambiente silvestre, passando progressivamente para o ambiente peridoméstico e finalmente invadindo o domicílio. O próximo passo seria a colonização da residência.

A descentralização das ações de saúde preconizadas pelo SUS (Sistema Único de Saúde) trouxe algumas consequências negativas ao controle da doença de Chagas, decorrentes do despreparo dos municípios para a sua manutenção, deficiência de agentes de saúde ou superposição de ações referentes a outras endemias/epidemias ou doenças, o que deixa, em segundo plano, as ações de controle da doença de Chagas cujo início (fase aguda) pode ser silenciosa e de evolução clínica lenta, progressiva e maligna.

- **Vacinação:** a vacinação da doença de Chagas continua em fase de estudos e tem resultados contraditórios e pouco promissores.

Vê-se, portanto, que a profilaxia da doença de Chagas deve ser feita integrando-se vários métodos. São mencionados os principais:

- melhora da habitação, com adequada higiene e limpeza da mesma;
- combate ao triatomíneo por meio de inseticidas e outros métodos auxiliares (combate biológico etc.);
- identificação e seleção dos doadores de sangue ou esterilização do sangue pela violeta-de-genciana.

A Figura 11.25 representa a situação atual dos países da América Latina em relação ao controle vetorial após sucessivas intervenções de combate aos triatomíneos ocorridas ao longo das últimas décadas com patrocínio da OPAS e OMS.

Tratamento

A terapêutica da doença de Chagas continua parcialmente ineficaz, apesar dos grandes esforços que vêm sendo desenvolvidos por vários laboratórios e pesquisadores, em especial de brasileiros, argentinos, chilenos e, mais recentemente, os venezuelanos. Diversas drogas vêm sendo testadas em animais e algumas delas têm sido usadas no homem, mas nenhuma consegue suprimir a infecção pelo *T. cruzi* e promover uma cura definitiva em todos pacientes tratados devido à resistência natural apresentada por algumas populações do parasito.

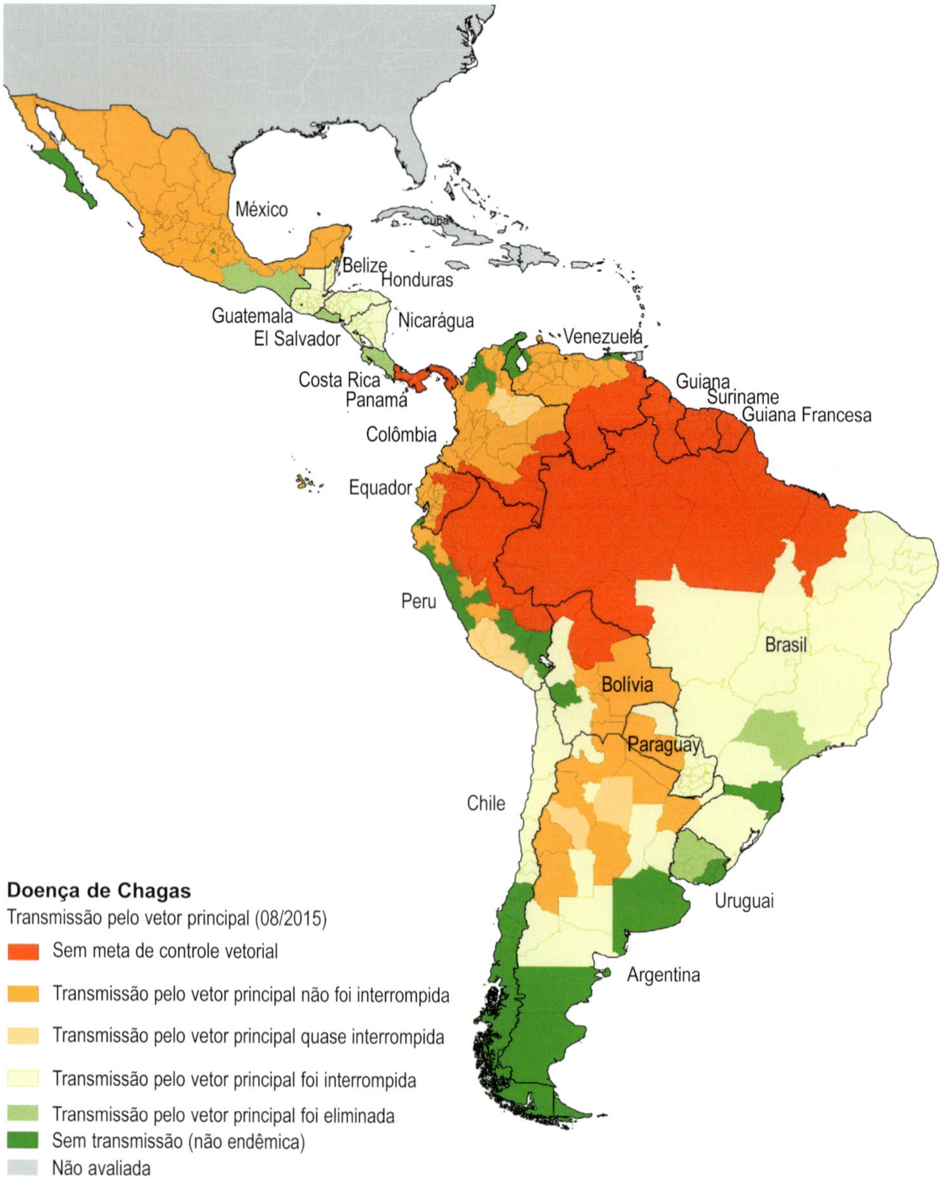

FIGURA 11.25. Mapa da situação atual do controle vetorial da doença de Chagas na América Latina após sucessivas campanhas realizadas. (Fonte: OPAS/OMS, 2015.)

Além do problema da terapêutica específica, uma dificuldade enfrentada pelos pesquisadores refere-se ao critério de cura, isto é, como se pode avaliar com segurança que o medicamento está sendo eficaz? (Ver critério de cura.)

Há diferenças regionais de suscetibilidade do *T. cruzi* à droga, o que na verdade reflete a diversidade genética do parasito. Índices de cura de 70% ou mais foram alcançados com o uso de nifurtimox e benznidazol na fase aguda da infecção dependendo da região. Em Minas Gerais, taxas de até 36,5% de cura com o benznidazol foi alcançada em pacientes crônicos em função do critério de cura adotado. Cepas isoladas de pacientes, reservatórios e vetores silvestres mostram-se naturalmente resistentes a drogas em condições experimentais, o que explicaria a ocorrência de falha terapêutica no tratamento de pacientes.

Um ponto, entretanto, deve ser salientado: as drogas são mais eficientes quando aplicadas em esquemas terapêuticos prolongados para a manutenção de níveis duradouros e a eliminação das formas sanguíneas até a exaustão das formas teciduais.

Entre as inúmeras drogas testadas, duas têm sido usadas, com cautela e acompanhamento criterioso. São o nifurtimox (Lampit) e o benznidazol (Rochagan). Estes medicamentos são indicados especialmente nos casos agudos que tenham ocorrido por transmissão natural, por transfusão sanguínea ou acidental, reagudização por qualquer droga ou doença imunossupressora e na prevenção da transmissão por transplantes de órgãos. O objetivo é, precocemente, diminuir ou eliminar a infecção, o que tem sido mais fácil durante a fase aguda ou infecção recente. Nos casos crônicos, apesar da pouca eficiência dos medicamentos, aconselha-se o seu emprego, principalmente em crianças ou nos acometidos com a forma indeterminada da doença ou formas cardíacas ou digestivas leves, visando à melhora de prognóstico do paciente. Deve-se, por outro lado, esclarecer ao paciente o período prolongado de uso, as reações de toxicidade que provocam e que diminuindo a parasitemia e os ciclos endógenos haverá, pelo menos, a possibilidade de redução das lesões.

- **Nifurtimox:** age contra as formas sanguíneas e parcialmente contra as formas teciduais. É administrado via oral, sob a forma de comprimido na dose 8 a 12 mg/kg por dia, até 90 dias. Os efeitos colaterais (que aumentam com tratamento mais prolongado) são anorexia, emagrecimento, náuseas, vômitos, alergia cutânea, parestesias irreversíveis, polineuropatia. Esta droga foi recentemente retirada do mercado.
- **Benznidazol:** possui efeitos apenas contra as formas sanguíneas. Deve ser empregado em comprimidos, por via oral, na dose de 5 a 8 mg/kg por dia, durante até 60 dias. Os efeitos colaterais observados são: anorexia, perda de peso, vertigens, dermatites urticariformes, cefaleia, sonolência e dores abdominais, hiperexcitabilidade, depressão medular, polineuropatia (mais frequente em idosos e de efeito cumulativo). A Roche interrompeu sua produção que foi transferida ao Laboratório LAFEPE em Recife, que ficou com a responsabilidade de produzi-lo.

Muitos estudos têm sido conduzidos na procura de terapias alternativas para o tratamento da doença de Chagas. Alguns deles, como o uso dos derivados azólicos, muito utilizados no tratamento de micoses, ou de citocinas associadas ao benznidazol (imunoquimioterapia) em modelos experimentais, representam potenciais tratamentos para a infecção. Os azólicos inibem a síntese do ergosterol que é um dos constituintes de membrana do parasito. Alguns compostos como o alopurinol e o itraconazol têm sido empregados no tratamento de humanos e modelos experimentais infectados, oferecendo resultados promissores. Inúmeros compostos estão sendo submetidos a ensaios e triagens clínicas. Dentre eles, o itraconazol, o posaconazol, o cetozonazol e um derivado do ravuconazol já foram submetidos à triagem clínica, porém os resultados foram desanimadores porque a eficácia em humanos foi menor que a obtida com o benznidazol. Atualmente tem sido avaliada experimentalmente a associação das drogas convencionalmente usadas (benznidazol, nifurtimox) entre si aos novos compostos em estudo com o objetivo de melhorar a eficácia terapêutica. Estudos experimentais e ensaios clínicos vêm demonstrando que o emprego do benznidazol associado a derivados azólicos, ambos em menor dose, têm alcançado maiores taxas de cura.

Do ponto de vista experimental, também se verifica uma maior suscetibilidade de parasitos do grupo TcII e os híbridos (TcV e TcVI) ao benznidazol ou nifurtimox, os únicos compostos empregados no tratamento humano da doença de Chagas, em relação aos parasitos do grupo TcI. Isto justificaria porque estes compostos sempre foram mais eficazes em países tais como Chile e Argentina. As correlações encontradas entre a genética do parasito e a sua biologia, resistência/suscetibilidade ao tratamento quimioterápico, epidemiologia da doença e suas características clínicas revelam a importância da caracterização molecular do *T. cruzi*.

12

Trypanosoma (Herpetosoma) rangeli

Edmundo Carlos Grisard
Alvaro José Romanha (*in memoriam*)
Mário Steindel

O *Trypanosoma rangeli*, descrito por Tejera, em 1920, é um protozoário hemoflagelado, heteroxênico, que infecta humanos, mamíferos silvestres e domésticos nas Américas Central e do Sul. Assim como o *T. cruzi*, agente etiológico da doença de Chagas, o *T. rangeli* é transmitido ao hospedeiro mamífero por triatomíneos, estando fortemente associado à presença de triatomíneos do gênero *Rhodnius*. Embora o *T. rangeli* não seja considerado patogênico para o hospedeiro mamífero, este parasito é patogênico para o inseto vetor.

Do ponto de vista taxonômico, o *T. rangeli* está classificado dentro do subgênero *Herpetosoma,* onde a espécie tipo é o *Trypanosoma lewisii*. Além disso, como os tripanosomas são divididos em duas seções relacionadas com a forma de transmissão, sendo via anterior por meio da saliva (Salivaria) ou via posterior pelas fezes (Stercoraria), o *T. rangeli* é um caso atípico, pois sua transmissão é preferencialmente inoculativa, sendo realizada pela picada de barbeiros infectados. Entretanto, a transmissão posterior ou contaminativa pelo parasito é possível, porém possuindo menor importância epidemiológica. Considerando muitas destas características biológicas, foi proposto um novo subgênero denominado *Tejeraia*, o qual albergaria exclusivamente o *T. rangeli*, sendo este termo não adotado na atualidade.

O uso de diferentes marcadores moleculares agregou novos pontos de vista a esta discussão, possuindo hoje o *T. rangeli* a mesma característica polimórfica do *T. cruzi*, podendo ser dividido em grupamentos distintos e dispersos em sua área de distribuição. Vale observar que a vasta maioria destes marcadores, específicos como, por exemplo, o gene do miniexon (*spliced-leader* ou SL), as DNA topoisomerases e os minicírculos de DNA do cinetoplasto (kDNA) ou mais abrangentes como a análise por RAPD (*random amplification of polymorphic DNA*), sempre alocam o *T. rangeli* em uma posição taxonômica mais próxima do *T. cruzi* que o *T. brucei*, apesar do viés na biologia da transmissão anterior (Figura 12.1). Além disso, a maioria destes marcadores utilizados de forma isolada ou em conjunto permitem a distinção intraespecífica quanto a diferentes características, como, por exemplo, suas origens geográficas. Uma análise de genômica comparativa entre os tripanosomatídeos que infectam seres humanos mostra que o *T. rangeli* é mais próximo do *T. cruzi* que do *T. brucei*.

Epidemiologia

O *T. rangeli* apresenta uma distribuição geográfica sobreposta à do *T. cruzi*. Ele já foi assinalado em todos os países latino-americanos à exceção do Uruguai e do Paraguai. Desde o primeiro registro da ocorrência do *T. rangeli* nas Américas, em 1920, mais de 2.700 casos comprovados de infecção humana já foram descritos.

Casos de infecção humana pelo *T. rangeli* no Brasil foram descritos somente no Município de Barcelos, Estado do Amazonas, em 1996. No entanto, a presença do parasito em mamíferos e triatomíneos silvestres já foi registrada nas regiões Norte (Amazonas, Pará, Tocantins e Rondônia), Centro-Oeste (Goiás), Nordeste (Alagoas, Bahia e Ceará), Sudeste (Minas Gerais) e Sul do país (Santa Catarina), tornando possível a ocorrência de novos casos de infecção humana pelo *T. rangeli* nestas regiões (Figura 12.2).

Infecções naturais pelo *T. rangeli* têm sido relatadas em várias espécies de mamíferos pertencentes a cinco diferentes ordens. Atualmente, 17 espécies de triatomíneos pertencentes aos gêneros *Rhodnius* e *Triatoma* já foram comprovadas como vetores do parasito em condições naturais e/ou experimentais (Tabela 12.1).

Ciclo do *T. rangeli* nos Hospedeiros Invertebrados

O ciclo se inicia pela ingestão de parasitos circulantes no sangue de mamíferos infectados (tripomastigotas sanguíneos) por triatomíneos ou pela inoculação de parasitos presentes nas glândulas salivares de triatomíneos infectados (tripomastigotas metacíclicos) durante o repasto sanguíneo em mamíferos infectados. Os parasitos escapam do sistema digestivo, invadem a hemocele, desenvolvem-se e invadem as glândulas salivares onde se diferenciam em

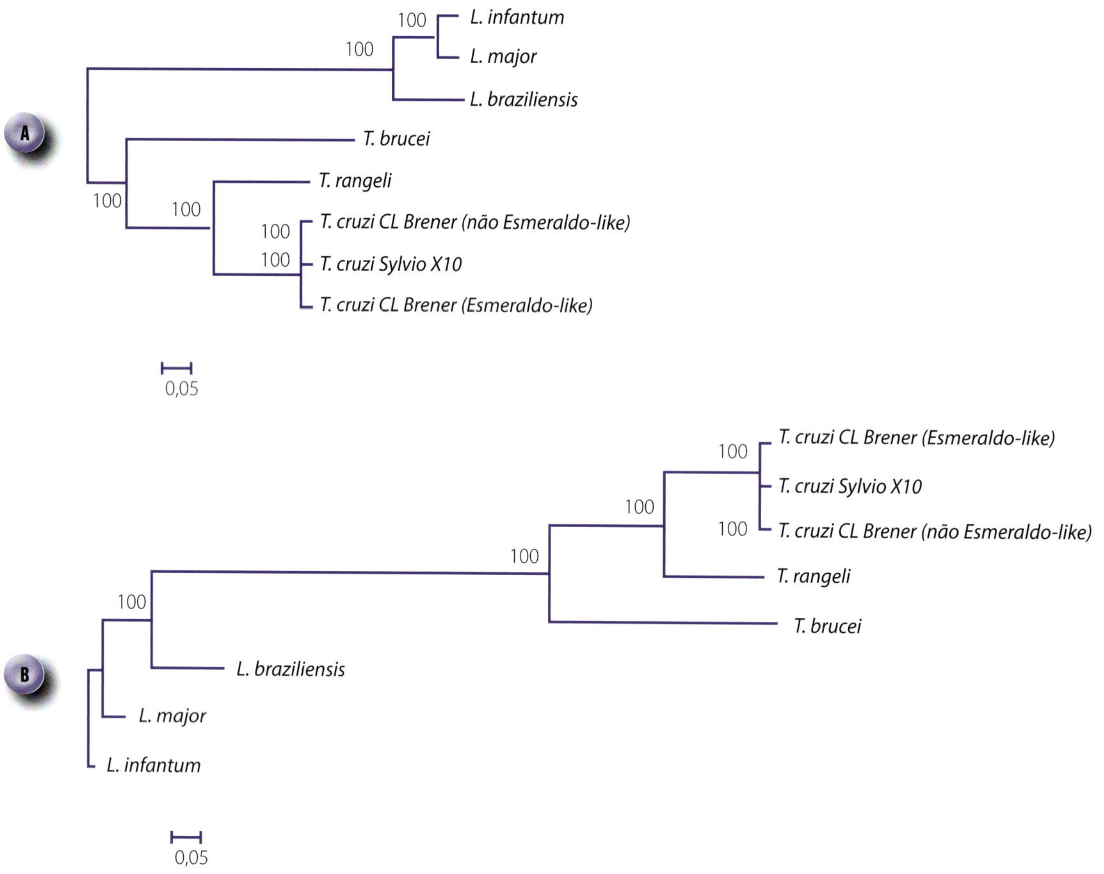

FIGURA 12.1. Análise filogenômica da história evolutiva da família Trypanosomatidae através dos métodos de **(A)** *Neighbor Joining* (NJ) e **(B)** máxima verossimilhança (MV) utilizando 1.557 sequências ortólogas. A barra de escala corresponde ao número de substituições aminoacídicas por sítio. (Figura original de DOI:10.1371/journal.pntd.0003176.g003.)

formas infectivas (Figura 12.3). A invasão e a diferenciação nas glândulas salivares são as principais características biológicas do *T. rangeli*. O encontro do *T. rangeli* no intestino ou na hemolinfa de triatomíneos não deve ser utilizado como critério de sua capacidade vetorial, uma vez que o desenvolvimento do parasito em seu hospedeiro invertebrado é influenciado pela espécie do triatomíneo e pela cepa do parasito, havendo um processo coevolutivo entre as espécies vetoras e as cepas circulantes.

No intestino do hospedeiro invertebrado são encontradas formas epimastigotas e tripomastigotas longas e curtas. Na hemolinfa, além de epimastigotas e tripomastigotas longos observados livres na hemolinfa, formas arredondadas "tipo amastigota" podem ser observadas no interior de hemócitos (Figura 12.4A). Os tripomastigotas metacíclicos (formas infectivas para o hospedeiro mamífero) são encontrados no interior das glândulas salivares do vetor (Figura 12.4B). Em cultura, o *T. rangeli* apresenta um grande polimorfismo das suas formas epimastigotas (Figura 12.4C), e o possível significado biológico dessas diferentes formas do parasito não está ainda elucidado, incorrendo na dificuldade de diferenciação morfológica do *T. cruzi*.

As formas sanguíneas do *T. rangeli* (Figura 12.4D) após serem ingeridas pelo inseto vetor transformam-se em epimastigotas no estômago e no intestino médio do vetor onde passam a se multiplicar por divisão binária. Deste ponto, formas do parasito poderão ser encontradas nas fezes do inseto, ou atravessar a parede intestinal do vetor e alcançar a hemocele do inseto (Figura 12.3). Esta invasão da hemocele ocorre usualmente entre 20 a 40 dias após a infecção do triatomíneo, quando os flagelados passam a multiplicar-se intensamente na hemolinfa. Embora os parasitos sejam encontrados no interior de hemócitos, não há comprovação de sua multiplicação intracelular. Seguindo-se o curso normal de infecção, os parasitos migram para as glândulas salivares do vetor onde inicialmente as formas epimastigotas se aderem através do flagelo e do corpo à superfície externa da glândula salivar formando agrupamentos (*clusters*), onde se observa intensa multiplicação dos flagelados. Após atingirem o lúmen das glândulas, diferenciam-se em tripomastigotas metacíclicos (ou metatripanosomas) (Figura 12.4B), podendo estas formas infectantes alcançar 500 mil parasitos/glândula.

Diferentemente do *T. cruzi*, cuja transmissão ocorre exclusivamente pelas fezes de triatomíneos infectados (via contaminativa ou posterior), o *T. rangeli* é transmitido preferencialmente pela picada de triatomíneos infectados (via inoculativa ou anterior). A transmissão experimental do *T. rangeli* através de formas presentes nas fezes é considerada possível, entretanto, deve ocorrer em uma frequência muito menor que a transmissão anterior em condições naturais.

Tabela 12.1
Registros de Infecção Natural e/ou Experimental de Glândulas Salivares de Diferentes Espécies de Triatomíneos pelo *Trypanosoma rangeli*

Espécies de Triatomíneos	Infecção	
	Natural	Experimental
Rhodnius prolixus	X	X
R. pallescens	X	X
R. ecuadoriensis	X	X
R. dalessandroi	X	ND
R. pictipes	X	ND
R. robustus	X	X
R. nasutus	X	ND
R. neglectus	X	X
R. brethesi	X	ND
R. neglectus	ND	X
R. neivai	ND	X
R. domesticus	ND	X
R. colombiensis	X	X
Triatoma dimidiata	ND	X
T. patagonica	ND	X
T. protracta	ND	X
T. infestans	ND	X
T. vitticeps	ND	X

Adaptado do original de D'Alessandro e Saravia, 1992.
ND = Não determinado/Não conhecido.

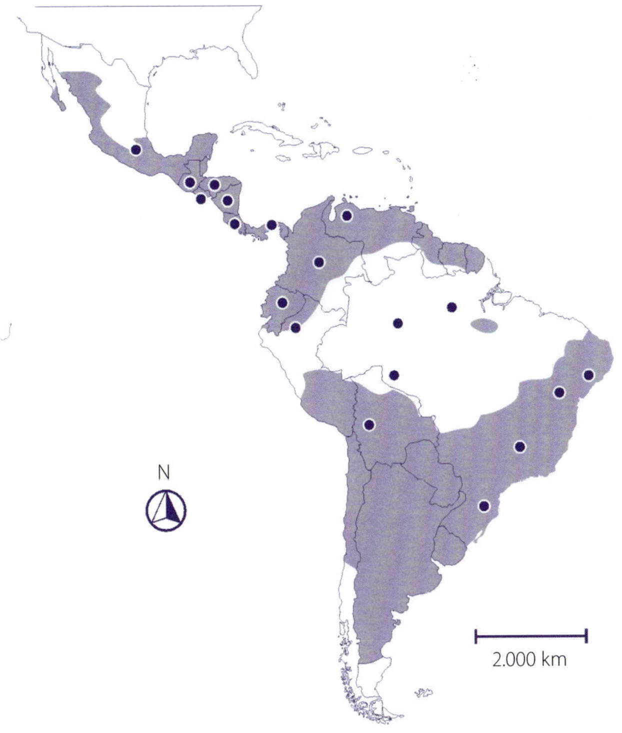

FIGURA 12.2. Mapa das Américas mostrando a sobreposição da distribuição da doença de Chagas humana até 1992 (sombreado) e os relatos da presença do *Trypanosoma rangeli* em humanos, triatomíneos ou animais silvestres (•).

Não há registro de transmissão transfusional ou congênita do *T. rangeli.*

Apesar de evidências indiretas da presença de outras formas evolutivas do parasito, o tripomastigota sanguíneo é a única forma evolutiva do *T. rangeli* detectável no hospedeiro mamífero, apresentando características biológicas compatíveis com outras espécies do subgênero *Herpetosoma.* Os tripomastigotas apresentam polimorfismo podendo ser observadas formas delgadas e largas medindo de 26 a 34 μm de comprimento, incluindo o flagelo. A membrana ondulante é bem desenvolvida, estando o núcleo localizado na metade anterior do corpo e o cinetoplasto pequeno e puntiforme apresenta localização subterminal (Figura 12.4D).

O ciclo do *T. rangeli* no hospedeiro mamífero é pouco conhecido. Os dados da literatura a este respeito são divergentes e controversos, não permitindo a clara compreensão de como ou onde ocorre a multiplicação do parasito. Sabe-se que a infecção ocorre pela inoculação dos metatripanosomas pelo vetor na corrente circulatória do hospedeiro durante o repasto sanguíneo. Cerca de 24 horas após a infecção, tripomastigotas já podem ser visualizados na corrente sanguínea do mamífero. Em geral, na primeira semana de infecção, observa-se um discreto aumento no número de parasitos circulantes atingindo o pico de máxima parasitemia no quinto dia pós-infecção e a partir da segunda semana o número de tripomastigotas vai decrescendo e, usualmente após o 15º dia de infecção, a parasitemia torna-se indetectável por microscopia. Após esta curta fase aguda, os parasitos somente podem ser detectados por métodos parasitológicos indiretos, como a hemocultura e o xenodiagnóstico.

Estudos experimentais em diferentes espécies de hospedeiros mamíferos mostraram que a infecção persiste por períodos de até 3 anos, mas o número de parasitos detectados é sempre inferior ao do inóculo. No entanto, a existência ou não de um ciclo de multiplicação do parasito no hospedeiro mamífero permanece uma questão em aberto, que tem sido extensivamente estudada. Estudos histopatológicos realizados em diferentes modelos experimentais mostraram a ausência de formas intracelulares do parasito, o que sugere ser o *T. rangeli* não patogênico para o hospedeiro mamífero. Por outro lado, a avaliação da interação *in vitro* do *T. rangeli* com diferentes linhagens celulares mostra que o parasito é capaz de infectar determinadas linhagens, mas não se multiplica em seu interior.

Existem somente dois relatos que descrevem o encontro de formas amastigotas intracelulares do *T. rangeli* em camundongos infectados experimentalmente. Ambos os relatos utilizaram a mesma cepa do parasito, a qual não foi posteriormente caracterizada por métodos mais avançados ou sensíveis. Devido à possibilidade de infecções mistas por *T. cruzi* e *T. rangeli*, ou mesmo de contaminação de culturas em laboratórios que manipulam ambas as espécies de parasitos, estes resultados necessitam ser confirmados com populações bem caracterizadas e clonadas do parasito

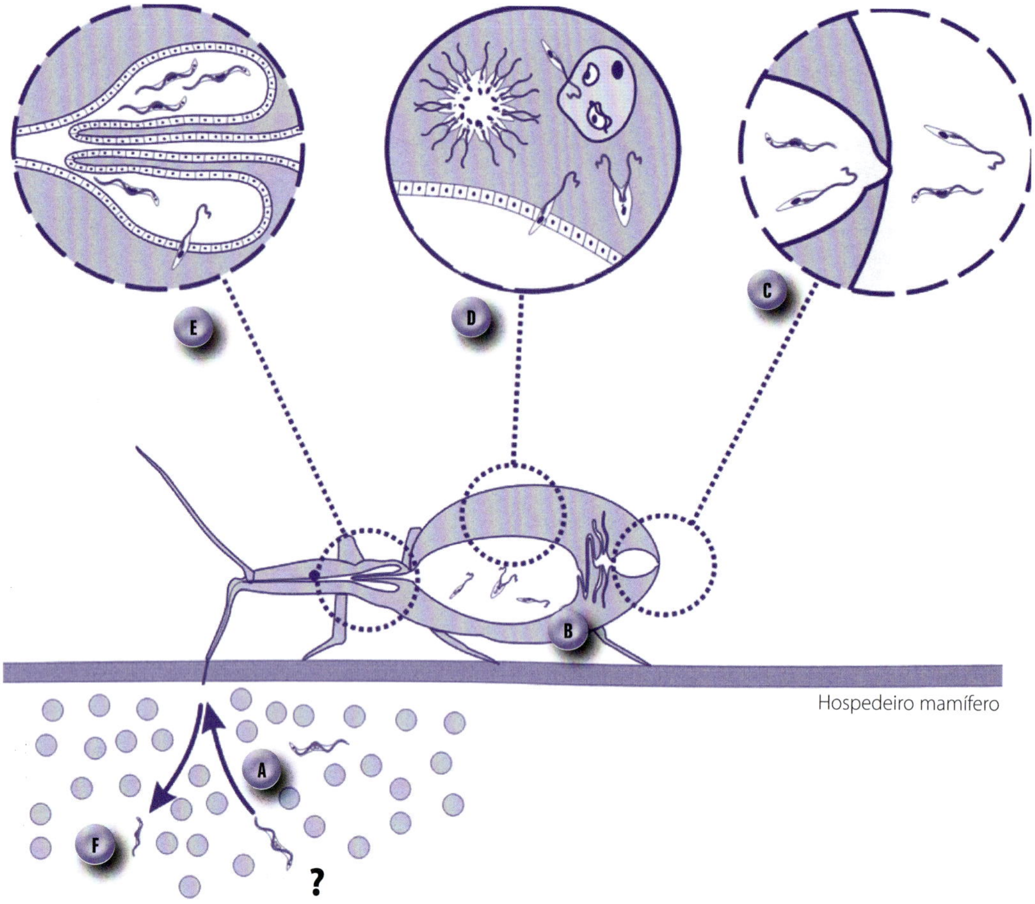

FIGURA 12.3. Representação esquemática do ciclo do *Trypanosoma rangeli* no hospedeiro invertebrado. A infecção do triatomíneo ocorre pela ingestão de formas tripomastigotas sanguíneas durante o repasto **(A)**. As formas tripomastigotas e epimastigotas predominantes no intestino médio **(B)**, sendo estas usualmente encontradas nas fezes **(C)**. Formas epimastigotas que se dividem no intestino médio podem invadir a hemocele **(D)**, onde dividem-se de forma livre. Após a penetração nas glândulas salivares das formas presentes na hemolinfa **(E)**, os tripomastigotas metacíclicos infectivos produzidos na luz das glândulas são inoculados com a saliva durante o repasto sanguíneo **(F)**.

utilizando técnicas de biologia molecular. O emprego de métodos moleculares de detecção como a qPCR ou a utilização de parasitos expressando genes repórteres sugerem tropismo tissular distinto de *T. cruzi*.

Diagnóstico

A diferenciação entre o *T. cruzi* e o *T. rangeli* apresenta grande importância médica. Mesmo considerado como não patogênico ao hospedeiro mamífero, a infecção humana pelo *T. rangeli* induz uma resposta imune humoral com reatividade cruzada com o *T. cruzi*, representando um problema adicional ao diagnóstico sorológico da doença de Chagas humana em áreas onde estes parasitos coexistem. O diagnóstico parasitológico da infecção pelo *T. rangeli* no mamífero pode ser feito por xenodiagnóstico, especialmente utilizando triatomíneos do gênero *Rhodnius*, e hemocultura em meio LIT (*Liver Infusion Tryptose*) ou ágar-sangue (NNN) + LIT. A sensibilidade de ambos os métodos é baixa e ela se torna ainda menor pela característica baixa parasitemia nos hospedeiros mamíferos. Além disso, as formas encontradas tanto no intestino do vetor como em cultura exibem elevado polimorfismo dificultando ainda mais o diagnóstico morfológico do *T. rangeli* (Figura 12.5). O método clássico de identificação de *T. rangeli* em triatomíneos baseia-se no encontro de formas típicas do parasito na hemolinfa e nas glândulas salivares e sua transmissão ao mamífero pela picada. Devido à variação biológica e à coevolução parasito/vetor, o desenvolvimento do ciclo biológico do *T. rangeli* não se completa em todas as espécies de triatomíneo.

A utilização de técnicas de biologia molecular, como a reação em cadeia da polimerase (PCR) e a hibridização, tem apresentado excelentes resultados na detecção e na caracterização de cepas do *T. rangeli*, bem como tem permitido o diagnóstico diferencial entre o *T. rangeli* e o *T. cruzi* em ambos os hospedeiros mamífero e invertebrado. Além de apresentarem uma elevada sensibilidade e especificidade na detecção da presença de DNA do parasito, a possibilidade de associação destas técnicas ao sequenciamento de DNA tem permitido a análise de genes ou de sequências específicas tanto do DNA cinetoplástico

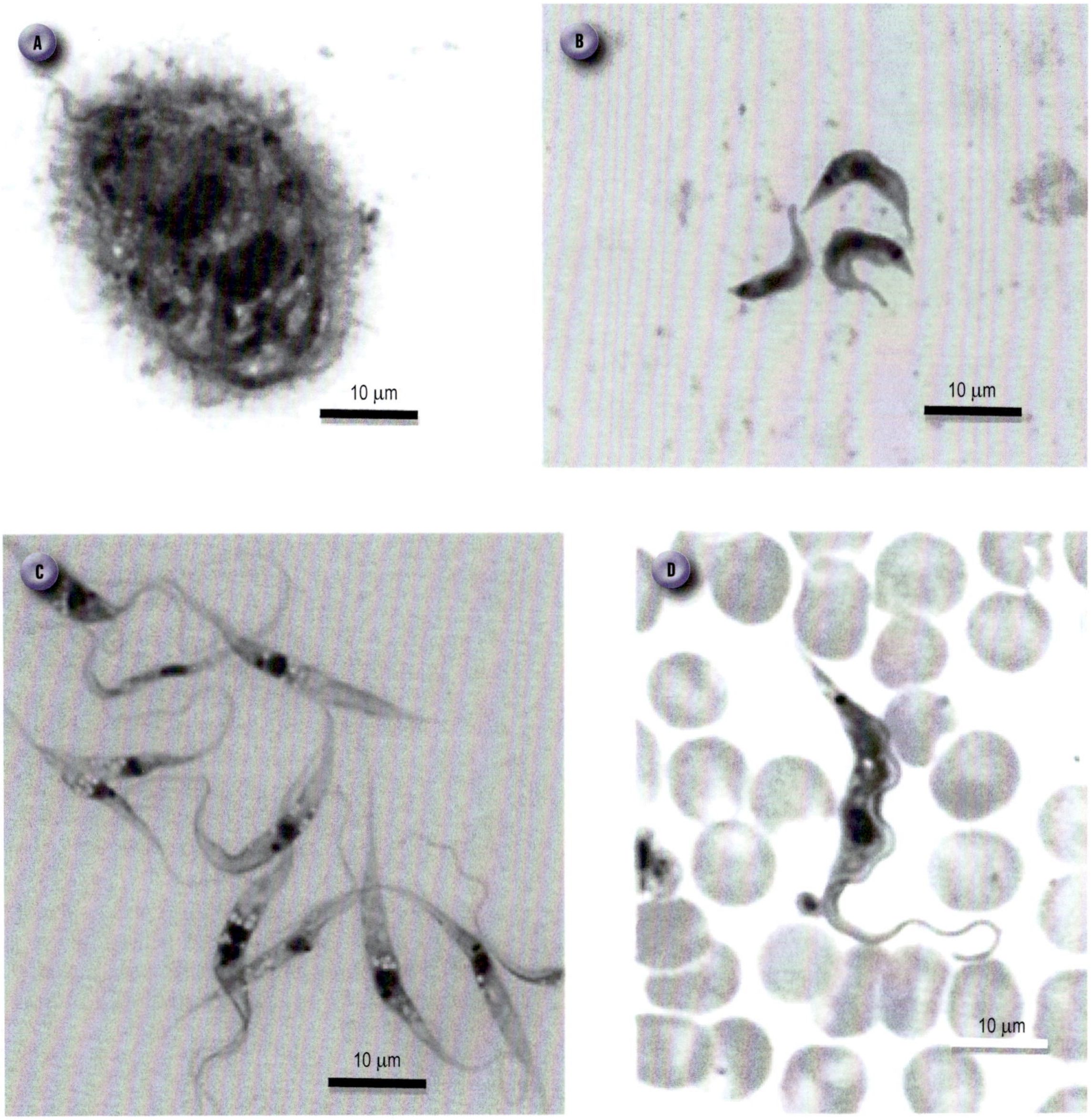

FIGURA 12.4. Microfotografia de **(A)** formas intra-hemocitárias do *Trypanosoma rangeli* em *Rhodnius domesticus*, **(B)** de formas tripomastigotas metacíclicas do *T. rangeli* observadas na glândula salivar de *R. domesticus*, **(C)** formas epimastigotas do *T. rangeli* em hemolinfa de *R. domesticus* e **(D)** de forma tripomastigota sanguínea do *T. rangeli* observada em sangue periférico de camundongo experimentalmente infectado.

(kDNA) quanto de genes nucleares do parasito visando elucidar importantes aspectos adaptativos e evolutivos do parasito.

Em áreas onde o *T. cruzi* e o *T. rangeli* coexistem, o sorodiagnóstico da infecção pelo *T. cruzi* é problemático, uma vez que estes dois parasitos apresentam similaridade antigênica. Desta forma, os testes sorológicos atualmente disponíveis (ELISA e imunofluorescência) utilizando antígenos totais, não são capazes de distinguir com segurança a infecção entre estes dois agentes. Estudos recentes de caracterização antigênica de cada um destes parasitos têm auxiliado sobremaneira na identificação de antígenos espécie-específicos melhorando a sensibilidade e a especificidade dos testes sorológicos.

Deve-se considerar ainda que, no *T. rangeli*, assim como no *T. cruzi*, existe uma grande variabilidade intraespecífica de cepas, indicando a necessidade de utilização de diferentes metodologias de diagnóstico diferencial, especialmente em pacientes oriundos de áreas de ocorrência simpátrica destes parasitos e que tenham diagnóstico de doença de Chagas em fase indeterminada.

Biologia Molecular do *T. rangeli*

Ao longo dos anos, a análise de parâmetros biológicos, bioquímicos, imunológicos e moleculares revelaram uma acentuada variabilidade genotípica e fenotípica entre diferentes cepas de *T. rangeli* isoladas de hospedeiros e regiões geográficas distintas. Estudos mais recentes mostram a

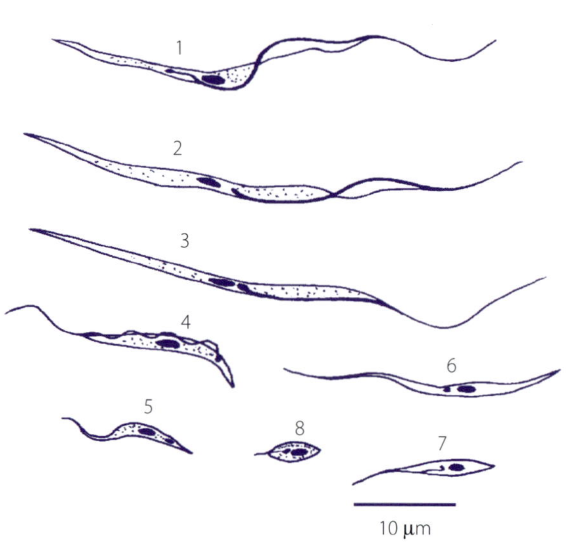

FIGURA 12.5. Morfologia do *Trypanosoma rangeli* em cultura. 1: Tripomastigota longo; 2 e 3: epimastigotas longos; 4 e 5: tripomastigotas curtos; 6, 7 e 8: epimastigotas curtos.

existência de grupos geneticamente distintos no táxon *T. rangeli*.

Um estudo detalhado do rol de expressão de RNA mensageiro (mRNA) do *T. rangeli*, o chamado transcriptoma, foi realizado utilizando-se duas cepas e as duas formas distintas do parasito (epimastigotas e tripomastigotas) e apontou a existência de um repertório de cerca de 8.500 genes para o *T. rangeli*, comparados aos 12.000 para o *T. cruzi* e 9.068 para o *T. brucei*, sendo que para o *T. rangeli* observa-se um conteúdo médio de bases G+C de 55% para as regiões codificantes. A avaliação do transcriptoma do *T. rangeli* aumentou em cerca de 26 vezes o número de sequências conhecidas do parasito e em cerca de 77% o número de genes conhecidos para o táxon, provendo evidências de transcrição estágio-regulada. Dentre estes genes, ressalta-se a importância de genes relacionados com a virulência em tripanosomatídeos patogênicos como o *T. brucei* e o *T. cruzi* e no *T. rangeli*, espécie considerada não patogênica.

O genoma do *T. rangeli* foi sequenciado pela Rede Nacional de Sequenciamento de DNA – Rede Genoma Brasileira (http://www.rangeli.lncc.br), estando os dados disponíveis no GenBank (AUPL00000000.1) e na base de dados – TriTrypDB (http://tritrypdb.org/).

O genoma haploide do *T. rangeli* possui cerca de 24 Mb de tamanho, sendo o menor e menos repetitivo genoma dentre os genomas de tripanosomatídeos já sequenciados. A análise comparativa do cariótipo de cepas de *T. rangeli* revelou 16 bandas cromossômicas variáveis entre as cepas e a ausência de minicromossomos. As análises permitiram determinar 7.613 sequências codificantes, dentre as quais, 2.415 tiveram suas funções determinadas 5.043 foram consideradas hipotéticas. Estudos anteriores dos genomas dos TriTryps (*T. cruzi*, *T. brucei* e *Leishmania major*), não tiveram sucesso na identificação de genes para cerca de 25% das sequências e acredita-se que estas sejam de proteínas hipotéticas, de porções divergentes de genes conhecidos ou mesmo novos genes ainda não descritos.

Cerca de 5.100 genes que compõe o genoma do *T. rangeli* são compartilhados com outros tripanosomatídeos que infectam seres humanos (*T. cruzi*, *T. brucei* e *Leishmania* spp.), o que junto de um genoma reduzido torna intrigante sua característica não patogênica.

Com base no genoma, o estudo comparativo do proteoma do *T. rangeli* em relação ao *T. cruzi* revelou proteínas *T. rangeli*-específicas e *T. cruzi*-específicas consideradas como potenciais alvos para diagnóstico diferencial.

Em conjunto com os dados biológicos, os dados genômicos e proteômicos do *T. rangeli* permitirão uma análise comparativa com as demais espécies de tripanosomas de interesse médico-veterinário, permitindo uma revisão da ainda controversa posição taxonômica do *T. rangeli* e dos aspectos relacionados com a patogenia e a interação parasito-hospedeiro.

Agradecimentos

Os autores agradecem à Profa. Dra. Patrícia Hermes Stoco (UFSC) por suas contribuições e pela leitura crítica deste capítulo.

13

Trichomonas

Geraldo Attilio De Carli (*in memoriam*)
Tiana Tasca

Introdução

As espécies incluídas neste capítulo são membros da família Trichomonadidae, da ordem Trichomonadida, da classe Parabasalia, e do filo Zoomastigina. As três espécies encontradas no ser humano são *Trichomonas vaginalis*, *Trichomonas tenax* e *Trichomonas hominis*. A espécie *T. vaginalis*, patogênica, foi descrita pela primeira vez em 1836, por Donné, que a isolou de uma mulher com vaginite. *T. tenax*, não patogênico, vive na cavidade bucal humana e também de chipanzés e macacos. *T. hominis*, não patogênico, habita o trato intestinal humano.

Embora a doença tenha sido diagnosticada e *T. vaginalis* descrito há bastante tempo, o diagnóstico clínico e laboratorial da tricomoníase continua apresentando dificuldades. Da mesma forma, o entendimento da interação *T. vaginalis*-hospedeiro é um processo complexo, no qual estão envolvidos componentes associados à superfície celular do parasito e às células epiteliais do hospedeiro e também componentes solúveis encontrados nas secreções vaginal e uretral. Além disso, por ser amitocondriado e apresentar um genoma bastante extenso, *T. vaginalis* é muito estudado como modelo em biologia celular e molecular.

Trichomonas vaginalis

Morfologia

Trichomonas vaginalis é uma célula polimorfa, tanto no hospedeiro natural como em meios de cultura. Os espécimes vivos são elipsoides ou ovais e algumas vezes esféricos. O protozoário é muito plástico, tendo a capacidade de formar pseudópodes, os quais são usados para capturar os nutrientes e se fixar em partículas sólidas. Em preparações fixadas e coradas, o parasito é tipicamente elipsoide, piriforme ou oval, medindo em média 9,7 μm de comprimento (variando entre 4,5 e 19 μm) por 7 μm de largura (variando entre 2,5 e 12,5 μm). Os organismos vivos são um terço maiores.

Contrariando o que ocorre na maioria dos protozoários, não há formação de cistos e, como todos os tricomonadídeos, *T. vaginalis* apresenta somente o estágio de trofozoíto. No entanto, muitos autores têm descrito pseudocistos ou formas endoflageladas como estruturas arredondadas, imóveis, aparentemente com os flagelos internalizados. Porém, ainda existe dúvida sobre o papel dessas formas no ciclo biológico do parasito. As condições físico-químicas (por exemplo, pH, temperatura, tensão de oxigênio e força iônica) afetam o aspecto dos tricomonas; entretanto a forma tende a se tornar mais uniforme entre os flagelados que crescem nos meios de cultura do que entre aqueles observados na secreção vaginal e na urina. Esta espécie possui quatro flagelos anteriores livres e desiguais em tamanho, membrana ondulante e a costa, que se originam no complexo granular basal anterior, também chamado de complexo citossomal. A margem livre da membrana ondulante consiste em um filamento acessório fixado ao flagelo recorrente. O axóstilo é uma estrutura rígida e hialina que se projeta através do centro do organismo, prolongando-se até a extremidade posterior e conecta-se anteriormente a uma pequena estrutura em forma de crescente, a pelta. O blefaroplasto está situado antes do axóstilo, sobre o qual se inserem os flagelos, e coordena os seus movimentos. O núcleo é elipsoide próximo à extremidade anterior, com uma dupla membrana nuclear e frequentemente apresenta um pequeno nucléolo. O retículo endoplasmático está presente ao redor da membrana nuclear. Este protozoário é desprovido de mitocôndrias e apresenta grânulos densos paraxostilares denominados hidrogenossomos (Figura 13.1).

Biologia

• Local da Infecção

T. vaginalis habita o trato geniturinário do homem e da mulher, onde produz a infecção e não sobrevive fora do sistema urogenital (Figura 13.2).

• Reprodução

A multiplicação, como em todos os tricomonadídeos, ocorre por divisão binária longitudinal, e a divisão nuclear

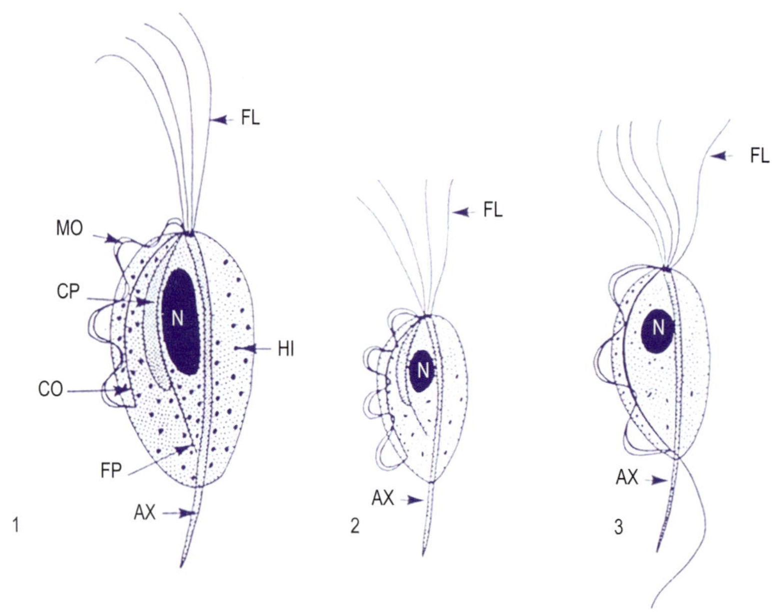

FIGURA 13.1. *Trichomonas* humanos. 1: *Trichomonas vaginalis*; 2: *Trichomonas tenax*; 3: *Trichomonas hominis*. FL: flagelo anterior livre; MO: membrana ondulante; CP: corpo parabasal e aparato de Golgi (são vistos juntos); CO: costa; N: núcleo; FP: filamento parabasal; AX: axóstilo; H: hidrogenossomos. (Adaptada com autorização de Heinz Mehlhorn editor. Parasitology in Focus. Facts and Trends. Berlin: Springer-Verlang, 1988.)

é do tipo criptopleuromitótica, sendo o cariótipo constituído por seis cromossomos.

Fisiologia

T. vaginalis é um organismo anaeróbio facultativo. Cresce perfeitamente bem na ausência de oxigênio, em meios de cultura com faixa de pH compreendida entre 5 e 7,5 e em temperaturas entre 20° e 40°C. Como fonte de energia, o flagelado utiliza glicose, frutose, maltose, glicogênio e amido. Numerosas enzimas são identificadas no parasito, particularnente as enzimas glicolíticas, permitindo a utilização de glicídeos pela via d'Embden-Meyerhof ou pela via das pentoses. O ciclo de Krebs é incompleto e o protozoário não contém citocromo. Sendo desprovido de mitocôndrias, o parasito possui grânulos densos, os hidrogenossomos, portadores da piruvatoferredoxina-oxidorredutase (PFOR), enzima capaz de transformar o piruvato em acetato e de liberar adenosina-trifosfato (ATP) e hidrogênio molecular (H_2). *T. vaginalis* é capaz de manter em reserva o glicogênio e pode realizar a síntese de aminoácidos.

Transmissão

É incontestável que a tricomoníase é uma infecção sexualmente transmissível (IST). As principais evidências que suportam a afirmação de que *T. vaginalis* é transmitido sexualmente são: (1) alta frequência de infecção da uretra e/ou próstata em parceiros de mulheres infectadas; nestes casos, a cura da vaginite somente é atingida quando os parceiros também aderem ao tratamento; (2) a infecção é observada com mais frequência em mulheres assistidas em clínicas de ISTs e em prostitutas que em mulheres no período pós-menopausa e virgens; (3) o protozoário não sobrevive fora do corpo humano, a menos que seja protegido contra a dessecação. Alguns autores afirmam, teoricamente, que *T. vaginalis* poderia ser transmitido através de roupas de cama, assentos de vasos sanitários, artigos de toalete, instrumentos ginecológicos contaminados e roupas íntimas. Atualmente, admite-se que a transmissão não sexual é incomum e pode ser aceita para explicar a tricomoníase em crianças incluindo os recém-nascidos, como também em virgens. Estima-se que 2 a 17% de meninas recém-nascidas de mães infectadas por *T. vaginalis* podem adquirir infecção no trato urinário ou na vagina (Figura 13.2).

Patogênese

O estabelecimento de *T. vaginalis* no sítio de infecção inicia com o aumento do pH, visto que o pH normal da vagina é ácido (3,8-4,5) e o organismo desenvolve-se em pH maior que 5,0. A elevação do pH vaginal na tricomoníase é evidente, com uma redução concomitante de *Lactobacillus acidophilus* e um aumento na proporção de bactérias anaeróbicas. Um contato inicial entre *T. vaginalis* e leucócitos resulta em formação de pseudópodes e fagocitose das células imunes nos vacúolos fagocíticos do parasito. A interação entre *T. vaginalis* com seu hospedeiro é um processo complexo, no qual estão envolvidos componentes associados à superfície celular do parasito e células epiteliais do hospedeiro e também componentes solúveis encontrados nas secreções vaginal e uretral. A citoaderência e a citotoxicidade exercidas pelo parasito sobre as células do hospedeiro dependem de fatores de virulência como

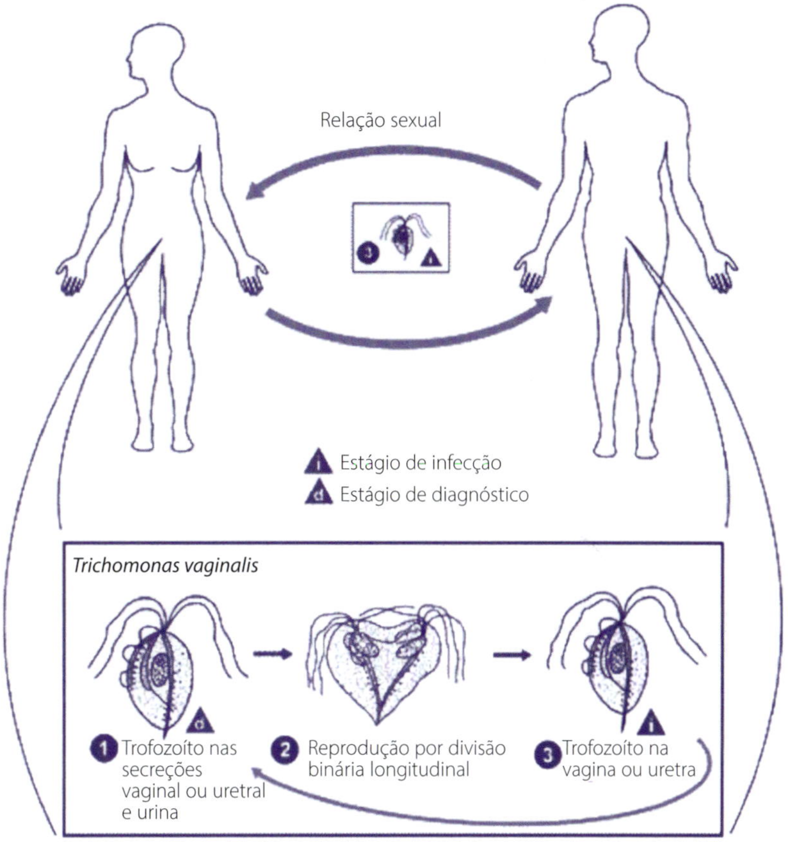

FIGURA 13.2. Ciclo biológico de *Trichomonas vaginalis*. *T. vaginalis* localiza-se no trato genital feminino e na uretra e próstata do trato genital masculino, onde se replica por divisão binária. O parasito não apresenta a forma cística, somente a trofozoítica e, portanto, não sobrevive no ambiente externo. A transmissão de *T. vaginalis* ocorre entre humanos (único hospedeiro) por meio da relação sexual. (Adaptado. Cortesia de DPDx CDC website for parasitologyidentification: http://www.dpd.cdc.gov/dpdx)

adesinas (AP120, AP65, AP51, AP33, AP23), cisteína proteases, lipofosfoglicano e o *cell-detaching factor* (CDF). As cisteína proteases são secretadas pelo parasito, exercem efeito citotóxico e hemolítico e apresentam capacidade de degradar a porção C3 do complemento e anticorpos IgG, IgM e IgA presentes na vagina. A expressão dos genes que codificam as proteases e as adesinas é modulada por fatores externos relacionados com o hospedeiro, tais como os níveis de cálcio e ferro. Por esse motivo, enquanto o número de organismos na vagina diminui durante a menstruação, os fatores de virulência mediados pelo ferro contribuem para a exacerbação dos sintomas neste período. Além disso, *T. vaginalis* pode se autorrevestir de proteínas plasmáticas do hospedeiro, impedindo que o sistema imune reconheça o parasito como estranho.

Patologia

T. vaginalis tem se destacado como um dos principais patógenos do trato urogenital humano e está associado a sérias complicações de saúde. Vários estudos mostram que *T. vaginalis* promove a transmissão do vírus da imunodeficiência humana (HIV); é causa de baixo peso de bebês bem como de nascimento prematuro; predispõe mulheres à doença inflamatória pélvica atípica, câncer cervical e infertilidade. Recentemente, estudos têm mostrado a associação de *T. vaginalis* com tipos agressivos de câncer de próstata.

- **Problemas relacionados com a gravidez:** *T. vaginalis* causa ruptura prematura de membrana, parto prematuro, baixo peso de recém-nascidos, endometrite pós-parto, natimorto e morte neonatal. A resposta inflamatória gerada pela infecção pode conduzir direta ou indiretamente a alterações na membrana fetal ou decídua.
- **Problemas relacionados com a fertilidade:** o risco de infertilidade é duas vezes maior em mulheres com história de tricomoníase comparado com as que nunca tiveram tal infecção. *T. vaginalis* está relacionado com doença inflamatória pélvica, pois infecta o trato urinário superior, causando resposta inflamatória que danifica as células ciliadas da mucosa tubária, inibindo a passagem de espermatozoides ou óvulos através da tuba uterina.
- **Transmissão do HIV:** a infecção por *T. vaginalis* tipicamente faz surgir uma agressiva resposta imune celular local com inflamação do epitélio vaginal e exocérvice em mulheres e da uretra em homens. Essa resposta inflamatória induz uma grande infiltração de leucócitos, incluindo células-alvo do HIV como linfócitos $TCD4^+$ e macrófagos, aos quais o HIV pode se ligar e ganhar acesso. Além disso, *T. vaginalis* frequentemente causa

pontos hemorrágicos na mucosa, permitindo o acesso direto do vírus para a corrente sanguínea. Desse modo, há um aumento na porta de entrada para o vírus em indivíduos HIV negativos. Semelhantemente, em uma pessoa infectada pelo HIV, os pontos hemorrágicos e a inflamação podem aumentar os níveis de vírus nos fluídos corporais e o número de linfócitos e macrófagos infectados pelo HIV presentes na região genital. Isso resulta em aumento de vírus livres e ligados aos leucócitos, expandindo a porta de saída do HIV. Deste modo, há uma probabilidade oito vezes maior de exposição e transmissão de parceiro sexual não infectado. Além disso, um aumento da carga viral na secreção uretral tem sido documentado em indivíduos com tricomoníase. Um aumento na secreção de citocinas (interleucinas 1, 6, 8 e 10), conhecidas por aumentar a suscetibilidade ao HIV, está sendo agora demonstrado durante a tricomoníase. *T. vaginalis* tem a capacidade de degradar o inibidor de protease leucocitária secretória, um produto conhecido por bloquear o ataque do HIV às células, podendo esse fenômeno também promover a transmissão do vírus. Além disso, muitos pacientes são assintomáticos e, mantendo-se sexualmente ativos, propagam ainda mais a infecção. Estima-se que 24% das infecções pelo HIV são diretamente atribuídas à tricomoníase. Essas descobertas sugerem que o diagnóstico e o tratamento para a infecção por *T. vaginalis* em homens e mulheres podem reduzir significativamente a transmissão do HIV.

Sintomas e Sinais

T. vaginalis apresenta alta especificidade de localização, sendo capaz de produzir infecção somente no trato urogenital humano, pois não se instala na cavidade bucal ou no intestino.

• Mulher

Na mulher, o espectro clínico da tricomoníase varia da forma assintomática (80% dos casos) ao estado de vaginite aguda. Estudos clínicos e experimentais da infecção determinaram que o período de incubação varia de 3 a 20 dias. *T. vaginalis* infecta principalmente o epitélio do trato genital. Nas mulheres adultas, a exocérvice é suscetível ao ataque do protozoário, mas raramente os organismos são encontrados na endocérvice. Poderá ser observada uma secreção cervical mucopurulenta em infecções genitais associadas a *Neisseria gonorrhoeae, Chlamydia trachomatis* ou herpes simples. A tricomoníase provoca uma vaginite que se caracteriza por um corrimento vaginal fluido abundante de cor amarelo-esverdeada, bolhoso, de odor fétido, mais frequente no período pós-menstrual. O processo infeccioso é acompanhado de prurido ou irritação vulvovaginal de intensidade variável e dores no baixo ventre. A mulher apresenta dor e dificuldade para as relações sexuais (dispareunia de introito), desconforto nos genitais externos, dor ao urinar (disúria) e aumento da frequência miccional (poliúria). A vagina e a cérvice podem ser edematosas e eritematosas, com erosão e pontos hemorrágicos na parede cervical, conhecida como *colpitis macularis* ou cérvice com aspecto de morango. Os sintomas da tricomoníase são mais pronunciados no período pós-menstrual e na gravidez.

• Homem

A tricomoníase no homem é comumente assintomática ou apresenta-se como uma uretrite com fluxo leitoso ou purulento e uma leve sensação de prurido na uretra. Pela manhã, antes da passagem da urina, pode ser observado um corrimento claro, viscoso e pouco abundante, com desconforto ao urinar (ardência miccional) e por vezes hiperemia do meato uretral. Durante o dia, a secreção é escassa. Nos portadores assintomáticos, o parasito permanece na uretra e talvez na próstata. As seguintes complicações são atribuídas a este organismo: prostatite, balanopostite e cistite. Este protozoário pode se localizar ainda na bexiga e na vesícula seminal.

Imunologia

A presença de anticorpos locais e sistêmicos é frequentemente revelada nos indivíduos infectados, apesar da resposta imune adquirida não ser persistente na tricomoníase. A presença de anticorpos protetores foi demonstrada em camundongos imunizados com secreção vaginal de pacientes infectadas com *T. vaginalis*. Como acontece em humanos, esta proteção tende a desaparecer após aproximadamente 6 meses.

Fatores não imunológicos como a presença de zinco, tóxico ao parasito em altas concentrações, e ferro, modulador de fatores de virulência de *T. vaginalis,* são importantes para o estabelecimento do parasitismo. Além desses, fatores imunológicos como a ativação do complemento pela via alternativa, a resposta de neutrófilos, macrófagos e anticorpos inespecíficos constituem a resposta imune inata contra *T. vaginalis.*

Neutrófilos são as células inflamatórias predominantes encontradas na secreção vaginal de pacientes com tricomoníase. Os parasitos induzem a produção de IL-8 em neutrófilos através das vias de sinalização NF-κB e MAP cinase. Por outro lado, os parasitos induzem apoptose de neutrófilos pela ativação de caspase-3 e redução da expressão de Mcl-1, uma proteína antiapoptótica de neutrófilos. Recentemente, foi demonstrado que a ativação de caspase-3 dependente de espécies reativas de oxigênio desempenha um importante papel na apoptose de neutrófilos induzida por *T. vaginalis.* Além disso, neutrófilos em apoptose-*T. vaginalis* induzida, mantidos em interação com macrófagos, provocaram aumento na produção de IL-10, uma interleucina anti-inflamatória, e diminuição dos níveis de citocinas pró-inflamatórias, tais como TNF-α e IL-6 nos macrófagos, reduzindo a resposta inflamatória.

As imunoglobulinas antitricomonas da classe IgG foram encontradas no soro de 90% das mulheres com vaginite. Pelos métodos turbimétricos e de radioimunoensaio, anticorpos da classe IgA antitricomonas foram detectados na secreção vaginal de mulheres infectadas. Através da imunofluorescência indireta, foi demonstrada a existência de IgG antitricomonas na secreção vaginal de 70% das mulheres infectadas por este flagelado, a IgA em 8% dos casos e a

IgM em todas as pacientes. Após o tratamento, a IgG permanece estável, a IgA diminui ligeiramente e a IgM passa a ser encontrada em somente 20% das pacientes infectadas. Não foi possível evidenciar anticorpos nas vias urogenitais de homens portadores de *T. vaginalis*.

Diagnóstico

• Clínico

O diagnóstico da tricomoníase não pode ser baseado somente na apresentação clínica, pois a infecção poderia ser confundida com outras ISTs, visto que o clássico achado da cérvice com aspecto de morango é observado somente em 2% das pacientes e o corrimento espumoso somente em 20% das mulheres infectadas. Se a clínica fosse utilizada isoladamente para o diagnóstico, 88% das mulheres infectadas não seriam diagnosticadas e 29% das não infectadas seriam falsamente indicadas como tendo infecção. A investigação laboratorial é necessária e essencial para o diagnóstico da tricomoníase uma vez que leva ao tratamento apropriado e facilita o controle da propagação da infecção.

• Laboratorial

Coleta da Amostra

- **Homem:** para que os procedimentos de diagnóstico tenham sucesso, os homens deverão comparecer ao local da coleta pela manhã, sem terem urinado no dia e sem terem tomado nenhum medicamento tricomonicida há 15 dias. O material uretral é colhido com uma alça de platina ou com *swab* de algodão não absorvente ou de poliéster. O organismo é mais facilmente encontrado no sêmen do que na urina ou em esfregaços uretrais. Uma amostra fresca poderá ser obtida pela masturbação em um recipiente limpo e estéril. Também deve ser examinado o sedimento centrifugado (600 *g* por 5 min) dos primeiros 20 mL da urina matinal. A secreção prostática e o material subprepucial são coletados com um *swab* molhado em solução salina isotônica (0,15 M) tépida.
- **Mulher:** as mulheres não deverão realizar a higiene vaginal durante um período de 18 a 24 horas anterior à coleta do material, e não devem ter feito uso de medicamentos tricomonicidas, tanto vaginais (géis e cremes) como orais, há 15 dias. A vagina é o local mais facilmente infectado e os tricomonas são mais abundantes durante os primeiros dias após a menstruação. O material é usualmente coletado na vagina com *swab* de algodão não absorvente ou de poliéster, com o auxílio de um especulo não lubrificado.

Preservação da Amostra

O *T. vaginalis* é suscetível à desidratação e às mudanças do potencial de óxido-redução. O material colhido de pacientes que não for examinado em preparações a fresco, imediatamente após a coleta ou inoculado em meios de cultura, deverá ser preservado em líquidos ou em meios de transporte. A solução salina isotônica (0,15 M) glicosada a 0,2% pode ser usada como líquido de transporte e mantém os tricomonas viáveis durante várias horas à temperatura de 37°C. Os meios de transporte de Stuart (1956) e de Amies (1967) (Capítulo 57 – Meios de Cultura) modificados mantêm os organismos por um período de 24 horas. A solução do fixador álcool polivinílico (fixador APV) mantém os microrganismos preservados sem que haja alterações na sua morfologia, estando assim preparados para serem corados pelos métodos de Leishman, Giemsa, e pela hematoxilina-férrica, segundo Heidenhain.

• Exame Microscópico

O exame microscópico convencional de preparações a fresco é o procedimento laboratorial mais comumente utilizado no diagnóstico da tricomoníase. Apesar do exame microscópico direto do líquido prostático e do sedimento urinário não apresentar problemas na sua observação, a densidade dos leucócitos polimorfonucleares e as células epiteliais do exsudato vaginal, tendem a dificultar e obscurecer a pesquisa do protozoário, principalmente a visualização dos movimentos dos flagelos. O diagnóstico da tricomoníase, tradicionalmente, depende da observação microscópica do protozoário móvel, por meio do exame direto de esfregaços a fresco com auxílio da microscopia de campo claro e/ou de campo escuro e/ou de contraste de fase, bem como pela microscopia de esfregaços fixados e corados. Quando a amostra clínica não é examinada imediatamente e não é preservada, ocorre a dessecação do parasito e dificuldade no reconhecimento da morfologia, e assim, o exame direto a fresco apresenta baixa sensibilidade (50%). Quando este estudo apresentar resultado negativo, deve ser complementado pelo exame de cultivo ou técnicas de amplificação de ácidos nucleicos.

• Exame Direto a Fresco

- **Preparações não coradas:** a microscopia da secreção vaginal ou cervical dos exsudatos uretrais, e do líquido prostático diluídos em solução salina isotônica (0,15 M) tépida, é o exame de rotina usual para a identificação do flagelado. O protozoário perde a sua motilidade característica quando as preparações permanecem em temperatura ambiente fria, tornando-se imperativa uma observação microscópica imediata após a coleta da amostra. As duchas vaginais reduzem consideravelmente a sensibilidade dos esfregaços microscópicos a fresco, não ocorrendo o mesmo com os procedimentos de cultivo.
- **Preparações coradas:** com o objetivo de aumentar a sensibilidade do exame microscópico direto, corantes são adicionados às montagens salinas. Apesar dos tricomonas não se corarem com a safranina, o verde de malaquita, o azul de metileno e com o azul cresil brilhante, os elementos celulares e artefatos tomam os corantes e contrastam com os organismos vivos não corados; somente os flagelados mortos são corados intensamente.
- **Preparações fixadas e coradas:** devido às limitações do exame microscópico direto, métodos de coloração podem ser utilizados para o diagnóstico do *T. vaginalis* no homem e na mulher. Os principais são: alaranjado de

acridina, Giemsa, Leishman, Diff-Quik, Fontana, ácido periódico de Schiff, imunoperoxidase e hematoxilina férrica, segundo Heidenhain.

• Exame após Cultivo

Muitos meios de cultura líquidos ou semissólidos têm sido descritos para o isolamento e a manutenção axênica de *T vaginalis*. A partir de 1940 foi possível cultivar amostras de tricomonas pela adição de penicilina e estreptomicina aos meios, e o isolamento e a manutenção dos tricomonas tornou-se uma realidade, facilitando o diagnóstico laboratorial e o controle dos resultados da terapêutica. Quando for realizado o diagnóstico cultural, deve-se realizar o controle de qualidade inoculando isolados padrões de *T. vaginalis* da *American Type Culture Collection* (EUA) em paralelo às amostras clínicas. Os principais meios de cultura usados são os propostos por Diamond (1957), *trypticase-yeastextract-maltose* (TYM) e *trypticase-yeast extract-iron-serum* 33 (TYI-S-33) (Capítulo 57 – Meios de Cultura, Coprocultura e Criação de Insetos).

• Imunológico

O imunodiagnóstico por meio de reações de aglutinação, métodos de imunofluorescência (direta e indireta) e técnicas imunoenzimáticas (ELISA) tem contribuído para aumentar o índice de certeza do resultado. Estas técnicas não substituem os exames parasitológicos (microscópio e cultura), mas podem completá-los, quando negativos. Os métodos imunológicos têm significado maior naqueles casos de pacientes assintomáticos, permitindo uma triagem adequada com a possibilidade de um tratamento precoce e uma diminuição do risco da transmissão. Testes imunocromatográficos têm sido usados no diagnóstico da tricomoníase e apresentam sensibilidade de 75 a 83% e especificidade de 97 a 99%, além de o resultado ser fornecido em 10 minutos.

Epidemiologia

A tricomoníase é a IST não viral mais comum no mundo. Rowley et al. (2019) estimaram em 2016 uma incidência anual de 156 milhões de casos novos de tricomoníase no mundo, muito mais elevada que a soma das incidências de infecção por *Chlamydia,* sífilis e gonorreia juntas. A incidência da infecção depende de vários fatores incluindo idade, atividade sexual, número de parceiros sexuais, outras ISTs, fase do ciclo menstrual, técnicas de diagnóstico e condições socioeconômicas. A prevalência da tricomoníase é alta entre os grupos de nível socioeconômico baixo, entre as pacientes de clínicas ginecológicas, pré-natais e em serviços de ISTs. A perpetuação do protozoário depende da sobrevivência no hospedeiro humano. O organismo, não tendo a forma cística, é suscetível à dessecação e às altas temperaturas, mas pode viver, surpreendentemente, fora de seu hábitat por algumas horas sob alta umidade.

Embora *T. vaginalis* seja transmitido por relação sexual, certas circunstâncias levam à crença de que, teoricamente, uma via não venérea pode existir, explicando a tricomoníase em meninas, incluindo recém-nascidas, assim como em mulheres virgens. No recém-nascido, a tricomoníase pode ocorrer durante a passagem pelo canal de parto, em consequência da infecção materna, quando a mãe não toma medidas profiláticas contra a parasitose durante a gestação ou quando ainda não iniciou o tratamento por não apresentar sintomas. Aproximadamente 5% dos neonatos podem adquirir a tricomoníase verticalmente de suas mães infectadas. Na ocasião do parto, o epitélio escamoso da vagina da recém-nascida sofre ação de estrógenos maternos e pode permitir a colonização do parasito. Entretanto, esse efeito hormonal desaparece em poucas semanas após o parto, tornando o trato genital relativamente resistente à invasão por *T. vaginalis*. Assim, os bebês teriam condições de eliminar espontaneamente o parasito. Pode não ser necessário tratar a tricomoníase levemente sintomática nas três primeiras semanas de vida porque a infecção é autolimitada.

A tricomoníase é incomum na infância (de 1 a 10 anos de idade), já que as condições vaginais (baixo pH) não favorecem o desenvolvimento da parasitose. Portanto, quando diagnosticada na criança, deve ser cuidadosamente pesquisada, averiguando-se as possibilidades tanto de abuso sexual quanto de outras fontes de infecção, que não sexual. Entretanto, na pré-adolescência e adolescência (dos 10 aos 18 anos de idade), a tricomoníase tem maior possibilidade de ser resultante de transmissão sexual. Além disso, a adolescência, especialmente, é caracterizada por alta atividade estrogênica, que acompanha mudanças anatômicas e fisiológicas dos órgãos genitais, incluindo um aumento do pH vaginal, que promove um ambiente suscetível ao estabelecimento de *T. vaginalis*.

A taxa de prevalência da infecção em homens é pouco conhecida, mas provavelmente é 50 a 60% menor que em mulheres. A tricomoníase parece ser autolimitada em muitos homens, possivelmente por sua ação tricomonicida de secreções prostáticas ou pela eliminação mecânica dos protozoários que se localizam na uretra, durante a micção. Os resultados dos estudos sobre a prevalência de *T. vaginalis* em homens são variados. Alguns autores relatam que a frequência da tricomoníase em homens é relacionada com a frequência de uretrites inespecíficas; 10 a 20% desses homens estão infectados por *T. vaginalis*. Uma incidência de 20 a 30% de infecções por *T. vaginalis* foi encontrada em homens cujas parceiras sexuais eram mulheres portadoras do protozoário flagelado. Uma correlação positiva existe entre a presença desse parasito no trato urogenital masculino e a infertilidade; em torno de 10% de homens estéreis são infectados por *T. vaginalis*.

Profilaxia

Incontestavelmente, o mecanismo de contágio da tricomoníase é a relação sexual, portanto o controle da mesma é constituído das mesmas medidas preventivas que são tomadas no combate às outras ISTs. Na abordagem dos pacientes com IST são essenciais os dados sobre a data do último contato sexual, número de parceiros, hábitos e preferências sexuais, uso recente de antibióticos, métodos anticoncepcionais e história pregressa desse tipo de doença. Convém salientar que a presença de uma IST é fator de risco para outra. Preconizam-se estratégias de prevenção às ISTs, tais como: (1) prática do sexo seguro, que inclui aconselhamentos que auxiliam a população a fazer as escolhas sexuais mais apropriadas para a redução do risco de contaminação com os agentes infecciosos; (2) uso de preservativos; (3) abstinência de contatos sexuais com pessoas infectadas; e (4) limitação das complicações patológicas mediante a administração de um tratamento imediato e eficaz, tanto para os casos sintomáticos como para os assintomáticos, ou seja, tratamento simultâneo para parceiros sexuais, mesmo que a doença tenha sido diagnosticada em apenas um dos membros do casal.

Tratamento

T. vaginalis foi reconhecido como causa de vaginites somente em 1916, e somente em 1954, pela triagem de vários antibióticos, antimaláricos e amebicidas, foi descoberta a azomicina (2-nitroimidazol). Através da modificação da estrutura química da azomicina, foi sintetizado o metronidazol [1-(2-hidroxietil)-metil-5-nitroimidazol], eficaz contra as infecções causadas por micorganismos anaeróbicos. Atualmente, os fármacos usados para o tratamento são o metronidazol (Flagyl®) e tinidazol (Fasigyn®), aprovados pelo *Food and Drug Administration* (FDA, USA). *T. vaginalis* não é sensível aos antibióticos e atualmente existe um aumento nos casos de isolados resistentes ao metronidazol. Em gestantes esses medicamentos não devem ser usados via oral, somente pela aplicação local de cremes, géis ou óvulos.

Trichomonas tenax

Trichomonas tenax é um protozoário flagelado que habita a cavidade bucal do homem e apresenta ampla distribuição geográfica. O trofozoíto é elipsoide, ovoide ou piriforme, medindo 4 a 16 µm por 2 a 15 µm. A estrutura deste parasito é semelhante ao *T. vaginalis*, apresentando quatro flagelos anteriores (Figura 13-1). O *T. tenax* não sobrevive no estômago e não pode ser estabelecido na vagina. Não é conhecida a forma cística no seu ciclo biológico. A transmissão é direta, por meio da saliva. A transmissão também ocorre por intermédio de escovas de dentes e de alimentos que foram previamente provados por indivíduos infectados. Apesar de esta espécie ser considerada não patogênica, alguns pesquisadores relataram infecções respiratórias e abscessos torácicos atribuídos a este protozoário. A prevalência varia até 25%, dependendo diretamente da higiene oral. O diagnóstico é realizado pela pesquisa do organismo no tártaro dos dentes ou nas criptas das tonsilas.

Trichomonas hominis

Trichomonas hominis é um protozoário flagelado, considerado não patogênico, apesar de ser encontrado em fezes diarreicas. Apresenta ampla distribuição geográfica e parece apresentar uma maior prevalência nas regiões tropicais e subtropicais do mundo. Como todos os tricomonadídeos, *T. hominis* não apresenta a forma cística. Os trofozoítos habitam o intestino grosso (ceco e cólon) da espécie humana. O corpo é piriforme, medindo 8 a 20 µm por 3 a 14 µm. A estrutura deste parasito também é semelhante a *T. vaginalis*, porém *T. hominis* possui cinco flagelos anteriores, em um arranjo "4 + 1", mas alguns organismos podem apresentar quatro e outros, três flagelos (Figura 13.1). Nos espécimes frescos, principalmente nas fezes não formadas, a motilidade do flagelado é visível. Os movimentos dos flagelos e da membrana ondulante e a presença do axóstilo são observados nas preparações a fresco, quando as amostras fecais são emulsificadas em solução salina isotônica (0,15 M). *T. hominis*, devido à microbiota intestinal, pode apresentar dificuldades no estabelecimento direto de culturas axênicas. Este organismo multiplica-se no meio de Diamond (TYM), suplementado com soro de cavalo inativado (56°C, 30 min) em pH ajustado em 7,0. O exato mecanismo de transmissão desta espécie intestinal é desconhecido, visto que não apresenta forma cística. Provavelmente, a transmissão ocorre pela ingestão de substâncias como leite, contaminadas com os trofozoítos. Assim, os organismos podem sobreviver à passagem pelo estômago e alcançar o intestino delgado. Devido à transmissão pela via fecal-oral, medidas preventivas deverão ser enfatizadas melhorando as condições sanitárias e de higiene. *T. hominis* não se instala na vagina, hábitat natural de *T. vaginalis*.

14

Giardia

Semíramis Guimarães Ferraz Viana
Maria Inês Terra Leme Sogayar

Introdução

O gênero *Giardia* inclui protozoários flagelados parasitos do intestino delgado de mamíferos, aves, répteis e anfíbios, sendo nestes hospedeiros, o agente responsável pela infecção denominada giardíase. Ainda hoje, dentre os principais parasitos intestinais que infectam o homem, o protozoário *Giardia* destaca-se como um dos mais frequentemente observados nos inquéritos coproparasitológicos realizados em diferentes regiões do mundo, especialmente nos países em desenvolvimento, onde é uma das principais causas de diarreia infecciosa, sobretudo em crianças, podendo impedir o desenvolvimento físico satisfatório. Entre os indivíduos residentes em países desenvolvidos, *Giardia* é o principal parasito encontrado na população, sendo a causa mais frequente de surtos epidêmicos de diarreia associados à água para consumo. Não obstante a importância clínica dessa parasitose, em 2004, a infecção por *Giardia* foi inserida no grupo WHO *Neglected Diseases Initiative* que reúne doenças negligenciadas nos países em desenvolvimento e que guardam estreita relação com a pobreza, com a falta de saneamento básico e com a qualidade da água de consumo.

Giardia foi o primeiro protozoário intestinal humano a ser descrito, quando em 1681, Anton van Leeuwenhoek observou "animalúnculos móveis" em suas próprias fezes. Dois séculos depois, Vilem Lambl, em 1859, analisando as fezes de uma criança, realizou a primeira descrição morfológica mais detalhada e denominou o parasito *Cercomonas intestinalis*. Em 1875, Davaine, estudando flagelados intestinais de coelhos, denominou o parasito de *Hexamita duodenalis*. Características morfológicas distintas e diferenças no ciclo de vida levaram à constatação de que o protozoário não pertencia ao gênero *Cercomonas* ou *Hexamita*, sendo que, em 1882, o gênero *Giardia* foi criado por Kunstler (1882), ao observar o mesmo flagelado no intestino de girinos de anfíbios anuros. Seis anos depois, Blanchard (1888) sugeriu o nome genérico *Lamblia* em homenagem à primeira descrição do parasito feita por Lambl. Este gênero permaneceu por um tempo até que, de fato, o gênero *Giardia* foi reconhecido pela maioria dos pesquisadores. Em 1915, Charles Wardell Stiles, estudando fezes humanas, denominou *Giardia lamblia* aos parasitos observados nesse material, homenageando, com essa denominação, os estudos realizados pelos pesquisadores Giard, em Paris, e Lambl, em Praga.

A partir da criação do gênero, a determinação das espécies foi feita, principalmente, com base no hospedeiro de origem, e, com isso, mais de 50 espécies foram descritas, a maioria em mamíferos. Com o tempo, este critério passou a ser questionado por muitos pesquisadores ao reconhecerem que espécies de *Giardia* de diferentes hospedeiros podem ser idênticas, enquanto aquelas de um mesmo hospedeiro podem ser marcantemente diferentes. Diante disso, a classificação proposta por Filice (1952) tem sido a mais aceita e baseia-se em características morfológicas dos trofozoítos como o aspecto dos corpos medianos e o formato e dimensões do parasito. De acordo com este sistema, o gênero *Giardia* é dividido em três espécies, sendo *G. duodenalis* que infecta vários mamíferos inclusive o homem, *G. muris* que infecta roedores e *G. agilis* que infecta anfíbios. Posteriormente, com os recursos de microscopia eletrônica e os avanços em biologia molecular, três novas espécies foram propostas, a saber: *Giardia psittaci* e *Giardia ardeae* descritas, respectivamente, em periquitos e garças azuis e *G. microti*, encontrada em roedores conhecidos como camundongo-do-campo e rato-almiscarado. Mais recentemente, duas novas espécies foram descritas, *Giardia cricetidarium* em hamster e *Giardia peramelis* em marsupiais denominados "bandicoots". Dentre todas as espécies, *Giardia duodenalis* (= *Giardia intestinalis* = *Giardia lamblia*) é a única espécie que parasita o ser humano, podendo infectar outros mamíferos, incluindo animais de companhia como cães e gatos e uma variedade de animais domésticos e silvestres.

Com o advento das técnicas moleculares, muitos estudos têm revelado que *G. duodenalis* é um complexo que inclui isolados morfologicamente idênticos, porém geneticamente distintos. Especialmente no que se refere à caracterização genética de isolados associados a infecções humanas, os estudos têm possibilitado a obtenção de informações relevantes no que se refere a aspectos biológicos e características clínicas da infecção.

Até o presente, a despeito dos diversos estudos desenvolvidos, a taxonomia continua discutível e ainda são necessárias novas informações que permitam elucidar os mecanismos envolvidos na patofisiologia da diarreia associada à infecção. Além disso, diante da habilidade de *Giardia* infectar o homem e diversas espécies de animais domésticos e silvestres, tem sido crescente a busca por evidências que possibilitem a melhor compreensão da epidemiologia e o significado em saúde pública do papel dos animais na infecção humana.

Morfologia

Do ponto de vista estrutural, *Giardia* é um organismo simples que apresenta algumas características básicas das células eucariotas como a presença de núcleos delimitados por uma membrana (carioteca) que está ligada ao retículo endoplasmático, um citoesqueleto complexo e composto por microtúbulos e a presença de estruturas semelhantes a vacúolos lisossômicos. Por sua vez, neste protozoário estão ausentes organelas típicas dos eucariotas como mitocôndria, peroxissomos e um complexo de Golgi característico.

Giardia apresenta duas formas evolutivas, o trofozoíto e o cisto, que diferem quanto à organização estrutural e bioquímica. O trofozoíto é encontrado no intestino delgado, sendo a forma responsável pelas manifestações clínicas da infecção. No que se refere às características morfológicas, esta forma tem formato de pera (piriforme), simetria bilateral, mede 20 μm de comprimento por 10 μm de largura e apresenta quatro pares de flagelos, a saber: um par anterior, um par ventral, um par posterior e um par caudal. A face dorsal é lisa e convexa, enquanto a face ventral é côncava, apresentando uma estrutura semelhante a uma ventosa, que é conhecida por várias denominações: disco ventral, adesivo ou suctorial. O disco adesivo, estrutura presente apenas nos protozoários do gênero *Giardia*, é formado por microtúbulos e microfilamentos compostos por α e β-tubulinas e por proteínas denominadas giardinas, que permitem a adesão do parasito à mucosa intestinal. Abaixo do disco, ainda na face ventral, é observada a presença de uma ou duas formações paralelas, em forma de vírgula, conhecidas como corpos medianos, cuja morfologia ainda é usada para a determinação de algumas espécies. Os corpos medianos também contêm microtúbulos e proteínas contráteis, e sua função não está bem estabelecida, no entanto, há evidências de que estas estruturas participam da divisão nuclear e dos processos de formação do disco adesivo. No interior do trofozoíto são encontrados dois núcleos idênticos do ponto de vista morfológico e genético.

O cisto, forma responsável pela transmissão do parasito, é oval ou elipsoide, mede aproximadamente 12 μm de comprimento por 8 μm de largura e apresenta uma parede externa glicoproteica (polímeros de N-aceilgalactosamina) com espessura que varia de 0,3 a 0,5 μm. A parede cística, como é denominado este revestimento, torna os cistos resistentes a certas variações de temperatura e umidade e também à ação de produtos químicos empregados como desinfetantes. Internamente, no citoplasma, podem ser visualizados dois ou quatro núcleos, um número variável de fibrilas longitudinais (axonemas de flagelos) e, no polo oposto aos núcleos, os corpos escuros com forma de meia-lua. Estes corpos são denominados corpos escuros ou corpos em crescente e, frequentemente, são confundidos com os corpos medianos presentes no trofozoíto. Estudos recentes de microscopia eletrônica demonstram que as fibrilas longitudinais e os corpos em crescente correspondem a elementos estruturais que no trofozoíto originarão os flagelos e disco adesivo, respectivamente (Figuras 14.1 e 14.2).

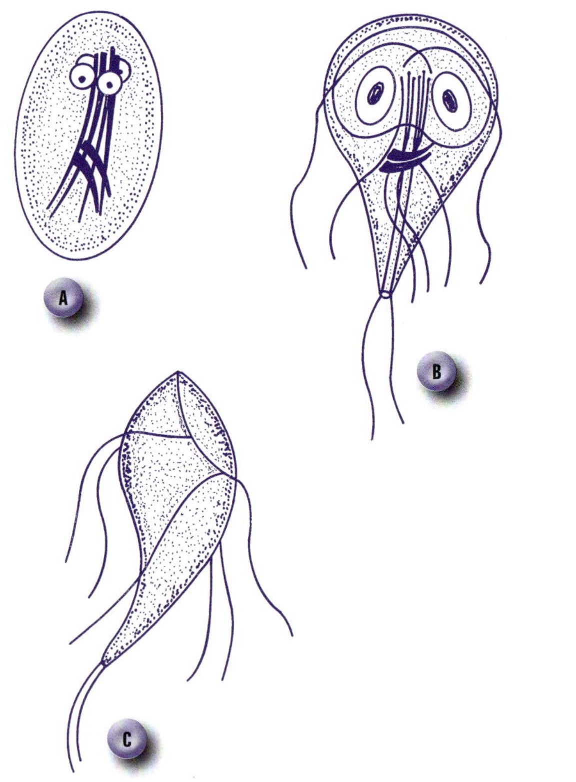

FIGURA 14.1. *Giardia*. **A)** Cisto tetranucleado; **B)** trofozoíto (face ventral); **C)** trofozoíto (face lateral).

Ciclo Biológico

Nos últimos anos, as informações reunidas em diferentes estudos bioquímicos, imunológicos e moleculares têm permitido a elucidação de eventos relevantes no ciclo biológico de *Giardia.* Além disso, este conhecimento tem possibilitado avanços significativos no entendimento da relação parasito-hospedeiro, inclusive, ampliando as perspectivas para o desenvolvimento de vacinas e de agentes terapêuticos contra a infecção causada por este protozoário.

Giardia é um parasito monoxeno de ciclo biológico direto. A via normal de infecção do homem é a ingestão de cistos. Poucos cistos são necessários para infectar o hospedeiro, sendo que 10 a 100 formas são suficientes para iniciar a infecção. Após a ingestão, o cisto passa por um processo de desencistamento, que tem início no meio ácido do estômago e completa-se no duodeno e no jejuno.

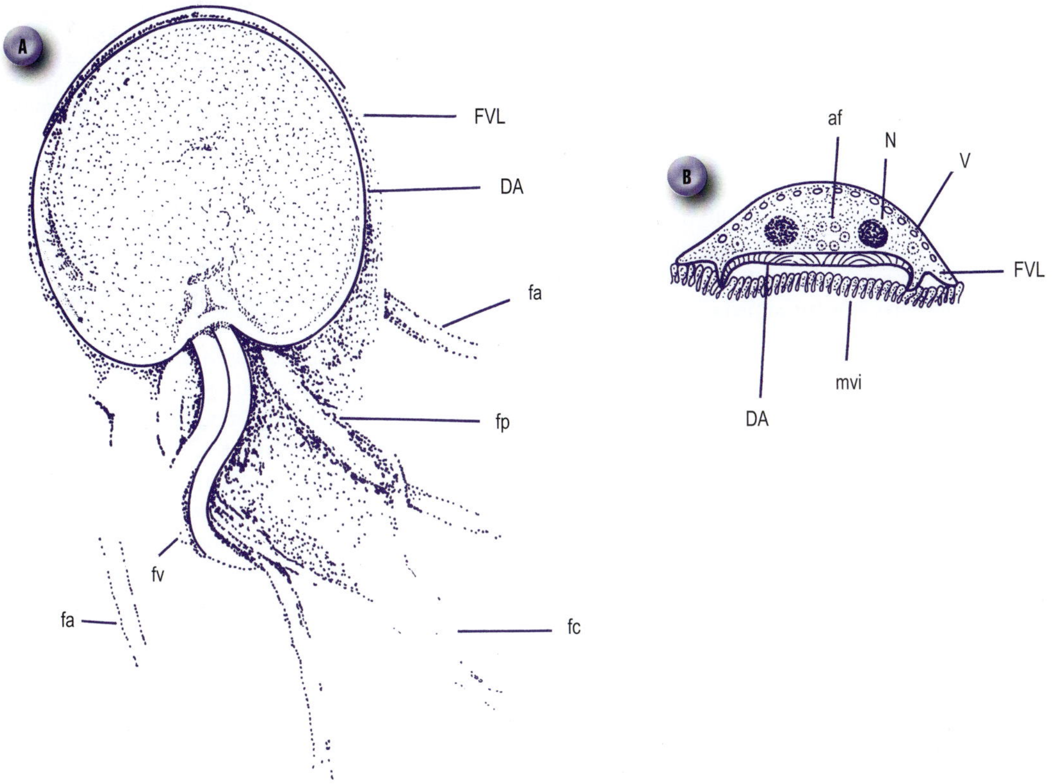

FIGURA 14.2. **A)** Face ventral do trofozoíto de *Giardia* (esquema idealizado visto por microscopia de varredura). DA: disco adesivo; FVL: franja ventrolateral; fa: par de flagelos anteriores; fp: flagelos posteriores; fv: flagelos ventrais; fc: flagelos caudais. **B)** Ultraestrutura do trofozoíto de *Giardia* (esquemática) aderida à mucosa intestinal. DA: disco adesivo; FVL: franja ventrolateral; N: núcleos; V: vacúolos; af: axonemas de flagelos; mvi: microvilosidades intestinais.

Recentemente, foi constatado que cada cisto maduro libera uma forma oval, tetranucleada e com oito flagelos, denominada excitozoíto. Há evidências de que em cada excitozoíto ocorram duas divisões nucleares sem replicação do material genético e, em seguida, este organismo divide-se e origina quatro trofozoítos binucleados. Os trofozoítos multiplicam-se por divisão binária longitudinal e, assim, colonizam o intestino, onde permanecem aderidos à mucosa por meio do disco adesivo. O ciclo se completa pelo encistamento do parasito e sua eliminação para o meio exterior. Este processo pode ter início no baixo íleo, mas o ceco é considerado o principal sítio de encistamento. Não se sabe se os estímulos que conduzem ao encistamento ocorrem dentro ou fora do parasito; entretanto, destacam-se fatores como a influência do pH intestinal, a concentração de sais biliares e o destacamento do trofozoíto da mucosa. A recepção e a condução desses estímulos levarão à expressão de genes específicos, responsáveis pela codificação de moléculas da parede cística e pela biogênese de organelas secretoras envolvidas no transporte, secreção e organização dos constituintes deste envoltório. Assim, ao redor do trofozoíto é secretada pelo parasito uma membrana cística resistente, que tem quitina na sua composição. No interior do cisto ocorre nucleotomia, podendo ele apresentar-se então com quatro núcleos. Os cistos produzidos são excretados juntamente com as fezes do hospedeiro, podendo permanecer viáveis por vários meses no meio ambiente, desde que em condições favoráveis de temperatura e umidade.

Transmissão

Os cistos são as formas infectantes para o homem e animais e a transmissão ocorre por via fecal-oral. A maioria das infecções por *Giardia* é adquirida a partir da ingestão de cistos presentes na água e nos alimentos. A água consiste em um importante veículo para a transmissão do parasito, seja pela ingestão direta ou indiretamente pelo consumo de alimentos ou bebidas preparados com água contaminada, além de contaminação acidental durante as atividades recreativas. Nos países em desenvolvimento, onde faltam condições básicas de saneamento e tratamento de água eficiente, *Giardia* é um dos principais agentes associados à veiculação hídrica.

Além da transmissão hídrica, a transmissão direta de pessoa a pessoa, por meio das mãos contaminadas, é comum em locais de aglomeração humana (creches, orfanatos, escolas, asilos, presídios etc), especialmente, quando desprovidos de condições sanitárias adequadas. Nas escolas e creches, as crianças parasitadas constituem fontes de infecção, podendo transmitir o parasito às outras crianças e aos seus familiares, além de contaminarem o ambiente. Além disso, a transmissão direta tem importância entre homossexuais masculinos que em geral se infectam pelo contato oral-anal.

A tudo isso, soma-se o fato de que, a habilidade de *Giardia* em infectar o homem e uma variedade de animais domésticos e silvestres tem tornado frequente a discussão sobre o papel da transmissão zoonótica na disseminação do parasito.

Imunidade

Embora a análise de estudos epidemiológicos, clínicos e experimentais evidencie o desenvolvimento de imunidade protetora na giardíase, ainda há muitos questionamentos sobre como o hospedeiro responde à infecção por *Giardia* e como o parasito sobrevive aos mecanismos de defesa do hospedeiro.

Apesar de uma imunidade protetora ainda não ter sido demonstrada de forma conclusiva nas infecções humanas por *Giardia*, o desenvolvimento de resposta imune tem sido sugerido a partir de evidências, como: (1) a natureza autolimitante da infecção; (2) a detecção de anticorpos específicos anti-*Giardia* nos soros de indivíduos infectados; (3) a participação de monócitos citotóxicos na modulação da resposta imune; (4) a maior suscetibilidade de indivíduos imunocomprometidos à infecção, especialmente aqueles que apresentam hipogamaglobulinemia; (5) a menor suscetibilidade dos indivíduos de áreas endêmicas à infecção, quando comparados com os visitantes; e (6) a ocorrência de infecção crônica em modelos animais atímicos ou tratados com drogas que deprimem a resposta humoral.

No que se refere à resposta imune específica, mecanismos humorais e celulares atuam diretamente no controle da infecção. Anticorpos IgG, IgM e IgA anti-*Giardia* têm sido detectados no soro de indivíduos com giardíase, no entanto, o papel destes anticorpos na imunidade protetora ainda não foi totalmente elucidado. Além dos anticorpos circulantes, estudos têm demonstrado a participação de IgA secretora na resposta imune que é induzida na mucosa intestinal. A função exata de IgA na resposta imune local ainda não é bem conhecida, mas evidências sugerem que este anticorpo é capaz de reconhecer proteínas presentes no disco adesivo dos trofozoítos e assim, interferir na capacidade de adesão do parasito à superfície das células do epitélio intestinal. Na infecção humana, a deficiência de IgA secretora pode ser responsável pela cronicidade da infecção.

Somente nos últimos anos, tem sido dada maior atenção à participação dos mecanismos imunes celulares na giardíase, contudo, a maioria das evidências tem sido reunida em estudos com animais de experimentação. Algumas observações experimentais sugerem a participação de mecanismos T-dependentes: (1) estudos com camundongos atímicos, infectados com *Giardia*, demonstraram que apenas os animais capazes de desenvolver resposta linfoproliferativa, evoluíram para a cura e (2) a ocorrência de aumento na relação de linfócitos T auxiliares/supressores na lâmina própria do jejuno de camundongos durante a fase de cura. Com respeito aos linfócitos T ($CD4^+$ e $CD8^+$), nas infecções humanas e murinas, somente a depleção das células $CD4^+$ é capaz de promover a persistência da infecção e o aumento na excreção de cistos nas fezes. Além disso, alguns estudos têm demonstrado a participação de células como monócitos, macrófagos e granulócitos na destruição de trofozoítos, por meio de reações de citotoxicidade anticorpo-dependentes (ADCC). Há evidências de que os mastócitos também atuam no controle da infecção, influenciando o desenvolvimento, a intensidade e a duração da resposta imune específica.

Além da imunidade específica, mecanismos inatos de defesa também participam do controle da infecção. Dentre as barreiras naturais presentes no intestino delgado, a camada de muco que protege o epitélio contra a ação das enzimas digestivas dificulta a adesão dos trofozoítos à mucosa, e assim interfere no estabelecimento da infecção.

Vale destacar que o desenvolvimento de resposta imune para o controle da infecção por *Giardia* pode estar associado ao reconhecimento de antígenos relevantes do parasito. Desta forma, muitos antígenos têm sido identificados e caracterizados, principalmente, entre as proteínas de superfície dos trofozoítos. O conhecimento desses antígenos tem revelado diferenças antigênicas entre cepas de *Giardia*, que podem estar relacionadas com a virulência e com a patogenicidade do parasito.

Estudos recentes reúnem evidências de que a recorrência da giardíase e as infecções crônicas podem estar associadas à variação antigênica do parasito. Este fenômeno que se caracteriza pela eliminação e troca de antígenos de superfície (*variant surface proteins* – VSPs) consiste em um mecanismo de escape de *Giardia* da resposta imune. Embora a evasão à resposta imune seja frequentemente reconhecida como o fator que determina a variação antigênica em *Giardia*, mudanças na expressão de VSPs podem ocorrer espontaneamente a cada 6-13 gerações, mesmo na ausência de uma resposta imune adaptativa, levando a crer que o papel biológico deste mecanismo é mais complexo do que se imagina.

Sintomatologia

A giardíase apresenta um espectro clínico diverso que inclui desde indivíduos assintomáticos até pacientes sintomáticos que podem apresentar um quadro de diarreia aguda e autolimitante, ou um quadro de diarreia persistente, com evidência de má absorção e perda de peso, que muitas vezes não responde ao tratamento específico, mesmo em indivíduos imunocompetentes.

A maioria das infecções é assintomática e ocorre tanto em adultos quanto em crianças. De acordo com observações clínicas, em 50% dos indivíduos a infecção é resolvida de forma espontânea; em 5 a 15% a infecção é assintomática e o indivíduo pode eliminar cistos nas fezes por um período de até 6 meses, enquanto um grupo menor pode apresentar sintomas decorrentes de uma infecção aguda ou crônica. Geralmente, em indivíduos não imunes, isto é, na primoinfecção, a ingestão de um elevado número de cistos é capaz de provocar diarreia do tipo aquosa, explosiva, de odor fétido, acompanhada de gases com distensão e dores abdominais. Muco e sangue raramente aparecem nas fezes. Essa forma aguda dura poucos dias e seus sintomas iniciais podem ser confundidos com os quadros associados às diarreias virais e bacterianas.

Nas infecções crônicas, os sintomas podem persistir por muitos anos, manifestando-se com episódios de diarreia contínuos, intermitentes ou esporádicos. Em muitos casos, especialmente em crianças, esta diarreia crônica pode ser acompanhada de esteatorreia, perda de peso e problemas de má absorção. As principais complicações da giardíase crônica estão associadas à má absorção de gordura e de nutrientes, como vitaminas lipossolúveis (A, D, E, K), vitamina B_{12}, ferro, xilose e lactose. Essas deficiências nutricionais raramente produzem danos sérios nos adultos, contudo, na infância, podem ter efeitos graves e comprometer o desenvolvimento físico e cognitivo das crianças.

É importante ressaltar que há possibilidade de que outras infecções parasitárias ou mesmo doenças não infecciosas, como doença de Crohn, doença celíaca, anafilaxia alimentar crônica e síndrome do intestino irritável, levem a manifestações clínicas semelhantes às observadas nas formas crônicas da giardíase.

Patogenia

Apesar dos vários estudos, pouco é conhecido sobre a patofisiologia da diarreia e da má absorção intestinal associadas à infecção, sendo que os eventos responsáveis por alterações do epitélio intestinal ainda não foram completamente elucidados. As evidências reunidas em diferentes estudos levam a crer que os mecanismos etiopatogênicos na giardíase são multifatoriais, podendo ser determinados por fatores relacionados com o parasito (cepa, carga infectante) e o hospedeiro (dieta, associação à microflora intestinal, pH do suco gástrico, concentração de sais biliares, resposta imune e estado nutricional). Dessa forma, a interação estabelecida entre o parasito e o hospedeiro envolve mecanismos que podem participar diretamente da patogênese da giardíase.

Diferentemente do que ocorre em outras infecções parasitárias, *Giardia* pode determinar alterações morfológicas e fisiológicas do epitélio intestinal sem que haja invasão tissular e celular. A colonização do intestino pelo parasito pode alterar a arquitetura da mucosa intestinal, especialmente, no que diz respeito à organização das microvilosidades. Análises histopatológicas de biópsias intestinais obtidas de animais inoculados experimentalmente e de indivíduos infectados têm revelado alterações que podem variar desde o achatamento até a atrofia das microvilosidades. Mesmo que a mucosa se apresente morfologicamente normal à microscopia óptica, observações feitas em microscopia eletrônica demonstram a presença de lesões nas microvilosidades dos enterócitos. A grande maioria dos pesquisadores concorda que as alterações estruturais da mucosa intestinal, possivelmente em combinação com outros mecanismos patológicos, sejam uma das causas dos distúrbios intestinais associados à giardíase.

Dentre os diversos fatores que têm sido aventados para explicar as alterações morfológicas e funcionais do epitélio intestinal, destaca-se o processo inflamatório desencadeado em virtude da resposta imune do hospedeiro frente à presença do parasito na mucosa. Tem sido constatado, tanto em infecções humanas quanto em animais de experimentação, um aumento de linfócitos intraepiteliais antes mesmo que alterações na mucosa intestinal sejam detectadas. Além disso, em muitas infecções verifica-se uma correlação positiva entre o grau de infiltração linfocitária e a intensidade da má absorção. Recentemente, foi possível demonstrar que a ativação de linfócitos T pode induzir retração das vilosidades, o que seria um dos mecanismos responsáveis pela deficiência de dissacaridases e má absorção associadas aos quadros de diarreia.

A hipótese de que trofozoítos de *Giardia* liberam substâncias potencialmente tóxicas e capazes de causar alterações na mucosa não é remota. Recentemente, na tentativa de explicar alterações morfológicas e funcionais do epitélio intestinal, alguns pesquisadores discutem sobre a possibilidade de que substâncias secretadas e/ou excretadas pelos trofozoítos possam atuar como toxinas sobre a mucosa duodenal do hospedeiro, alterando as vilosidades e, desta forma, inibindo a absorção de nutrientes e a atividade enzimática. Além disso, tem sido sugerido que as alterações na mucosa, também, poderiam ser devidas a um processo inflamatório local desencadeado em resposta a estes produtos de excreção/secreção, uma vez que entre as proteínas liberadas pelos trofozoítos estão antígenos relevantes do parasito.

A alteração da microbiota intestinal causada por enteropatógenos tem sido comumente associada a doenças e distúrbios gastrointestinais. Estudos têm proporcionado grandes avanços para a melhor compreensão sobre a disbiose microbiana (desequilíbrio da flora intestinal) durante as infecções por Giardia. Alteração na composição e diversidade das espécies, mudanças funcionais na microbiota comensal e na estrutura do biofilme bacteriano intestinal têm sido demonstradas durante o curso da infecção por *Giardia* e, com isso, associadas à patogênese desta infecção. Por outro lado, há evidências de que a microbiota intestinal regula a colonização e o estabelecimento do parasito no intestino. Com isso, a microbiota pode desempenhar um papel fundamental seja na determinação da suscetibilidade ou na resistência à colonização por *Giardia*. Além disso, as interações com o microbioma comensal podem contribuir para manifestações clínicas agudas, crônicas e pós-infecciosas (p. ex., síndrome do intestino irritável e fadiga crônica) da giardíase e ser responsáveis por variações na apresentação da doença, dentro e entre as populações infectadas.

Somando-se a tudo isso, é importante considerar as evidências de que cepas de *Giardia* diferentes do ponto de vista genético possam variar quanto à habilidade de produzir mudanças morfológicas no intestino.

Diagnóstico

A despeito da importância clínica da infecção por *Giardia*, especialmente como uma das principais causas de desordens entéricas em crianças, ainda hoje, por inexperiência técnica, muitas infecções deixam de ser diagnosticadas e, com isso, a prevalência pode ser subestimada. É importante destacar que a precisão do diagnóstico não se restringe somente à detecção dos casos sintomáticos, mas também à identificação das infecções assintomáticas que, além de corresponderem a cerca de 90% dos casos, incluem os indivíduos excretores de cistos e, portanto, importantes fontes de infecção.

Clínico

Em crianças de 8 meses a 10-12 anos, a sintomatologia mais indicativa de giardíase é diarreia com esteatorreia, irritabilidade, insônia, náuseas e vômitos, perda de apetite (acompanhada ou não de emagrecimento) e dor abdominal. Embora os sintomas sejam muito característicos, é conveniente a comprovação por exames laboratoriais.

Laboratorial

• Parasitológico

Até o presente, o diagnóstico laboratorial das infecções por *Giardia* é feito tradicionalmente pelo exame microscópico de fezes e baseia-se na identificação das formas evolutivas do parasito (trofozoítos e/ou cistos). Embora muitos pesquisadores questionem a eficiência do exame coproparasitológico, esta ainda é a principal alternativa diagnóstica nas infecções por este protozoário. Contudo, é necessário levar em consideração alguns fatores que podem interferir na eficiência de um determinado método e conduzir a resultados falso-negativos.

Entre esses fatores, destacam-se as características associadas ao aspecto e à consistência da amostra fecal. Estas características fornecem informações sobre a forma evolutiva a ser pesquisada, uma vez que em fezes formadas e fezes diarreicas predominam cistos e trofozoítos, respectivamente. Assim, os cistos são encontrados nas fezes da maioria dos indivíduos com giardíase, enquanto o encontro de trofozoítos é menos frequente, e está, geralmente, associado às infecções sintomáticas. Além disso, é importante destacar que, com essas informações, o profissional pode orientar-se quanto às condições em que as amostras de fezes devem ser coletadas. Diante disso, deve-se estar atento ao fato de que, como nas fezes diarreicas encontram-se trofozoítos que perecem rapidamente (15-20 minutos), recomenda-se a coleta das amostras fecais em recipientes contendo substâncias fixadoras como formol a 10%, MIF (mertiolato-iodo-formol) ou SAF (acetato de sódio-ácido acético-formaldeído). Por outro lado, as formas císticas são mais resistentes, no entanto, se o tempo após a coleta das fezes até a análise do material ultrapassar 48 horas sugere-se que a amostra seja mantida a 4ºC, por no máximo 1 semana, ou que seja preservada em substâncias fixadoras.

Outro aspecto importante a ser considerado no diagnóstico da giardíase é o fato de que indivíduos parasitados não eliminam cistos de forma contínua. Esta eliminação caracteriza-se por ser intermitente e denomina-se "período negativo", podendo durar em média, 10 dias. Além disso, vale ressaltar que o padrão de excreção de cistos varia de indivíduo para indivíduo, e nos baixos excretores as amostras de fezes podem permanecer negativas por 20 dias consecutivos. Desta forma, o diagnóstico por exame de fezes pode levar a resultados falso-negativos, principalmente, quando apenas uma amostra é coletada. Para compensar tais limitações, recomenda-se para o diagnóstico de rotina, o exame de pelo menos três amostras fecais obtidas em dias alternados. Com esta conduta, a positividade do exame de fezes pode ser superior a 85%.

Em alguns pacientes com diarreia crônica, o exame de várias amostras de fezes pode manter-se negativo, apesar da presença de trofozoítos no duodeno. Nesses casos, pode ser necessária a pesquisa do parasito em amostras de fluido duodenal ou em fragmentos de biópsia jejunal. Atualmente, o método mais indicado para a obtenção do fluido duodenal é o Entero-Test®. Para este procedimento, o paciente em jejum ingere uma cápsula gelatinosa que contém um fio de náilon enrolado, porém com uma das extremidades livres. Decorridas 4 horas após a ingestão, o fio é retirado pela ponta livre não ingerida e o muco aderido é coletado para o exame a fresco (lugol) ou em esfregaços corados com hematoxilina férrica. Vale destacar que, quando se comparam os resultados obtidos pelo exame de fezes com aqueles do exame do fluido duodenal e biópsia jejunal, verifica-se que, geralmente, quando existe a dificuldade em se demonstrar o parasito no exame de fezes, existe também a dificuldade para demonstrá-lo por esses outros métodos.

• Imunológico

Com o objetivo de simplificar e aumentar a sensibilidade do diagnóstico da infecção por *Giardia*, uma variedade de métodos imunológicos tem sido proposta. Isto foi possível por causa do desenvolvimento de culturas axênicas (culturas puras) de *Giardia*, que tem possibilitado a obtenção de antígenos puros. Os métodos imunológicos mais empregados são a imunofluorescência indireta e o método ELISA. A detecção de anticorpos anti-*Giardia* no soro tem apresentado problemas relacionados com a ocorrência de falso-positivos e baixas sensibilidade e especificidade. Nessas reações, anticorpos IgG permanecem elevados por um longo período, o que impede a distinção entre infecções passadas e recentes, dificultando o diagnóstico nas áreas endêmicas. Desta forma, o diagnóstico sorológico pode auxiliar nos levantamentos epidemiológicos, contudo não tem demonstrado sensibilidade e especificidade adequadas para o diagnóstico individual. A detecção de antígenos nas fezes (coproantígenos) empregando a técnica de ELISA tem demonstrado resultados satisfatórios. Atualmente, vários dos ensaios desenvolvidos são comercializados como *kits* e têm demonstrado sensibilidade de 85 a 95% e especificidade de 90 a 100%.

Mais recentemente, técnicas baseadas no reconhecimento do DNA de *Giardia*, como, por exemplo, PCR (*Polymerase Chain Reaction*), foram padronizadas para a detecção deste parasito nas fezes. A despeito de serem técnicas extremamente sensíveis e específicas, o emprego no diagnóstico de rotina da giardíase ainda é limitado. No entanto, as técnicas moleculares baseadas na PCR têm sido amplamente empregadas em estudos epidemiológicos permitindo a detecção direta do DNA do parasito em amostras biológicas e ambientais, com alto grau de sensibilidade e especificidade, sem que sejam necessários o isolamento e a manutenção *in vitro* dos isolados.

Epidemiologia

Segundo a Organização Mundial de Saúde (2000), estima-se que haja 200 milhões de pessoas com giardíase sintomática no mundo e 500 mil novos casos registrados anualmente em populações residentes na Ásia, na África e na América Latina. Apesar de a infecção por *Giardia* apresentar ampla distribuição mundial, os índices de prevalência variam nas diferentes regiões do mundo, podendo ser de 2 a 5% nos países desenvolvidos e de 20 a 30% nos países em desenvolvimento. *Giardia* tem sido referido como o parasito entérico mais frequente nos inquéritos coproparasitológicos em diferentes regiões, sendo que esta situação é favorecida, em especial, pela facilidade com que os cistos são acidentalmente ingeridos com a água e alimentos contaminados.

A transmissão hídrica assume importância epidemiológica, sobretudo nos países em desenvolvimento, onde, muitas vezes, a água destinada ao consumo da população não recebe tratamento ou é tratada de forma inadequada. Considerando os surtos de gastrenterites associados à veiculação hídrica, juntamente com rotavírus, os protozoários *Giardia* e *Cryptosporidium* são os principais agentes enteropatogênicos responsáveis por quadros de diarreia. Segundo revisões recentes da literatura científica até 2007, de todos os registros de surtos associados à veiculação hídrica e causados por parasitos intestinais, em aproximadamente 40% dos casos, *Giardia* foi reconhecido como o agente contaminante.

No que diz respeito à forma infectante, os cistos excretados juntamente com as fezes do hospedeiro são capazes de permanecer viáveis por vários meses no meio ambiente, desde que em condições favoráveis de temperatura e umidade. É importante destacar que, além da resistência às condições ambientais, os cistos resistem à ação de desinfetantes químicos, inclusive ao cloro empregado nas estações de tratamento de água. Diante disso, os cistos de *Giardia* passaram a ser uma preocupação a mais para os centros de abastecimento público de água.

Em alguns grupos específicos, a transmissão pessoa a pessoa é favorecida. Esta situação é frequente em locais de aglomeração, como, por exemplo, nas creches, onde o parasito é transmitido, especialmente por meio das mãos sujas. Em crianças atendidas nestas instituições, são observadas prevalências de 20 a 60%, sendo que as crianças infectadas constituem fontes de infecção, podendo transmitir o parasito às outras crianças da creche, às pessoas que trabalham nesses estabelecimentos, aos seus familiares, além de contaminarem o ambiente. De acordo com informações reunidas em alguns estudos, de 20 a 25% dos funcionários e de familiares que estão em contato com essas crianças podem se infectar, e, dessa forma, a infecção por este protozoário pode ultrapassar os limites dos estabelecimentos e acometer indivíduos da comunidade.

Além dos registros de prevalência da infecção humana, levantamentos parasitológicos recentes revelam que *Giardia* é um dos parasitos intestinais mais comuns em animais domésticos, em especial, em animais de companhia como cães e gatos. No que se refere aos cães, os estudos têm demonstrado que os índices de prevalência registrados em diferentes países variam de 1 a 57%. Quanto aos animais domésticos de produção, prevalências variando de 0,1 a 20% e de 2 a 58% foram registradas em suínos e bovinos, respectivamente.

Atualmente, as técnicas moleculares baseadas na PCR têm sido amplamente empregadas em estudos epidemiológicos, com o propósito de caracterizar geneticamente os isolados de *Giardia* que circulam nas populações em que a prevalência e a frequência de transmissão deste protozoário são altas. Até o presente, as observações feitas em diferentes estudos revelam que os isolados de *Giardia* obtidos do homem e de outras espécies de mamíferos podem ser incluídos em grupos genéticos (genótipos, *assemblages*) distintos. O homem e outros mamíferos podem ser infectados pelos genótipos identificados como A e B, que incluem isolados considerados potencialmente zoonóticos. Além desses genótipos, foi possível o reconhecimento de outros grupos, a saber: genótipos C e D identificados em cães, o genótipo E em ruminantes e os genótipos F e G em gatos e ratos domésticos, respectivamente. Além dos genótipos já descritos e aceitos para os estudos de caracterização molecular, outros grupos têm sido propostos, como por exemplo, o genótipo H identificado em focas; entretanto a sua existência ainda não foi seguramente confirmada. Assim, vale ressaltar que as análises moleculares de isolados associados às infecções humanas e de outras espécies de mamíferos têm permitido a obtenção de informações sobre a dinâmica de transmissão dos genótipos, inclusive no que diz respeito à relação desses grupos com a prevalência nas diferentes populações e com os fatores de risco e condições ambientais envolvidos na exposição ao parasita.

Profilaxia

Conforme visto na epidemiologia, a transmissão de giardíase ocorre pela contaminação ambiental e de alimentos pelos cistos do parasito. Além disso, a transmissão direta de pessoa a pessoa é importante em aglomerados humanos. Dessa forma, são recomendadas medidas de higiene pessoal (lavar as mãos), destino correto das fezes (fossas, rede de esgoto), proteção dos alimentos e tratamento da água. Com relação a este último aspecto, pesquisas recentes sobre *Giardia* mostram evidências de que os filtros de areia e de terra diatomácea são capazes de remover os cistos. É evidente que se deve lembrar que a água pode ser contaminada (por exemplo, por esgotos) na sua distribuição à população. Embora existam evidências de que os cistos resistem à cloração da água, eles são destruídos em água fervente. Como os animais de companhia, principalmente cão e gato, são infectados por *Giardia* morfologicamente semelhante à do homem e levando-se em consideração evidências de que possa ocorrer transmissão direta entre esses hospedeiros (ainda não definitivamente comprovada), seria recomendável verificar o parasitismo por *Giardia* nesses animais e tratá-los. Alem disso, é importante o tratamento precoce do doente, procurando-se também diagnosticar a fonte de infecção (crianças sem sintomatologia, babás, manipuladores de alimentos etc.) e tratá-la.

Tratamento

Ainda hoje, o tratamento da infecção tem sido uma das principais alternativas adotadas para o controle da giardíase. Atualmente, as principais drogas empregadas no tratamento da infecção incluem compostos derivados dos 5-nitroimidazóis (metronidazol, tinidazol, ornidazol, secnidazol), dos nitrofuranos (furazolidona), dos corantes de acridina, dos benzimidazóis (albendazol) e, mais recentemente, dos 5-nitrotiazóis. Muito embora estas drogas apresentem altas taxas de cura, o tratamento ainda exibe inconvenientes associados à alta incidência de efeitos colaterais, sobretudo para as crianças que, com frequência, devido às reinfecções, necessitam ser tratadas várias vezes.

Dentre as drogas disponíveis, o metronidazol tem sido o medicamento de escolha para o tratamento da giardíase, eliminando a infecção em 80 a 95% dos indivíduos tratados. Vários estudos têm demonstrado *in vitro* e *in vivo* a eficácia deste quimioterápico sobre trofozoítos de *Giardia*, sendo que o seu efeito está associado à alteração no DNA do parasito. A despeito da eficiência comprovada e da ampla utilização, o tratamento com o metronidazol apresenta muitos efeitos colaterais, como náuseas, vômitos, vertigens, gosto metálico desagradável ao paladar, glossite, dores de cabeça, urticária e pancreatites ocasionais e, em alguns pacientes, complicações como toxicidade para o sistema nervoso central. Além disso, efeitos mutagênicos e carcinogênicos foram detectados, respectivamente, em bactérias e roedores, quando altas doses do composto foram empregadas durante longos períodos. Entre outras limitações do uso do metronidazol, em alguns casos tem-se observado baixa eficácia do metronidazol na eliminação do parasito no intestino, fato que tem sido associado à resistência de cepas de *Giardia* ao tratamento com esta droga. Há relatos de que a prevalência de resistência clínica ao metronidazol é superior a 20% e, muitas vezes, com taxas de recorrência superiores a 90%.

A avaliação de outros quimioterápicos tem revelado novas alternativas para o tratamento da giardíase, no entanto, ainda persistem a ocorrência de efeitos colaterais e a possibilidade de ineficácia dos esquemas terapêuticos instituídos. Dentre as opções, o anti-helmíntico albendazol, um derivado dos benzimidazóis, que também tem atividade giardicida comprovada, tem sido frequentemente prescrito para o tratamento da giardíase. Além deste composto, mais recentemente, a nitazoxanida, derivado dos 5-nitrotiazóis, é outro medicamento disponível para o tratamento de infecções por helmintos e protozoários intestinais, incluindo *Giardia*. Este medicamento foi lançado em 1996, aprovado em 2002 nos Estados Unidos para o tratamento de diarreia causada por *Giardia* e *Cryptosporidium* e apenas em 2006 este medicamento foi introduzido no Brasil e registrado pela ANVISA.

Considerando a alta toxicidade sistêmica da maioria dos medicamentos adotados, atualmente, a paromomicina apresenta-se como uma alternativa mais segura para o tratamento da infecção durante a gestação.

Os esquemas terapêuticos para giardíase mais empregados são:

- 5-nitroimidazóis
  - metronidazol: 15 a 20 mg/kg durante 7 a 10 dias consecutivos, para crianças, via oral. A dose para adultos e de 250 mg, duas vezes ao dia;
  - tinidazol: dose única de 2 g para adulto e 1 g para crianças, sob a forma líquida; este produto também é apresentado sob a forma de supositórios, com bons resultados; deve-se repetir a dose 1 semana depois;
  - secnidazol: a dose para adultos é de 2 g, em dose única de quatro comprimidos, de preferência à noite, tomados em uma das refeições. Crianças com menos de 5 anos: 125 mg, duas vezes em 24 horas, por 5 dias;
- Nitrofuranos
  - furazolidona: 8 a 10 mg por kg de peso por dia (máximo de 400 mg/dia) durante 7 dias, para crianças. Para adultos, a dose é de 400 mg em 24 horas, em duas ou quatro vezes por dia, durante 7 dias. Não deve ser administrado a recém-nascidos ou a mulheres que estejam amamentando devido ao risco de anemia hemolítica;
- Benzimidazóis
  - albendazol: recomendado na dose de 400 mg (um comprimido) ao dia, durante 5 dias consecutivos. Não deve ser empregado para o tratamento de crianças com idade inferior a 2 anos;
- 5-nitrotiazóis
  - nitazoxanida: a dose recomendada para adultos e crianças a partir de 12 anos de idade é de 500 mg, duas vezes ao dia para adultos; para crianças de 4 a 12 anos, recomenda-se a dose de 200 mg, duas vezes ao dia, durante 3 dias consecutivos.

15

Amebíase: *Entamoeba histolytica/Entamoeba dispar*

Edward Félix Silva
Maria Aparecida Gomes

Introdução

A *Entamoeba histolytica* é o agente etiológico da amebíase, importante problema de saúde pública que leva ao óbito anualmente cerca de 100.000 pessoas, constituindo a segunda causa de mortes por parasitoses. Apesar da alta mortalidade, muitos casos de infecções assintomáticas são registrados. No início do século XX, estimava-se que cerca de 12% da população mundial portavam o parasito em seu trato intestinal, mas destes, somente 10% apresentavam sintomas da doença. Este elevado número de assintomáticos fez Brumpt, em 1925, sugerir a existência de outra espécie de ameba, *E. dispar*, infectando os assintomáticos. Esta hipótese foi rejeitada pela maioria dos pesquisadores na época, que acreditavam que a grande variabilidade de virulência da *E. histolistica* respondia por aquele quadro. Porém, na década de 1980 começaram a acumular-se dados que davam suporte à hipótese de Brumpt. Inicialmente, estudos do perfil isoenzimático desses protozoários revelaram diferenças entre amebas provenientes de indivíduos sintomáticos e assintomáticos; em seguida, diferenças imunológicas e genéticas também foram somadas. E, em 1977, a OMS assume a *E. dispar* como espécie infectando os humanos. Esta nova espécie seria a responsável pela maioria das infecções assintomáticas atribuídas à *E. histolytica*. No entanto, casos de amebíase sintomática, denominados colite não disentérica, foram identificados como produzidos pela *E. dispar*. Os casos estudados de indivíduos apresentando este quadro clínico não mostraram invasão da mucosa, consistindo em um forte indício de que esta ameba não produziria doença como a *E. histolytica*.

Atualmente, mesmo com o ressurgimento da *E. dispar*, a amebíase continua definida como infecção sintomática ou assintomática causada pela *E. histolytica*. A prevalência desta protozoose e a porcentagem de assintomáticos ainda não é consenso. Outro fator que causa confusão para a determinação da real prevalência da *E. histolytica* é a existência da *E. moshkovskii*, também morfologicamente indistinguível da *E. histolytica*. *E. moshkovskii*, considerada de vida livre, infecta ocasionalmente o ser humano. Por isso é urgente o desenvolvimento de técnicas sensíveis, específicas e de baixo custo para o diagnóstico diferencial entre *E. histolytica*, *E. dispar* e *E. moshkovskii*, as quais possam ser utilizadas tanto para diagnóstico laboratorial rotineiro quanto para estudos epidemiológicos.

Classificação

A classificação das amebas que vivem no intestino humano, segundo o Comitê de Sistemática da Sociedade Internacional de Protozoologia, é a seguinte:

Protozoa, *Philum Sarcomastigophora*, *Suphilum Sarcodina*, superclasse *Rhizopoda*, classe *Lobozia*, ordem *Aemoebida*, família *Entamoebidae* e gêneros *Entamoeba*, *Iodamoeba* e *Endolimax*. O gênero *Dientamoeba*, que antigamente pertencia à família *Entamoebidae*, pertence hoje à família *Dientamoebidae*, mas é classicamente relatada como ameba.

Todas as espécies do gênero *Entamoeba* vivem no intestino grosso de humanos ou de animais, à exceção da *Entamoeba moshkoviskii*, que é uma ameba de vida livre e *E. gingivalis* que vive na boca. Esse gênero se caracteriza por possuir núcleo esférico ou arredondado e vesiculoso, com a cromatina periférica formada por pequenos grânulos justapostos e distribuídos regularmente na parte interna da membrana nuclear, lembrando uma roda de carroça; o cariossoma é relativamente pequeno, central ou excêntrico. As espécies de ameba pertencentes ao gênero *Entamoeba* foram reunidas em grupos diferentes, segundo o número de núcleos do cisto maduro ou pelo desconhecimento dessa forma. São eles:

- *Entamoeba* com cistos contendo oito núcleos, também chamada grupo *coli*: *E. coli* (homem), *E. muris* (roedores). *E. gallinarum* (aves domésticas).
- *Entamoeba* de cistos com quatro núcleos, também chamada grupo *hystolytica*: *E. histolytica* (homem), *E. dispar* (homem), *E. ranarum* (sapo e rã), *E. invadens* (cobras e répteis), *E. moshkoviskii* (vida livre).

- *Entamoeba* de cisto com um núcleo: *E. polecki* (porco, macaco e, eventualmente, humanos), *E. suis* (porco, para alguns sinonímia de *E. polecki*).
- *Entamoeba* cujos cistos não são conhecidos ou não possuem cistos: *E. gingivalis* (humanos e macacos).

Assim, várias espécies de ameba podem ser encontradas no homem: *Entamoeba histolytica* (Shaudinn, 1903); *E. hartmanni* (Von Prowazek, 1912); *E. dispar* (Brumpt, 1925); *Entamoeba coli* (Grassi, 1879); *Endolimax nana* (Wenyon e O'Connor, 1917); *Iodamoeba butschlii* (Von Prowazek, 1912); *Diantamoeba fragilis* (Jepps e Dobell, 1918). Essas espécies vivem no intestino grosso, sendo a *E. histolytica* a única que, em determinadas situações, pode ser patogênica. *E. gengivalis* vive na cavidade bucal.

Morfologia

As amebas citadas se distinguem umas das outras pelo tamanho do trofozoíto e do cisto, pela estrutura e pelo número dos núcleos nos cistos, pelo número e formas das inclusões citoplasmáticas (vacúolos nos trofozoítos e corpos cromatoides nos cistos). Devemos chamar a atenção, no entanto, que a distinção entre as espécies é difícil, pois nenhuma delas se diferencia facilmente das demais, principalmente nos trofozoítos a fresco. Portanto, para que seja feito um diagnóstico diferencial seguro é necessária a observação das várias estruturas em mais de um exemplar. Usualmente, encontramos os trofozoítos no intestino, nas úlceras, nas fezes diarreicas; os cistos imaturos ou maduros (bi ou tetranucleados) estão presentes nas fezes normais. Assim, a morfologia das espécies que ocorrem no homem são:

• *E. coli* (Grossi, 1879)

Trofozoíto mede cerca de 20 a 50 µm, o citoplasma não é diferenciado em endo e ectoplasma; o núcleo apresenta a cromatina grosseira e irregular e o cariossoma grande e excêntrico. O cisto apresenta-se como uma pequena esfera medindo 15-20 µm, contendo até oito núcleos, com corpos cromatoides finos, semelhantes a feixes ou agulhas (Figura 15.1 e Tabela 15.1).

• *E. hartmanni* (Von Prowazeck, 1912)

É pequena, medindo 7 a 12 µm, com ecto e endoplasma diferenciados. A estrutura nuclear, na maioria dos casos, é semelhante à da *E. histolytica*; às vezes, a cromatina apresenta-se grosseira e irregular. O cariossoma é pequeno (punctiforme), às vezes é visto no centro do núcleo, porém é mais comumente visto em posição ligeiramente excêntrica. A cromatina apresenta-se em crescente, em 1/3 das formas. Os cistos medem 5 a 10 µm de diâmetro, apresentando quatro núcleos. A estrutura nuclear dos cistos é semelhante à dos trofozoítos, embora os núcleos sejam menores e a cromatina mais fina (Figura 15.1 e Tabela 15.1). Os corpos cromatoides são geralmente pequenos, arredondados ou quadrados. É uma ameba difícil de cultivar.

A *E. hartmanni* vive como um comensal na luz do intestino grosso, e os cistos são frequentemente confundidos com os de *E. histolytica*.

• *Iodamoeba butschlii* (Prowazeck, 1911)

É uma ameba pequena, medindo cerca de 10-15 µm, tanto o cisto quanto o trofozoíto. É muito comum entre nós, mas não é patogênica. O núcleo tem membrana espessa e não apresenta cromatina periférica; o cariossoma é muito grande e central. O cisto possui um só núcleo e um grande vacúolo de glicogênio que, quando corado pelo lugol, toma a cor castanho-escura. É uma ameba comensal do intestino grosso do homem. É encontrada em várias espécies de primatas e no porco, mas parece que as formas desses animais não infectam humanos e vice-versa (Figura 15.1).

• *Endolimax nana* (Wenyon e O'connor, 1917)

É a menor ameba que vive no homem. O trofozoíto mede 10-12 µm, com o citoplasma claro, membrana nuclear fina e sem grãos de cromatina, cariossoma grande e irregular. O cisto mede 8 µm; é oval, contendo quatro núcleos pequenos; às vezes podem ser vistos corpos cromatoides pequenos e ovoides. É uma ameba comensal, vivendo na luz da região cólica do homem e de alguns primatas (Figura 15.1).

• *Entamoeba gingivalis* (Gross, 1919)

É muito comum no tártaro dentário, e em processos inflamatórios da gengiva. Não é patogênica. Não possui cistos. Os trofozoítos medem de 5 a 35 µm, algo semelhante aos da *E. histolytica*. Uma forma semelhante é encontrada em cães, gatos e macacos. A transmissão ocorre pelo contato direto (beijo, lambeduras) e perdigotos.

• *Dientamoeba fragilis* (Jepps e Dobell, 1988)

A sua principal característica é apresentar dois núcleos na maioria dos trofozoítos e não possuir cistos. Os trofozoítos medem de 8 a 22 µm de diâmetro. Os núcleos não possuem cromatina periférica e a massa cromática se condensa em quatro a seis grânulos, geralmente com disposição irregular, alguns deles mais densos e grosseiros.

A maioria dos pesquisadores considera a *D. fragilis* como não patogênica, embora alguns digam que poderia ser responsável por alguma sintomatologia intestinal branda (diarreia).

O mecanismo de transmissão não é bem conhecido. Como não forma cistos, suspeita-se que os trofozoítos poderiam ser veiculados dentro de ovos de helmintos.

• *E. histolytica* (Schaudinn, 1903)

Por ser patogênica, será descrita em detalhes, em cada uma de suas fases: trofozoíto ou forma vegetativa, cisto ou forma de resistência, pré-cisto e metacisto.

Trofozoíto

Mede de 20 até 40 µm, mas pode chegar a 60 µm nas formas obtidas de lesões tissulares (forma invasiva);

em culturas ou disenterias, os trofozoítos medem entre 20 e 30 µm. Geralmente tem um só núcleo, bem nítido nas formas coradas e pouco visível nas formas vivas. Examinando a fresco, apresenta-se pleomórfico, ativo, alongado, com emissão contínua e rápida de pseudópodes, grossos e hialinos; costuma imprimir movimentação direcional, parecendo estar deslizando na superfície, semelhante a uma lesma. Quando proveniente de casos de disenteria, é comum encontrar eritrócitos no citoplasma; o trofozoíto não invasivo ou virulento apresenta bactérias, grãos de amido ou outros detritos em seu citoplasma, mas nunca eritrócitos.

O citoplasma apresenta-se dividido em ectoplasma, que é claro e hialino, e endoplasma, que é finamente granuloso, com vacúolos, núcleo e restos de substâncias alimentares (Figura 15.1 e Tabela 15.1).

O trozofoíto, quando fixado e corado pela hematoxilina férrica, apresenta diferenças entre ecto e endoplasma; o núcleo é bem visível e destacado, geralmente esférico. A membrana nuclear é bastante delgada e a cromatina justaposta internamente a ela é formada por pequenos grânulos, uniformes no tamanho e na distribuição, dando ao núcleo um aspecto de anel.

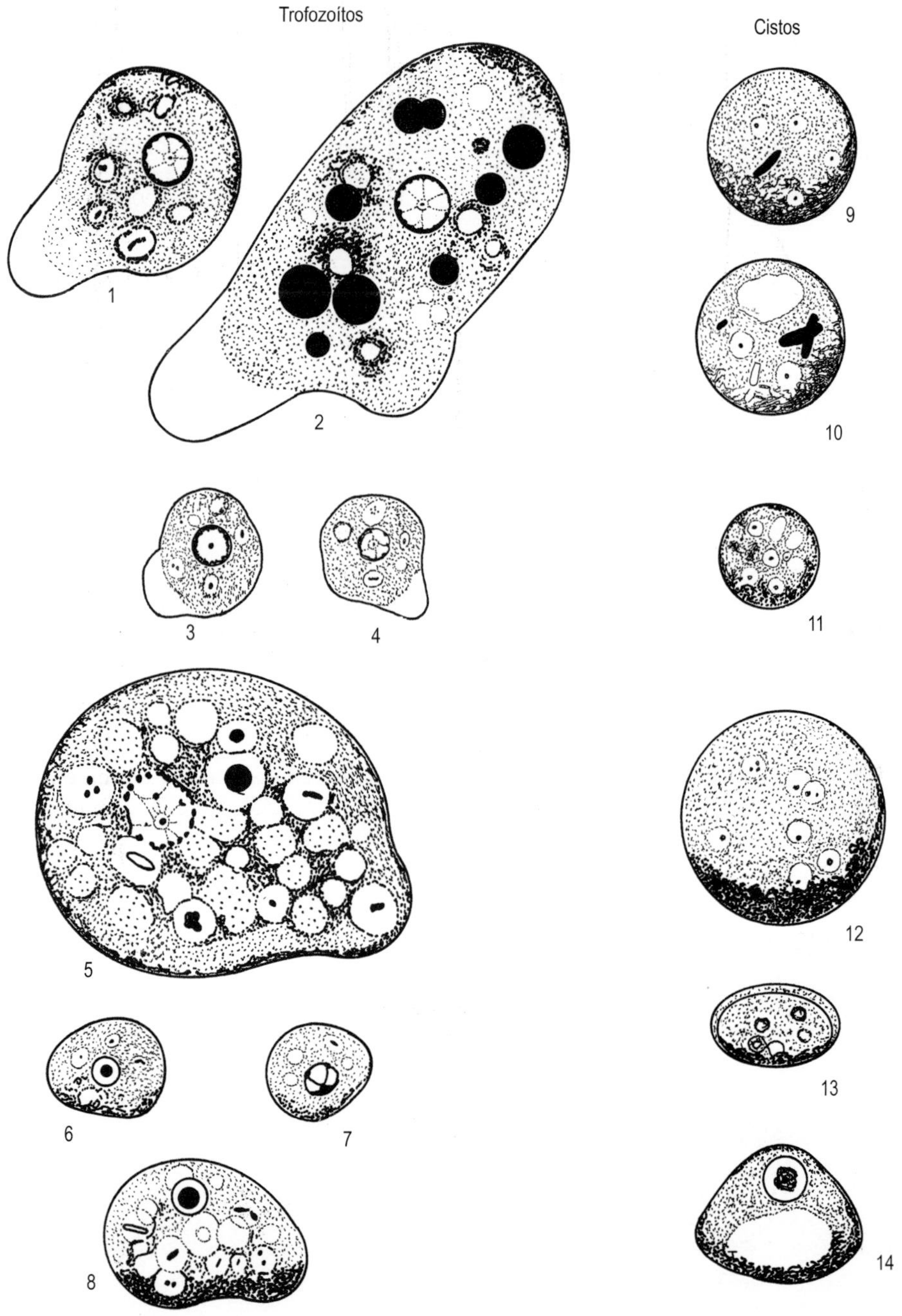

FIGURA 15.1. Amebas encontradas em humanos: *Entamoeba histolytica*: (1) trofozoíto; (2) trofozoíto de ciclo patogênico; (9) e (10) cistos; *Entamoeba hartmanni*: (3) e (4) trofozoítos; (11) cistos; *Entamoeba coli*: (5) trofozoítos; (12) cistos; *Endolimax nana*: (6) e (7) trofozoítos; (13) cisto; *Iodamoeba bustchlii*: (8) trofozoítos; (14) cisto. (Adaptado de Rey, 1973.)

Na parte central do núcleo encontra-se o cariossoma, também chamado endossoma. É pequeno e com constituição semelhante à cromatina periférica. Às vezes, o cariossoma apresenta-se formado por pequenos grânulos centrais, dando uma configuração, com a cromatina, de "roda de carroça".

Pré-cisto

É uma fase intermediária entre o trofozoíto e o cisto. É oval ou ligeiramente arredondado, menor que o trofozoíto. O núcleo é semelhante ao do trofozoíto. No citoplasma podem ser vistos corpos cromatoides, em forma de bastonetes, com pontas arredondadas.

Metacisto

É uma forma multinucleada que emerge do cisto no intestino delgado, onde sofre divisões, dando origem aos trofozoítos.

Cistos

São esféricos ou ovais, medindo 8 a 20 µm de diâmetro. Em preparações sem coloração ou a fresco, eles aparecem como corpúsculos hialinos, claros, às vezes de coloração palha, com as paredes refringentes. Os núcleos são pouco visíveis. Quando corados pelo lugol ou pela hematoxilina férrica, os núcleos tornam-se bem visíveis e variam de um a quatro, tomando a cor castanho-escuro; a membrana nuclear é mais escura devido ao revestimento da cromatina, que é um pouco refringente; o cariossoma é pequeno, situado no centro do núcleo, se cora também de marrom-escuro ou negro. Os corpos cromatoides, quando presentes nos cistos, têm a forma de bastonetes ou de charutos, com pontas arredondadas. Às vezes apresentam-se como massas de formas regulares; seu número é variável, mas, em geral, de um a quatro. Encontramos também no citoplasma dos cistos regiões que se coram de castanho pelo lugol: são as reservas de glicogênio, também chamadas "vacúolos de glicogênio". Nas preparações coradas pela hematoxilina férrica, os cistos apresentam-se com coloração cinza-azulado, o citoplasma se cora de cinza e o núcleo é bastante destacado, em azul ou negro, com membrana e cromatina também em azul ou negro, com morfologia semelhante à descrita para os trofozoítos. Os corpos cromatoides se coram de azul, com pontas arredondadas.

Na microscopia eletrônica, os trofozoítos da *E. histolytica* caracterizam-se pela ausência de mitocôndria, aparelho de Golgi, retículo endoplasmático, centríolos e microtúbulos, que são organelas diferenciadas e encontradas nas células eucariotas.

Biologia e Ciclo Biológico

Os trofozoítos da *E. histolytica* normalmente vivem na luz no intestino grosso podendo, ocasionalmente, penetrar na mucosa e produzir ulcerações intestinais ou em outras regiões do organismo, como fígado, pulmão, rim e, mais raramente, no cérebro.

Como constituintes básicos da membrana plasmática, encontramos carboidratos, lipídios e proteínas. Carboidratos, principalmente a glicose ou os seus polímeros, fazem parte do metabolismo do parasito.

Os trofozoítos de *E. histolytica*, tendo como ambiente normal o intestino grosso, são essencialmente anaeróbios. Contudo, amebas são hábeis para consumir oxigênio, podendo crescer em atmosferas contendo até 5% de oxigênio. O catabolismo da glicose difere consideravelmente da maioria das células eucariotas animais, pois não possuem mitocôndrias, citocromos e ciclo do ácido cítrico. Na glicólise anaeróbica operam enzimas não usuais, sendo produzido sob essas condições etanol, CO_2 e ATP.

A locomoção se dá através de pseudópodes, e a ingestão de alimentos por fagocitose (partículas sólidas: hemácias, bactérias ou restos celulares) e por pinocitose (ingestão de partículas líquidas). A multiplicação se dá através de divisão binária dos trofozoítos.

Ciclo Biológico

É monoxênico e muito simples e se encontra resumido na Figura 15.2. No ciclo, encontramos uma série de estágios: trofozoíto, pré-cisto, cisto e metacisto. O ciclo se inicia pela ingestão dos cistos maduros, junto de alimentos e água contaminados.

Tabela 15.1
Diferenças Morfológicas entre Algumas Espécies de *Entamoeba* Intestinais Humanas

Caracteres	***Espécies***		
	E. histolytica	**E. coli**	**E. hartmanni**
Trofozoíto:			
Tamanho	20-60 µm	20-50 µm	Até 10 µm
Citoplasma	Ecto e endo	Uniforme	Variável
Hemácias	Às vezes presente	Ausente	Ausente
Cromatina nuclear	Grânulos delicados	Grânulos grosseiros	Crescente
Cariossoma	Pequeno e central	Grande e excêntrico	Pequeno e central
Cisto	Até quatro núcleos	Até oito núcleos	Até quatro núcleos
Corpo cromatoide	Bastonete	Feixes ou agulhas	Riziforme

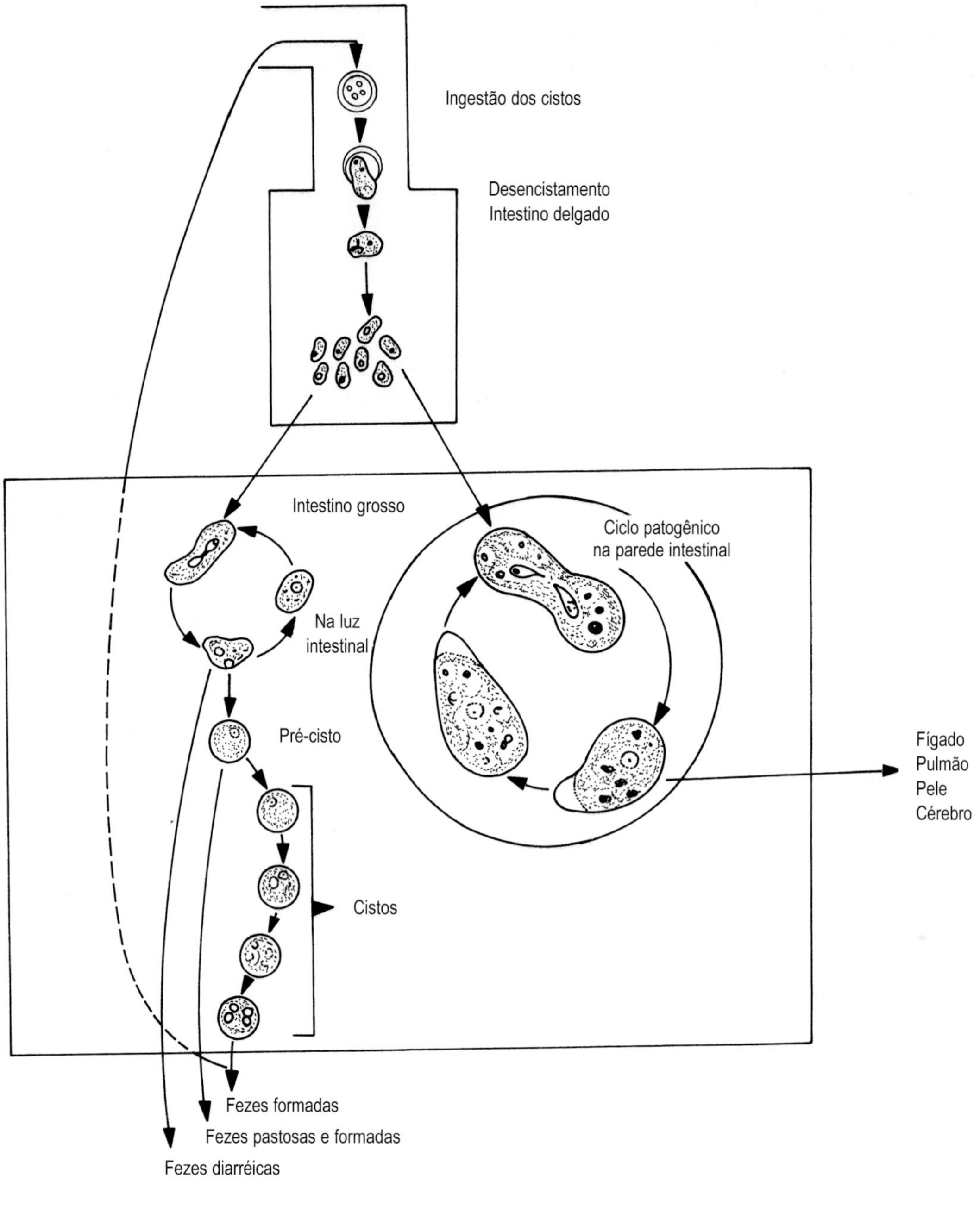

FIGURA 15.2. Ciclo biológico de *Entamoeba histolytica*: observar ciclos patogênicos com trofozoítos invasivos maiores.

Os cistos passam pelo estômago, resistindo à ação do suco gástrico, chegam ao final do intestino delgado ou início do intestino grosso, onde ocorre o desencistamento, com a saída do metacisto, através de uma pequena fenda na parede cística. Em seguida, o metacisto sofre sucessivas divisões nucleares e citoplasmáticas, dando origem a quatro e depois oito trofozoítos, chamados trofozoítos metacísticos. Estes trofozoítos migram para o intestino grosso onde se colonizam. Em geral, ficam aderidos à mucosa do intestino, vivendo como um comensal, alimentando-se de detritos e de bactérias. Sob certas circunstâncias, ainda não muito bem conhecidas, podem desprender da parede e, na luz do intestino grosso, principalmente no cólon, sofrer a ação da desidratação, eliminar substâncias nutritivas presentes no citoplasma, transformando-se em pré-cistos; em seguida, secretam uma membrana cística e se transformam em cistos, inicialmente mononucleados. Através de divisões nucleares sucessivas, se transformam em cistos tetranucleados, que são eliminados com as fezes normais ou formadas. Os cistos geralmente não são encontrados em fezes liquefeitas ou disentéricas.

Ciclo Patogênico

Em situações que não estão bem conhecidas, o equilíbrio parasito-hospedeiro pode ser rompido e os trofozoítos invadem a submucosa intestinal, multiplicando-se ativamente no interior das úlceras e podem, através da circulação porta, atingir outros órgãos, como o fígado e, posteriormente, o pulmão, o rim, o cérebro ou a pele, causando amebíase extraintestinal. O trofozoíto presente nestas úlceras é denominado forma invasiva ou virulenta. Na intimidade tissular, não forma cistos, são hematófagos e muito ativos (Figura 15.3).

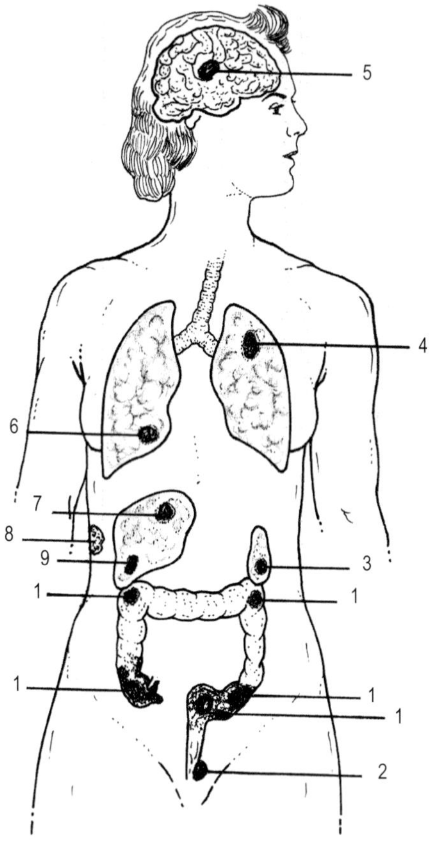

FIGURA 15.3. Localizações da *Entamoeba histolytica*. (1) Localização primária – intestino grosso; (2)-(9) localizações secundárias: (2) úlcera perineal; (3) "abscesso" esplênico (via hematogênica); (4) "abscesso" pulmonar; (5) "abscesso" cerebral (via hematogênica); (6) "abscesso" pulmonar (contiguidade); (7) "abscesso" hepático (via hematogênica); (8) "abscesso" hepático (contiguidade); (9) úlcera cutânea (contiguidade). (Adaptado de Barroeta-Flores e cols., 1970.)

Transmissão

O mecanismo de transmissão ocorre pela ingestão de cistos maduros em alimentos (sólidos ou líquidos). O uso de água sem tratamento, contaminada por dejetos humanos, é um modo frequente de contaminação; ingestão de alimentos contaminados (verduras cruas – alface, agrião; frutas – morango) é importante veículo de cistos. Alimentos também podem ser contaminados por cistos veiculados nas patas de baratas e moscas (essas também são capazes de regurgitar cistos anteriormente ingeridos). Além disso, falta de higiene domiciliar pode facilitar a disseminação de cistos dentro da família. Os "portadores assintomáticos" que manipulam alimentos são importantes disseminadores dessa protozoose.

Patogenia e Virulência

Amebíase é a infecção do homem causada pela *Entamoeba histolytica*, com ou sem manifestação clínica. Um dos mais intrigantes aspectos da biologia dessa ameba é sua inexplicada variabilidade quanto ao potencial patogênico e à diferença de virulência. Este fato parece estar diretamente ligado à natureza de fatores que determinam a virulência do parasito, principalmente o que faz mudá-lo de um tipo comensal para um agressivo, invasor. Parece que o início da invasão amebiana é resultante da ruptura ou quebra do equilíbrio parasito-hospedeiro, em favor do parasito. São inúmeros os fatores ligados ao hospedeiro: localização geográfica, sexo, idade, resposta imune, estado nutricional, dieta, alcoolismo, clima e hábitos sexuais.

Dentre os fatores diretamente ligados ao meio onde as amebas vivem, destaca-se a microbiota bacteriana associada. Determinadas bactérias, principalmente anaeróbicas, são capazes de potencializar a virulência de cepas de *E. histolytica*, cujos mecanismos envolvidos nesta interação são ainda especulativos. Dentre estas bactérias encontram-se várias cepas de *Escherichia coli, Salmonella, Shiguela, Enterobacter* e *Clostridium*. Outros fatores, como o colesterol, passagens sucessivas em diversos hospedeiros ou reinfecções sucessivas, podem aumentar a sua virulência.

Com relação ao parasito, sabe-se que a evolução da patogenia ocorre após a invasão dos tecidos pelos trofozoítos invasivos e virulentos. Os mecanismos dessa invasão não estão ainda totalmente esclarecidos. Tudo indica que a *E. histolytica* tem um efeito letal direto sobre a célula, necessitando, para isso, que haja inicialmente uma forte adesão entre a ameba e a célula que será lesada (Figura 15.4). Esta adesão parece estar mediada por lectinas contidas na superfície das amebas, sendo auxiliadas por formações filopódicas que ampliam a adesão, logo seguida pela fagocitose. A lectina Gal/GalNac se destaca na adesão da ameba à célula-alvo. Uma vez vencida a barreira epitelial, os movimentos ameboides e a liberação de enzimas proteolíticas (hialuronidases, proteases e mucopolissacaridases) favorecem a progressão e a destruição dos tecidos. Dentre as muitas enzimas produzidas por *E. histolytica*, as cisteíno proteases constituem importantes efetoras da lesão tecidual. Outra ferramenta usada pela *E. histolytica* para lesionar os tecidos são os amebaporos, induzindo apoptose e lise osmótica da célula-alvo.

Parece que a ameba tem certa dificuldade em penetrar na mucosa intestinal intacta, havendo fortes indicações de que penetre inicialmente nas regiões intraglandulares. Uma vez invadida a mucosa, os trofozoítos se multiplicam e prosseguem penetrando nos tecidos sob a forma de microulcerações em direção à *muscularis mucosae*, com escassa reação inflamatória. Na submucosa, as amebas podem progredir em todas as direções, determinando inicialmente a típica ulceração chamada "botão de camisa" ou "colo de garrafa" (Figura 15.7A). Estas são resultado da necrose liquefativa produzida inicialmente pelas amebas, podendo haver invasão bacteriana secundária, agravando a lesão. As lesões amebianas são mais frequentes no ceco e na região retossigmoidiana. As úlceras variam muito em tamanho e forma e podem estender-se a grandes proporções do intestino grosso com comprometimento de toda a parede intestinal com consequente perfuração levando à peritonite fecal. Ocasionalmente, os trofozoítos podem induzir uma resposta inflamatória proliferativa com formação de uma massa granulomatosa, chamada "ameboma". Essa formação não é comum na amebíase. As amebas podem penetrar nos vasos sanguíneos e, através da circulação porta, atingir primeiramente o fígado, que é o principal órgão com acometimento extraintestinal, formando "abscessos" ou, mais propriamente, necrose coliquativa. Podem também atingir o pulmão e mais raramente o cérebro. Atingem ainda, em certas circunstâncias, a pele e as regiões anal ou vaginal (períneo) (Figura 15.5).

A *E. histolytica* induz respostas celular e humoral em humanos e animais, mas isto não é indicativo de imunidade efetiva após a infecção. A exacerbação da doença pela imunossupressão sugere, por outro lado, a função protetora dos desconhecidos mecanismos de defesa. Anticorpos específicos locais e circulantes são produzidos regularmente durante a amebíase invasiva. Embora os anticorpos e o complemento sejam líticos para os trofozoítos *in vivo*, a escassa correlação desses anticorpos com a resistência contradiz a sua capacidade protetora *in vitro*. A existência de reação de tipo imediato na pele (intradermorreação), a elevação de títulos de IgE específicas antiamebianas sugerem a ocorrência de anafilaxia. Também é observada hipersensibilidade retardada, paralelamente com a amebíase hepática. Essas observações são consistentes com o papel da imunidade mediada por células.

A elucidação da reação antiamebiana é complicada pelo grande número de componentes antigênicos existentes na *E. histolytica* que podem induzir respostas diversas.

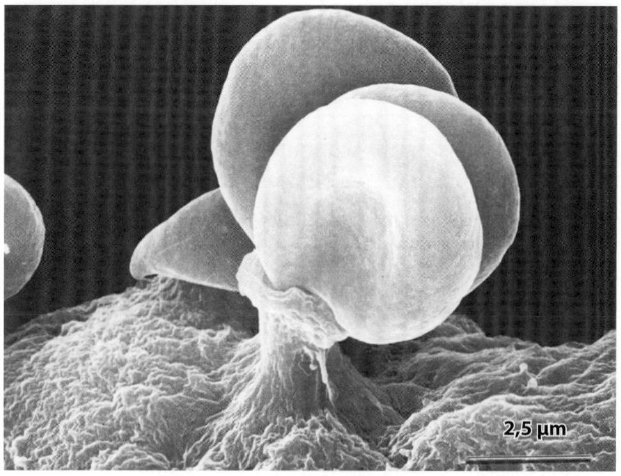

FIGURA 15.4. *Entamoeba histolytica* fagocitando hemácias. (Foto gentilmente fornecida pelo Dr. Tsutsumi, do Centro de Investigación y Estudio Avanzados, México, 1999, a quem muito agradecemos.)

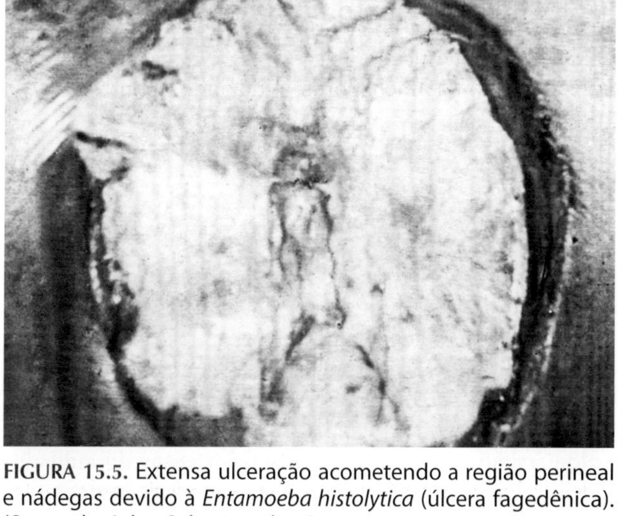

FIGURA 15.5. Extensa ulceração acometendo a região perineal e nádegas devido à *Entamoeba histolytica* (úlcera fagedênica). (Segundo Atlas Schering das Dermatoses Tropicais – n1 3 – Doenças Parasitárias.)

Manifestações Clínicas

As classificações das manifestações clínicas da amebíase geralmente são difíceis e arbitrárias. O Comitê de Peritos da OMS, em 1969, propôs a seguinte classificação:

- Formas assintomáticas.
- Formas sintomáticas.
- Amebíase intestinal: a) forma diarreica; b) forma disentérica; c) amebomas; d) apendicite amebiana. Complicações e sequelas da amebíase intestinal: perfuração, peritonites, hemorragia, invaginação, colites pós-disentéricas e estenoses (Figura 15.6).
- Amebíase extraintestinal.
- Amebíase hepática: a) aguda não supurativa; b) abscesso hepático ou necrose coliquativa.
- Amebíase cutânea.
- Amebíase em outros órgãos: pulmão, cérebro, baço, rim etc.
- Complicações do abscesso hepático: ruptura, infecção bacteriana e propagação para outros órgãos.

Período de Incubação

Muito variável: de 7 dias até anos e bastante difícil de ser determinado. No entanto mais comumente situa-se entre 2 a 4 semanas.

Amebíase Intestinal

• Formas Assintomáticas ou Infecção Assintomática da Amebíase

Enquadra-se neste caso a grande maioria das infecções humanas por *E. histolytica/E. dispar*: 80 a 90% são completamente assintomáticas e a infecção é detectada pelo encontro de cistos no exame de fezes. É a forma mais encontrada no Centro-Sul do Brasil. Estima-se que somente 10% das infecções assintomáticas sejam produzidas pela *E. hisotlytica/E. dispar*. No entanto, considerando a escassez de dados substanciando esta estimativa, cuidado deve ser tomado no manejo terapêutico de assintomáticos.

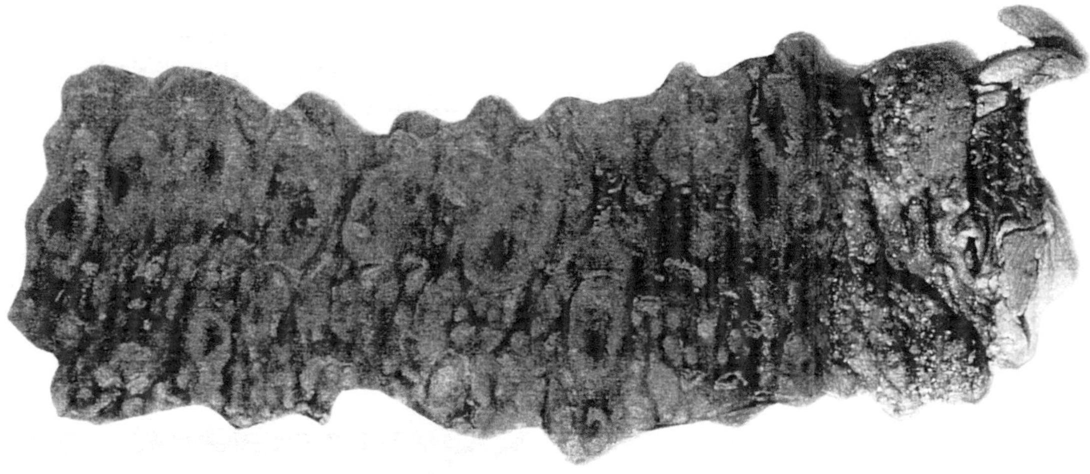

FIGURA 15.6. Segmento de ceco e cólon infectado com *Entamoeba histolytica*, mostrando ulcerações múltiplas.

- Formas Sintomáticas

Diarreica

É uma das formas clínicas mais frequentes no nosso meio. A forma diarreica se manifesta por duas a quatro evacuações, diarreicas ou não, por dia, com fezes moles ou pastosas, às vezes contendo muco. Desconforto abdominal ou cólicas podem ocorrer. Raramente há manifestação febril. O que caracteriza esta forma no nosso meio é a alternância entre a manifestação clínica e períodos silenciosos, com funcionamento normal do intestino. A maioria das amebas provenientes deste quadro clínico foi identificada como *E. dispar*. Ao exame físico os achados geralmente são inespecíficos, podendo o abdome se mostrar levemente dolorido principalmente no hipocôndrio direito, e com peristaltismo aumentado.

Forma Disentérica – Colites Amebianas

A disenteria amebiana aparece mais frequentemente de modo agudo, acompanhada de muco ou de sangue, cólicas intensas, tenesmo, náuseas, vômitos, podendo haver calafrio e febre. Usualmente ocorrem oito a dez, ou mais evacuações por dia. No México e na Venezuela, de 2 a 15% dos casos de diarreia aguda em crianças requerem hospitalização. Nos casos mais graves observam-se inúmeras evacuações mucossanguinolentas, febre elevada e persistente, prostração, dor abdominal e grave desidratação. Ao exame físico pode-se encontrar além de distensão abdominal e hepatomegalia, sinais de irritação peritoneal, ou seja, abdome agudo, que pode ser devido à perfuração intestinal. Estes pacientes podem estar com o quadro de síndrome de resposta inflamatória sistêmica (sepse). Os grupos mais vulneráveis para a evolução de formas graves são crianças de baixa idade, grávidas, indivíduos em terapia com corticoides e desnutridos.

As complicações da amebíase intestinal são muito variadas e podem atingir até 40% dos casos, interferindo na morbidade e na mortalidade. As mais comuns são: perfurações e peritonite, hemorragias, colites pós-disentéricas e, mais raramente, estenose, apendicite e ameboma.

Amebíase Extraintestinal

E. histolytica pode se localizar em qualquer parte do corpo, tal como pulmões, cérebro, trato geniturinário e fígado, sendo este último o mais frequente. Estas localizações são raras em nosso meio, com exceção da região amazônica, onde muitos relatos são registrados.

Abscesso amebiano do fígado (Figura 15.7B) é a forma mais comum da amebíase extraintestinal. Pode ser encontrado em todas as faixas etárias, com predominância em adultos entre 20 e 60 anos, e é mais frequente nos homens. Nos países onde a amebíase invasiva tem alta prevalência, como México, África do Sul, Tailândia, Egito, Vietnã, Índia, dentre outros, o abscesso hepático constitui uma importante e grave complicação da amebíase.

Os sintomas associados ao abscesso amebiano podem se iniciar de modo agudo ou gradual, mas com piora progressiva. As principais manifestações clínicas são representadas pela tríade composta por dor, febre e hepatomegalia. A dor se localiza no quadrante superior direito do abdome, podendo estar acompanhada de febre intermitente e irregular, variando de 38°C a 40°C, com calafrio ou não, além de anorexia e perda de peso. Cerca de 8% dos abscessos hepáticos amebianos rompem, geralmente para dentro da cavidade abdominal. Entretanto, raramente pode romper para dentro dos espaços pleural ou pericárdico, casos estes geralmente fatais.

Diagnóstico

Diagnóstico Clínico

Manifestações clínicas atribuídas à *E. histolytica* podem ser errôneas devido a grande superposição de sintomas comuns à várias doenças intestinais. Na maioria dos casos, principalmente na fase aguda, pode ser facilmente confundida com a disenteria bacilar, salmoneloses, síndrome do cólon irritado e esquistossomose. Por essas dificuldades de diagnóstico, este só deverá ser considerado definitivo pelo encontro de parasitos nas fezes. Em muitos casos, a retossigmoidoscopia com o exame imediato do material

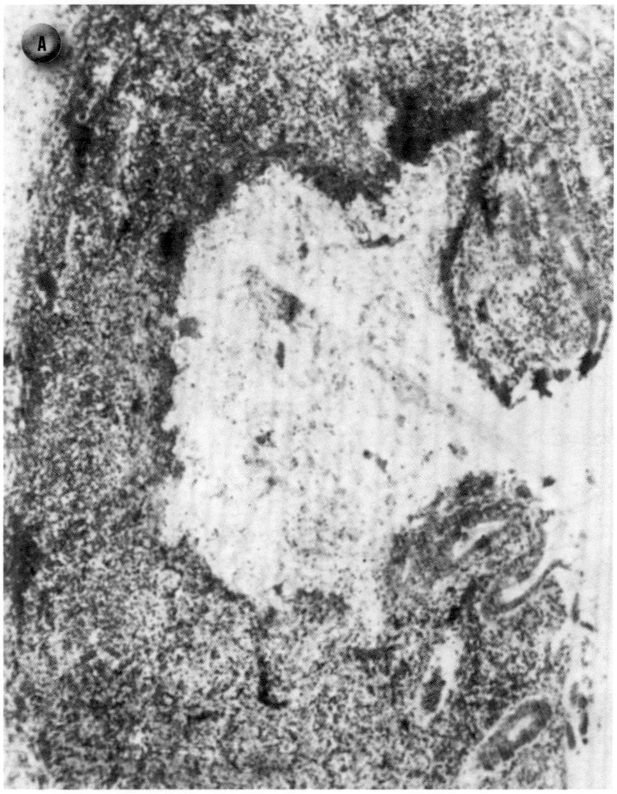

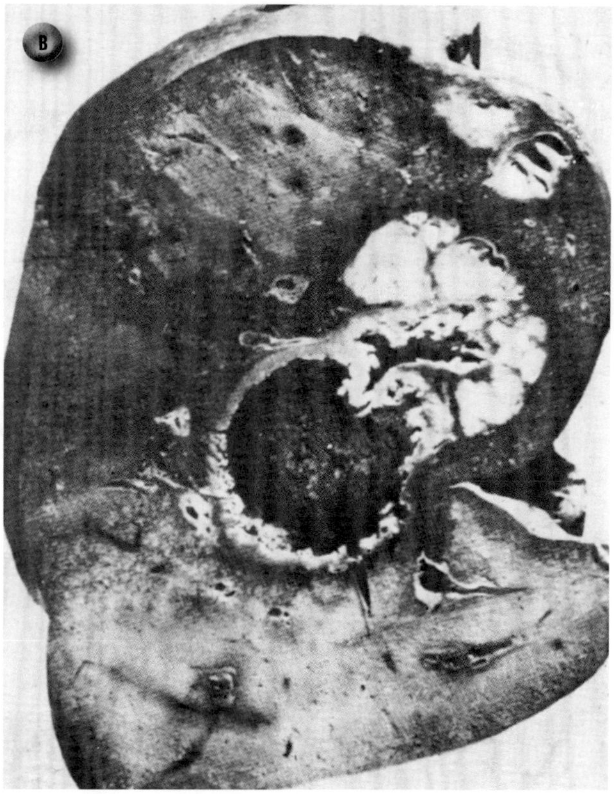

FIGURA 15.7. Lesões provocadas pela *Entamoeba histolytica*: **A)** corte histológico de uma úlcera amebiana intestinal, com típico aspecto de "botão de camisa"; **B)** necrose coliquativa hepática (abscesso amebiano hepático). (Fotos gentilmente cedidas por Mosby Co. Medical Parasitology, 1981.)

coletado apresenta bons resultados e pode esclarecer cerca de 85% dos casos.

No abscesso hepático, além da tríade já descrita, pode-se fazer o diagnóstico usando-se raios X, cintilografia, ultrassonografia e tomografia computadorizada. Esses métodos podem, em mais de 95% dos casos, mostrar claramente a localização, o número e a evolução do abscesso. O abscesso amebiano no fígado apresenta-se geralmente com uma única lesão em 80% dos casos; 83% deles estão localizados no lobo direito. Não é comum a invasão bacteriana.

A associação do abscesso hepático amebiano com a amebíase intestinal, para um possível diagnóstico, nem sempre é correspondida, pois somente 20% dos pacientes com abscesso hepático amebiano têm retocolites com amebas nas fezes.

Diagnóstico Laboratorial

Usualmente é feito com fezes, soros e exsudatos. Embora o exame de fezes seja laborioso, consuma muito tempo na sua execução e dependa da competência do microscopista, é, sem dúvida, o mais usado. Tem como objetivo identificar trofozoítos ou cistos.

A coleta e o condicionamento das fezes são muito importantes; deve ser coletada sem urina e sem contaminação com outros materiais e nunca após contato com o solo, pois pode haver contaminação com amebas de vida livre.

As fezes podem ser coletadas em conservadores, como Schaudinn, SAF, álcool prolivinílico, quando estão liquefeitas ou diarreicas e em formol a 10%, MIF, SAF, quando são formadas ou pastosas. As fezes devem ser colocadas no fixador, tão logo sejam emitidas e na proporção de uma parte de fezes para três de conservante; devem ser bem homogeneizadas, para que o conservante atinja todo o material coletado.

A verificação do aspecto e da consistência das fezes é muito importante, principalmente se ela é disentérica e contém muco e sangue. A utilização de fezes liquefeitas após o uso de purgativos (fezes purgadas) é frequente e, em muitos casos, aumenta a positividade dos exames. Nas fezes purgadas, o diagnóstico diferencial entre os trofozoítos é um pouco dificultado, pois muitas vezes a cromatina e o cariossoma ficam mais grosseiros.

• Fezes Liquefeitas

O exame direto das fezes sem conservante é muito importante na distinção entre a disenteria amebiana e a bacilar. Nesta última, o número de evacuações é sempre maior, com tenesmo intenso e grande número de piócitos e hemácias intactas. Isto normalmente não ocorre na disenteria amebiana.

O exame a fresco das fezes deve ser feito tão logo ela seja emitida, após no máximo, 20 a 30 minutos, pois tem como objetivo o encontro dos trofozoítos. O diagnóstico diferencial baseia-se principalmente no movimento, na diferenciação citoplasmática (ecto e endoplasma) e na presença de hemácias fagocitadas. O exame direto deve ter apenas um valor de orientação ou triagem, à exceção dos casos em que são encontrados trofozoítos com ativa movimentação direcional e hemácias fagocitadas, em que o diagnóstico de disenteria amebiana pode ser feito com total segurança. Quando o exame direto não puder ser feito rapidamente, as fezes devem ser coletadas e colocadas nos conservantes fixadores. O Schaudinn é muito eficiente, porém muito tóxico e perigoso; só deve ser usado quando as fezes forem coletadas em hospital ou laboratório para evitar acidentes.

• Fezes Formadas

Nas fezes formadas ou normais, o diagnóstico laboratorial é feito pelo encontro dos cistos, utilizando-se técnicas de concentração. São muitas as técnicas de concentração; estão baseadas em dois princípios: (1) flutuação em solução de alta densidade, como a solução de sulfato de zinco a 33% e densidade 1.180. Esta técnica é usada no método de Faust e cols. (Capítulo 56); (2) centrifugação em éter: métodos de MIF e formol-éter. Além dessas técnicas, pode-se usar também o exame direto em que as fezes são diluídas com salina e coradas com lugol ou pelos métodos de sedimentação espontânea em água (método de Lutz, Hoffmam, Pons e Janer).

Os métodos de MIF, formol-éter ou Faust apresentam resultados muito semelhantes e detectam de 80 a 90% dos cistos. O método de Faust é mais difícil de ser feito, razão pela qual preferimos os métodos de MIF ou formol-éter.

Recomenda-se sempre fazer o exame direto como triagem, seguido do MIF, formol-éter ou Faust. Se necessário, faz-se coloração pela hematoxinina férrica. A utilização de substâncias como tetraciclinas, hidróxido de magnésio, óleos minerais, antidiarreicos (como caulim ou bismuto) e contraste radiológico (sulfato de bário) podem falsear ou dificultar os exames. Em vista disso, recomenda-se fazer o exame de fezes 10 dias após terem sido administradas.

Como a eliminação dos cistos é intermitente e irregular, aconselha-se coletar as fezes em dias alternados e colocá-las em conservantes. Um bom método, e muito utilizado, é coletar as fezes em solução de formol a 10%, dia sim e dia não, durante 1 semana (as fezes podem ser coletadas no mesmo frasco), tomando-se o cuidado de homogeneizá-las sempre que o material for adicionado ao conservante. O exame poderá ser feito após o término da coleta. Outra alternativa é coletar e examinar o material em dias alternados. Esses procedimentos podem diagnosticar de 80 a 90% das infecções. A distinção entre a *E. hartmanni* é feita pela medida do cisto ou trofozoíto através de uma ocular micrométrica. Formas menores que 10 µm são geralmente *E. hartmanni* e maiores, *E. histolytica* (Figura 15.1).

Diagnóstico Imunológico

Os métodos sorológicos estão sendo cada vez mais empregados, principalmente na amebíase extraintestinal. Os métodos mais utilizados são: ELISA, imunofluorescência indireta, hemaglutinação indireta, além da contraimunoeletroforese, imunodifusão em gel de ágar e o radioimunoensaio. Com a obtenção de antígenos mais puros e sensíveis, esses métodos têm sido muito promissores e cada vez mais utilizados. Na amebíase extraintestinal, e principalmente no caso de abscesso hepático, em que os exames de fezes podem ser negativos, os exames sorológicos podem detectar cerca de 95% dos casos. Por isso, são considerados métodos de escolha no diagnóstico do abscesso hepático amebiano, servindo também para distingui-lo dos abscessos com outra etiologia. As limitações na utilização dos métodos imunológicos são: (1) dificuldades ao preparo e obtenção de antígenos; (2) persistência dos títulos durante meses, e mesmo anos, após o tratamento. Geralmente dão resultado negativo nos casos assintomáticos. Por outro lado, são importantes na distinção entre amebíase invasiva e não invasiva. Outro método que parece promissor é a pesquisa de coproantígenos pelo ELISA; pode diagnosticar, com certa segurança, tanto cisto como trofozoíto nas fezes, mesmo que em pequenas quantidades, o que não seria facilmente detectado pelos exames de fezes comuns.

• Outros Exames

A retossigmoidoscopia é um importante método na visualização das ulcerações, possibilitando a identificação do agente etiológico obtido do material das lesões. Radiografias, tomografias, ultrassonografias e ressonância magnética constituem métodos de diagnóstico auxiliares que podem identificar a localização, o número e o tamanho dos abscessos, como também podem distingui-los de outras etiopatologias.

A punção do abscesso hepático pode ajudar a esclarecer a etiologia da doença, mas o encontro do trofozoíto no líquido do abscesso é difícil, necessitando para isso que o material seja previamente tratado e o microscopista tenha bastante experiência, para não o confundir com outras células, principalmente macrófagos. No entanto, a punção hepática só é recomendada nos casos em que não há regressão da doença após o tratamento, pois constitui procedimento de alto risco em amebíase.

Diagnóstico Diferencial entre *E. histolytica* e *E. dispar*

Na maioria dos laboratórios de análises clínicas, mesmo aqueles de hospitais ou de clínicas, ainda não é possível fazer a diferenciação entre *E. histolytica* e *E. dispar*, pois na sua maioria são utilizados métodos de exames para detecção de cistos e trofozoítos os quais não permitem que sejam diferenciados pela morfologia. A OMS, tendo em vista esta dificuldade, recomenda que os resultados dos exames sejam dados como cistos ou trofozoítos de *E. histolytica/E. dispar*. A diferenciação entre estas amebas é feita pelo perfil eletroforético de enzimas da via glicolítica, necessitando que as amebas sejam previamente cultivadas, o que dificulta seu emprego em diagnóstico laboratorial, necessitando a utilização de equipamentos e reagentes caros. Ultimamente, têm sido utilizados métodos diagnósticos de pesquisa de coproantígenos específicos, principalmente para *E. histolytica*, usando-se a técnica de ELISA. Seus resultados têm sido promissores, com presença no mercado de alguns *kits* para tal fim. Eles utilizam anticorpos monoclonais para a detecção de adesinas específicas. Embora seja um método rápido, fácil e sensível, ainda não é usado rotineiramente pelo alto custo e baixa especificidade, principalmente se comparado ao PCR. A PCR identifica sequências de ácidos nucleicos específicos em *E. histolytica*, diferenciando-a das outras amebas. Apresenta até o momento a melhor sensibilidade e especificidade. Contudo diferenças nos resultados obtidos em muitos laboratórios demonstram necessidade de padronização da técnica antes de seu uso corriqueiro.

Epidemiologia

Estima-se que existam cerca de 650 milhões de pessoas no mundo infectadas com a *E. histolytica/E. dispar*, das quais 10% apresentam formas invasoras, isto é, alterações intestinais ou extraintestinais, seguramente produzidas pela *E. histolytica*. Estudos recentes, usando metodologias moleculares para identificar as duas espécies, sugerem que a *E. dispar* seja dez vezes mais frequente em portadores assintomáticos em países em desenvolvimento. Apesar da prevalência ser maior nas regiões tropicais e subtropicais, talvez isto não se deva mais às precárias condições de higiene, educação sanitária e alimentação dos povos subdesenvolvidos dessas regiões do que propriamente ao clima, uma vez que nos países de clima frio, com baixas condições higiênicas, a prevalência também é alta.

Quanto à patogenicidade, a *E. histolytica* também apresenta um comportamento muito diferente nas várias regiões do globo, observando-se um confinamento da doença sintomática. Talvez fatores de virulência do parasito possam explicar este comportamento. Dentre estes fatores encontram-se as enzimas proteolíticas amebianas. Foram identificados 86 genes de peptidases em *E. histolytica*, sendo que, destes, 50 de cisteíno, dez de serino, quatro de aspártico e 20 de metaloenzimas. Até o presente, com base na mobilidade eletroforética de isoenzimas, foram identificadas em quatro continentes sete zimodemas potencialmente patogênicas.

No Brasil, a infecção por *E. histolytica/E.dispar* apresenta grande diversidade no número de indivíduos infectados ou com sintomatologia da doença, variando de região para região. No Sul e Sudeste do país, a prevalência varia de 2,5 a 11%, na região Amazônica atinge até 19%, e nas demais regiões fica em torno de 10%. Há, no entanto, uma variação muito grande da incidência da doença, de acordo com as condições sanitárias e socioeconômicas da população, principalmente com relação às condições de habitação, presença de esgotos e água tratada. Os surtos de amebíase no Brasil não apresentam a gravidade e a intensidade dos verificados no México, de alguns países da África e da Ásia. Predominam aqui as formas de colites não disentéricas e os casos assintomáticos. Na região Amazônica, a amebíase difere das outras regiões do país, pois, além de ser mais prevalente, manifesta-se com mais gravidade. São frequentes as formas disentéricas e os abscessos hepáticos, que, por sua vez, são raros em outras regiões, principalmente Sudeste e Sul do país. Em estudos feitos em crianças hospitalizadas no Instituto de Medicina Tropical em Manaus, durante os anos de 1983 a 1986, 11,1% das crianças apresentaram abscessos hepáticos amebianos.

Vemos, portanto, que a epidemiologia da amebíase é muito variável de país para país. Entretanto, alguns aspectos são comuns:

- transmissão oral através de ingestão de cistos nos alimentos e na água;
- a *E. histolytica* é endêmica em todas as áreas de sua distribuição, não causando epidemias;
- apesar de poder atingir todas as idades, é mais frequente nos adultos;
- algumas profissões são mais atingidas (trabalhadores de esgoto etc.);
- coelhos, gatos, cães, porcos e primatas são os animais sensíveis à *E. histolytica*. Entre estes, o cão, o porco e algumas espécies de macacos foram encontrados infectados naturalmente por espécies de amebas morfologicamente iguais à *E. histolytica*. Talvez os macacos possam funcionar como fontes de infecção para a amebíase humana. Entretanto, os "portadores assintomáticos" é que são os principais responsáveis pela contaminação de alimentos e disseminação de cistos;
- os cistos permanecem viáveis (ao abrigo da luz solar e em condições de umidade) durante cerca de 20 dias.

Profilaxia

Está intimamente ligada à engenharia e à educação sanitária. Contudo, mesmo nos países desenvolvidos, ainda encontramos grande disseminação da *E. histolytica*, indicando ser o "portador assintomático" o grande responsável pela manutenção do parasito no ambiente. Portanto, seria de grande valia o exame frequente dos "manipuladores de alimentos" para a detecção e o tratamento de algum possível "portador assintomático" que estivesse atuando como fonte de infecção. Entretanto, isto só será alcançado após uma intensa e extensa campanha de educação sanitária, envolvendo-se todo o pessoal responsável pela área de saúde pública. Este pessoal terá como função básica a orientação da população em geral, e, particularmente, dos professores dos anos iniciais do ensino fundamental que serão os grandes elementos divulgadores. Aliás, em todo e qualquer serviço de educação sanitária, estes professores têm um papel fundamental na divulgação do saber e na preparação do espírito da juventude que se forma. Outro fator profilático importante é o combate às moscas, especialmente a *Musca domestica* e a *Chrysomya* sp., que frequentam lixos, dejetos humanos e também alimentos dentro das casas (Capítulo 47).

Como profilaxia no ambiente doméstico, é possível evitar a ingestão de cistos viáveis procurando lavar bem e tratar todos os alimentos crus. As verduras devem ser mergulhadas por 15 minutos numa solução de 0,3 g de permanganato de potássio para 10 litros de água ou três gotas de iodo por litro de água. Com esse procedimento, os cistos morrem. Em seguida, lavam-se as verduras em água corrente, limpa. A OMS sugere, ainda, como profilaxia para várias doenças, que "em uma comunidade com pequeno recurso financeiro, todo ele deve ser aplicado em saneamento básico".

A vacina contra *E. histolytica* tem sido avaliada em animais de laboratório, com experimentos apresentando relativo sucesso. Vacinas de DNA e proteínas, principalmente a lectina Gal/GalNAc, associadas ou não, têm se mostrado protetoras em desafios subsequentes.

Tratamento

Os medicamentos utilizados no tratamento da amebíase podem ser divididos em três grupos:

1. Amebicidas que atuam diretamente na luz intestinal.
2. Amebicidas tissulares.
3. Amebicidas que atuam tanto na luz intestinal quanto nos tecidos.

Amebicidas que Atuam Diretamente na Luz Intestinal

São os que têm uma ação direta e por contato sobre *E. histolytica* aderida à parede ou na luz do intestino. Neste grupo estão relacionados:

- Derivados da quinoleína, diiodo-hidroxiquinoleína, iodocloro-hidroxiquinoleína e cloridroxiquinoleína.
- Antibióticos: paramomicina e eritromicina.
- Outros derivados: furoato de diloxamina, clorobetamida e clorofenoxamida.

São também utilizados os medicamentos de síntese, como teclosan e etofamida, que são dicloroacetamídicos usados por via oral. O esquema terapêutico dependerá da idade do paciente, mas no geral são recomendados 1,5 g de teclosan e 1 g de etofamida ao dia.

Amebicidas de Ação Tissular

Atuam na submucosa do intestino e no fígado. São compostos de cloridrato de emetina, cloridrato de diidroemetina e cloroquina, e esta última só atua no fígado. A emetina e a diidroemetina são usadas por via intramuscular; são muito tóxicas e só usadas quando os outros medicamentos não apresentarem bons resultados. A emetina é usada na dose de 1 mg/kg de peso por 7 dias e a diidroemetina na dose de 1,5 mg/kg de peso também por 7 dias.

Amebicidas que Atuam Tanto na Luz Intestinal Quanto nos Tecidos

Antibióticos são utilizados isolados ou principalmente em combinações com outros amebicidas: tetraciclinas e seus derivados, clorotetraciclina e oxitetraciclinas; eritromicina; espiramicina e paramomicina.

Derivados imidazólicos: estão incluídos neste grupo os amebicidas mais efetivos e mais usados: metronidazol, ornidazol, secnidazol e tinidazol. Estes medicamentos tanto podem ser utilizados por via oral (comprimidos e suspensões) quanto injetáveis. O metronidazol é, sem dúvida, um dos amebicidas mais usados; é muito bem tolerado, sendo hoje praticamente a droga de escolha para tratamento tanto da amebíase intestinal quanto da hepática, nas doses de 500 a 800 mg, três vezes ao dia durante 7 a 10 dias. Nos casos mais graves, pode ser utilizado por via injetável. Em caso de falha terapêutica, aconselha-se associá-lo à emetina ou diidroemetina e antibióticos. O secnidazol tem sido usado em dose única de 30 mg/kg de peso para adultos.

No caso de portadores assintomáticos ou de colites não disentéricas, são indicados os medicamentos de ação direta na luz intestinal, como o teclosan e etofamida, e, em muitos casos, torna-se necessário repetir o tratamento. A OMS, em sua resolução de 1997 do México, não recomenda o tratamento de indivíduos parasitados pela *E. díspar*. No entanto, devido à dificuldade de distinção entre essas duas espécies, recomenda-se o tratamento com fármacos de ação luminar, como os já citados aqui.

Blastocystis sp.

Apesar do *Blastocystis* ter sido primeiramente descrito há mais de 100 anos, pouco ainda se conhece da sua patogenicidade, diversidade genética, número de hospedeiros e tratamento.

Blastocystis é um organismo unicelular frequentemente encontrado no trato intestinal de humanos e muitos outros animais em todo o mundo. Muito pouco é conhecido de sua biologia e bioquímica. Organelas e estruturas de função e composição desconhecidas estão presentes no parasito, existindo ainda muita controvérsia a respeito de sua taxonomia e patogenia. Sua classificação é ainda objeto de debate, mas atualmente está alocado no filo Ciliophora, reino Stramenopila, subfilo Opalinata, Classe Blastocystea, Ordem Blastocystida, Família Blastocystidae, Gênero *Blastocystis*.

Quanto à espécie, estudos filogenéticos têm demonstrado que *Blastocystis* de humanos e de animais podem ser divididos em pelo menos 12 espécies. Humanos podem ser infectados por espécies de mamíferos, primatas, roedores e aves. Contudo estudos epidemiológicos têm relatado um tipo de genótipo (subtipo 3) infectando mais frequentemente o homem, podendo representar o único genótipo de origem humana.

A morfologia geral é influenciada por fatores extrínsecos como alterações osmóticas, presença de drogas e metabolismo, sendo descritas até o momento as formas: vacuolar, multivacuolar, avacuolar, granular, ameboide e cística. Na Figura 15.8 são apresentadas as formas vacuolares e granulares comumente encontradas em culturas e exames de fezes.

Vários ciclos de vida têm sido propostos, mas não validados experimentalmente. Muitas são as especulações a respeito da forma de reprodução de *Blastocystis*, contudo sem confirmação científica. Desta forma o tipo de reprodução consenso para este parasito é fissão binária.

Os mecanismos de trasmissão não estão totalmente definidos. Contudo a transmissão por ingestão de água e alimentos contamidos pelo parasito parece ser frequente. Os cistos, por sua resistência osmótica e a desinfetantes, são os principais candidatos à contaminação do ambiente.

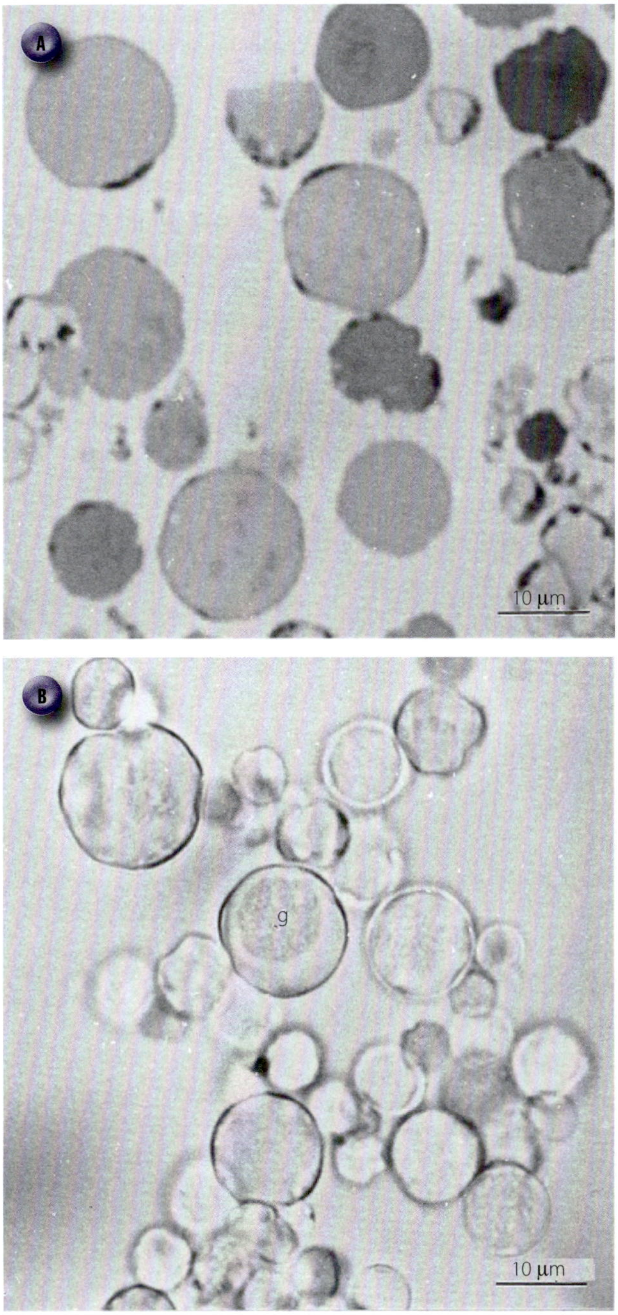

FIGURA 15.8. Forma vacuolar **(A)** e granular **(B)** típicas de *Blastocystis* presente em cultura celular. (Adaptado de Stenzel e Boreham, 1996.)

Várias espécies de animais apresentam-se infectados com *Blastocystis*. Contudo o potencial zoonótico deste parasito é especulativo, havendo possibilidade de animais domésticos contribuírem para a manutenção e disseminação da infecção. Depois da ingestão dos cistos ocorre o desencistamento no intestino grosso e o parasito se desenvolve para a forma vacuolar. Por motivos ainda não conhecidos a forma vacuolar encista e é elimada juntamente com as feses.

A prevalência de *Blastocystis* em países desenvolvidos é de 1,5-10% enquanto em países em desenvolvimento é de 30-50%. Infecções com *Blastocystis* ocorrem em indivíduos imunocompetentes e imunocomprometidos. Pouco é conhecido sobre os mecanismos envolvidos no estabelecimento de infecções sintomáticas e assintomáticas, existindo dúvidas ainda quanto ao potencial patogênico do *Blastocystis*. Os sintomas frequentemente relatados são diarreia, descon-

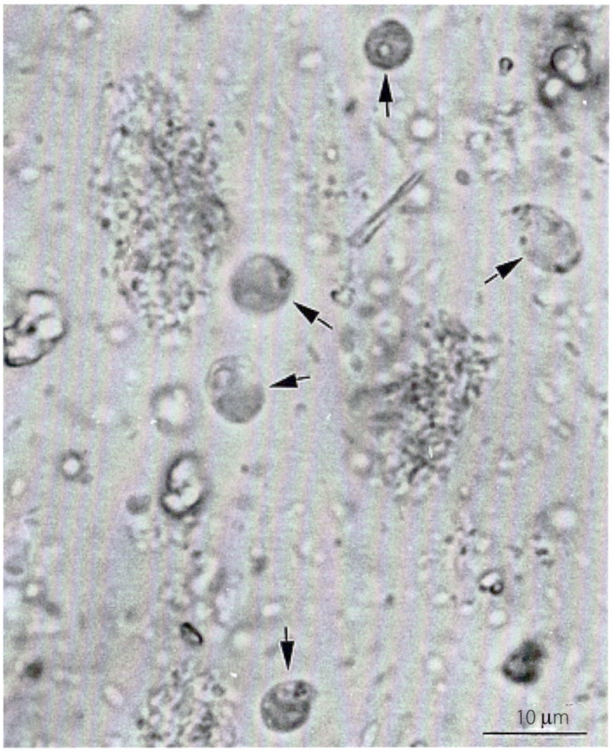

FIGURA 15.9. Formas vacuolares e multivacuolares pequenas de *Blastocystis*, presentes em material fecal. (Adaptado de Stenzel e Boreham, 1996.)

Tabela 15.2
Características Diagnósticas das Diferentes Formas de *Blastocystis*

Forma	*Tamanho (µm)*	*Procedência*	*Vacúolo Central*	*Nº de Núcleos*	*Outras Características*
Vacuolar	2 a > 200	Cultura, fezes	Presente	1-4	Vacúolo central ocupa a maior parte do volume da célula
Granular	6,5-80	Cultura, fezes	Presente	1-4	Vacúolo central contendo material granular ocupa maior parte do volume da célula
Multivacuolar	5-8	Cultura, fezes	Ausente	1 ou 2	Múltiplos pequenos vacúolos
Avacuolar	5	Intestino, fezes	Ausente	1 ou 2	Formas intestinais vistas principalmente na colonoscopia. Raramente relatada
Ameboide	2,6-7,8	Cultura, fezes	Ausente	1 ou 2	Raramente relatada
Cística	3-10	Cultura, fezes	Ausente	1-4	Parede cística presente

forto e distenção abdominal e náuseas. Alguns trabalhos demonstraram associação de sintomas com a infecção por este protozoário, principalmente em indivíduos imunocomprometidos e transplantados. Forte associação entre a síndrome do intestino irritável e *Blastocystis* também foi encontrada, sugerindo responsabilidade deste protozoário na geração dos sintomas. Na ausência de evidências conclusivas da patogenia do *Blastocystis*, infecções assintomáticas por *Blastocystis* não devem ser tratadas. Em infecções sintomáticas, o tratamento é discutido, contudo, se justificado, a droga mais utilizada tem sido o metronidazol em esquema de 1 a 2 g por dia durante 5 a 10 dias. Relato recente de linhagens de *Blastocystis* exibindo resistência ao metronidazol, além de graus variáveis de sinais clínicos indica a importância de caracterização da amostra do parasito a fim de prever a resposta clínica e a necessidade de tratamento.

A infecção é diagnosticada por meio de exame microscópico do sedimento fecal obtido por diferentes técnicas de concentração. Na Tabela 15.2 são apresentadas algumas características das muitas formas deste parasito que podem ser diagnosticadas. Na Figura 15.9 podem ser observadas as formas vacuolar e multivacuolar em material fecal.

A profilaxia desta parasitose não está precisamente definida. No entanto, diante do conhecimento atual é razoável assumir a rota de contaminação oral-fecal como a mais provável na transmissão da infecção. Assim, medidas de engenharia e educação sanitárias, já contempladas neste capítulo, são recomendadas.

16

Amebas de Vida Livre

David Pereira Neves
Adriana Oliveira Costa

Introdução

Conforme foi mostrado no capítulo anterior, na superclasse Sarcodina, encontramos as diversas espécies de amebas. Neste capítulo estudaremos as amebas de vida livre, que apesar de não dependerem de um hospedeiro para sobreviver, são capazes de causar doenças em humanos. As principais são: *Naegleria fowleri, Balamuthia mandrillaris* e espécies do gênero *Acanthamoeba*. Estas espécies são denominadas amebas anfizoicas, devido à sua capacidade de viverem livremente no ambiente ou facultativamente como parasitas.

A suspeita de que amebas de vida livre poderiam causar infecções em humanos foi primeiramente levantada por Culbertson e cols. em 1958. Eles observaram o efeito citolítico de *Acanthamoeba* em uma cultura de células contaminada e induziram uma infecção encefálica em animais inoculados experimentalmente. A confirmação veio depois, pela descrição dos primeiros casos de infecção do sistema nervoso central (SNC) de humanos, na Austrália em 1965 e nos Estados Unidos em 1966. No Brasil, os relatos deste tipo de infecção ocorreram inicialmente na década de 1970. A partir desta época, um crescente número de casos passou a ser documentado em todo mundo.

As infecções por amebas de vida livre não se restringem ao SNC, mas podem também afetar a córnea, causando um grave processo infeccioso conhecido como ceratite amebiana, mais frequente em usuários de lentes de contato.

As amebas de vida livre podem ser encontradas nos mais diversos ambientes, tanto os naturais (rios, lagos, mares, solo e poeira) como artificiais (piscinas, água de abastecimento público, aparelhos de ar condicionado, sistemas de condução de água em unidades dentais e hospitalares). As infecções por estas amebas são relativamente raras. Até 2015, foram relatados cerca de 650 casos de infecção encefálica no mundo. No entanto, a alta mortalidade dos casos com envolvimento do SNC e o risco de perda da visão na ceratite amebiana ressaltam a necessidade de ampliar o conhecimento sobre estes protozoários.

Principais Espécies

As principais amebas de vida livre com importância clínica são:

- *Naegleria fowleri:* pertence à família Schizopyrenidae e é causadora da meningoencefalite amebiana primária, infecção fulminante que pode levar à morte em 3 a 7 dias.
- Gênero *Acanthamoeba*: pertence à família Acanthamoebidae e as espécies mais frequentes em infecções são *A. castellanii, A. culbertsoni, A. hatchetti, A. healyi, A. polyphaga, A. rhysodes, A. astronyxis* e *A. divionensis*. O diagnóstico destas amebas para as infecções humanas é dado como *Acanthamoeba* spp., sem designar a espécie, pelas dificuldades na caracterização morfológica. Duas doenças principais são atribuídas a *Acanthamoeba*: a encefalite amebiana granulomatosa e a ceratite por *Acanthamoeba*.
- *Balamuthia mandrillaris*: pertence à família Leptomyxidae. A espécie tem sido identificada em casos de encefalite amebiana granulomatosa.

Na proposta de classificação taxonômica mais atual, de Adl e cols. (2012), o gênero *Naegleria* pertence ao supergrupo Excavata: Discoba: Heterolobosea, enquanto *Acanthamoeba* e *Balamuthia* são posicionados no supergrupo Amoebozoa: Discosea: Longamoebia.

Morfologia e Biologia

Naegleria fowleri possui um ciclo de vida que compreende os estádios de cisto, trofozoíto ameboide e forma biflagelada. Os cistos são usualmente esféricos, com 8 a 12 µm de diâmetro, dupla parede com um ou dois poros e um único núcleo com nucléolo volumoso. Os trofozoítos (10 a 25 µm) são uninucleados e se multiplicam por divisão binária, movendo-se por emissão rápida de pseudópodes arredondados do tipo lobópodes (Figura 16.1). Em meios aquosos pode ocorrer a formação das formas biflageladas piriformes, que não se multiplicam.

N. fowleri é termofílica, sendo capaz de multiplicar-se em temperaturas de até 45ºC. Pode ser encontrada em fontes termais e piscinas aquecidas ou com cloração inadequada e muitos casos de infecção humana estão associados a banhos nestes locais.

Acanthamoeba e *Balamuthia* possuem ciclo com as formas de cistos e trofozoítos, ambos uninucleados com grande nucléolo. Os cistos de *Acanthamoeba* (10 a 25 μm de diâmetro) apresentam uma parede externa (ectocisto) e outra interna (endocisto), esta última com formato arredondado, oval, estrelado ou poligonal dependendo da espécie. Poros estão presentes e visíveis especialmente em pontos de junção das duas paredes. A principal característica dos trofozoítos de *Acanthamoeba* é a presença de pseudópodes finos e filamentosos, denominados acantopódios. Podem medir de 15 a 50 μm e apresentam o citoplasma vacuolizado, com um vacúolo contrátil destacado (Figura 16.1). São ativos em ambientes úmidos e aquosos, onde se multiplicam por divisão binária. Quando esgotados os nutrientes, em condições de dessecação, na presença de desinfetantes ou outras situações limitantes, ocorre o encistamento. Além de causar infecções no ser humano, as espécies de *Acanthamoeba* podem atuar como hospedeiras de bactérias patogênicas, como por exemplo, *Legionella* spp. O papel das amebas como possíveis veiculadoras deste e de outros agentes de doenças tem sido bastante pesquisado.

Os trofozoítos de *Balamuthia* têm em média 30 μm, podendo chegar a 60 μm e possuem pseudópodes alongados e achatados, distintos daqueles de formato espinhoso encontrados em *Acanthamoeba*. Os cistos (12-30 μm) são esféricos e à microscopia óptica, pode ser observada uma parede dupla sem poros e com a mais externa ondulada. No ambiente, *Balamuthia* é normalmente encontrada no solo.

Patogenia

Entre as infecções por amebas de vida livre observadas em humanos, a meningoencefalite amebiana primária causada por *N. fowleri* é a que apresenta progressão mais rápida, podendo resultar em morte dentro de 1 semana. Em geral a doença acomete indivíduos jovens e saudáveis que até alguns dias antes do início dos sintomas nadaram em lagoas ou piscinas. Acredita-se que os trofozoítos presentes na água penetram pela mucosa nasal, atravessando a placa cribiforme e progredindo pelo nervo olfatório até o encéfalo. A maioria dos diagnósticos é feita *post mortem* e os dados de necropsia indicam leptomeningite purulenta e lesões hemorrágico-necróticas em várias regiões do cérebro (Figura 16.1) e do bulbo olfatório. Nos tecidos são encontrados somente trofozoítos. Inicialmente o paciente pode desenvolver uma rinite, seguida de dores de cabeça, febre alta, rigidez na nuca, náusea, vômito, confusão mental e outros problemas neurológicos, evoluindo rapidamente para o coma e a morte.

Diferentemente da infecção encefálica por *N. fowleri*, a encefalite amebiana granulomatosa devido a *Acanthamoeba* ou *Balamuthia* é uma doença de curso prolongado, que pode durar de semanas a meses. Embora haja casos acometendo indivíduos imunocompetentes, a imunodepressão é o principal fator predisponente. A infecção via epitélio neuro-olfatório, parece ocorrer à semelhança do observado para *N. fowleri*. Porém, também é admitido que as amebas alcançam o SNC por disseminação hematogênica, a partir de sítios primários de colonização no trato respiratório ou de lesões cutâneas. Os hemisférios cerebrais apresentam-se edemaciados, com lesões hemorrágico-necróticas. O exame histopatológico pode mostrar áreas de infiltrado inflamatório granulomatoso e tanto trofozoítos quanto cistos são identificados nos tecidos. Os sinais e sintomas são similares aos observados na meningoencefalite amebiana primária.

A ceratite por *Acanthamoeba* resulta da infecção e da ulceração da córnea humana pelo protozoário. As amebas só invadem a córnea previamente lesada. Em usuários de lentes de contato, as pequenas lesões causadas pelo uso desse corretivo visual podem permitir a penetração das amebas, muitas vezes presentes em soluções salinas preparadas em casa ou na água de torneira, utilizadas para lavar as lentes. Lesões traumáticas por areia ou solo que contenham cistos também podem causar a doença. O processo inicial de invasão é mediado por proteínas de adesão na superfície dos trofozoítos, as quais interagem com glicoproteínas do epitélio da córnea, facilitando a ação de proteases liberadas pela ameba. Os trofozoítos podem se encistar no tecido, o que pode dificultar o tratamento. Dor intensa, fotofobia, conjuntiva inflamada e o típico infiltrado inflamatório em forma de anel são os principais sinais e sintomas da infecção. Se não tratada a infecção pode levar à perfuração da córnea, diminuição ou perda da visão e até a necessidade de enucleação (retirada do olho).

Diagnóstico

A suspeita clínica da meningoencefalite ou encefalite granulomatosa por amebas de vida livre é difícil de ser estabelecida. Devem ser considerados os sintomas, o histórico de doença debilitante, de imunodepressão ou de banhos recentes em lagoas ou piscinas. A confirmação laboratorial pode ser realizada pela identificação de trofozoítos no LCR por exame direto a fresco. Este material pode ainda ser inoculado em meio Agar não nutriente semeado com bactérias (*Escherichia coli* ou *Enterobacter aerogenes*) e incubado a 37ºC, o que permite a multiplicação e identificação dos protozoários. O cultivo também pode ser feito com amostras de biópsia do tecido cerebral, porém *Balamuthia* só cresce em cultivos celulares. As amostras podem ser examinadas após coloração por hematoxilina-eosina ou por outras técnicas como ácido periódico de Schiff, Gomori e calcoflúor White, este último possibilitando a evidenciação de cistos de *Acanthamoeba* por fluorescência. Outras opções para o diagnóstico são as técnicas imuno-histoquímicas e a reação em cadeia da polimerase (PCR).

Na ceratite amebiana, usuários de lentes de contato são o principal grupo de risco. A presença de ulcerações na córnea e o infiltrado em anel sugerem a infecção. Em alguns casos, a doença pode ser confundida com ceratite fúngica ou viral, que tem sinais semelhantes à causada pela ameba. Muitas vezes, a falta de resposta ao tratamento para outros agentes é que determina a suspeita de *Acanthamoeba*. O diagnóstico de certeza é a identificação de cistos ou trofozoítos do parasito em material de raspado

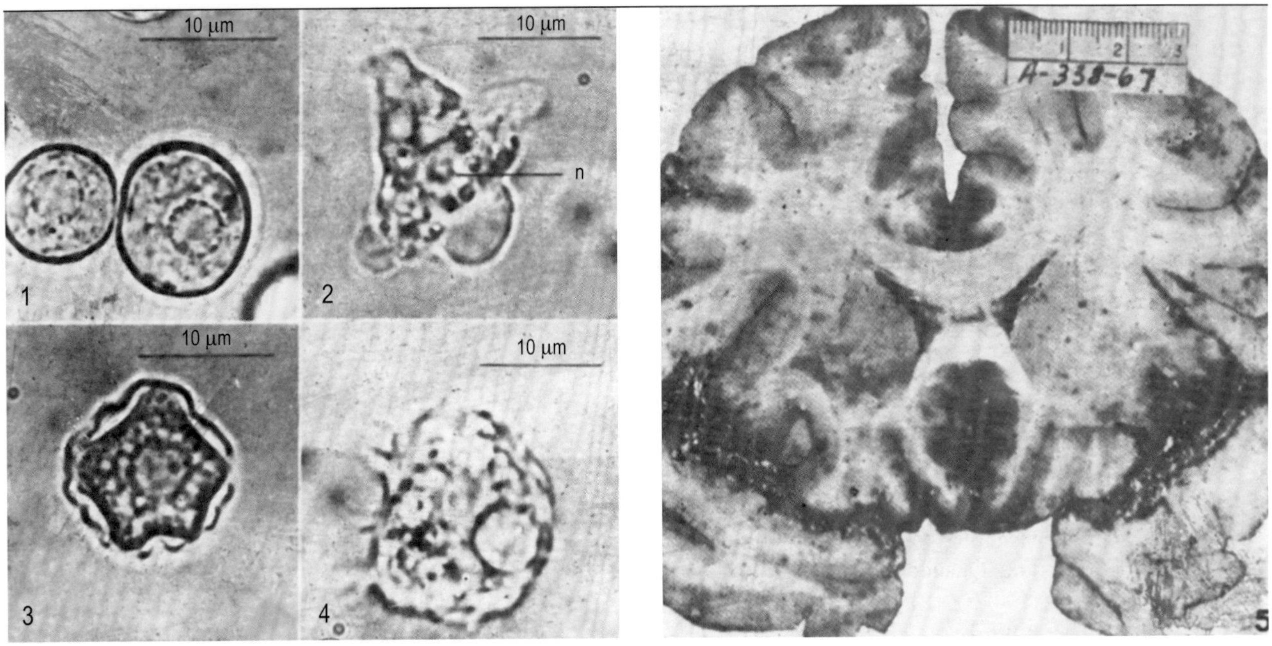

FIGURA 16.1. Amebas de vida livre: (1) cisto de *Naegleria*; (2) trofozoíto de *N. gruberi* (n = núcleo); (3) cisto de *Acanthamoeba polyphaga*; (4) trofozoíto desta espécie (Fotos 1, 2, 3 e 4 segundo Franke e cols. J Parasitol, 1982;68:1); (5) corte de cérebro humano mostrando necrose hemorrágica causada por *Naegleria*. (Foto gentilmente cedida por Mosby Co. Medical Parasitol, 1981.)

de córnea ou biópsia, usando as colorações e outras técnicas citadas anteriormente. O cultivo em Agar não nutriente também é usado, devendo a cultura ser incubada a 28°C. Recentemente, a microscopia confocal vem sendo utilizada no diagnóstico da ceratite amebiana. É uma técnica menos invasiva que permite a visualização dos parasitos *in vivo*.

Terapêutica e Profilaxia

Nos poucos casos de diagnóstico e tratamento bem-sucedido de infecções do SNC, medicamentos com algum efeito foram anfotericina B, miconazol, rifampicina, pentamidina, azitromicina, fluconazol, flucitosina e miltefosina, associando-se dois ou mais fármacos. A via de administração pode ser oral, endovenosa ou intratecal, dependendo do medicamento.

Na ceratite amebiana, o diagnóstico tardio costuma ser um grande problema, pois quando as amebas invadem o estroma da córnea, o tratamento é mais demorado. Os medicamentos mais indicados são as biguanidas (poli-hexametileno de biguanida e cloro-hexidina), utilizadas em combinação com as diaminas (isotianato de propamidina e hexamidina) ou neomicina, todos de uso tópico. Corticoides podem usados para diminuir a inflamação e parecem favorecer o desencistamento e a ação mais eficaz dos fármacos. Porém, como podem levar à multiplicação dos trofozoítos e ao aumento da lesão, sua utilização é controversa.

Na profilaxia das infecções do SNC, é difícil determinar medidas para evitar o contato com as amebas de vida livre, pois elas são ubíquas. No caso de *Naegleria*, recomenda-se manter a cloração adequada das piscinas e evitar submergir a cabeça nos banhos em lagoas ou fontes termais. Em países onde foram documentados surtos, é realizado o monitoramento das amebas nas coleções aquáticas. A prevenção da ceratite por *Acanthamoeba* deve levar em conta os cuidados higiênicos com lentes de contato, que não devem ser lavadas em água de torneira ou em soluções salinas antigas. Recomenda-se também não as usar ao entrar em piscinas, no chuveiro ou no mar.

Outras Amebas de Vida Livre

Recentemente, amebas do gênero *Sappinia*, encontradas naturalmente na água, no solo e nas fezes de ruminantes, foram identificadas em lesão cerebral de um paciente imunocompetente. Apesar de ser o único descrito até o momento, este caso alerta para a possibilidade de uma maior variedade de amebas de vida livre causar infecções graves no ser humano.

Outra espécie relevante é *Entamoeba moshkovskii*, encontrada normalmente em esgotos, estações de tratamento e outras coleções de água. Sua morfologia é idêntica à das amebas do trato intestinal humano *Entamoeba histolytica* e *E. dispar*. Por isto, pode ser usada como modelo para aulas práticas, sendo mantida em cultura à temperatura ambiente. Alguns estudos recentes sugerem que *E. moshkovskii* poderia infectar humanos, pois tem sido identificada por técnicas de PCR em fezes de alguns indivíduos. Até o momento, não há comprovação de que seja patogênica.

17

Plasmodium – Malária

Érika Martins Braga
Cor Jesus Fernandes Fontes

Introdução

Apesar de muito antiga e da intensificação das medidas de controle/eliminação da doença nos últimos anos, a malária continua sendo um dos principais problemas de saúde pública mundial. Estima-se que a doença afete cerca de 230 milhões de pessoas em áreas tropicais e subtropicais do planeta, resultando em aproximadamente 400 mil mortes a cada ano, na grande maioria crianças.

Também conhecida como paludismo, febre palustre, impaludismo, maleita ou sezão, o caráter intermitente e exclusivo da malária já estava presente em escritos chineses de 3000 a.C, nas tábuas mesopotâmicas (2000 a.C.) e em escrituras Vedas na Índia (1800 a.C.). A malária foi primeiramente citada na era pré-Cristã, por Hipócrates. Foi ele quem descreveu as suas características de ocorrência sazonal e de febre com padrão paroxístico e intermitente. Entretanto, foi somente no início do século XIX que o termo malária teve origem. Escritores italianos defendiam a tese de que a doença era causada por vapores nocivos exalados dos pântanos tiberianos, designando-a *mal aria*, cujo sentido literal é *mau ar*. Apenas em 1880, um médico francês, Charles Louis Alphonse Laveran, conseguiu observar organismos em movimento ao examinar, a fresco, o sangue de um paciente com malária. A descoberta de que a malária era uma hemoparasitose foi posteriormente confirmada por Gerhardt, em 1884, que conseguiu reproduzir a doença a partir de transfusão de sangue infectado. Em 1885, Golgi e cols. descreveram o ciclo assexuado do parasito (por isso denominado ciclo de Golgi) e, em 1891, a morfologia dos parasitos sanguíneos foi demonstrada por meio do método de esfregaços corados, desenvolvido por Romanowsky. A transmissão, no entanto, só foi conhecida numa sucessão de descobertas. Em 1894, Manson, ao estudar a transmissão de *Wuchereria bancrofti* por mosquitos, aventou a hipótese de que os mesmos poderiam ser os transmissores da malária. Ronald Ross, trabalhando na Índia em 1897, descobriu oocistos no estômago de mosquitos que haviam se alimentado em um paciente com malária. No ano seguinte, e ainda na Índia, Ross conseguiu transmitir a malária aviária, transferindo o plasmódio de ave a ave por meio de mosquitos do gênero *Culex*. Esses estudos permitiram que os pesquisadores italianos Grassi, Bastianelli e Bignami, em 1898 e 1899, tivessem a glória de descrever o desenvolvimento completo, em anofelinos, das três espécies de plasmódios humanos.

A partir do conhecimento do ciclo de vida do parasito, diferentes estratégias de ataque à doença foram propostas, visando à interrupção de sua transmissão. Entre elas destaca-se o Programa de Erradicação da Malária, proposto em 1955 pela Organização Mundial de Saúde (OMS), centrado principalmente em ações verticais, incluindo a borrifação de paredes com inseticida de ação residual (DDT) e o tratamento em massa de indivíduos sintomáticos, com um antimalárico de baixa toxicidade (cloroquina). Este esforço mundial para erradicar a doença, apesar de bem-sucedido em vários países do mundo, apresentou efeito limitado em extensas regiões da África, da Ásia e da América do Sul, incluindo a Amazônia brasileira. Todavia, a emergência da resistência de parasitos aos antimaláricos e as limitações do uso de inseticidas, associadas ao panorama político-econômico mundial, desencadearam um agravamento da situação epidemiológica da malária. O reconhecimento deste panorama fez com que a estratégia de enfrentamento do problema fosse modificada ao longo dos anos. Atualmente a OMS possui um plano de ação, denominado Estratégia Global de Controle da Malária, o qual enfatiza o diagnóstico precoce e o tratametno adequado da doença, por meio da integração das atividades de controle às atividades dos serviços gerais de saúde, reconhecendo as especificidades locais de cada situação a ser enfrentada. De fato, de acordo com as últimas estimativas, a OMS relata redução significativa na incidência e na mortalidade da doença entre os anos de 2010 e 2017 (redução de 18% e 28%, respectivamente).

Agente Etiológico

Os parasitos causadores de malária pertencem ao filo Apicomplexa, família *Plasmodiidae* e ao gênero *Plas-*

modium. Atualmente são conhecidas centenas de espécies causadoras de malária em diferentes hospedeiros vertebrados. Quatro espécies parasitam exclusivamente o ser humano: *Plasmodium falciparum, Plasmodium vivax, Plasmodium malariae* e *Plasmodium ovale*. Este último apresentando duas subespécies, *Plasmodium ovale wallickeri* e *Plasmodium ovale curtisi*, ambas com ocorrência em regiões restritas do continente africano.

Recentemente, outra espécie, o *Plasmodium knowesi*, tem sido associada a casos clínicos de malária no continente asiático. Esta espécie encontra-se intimamente associada a regiões de florestas, sendo seus principais hospedeiros vertebrados as espécies *Macaca fascicularis* e *Macaca nemestrina*. O número crescente de casos de malária por esta espécie pode ser atribuído ao uso de ferramentas moleculares para detecção da infecção, mas também às mudanças ambientais como o desmatamento acelerado aumentando a exposição humana aos vetores.

Etiologia

Ciclo Biológico dos Plasmódios Humanos

- Hospedeiro Vertebrado – Humanos

A infecção malárica inicia-se quando esporozoítos infectantes são inoculados pelo inseto vetor em seus hospedeiros vertebrados. Os esporozoítos são móveis, apesar de não apresentarem cílios ou flagelos. Essa mobilidade está intimamente associada a proteínas de superfície do parasito, como é o caso das proteínas circum-esporozoíto (CS) e da proteína adesiva relacionada com a trombospondina (TRAP), essenciais para a invasão das células hospedeiras. Durante um repasto sanguíneo infectante, poucos esporozoítos são inoculados na derme do hospedeiro e cerca de 1 hora após a infecção, aproximadamente 70% dos esporozoítos presentes na derme atingem os vasos sanguíneos e 30% alcançam os vasos linfáticos. A maioria dos esporozoítos drenados para os vasos linfáticos termina sua jornada em linfonodos proximais, onde são destruídos ou se desenvolvem parcialmente em formas exoeritrocíticas. Os esporozoítos de *Plasmodium* podem atravessar células hospedeiras sem nelas se desenvolverem. Isto propicia a sua migração por diferentes células, antes que ocorra a infecção de um hepatócito, com consequente formação de um vacúolo parasitóforo. A especificidade da célula-alvo também sugere a participação de moléculas do parasito e de receptores específicos na superfície do hepatócito. Várias evidências experimentais demonstram que a proteína CS participa ativamente deste processo. Uma região altamente conservada dessa molécula (região II) liga-se a proteoglicanos contendo cadeias heparan-sulfato na superfície dos hepatócitos, possibilitando a invasão. Uma hipótese aventada para explicar a chegada do parasito ao hepatócito é a de que o esporozoíto, pela sua capacidade de migrar por diferentes células, atravesse as células de Kupffer ou mesmo células endoteliais, passando pelo espaço de Disse, até atingir os hepatócitos. Para isso, o *Plasmodium* utiliza proteínas formadoras de poros como por exemplo, a proteína de esporozoíta essencial para a travessia celular 1 (SPECT1), e a proteína semelhante à perforina (PLPs). Recentemente, foi demosntrado que o fenótipo migratório ou invasivo dos esporozoítos é dependente da conformação da proteína CS. Quando o domínio C-terminal da proteína está exposto, o esporozoíto apresenta um fenótipo migratório e quando este domínio está mascarado pela porção N-terminal da proteína, o esporozoíto apresenta a capacidade de invadir células. Essa particularidade é importante tanto para o desenvolvimento dos esporozoítos no inseto vetor quanto para o hospedeiro vertebrado.

Após invadir o hepatócito, os esporozoítos se diferenciam em trofozoítos pré-eritrocíticos. Estes se multiplicam por reprodução assexuada do tipo *esquizogonia*, dando origem aos esquizontes teciduais e posteriormente a milhares de merozoítos que invadirão os eritrócitos. Foi demonstrado que os merozoítos formados durante a fase exoeritrocítica são liberados do fígado para a circulação sanguínea por meio de estruturas vesiculares denominadas *merossomos* e não por ruptura direta do hepatócito infectado. Esses merossomos se deslocam para os sinusoides hepáticos garantindo a liberação de merozoítos vivos diretamente na circulação sanguínea. Acredita-se que os merozoítos no interior dos hepatócitos consumam o cálcio intracelular e, assim, inibam a exposição de fosfatidilserina na superfície dessas células, prevenindo-as da destruição pelas células de Kupffer e outras células fagocíticas presentes nos sinusoides hepáticos. Esta primeira fase do ciclo é denominada exoeritrocítica, pré-eritrocítica ou tissular e, portanto, precede o ciclo sanguíneo do parasito.

O desenvolvimento nas células do fígado requer aproximadamente 1 semana para o *P. falciparum* e o *P. vivax* e cerca de 2 semanas para o *P. malariae*. Nas infecções por *P. vivax* e *P. ovale*, alguns esporozoítos dão origem, após invadir os hepatócitos, a formas dormentes denominadas hipnozoítos (do grego *hypnos*, sono). Estes hipnozoítos são responsáveis pelas recaídas tardias da doença, que ocorrem após períodos variáveis de incubação, em geral dentro de 45 a 90 dias, para a maioria das cepas de *P. vivax*, podendo prolongar-se por 6 meses ou mais. Os fatores determinantes da reativação dos hipnozoítos ainda não são esclarecidos. Entretanto, tem sido demonstrado que as populações de *P. vivax* emergentes de hipnozoítos geralmente diferem das populações do primeiro episódio de malária. Portanto, a ativação de populações heterólogas são a causa mais comum da primeira recaída em pacientes com malária por *P. vivax*. Além disso, tem sido proposto que infecções bacterianas ou parasitárias concomitantes, mas não infecções virais, possam gerar produtos inflamatórios capazes de ativar as formas latentes. As recaídas são, portanto, ciclos pré-eritrocíticos e eritrocíticos consequentes da esquizogonia tardia de parasitos dormentes no interior dos hepatócitos.

O *ciclo eritrocítico* inicia-se quando os merozoítos tissulares invadem os eritrócitos. A invasão dos eritrócitos pelo parasito envolve três diferentes etapas: (i) interações iniciais que causam deformação eritrocitária, (ii) interações apicais e invasão e (iii) uma fase final de recuperação celular. Duas famílias de proteínas estão envolvidas na interação merozoíto-eritrócito: a RBL (proteínas que se ligam à reticulócitos,"*reticulocyte-binding ligand*") e a EBL (proteínas que se ligam à eritrócitos, "*erythrocyte-binding ligand*"). A interação inicial resulta de ligações de baixa afinidade entre as proteínas de superfície de merozoítos (MSPs) e receptores eritrocitários ainda não completamente identificados. Para o *P. falciparum,* os principais receptores são as glicoforinas (glicoproteínas presentes no eritrócito) e, para o *P. vivax*, a glicoproteína do grupo sanguíneo Duffy. Além disso, o *P. vivax* invade apenas reticulócitos, enquanto o *P. falciparum* invade hemácias de diferentes graus de maturação. Já o *P. malariae* invade preferencialmente hemácias maduras. Essas características têm implicações diretas sobre as parasitemias verificadas nas infecções causadas pelas diferentes espécies de plasmódios. É importante mencionar que a infecção por *P. vivax* também pode ocorrer em indivíduos Duffy negativos. De fato, foi demonstrado que a proteína PvRBP2b (proteína 2b ligante de reticulócitos, "*P. vivax reticulocyte-binding protein 2b*") se liga ao receptor 1 da transferrina (TfR1), um receptor de superfície abundantemente expresso em uma variedade de células de mamíferos, incluindo reticulócitos, responsável por manter a homeostase do ferro. TfR1 é perdido durante o processo de maturação dos reticulócitos e, portanto, ausente na superfície das hemácias. Este fato possivelmente explica a invasão específica de reticulócitos por merozoítos de *P. vivax*. O desenvolvimento intraeritrocítico do parasito dá-se por esquizogonia, com consequente formação de merozoítos que invadirão novos eritrócitos. Depois de algumas gerações de merozoítos sanguíneos, ocorre a diferenciação em estágios sexuados, os gametócitos, que não mais se dividem e que seguirão o seu desenvolvimento no mosquito vetor, dando origem aos esporozoítos. O pico de produção de gametócitos na circulação sanguínea é observado tardiamente nas infecções por *P. falciparum* enquanto em infecções por *P. vivax*, *P. malariae* e *P. ovale* as formas sexuadas podem ser verificadas logo após as primeiras esquizogonias sanguíneas.

O ciclo sanguíneo se repete sucessivas vezes, a cada 48 horas, nas infecções pelo *P. falciparum, P. vivax* e *P. ovale*, e a cada 72 horas, nas infecções pelo *P. malariae.* A fonte de nutrição de trofozoítos e esquizontes sanguíneos é a hemoglobina, porém alguns componentes metabólicos necessários ao seu desenvolvimento são procedentes do plasma: glicose, metionina, biotina, certas purinas e pirimidinas, fosfato e ácido paraminobenzoico (PABA). A ingestão da hemoglobina faz-se por uma organela especializada, o citóstoma. A digestão ocorre dentro de um vacúolo digestivo, com a formação do *pigmento malárico*, ou *hemozoína*, que consiste em monômeros ou dímeros de ferriprotoporfiria IX (heme), metamoglobina e proteínas plasmodiais. Após o término da esquizogonia e o rompimento das hemácias parasitadas, o pigmento malárico acumulado no citoplasma do eritrócito é liberado no plasma e posteriormente fagocitado pelas células de Kupffer no fígado ou pelos macrófagos do baço e de outros órgãos (Figura 17.1).

• Hospedeiro Invertebrado – Inseto

Durante o repasto sanguíneo, a fêmea do anofelino ingere as formas sanguíneas do parasito, mas somente os gametócitos serão capazes de evoluir no inseto, dando origem ao *ciclo sexuado* ou *esporogônico*. No intestino médio do mosquito, fatores como temperatura inferior a 30ºC e aumento do pH por baixa pressão de CO_2 estimulam o processo de gametogênese (gametócitos se transformam em gametas extracelulares) poucos minutos após a ingestão do sangue. O gametócito feminino transforma-se em macrogameta e o gametócito masculino, por um processo denominado exflagelação, dá origem a oito microgametas. Em 20-30 minutos, um microgameta fecundará um macrogameta, formando o ovo ou zigoto. Dentro de 24 horas após a fecundação, o zigoto passa a movimentar-se por contrações do corpo, sendo denominado oocineto. Este atravessa a matriz peritrófica (membrana que envolve o alimento) e atinge a parede do intestino médio, onde se encista na camada epitelial do órgão, passando a ser chamado oocisto. Inicia-se então o processo de divisão esporogônica e, após um período de 9 a 14 dias, ocorre a ruptura da parede do oocisto, sendo liberados os esporozoítos formados durante a esporogonia. Estes serão disseminados por todo o corpo do inseto pela hemolinfa, até atingir as células das glândulas salivares. Esses esporozoítos atingirão o canal central da glândula e ingressarão no ducto salivar para serem injetados no hospedeiro vertebrado, juntamente com a saliva, durante um novo repasto sanguíneo infectante (Figura 17.1).

Hábitat

O hábitat varia para cada fase do ciclo dos plasmódios humanos. No hospedeiro vertebrado, as formas infectantes, os esporozoítos, atravessam células na derme e circulam brevemente na corrente sanguínea. Na etapa seguinte o parasito se desenvolve no interior do hepatócito e, posteriormente, nos eritrócitos.

No inseto vetor, as diferentes formas evolutivas desenvolvem-se sucessivamente no interior da matriz peritrófica, no epitélio médio, na hemolinfa e nas glândulas salivares.

Transmissão

A transmissão natural da malária ao hospedeiro vertebrado dá-se quando as fêmeas de mosquitos (gênero *Anopheles*), parasitadas com esporozoítos em suas glândulas salivares, inoculam essas formas infectantes durante o repasto sanguíneo. As fontes de infecção humana para os mosquitos são pessoas doentes, ou mesmo indivíduos assintomáticos, que albergam formas sexuadas do parasito (gametóforo). Primatas não humanos podem funcionar como reservatórios de *P. malariae*. Atualmente, *P. knowlesi* vem sendo considerada a quinta espécie de plasmódio sendo capaz de infectar naturalmente o ser humano. Entretanto, trata-se de uma zoonose que requer a participação de símios frequentemente encontrados em florestas no sudeste asiático. Os mosquitos envolvidos na transmissão natural da malária serão abordados no Capítulo 43.

Apesar de infrequente, a infecção malárica pode ser transmitida acidentalmente por transfusão sanguínea. A infecção congênita, também incomum, pode ocasionar consequências graves para o feto ou recém-nascido. Nestes casos, o ciclo exoeritrocítico não é observado.

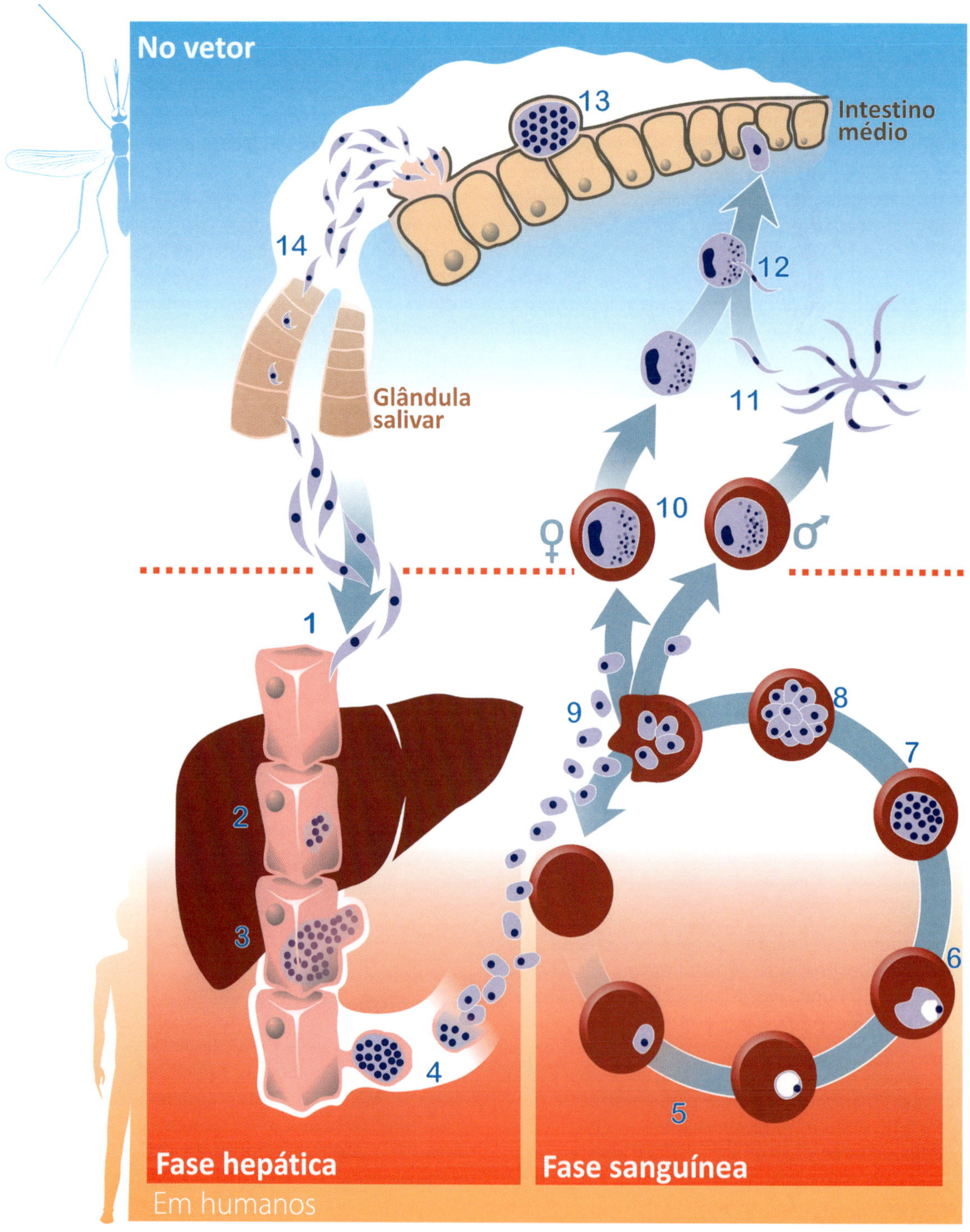

FIGURA 17.1. Ciclo do *Plasmodium*. Em humanos: esporozoítos infectantes são inoculados pelo inseto vetor (1). Após a invasão do hepatócito, os esporozoítos se diferenciam em trofozoítos pré-eritrocíticos (2) que se multiplicam por reprodução assexuada do tipo esquizogonia, dando origem aos esquizontes teciduais (3) e posteriormente a milhares de merozoítos que serão liberados do fígado para a circulação sanguínea por meio de vesículas denominadas merossomos (4). Após invadir os eritrócitos, os merozoítos transformam-se em trofozoítos jovens (5) e posteriormente em trofozoítos maduros (6). O desenvolvimento intra-eritrocítico do parasito dá-se por esquizogonia, com consequente formação de esquizontes (7 e 8) dando origem aos merozoítos (9) que invadirão novos eritrócitos. Depois de algumas gerações de merozoítos sanguíneos, ocorre a diferenciação em estágios sexuados, os gametócitos (10). No vetor: somente os gametócitos serão capazes de evoluir no inseto, dando origem ao ciclo sexuado ou esporogônico. O gametócito masculino, por um processo denominado exflagelação, dá origem a oito microgametas (11) e o gametócito feminino transforma-se em macrogameta (12). Cada microgameta fecundará um macrogameta, formando o ovo ou zigoto que é móvel e atinge a parede do intestino médio, encistando-se na camada epitelial do órgão, passando a ser chamado oocisto (13). Inicia-se então o processo de divisão esporogônica e, após a ruptura da parede do oocisto, os esporozoítos formados são liberados e atingirão as células das glândulas salivares do mosquito (14). Neste ciclo não são representados os hipnozoítos presentes nas infecções por *P. vivax* e *P. ovale*. (Desenho de Daniel Coscarelli, Mestre pelo Programa de Pós-graduação em Parasitologia – ICB/UFMG, 2010.)

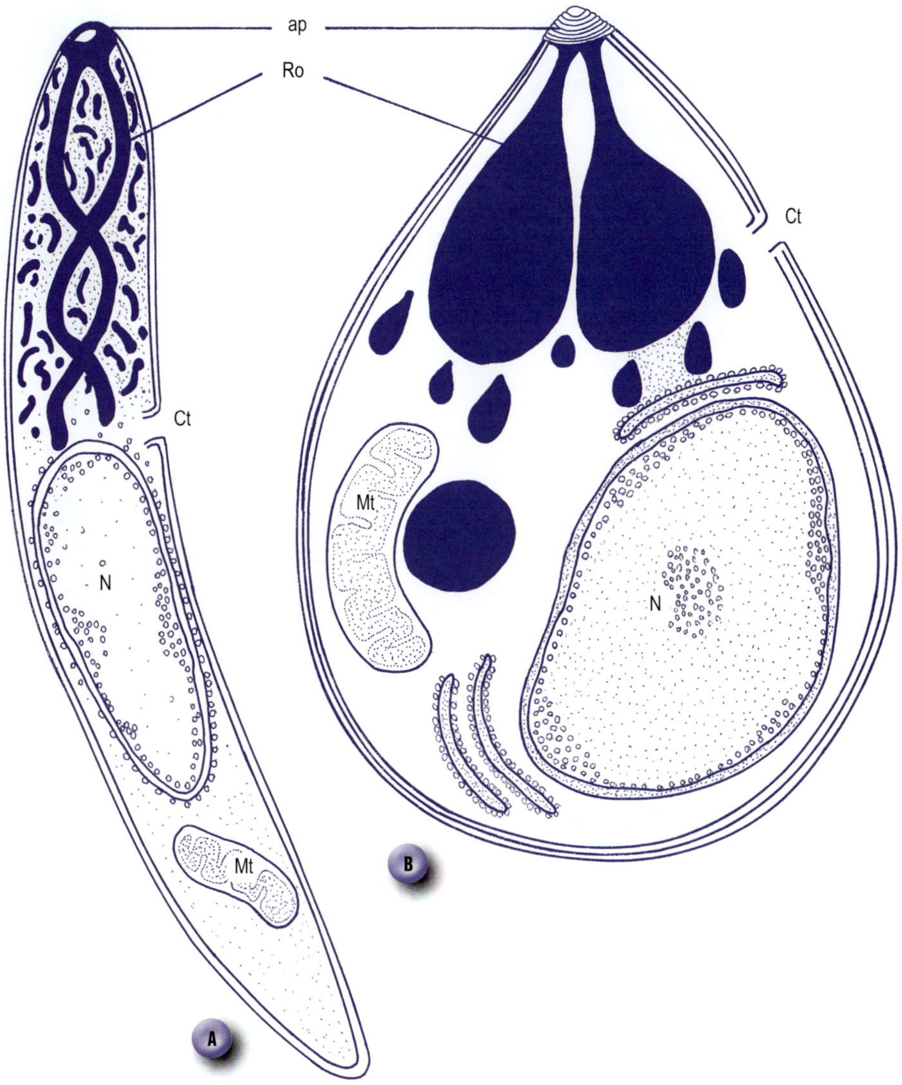

FIGURA 17.2. Desenho esquemático de um esporozoíto **(A)** e de um merozoíto **(B)**, evidenciando as principais estruturas. Ro: roptrias; Ap: anel polar, Ct: citóstoma; N: núcleo; Mt: mitocôndria. (Desenho de Andrea Alves de Azevedo, monitora da Disciplina Parasitologia, ICB/UFMG, 1999.)

Morfologia

Os plasmódios variam individualmente em tamanho, forma e aparência, de acordo com o seu estágio de desenvolvimento e com suas características específicas. As formas evolutivas extracelulares, capazes de invadir as células hospedeiras (esporozoítos, merozoítos, oocineto), possuem um complexo apical formado por organelas conhecidas como roptrias e micronemas (típicas do filo Apicomplexa), diretamente envolvidas no processo de interiorização celular. À microscopia eletrônica, estas formas do parasito apresentam uma membrana externa simples e uma membrana interna dupla, que é fenestrada e incompleta, principalmente na extremidade anterior, onde está localizado o complexo apical (Figura 17.2). Este está ausente nas formas intracelulares (trofozoítos, esquizontes e gametócitos).

- **Esporozoíto:** é alongado, medindo cerca de 11 µm de comprimento por 1 µm de largura e apresenta núcleo central único. Sua estrutura interna é semelhante nas diferentes espécies de plasmódio. Sua membrana é formada por duas camadas sendo a mais externa formada principalmente pela proteína CS, a qual participa de diversas interações celulares durante o ciclo vital do parasito.
- **Forma exoeritrocítica:** após a penetração do esporozoíto no hepatócito, ocorre a perda das organelas do complexo apical e o parasito se torna arredondado. Esta forma é chamada trofozoíto e após sucessivas divisões celulares dará origem ao esquizonte tissular (ou criptozoíto), composto por uma massa citoplasmática e milhares de núcleos filhos. O seu tamanho varia de 30 a 70 µm de diâmetro e isto provoca aumento do tamanho do hepatócito infectado. O número de merozoítos formados

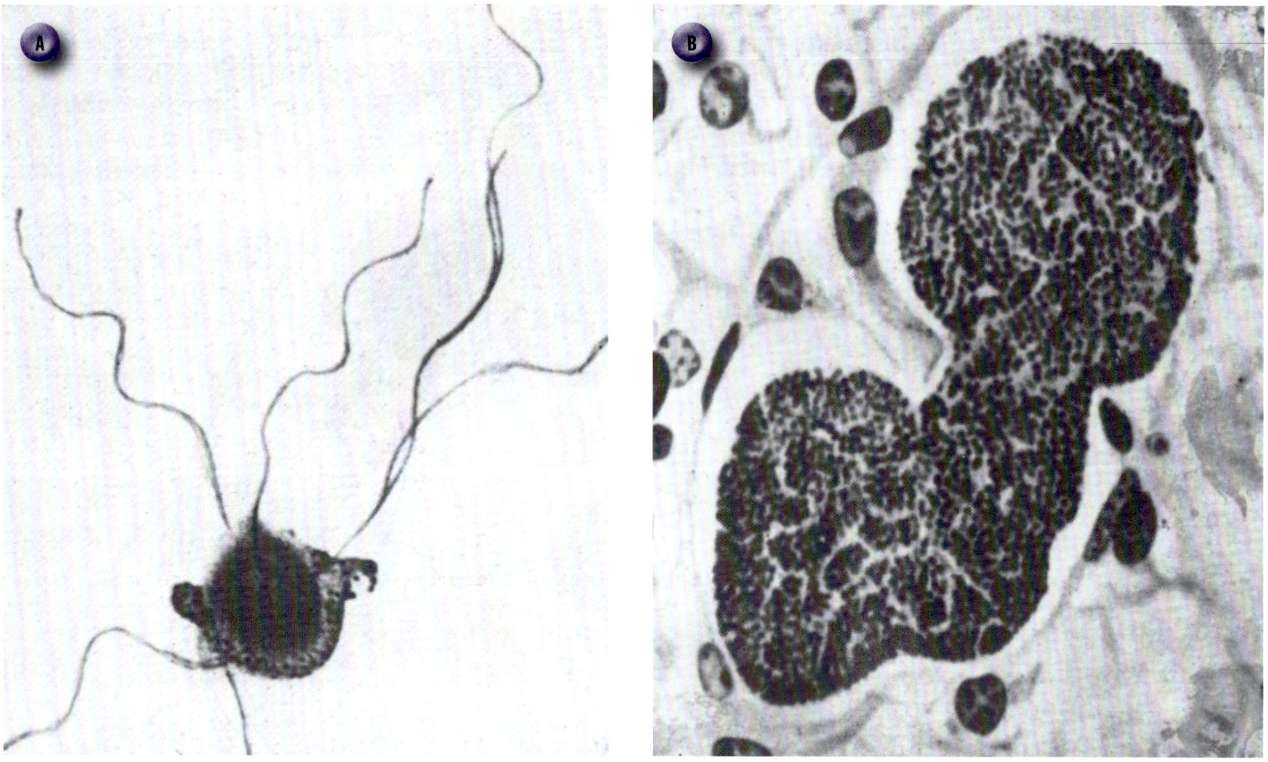

FIGURA 17.3. Detalhes do ciclo biológico do *Plasmodium*: (1) Exflagelação de microgametócito de *P. malariae* no estômago do transmissor (*Anopheles*), para liberação de microgametas; (2) esquizonte pré-eritrócito de *P. falciparum*, no hepatócito. (Segundo Short e cols. Trans R Soc Trop Med Hyg 1951;44.)

varia entre as espécies de plasmódios humanos, mas é, em geral, acima de 10.000 parasitos (Figura 17.3B).

- **Merozoíto:** independente da sua origem, se pré-eritrocítica ou sanguínea, os merozoítos são células similares e capazes de invadir somente hemácias. Estruturalmente, assemelham-se aos esporozoítos, sendo, porém menores e arredondados, com 1 a 5 μm de comprimento por 2 μm de largura e tendo uma membrana externa composta por três camadas.
- **Formas eritrocíticas:** compreendem os estágios de trofozoítos jovem, trofozoíto maduro, esquizonte e gametócitos. As características morfológicas de cada estágio para as diferentes espécies causadoras de malária humana estão esquematizadas na Tabela 17.1 e detalhadas no item Diagnóstico.
- **Microgameta:** célula flagelada originária do processo de exflagelação (Figura 17.3A). Apresenta de 20 a 25 μm de comprimento, sendo constituída de uma membrana que envolve o núcleo e o único flagelo.
- **Macrogameta:** célula que apresenta uma estrutura proeminente na superfície, por onde se dá a penetração do microgameta (fecundação).
- **Oocineto:** forma alongada de aspecto vermiforme, móvel, com comprimento entre 10 e 20 μm, contendo núcleo volumoso e excêntrico.
- **Oocisto:** estrutura esférica de 40 a 80 μm. Apresenta grânulos pigmentados em seu interior, os quais têm características de cor e distribuição que variam entre as espécies. Está envolto por uma cápsula com espessura em torno de 0,1 μm e apresenta tamanho único em infecções de baixa densidade e dimensões múltiplas nas infecções intensas. Em infecções antigas a parede do oocisto se mantém aderida ao intestino médio, tornando-se quitinosa. Estima-se que um único oocisto possa produzir, em média, 1.000 esporozoítos.

Imunidade

Os mecanismos envolvidos na proteção contra a malária são complexos, mas podem ser didaticamente divididos em três categorias: (1) resistência inata; (2) imunidade inata; e (3) imunidade adquirida.

Resistência Inata

A resistência inata é uma propriedade inerente do hospedeiro e independe de qualquer contato prévio com o parasito. Pode ser absoluta, quando protege completamente o indivíduo da doença, ou relativa nos casos em que, mesmo havendo o desenvolvimento do parasito, o processo infeccioso é autolimitado. Um exemplo de resistência absoluta é o fato de o ser humano não ser suscetível à infecção por plasmódios aviários ou de roedores. Resistência relativa pode ser comprovada em algumas infecções humanas com plasmódios simianos, as quais são controladas pelo hospedeiro antes de apresentar manifestações clínicas definidas.

Fatores do hospedeiro, geneticamente determinados, podem influenciar a sua suscetibilidade à malária. A ausên-

Tabela 17.1
Características Morfológicas das Formas Eritrocíticas das Diferentes Espécies Causadoras de Malária Humana

Características	*Espécie de Plasmódio*			
	P. falciparum	**P. vivax**	**P. malariae**	**P. ovale**
Formas encontradas no sangue periférico	Trofozoítos jovens, gametócitos	Trofozoítos jovens, trofozoítos maduros, esquizontes e gametócitos	Trofozoítos jovens, trofozoítos maduros, esquizontes e gametócitos	Trofozoítos jovens, trofozoítos maduros, esquizontes e gametócitos
Aspecto dos eritrócitos infectados	Normal. Granulações de Maurer raras	Aumentado. Granulações de Schüffner frequentes	Normal. Granulações de Ziemann raras	Aumentado e oval. Granulações de Schüffner frequentes
Trofozoíto jovem	Pequeno e delicado. Citoplasma delgado e núcleo com cromatina pequena e saliente (forma em anel) ou dupla. Poliparasitismo frequente. Raramente granulações de Maurer	Citoplasma espesso. Núcleo com cromatina única e interna. Poliparasitismo raro	Citoplasma espesso. Núcleo com cromatina média e única. Ocupa 1/3 do volume do eritrócito	Citoplasma espesso. Núcleo com cromatina única e interna
Trofozoíto maduro	Raro no sangue periférico. Pequeno e compacto. Citoplasma espesso. Cromatina indistinta	Citoplasma irregular e com aspecto ameboide. Cromatina isolada	Citoplasma compacto, arredondado. Cromatina pouco visível. Disposição em faixa equatorial no eritrócito	Citoplasma irregular com aspecto ameboide. Cromatina isolada
Esquizonte	Raro no sangue periférico. Geralmente arredondado. Citoplasma pouco deformado. Cromatina separada em grânulos grossos	Forma ameboide. Citoplasma irregular vacuolizado. Cromatina segmentada	Cromatina pouco segmentada. Pouco numeroso no sangue periférico. Posição em banda equatorial	Forma ameboide. Citoplasma irregular vacuolizado. Cromatina segmentada
Número de merozoítos no esquizonte	6-32 (média = 22)	12-24 (média = 16)	6-12 (média = 8) Em forma de roseta	6-14 (média = 8)
Macrogametócito	Alongados e curvos, em forma de crescente ou foice, com citoplasma azul intenso e núcleo denso, cercado de pigmento malárico	Citoplasma abundante, contorno arredondado ou oval, núcleo grande, cromatina pouco densa. Ocupa quase todo volume do eritrócito. Citoplasma cora-se fortemente de azul	Semelhante ao do *P. vivax*, diferindo apenas por seu tamanho menor	Semelhante ao do *P. vivax*, diferindo apenas por seu tamanho menor
Microgametócito	Mais curto e menos encurvado, com citoplasma fracamente corado, cromatina difusa e pigmento malárico disseminado por todo o citoplasma	Citoplasma azul-pálido e a cromatina azul frouxa	Cromatina única, menos distinta e mais difusa	Cromatina difusa
Pigmento malárico	Negro, grosseiro e evidente	Marrom-claro e pouco evidente	Marrom-escuro, grosseiro e evidente	Marrom-escuro evidente

cia de receptores específicos na superfície dos eritrócitos impede a interação de merozoítos. Algumas populações africanas que não apresentam o antígeno de grupo sanguíneo Duffy (FyFy) são resistentes à infecção pelo *P. vivax*, o que explica a raridade deste tipo de malária em certas regiões da África.

Certos polimorfismos genéticos estão associados à distribuição mundial de malária por *P. falciparum*. O exemplo mais convincente é o da anemia falciforme. Crianças africanas que morrem de malária grave raramente apresentam o traço falciforme (HbAS), embora este fenótipo seja altamente frequente naquela região. O parasitismo de hemácias AS provoca aumento do consumo de oxigênio com consequente diminuição da pressão de O_2 e polimerização da hemoglobina falciforme. As membranas destas células estão modificadas pelo estresse oxidativo, resultando em fagocitose pelos macrófagos, crescimento e desenvolvimento parasitários deficientes além de diminuição de adesão ao endotélio. Desta forma, em área de intensa transmissão de malária, indivíduos heterozigotos que apresentam o traço falciforme (HbAS) são protegidos de malária grave e, portanto, apresentam vantagens seletivas sobre indivíduos homozigotos (HbAA), que se podem infectar e vir a morrer de malária. Nos eritrócitos falciformes, o nível de potássio intracelular está diminuído em virtude da baixa afinidade da hemoglobina S pelo oxigênio, o que causa a morte do parasito.

Talassemias, ou seja, proporções anormalmente elevadas de cadeias gama ou delta, substituindo a cadeia beta da hemoglobina, também podem impedir o desenvolvimento parasitário no interior do eritrócito. Entretanto, este mecanismo de resistência inata à malária não tem grande importância na epidemiologia da doença.

Acredita-se que a deficiência de glicose-6-fosfato-desidrogenase possa impedir o desenvolvimento dos parasitos por efeitos oxidantes, pois se sabe que a hemoglobina de eritrócitos deficientes desta enzima é facilmente oxidada, formando metamoglobina, que é tóxica para o parasito.

• Resposta Imune Inata

A resposta imune inata é essencial para o controle da parasitema inicial nas infecções por plasmódios e é fundamental para o estabelecimento da resposta imune adquirida contra o parasito. Entretanto, os mecanismos envolvidos na resposta imune inata à malária não são conhecidos. Durante a esquizogonia sanguínea ocorre uma ativação deletéria de células imunes inatas desencadeada por componentes derivados do parasito, conhecidos como padrões moleculares associados a patógenos (PAMPs) que são componentes endógenos liberados por células hospedeiras danificadas ou mortas. Além disto diversos componentes derivados de diferentes microrganismos e os receptores *Toll-like* (TLRs), expressos na membrana plasmática de células dendríticas, macrófagos e células B, estão envolvidos neste processo. Por exemplo, os receptores TLR2 e TLR9 reconhecem metabólitos do parasito, como as âncoras de GPI (glicosilfosfatidilinositol) e hemozoína (associadas ou não ao DNA do parasito) e esta interação promove uma resposta pró-inflamatória com liberação de citocinas como o IFN-γ e TNF-α que serão importantes no controle da infecção em etapas posteriores. Entretanto, a ativação excessiva das células imunes inatas e a tempestade de citocinas pró-inflamatórias, como interleucina (IL)-1β, IL-6, TNFα e IL-8, é responsável pelos sinais iniciais e sintomas de malária e também podem contribuir para o desenvolvimento das formas graves da doença.

• Resposta Imune Adquirida

A história natural da malária em regiões de alta transmissão, como na África e em algumas regiões da Ásia, ilustra bem a complexidade da resposta imunológica naturalmente adquirida pelo ser humano contra o plasmódio e a dinâmica relação parasito-hospedeiro que se desenvolve nos indivíduos constante e cronicamente expostos à doença. Nessas áreas, onde o *P. falciparum* é predominante, os recém-nascidos são protegidos de malária grave durante os primeiros meses de vida. A transferência passiva de anticorpos IgG da mãe imune para o filho é considerada um dos principais fatores responsáveis pela resistência do recém-nascido. Outros fatores também podem estar envolvidos, como a presença de eritrócitos contendo grandes quantidades de hemoglobina fetal (HbF), gerando um microambiente desfavorável ao crescimento parasitário. Existem algumas evidências de que a dieta alimentar do recém-nascido, deficiente em PABA, também possa impedir o desenvolvimento do parasito. Após este período, as crianças são altamente suscetíveis à malária grave, sendo frequentes as infecções fatais durante os primeiros 2 a 3 anos de vida. Com o aumento da idade, as crianças sofrem progressivamente menos episódios de malária, embora possam apresentar altas parasitemias, na ausência de sintomas. Atingindo a idade adulta, os sintomas clínicos da doença são menos pronunciados e os níveis de parasitos sanguíneos muito baixos, refletindo, então, o desenvolvimento de uma imunidade "antiparasito", também denominada premunição. Embora os mecanismos envolvidos neste estado de equilíbrio imune ainda não sejam totalmente elucidados, o processo tem características muito definidas, que podem ser assim resumidas:

- imunidade não esterilizante que mantém níveis de parasitemia abaixo de um limiar de patogenicidade, determinando infecções assintomáticas;
- imunidade dependente de exposição contínua ao parasito, sendo perdida por indivíduos imunes após cerca de 1 ano, na ausência de exposição.

A história natural de malária por *P. vivax* tem sido caracterizada por meio de extensos estudos longitudinais realizados no sudeste asiático e em ilhas da Oceania. Padrão similar àquele observado para áreas hiper-holoendêmicas para o *P. falciparum* tem sido observado: formas clínicas com complicações graves são mais frequentes em crianças menores que 5 anos enquanto adolescentes e adultos tendem a desenvolver infecções mais brandas com parasitemias mais baixas e ausência gradual de sintomas.

Em áreas com baixos níveis de transmissão, como no Brasil, espera-se que crianças e adultos sejam igualmente acometidos e a malária grave por *P. falciparum* ocorra principalmente quando o diagnóstico é tardio. Pelas características migratórias da população exposta, indivíduos não imunes, de diferentes idades, podem ser suscetíveis à inoculação de esporozoítos. Na quase totalidade desses casos, é observada doença clínica de intensidade variável e, frequentemente, vários episódios sucessivos de malária, tanto por *P. falciparum* quanto por *P. vivax*. Entretanto, casos assintomáticos por ambas as espécies têm sido descritos nos últimos anos. Os mecanismos envolvidos na determinação desse *status* imunológico em populações brasileiras ainda não são totalmente esclarecidos.

Mecanismos da Resposta Imune Adquirida

Durante a fase aguda da malária é desencadeada uma potente resposta imune dirigida contra os diferentes estágios evolutivos do parasito. Assim, sabe-se que a imunidade naturalmente adquirida é espécie-específica e também estágio-específica.

Os esporozoítos induzem uma resposta imune que resulta na produção de anticorpos dirigidos contra antígenos de sua superfície, em particular contra a proteína CS. Acredita-se que tais anticorpos ajam bloqueando a mobilidade necessária à invasão da célula hospedeira. Entretanto, o envolvimento de anticorpos anti-CS na proteção adquirida contra malária ainda não está bem definido. A pesquisa de tais anticorpos tem sido utilizada, em áreas endêmicas, para avaliar a exposição aos mosquitos infectados, ou melhor, a intensidade de transmissão de malária.

Durante a fase de desenvolvimento intra-hepático, o parasito também é capaz de funcionar como alvo da resposta imune. Durante esta fase do desenvolvimento intracelular do parasito, os mecanismos celulares parecem atuar diretamente através da citoxicidade de linfócitos ou indiretamente através de citocinas, como o interferon gama (IFN-γ), interleucina (IL) 1 e IL6, e o fator de necrose tumoral alfa (TNF-α).

Muito se tem feito no sentido de identificar os mecanismos imunes envolvidos na premunição. Experimentos de transferência passiva de anticorpos realizados na década de 1960, no Gâmbia, demonstraram claramente que anticorpos contra as formas sanguíneas estão envolvidos nessa imunidade protetora. Nos anos de 1990, esses experimentos foram repetidos, confirmando que IgG purificada de soros de adultos imunes (área hiperendêmica) é capaz de controlar a infecção por *P. falciparum* em crianças, reduzindo a parasitemia e protegendo-as de doença grave. Análise *in vitro* e *in vivo* dos efeitos dos anticorpos protetores tem mostrado que pelo menos dois mecanismos estão envolvidos:

1. participação de anticorpos opsonizantes que promovem a fagocitose de eritrócitos infectados;
2. participação de anticorpos citofílicos (subclasses IgG1 e IgG3 no ser humano) que se ligam a monócitos e promovem a inibição do crescimento do parasito intraeritrocítico, não requerendo para isso contato entre células efetoras e eritrócitos infectados. Nesse caso, o que ocorre é a atuação de TNF-α liberado por monócitos ativados, que impedirá o desenvolvimento das formas sanguíneas no interior da célula hospedeira. Para confirmar essas observações experimentais, estudos soroepidemiológicos foram conduzidos em áreas holoendêmicas, demonstrando que os anticorpos citofílicos são predominantes nos soros dos indivíduos protegidos, enquanto as subclasses não citofílicas (IgG2, IgG4 e IgM) predominam entre indivíduos não protegidos.

Apesar dos anticorpos contra as formas sanguíneas serem considerados um importante fator na eliminação do parasito, a imunidade mediada por células contribui nesse processo. Células T $CD4^+$ desempenham um papel central no controle da infecção malárica. Durante a fase eritrocítica da infecção, linfócitos T $CD4^+$ produzem IFN-γ que estimula a resposta de células B e a produção de anticorpos que promovem a eliminação de eritrócitos infectados. Células T $CD4^+$ também são importantes para o controle do parasito durante o desenvolvimento pré-eritrocítico ativando células T $CD8^+$ específicas. Contudo, respostas inflamatórias excessivas desencadeadas durante a infecção podem induzir quadros graves da doença.

Patogenia

Apenas o ciclo eritrocítico assexuado é responsável pelas manifestações clínicas e patologia da malária. A passagem do parasito pelo fígado (ciclo exoeritrocítico) não é patogênica e não determina sintomas. A destruição dos eritrócitos e a consequente liberação dos parasitos e de seus metabólitos na circulação provocam uma resposta do hospedeiro, determinando alterações morfológicas e funcionais observadas no indivíduo com malária.

A remoção das hemácias infectadas ou a captação do pigmento malárico (hemozoína) circulante por macrófagos esplênicos resulta na ativação de receptores da resposta imune inata do paciente e, consequentemente, em liberação de grande quantidade de citocinas. As citocinas circulantes induzirão os paroxismos inflamatórios clássicos, conhecidos como ataque malárico, e a expressão de moléculas de adesão pelas células endoteliais, que irão mediar o sequestro das hemácias parasitadas nos capilares. Esse sequestro de eritrócitos infectados interrompe o fluxo de sangue, promovendo a formação de microcoágulos sanguíneos, lesões endoteliais e rupturas nas paredes microvasculares, levando a extravasamento de líquido para o interstício e inflamação tecidual local. Em larga escala, esses mecanismos contribuem para o desconforto respiratório agudo, a insuficiência renal aguda e a malária cerebral, que são complicações graves da malária, principalmente quando o *P. falciparum* é a espécie causadora. Uma vez que o *P. vivax* parasita preferencialmente os reticulócitos, o sequestro dessas células infectadas é menos intenso, e tais complicações são menos comuns. Hemólise de eritrócitos não infectados, absorção de hemácias alteradas por macrófagos esplênicos e toxicidade eritropoiética induzida por citocinas resultam, frequentemente, em anemia. A hemoglobina livre catalisa o estresse oxidativo, levando à hipóxia e à acidose láctica, promovendo a acidose metabólica, que é agravada pela função renal alterada.

Os mecanismos determinantes das diferentes formas clínicas da malária baseiam-se, fundamentalmente, em fenômenos patogênicos.

Destruição dos Eritrócitos Parasitados

O processo de destruição dos eritrócitos está presente em todos os tipos de malária e em maior ou menor grau participam do desenvolvimento da anemia. Entretanto, na maior parte dos casos, a anemia não se correlaciona com a parasitemia, indicando que a sua gênese seja causada por outros fatores, como a destruição de eritrócitos não parasitados pelo sistema imune ou por aumento da eritrofagocitose esplênica, a participação de autoanticorpos com afinidades tanto para o parasito quanto para o eritrócito e a disfunção da medula óssea estimulada por ação de citocinas (diseritropoiese).

Toxicidade Resultante da Liberação de Citocinas

Durante a fase aguda da malária, ocorrem ativação e mobilização de células imunocompetentes que produzem citocinas que agirão direta ou indiretamente sobre o parasito, mas que podem ser nocivas para o hospedeiro. A febre, por exemplo, é resultado da liberação de pirogênio endógeno pelos monócitos e macrófagos, ativados por produtos do parasito. Recentemente, um material glicolipídico, com propriedades semelhantes à toxina bacteriana, foi identificado entre os metabólitos liberados após ruptura do esquizonte. Esta substância, assim como a hemozoína, é capaz de induzir liberação de citocinas (fator de necrose tumoral-TNF, IL-1, IL-6 e IL-8) pelas células do sistema monocítico/macrofágico e, possivelmente, células endoteliais. Estas citocinas estão associadas a muitos dos sintomas da malária aguda, particularmente a febre e o mal-estar.

A concentração de diversas citocinas, especialmente TNF-α, está elevada tanto na malária causada por *P. vivax* quanto na por *P. falciparum*. Sua associação com pior prognóstico na malária *falciparum* já foi demonstrada por diferentes estudos, porém não foi possível estabelecer uma relação de causa-efeito para as complicações observadas. Acredita-se que esta citocina atue de forma direta sobre o endotélio e, de forma indireta, induzindo moléculas de citoaderência. Como consequência da lesão endotelial, pode haver extravasamento de líquido para o espaço intersticial de estruturas nobres, como os alvéolos e glomérulos, produzindo manifestações de malária grave pulmonar e renal, respectivamente.

Outras ações tóxicas das citocinas já foram demonstradas na malária grave. Sua ação inibitória da gliconeogênese é responsável pela hipoglicemia, e seus efeitos sobre a placenta são responsáveis pela gravidade da malária na gestação, tanto para a mãe quanto para o feto.

Já foi demonstrado que as citocinas aumentam a produção de óxido nítrico pelos leucócitos, músculo liso, micróglia e endotélio vascular, através da enzima sintase. Sendo o óxido nítrico um potente inibidor da função celular, esta substância tem sido recentemente implicada na patogenia de algumas complicações da malária grave, principalmente o coma.

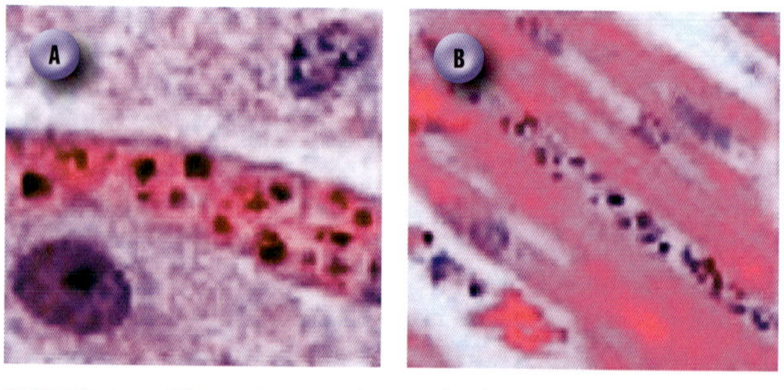

FIGURA 17.4. Alteração vascular cerebral em paciente de malária pelo *P. falciparum*: corte de cérebro **(A)** e miocárdio **(B)** mostrando obstrução capilar por eritrócitos parasitados (aumento: 1.000×).

Sequestro dos Eritrócitos Parasitados na Rede Capilar

Durante o desenvolvimento esquizogônico sanguíneo, o *P. falciparum* induz uma série de modificações na superfície da célula parasitada, que permitem a sua adesão à parede endotelial dos capilares. Este fenômeno de citoaderência é mediado por proteínas do parasito expressas na superfície dos eritrócitos infectados (proteína 1 de membrana do eritrócito do *P. falciparum* ou PfEMP1), formando protuberâncias ou *knobs*. Essas proteínas são codificadas pela família de genes *var*, que contém cerca de 60 membros. É importante destacar que *P. vivax* não expressa a mesma família dos genes var, fortemente associados à ligação ao endotélio e sequestro de eritrócitos nos tecidos, gerando quadros graves da infecção por *P. falciparum*. Diferentes moléculas do hospedeiro participam do processo de adesão celular, sendo o antígeno de diferenciação leucocitária (CD36), a molécula de adesão intercelular (ICAM-1) e a condroitina sulfato A (CSA) as mais importantes. ICAM-1 parece ser o principal ligante no cérebro, CD36 na microcirculação de diferentes órgãos e CSA na placenta. Diferentes parasitos podem se ligar a um número variável de combinações de receptores do hospedeiro. TNF-α e outras citocinas podem estimular a expressão de moléculas de adesão, principalmente ICAM-1, nos capilares cerebrais. O fenômeno de adesão celular também é observado entre eritrócitos parasitados e não parasitados, formando as chamadas "rosetas". As moléculas envolvidas na formação de "rosetas" incluem certos carboidratos dos grupos sanguíneos A/B e CD36.

A citoaderência endotelial e o fenômeno de formação de rosetas ocorrem principalmente nas vênulas do novelo capilar de órgãos vitais (substância branca do cérebro, coração, fígado, rins, intestino). Dependendo da intensidade, podem levar à obstrução da microcirculação e consequente redução do fluxo de oxigênio, ao metabolismo anaeróbico e à acidose láctica. São alvos dessa agressão o cérebro, os rins e o fígado, cujos danos são responsáveis pelas complicações de malária cerebral, insuficiência renal aguda e hepatite, tão comuns nos quadros de malária grave. Pode ocorrer ainda lesão no endotélio capilar, alterando a sua permeabilidade e desencadeando a cascata da coagulação (coagulação intravascular disseminada), que pode complicar com fenômenos hemorrágicos graves (Figura 17.4).

É interessante notar que o sequestro dos eritrócitos parasitados representa, pelo menos em parte, um mecanismo de escape do parasito, evitando a sua destruição no baço. Uma evidência de que o baço tem papel relevante na modulação da citoaderência é o fato de pacientes esplenectomizados apresentarem no sangue periférico, eritrócitos deformados ou alterados, e parasitados com todos os estágios de desenvolvimento do *P. falciparum*.

Lesão Capilar por Deposição de Imunocomplexos

Em infecções crônicas por *P. malariae* é descrita a ocorrência de glomerulonefrite transitória e autolimitada, a qual se apresenta com síndrome nefrótica. A lesão glomerular é produzida pela deposição de imunocomplexos e

Tabela 17.2 Principais Sintomas Referidos por 183 Indivíduos com Malária Aguda, Residentes em Área Endêmica de Malária, Mato Grosso, 1996		
Sintomas Clínicos	***Número de Indivíduos Avaliados***	***%***
Cefaleia	68	42,0
Mialgia	51	31,5
Fraqueza	44	27,2
Febre	25	15,4
Epigastralgia	23	14,2
Lombalgia	22	13,6
Tonteira	10	6,2
Náusea	10	6,2
Calafrio	10	6,2

componentes do complemento nos glomérulos, alterando a sua permeabilidade e induzindo perda maciça de proteína.

Quadro Clínico

O período de incubação de malária varia de acordo com a espécie de plasmódio, sendo de 9-14 dias para o *P. falciparum*, 12-17 dias para o *P. vivax*, 18-40 para o *P. malariae* e 16-18 dias para o *P. ovale*. Uma fase sintomática inicial, caracterizada por mal-estar, cefaleia, cansaço e mialgia, geralmente precede a clássica febre da malária. Estes sintomas são comuns a muitas outras infecções, não permitindo um diagnóstico clínico seguro. O *ataque paroxístico agudo* (acesso malárico), coincidente com a ruptura das hemácias ao final da esquizogonia, é geralmente acompanhado de calafrio e sudorese. Esta fase dura de 15 minutos a 1 hora, sendo seguida por uma fase febril, com temperatura corpórea podendo atingir 41ºC ou mais. Após um período de 2 a 6 horas, ocorre defervescência da febre e o paciente apresenta sudorese profusa e fraqueza intensa. Depois de algumas horas, os sintomas desaparecem e o paciente sente-se melhor.

Após a fase inicial, a febre assume um caráter intermitente relacionado com o tempo de ruptura de uma quantidade suficiente de hemácias contendo esquizontes maduros. Portanto, a periodicidade dos sintomas é relacionada com o tempo de duração dos ciclos eritrocíticos de cada espécie de plasmódio: 48 horas para *P. falciparum, P. vivax* e *P. ovale* e 72 horas para *P. malariae*. Entretanto, a constatação desta regularidade é pouco comum nos dias atuais, em decorrência de tratamento precoce, realizado ainda na fase de assincronismo das esquizogonias sanguíneas. Desta forma, o padrão mais observado é o da febre irregular cotidiana.

Malária Não Complicada

As manifestações clínicas mais frequentemente observadas na fase aguda são comuns às quatro espécies que parasitam os humanos. Em geral, os acessos maláricos são acompanhados de intensa debilidade física, náuseas e vômitos. Ao exame físico, o paciente apresenta-se pálido e com o baço palpável. Em áreas de transmissão intensa, como na África, a malária é considerada a principal causa de febre em crianças. Entretanto, no Brasil, onde a malária acomete principalmente adultos, a febre nem sempre é referida pela totalidade dos pacientes, principalmente se já sofreram várias infecções no passado (Tabela 17.2). Mesmo assim, é importante que os profissionais de saúde que atuam em áreas não endêmicas, mantenham alto nível de suspeição da doença para qualquer indivíduo com febre e com história de viagem recente para a área endêmica de malária. Sabendo-se que em alguns casos a sintomatologia pode preceder a patência parasitária, é importante o seguimento desses pacientes por alguns dias, antes de se excluir o diagnóstico de malária.

A anemia, apesar de frequente, apresenta-se em graus variáveis. Estima-se que cerca de 20% dos pacientes com malária tenham hematócrito inferior a 35% na fase aguda da doença. Durante a fase aguda da doença é comum a ocorrência de herpes simples labial.

Em áreas endêmicas, quadros prolongados de infecção podem produzir manifestações crônicas da malária. Um quadro conhecido como *esplenomegalia reativa da malária* pode ocorrer em alguns adolescentes e adultos jovens altamente expostos à transmissão. Esses indivíduos apresentam volumosa esplenomegalia, hepatomegalia, anemia, leucopenia e plaquetopenia, sendo importante realizar o diagnóstico diferencial com a leishmaniose visceral, esquistossomose hepatoesplênica ou leucemias. Apesar de o parasito não ser detectado pelas técnicas usuais de diagnóstico, os níveis de IgM total e IgG antiplasmódio são elevados nesses casos e a síndrome regride após o uso prolongado de antimaláricos.

Proteinúria acentuada, hipoalbuminemia e edema podem ocorrer em infecções não tratadas pelo *P. malariae* (síndrome nefrótica da malária causada pelo *P. malariae*).

Malária Grave e Complicada

Adultos não imunes, bem como crianças e gestantes, podem apresentar manifestações mais graves da infecção, podendo ser fatal no caso de *P. falciparum*. Embora por muito tempo considerado como causador de doença benigna, o *P.vivax* tem sido relacionado, cada vez mais, a quadros clínicos graves de doença. Já foram relatados casos de coma, insuficiência renal aguda, edema pulmonar agudo, insuficiência hepática e hemorragias em pacientes infectados apenas com o *P. vivax*, sugerindo um novo comportamento de virulência dessa espécie nos últimos anos.

A hipoglicemia, o aparecimento de convulsões, vômitos repetidos, hiperpirexia, icterícia e distúrbio da consciência são indicadores de pior prognóstico e podem preceder as seguintes formas clínicas da malária grave e complicada:

- *Malária cerebral:* estima-se que ocorre em cerca de 2% dos indivíduos não imunes, parasitados pelo *P. falciparum*. Os principais sintomas são uma forte cefaleia, hipertermia, vômitos e sonolência. Em crianças ocorrem convulsões. O paciente evolui para um quadro de coma, com pupilas contraídas e alteração dos reflexos profundos.

- *Insuficiência renal aguda:* caracteriza-se pela redução do volume urinário a menos de 400 mL ao dia e aumento da ureia e da creatinina plasmáticas. É mais frequente em adultos que em crianças, e tem sido descrita como a complicação grave mais frequente de áreas de transmissão instável, como o Brasil.
- *Edema pulmonar agudo:* é particularmente comum em gestantes e inicia-se com hiperventilação e febre alta. As formas mais graves caracterizam-se por intensa transudação alveolar, com grave redução da pressão arterial de oxigênio (síndrome da angústia respiratória do adulto).
- *Hipoglicemia:* mais frequente em crianças, ocorre geralmente em associação com outras complicações da doença, principalmente a malária cerebral. Os níveis de glicose sanguínea são inferiores a 30 mg/dL e a sintomatologia pode estar ausente ou ser mascarada pela sintomatologia da malária.
- *Icterícia:* definida como coloração amarelada da pele e mucosa, em decorrência do aumento da bilirrubina sérica. Pode resultar de hemólise excessiva ou comprometimento da função hepática na malária grave.
- *Hemoglobinúria*: caracterizada por hemólise intravascular aguda maciça, acompanhada por hiper-hemoglobinemia e hemoglobinúria, ocorre em alguns casos de malária aguda e também em indivíduos que tiveram repetidas formas de malária grave por *P. falciparum*. O paciente apresenta urina colúria acentuada, vômitos biliosos e icterícia intensa. Necrose tubular aguda com insuficiência renal é a complicação mais frequente e que pode levar à morte.

Epidemiologia

A malária é uma doença que ocorre nas áreas tropicais e subtropicais do mundo. Entretanto, sua distribuição nessas regiões não é homogênea. É considerada *endêmica*, quando existe uma incidência relativamente estável de casos no decorrer de muitos anos sucessivos, e *epidêmica*, quando ocorre agravamento periódico ou ocasional da curva endêmica, com número de casos superior àquele esperado para o mesmo período. Classicamente, a endemicidade de uma região é definida com base no índice esplênico, o qual é determinado pela proporção de crianças entre 2 e 10 anos com baço palpável:

- *Hipoendêmica:* índice esplênico inferior a 10%;
- *Mesoendêmica:* índice esplênico entre 11-50%;
- *Hiperendêmica*: índice esplênico entre 51-75%;
- *Holoendêmica:* índice esplênico superior a 75%.

No entanto, esse índice não é adequado para áreas onde a transmissão não é intensa e nem perene. Assim uma outra forma de avaliar epidemiologicamente a malária é feita pelo seu perfil de incidência no decorrer do tempo. Pode ser considerada como *estável*, se o nível de transmissão é alto e não sofre oscilação no decorrer dos anos, embora flutuações sazonais possam ocorrer. Nessas áreas, é comum a aquisição de imunidade coletiva, sendo infrequente o aparecimento de epidemia. Já nas áreas de malária *instável*, como é o caso do Brasil, é comum a variação anual da incidência, podendo ocorrer epidemias, já que a maior parte da população exposta permanece vulnerável ao parasito. Por isto, para a determinação da endemicidade da doença em nosso país, o Programa Nacional de Controle da Malária adota classificação geográfica de risco com base na incidência anual: áreas de alto, médio e baixo riscos, quando a incidência anual for superior a 50, entre 10 e 50 e inferior a 10 casos/1.000 habitantes, respectivamente. Esses diferentes níveis de endemicidade são determinados por fatores que interferem na dinâmica de transmissão da malária e que se associam a diferentes níveis de risco para adquirir a doença. São eles:

- *fatores biológicos*, que incluem cada elo da cadeia de transmissão: vetor, ser humano, parasito;
- *fatores ecológicos*, que compreendem as condições ambientais que podem favorecer ou dificultar a transmissão;
- *fatores socioculturais*, que determinam as atitudes e os comportamentos dos agrupamentos humanos;
- *fatores econômicos e políticos.*

Das 400 espécies de mosquitos anofelinos já descritas, aproximadamente 80 podem transmitir malária ao ser humano e 45 delas são consideradas vetores em potencial. Sabe-se que a transmissão não ocorre em temperaturas inferiores a 16°C ou acima de 33°C e nem em altitudes superiores a 2.000 m, condições estas que impossibilitam o desenvolvimento do ciclo esporogônico no mosquito. Condições que favorecem o ciclo de transmissão do parasito no inseto vetor são a alta umidade relativa do ar (acima de 60%) e temperaturas entre 20-30°C. Nessas condições, a esporogonia dura cerca de 1 semana e o mosquito pode sobreviver por muito tempo após se alimentar de um hospedeiro infectado apresentando gametócitos circulantes. Outro aspecto relevante é a densidade vetorial que, associada à preferência alimentar do inseto, determina a capacidade vetorial dos transmissores de malária.

Fatores associados ao hospedeiro vertebrado estabelecem a suscetibilidade relativa de um indivíduo à infecção pelo plasmódio. Em áreas de alta transmissão de malária, crianças e adolescentes são considerados as principais fontes de infecção para o mosquito vetor, por apresentarem níveis de gametócitos circulantes superiores àqueles observados entre indivíduos adultos imunes. Por outro lado, são as crianças e os adolescentes as maiores vítimas da infecção malárica. O nível de imunidade naturalmente adquirida depende das taxas de transmissão em uma dada área, sendo evidente em situações de hiper-holoendemicidades.

Aspectos relacionados com o comportamento de populações residentes em áreas malarígenas também apresentam papel relevante na determinação da dinâmica de transmissão. No Brasil, a malária apresenta distribuição heterogênea e dependente das atividades ocupacionais desenvolvidas por populações expostas na Amazônia. Por exemplo, a infecção é frequente entre garimpeiros e trabalhadores envolvidos em projetos agropecuários e de colonização. Outra situação epidemiológica influenciada pelo comportamento humano, comum em nosso meio, é aquela observada

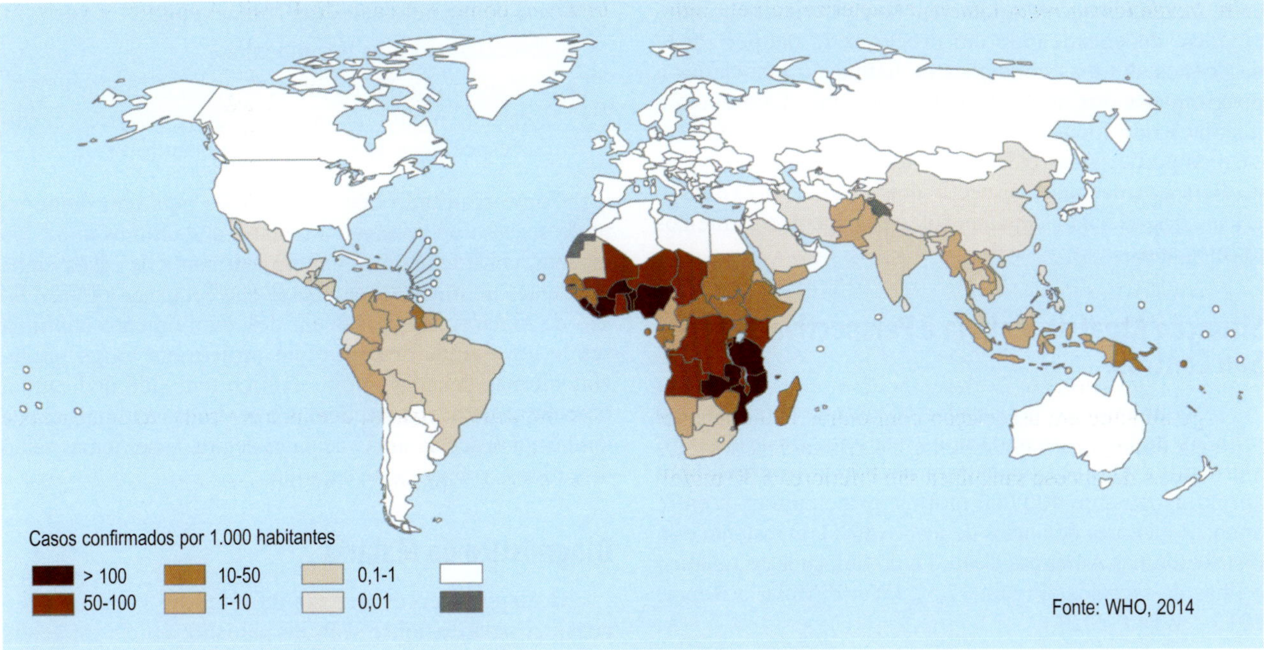

FIGURA 17.5. Distribuição da malária no mundo, segundo a área de ocorrência e países com registros de casos, 2014.

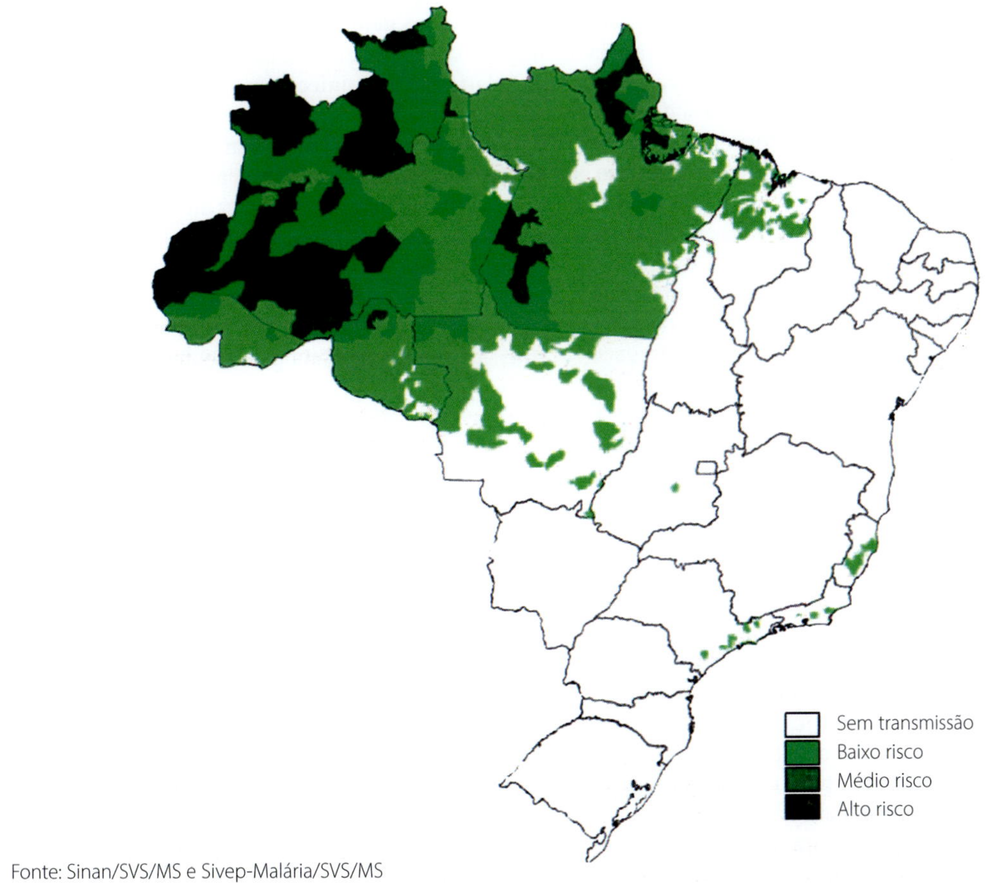

FIGURA 17.6. Classificação das áreas de risco para malária segundo a incidência parasitária anual (IPA), Brasil, 2014.

entre migrantes que se aglomeram na periferia das grandes cidades, desencadeando um processo de pauperização da doença. As más condições de habitação associadas à proximidade dos criadouros de mosquitos favorecem a instalação de focos epidêmicos. Este é, por exemplo, o caso da periferia das cidades de Belém e Manaus, estados do Pará e Amazonas, respectivamente, onde a expansão urbana desordenada tem aumentado consideravelmente nos últimos anos.

Situação Atual da Malária e Perspectiva para o Seu Controle

Atualmente são registrados no mundo cerca de 230 milhões de casos de malária a cada ano. Deste número alarmante, 90% se concentram na África tropical, com aproximadamente 400.000 mortes, principalmente entre crianças menores de 5 anos de idade (80%). O restante está distribuído nas Américas Central e do Sul, sudeste Asiático e ilhas da Oceania (Figura 17.5). (World Malaria Report 2013 – WHO, 2020.)

Na América Latina, o maior número de casos é verificado na Amazônia brasileira, com registro atual de cerca de 150 a 200 mil casos/ano. O desenvolvimento intensificado da Amazônia nas décadas de 1970, 1980 e 1990 acelerou o processo migratório, atraindo moradores de outras regiões do país, em decorrência dos projetos de colonizações e expansão da fronteira agrícola, construção de estradas e hidrelétricas, projetos agropecuários e extração de madeira e mineração. Nessa região, as precárias condições socioeconômicas da população migrante determinaram a rápida expansão da doença. Em 2020, cerca de 140 mil casos da doença foram registrados no Brasil, sendo 99,9% deles na Amazônia Legal (divisão política do território nacional que engloba nove estados: Amazonas, Pará, Acre, Roraima, Rondônia, Amapá, Mato Grosso, Tocantins e Maranhão). A Figura 17.6 representa a distribuição do número de casos de malária e resulta da heterogeneidade na distribuição de casos no país. Do total de casos, 84% foram causados pelo *P. vivax* e 16% pelo *P. falciparum*. O *P. malariae* é de ocorrência rara e seu diagnóstico microscópico pelo esfregaço espesso de sangue é, com grande frequência, confundido como *P. vivax*.

De forma geral, a população dos assentamentos ocorridos na Região Amazônica se caracteriza por uma reduzida imunidade à malária, apresentando, assim, elevada taxa de morbidade. Pelas características climático-ambientais e pelas formas de vida da população, as medidas tradicionais de controle, com base principalmente na aplicação de inseticidas residuais contra o mosquito vetor, têm efeito reduzido nessas regiões. Dentro desta perspectiva, é clara a importância de se adaptarem as medidas de controle às condições epidemiológicas específicas de cada região. Sendo assim, o Programa Nacional de Controle da Malária (PNCM) utiliza várias estratégias para reduzir a mortalidade e a gravidade dos casos, reduzir a incidência, manter a doença ausente em locais onde a transmissão foi interrompida e eliminá-la do Brasil. Estes objetivos deverão ser alcançados por meio de:

- diagnóstico precoce e tratamento imediato dos casos;
- uso de medidas seletivas contra vetores;
- detecção oportuna de epidemias;
- avaliação regular da situação local da malária, pelo constante monitoramento dos fatores de risco; medidas específicas de controle do mosquito vetor.

Como resultado desse esforço, o país tem demonstrado sucesso no combate à malária nos últimos anos. No entanto, considerando o número alarmante de casos ainda incidentes no mundo, percebe-se que controlar a transmissão de malária nos países em desenvolvimento continua sendo um grande desafio e um projeto em longo prazo. Nas últimas décadas, muito esforço tem sido dedicado à descoberta de novos inseticidas e de drogas antimaláricas e também à busca de uma vacina protetora. Esses temas serão discutidos ao final deste capítulo.

Diagnóstico da Malária

O diagnóstico de certeza da infecção malárica só é possível pela demonstração do parasito, ou de antígenos relacionados, no sangue periférico do paciente.

Diagnóstico Clínico

Por orientação dos programas oficiais de controle, em situações de epidemia e em áreas de difícil acesso da população aos serviços de saúde, indivíduos com febre são considerados portadores de malária. Como referido anteriormente, no item Manifestações Clínicas, os sintomas da malária são inespecíficos, não se prestando à distinção entre a malária e outras infecções agudas do ser humano. Além disso, indivíduos semi-imunes ao plasmódio podem ter parasitos da malária, mas sem sintomas da doença, como ocorre nas áreas hiperendêmicas (África, ao sul do Saara), onde a parasitemia pode ocorrer em 60 a 70% da população em qualquer momento e em quase 100% após exames repetidos. Mesmo no Brasil, onde a malária é hipoendêmica e a transmissão é instável, é possível detectar parasitemia por plasmódio entre garimpeiros, desmatadores e populações ribeirinhas da Amazônia persistentemente assintomáticos.

O elemento fundamental no diagnóstico clínico da malária, tanto nas áreas endêmicas quanto nas não endêmicas, é estar alerta para a possibilidade da doença. Como a distribuição geográfica da doença não é homogênea, nem mesmo nos países onde a transmissão é elevada, torna-se importante, durante a elaboração do exame clínico, resgatar informações sobre a área de residência ou relato de viagens indicativas de exposição ao parasito.

Diagnóstico Laboratorial

A despeito do grande avanço nas técnicas imunológicas de diagnóstico ocorrido nas últimas décadas, o diagnóstico da malária continua sendo feito pela tradicional pesquisa do parasito no sangue periférico, seja pelo método do esfregaço espesso (gota espessa) ou delgado de sangue. Estas técnicas baseiam-se na visualização do parasito pela microscopia ótica, após coloração com corante vital (azul-de-metileno ou Giemsa). Estes são os únicos

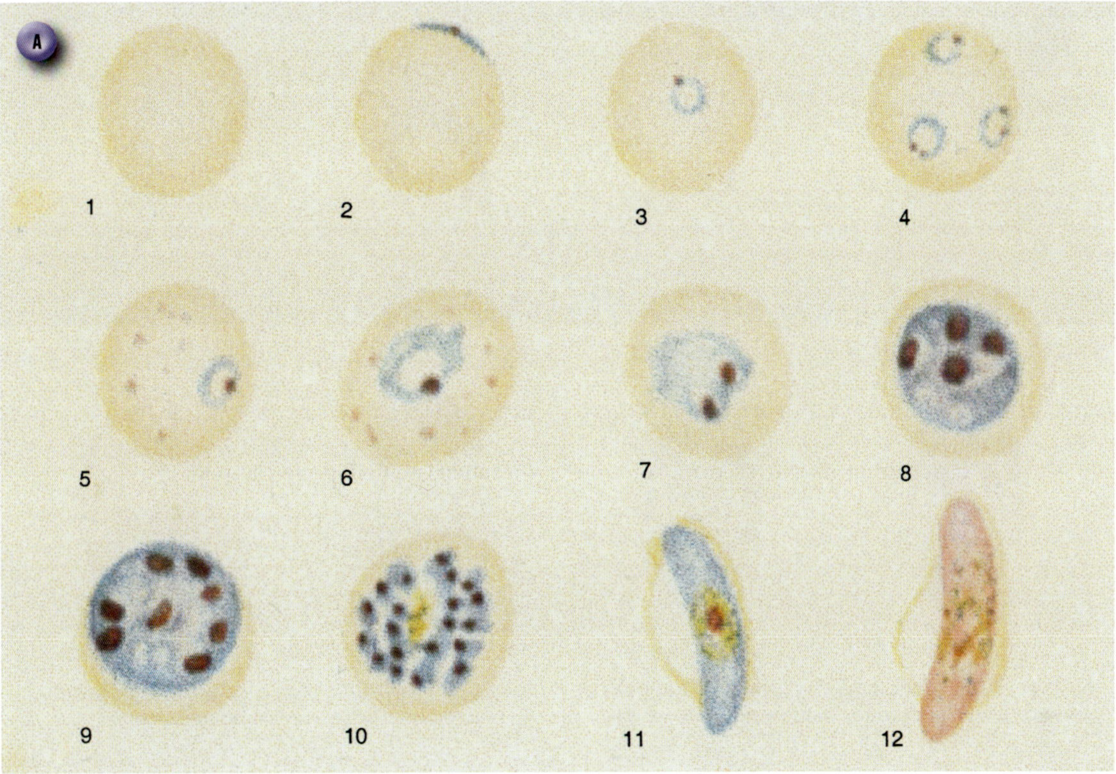

FIGURA 17.7A. Morfologia das formas sanguíneas de *P. falciparum*: (1) eritrócito não infectado; (2), (3) e (4) trofozoítos jovens; (5) e (6) trofozoítos maduros; (7), (8), (9) e (10) esquizontes; (11) microgametócito; (12) macrogametócito. As formas 5 a 10 não são visualizadas em esfregaços sanguíneos obtidos de sangue humano periférico. (Coloração: Giemsa.)

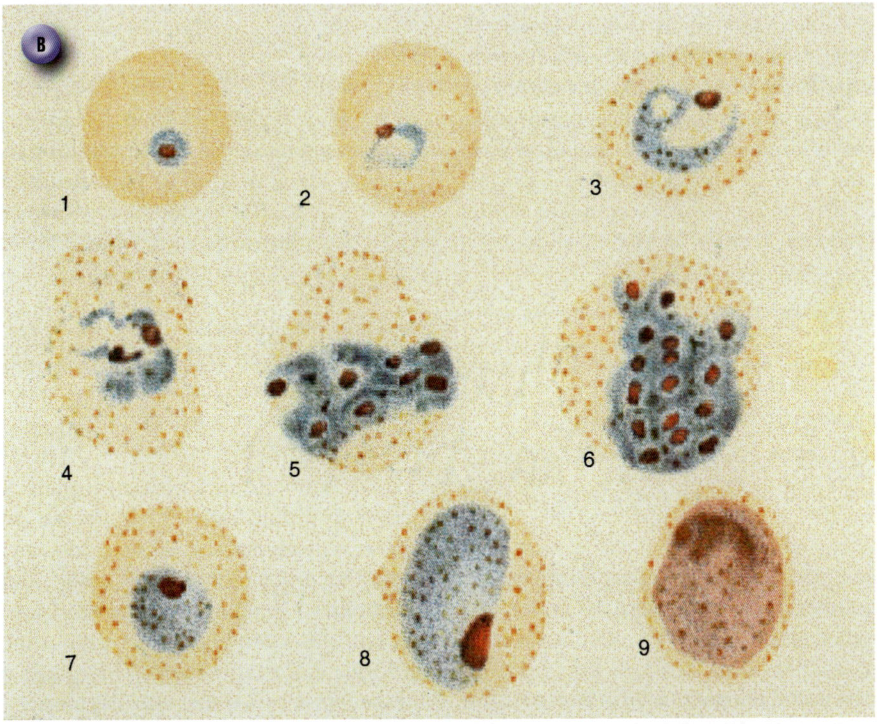

FIGURA 17.7B. Morfologia das formas sanguíneas de *P. vivax*: (1) e (2) trofozoítos jovens; (3) e (4) trofozoítos maduros; (5) e (6) esquizontes; (7) e (8) macrogametócitos; (9) microgametócito.

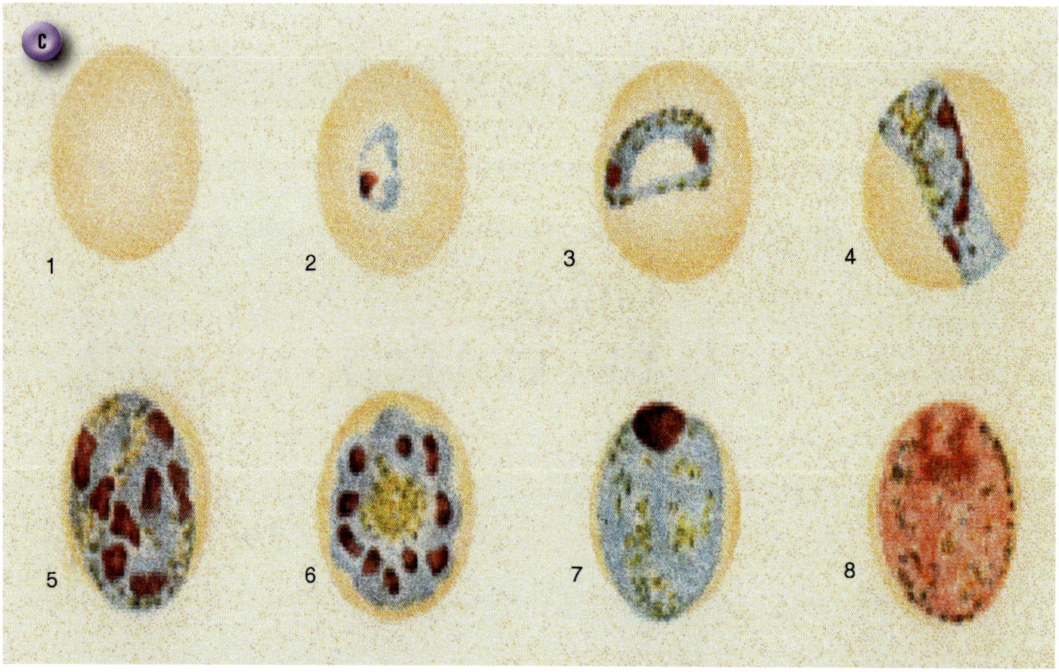

FIGURA 17.7C. Morfologia das formas sanguíneas de *P. malariae*: (1) eritrócito não infectado; (2) trofozoíto jovem; (3) e (4) trofozoítos maduros; (5) e (6) esquizontes; (7) macrogametócito; (8) microgametócito.

métodos que permitem a diferenciação específica dos parasitos a partir da análise da sua morfologia e das alterações provocadas no eritrócito infectado. Em função de sua simplicidade de realização, seu baixo custo e sua eficiência diagnóstica, o exame da gota espessa tem sido utilizado em todo o mundo para o diagnóstico específico da malária.

A determinação da densidade parasitária pode ser útil para a avaliação prognóstica e deve ser realizada em todo paciente com malária, especialmente nos portadores de *P. falciparum*. Para tal, o exame-padrão da gota espessa será de 100 campos microscópicos, examinados com aumento de 750-1.000 vezes, o que equivale a 0,20 mL de sangue. Um método semiquantitativo de avaliação da parasitemia, expressado em "cruzes" é então obtido, conforme se segue:

- +/2 = 40 a 60 parasitos por 100 campos de gota espessa
- + = 1 parasito por campo de gota espessa
- ++ = 2-20 parasitos por campo de gota espessa
- +++ = 21-200 parasitos por campo de gota espessa
- ++++ = mais de 200 parasitos por campo de gota espessa

A diferenciação específica dos parasitos é importante para a orientação do tratamento da malária. Uma vez que o *P. falciparum* completa o seu ciclo eritrocítico assexuado aderido ao endotélio capilar, a sua detecção no exame do sangue periférico é suspeitada quando apenas trofozoítos e gametócitos são visualizados. Em contrapartida, a visualização de todos os estágios de desenvolvimento de ciclo sanguíneo na gota espessa sugere *P. vivax, P. malariae* ou *P. ovale*. As características de diferenciação dessas três espécies são mais bem visualizadas pelo exame do esfregaço sanguíneo, e podem ser observadas na Tabela 17.1 e nas Figuras 17.7A-C.

Apesar de sua inquestionável vantagem, o diagnóstico parasitológico da malária pela gota espessa é dependente dos seguintes fatores:

- habilidade técnica no preparo da lâmina, seu manuseio e coloração;
- qualidade ótica e iluminação do microscópio;
- competência e cuidado por parte do microscopista;
- capacidade de detecção de parasitemia igual ou superior a 10 a 20 parasitos/microlitro de sangue, quando 100 campos microscópicos são examinados por microscopista devidamente treinado.

Realizar o diagnóstico específico de malária atendendo a todos esses quesitos é impraticável em muitos locais onde a malária ocorre, seja pela precariedade dos serviços de saúde seja pela dificuldade de acesso da população aos centros de diagnósticos. Por essa razão, nos últimos anos, métodos rápidos, práticos e sensíveis vêm sendo desenvolvidos.

Métodos de diagnóstico rápido da malária também têm sido utilizados, principalmente em áreas remotas ou em caso de epidemias. São métodos imunocromatográficos com anticorpos monoclonais e policlonais dirigidos contra a proteína 2 rica em histidina do *P. falciparum* (PfHRP-2) e contra as enzimas desidrogenase do lactato (pDHL) e aldolase das quatro espécies de plasmódio. A combinação desses anticorpos em um mesmo teste traz a vantagem de diferenciar o *P. falciparum* das demais espécies, as quais são identificadas como não *P. falciparum* pelo teste e é particularmente importante em países onde as várias espécies de plasmódio coexistem. Além disso, a pDHL é uma enzima intracelular produzida em abundância pelos parasitas vivos, o que permite diferenciar entre fase aguda e convalescença da infecção. Estão disponíveis diferentes produtos comerciais para testes de diagnóstico rápido da malária, que têm diferentes capacidades na detecção do parasito. Possuem alta sensibilidade (quando a parasitemia é superior a 200 parasitos/mm^3 de sangue) e alta especificidade, sendo úteis para a confirmação diagnóstica da malária em locais onde não existem técnicos qualificados para o exame microscópico. Uma desvantagem, entretanto, é não permitir o diagnóstico de uma infecção mista. Cabe destacar que não se deve utilizar os testes rápidos para o seguimento clínico do paciente, pois, estes podem permanecer positivos mesmo na ausência de parasitos viáveis. No Brasil, conforme recomendações do PNCM, deve-se priorizar o uso dos testes rápidos em localidades onde o acesso ao diagnóstico microscópico é dificultado por distância geográfica ou incapacidade local do serviço de saúde (região extra-amazônia).

A reação em cadeia de polimerase (PCR) é um método laboratorial que amplifica o DNA do parasito e permite a detecção e a identificação das espécies de *Plasmodium*. O teste ainda não é empregado na rotina clínica e geralmente é usado em pesquisas ou para confirmar o diagnóstico em situações de dúvida. É útil no caso de parasitemias baixas ou infecções mistas, quando a microscopia do sangue pode ser menos precisa. O custo ainda limita seu uso em muitas regiões onde a malária é endémica.

Tratamento

O tratamento adequado e oportuno da malária é hoje a principal ferramenta para o controle da doença, pois além de reduzir o sofrimento e evitar a morte dos pacientes, contribui significativamente para a redução da transmissão do parasito a outras pessoas. Antes do surgimento da resistência do *P. falciparum* à cloroquina, esta droga era utilizada para as quatro espécies de plasmódio que parasitam o ser humano. Hoje, além da cloroquina, o *P. falciparum* apresenta resistência a diversos outros antimaláricos, tornando o seu tratamento um dilema para o médico e um desafio para as autoridades de saúde responsáveis pelo controle da malária.

O tratamento da malária visa à interrupção da esquizogonia sanguínea, responsável pela patogenia e por manifestações clínicas da infecção. Entretanto, pela diversidade do seu ciclo biológico, é também objetivo da terapêutica

Tabela 17.3
Tratamento das Infecções por *Plasmodium falciparum* com a Combinação de Artemeter + Lumefantrina durante 3 Dias

Idade/Peso	*Número de Comprimidos/Dia*					
	1º Dia		*2º Dia*		*3º Dia*	
	Manhã	*Noite*	*Manhã*	*Noite*	*Manhã*	*Noite*
6 meses-2 anos/5-14 kg	1	1	1	1	1	1
3-8 anos/15-24 kg	2	2	2	2	2	2
9-14 anos/25-34 kg	3	3	3	3	3	3
≥ 15 anos/≥ 35 kg	4	4	4	4	4	4

- *Comprimido: 20 mg de artemeter e 120 mg de lumefantrina. É apresentado em uma cartela individual, em quatro tipos de embalagem, de acordo com o peso ou idade das pessoas.*
- *Sempre dar preferência ao peso para a escolha da dose.*
- *No primeiro dia, a segunda dose pode ser administrada em intervalo de 8 a 12 horas.*
- *Para crianças pequenas, esmagar o comprimido para facilitar a administração, podendo ingerir o comprimido com água ou leite.*
- *Recomenda-se administrar o comprimido junto com alimentos.*
- *Não administrar a gestante durante o primeiro trimestre de gravidez, nem crianças menores de 6 meses.*

Tratamento das Infecções por *Plasmodium falciparum* com a Combinação de Artesunato + Mefloquina durante 3 Dias

Idade/Peso	*Número de Comprimidos/Dia*		
	1º Dia	*2º Dia*	*3º Dia*
	Infantil	*Infantil*	*Infantil*
6-11 meses/5-8 kg	1	1	1
1-5 anos/9-17 kg	2	2	2
	Adulto	*Adulto*	*Adulto*
6-11 anos/18-29 kg	1	1	1
≥ 12 anos/≥ 30 kg	2	2	2

- *Comprimido infantil: 25 mg de artesunato e 50 mg de mefloquina; comprimido adulto: 100 mg de artesunato e 200 mg de mefloquina. É apresentado em uma cartela individual, em quatro tipos de embalagem, de acordo com o peso ou idade das pessoas.*
- *Sempre dar preferência ao peso para a escolha da dose.*
- *Para crianças pequenas, esmagar o comprimido para facilitar a administração, podendo ingerir o comprimido com água ou leite.*
- *Recomenda-se administrar o comprimido junto com alimentos.*
- *Não administrar a gestantes durante o primeiro trimestre de gravidez, nem a crianças menores de 6 meses.*

Tabela 17.4
Tratamento das Infecções por *Plasmodium vivax* e *P. ovale* com Cloroquina em 3 Dias e Primaquina em 7 Dias

Idade/Peso	*Número de Comprimidos por Medicamento por Dia*						
	1º Dia		*2º Dia*		*3º Dia*		*4º ao 7º Dias*
	Cloroquina	*Primaquina Infantil*	*Cloroquina*	*Primaquina Infantil*	*Cloroquina*	*Primaquina Infantil*	*Primaquina Infantil*
6-11 meses/5-9 kg	1/2	1	1/4	1	1/4	1	1/2
1-3 anos/10-14 kg	1	2	1/2	1	1/2	1	1
4-8 anos/15-24 kg	1	2	1	2	1	2	2
	Cloroquina	*Primaquina Adulto*	*Cloroquina*	*Primaquina Adulto*	*Cloroquina*	*Primaquina Adulto*	*Primaquina Adulto*
9-11 anos/25-34 kg	2	1	2	1	2	1	1
12-14 anos/35-49 kg	3	2	2	2	2	2	1
≥15 anos/≥50 kg	4	2	3	2	3	2	2

- *Cloroquina: comprimidos de 150 mg; primaquina infantil: comprimidos de 5 mg e primaquina adulto: comprimidos de 15 mg.*
- *Sempre dar preferência ao peso para a escolha da dose.*
- *Todos os medicamentos devem ser administrados em dose única diária.*
- *Administrar os medicamentos preferencialmente às refeições.*
- *Não administrar primaquina para gestantes ou crianças menores de 6 meses.*
- *Se surgir icterícia, suspender a primaquina.*
- *Se o paciente tiver mais de 70 kg, ajustar a dose de primaquina.*
- *Para crianças menores de 1 ano, administrar artemeter + lumefantrina ou artesunato + mefloquina, nas mesmas doses utilizadas para tratar P. falciparum nesse grupo.*

proporcionar a erradicação de formas latentes do parasito no ciclo tecidual (hipnozoítos) das espécies *P. vivax* e *P. ovale*, evitando assim as recaídas tardias. Além disso, a abordagem terapêutica de pacientes residentes em áreas endêmicas pode visar também à interrupção da transmissão, pelo uso de drogas específicas contra as formas sexuadas do *P. falciparum*.

As principais drogas antimaláricas podem ser assim classificadas:

- pelo seu grupo químico em *arylaminoálcoois (quinina, mefloquina* e *halofantrina*), *4-aminoquinolinas (cloroquina* e *amodiaquina*), *8-aminoquinolinas (primaquina), peróxido de lactona sesquiterpênica (derivados da artemisinina), naftoquinonas (atovaquona)* e *antibióticos (tetraciclina, doxiciclina* e *clindamicina)*
- pelo seu alvo de ação no ciclo biológico do parasito em *esquizonticidas teciduais* ou *hipnozoiticidas* (cura radical do *P. vivax* e *P. ovale*), *esquizonticidas sanguíneos* (promovem a cura clínica), *gametocitocidas* (bloqueia a transmissão) e *esporonticidas* (impede a infecção pelos esporozoítos). Infelizmente, até o momento, nenhuma droga deste último grupo é disponível para uso em humanos.

A decisão de como tratar o paciente com malária deve ser precedida de informações sobre os seguintes aspectos:

- *espécie de plasmódio*: pelo perfil variado de sucetibilidade do *P. falciparum* aos antimaláricos;
- *idade do paciente*: pelo pior prognóstico da malária na infância, além de alguns antimaláricos serem contraindicados nessa faixa etária;
- *história de exposição anterior à infecção:* indivíduos não imunes (primoinfectados) tendem a apresentar formas mais graves da doença;
- *gravidade da doença:* pela necessidade de drogas injetáveis e com ação mais rápida sobre os parasitos;
- *possibilidade de gestação, quando mulher em idade fértil.*

No Brasil, o tratamento da malária é objeto de constante vigilância pelo Ministério da Saúde, o qual distribui gratuitamente os medicamentos antimaláricos e preconiza os esquemas terapêuticos mostrados nas Tabelas 17.3 e 17.4.

Tratamento das Malárias Causadas por *P. vivax, P. ovale* e *P. malariae*

As malárias causadas pelo *P. vivax, P. ovale* e *P. malariae* devem ser tratadas com a cloroquina. Embora nível considerável de resistência do *P. vivax* à cloroquina já seja observado no sudeste asiático, e também relatada no Brasil, ainda é infrequente nas demais áreas endêmicas do mundo. Esta droga é ativa contra as formas sanguíneas e também contra os gametócitos dessas espécies. Entretanto, não possui ação contra o ciclo tecidual do *P. vivax* e do *P. ovale*. Em geral, a cloroquina é de baixa toxicidade, sendo muito bem tolerada pelos pacientes e inócua quando utilizada na gravidez. Pela indisponibilidade da cloroquina em formulação líquida, o Ministério da Saúde recomenda a opção de tratar as crianças menores de 1 ano com as mesmas drogas utilizadas para o *P. falciparum*.

Para se conseguir a cura radical da malária causada por *P. vivax* ou *P. ovale* é necessária a associação de um equizonticida tecidual, a primaquina, para atuar sobre os seus hipnozoítos. Pelo seu rápido metabolismo no fígado, as doses terapêuticas desse medicamento precisam ser repetidas durante 7 (0,5 mg/kg/dia) ou 14 (0,25 mg/kg/dia) dias para o sucesso terapêutico. Em consequência da toxicidade da primaquina, a baixa adesão dos pacientes ao tratamento tem contribuído para aumentar a ocorrência de recaídas. Um novo composto, do mesmo grupo químico da primaquina, já se mostrou eficaz contra os hipnozoítos e se encontra em fase de implantação no Brasil. Trata-se da tafenoquina, que tem a vantagem de ser administrada em uma única dose, garantindo uma adesão adequada ao tratamento. Seu efeito tóxico hemolítico para pacientes com deficiência de G6PD é superior ao da primaquina. Por essa razão. antes de ser indicada, deve-se pesquisar se o paciente é portador da deficiência de G6PD, por meio de testes específicos.

A primaquina é ativa contra os gametócitos de todas as espécies de plasmódios humanos. Desta forma, o seu uso contribui ainda para bloquear a transmissão da malária para o mosquito vetor. Tem também ação sinérgica com a cloroquina contra formas assexuadas. Outra característica atribuída a essa droga é a sua capacidade de agir como profilática causal, ou seja, destruir os esporozoítos antes de sua interiorização nos hepatócitos. Contudo, a droga não é recomendada para esse fim, em decorrência de sua alta toxicidade, principalmente nas pessoas com deficiência da enzima G6PD.

Tratamento da Malária Causada pelo *P. falciparum*

Após o surgimento da resistência do *P. falciparum* à cloroquina, constantes mudanças têm sido observadas no perfil de resposta deste plasmódio aos antimaláricos convencionais. Nos últimos anos, a Organização Mundial de Saúde tem recomendado a combinação de diferentes antimaláricos como estratégia para tratar a malária causada pelo *P. falciparum*. O princípio fundamental dessa estratégia é o reconhecimento do potencial antimalárico sinergístico ou aditivo de duas ou mais drogas, com vistas a incrementar a eficácia e também retardar o desenvolvimento da resistência aos componentes da combinação.

O Ministério da Saúde recomenda a associação de artemeter + lumefantrina e de artesunato + mefloquina como esquemas de primeira escolha para o tratamento da malária não complicada pelo *P. falciparum*. Ambos apresentam eficácia e tolerabilidade comprovadas em outras áreas endêmicas do mundo e tem contribuído para a redução da transmissão desta espécie de parasito em nosso meio.

O artemeter e o artesunato são medicamentos derivados da artemisinina, que é um princípio ativo extraído de uma planta chinesa denominada *Artemisia annua*, tradicionalmente utilizada como antitérmico e antimalárico naquela região. São muito bem tolerados, existindo relatos esporádicos dos seguintes efeitos colaterais: sonolência, distúrbios gastrointestinais, zumbido, reticulocitopenia, neutropenia, elevação das enzimas hepáticas e alterações do eletrocardiograma, incluindo bradicardia e prolongamento do intervalo QT. Em animais, podem ser teratogênicos.

Embora eficaz contra o *P. falciparum*, a combinação de quinina + doxiciclina está associada à menor adesão dos pacientes e à maior frequência de efeitos colaterais. Por isso, representa atualmente o esquema de segunda escolha para o tratamento dessa espécie de *Plasmodium*, devendo ser indicada quando não há disponibilidade ou indicação dos esquemas contendo derivados de artemisinina. Sua utilização em áreas de transmissão ativa da doença deve ser complementada com fármacos gametocitocidas, visando à interrupção da transmissão. Nesse caso, a primaquina, único medicamento com ação sobre os gametócitos do *P. falciparum,* deve ser administrada na dose de 0,75 mg/kg, em uma única tomada no 6º dia de tratamento. A quinina pode causar o "cinchonismo", que se caracteriza por zumbido, audição abafada, algumas vezes vertigem e tontura. Em geral, esses sintomas se desenvolvem no segundo ou terceiro dia do tratamento e, quando não muito intensos, não obrigam a suspensão da medicação e são reversíveis. Os outros efeitos colaterais limitam-se, geralmente, aos sistemas cardiovascular (hipotensão arterial), gastrointestinal e nervoso central. No eletrocardiograma pode ocorrer prolongamento do intervalo QT e QRS. Aparecem como consequência de infusão muito rápida e, também, por causa da acumulação que se segue à administração oral. Outras manifestações menos frequentes são plaquetopenia e anemia hemolítica. Injeções intramusculares de quinina podem causar dor local, necrose focal e formação de abscesso.

Para os casos graves de malária por *P. falciparum* indicam-se os derivados da artemisinina como primeira opção e a quinina como opção alternativa. Nesses casos, as vias de administração parenteral devem ser preferidas, sendo intramuscular para o artemeter e endovenosa para o artesunado e para a quinina. Para ambas as escolhas, deve-se associar outro antimalárico, como por exemplo um antibiótico com ação antimalárica, tais como a clindamicina ou doxiciclina.

Tratamento das Infecções Mistas

Em infecções isoladas por *P. vivax* ou *P. malariae*, uma evolução grave da doença e o aparecimento de complicações são indicativos da possibilidade de infecção mista com o *P. falciparum*. Nesse caso, é fundamental a revisão da lâmina por microscopista experiente, bem como a realização de testes imunocromatográficos capazes de detectar o *P. falciparum*. Na infecção mista causada por *P. falciparum* + *P. vivax* (ou *P. ovale*), o tratamento deve incluir um esquizonticida sanguíneo eficaz para *P. falciparum*, associado à primaquina (esquizonticida tecidual), visando à eliminação dos hipnozoítos. Se a infecção mista é causada pelo *P. falciparum* + *P. malariae*, o tratamento deve ser dirigido apenas para o *P. falciparum*.

Tratamento da Malária na Gravidez

Sabe-se que a placenta favorece o desenvolvimento do parasito na gestante, e que a gravidez é causa conhecida de depressão da resposta imune. Portanto, a malária durante a gravidez constitui risco substancial para a mãe, o feto e o recém-nascido. Em geral, mulheres grávidas no segundo e terceiro trimestres são mais suscetíveis aos quadros graves e complicados da malária causada pelo *P. falciparum*, o que pode resultar em aborto espontâneo, prematuridade, baixo peso ao nascer e morte materna. Por essa razão, o tratamento da malária deve ser precoce, a fim de impedir essas complicações. Além disso, é recomendável avaliar criteriosamente o recém-nascido durante as primeiras 4 semanas de vida, pelo risco de malária congênita.

A gestante com malária pelo *P. vivax* deve ser tratada apenas com a cloroquina, que é droga segura na gravidez. O uso da primaquina como esquizonticida tecidual deve ser postergado, pelo alto risco de hemólise fetal. Alternativamente, a prevenção de recaídas pode ser feita com a administração semanal de cloroquina, na dose de 5 mg/kg, durante 12 semanas. A primaquina, na dose esquizonticida tecidual, poderá ser iniciada após o segundo mês de aleitamento materno.

No caso de malária por *P. falciparum*, a gestante deverá ser tratada com as combinações de artemeter + lumefantrina ou de artesunato + mefloquina, ao longo de toda a gestação. Apesar da ausência de evidências robustas para seu uso no primeiro trimestre de gestação, trata-se da melhor opção terapêutica para essas pacientes, com comprovada diminuição da morbimortalidade, quando comparadas aos esquemas previamente propostos.

Padrão de Resposta dos Plasmódios ao Tratamento Antimalárico

Diversas definições já foram propostas para dimensionar o fenômeno da resistência dos plasmódios às drogas antimaláricas. Em 1964, um grupo de peritos da OMS conceituou resistência como sendo "a capacidade dos parasitos de sobreviver ou multiplicar-se, apesar da administração e da absorção de uma droga dada em doses iguais ou mesmo maiores que aquelas usualmente recomendadas". Esta definição se aplica às diferentes espécies de plasmódio, assim como às diferentes classes de drogas (esquizonticidas sanguíneos ou teciduais e gametocitocidas). Um sistema de classificação da resposta do plasmódio à terapêutica instituída foi então proposto, levando-se em conta o resultado do exame parasitológico e o tempo de acompanhamento do paciente após o início do tratamento. Consiste em registrar informações clínico-parasitológicas essenciais, tais como temperatura corporal, peso, parasitemia e níveis de hemoglobina nos dias 0 (pré-tratamento) e repetindo-se o exame clínico e parasitológico nos dias 3, 7 e 14. Apenas três categorias de resposta podem ser obtidas dessa avaliação: a resposta clínica e parasitológica adequada (RCA), com melhora dos sintomas e negativação da parasitemia geralmente antes do sétimo dia após o início da medicação; o fracasso precoce do tratamento (FTP), que ocorre antes da avaliação do 14º dia; e o fracasso tardio do tratamento (FTT), quando a parasitemia recrudesce após o 14º dia de tratamento.

Profilaxia da Malária

Do ponto de vista teórico, a profilaxia da malária pode ser feita em níveis individual e coletivo. Na prática, as circunstâncias que levam as pessoas e populações a viver sob o risco de adquirir a doença funcionam como limitadores do alcance dessas medidas. Assim, podemos dividir as medidas profiláticas em:

Medidas de Proteção Individual

Pode ser citada a chamada profilaxia de contato, a qual consiste em evitar o contato do mosquito com a pele do ser humano. Como o anofelino tem, em geral, hábitos noturnos de alimentação, recomenda-se evitar a aproximação às áreas de risco após o entardecer e logo ao amanhecer do dia. O uso de repelentes nas áreas expostas do corpo, telar portas e janelas e dormir com mosquiteiros também são medidas que têm este objetivo. Medicamentos ou alimentos que promovem sudorese com odor forte, como a tiamina e o alho, têm também sido usados para repelir o mosquito. Entretanto, essas estratégias só se aplicam a situações especiais, como para pessoas que eventualmente visitam as áreas endêmicas. O grande contingente de indivíduos que vivem nas áreas transmissão não consegue, por motivos óbvios, adotar constantemente tais medidas.

As medidas de proteção contra picadas de mosquitos devem ser enfaticamente recomendadas a todos os viajantes com destino a áreas de risco de malária, e incluem:

- Informação sobre o horário de maior atividade de mosquitos vetores de malária, do pôr-do-sol ao amanhecer.
- Uso de roupas claras e com manga longa, durante atividades de exposição elevada.
- Uso de medidas de barreira, tais como telas nas portas e janelas, ar condicionado e uso de mosquiteiro impregnado com piretroides.
- Uso de repelente. Os principais produtos disponíveis no mercado nacional à base de dietilmetaloamida (DEET) possuem concentrações que variam de 7 a 12% e devem ser reaplicados, pelo menos, a cada 2 horas. Já existem disponíveis, em algumas redes de distribuição no país, novos produtos com concentrações mais elevadas (DEET 20%, 35% e 50%). Esses produtos permitem reaplicações com intervalos maiores, podendo ser aplicados a cada 5 horas para aqueles com concentração de 50%.

Quimioprofilaxia

Como não é disponível uma vacina ou uma droga profilática causal contra a malária, a ação esquizonticida sanguínea de alguns antimaláricos tem sido usada como forma de prevenir as suas manifestações clínicas, principalmente em viajantes para as áreas endêmicas da Ásia e da África.

Entretanto, a progressiva expansão do *P. falciparum* resistente e o maior potencial tóxico dos antimaláricos disponíveis fizeram com que a quimioprofilaxia da malária passasse a representar um tema polêmico nos últimos anos. Uma boa razão para isso é o risco de aceleramento da resistência do *P. falciparum* às drogas utilizadas na quimioprofilaxia disseminada, como já observado para a mefloquina.

A situação no Brasil é muitíssimo diferente da África, tanto em termos de nível de incidência quanto de apoio diagnóstico e tratamento, uma vez que tem melhor estrutura disponível de serviços de saúde. Principalmente na Região Amazônica, onde a doença é endêmica, o diagnóstico de malária pode ser obtido em curtíssimo prazo e a medicação também está disponível, gratuitamente, em quase todos os municípios. Outro aspecto importante é que, no Brasil, tanto o *P. falciparum* quanto o *P. vivax* são prevalentes, e devem receber abordagem diferenciada, quanto ao uso de drogas antimaláricas.

Assim sendo, a política adotada atualmente com relação à profilaxia da malária é centrada na orientação para o diagnóstico e tratamento oportunos (na presença de qualquer sinal suspeito) e nas medidas de proteção individual, para reduzir a probabilidade de picada de mosquito. Como medida de curto prazo, a quimioprofilaxia pode ser recomendada apenas para viajantes internacionais e grupos especiais que viajam para áreas de intensa transmissão, como militares, missionários, diplomatas ou qualquer outro trabalhador vinculado a projetos específicos, cuja duração não ultrapasse o período de 2 meses. Indivíduos esplenectomizados, por serem mais suscetíveis à infecção mais grave, devem também ser considerados prioritários. Dentro do Brasil, a recomendação para viajantes que visitarão regiões de alto risco de transmissão na Amazônia Legal é condicionada aos destinos, cujo acesso ao diagnóstico e tratamento de malária ocorre em tempo superior a 24 horas (informações obtidas nos serviços estaduais e municipais de saúde) e apenas para aqueles que permanecerão na região por tempo maior que o período de incubação da doença e inferior a 6 meses.

A única droga sugerida no Brasil para a quimioprofilaxia é a doxiciclina (100 mg/dia). O tratamento deve ser iniciado 1 semana antes do deslocamento para o local de destino e interrompido após 4 semanas do regresso à área de origem. Deve-se ter em mente que a proteção pela quimioprofilaxia não é, necessariamente, completa em todos os indivíduos que dela fazem uso. Os medicamentos disponíveis não atuam sobre esporozoítas ou formas hepáticas (hipnozoítas) do *P. vivax*, não protegendo, portanto, das recaídas causadas por esta espécie de plasmódio. Além disso, seu índice terapêutico é baixo, isto é, a dose efetiva está muito próxima da dose tóxica. Quando em uso profilático esse índice é ainda menor, uma vez que tendo meia-vida de eliminação muito grande e em uso prolongado, ocorre o acúmulo da droga no organismo, aumentando muito os riscos de efeitos adversos, que muitas vezes são graves.

Em síntese, a profilaxia medicamentosa para a malária não deve ser medida adotada indiscriminadamente no Brasil. Cada situação deve ser estudada particularmente, analisando-se criteriosamente os potenciais riscos e benefícios resultantes do uso prolongado de medicamentos, tendo-se o cuidado em restringir a sua indicação apenas para situações especiais e nas quais os indivíduos não permaneçam por mais de 60 dias nas áreas de transmissão. Para tanto, os profissionais de saúde devem estar constantemente atualizados sobre as áreas e atividades de maior risco de contrair malária, sobre a distribuição da incidência das espécies de plasmódio em nosso território e, principalmente, sobre as limitações e os efeitos adversos da quimioprofilaxia.

Medidas Coletivas

Algumas estratégias têm sido consideradas atualmente para reduzir os níveis de transmissão nas áreas endêmicas. Entre elas destacam-se:

• Medidas de Combate ao Vetor Adulto

Pela borrifação das paredes dos domicílios com inseticidas de ação residual. Esta medida baseia-se no conhecimento de que os anofelinos costumam repousar nas paredes após o repasto sanguíneo, nos casos de contato endofílico. No entanto, já foi demonstrado o hábito exofílico dos vetores, principalmente nas áreas de garimpo da Amazônia. Além disso, nessas áreas, as pessoas costumam morar em barracos cobertos com lonas plásticas e sem paredes. Assim, em vez de borrifação de paredes, tem sido praticada a nebulização espacial com inseticidas no peridomicílio.

• Medidas de Combate às Larvas

Pelo uso de larvicidas. Devido à extensão das bacias hidrográficas existentes nas áreas endêmicas e ao risco de contaminação ambiental com larvicidas químicos, esta estratégia tem sido pouco aplicada. O controle biológico de larvas, utilizando o *Bacilus turigiensis* e o *B. sphericus*, tem sido proposto, embora não se tenham evidências fortes de sua eficácia.

• Medidas de Saneamento Básico

Para evitar a formação, por ação do próprio ser humano, de "criadouros" de mosquitos, surgidos principalmente a partir das águas pluviais em decorrência de grandes empreendimentos como construções de estradas, açudes, tanques de picicultura e modificações ambientais provocadas pela garimpagem do ouro.

• Medidas para Melhorar as Condições de Vida

Pela informação, educação e comunicação social, a fim de provocar mudanças de atitude da população com relação aos fatores que facilitem a exposição à transmissão e maior adesão às medidas preconizadas para o seu controle.

Vacinação contra a Malária

Com base no conhecimento da imunidade naturalmente adquirida, muito se tem feito no sentido de identificar antígenos de diferentes estágios do parasito que seriam responsáveis pela indução da imunidade protetora. Esses antígenos, se utilizados em uma vacina, poderiam induzir mecanismos capazes de diminuir ou mesmo bloquear os efeitos do parasito e da doença no ser humano. A busca de vacinas eficazes contra a malária tem sido realizada por várias estratégias, incluindo estudos com as muitas formas evolutivas do parasito, os esporozoítos, as formas hepáticas, as formas assexuadas eritrocíticas e os gametócitos. No entanto, é importante frisar que as vacinas experimentais contra a malária são direcionadas à certas espécies dos parasitos bem como à proteínas específicas, uma abordagem que restringe seu uso em larga escala.

Algumas vacinas já foram testadas em voluntários humanos, com resultados diversos:

Vacinas Antiesporozoítos

Os primeiros experimentos de vacinação humana contra esporozoítos foram realizados ainda na década de 1970. Mosquitos infectados com *P. falciparum* e irradiados foram utilizados para imunizar voluntários. A proteção conferida foi total, estágio e espécie-específica, mas dependente de altas doses do imunógeno e, portanto, impraticável para vacinação em massa. Para driblar esta limitação, a indústria de biotecnologia Sanaria nos Estados Unidos da América criopreservou esporozoítos de *P. falciparum* e utilizou-os para vacinar voluntários que apresentaram elevados níveis de proteção antimalárica. Entretanto, a durabilidade da proteção ainda não é conhecida. Além disso, existem problemas de fabricação, como o custo, a via de administração, a necessidade de armazenamento em nitrogênio líquido e a exigência de múltiplas doses. Portanto, as vacinas de subunidades tornam-se mais viáveis. Desta forma, o principal antígeno da superfície dos esporozoítos, a proteína CS, passou a ser utilizada em possíveis vacinas sintéticas ou recombinantes. Tais vacinas foram, então, desenhadas e apresentaram resultados promissores quando utilizadas em voluntários humanos, ou em populações endêmicas. Por exemplo, a vacina RTS,S/AS01, a mais promissora de todas as vacinas com base na proteína CS, foi testada em ensaios de campo revelando resultados pouco animadores. O ensaio de Fase III de RTS, S/AS01 realizado em 11 locais de sete países africanos demonstrou 28% de eficácia para crianças de 5-17 meses de idade e 18% de eficácia para crianças com 6-12 semanas de idade utilizando-se três doses, ao longo de todo o curso do estudo (~3-4 anos de seguimento). Em 2021, a OMS recomendou a adoção desta vacina antiesporozoítos de *P. falciparum* para crianças em regiões com alta ocorrência da doença, como a África subsaariana. No entanto, é preciso considerar que uma vacina com eficácia apenas parcial e que confere proteção de curto prazo poderia ainda ser usada no controle da malária, em combinação com medidas de quimioprevenção a fim de interromper a transmissão da doença em áreas de baixa endemicidade, por exemplo.

Vacinas contra Formas Assexuadas Eritrocíticas

Para o desenvolvimento dessas vacinas muitos trabalhos têm se concentrado em proteínas de formas sanguíneas de *P. falciparum*, principalmente os antígenos majoritários na superfície dos merozoítas (MSP). Outras proteínas têm sido incluídas como possíveis alvos de uma vacina antimalária, como, por exemplo, algumas proteínas associadas às organelas apicais. Algumas dessas vacinas já estão sendo testadas em voluntários humanos, porém ainda não se sabe exatamente qual a extensão dos efeitos protetores observados.

Um exemplo importante é a vacina que se destina a minimizar os problemas da malária gestacional. Sabendo-se que as mulheres expostas em áreas de transmissão intensa desenvolvem resistência à malária após sucessivas gestações e que esta resistência se correlaciona aos níveis de anticorpos antiformas sanguíneas, uma vacina baseada na proteína VAR2CSA (um membro da família PfEMP1 presente na superfície de eritrócitos infectados por *P. falciparum* que se liga a CSA, molécula de adesão abundante na placenta) tem sido proposta e avaliada mostrando resultados animadores.

É preciso considerar a possibilidade de desenvolvimento de vacinas multiestágios e multiespécies uma vez que diferentes espécies de plasmódios, principalmente o *P. falciparum* e o *P. vivax,* coexistem em diferentes áreas de transmissão no mundo. Entretanto, as características particulares de cada uma das espécies devem ser consideradas como, por exemplo, a ocorrência dos hipnozoítos e a invasão de reticulócitos por *P. vivax* aliado ao fato dos gametócitos aparecerem precocemente nas infecções por esta espécie. Devido a estas diferenças e ao fato de não dispormos de um sistema eficaz de produção de *P. vivax in vitro*, muitas das pesquisas destinadas ao desenvolvimento de vacinas contra esta espécie apresentam-se limitadas. Entretanto, graças ao sequenciamento do genoma de *P. vivax* vários antígenos desta espécie vêm sendo utilizados (CS, MSP, *Antígeno 1 de Membrana Apical* – AMA, *Proteína Ligante ao Antígeno de Grupo Sanguíneo Duffy* – DBP entre outras), com resultados promissores.

Vacinas contra Formas Sexuadas

Essas vacinas constituem alvo de estudo de alguns grupos de pesquisa e compreendem uma possibilidade de controle de malária em regiões de intensa transmissão, uma vez que impediria o desenvolvimento do parasito no interior do inseto vetor. Antígenos de superfície envolvidos no processo de fecundação (Pfs48/45 e Pfs230 em *P. falciparum*) e aqueles expressos exclusivamente em gametócitos (P25 e P28 em *P. falciparum* e *P. vivax*) têm sido avaliados mostrando boa indução de imunidade bloqueadora da transmissão em modelos experimentais.

18

*Toxoplasma gondii**

José Roberto Mineo
Ricardo Wagner de Almeida Vitor

Introdução

Toxoplasma gondii (Nicolle e Manceaux, 1909) é um protozoário de distribuição geográfica mundial, com alta prevalência sorológica, podendo atingir mais de 80% da população em determinados países. No entanto, os casos de doença com manifestação clínica são menos frequentes. Nestes, a forma mais grave é encontrada em crianças recém-nascidas, sendo caracterizada por lesões necróticas e inflamatórias que podem levar a sequelas neurológicas geralmente associadas a encefalite, coriorretinite e hidrocefalia, com altas taxas de morbidade e mortalidade. A toxoplasmose apresenta quadro grave de evolução em indivíduos com o sistema imune comprometido causando encefalite, retinite ou doença sistêmica. Entre o grupo de risco incluem-se os receptores de órgãos, indivíduos em tratamento quimioterápico e aqueles infectados com HIV.

A toxoplasmose é uma zoonose e a infecção é muito frequente em várias espécies de animais: mamíferos (principalmente carneiro, cabra e porco) e aves. O gato e outros felídeos são os hospedeiros definitivos ou completos e o ser humano e os outros animais são os hospedeiros intermediários ou incompletos.

Um aspecto interessante desse parasito é ter sido encontrado no mesmo ano – 1908 – em dois países: na Tunísia, por Nicolle e Manceaux, de formas oriundas do roedor *Ctenodatylus gundi*, e no Brasil, por Splendore, em formas evolutivas encontradas em coelhos doentes ou mortos "naturalmente", em laboratório. Em 1909, Nicolle e Manceaux descreveram o parasito e criaram o gênero *Toxoplasma* e a espécie *T. gondii*. Durante alguns anos após sua descrição o *T. gondii* não foi objeto de muitas pesquisas. Somente em 1937 realizou-se o primeiro estudo detalhado mostrando que *Toxoplasma* era parasito intracelular obrigatório que poderia fazer passagem em animais de laboratório através de inoculações intracranial, subcutânea e intraperitoneal do macerado do cérebro. Verificaram também que camundongos alimentados com animais recém-mortos infectados adquiriram a infecção. Nessa época foi sugerido que uma das formas de disseminação da toxoplasmose seria por meio da alimentação de tecidos contaminados com *Toxoplasma*. Foi relatado, também, um caso de infecção humana em criança de 3 anos de idade sofrendo de mieloencefalite associada a lesões necróticas e granulomatosas, confirmada como causa da toxoplasmose congênita, após inoculação do tecido do cérebro em ratos. Nas décadas seguintes, de 1940 e 1950, um caso fatal de toxoplasmose em adulto foi identificado e casos de toxoplasmose ocular com retinocoroidite foram descritas. Ainda nesse período (1948), um método sorológico foi desenvolvido para identificar infecção do *Toxoplasma* em seres humanos e animais através da titulação do nível de anticorpos característicos para *Toxoplasma,* denominado teste do corante ou reação de Sabin e Feldman (Sabin e Feldman *Dye Test*). Este teste possibilitou a identificação de indivíduos infectados (humanos e animais), em estudos realizados em grande escala, onde grande proporção de seres humanos e animais apresentaram soropositividade para a presença de anticorpos contra *T. gondii*. A partir desse período, essa parasitose foi considerada uma das mais difundidas no mundo, tanto em animais quanto em seres humanos. Estudos epidemiológicos a partir desse período permitiram a confirmação da existência de uma única espécie do parasito com habilidade de infectar todos os animais de sangue quente (aves e mamíferos). A partir da década de 1960, com o conhecimento de sua ampla distribuição geográfica e do grande número de mamíferos (inclusive o homem) e aves atingidos, os estudos sobre este parasito foram aprofundados. Foram, então, descritos os estágios evolutivos do parasito, os hospedeiros definitivos (felídeos, com realização do ciclo sexuado) e intermediários (demais animais), o ciclo biológico completo, mecanismos de transmissão, métodos mais sensíveis para diagnóstico e as tentativas terapêuticas.

*Somos profundamente gratos à Dra. Urara Kawazoe pela colaboração neste capítulo, a partir da sétima edição do Parasitologia Humana.

Morfologia e Hábitat

T. gondii pode ser encontrado em vários tecidos, células (exceto hemácias) e líquidos orgânicos. Nos felídeos não imunes recém-infectados podem ser encontrados os estágios do ciclo sexuado nas células do epitélio intestinal, formas evolutivas do ciclo assexuado em outros locais do hospedeiro e também formas de resistência no meio exterior junto com as fezes desses animais, após completar a fase intestinal. Assim sendo, o parasito apresenta uma morfologia múltipla, dependendo do hábitat e do estágio evolutivo. As formas infectantes que o parasito apresenta durante o ciclo biológico são: taquizoítos, bradizoítos e esporozoítos. Essas três formas apresentam organelas citoplasmáticas características do filo Apicomplexa (visíveis apenas em nível de microscopia eletrônica de transmissão) que constituem o complexo apical: conoide, anel polar (em número de dois), microtúbulos subpeliculares, micronemas, roptrias e grânulos densos (Figura 18.1). A invasão dessas formas na célula hospedeira é um processo ativo que requer a motilidade e a liberação controlada de proteínas e lipídeos das organelas do complexo apical. O parasito entra na célula hospedeira inicialmente pela adesão da sua parte apical na membrana da célula hospedeira, já com a participação de proteínas liberadas por micronemas. Na sequência, secreta proteínas de roptrias, conforme sua entrada na célula hospedeira, formando em seguida o vacúolo parasitóforo (VP). Durante a penetração, há uma visível constrição em volta do parasito representando um movimento de junção entre a célula hospedeira e as membranas plasmáticas do parasito. Uma vez o parasito estando dentro da célula, a membrana do hospedeiro é selada formando o VP. Esse vacúolo é derivado da membrana celular invaginada do hospedeiro contendo ainda componentes do parasito, impedindo a fusão com lisossomos e consequentemente a destruição do parasito. A membrana do VP é permeável a moléculas pequenas, tornando a composição iônica intravacuolar grosseiramente equivalente ao do citoplasma da célula hospedeira. Posteriormente, o parasito modifica o VP, secretando proteínas de grânulos densos dentro do espaço vacuolar, tornando esse compartimento metabolicamente ativo para o crescimento do parasito.

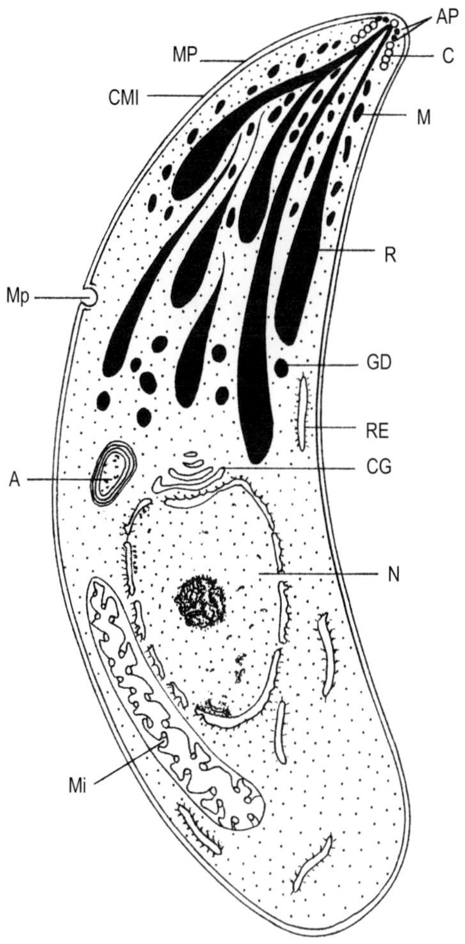

FIGURA 18.1. Representação esquemática ultraestrutural do filo Apicomplexa – forma infectante (taquizoíto) do *Toxoplasma gondii* e as organelas encontradas no citoplasma: anel polar (AP), conoide (C), micronemas (M), roptrias (R), grânulos densos (GD), apicoplasto (A), microporo (Mp), membrana plasmática (MP), complexo da membrana interna (CMI), retículo endotelial (RE), complexo de Golgi (CG), núcleo (N) e mitocôndria (Mi).

Recentemente, foi descrita mais uma organela denominada apicoplasto, localizada no citoplasma dos zoítos, próxima ao núcleo, caracterizada pela presença de quatro membranas. Sua origem parece ter ocorrido através da endossimbiose secundária de algas verdes. Essa organela parece essencial à sobrevivência intracelular do parasito e há evidências de exercer função de biossíntese de aminoácidos e de ácidos graxos (Figura 18.1).

A seguir serão descritas as formas infectantes do *T. gondii*:

- *Taquizoíto*: É a forma encontrada durante a fase aguda da infecção, sendo também denominada forma proliferativa, forma livre ou trofozoíto (Figura 18.2A-B). Foi a primeira forma descrita e o seu aspecto morfológico, em forma de arco (*toxon* = arco) deu o nome ao gênero. Apresenta-se com a forma aparente de banana ou meia-lua, com uma das extremidades mais afilada e a outra arredondada, medindo cerca de 2×6 μm, com o núcleo em posição mais ou menos central. Quando corado pelo método de Giemsa apresenta o citoplasma azulado e o núcleo vermelho. É uma forma móvel (por deslizamento), de multiplicação rápida (*tachos* = rápido) por um processo denominado endodiogenia (Figura 18.3A), encontrada dentro do vacúolo parasitóforo em várias células, como do SMF, células hepáticas, pulmonares, nervosas, submucosas e musculares, bem como em líquidos orgânicos e excreções. Os taquizoítos são pouco resistentes à ação do suco gástrico, sendo destruídos em pouco tempo.
- *Bradizoíto*: É a forma encontrada em células permanentes de vários tecidos (nervoso, retina, musculares esqueléticos e cardíacos), geralmente durante a fase crônica da infecção, sendo também denominada cistozoíto. Os bradizoítos são encontrados dentro do vacúolo parasitóforo de uma célula, cuja membrana forma a cápsula do cisto tecidual. Os bradizoítos se multiplicam lentamente (*brady* = lento) dentro do cisto, por endodiogenia ou endopoligenia (Figura 18.3.B).

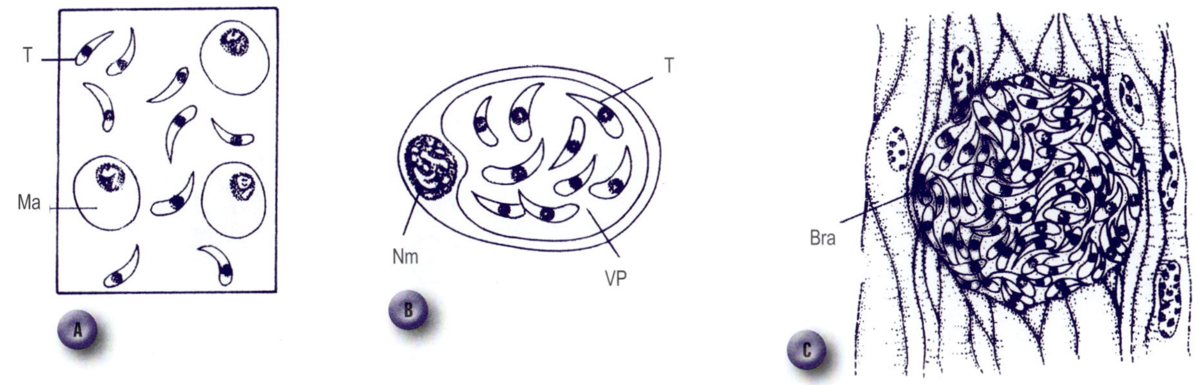

FIGURA 18.2. Esquemas dos estágios de desenvolvimento do *Toxoplasma gondii*: **(A)** taquizoíto (T) extracelular (p. ex., líquido peritoneal) e macrófagos (Ma); **(B)** taquizoítos (T) dentro do vacúolo parasitóforo (VP) em um macrófago, destacando-se o núcleo (Nm) (fase aguda); **(C)** cisto com bradizoítos (Bra) em tecido muscular (fase crônica).

A parede do cisto é resistente e elástica, isolando os bradizoítos da ação dos mecanismos imunológicos do hospedeiro. O tamanho do cisto é variável dependendo da célula parasitada e do número de bradizoítos no seu interior, podendo atingir até 200 µm. Os bradizoítos são mais resistentes à tripsina e à pepsina do que os taquizoítos e podem permanecer viáveis nos tecidos por vários anos. Apesar de serem mais frequentemente encontrados na fase crônica, em algumas cepas os bradizoítos podem ser encontrados ainda na infecção aguda pelo *T. gondii* (Figuras 18.2C e 18.3C).

- *Oocistos*: É a forma de resistência que possui uma parede dupla bastante resistente às condições do meio ambiente. Os oocistos são produzidos nas células intestinais de felídeos não imunes e eliminados imaturos junto com as fezes. Os oocistos são esféricos, medindo cerca de 12,5 × 11,0 µm e após a esporulação no meio ambiente contêm dois esporocistos, com quatro esporozoítos cada (Figuras 18.3D e 18.4B).

Biologia

Ciclo Biológico

O ciclo biológico do *T. gondii* desenvolve-se em duas fases distintas (Figura 18.4):

- *Fase assexuada:* em vários tecidos de diversos hospedeiros (aves, mamíferos inclusive gatos e outros felídeos).
- *Fase sexuada* (ou coccidiana)*:* nas células do epitélio intestinal de gatos e outros felídeos não imunes.

Desta forma, *T. gondii* apresenta um ciclo heteroxeno, no qual os gatos são considerados hospedeiros definitivos ou completos por possuírem simultaneamente um ciclo sexuado, em células epiteliais do intestino, e um ciclo assexuado ocorrendo em outros tecidos. O homem e outros mamíferos, juntamente com as aves, são considerados os hospedeiros intermediários ou incompletos, pois possuem apenas o ciclo assexuado.

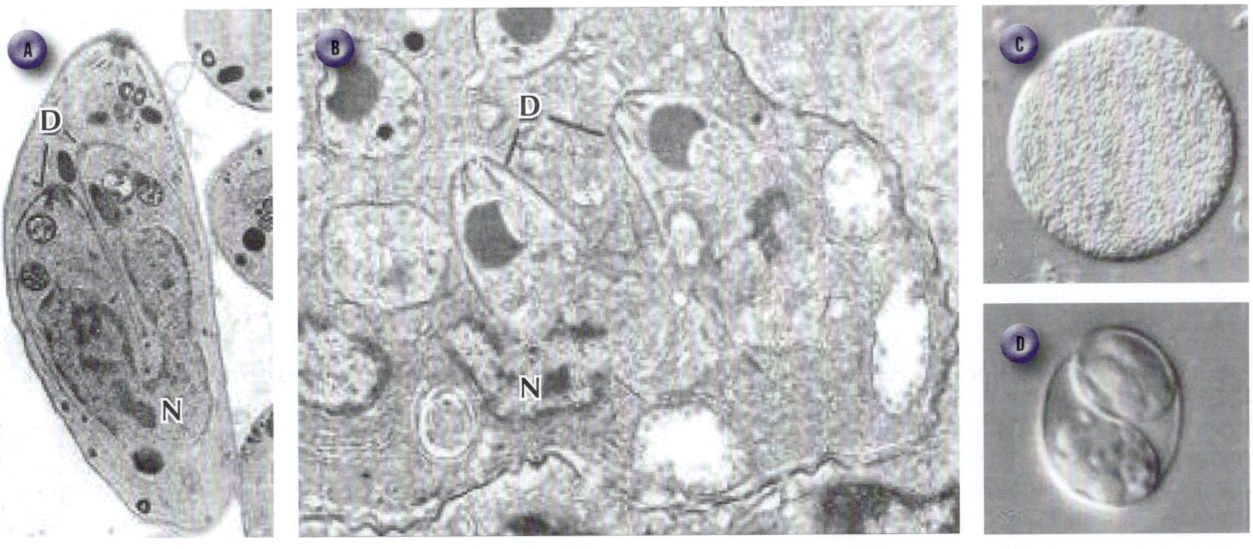

FIGURA 18.3. *Toxoplasma gondii*: formas de multiplicação: **(A)** endodiogenia e **(B)** endopoligenia (Ferguson, 2009); estágios característicos: **(C)** cisto com bradizoítos e **(D)** oocisto com dois esporocistos e quatro esporozoítos em cada esporocisto (www.ksu.edu/parasitology).

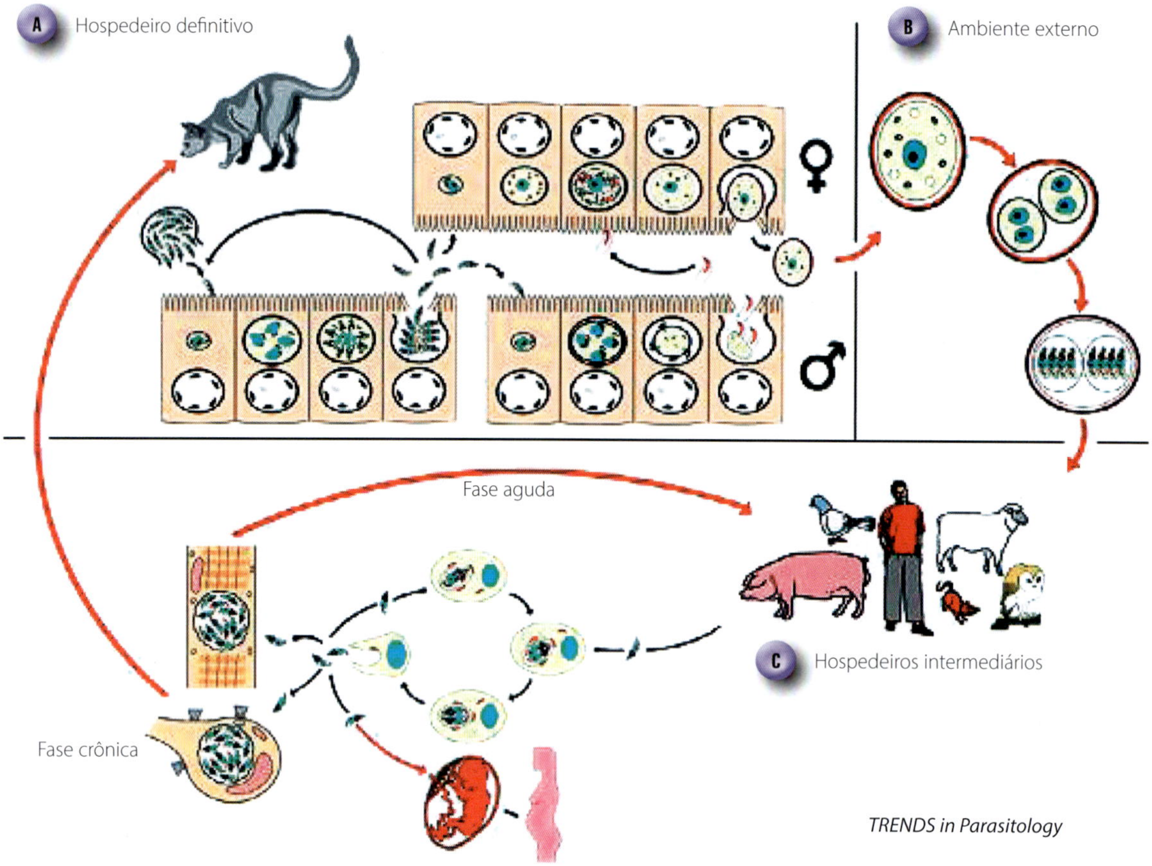

FIGURA 18.4. Diagrama do ciclo de vida do *Toxoplasma gondii* (Ferguson, 2002): **(A)** o gato é o hospedeiro definitivo com o desenvolvimento sexuado ocorrendo nas células do intestino delgado gerando como processo final os oocistos. Estes contaminam o meio ambiente **(B)** e após a esporulação pode infectar um grande número de hospedeiros por meio da ingestão de alimento ou água (contaminação fecal). Dentro dos hospedeiros intermediários **(C)**, ocorre apenas o desenvolvimento assexuado do parasito, iniciando pela fase aguda seguida da fase crônica com formação de cistos teciduais, localizados principalmente no cérebro e na musculatura. Por ingestão (carnivorismo), estes cistos podem ser transmitidos a outros hospedeiros. A transmissão congênita pode ocorrer quando da aquisição do *Toxoplasma* durante a gestação, com a passagem dos parasitos através da placenta.

• Fase Assexuada

Um hospedeiro suscetível (homem, por exemplo), adquire o parasito e desenvolve a fase assexuada após ingerir oocistos maduros (esporulados) contendo esporozoítos encontrados em alimentos ou água contaminada, cistos contendo bradizoítos encontrados na carne crua ou, mais raramente, taquizoítos eliminados no leite. Os taquizoítos que chegam ao estômago são, na sua maior parte, destruídos pelo suco gástrico, mas os que penetrarem na mucosa oral poderão evoluir do mesmo modo que os bradizoítos e esporozoítos, como se segue:

Cada esporozoíto ou bradizoíto (após diferenciação para taquizoíto) sofrerá intensa multiplicação intracelular, após rápida passagem pelo epitélio intestinal e invadirá vários tipos de células do organismo formando um vacúolo parasitóforo onde sofrerão divisões sucessivas por endodiogenia, formando novos taquizoítos (fase proliferativa) que irão romper a célula parasitada (ou evadir destas células), liberando novos taquizoítos que invadirão novas células. A disseminação do parasito no organismo ocorre através de taquizoítos livres (ou intracelulares) na linfa ou no sangue circulante. Essa fase inicial da infecção – fase proliferativa – caracteriza a fase aguda da doença. Com o aparecimento da imunidade, os taquizoítos são eliminados do sangue, da linfa e dos órgãos viscerais, ocorrendo uma diminuição de parasitismo. Alguns parasitos diferenciam em bradizoítos para a formação de cistos. Esta fase cística, juntamente com a diminuição da sintomatologia, caracteriza a fase crônica, que poderá permanecer por longo período. Alternativamente, em indivíduos imunodeficientes, poderá haver uma reativação desta infecção, que ocorre por mecanismos ainda não inteiramente esclarecidos e apresenta sintomatologia semelhante à primoinfecção (Figura 18.4 C).

• Fase Sexuada

O ciclo sexuado ocorre somente nas células epiteliais do intestino delgado de gatos e outros felídeos não imunes. Durante o desenvolvimento desse ciclo ocorre uma fase reprodutiva prévia por merogonia (esquizogonia) seguida por outra sexuada (gametogonia) do parasito. Por esse motivo, esses animais são considerados hospedeiros definitivos (Figura 18.4A). Deste modo, um gato não imune, infectando-se oralmente com oocistos, cistos ou taquizoítos, desenvolverá o ciclo sexuado.

Após a ingestão de cistos, oocistos ou taquizoítos, os parasitos liberados no estômago penetram nas células do epitélio intestinal do gato e sofrerão um processo de multiplicação por merogonia, dando origem a vários merozoítos. O conjunto desses merozoítos formados dentro do vacúolo parasitóforo da célula é denominado meronte ou esquizonte maduro. O rompimento da célula parasitada libera os merozoítos que penetrarão em novas células epiteliais e se transformarão nas formas sexuadas masculinas ou femininas: os gamontes, que após um processo de maturação formarão os gametas masculinos móveis – microgametas (com dois flagelos) e femininos imóveis – macrogametas. O macrogameta permanecerá dentro de uma célula epitelial, enquanto os microgametas móveis sairão de sua célula e irão fecundar o macrogameta, formando o zigoto. Este evoluirá dentro do epitélio, formando uma parede externa dupla, dando origem ao oocisto. A célula epitelial sofrerá rompimento em alguns dias, liberando o oocisto ainda imaturo. Esta forma alcançará o meio ambiente juntamente com as fezes. A sua maturação no meio exterior ocorrerá por um processo denominado esporogonia, após um período de cerca de 1 a 5 dias (dependendo da temperatura e da aeração), e apresentará dois esporocistos, cada um contendo quatro esporozoítos. Após a infecção, gatos não imunes podem eliminar oocistos durante 2 semanas, aproximadamente. O oocisto, em condições de umidade, temperatura e local sombreado favorável, é capaz de se manter infectante por cerca de 12 a 18 meses (Figura 18.4B).

O tempo decorrido entre a infecção e o aparecimento de oocistos nas fezes dos felídeos (período pré-patente) dependerá da forma ingerida. Este período será de 3 dias, quando a infecção ocorrer por cistos, 19 dias ou mais, por taquizoítos e 20 ou mais dias, por oocistos. Em geral, gatos que já eliminaram oocistos tornam-se imunes e não eliminam novos oocistos, mesmo que reinfectados. Entretanto, a imunossupressão induzida por altas doses de corticosteroides podem induzir novas eliminações de oocistos.

Transmissão

A infecção pelo *T. gondii* constitui uma das zoonoses mais difundidas no mundo. Em todos os países, grande parte da população humana e animal (mais de 300 espécies de animais entre mamíferos e aves – domésticos ou silvestres) apresenta parasitismo pelo *T. gondii*. Em algumas regiões, 40 a 80% dos adultos aparentemente sãos apresentam-se positivos para toxoplasmose, em testes sorológicos. Essa variação da prevalência parece ser devida a fatores geográficos, climáticos, hábitos alimentares, tipo de trabalho etc., indicando que os mecanismos de transmissão devem ocorrer através de várias formas do parasito: oocistos em fezes de gato jovem infectado, cistos presentes em carnes, taquizoítos no sangue de gestantes, atingindo a placenta.

O ser humano adquire a infecção por três vias principais:

1. Ingestão de oocistos presentes em água, verduras mal lavadas, solo, ou disseminados mecanicamente por moscas, baratas etc.
2. Ingestão de cistos encontrados em carne crua ou mal cozida, especialmente de porcos ovinos e caprinos. Os cistos resistem por semanas ao frio, mas o congelamento a 0°C ou o aquecimento acima de 67°C os torna inviáveis à infecção.
3. Passagem transplacentária, sendo que o risco deste tipo de transmissão cresce de 14% no primeiro trimestre da gestação após a infecção materna primária, até 59% no último trimestre da gestação. É interessante esclarecer que as mulheres que apresentam imunidade adquirida ao *T. gondii*, antes da gravidez, podem infectar seus fetos caso venham a apresentar algum tipo de imunocomprometimento, em contraposição àquelas que apresentarem a primoinfecção durante a gestação. Conforme será mostrado abaixo, na seção Patogenia, as manifestações da toxoplasmose podem ser bastante variadas. Entretanto, em vista das possíveis anomalias que podem ocorrer no feto, a transmissão transplacentária é a mais grave.

Formas de transmissão mais raramente observadas podem ocorrer pela ingestão de taquizoítos em leite cru de cabra com toxoplasmose aguda, acidente de laboratório, por transplante de órgãos ou transfusão sanguínea de indivíduos infectados na fase proliferativa.

Imunidade

A aquisição da imunidade na toxoplasmose depende fundamentalmente da indução de uma resposta celular específica, onde IFN-γ e IL-12 se comportam como citocinas-chave neste processo. Os hospedeiros desencadeiam, durante a fase aguda da infecção, mecanismos inatos de defesa, que irão influenciar o desenvolvimento dos mecanismos da resposta adaptativa. *T. gondii* é capaz de estimular diversas linhagens celulares, como macrófagos, neutrófilos e células dendríticas, a secretarem IL-12 e TNF-α. Os níveis de IL-12 secretados são capazes de induzir as células *natural killer* (NK) a secretarem IFN-γ que, em sinergismo com TNF-α, potencializa a atividade toxoplasmicida de macrófagos. Assim, estas duas citocinas agem de forma sinérgica para mediar a morte dos taquizoítos pelos macrófagos, uma vez a combinação destas duas citocinas resulta numa significativa produção de óxido nítrico (NO) capaz de efetuar a morte dos parasitos.

Níveis de IL-12 produzidos desencadeiam a diferenciação de linfócitos $CD4^+$ com perfil Th1, que produzem níveis ainda maiores de IFN-γ. O papel fundamental das células Th1 produtoras de IFN-γ na aquisição da imunidade à toxoplasmose está relacionado com importante função destas células em controlar a infecção durante as fases aguda e crônica. É sabido que a secreção desta citocina, nos microambientes onde *T. gondii* é capaz de penetrar, leva a conversão de taquizoítos para bradizoítos durante a fase aguda da toxoplasmose. Por outro lado, IFN-γ suprime a conversão de bradizoítos em taquizoítos durante a fase crônica da infecção, impedindo assim a reativação da toxoplasmose.

Enquanto IL-12 é importante para a inicialização de uma forte e efetiva resposta celular contra os taquizoítos de *T. gondii*, IL-10 desempenha um papel de modulação da síntese *in vivo* de IL-12 e IFN-γ, evitando desta maneira uma excessiva resposta imune que poderia causar uma extensiva inflamação e dano aos tecidos dos hospedeiros. Assim, IL-10 e IL-12 podem ser considerados dois importantes antagonistas envolvidos na regulação da síntese de IFN-γ durante a fase inicial da infecção.

Em adição, as populações de células T $CD8^+$ são consideradas as células efetoras responsáveis por garantir a memória imune de longa duração, conferindo, consequentemente, proteção contra *T. gondii*, e atuando em sinergismo com as células $CD4^+$.

A infecção por *T. gondii* estimula também a produção de imunoglobulinas das classes G, M, A e E, as quais são dirigidas a componentes secretados e excretados ou da membrana deste parasito. A interação dos anticorpos específicos com componentes de membrana, na presença de complemento, é capaz de promover a lise de taquizoítos extracelulares. No entanto, as moléculas de imunoglobulinas são inacessíveis a parasitos intracelulares e bradizoítos, tornando este mecanismo efetor ineficaz para estas formas parasitárias. Dessa maneira, se, por um lado, a detecção dos níveis e das classes de anticorpos se constitui em estratégias importantes para a caracterização da fase da infecção, como veremos abaixo na seção Diagnóstico, por outro lado a síntese destas moléculas não é determinante para estabelecer o fim da infecção. Sua importância biológica, portanto, consiste em controlar a disseminação do parasito durante a fase crônica da infecção e a consequente destruição das células parasitadas.

Em resumo, os mecanismos que levam à imunidade na toxoplasmose envolvem a ativação de diferentes linhagens celulares que por sua vez induzem a síntese de imunoglobulinas e de citocinas pró e anti-inflamatórias, as quais são fundamentais para o balanço da relação parasito-hospedeiro durante a infecção por *T. gondii*.

Patogenia

T. gondii geralmente parasita seus hospedeiros (definitivo e intermediário), sem produzir sinais clínicos. Apenas em raras ocasiões o parasito causa manifestações clínicas graves. Taquizoítos de *T. gondii* (livres ou intracelulares) podem disseminar a partir do local da infecção para linfonodos mesentéricos e para outros órgãos mais distantes através da linfa ou do sangue. Durante essa disseminação poderá ocorrer um quadro polissintomático, cuja gravidade dependerá da quantidade de formas infectantes adquiridas, do tipo de cepa do parasito (virulenta ou avirulenta) e da suscetibilidade do hospedeiro. Neste ponto, devido a áreas de necrose causadas em diferentes órgãos pelo crescimento intracelular de taquizoítos, a evolução da doença poderá levar até a morte do hospedeiro, o que ocorrerá principalmente em fetos ou em indivíduos com comprometimento imunológico com parasitismo de órgãos vitais. Na maioria dos casos, a proliferação de taquizoítos irá diminuir e cessar em função do aparecimento de resposta imune específica.

Aproximadamente 10 dias após a infecção, taquizoítos iniciam o processo de diferenciação em bradizoítos e se multiplicam lentamente dentro do cisto onde podem evadir do sistema imune do hospedeiro e da maioria dos agentes terapêuticos. Este poder de conversão taquizoítos-bradizoítos é responsável pela fase crônica da infecção e o inverso (conversão de bradizoítos em taquizoítos) pelo evento central na reativação da toxoplasmose em pacientes imunodeficientes. Foram verificadas in vitro que diversas condições do ambiente como pH, temperatura e fatores imunológicos são responsáveis por essa conversão porém, mais estudos devem ser realizados para esclarecer os fatores da patogênese na toxoplasmose.

A forma cística contendo bradizoítos contribui para o sucesso do *Toxoplasma* como parasito devido às seguintes características: o cisto sobrevive à digestão e à passagem pelo estômago para invadir o intestino delgado; o cisto é refratário à resposta imune do hospedeiro e aos medicamentos; o estado dormente dos bradizoítos dentro do cisto previne o *Toxoplasma* de causar danos significativos ao hospedeiro, permitindo que o parasito persista de forma benigna; os bradizoítos, em cistos teciduais permanecem infectantes, sendo a transmissão do parasito realizada pelo consumo de vísceras do hospedeiro pelo predador.

A patogenia na espécie humana parece estar ligada a alguns fatores importantes, tais como: variabilidade entre as cepas do parasito, idade e resistência do indivíduo e o modo pelo qual ele se infecta. A alta prevalência de cepas atípicas de *T. gondii* na América do Sul, em contraste ao observado no hemisfério Norte onde predominam cepas clonais (especialmente cepas do genótipo II), pode estar associada à maior gravidade da toxoplasmose observada no Brasil. Ressalta-se ainda que durante a invasão de células hospedeiras por *T. gondii*, as roptrias secretam proteínas da família ROP que são essenciais nesse processo. Fundamentalmente as proteínas quinase ROP18 e ROP16 e a pseudoquinase ROP5 são moléculas-chave na patogênese da doença, provavelmente por subverter as vias de sinalização entre o parasito e a célula hospedeira.

O quadro clínico resultante da transmissão transplacentária de *T. gondii* é frequentemente mais grave, enquanto a toxoplasmose adquirida após o nascimento pode apresentar uma evolução variável. Com o uso de quimioterapia para transplantes de órgãos e da medula óssea, bem como nos casos da síndrome da imunodeficiência adquirida (AIDS), a incidência de infecção oportunista por *T. gondii* tem aumentado, principalmente nas últimas décadas, apresentando quadros graves desta doença, especialmente no sistema nervoso central.

Toxoplasmose Transplacentária ou Pré-natal

Para que se instale uma toxoplasmose transplacentária é necessário que a gestante esteja na fase aguda da doença ou, mais raramente, tenha havido uma reativação da infecção durante a gravidez associada a imunodepressão acentuada. A parasitemia por *T. gondii* durante a gestação pode causar placentite e alguns taquizoítos podem atravessar a placenta e disseminar nos tecidos fetais. As consequências da toxoplasmose materna para o feto dependerão do grau de exposição do feto ao parasito, da virulência da cepa, da capacidade dos anticorpos maternos protegerem o feto e do período da gestação. Assim sendo, as gestantes na fase aguda da doença podem abortar, produzir partos precoces ou a termo, dando origem a crianças sadias ou apresentando anomalias graves e até mesmo levar à morte. Cerca de 10% dos casos de infecção pré-natal resultam em aborto ou morte. Outros 10 a 23% de fetos infectados durante a gravidez podem mostrar sinais clínicos de toxoplasmose ao nascimento ou no futuro.

As alterações ou lesões fetais mais comuns causadas por toxoplasmose na gravidez variam conforme o período da gestação:

- *Primeiro trimestre da gestação:* aborto (dados estatísticos indicam que a frequência de aborto é maior em gestantes com sorologia positiva que nas normais).
- *Segundo trimestre da gestação:* aborto ou nascimento prematuro, podendo a criança apresentar-se normal ou já com anomalias graves típicas (descritas por Albert Sabin e citadas a seguir).
- *Terceiro trimestre da gestação:* a criança pode nascer normal e apresentar evidências da doença alguns dias, semanas ou meses após o nascimento. Nesta situação, a toxoplasmose pode ser multiforme, mas em geral ocorrem lesões oculares, as quais são patognomônicas, um comprometimento ganglionar generalizado, hepatoesplenomegalia, edema, miocardite, anemia, trombocitopenia. Taquizoítos atingem a coroide e a retina (uni ou bilateralmente), provocam inflamação e degeneração em graus variáveis que, ao exame oftalmológico, recebe o nome de "foco em roseta" ou "em roda de carroça". Este quadro pode causar microftalmia, cegueira, nistagmo, estrabismo, catarata e irite. Outras vezes, essa infecção da retina não provocará alterações no recém-nascido, uma vez que mecanismos imunes determinam o encistamento das formas. Posteriormente, já na idade adulta, poderá haver uma eventual reativação das formas latentes, levando a uma toxoplasmose ocular (de origem intrauterina).

Portanto, a toxoplasmose congênita é uma das formas mais graves da doença, em geral provocando sintomas variados, mas comumente enquadrados dentro da "síndrome de Sabin", assim caracterizada: coriorretinite (90% dos casos), calcificações cerebrais (69%), perturbações neurológicos – retardamento psicomotor (60%) e alterações do volume craniano – micro ou macrocefalia (50% dos casos). Outras possíveis manifestações clínicas são: epilepsia, anemia, *rash* cutâneo, icterícia, encefalite e penumonite.

Toxoplasmose Adquirida ou Pós-natal

Dependendo da virulência da cepa, estado de imunidade da pessoa etc., a toxoplasmose pós-natal pode apresentar desde casos benignos ou assintomáticos (a grande maioria) até casos de morte. Entre esses dois extremos, há uma variada gama de situações, dependendo da localização do parasito:

• Ganglionar ou Febril Aguda

É a forma mais frequente, encontrada tanto em crianças quanto em adultos. Há um comprometimento ganglionar, generalizado ou não, com febre alta. Pode ainda ocorrer mialgia, dor abdominal, hepatoesplenomegalia, mal-estar e exantema. Geralmente é de curso crônico e benigno, podendo às vezes levar a complicações de outros órgãos, inclusive a ocular (uveíte, coriorretinite).

• Ocular

A coriorretinite (ou retinocoroidite) é a lesão mais frequentemente associada à toxoplasmose, uma vez que 30 a 60% dos casos se devem ao *T. gondii*. É consequência de uma infecção aguda com a presença de taquizoítos causando lesões na retina e na coroide. Parece que *T. gondii* alcança a retina através da corrente sanguínea na forma de taquizoítos livres ou taquizoítos residindo dentro de macrófagos circulantes, temporariamente sequestrados para dentro dos capilares da retina. Esses taquizoítos são liberados quando as células infectadas são lisadas e podem invadir a retina adjacente. A toxoplasmose ocular ativa consiste em um foco coagulativo e necrótico bem definido da retina. Além disso, pode estar presente uma inflamação difusa da retina e da coroide. Antígenos de *T. gondii* são frequentemente detectados em áreas de necrose por meio da imuno-histoquímica. Em pacientes com AIDS, somados a lesões discretas ou multifocais pode estar presente uma necrose difusa da retina associada a leve inflamação e grande número de parasitos. As lesões podem evoluir para uma cegueira parcial ou total ou podem se curar por cicatrização. As bordas da cicatrização são frequentemente hiperpigmentadas como resultado da ruptura do pigmento retinal do epitélio. Cistos teciduais podem estar presentes na borda da cicatriz. Podem ocorrer recidivas de toxoplasmose ocular em pacientes crônicos devido à reativação de cistos contendo bradizoítos localizados na retina.

• Encefalite

Manifestação clínica rara em indivíduos imunocompetentes, porém observada frequentemente em indivíduos com AIDS ou em pacientes utilizando drogas imunossupressoras, em decorrência da queda da imunidade e reativação de cistos encontrados no SNC em indivíduos com infecções latentes. Este risco de reativação, para indivíduos imunodeficientes com sorologia positiva para toxoplasmose, é estimado em cerca de 15 a 25%. Os parasitos invadem as células nervosas e provocam lesões necróticas focais múltiplas, principalmente no hemisfério cerebral (área frontoparietal) ou no gânglio basal e cerebelo. Como consequência, pode ocorrer cefaleia, febre, anomalias focais manifestando hemiparesia (paralisia) leve até perda da capacidade de coordenação muscular, confusão mental, convulsões, letargia, que pode progredir para estupor, coma, até a morte do paciente. Em alguns doentes, foram encontradas manifestações de delírio e alucinação visual. Atualmente a incidência da toxoplasmose cerebral associada a AIDS, tem diminuído em países que utilizam a terapia antirretroviral (HAART) com a consequente reconstituição da imunidade do paciente.

- Toxoplasmose e Doenças Psiquiátricas

Estudos epidemiológicos associados à soroprevalência da toxoplasmose têm mostrado uma provável associação entre a presença de anticorpos para *T. gondii* e desordens neuropsiquiátricas em pacientes imunocompetentes, particularmente a esquizofrenia. No entanto, este assunto ainda é controverso e necessita ser investigado por estudos multicêntricos para que esta associação possa ser validada de uma forma mais contundente.

Diagnóstico

O diagnóstico da toxoplasmose pode ser clínico ou laboratorial. O diagnóstico clínico não é fácil de realizar, pois os casos agudos podem apresentar apenas febre, cansaço e linfadenopatia, evoluindo para a forma crônica. Geralmente se manifesta assintomaticamente ou então se assemelha a outras doenças (mononucleose, por exemplo). Portanto, a suspeita clínica deverá ser confirmada por meio de diagnóstico laboratorial.

Demonstração do Parasito

O diagnóstico de toxoplasmose é realizado rotineiramente com base em testes sorológicos. A demonstração do parasito é utilizada em raras situações. Em geral, é realizada durante a fase aguda ou reativação, em amostras de líquido amniótico (gestantes com suspeita de fase aguda) ou líquido cefalorraquidiano (pacientes imunodeficientes). A forma encontrada é o taquizoíto, mais bem evidenciado após a centrifugação. Faz-se então um esfregaço do material centrifugado e cora-se pelo método de Giemsa. Para melhorar a eficiência, pode-se, também, fazer inoculação da amostra obtida em camundongos ou pesquisa de DNA do parasito pela reação em cadeia da polimerase (PCR). A PCR pode ser utilizada no diagnóstico de toxoplasmose congênita quando realizada em líquido amniótico (diagnóstico pré-natal) e em placenta ou sangue de cordão ao nascimento (diagnóstico pós-natal). Em indivíduos imunodeficientes, DNA de *T. gondii* pode ser encontrado em líquido cefalorraquidiano, lavado brônquio-alveolar ou outras amostras clínicas, de acordo com os sinais clínicos. O principal alvo utilizado na PCR é o gene B1, que se encontra repetido em 35 cópias no genoma de *T. gondii*. Entretanto são relatados alguns casos de baixa sensibilidade. Mais recentemente, a sequência REP-529, com 200 a 300 cópias, tem sido utilizada em PCR quantitativa, com melhor capacidade de detecção em amostras clínicas com baixas cargas parasitárias. Também pode ser empregado o método de imuno-histoquímica, que permite a identificação de *T. gondii* em tecidos obtidos por biópsia.

Testes Sorológicos ou Imunológicos

Considerando que a demonstração do *T. gondii* raramente é possível, pelas próprias características biológicas deste parasito, o diagnóstico laboratorial da toxoplasmose é feito mais frequentemente por testes sorológicos que indicam a presença e a concentração de anticorpos específicos circulantes, expressa por títulos ou por unidades (UI), que são calculados a partir da diluição do soro sanguíneo. A utilização dos testes sorológicos torna possível também caracterizar a fase da doença pela detecção de diferentes classes de anticorpos.

Existem diversos testes sorológicos. Alguns não são mais utilizados ou são empregados apenas em casos específicos, conforme indicação a seguir:

- *Teste do corante ou reação de Sabin Feldman (RSF):* é um excelente método para diagnóstico individual na fase aguda ou crônica da doença. É muito sensível, detectando anticorpos no soro com diluições de até 1:16.000. É um teste específico e não cruza com outras doenças. Atualmente, esse método está em desuso em vista da necessidade de se manter o *T. gondii* vivo em laboratório para a preparação do antígeno, do tempo elevado para a obtenção do resultado, bem como pela sua sensibilidade e pela existência de outros testes sorológicos de mais fácil execução, em especial os testes imunoenzimáticos.
- *Reação de imunofluorescência indireta (RIFI):* é um dos testes de referência para toxoplasmose, sensível e seguro para o diagnóstico da infecção, podendo ser usada tanto na fase aguda (pesquisa de anticorpos da classe IgM), quanto na fase crônica (pesquisa de IgG). Taquizoítos fixados em lâminas de vidro de microscopia são utilizados como antígeno. Oito a 10 dias após o início da infecção humana, os anticorpos específicos já podem ser detectados e, dependendo das suas características imunoquímicas, pode indicar toxoplasmose aguda. Por exemplo, títulos baixos e persistentes, entre 1:16 e 1:512 do isotipo IgG indicam infecção crônica. A sensibilidade do método pode apresentar positividade em títulos de 1:16.000 ou maiores.
- *Hemaglutinação indireta (HAI):* excelente método de diagnóstico, devido a sua alta sensibilidade e simplicidade de execução. Entretanto, é inadequado para o diagnóstico precoce e frequentemente não detecta toxoplasmose congênita em recém-nascidos. É um método adequado para triagens e levantamentos epidemiológicos.
- *Imunoensaio enzimático ou teste ELISA:* tem se tornado um dos testes mais utilizados atualmente em seres humanos, por permitir desde uma simples triagem inicial de toxoplasmose até a determinação da fase da infecção com alta eficiência. A utilização deste imunoensaio tem a vantagem sobre RIFI pela objetividade, automação e quantificação. Apresenta maior sensibilidade sobre os testes RIFI e RSF, porém pode apresentar resultados falso-positivos. É capaz de detectar anticorpos das classes IgM, IgG e IgA, além de permitir a análise da avidez de IgG. Em gestante com suspeita de toxoplasmose aguda (IgM positiva), o uso do teste de avidez de IgG por ELISA tem se mostrado útil como exame confirmatório para caracterizar a fase aguda da infecção. Outros testes com capacidade para diferenciar IgM, IgG e IgA são ISAGA (*immunosorbent-agglutination assay*) e ELFA (*enzyme-linked fluorescence assay*).

- Imunoblot *(ou* Western blot*)*: consiste no uso de anticorpos específicos para identificar proteínas de *T. gondii* previamente separadas por eletroforese em gel de poliacrilamida. Este teste imunoenzimático usa uma membrana de nitrocelulose ou PVDF (fluoreto de polivinilidene) como suporte das proteínas do parasito. A membrana é então processada com o soro suspeito contendo possíveis anticorpos específicos para os antígenos-alvo de interesse, e visualizados usando anticorpos secundários. Este teste ainda não é utilizado rotineiramente, embora apresente potencial para o diagnóstico de infecções agudas, inclusive em recém-nascidos, quando realizado em paralelo ao soro da mãe.

Dos métodos citados, os mais utilizados atualmente são os testes imunoenzimáticos (ELISA). Embora possa existir certa controvérsia na interpretação dos resultados, recomenda-se não se associar somente o título da reação com o quadro clínico, uma vez que títulos elevados podem não estar acompanhados de qualquer manifestação clínica patológica. De relevância maior se constitui a associação entre o quadro clínico e as características dos anticorpos detectados, como classe (IgG, IgM ou IgA) e avidez de IgG (baixa ou alta avidez). A seguir, serão fornecidas algumas indicações básicas para a interpretação dos resultados:

Toxoplasmose no Recém-nascido

O método de escolha é a pesquisa dos anticorpos do tipo IgM no soro do recém-nascido. Esse anticorpo é incapaz de atravessar a placenta materna. Os anticorpos do tipo IgG atravessam passivamente a placenta de uma mãe com sorologia positiva. Para comprovar a infecção no recém-nascido utilizando as reações de RSF, RIFI ou ELISA, as recomendações são:

- Título de anticorpos IgG no recém-nascido ser maior que o título da mãe em, pelo menos, duas diluições.
- Elevação significativa dos títulos de anticorpos IgG no recém-nascido em amostras sucessivas, coletadas em intervalos de 15 dias.
- Persistência da reação positiva no lactente, após 6 meses do nascimento. Sabe-se que, quando há transferência passiva de anticorpos IgG maternos para o filho, o título desses anticorpos no lactente diminuirá significativamente mês a mês.

Toxoplasmose no Adulto

Devem ser realizados testes sorológicos em pacientes suspeitos de toxoplasmose aguda, a intervalos de 2 a 3 semanas, verificando-se as alterações dos títulos das reações. Recomenda-se utilizar pelo menos dois métodos, preferencialmente ELISA ou RIFI. Nos casos de viragem sorológica (teste negativo torna-se positivo) ou uma ascensão constante de título, indicará infecção aguda. Quando essa elevação for quatro vezes maior que a dosagem anterior, poderá confirmar toxoplasmose ativa. Anticorpos IgM e IgA, ou IgG de baixa avidez também podem indicar infecção aguda. Os programas de vigilância e controle de toxoplasmose congênita devem realizar triagem sorológica pré-natal para toxoplasmose em todas as gestantes por meio de análise de anticorpos IgG, IgM e IgA visando tratar aquelas em fase aguda. Nesta triagem, recomenda-se determinar a avidez de IgG em todos os casos IgM positivos para se diferenciar os quadros de infecção recente ou tardia com IgM residual. Anticorpos IgG de alta avidez ocorrem em infecções adquiridas a mais de 4 meses.

Toxoplasmose Ocular

O diagnóstico da toxoplasmose ocular consiste basicamente pela associação de dados clínicos, pesquisa de anticorpos e exame de fundo de olho para se observar as lesões na retina (uveíte). Opcionalmente, o diagnóstico imunológico pode ser feito avaliando a produção intraocular de anticorpos pelo cálculo do coeficiente de Goldmann-Witmer, que se baseia na comparação dos níveis de anticorpos específicos para *T. gondii* no humor aquoso e no soro. Com o humor aquoso obtido é realizado um imunoensaio para toxoplasmose, por exemplo, ELISA para pesquisa de IgG. O mesmo imunoensaio para toxoplasmose é realizado com uma amostra de soro sanguíneo do mesmo paciente, colhido simultaneamente à amostra do humor aquoso. Compara-se, então, o título e a concentração de imunoglobulinas no humor e no soro sanguíneo. A concentração relativa de anticorpos específicos deverá ser maior no humor aquoso, caso a alteração ocular tenha sido causada por *T. gondii.*

Estudos recentes têm mostrado que a detecção de anticorpos do tipo IgA intraocular, além dos anticorpos IgG, pode ser útil na determinação da toxoplasmose ocular, aumentando de 77 para 91% a sensibilidade do diagnóstico.

Toxoplasmose em Indivíduos Imunodeficientes

Pelo fato de a doença envolver mais frequentemente a reativação da primoinfecção, recomenda-se que sejam realizados testes sorológicos anti-IgG em pacientes de risco, no início da evolução da AIDS. É importante a verificação da soropositividade no paciente, mas não o aumento do título, pois em alguns pacientes com toxoplasmose, os títulos de anticorpos do tipo IgG podem ser muito baixos (títulos $\leq$ 1:16). Em pacientes imunodeficientes com suspeita de toxoplasmose, além de teste sorológico, recomenda-se fortemente a utilização da tomografia computadorizada para a localização de lesões cerebrais. A realização de biópsia no cérebro para a confirmação da presença do parasito não é aconselhada. Será recomendada somente em casos duvidosos, com quadro clínico atípico, após descartar outras possíveis doenças neurológicas no imunodeficiente (linfoma primário do SNC, tuberculose, *Cryptococcus*).

Epidemiologia

Os diferentes aspectos epidemiológicos da toxoplasmose encontram-se atualmente esclarecidos. Sabe-se que tanto os felídeos domésticos, como os selvagens (ocelotes, jaguar, jaguatirica etc.) são os únicos animais que podem realizam o ciclo sexuado, eliminando após a primoinfecção milhões de oocistos imaturos nas fezes. Além disso, o carnivorismo (ingestão de carne contendo bradizoítos) e a disseminação de oocistos na água e no solo interferem na ampla distribuição desse protozoário. Os seguintes aspectos epidemiológicos são destacados:

- O parasito pode ser encontrado em quase todos os países, nos mais variados climas e condições sociais, com índice de positividade variável de acordo com a população pesquisada. A prevalência sorológica da toxoplasmose varia entre diferentes países (de 10% a 80%) e mesmo dentro de um mesmo país. Através de uma meta-análise, a soroprevalência mundial de anticorpos IgG anti *T. gondii* em gestantes foi estimada em 32.9%. Para anticorpos IgM, a soroprevalencia mundial foi de 1.9% (Bigna et al, 2020). Baixas prevalências foram observadas no sudeste da Ásia, América do Norte e norte da Europa (entre 10% e 30%). Prevalências entre 30% e 50% foram observadas na região Central e Sul da Europa enquanto altas prevalências são observadas na América Latina e países da África tropical. A soropositividade aumenta com a idade. Em inquéritos sorológicos realizados nas diversas regiões do Brasil (revisto por Dubey e cols., 2012), os índices de positividade variaram de 21,5 a 23% (Rio Grande do Norte e Rio de Janeiro, respectivamente) a 84 a 97,4% (Rio de Janeiro e Mato Grosso, respectivamente). Em algumas regiões no sul do Brasil, 18% dos indivíduos infectados apresentam toxoplasmose ocular, enquanto apenas 2% dos norte-americanos com *T. gondii* apresentam lesões no olho. Em inquérito realizado em pacientes com problemas oculares, houve soropositividade em cerca de 83%, na zona rural do Paraná. Em outro inquérito realizado na cidade de Campos dos Goytacazes (RJ) onde foi registrada uveíte decorrente de toxoplasmose, num total de 1.436 escolares foi encontrada soropositividade de 84% em um grupo de nível socioeconômico baixo, 62% em grupo socioeconômico médio e 23% no grupo socioeconômico alto. Neste caso, houve indicação da potencial importância no uso de água não filtrada e aumento do risco de soropositividade para *T. gondii* através da transmissão por oocistos.
- Estudos de epidemiologia molecular por PCR-RFLP têm evidenciado a existência de três linhagens clonais (genótipos) de *T. gondii* com as seguintes características:
  - *Tipo I:* linhagens de *T. gondii* altamente virulentas para camundongos experimentalmente infectados, causando morte rápida em animais inoculados com menos de dez taquizoítos. Em cultura de células a taxa de crescimento é alta.
  - *Tipo II:* linhagens mais comumente isoladas na Europa e na América do Norte; não são virulentas para camundongos, causando infecções crônicas com persistência de cistos teciduais. São encontradas na maioria dos casos de toxoplasmose congênita em gestantes francesas.
  - *Tipo III:* linhagens menos frequentes que o tipo II na Europa e na América do Norte; não são virulentas para camundongo; encontradas mais frequentemente parasitando animais.
- Ao contrário do hemisfério Norte, linhagens (ou cepas) atípicas (distintas dos três tipos clonais anteriormente descritos) são predominantemente isoladas de seres humanos e animais na América do Sul, África e Ásia, e geralmente são mais virulentas para camundongos que cepas dos tipos II e III (morte de camundongos ocorre 2 a 3 semanas após inoculação). Existem evidências de que o curso clínico da toxoplasmose transplacentária difere em países da Europa e dos EUA, quando comparado com regiões da América do Sul: a doença ocular é cinco vezes mais comum em crianças com toxoplasmose congênita no Brasil do que em crianças identificadas na Europa. É provável que a maior frequência e gravidade da toxoplasmose observada no Brasil esteja associada ao predomínio de cepas atípicas presentes na América do Sul.
- Os gatos têm importância fundamental na toxoplasmose. Quando a doença ocorre em gato não imune (primoinfecção), pode haver a produção de milhões de oocistos eliminados nas fezes durante aproximadamente 2 semanas. Inquéritos sorológicos realizados em gatos de diversas regiões do Brasil mostram índices de positividade variando de 5,1% (São Paulo) a 87,3% (Rondônia) (revisto por Dubey e cols., 2012). Entretanto inquéritos parasitológicos mostram que em um determinado período de tempo, apenas 1% de gatos são encontrados eliminando oocistos. Estudo sobre soroprevalência de toxoplasmose em 237 gatos de 15 municípios do estado de São Paulo demonstrou positividade em 35,4%. Apenas três gatos (1,2%) estavam eliminando oocistos.
- No Brasil ocorreram os dois maiores surtos de toxoplasmose já registrados por contaminação hídrica com oocistos de *T. gondii*. O primeiro ocorreu entre novembro de 2001 e janeiro de 2002, no Município de Santa Isabel do Ivaí (Paraná). De uma população de cerca de 9.000 habitantes, 462 pessoas apresentaram soropositividade para anticorpos IgM, significando infecção aguda. O segundo surto ocorreu em 2018 na cidade de Santa Maria (Rio Grande do Sul). Ocorreram 809 casos, incluindo 114 gestantes, com três mortes fetais, dez abortos e 22 recém nascidos infectados (Minuzzi et al., 2020).
- Além de felídeos, outros mamíferos e aves são suscetíveis. Esses animais com acesso ao meio ambiente podem se contaminar via ingestão de oocistos esporulados, desenvolvendo o ciclo e albergando cistos nos tecidos por toda a sua vida. Desta forma possuem alto risco de disseminar a infecção quando ingeridos, agindo como via de transmissão para os seres humanos e outros carnívoros. No Brasil tem sido assinalado os seguintes índices de prevalência sorológica da toxoplasmose: 0 a 90,4% em suínos, 1 a 71% em bovinos, 7 a 59% em ovinos, 1,4 a 70% em equinos, 5,9 a 92,4% em caprinos e 10 a 100% em galinhas caipira (revisto por Dubey e cols., 2012).

- A transmissão para os seres humanos parece ocorrer principalmente por três vias:
  1. Ingestão de oocistos presentes na água, solo, verduras, areia, jardins ou qualquer lugar contaminado com fezes de gato ou cujos oocistos foram disseminados por moscas, baratas, minhocas etc. O encontro de oocistos em ostras comercializadas para consumo humano também sinaliza para a possibilidade de infecção humana pelo consumo desse alimento sem cozimento. Os oocistos maduros têm grande importância epidemiológica, pois já foi comprovado que podem permanecer viáveis no solo úmido sombreado, durante 12 a 18 meses. Os oocistos podem permanecer viáveis a 4°C por até 54 meses, a –10°C por 106 dias, mas morrem após 1 a 2 minutos a 55-60°C.
  2. Ingestão de cistos presentes em carnes de suínos, ovinos, caprinos, bovinos, equinos ou aves, quando servidas cruas ou mal cozidas. Os cistos em carcaças ou carne moída permanecem viáveis a 4°C por mais de 3 meses, sobrevivem no congelador (–1 a –8°C) mais de 1 semana, mas não sobrevivem a –12°C após 2 dias ou a temperatura acima de 56°C após 10 minutos.
  3. Transplacentária por taquizoítos durante a fase aguda ou, mais raramente, pela reativação da infecção nas mulheres grávidas imunodeficientes.

Tratamento

Toxoplasmose é considerada incurável devido à persistência dos cistos nos tecidos do hospedeiro. Para que ocorra cura radical, os bradizoítos devem ser eliminados. Os medicamentos utilizados atuam apenas contra as formas proliferativas (taquizoítos). Como a maioria das pessoas com sorologia positiva não apresenta sinais clínicos, e pelo fato de as drogas empregadas serem tóxicas em uso prolongado, recomenda-se o tratamento apenas de casos agudos sintomáticos, de gestantes em fase aguda, de toxoplasmose ocular ativa e de indivíduos imunodeficientes com toxoplasmose sintomática.

Os medicamentos usados são:

- *Toxoplasmose aguda sintomática:* associação de pirimetamina com a sulfadiazina ou a sulfadoxina (Fansidar). Como esses medicamentos em dosagens prolongadas tornam-se tóxicos, recomenda-se adicionar ácido folínico para prevenir a depressão medular causada pelas drogas antifolato.
- *Toxoplasmose aguda em gestantes:* tem como objetivo diminuir a incidência e a gravidade da toxoplasmose no feto. O tratamento deve ser administrado em caso de soroconversão ou infecção aguda, mesmo que a gestante seja assintomática. No primeiro trimestre da gestação deve ser usada espiramicina (pouco ativa no feto por apresentar baixa capacidade em atravessar a placenta), a qual deve ser mantida até o final da gestação, se o feto não estiver infectado. No caso de confirmação de infecção fetal (ultrassom fetal alterado ou PCR positiva em líquido amniótico), intercalar espiramicina e sulfadiazina (ativa sobre taquizoítos nos tecidos fetais, pois atravessa a placenta) até o final da gestação. Infecção adquirida pela gestante no terceiro trimestre de gestação deve ser tratada com o esquema sulfadiazina + pirimetamina + ácido folínico. Pirimetamina não deve ser usada no início da gravidez, pois é teratogênica.
- *Toxoplasmose ocular ativa:* a terapêutica é baseada principalmente na administração oral de anti-inflamatório (prednisona) e antiparasitários. As associações mais usadas são: a) Pirimetamina, sulfadiazina e prednisona (alcança 85% de cura, sendo a associação mais usada). b) Cloridrato de clindamicina, sulfadiazina e prednisona (alcança 93% de cura, porém a clindamicina altera profundamente a flora intestinal causando colites). A injeção intravítrea de clindamicina apresenta-se como uma alternativa para se evitar efeitos adversos deste medicamento. c) Espiramicina, sulfadiazina e meticorten (alcança 65% de cura), indicada quando não se podem usar as associações anteriores; d) azitromicina apresenta um bom resultado sem causar efeitos colaterais, uma alternativa para aqueles que não toleram terapêutica convencional. Com base em observações de que a reativação da toxoplasmose ocular pode ocorrer pela presença de taquizoítos circulantes no sangue de pacientes imunocompetentes, oftalmologistas como Cláudio Silveira e Rubens Belfort têm recomendado tratamento profilático de longa duração com a associação sulfametoxazol e trimetropim em pacientes com história de recidivas frequentes de retinocoroidite.
- *Encefalite em imunodeficientes:* associação de pirimetamina e sulfadiazina ou pirimetamina e clindamicina. Esta última associação parece ser uma alternativa aceitável em pacientes que não toleram a primeira associação.

Profilaxia

"Vivendo o homem num mar de toxoplasma" torna-se difícil a aplicação de medidas profiláticas, porém com base na epidemiologia, podem ser inferidos alguns procedimentos:

- Beber apenas água filtrada e/ou fervida.
- Controlar a população de gatos.
- Os criadores de gatos devem manter os animais dentro de casa e alimentá-los com carne cozida ou seca, ou com ração de boa qualidade.
- Descartar diariamente a areia da caixa utilizada para gatos defecarem no interior das casas.
- Incinerar todas as fezes dos gatos.
- Proteger as caixas de areia em escolas infantis para evitar que os gatos defequem nesse local.
- Não se alimentar de carne crua ou mal cozida de qualquer animal ou leite cru.
- Fazer o exame sorológico pré-natal trimestral para toxoplasmose em todas as gestantes, com ou sem histórico de enfartamento ganglionar ou aborto.

Fazer triagem para anticorpos IgM anti-*T. gondii* em sangue coletado de recém nascidos na rotina do teste do pézinho.

- Tratamento das grávidas e recém-nascidos em fase aguda.
- Desenvolvimento de vacinas: vacinas com subunidades do parasito, adequadas para combater a toxoplasmose nos seres humanos têm sido desenvolvidas, porém sem nenhum resultado preventivo concreto até o momento. Vacina existente no mercado para ovinos (Toxovax™) tem como proposta a diminuição da transmissão zoonótica e consequentemente tornar a carne mais segura para consumo humano. Os animais vacinados adquirem imunidade contra *T. gondii*, e não teriam seus tecidos contaminados com cistos. Esta vacina ainda não é liberada para uso no Brasil.

19

Sarcocystis, Cystoisospora, Cryptosporidium e *Cyclospora*

Regina Maura Bueno Franco
Vagner Ricardo da Silva Fiuza

Introdução

Além de *Toxoplasma gondii* e *Plasmodium*, o filo Apicomplexa contém vários organismos que são de interesse para a Parasitologia Humana, incluindo *Sarcocystis*, *Cyclospora* e *Cystoisospora*. A classificação tradicional dos coccídios é baseada em aspectos morfológicos como número de esporocistos por oocisto e o número de esporozoítos por esporocisto. A classificação desse filo é detalhada no Capitulo 5. Com base em estudos ultraestruturais e moleculares filogenéticos, recentemente, foi proposto que *Cryptosporidium* seja incluído na sub-classe Gregarinasina, por sua afinidade com as gregarinas (Rueckert e cols., 2019).

Sarcocystis

O protozoário *Sarcocystis* foi descrito pela primeira vez em 1843 por Miescher ao observar cistos esbranquiçados na musculatura estriada de um camundongo; entretanto, somente 39 anos mais tarde o gênero *Sarcocystis* foi nomeado por Lankester, em 1882, com o achado de cistos polizoicos intramusculares em um porco. Em 1967, estudos morfológicos com microscopia eletrônica confirmaram que as estruturas em crescente no interior dos sarcocistos eram bradizoítos, e não fungos, pois possuíam organelas típicas dos coccídios ocorrendo sua inclusão no filo Apicomplexa.

O gênero *Sarcocystis* compreende parasitos obrigatórios, intracelulares heteroxenos, requerendo um ciclo predador-presa para completarem seu desenvolvimento. Os estádios assexuados ocorrem nos hospedeiros intermediários (presa) e os sexuados, nos hospedeiros definitivos (predador). Nos hospedeiros intermediários, os cistos teciduais são sempre segmentados e contêm dois tipos de zoítos: as células jovens, denominadas de metrócitos e os bradizoítos. Os bradizoítos são formas infectantes para o hospedeiro definitivo (predador), onde evoluem diretamente para gametas no intestino. Outra característica relevante do gênero é que os oocistos esporulam na luz intestinal e são eliminados já infectantes nas fezes do hospedeiro definitivo.

Embora mais de 200 espécies de *Sarcocystis* sejam hoje conhecidas, nesse gênero três espécies que parasitam o homem despertam interesse: *S. hominis* (Railliet e Lucet, 1891), (Dubey, 1976), (sinonímia = *S. bovihominis*) e *S. suihominis* (Tadros e Laarman, 1976), (Heydorn, 1977). Ressalte-se que humanos são infectados por essas espécies quando consomem carne de boi ou porco crua ou mal cozida contendo cistos teciduais, denominados de sarcocistos. Características dessas espécies são apresentadas na Tabela 19.1. Recentemente, uma terceira espécie foi descrita por Dubey e cols. (2015), *Sarcocystis heydorni*, tendo por hospedeiro intermediário bovinos e, como hospedeiro definitivo, humanos. Essa nova espécie, ao acometer o ser humano, também é responsável por um quadro de sarcocistose intestinal. Os sarcocistos medem 80 μm × 1.060 μm; são características dessa espécie: parede do sarcocisto é fina (espessura ao redor de 1 μm) e a mesma apresenta protrusões observáveis por microscopia eletrônica de transmissão. Sua distribuição ainda é desconhecida.

Numerosas outras espécies ocorrem em animais silvestres e domésticos, sendo que algumas delas podem incluir, em seu ciclo biológico, o ser humano como hospedeiro acidental, o que caracteriza a sarcocistose como uma parasitose zoonótica. *S. lindemanni* (Rivolta, 1878) foi proposta para designar as sarcocistoses humanas; com evidências que sugeriam o envolvimento de distintas espécies causando infecção humana, a descrição de *S. lindemanni* foi considerada insatisfatória (= *nomen nudum*) (Fayer, 2004).

Recentemente, a ocorrência de dois surtos de sarcocistose muscular atingindo, respectivamente, 89 e 68 pessoas que visitaram ilhas na Malásia e foram expostas à água não tratada, chamou a atenção para uma outra espécie, *Sarcocystis nesbitti*, cujo ciclo na natureza é mantido entre primatas não humanos (como hospedeiros intermediários) e cobras (como hospedeiros definitivos). Pelo menos três casos de sarcocistose muscular ocasionados por essa espécie foram confirmados entre turistas europeus, mediante PCR.

Tabela 19.1
Características Diferenciais entre *Sarcocystis hominis* e *Sarcocystis suihominis* que Causam Sarcocistose Intestinal nos Seres Humanos

	Sarcocystis hominis	*Sarcocystis suihominis*
Hospedeiro intermediário	Bovinos	Suínos
Hospedeiro definitivo	Seres humanos; algumas espécies de primatas	Seres humanos
Período pré-patente	14 a 18 dias p. i.*	11 a 13 dias p. i.*
Patência	40 dias ou mais	30 dias
Tamanho dos oocistos	20 a 23 μm	12,3 a 14,6 μm × 18,5 a 20 μm
Tamanho dos esporocistos	9,3 a 14,7 μm	10,5 a 13,5 μm

Fonte: Poulsen e Stensvold, 2014.
**p. i. = pós-infecção.*

Morfologia

Dependendo da fase evolutiva, as formas encontradas são as seguintes:

- *Merontes (ou esquizontes):* são formados a partir dos esporozoítos que penetram nas células endoteliais dos vasos sanguíneos do hospedeiro intermediário. A sua formação ocorre pela reprodução múltipla por merogonia. Dependendo da espécie, pode haver mais de uma geração merogônica. Os merozoítos da primeira geração invadem pequenos capilares e vasos sanguíneos originando os merontes de segunda geração. Assim, cerca de 15 a 16 dias após a ingestão dos esporocistos, numerosos merozoítos são formados e os merozoítos de segunda geração são observados no sangue periférico ao redor de 27 dias após a infecção.
- *Sarcocistos (cisto):* presentes na musculatura esquelética ou cardíaca e, ocasionalmente, em outros tecidos do hospedeiro intermediário tais como língua, esôfago, diafragma. É formado a partir da terceira geração de merozoítos que dão origem aos metrócitos (células-mães), que por sua vez originam os bradizoítos. Eles podem, às vezes, ser vistos a olho nu e medem cerca de 720 × 240 μm. Os cistos podem persistir por meses ou anos. Tanto a espessura da parede cística como a forma do cisto podem variar conforme a espécie.
- *Bradizoítos:* presentes dentro dos sarcocistos, possuem forma alongada semelhante a uma banana, medindo cerca de 15 × 5 μm. É a forma infectante para o hospedeiro definitivo.
- *Oocistos:* presentes nas fezes do homem (hospedeiro definitivo) com cerca de 20 × 15 μm. É eliminado esporulado, contendo dois esporocistos e cada um destes apresentando quatro esporozoítos. A parede do oocisto é muito frágil, frequentemente rompendo-se durante o trajeto intestinal e saindo apenas os esporocistos junto com as fezes. É a forma infectante para o hospedeiro intermediário (Figura 19.1B).

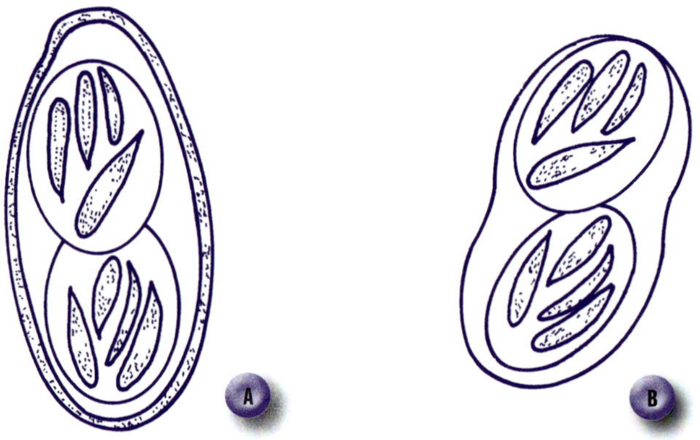

FIGURA 19.1. Oocistos de: **(A)** *Cystoisospora belli*; **(B)** *Sarcocystis hominis*. (Segundo Smyth, 1965.)

Biologia

O ciclo biológico do gênero *Sarcocystis* é heteroxeno obrigatório, envolvendo uma relação presa-predador. O homem é o hospedeiro definitivo do *S. hominis* e do *S. suihominis*, cujos hospedeiros intermediários (presas) são, respectivamente, os bovinos e suínos. O ciclo biológico do *S. suihominis*, descrito a seguir, será utilizado como exemplo.

Os suínos infectam-se ao ingerir oocistos esporulados ou esporocistos que são eliminados com as fezes do homem. Os esporozoítos são liberados no intestino delgado, atravessam a parede intestinal e penetram em células endoteliais de veias do fígado, onde evoluem para merontes primários. Estes, quando maduros, liberam merozoítos que penetram em células endoteliais de veias de qualquer órgão para dar origem aos merontes secundários. Os merozoítos secundários são liberados e penetram em células musculares para formar a terceira geração de merontes ou sarcocistos.

Os sarcocistos de *S. suihominis* são macroscópicos. O homem infecta-se ao ingerir sarcocistos maduros contendo bradizoítos, ao comer carne de porco crua ou mal cozida. Os bradizoítos, uma vez na lâmina própria do intestino delgado, dão origem diretamente a gametas. Há fecundação do macrogameta pelo microgameta formando-se oocisto que esporula na própria parede intestinal. Os oocistos esporulados ou esporocistos são eliminados nas fezes. Essas formas são infectantes para os suínos, mas não para o homem (Figuras 19.1 e 19.2).

Não há, até o momento, evidências de que a ruptura dos sarcocistos no hospedeiro intermediário possa iniciar novos ciclos de replicação do protozoário.

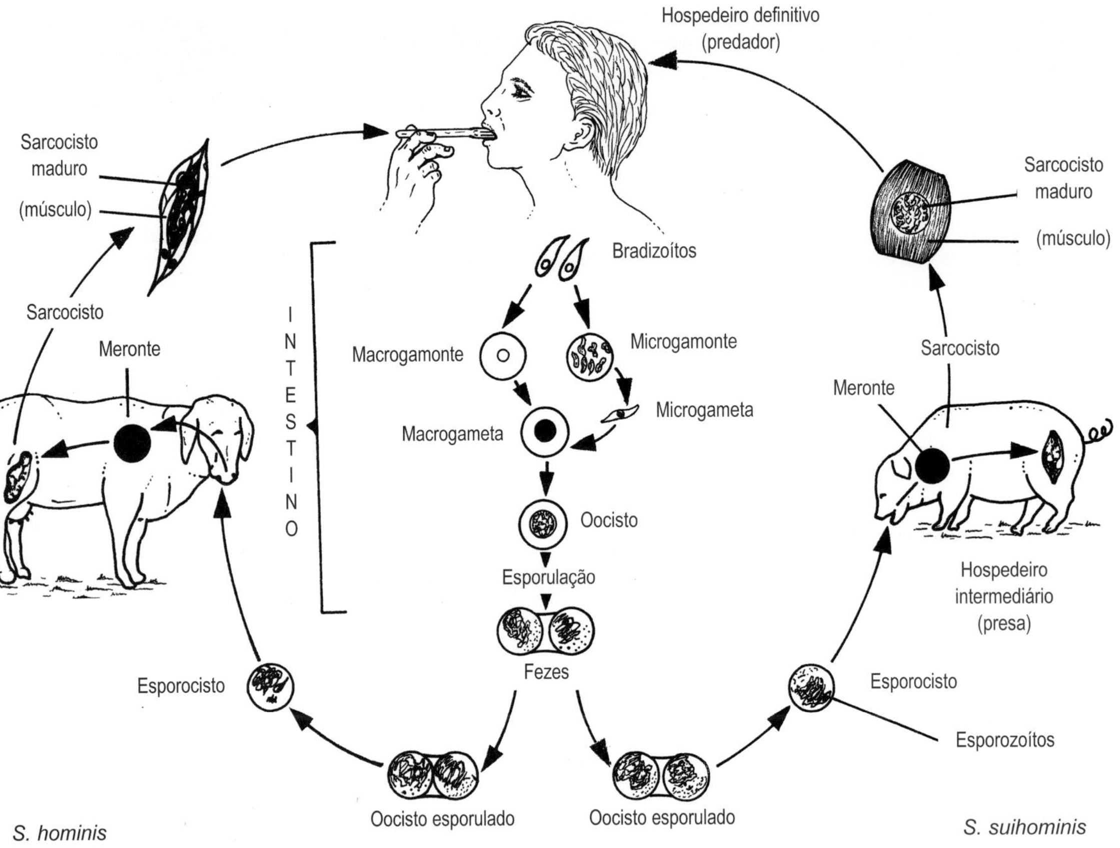

FIGURA 19.2. Ciclo biológico de *Sarcocystis hominis* e *S. suihominis*, notando-se que o homem é o hospedeiro definitivo e o bovino e o suíno são os respectivos hospedeiros intermediários.

Patogenia

A sarcocistose ou sarcosporidiose não é, aparentemente, uma doença bem conhecida no homem. A patogenia da sarcocistose é mais bem estudada nos animais de produção; nos bovinos, a parasitose pode causar anemia, anorexia, caquexia, encefalomielite, hemorragias, aborto e culminar na morte do animal nos casos de infecção maciça. O ser humano pode atuar como hospedeiro definitivo ou intermediário para espécies de *Sarcocystis* e o quadro clínico que se apresenta é completamente diferente, como segue:

- quando humanos atuam como hospedeiro definitivo, o quadro clínico que se observa é o de sarcocistose intestinal. Estudos experimentais com *S. suihominis* em voluntários humanos que ingeriram carne de porco crua ou mal cozida evidenciaram a ocorrência de diarreia, náusea, vômitos, mal-estar, dor abdominal, distúrbios circulatórios, calafrios e sudorese, como sintomas mais comuns. Essas alterações apareciam entre 6 a 24 horas após a ingestão da carne. Os sintomas desapareciam, na maioria dos casos, entre 12 e 24 horas e, em alguns, duravam por 36 a 48 horas. Oocistos contendo dois esporocistos ou esporocistos individualizados são os estádios de diagnóstico da sarcocistose intestinal, sendo o parasito pouco abundante nas fezes. As infecções com *S. hominis* são, aparentemente, subclínicas e autolimitantes. Quadros de enterite eosinofílica necrosante têm sido atribuídos às formas sexuadas de *Sarcocystis*; porém, esse é um aspecto que deve ser mais bem investigado.
- quando humanos atuam como hospedeiro intermediário, o quadro clínico é o da sarcocistose muscular. De acordo com Fayer, ocorreram pouco mais de 113 casos descritos na literatura médica, até 2004. O paciente infecta-se após ingerir oocistos presentes em água ou alimentos contaminados. A sarcocistose muscular pode determinar dor muscular persistente, miosite, vasculite, broncoespamos, inchaço, mal-estar, febre, nódulos subcutâneos, astenia, fraqueza. Os sintomas levam semanas para aparecer. Como possibilidade diagnóstica mais utilizada, a biópsia muscular pode revelar a presença de sarcocistos na musculatura estriada e esquelética bem como nos músculos da laringe, faringe e esôfago. A parede dos cistos cora-se positivamente pela coloração de PAS e também são facilmente evidenciados com o emprego de hematoxilina-eosina.

Em um surto de miosite eosinofílica ocorrido entre 15 militares norte-americanos na Malásia, além dos sintomas já descritos, observou-se elevada taxa de sedimentação de eritrócitos e de enzimas hepáticas em sete indivíduos, enquanto outros membros do grupo apresentaram doença autolimitada. Pelas observações clínicas realizadas durante os recentes surtos ocorridos nesse país, pode-se perceber que a sarcocistose muscular parece compreender duas fases distintas: na fase inicial, após a segunda semana de exposição ao parasito, pacientes usualmente apresentam elevação da contagem de eosinófilos (acentuada) e das enzimas hepáticas (moderada), além de mialgia, febre e fadiga; na fase tardia, mais que 4 semanas após a exposição ao protozoário, a eosinofilia permanece alterada e a maioria dos casos mostra elevação da creatina fosfoquinase (CPK).

Epidemiologia

O gênero *Sarcocystis* é cosmopolita, tendo sido descrito na maioria dos países do mundo. A prevalência das espécies que ocorrem no homem não é bem conhecida, talvez devido aos métodos de diagnóstico empregados na rotina de exame de fezes ou à falta de interesse ou conhecimento sobre o parasito.

A prevalência é alta nos hospedeiros intermediários (bovinos e suínos), podendo, às vezes, atingir 100% em algumas áreas. Estudo realizado em São Paulo, em 2001, revelou que 100% das 50 amostras de quibe cru provenientes de 25 restaurantes árabes estavam positivas para *Sarcocystis*, sendo 94% por *S. hominis*. Entre sete voluntários humanos que ingeriram dessas amostras, seis eliminaram oocistos nas fezes e dois apresentaram diarreia. O período pré-patente dessa infecção experimental variou de 10 a 14 dias e o período patente de 5 a 12 dias. Deve-se ressaltar que carnes exóticas tais como de répteis, aves e de mamíferos silvestres, podem conter formas do protozoário e podem ser uma fonte de infecção por outras espécies de *Sarcocystis* para o ser humano. Métodos moleculares podem ser empregados para a identificação dessas espécies.

A prevalência da sarcocistose intestinal no homem varia com os hábitos alimentares da população, atingindo ampla faixa etária, desde um bebê com 26 dias de vida até pessoas com 75 anos. Na Europa foram registrados índices entre 1,1 e 10,4%; na Ásia, entre 0,4 e 23,2%; e apenas 0,5% na Austrália. No Brasil, a frequência de *Sarcocystis*, determinada por exames de fezes, é baixa, em geral menos de 1%, mas em um estudo esta prevalência atingiu 3,7% em 10.475 amostras de fezes humanas examinadas. Além dos humanos, outros primatas, incluindo o chimpanzé (*Pan troglodytes*) e o rhesus (*Macaca mulata*) são experimentalmente suscetíveis ao *S. suihominis*.

Recentemente foi descrito um caso de sarcocistose em paciente portador de HIV, morador de rua, que relatou a ingestão de "carne crua e água contaminada", vindo a apresentar dores musculares e acentuada eosinofilia. Após repetidas internações por causa da diarreia causada por oocistos de *Cystoisospora belli,* e tendo sido tratado com TMP-SFX e albendazol, o paciente veio a falecer alguns anos depois, em uma condição caquética. O exame de sangue mostrou a presença de merozoítos medindo 6-9 µm por 2-4 µm e, na biópsia hepática, foram observadas formas ovais e multinucleadas compatíveis com merontes. Em concomitância, a presença de macro e microgametas na lâmina própria conduziu ao diagnóstico de sarcocistose intestinal e muscular. A possível explicação para este caso de sarcocistose sistêmica está relacionada com o fato de o paciente ser HIV^+, somado à precária condição higiênica do mesmo, o que contribuiu para que oocistos eliminados nas fezes se tornassem a fonte de infecção para o mesmo indivíduo, atuando simultaneamente como hospedeiro definitivo e intermediário. Desta forma, é recomendado que sarcocistose intestinal seja adicionada à lista de infecções oportunistas em pacientes HIV^+.

Os bovinos atuam como hospedeiros intermediários para cinco espécies de *Sarcocystis*: *S. cruzi,* sinonímia *S. bovicanis* (hospedeiro definitivo: cão), *S. hirsuta*, sinonímia *S. bovifelis* (hospedeiro definitivo: gato) e *S. hominis*, sinonímia *S. bovihominis* (hospedeiro definitivo: homem e primatas), *S. rommeli* (hospedeiro definitivo: felinos) e *S. heydorni* (hospedeiro definitivo: *Homo sapiens*). Dentre elas, *S. cruzi* é a espécie mais comum ao redor do mundo, causando sarcocistose bovina, sendo responsável por considerável morbidade e mortalidade entre os animais. Recentemente, *Sarcocystis neurona* foi a causa de uma severa epizootia em lontras na costa da Califórnia; a maioria dos animais que exibiram doença neurológica foram a óbito; embora hoje abundantes na Califórnia, gambás (*Didelphis virginiana*) foram introduzidos em passado recente neste estado; esporocistos de *S. neurona* são encontrados somente nas fezes destes omnívoros e foram a fonte de infecção para as lontras; esta epizootia ilustra o efeito da introdução de uma espécie e seus parasitos onde antes não existiam e seu impacto sobre a fauna de animais marinhos.

Diagnóstico

É feito pelo encontro de oocistos esporulados ou esporocistos, em exames de fezes. Os métodos de concentração, como a centrífugo-flutuação com solução açucarada de Sheather e o método de Kato-Katz, são os mais indicados (Capítulo 56) para o diagnóstico de sarcocistose intestinal. É característica a fragilidade da parede dos oocistos de *Sarcocystis* de modo que esporocistos individualizados podem ser detectados no exame parasitológico das fezes. Oocistos e esporocistos não se coram consistentemente com os procedimentos álcool-ácido resistentes.

No caso de sarcocistose muscular, a biópsia muscular, a imunofluorescência indireta e a reação de fixação de complemento são mais indicadas. Em material de biópsia, há necessidade de realizar diagnóstico diferencial com relação ao *Toxoplasma gondii* e ao *Trypanosoma cruzi*. Enquanto os cistos teciduais de *T. gondii* não apresentam septos, os sarcocistos são septados (Figura 19.3). Bradizoítos de *Sarcocystis* e de *T. gondii* são positivos quando empregada a coloração do reativo de Schiff; já as formas de *T. cruzi* não se coram. Sarcocistos intactos podem medir 100 µm de diâmetro e alcançar 325 µm de comprimento. Em geral, não há reação inflamatória tecidual ao redor dos sarcocistos íntegros.

Eosinofilia associada à síndrome clínica compatível e histórico de exposição ao parasito suportam diagnóstico provável.

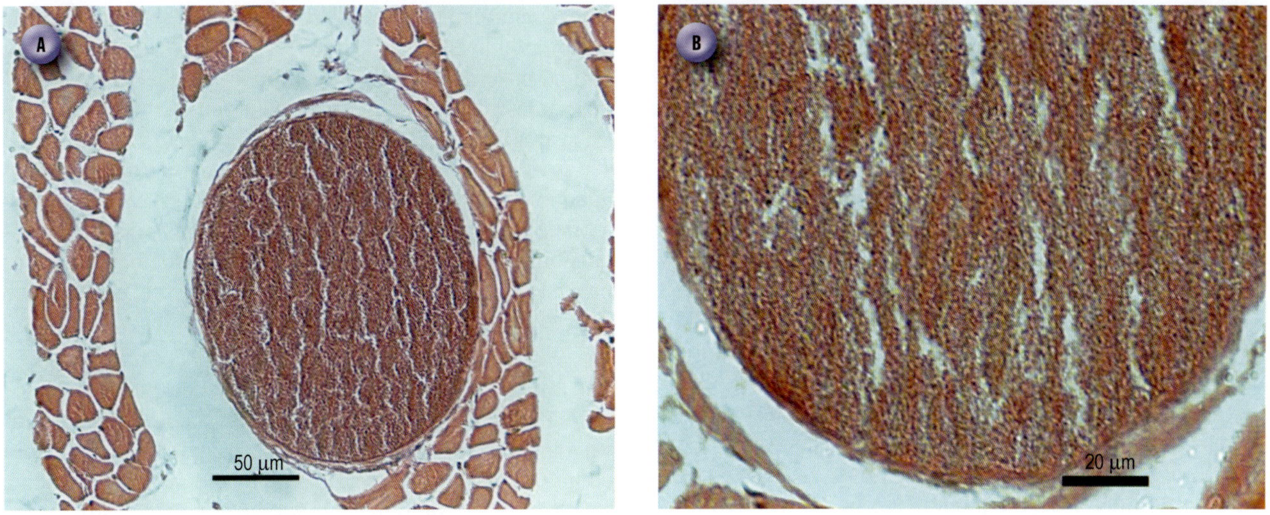

FIGURA 19.3. Cisto tecidual de *Sarcocystis* sp. em corte histológico (coloração de hematoxilina-eosina; **(A)** Aumento de 400×; **(B)** Aumento de 1.000×). (Foto de autoria de Nilson Branco, Laboratório de Protozoologia, Unicamp, SP.)

Tratamento

O tratamento específico é de valor relativo porque os agentes terapêuticos têm ação limitada sobre as formas dos coccídios. Após a ruptura dos cistos, corticosteroides podem ser administrados para conter as reações inflamatórias alérgicas. Evidências sugerem que o tratamento com albendazol, associado ou não ao uso de prednisona, têm levado à resolução dos sintomas em muitos casos, como constatado nos recentes relatos de sarcocistose muscular entre turistas europeus que visitaram ilhas da Malásia.

Profilaxia

Não ingerir carne de bovinos ou suínos crua ou malcozida. Uso de privadas ou fossas para evitar contaminação do ambiente por fezes humanas e consequente infecção dos bovinos e suínos. A presença de *Sarcocystis* é bastante comum em suínos e representa um problema econômico em relação aos animais de produção: apenas ocasionalmente o protozoário causa doença aguda nos animais, mas afeta a produtividade e sua ausência pode ser considerada como um parâmetro de qualidade para a carne processada, tendo uma associação indireta com boas condições sanitárias e corretas práticas de criação. Deve-se evitar a ingestão de água não tratada, sobretudo dos corpos hídricos sujeitos à contaminação com fezes de animais carnívoros.

Cystoisospora

O gênero *Isospora* foi descrito pela primeira vez por Schneider, em 1881. A taxonomia deste gênero despertou controvérsias com as constatações da ocorrência de cistos teciduais unizoicos em uma variedade de hospedeiros intermediários (heteroxenia facultativa) e, da estreita relação com os gêneros *Toxoplasma*, *Neospora* e *Sarcocystis*, evidenciada pelos estudos filogenéticos empregando a subunidade 18S rRNA (Frenkel, 1977; Lindsay e cols., 1977, Carreno e cols., 1998), do que com *Eimeria* spp., parasitos estes essencialmente monoxênicos.

Recentemente, todas as espécies de isosporídeos de mamíferos que apresentam oocistos com dois esporocistos contendo quatro esporozoítos em cada esporocisto (Figura 19.1A), ausência de corpo de Stieda e de sub-Stieda nos esporocistos, foram reclassificados no gênero *Cystoisospora* enquanto os que possuem corpo de Stieda e de sub-Stieda em seus esporocistos foram mantidos no gênero *Isospora*, abrigando os isosporídeos de aves (Barta e cols., 2005), os quais exibem estreita afinidade com a família Eimeriidae. Assim, a caracterização morfológica e molecular permitiu diferenciar os isosporídeos em dois grupos de parasitos aparentemente monofiléticos: *Isospora* (Eimeriidae) e *Cystoisospora* (Sarcocystidae).

Isospora hominis, por suas características morfológicas e biológicas, encontra-se atualmente classificada como um membro do gênero *Sarcocystis* (= *Sarcocystis hominis* ou *S. suihominis*).

Os membros do gênero *Cystoisospora* apresentam ciclo evolutivo típico da classe Coccidia com multiplicação assexuada (merogonia) e sexuada (gametogonia) que termina com a formação de oocistos nas células do intestino do hospedeiro. A terceira fase, denominada esporogonia, ocorre fora do corpo do hospedeiro. A ocorrência de endodiogenia tem sido questionada, com relação à formação dos cistos monozoicos (Lindsay e cols., 2014).

Nesse gênero, duas espécies foram relatadas parasitando o ser humano: *Cystoisopora belli,* originalmente descrita como *I. belli* (Woodcock, 1915), Wenyon, 1923 e *I. natalensis* descrita na África do Sul por Elsdon- Dew, em 1953.

Cystoisospora belli é um protozoário de distribuição cosmopolita e sua ocorrência tem sido assinalada em diversos países como Argentina, Venezuela, Haiti, México, El Salvador, Índia, África tropical e sudeste Asiático e, mais raramente, na Europa e nos Estados Unidos. Entre os pacientes portadores de Aids, a prevalência de *C. belli* situa-se ao redor de 15,0% no Haiti mas é menor que 0,2%

nos EUA; nos países em desenvolvimento, a prevalência dessa parasitose entre os indivíduos imunocomprometidos apresentando diarreia varia de 1,0 a 41,0%. No Brasil é encontrada em vários estados com prevalências variáveis. Em um estudo no noroeste paulista, durante uma década, a prevalência encontrada em indivíduos portadores de infecção por HIV-1 foi de 4,2%; em Campinas, a positividade foi de 6,6% entre pacientes com diarreia e infectados por HIV e de 1,6% no grupo sem diarreia. Outro estudo conduzido na região do Triângulo Mineiro (de julho de 1993 a junho de 2003), a prevalência de *C. belli* foi de 10,3%, examinadas amostras fecais de 359 pacientes portadores de HIV/Aids. Entre os indivíduos com diarreia (n = 252), 29 (15,5%) foram positivos para *C. belli* enquanto a prevalência do protozoário entre os assintomáticos foi de 7,4% (n = 8). Em Pelotas, RS, não houve diferença significativa da positividade entre os pacientes que não faziam uso da terapia antirretroviral (2,4%) e aqueles que a faziam (1,9%). No município de Natal, RN, a positividade entre pessoas portadoras de infecção pelo HIV foi de 13,3%. Os oocistos ovais (Figura 19.1A), com extremidade afunilada, medindo cerca de 31,6 μm (20,0 a 33,0 μm) × 13,7 μm (10 a 19 μm), são eliminados nas fezes sem esporular ou parcialmente esporulados. O processo de esporulação ocorre no meio ambiente, entre 1 e 3 dias, dependendo das condições climáticas, quando se tornam infectantes. A esporulação pode ser rápida, ocorrendo em menos de 24 h, à temperatura de 30° a 37°C.

I. natalensis possui oocistos subesféricos com cerca de 27,5 × 22,5 μm não tendo sido assinalada no Brasil, já que o achado de oocistos desta espécie parece estar limitado à sua descrição original, em 1953.

A cistoisosporose humana é mais frequente em regiões quentes onde as condições de higiene são precárias. O homem infecta-se mediante a ingestão de oocistos esporulados com a água ou os alimentos. Os esporozoítos liberados dos oocistos invadem o intestino delgado, provavelmente o íleo, onde ocorre a evolução do parasito até a formação de oocistos. A presença de cistos monozoicos extraintestinais em linfonodos mesentéricos e traquebronqueais, baço, fígado e na lâmina própria da mucosa intestinal é relatada em pacientes portadores de Aids e estes cistos monozoicos provavelmente constituem a causa de recidivas da infecção frequentemente observada tanto em pacientes imunocomprometidos quanto naqueles imunocompetentes. Os cistos monozoicos teciduais podem ser resistentes ao tratamento; apresentam um único zoíto quiescente centralmente localizado dentro do vacúolo parasitóforo, circundado por uma parede cística espessa; em preparações histológicas, medem 12 a 22 μm por 8 a 10 μm. Organelas típicas dos coccídios foram visualizadas nos cistos monozoicos como um ou, ocasionalmente, dois corpos cristaloides, micronemas, conoide, grânulos densos, roptrias, além de um núcleo e grânulos de amilopectina.

A patogenia da cistoisosporose envolve alterações na mucosa do intestino delgado, que resultam na síndrome da má absorção; em amostras provenientes de biópsias, formas parasitárias podem ser encontradas no duodeno, no jejuno e no íleo. As principais alterações microscópicas são atrofia das vilosidades e hiperplasia das criptas pela destruição das células epiteliais, que podem exibir vacuolização e atrofia das microvilosidades. Eosinófilos podem estar presentes na lâmina própria em grande quantidade já que há infiltração de células plasmáticas, linfócitos e leucócitos polimorfonucleares. Em pacientes com Aids, *C. belli* também pode ser encontrada na vesícula biliar onde pode causar quadros agudos e crônicos de difícil tratamento. Entretanto, como a bile é um agente citolítico, inclusões no epitélio da vesícula biliar podem apresentar acentuada semelhança com os merontes e gamontes de *C. belli*; dessa forma, é necessário cautela ao estabelecer o diagnóstico da presença de *C. belli* no trato biliar.

Em geral, as infecções humanas são benignas, e os pacientes curam-se espontaneamente. Quadros clínicos graves da doença, às vezes fatais, são assinalados na literatura como o de um indivíduo aparentemente imunocompetente que apresentou sintomas durante 26 anos e oocistos foram encontrados em suas fezes repetidamente durante 10 anos. Os sintomas relatados incluem febre, diarreia, cólicas abdominais, esteatorreia, vômitos, náuseas, flatulência, desidratação, perda de peso, astenia e emagrecimento. A presença de eosinofilia é frequente nos casos de cistoisosporose de modo que cristais de Charcot-Leyden podem ser visualizados nas fezes dos pacientes.

A doença é mais grave em crianças e indivíduos com algum tipo de imunodeficiência. Em pessoas imunodeprimidas, a cistoisosporose caracteriza-se por diarreia secretória, aquosa e curso prolongado o que causa desidratação intensa, acentuada perda de peso e, frequentemente, requer hospitalização. Entre os pacientes com Aids, o quadro clínico inclui diarreia crônica, persistente ou aguda, e síndrome de má absorção intestinal, com esteatorreia. Nestes indivíduos, a contagem de células CD4 está relacionada com o risco de o paciente evoluir para um quadro de diarreia crônica e cistoisosporose disseminada (quando o número de células CD4 for menor que 100 células/mm^3 de sangue). Nos pacientes sintomáticos, a diarreia tem início 7 a 8 dias após a ingestão dos oocistos; podem ocorrer de 6 a 10 evacuações por dia e a eliminação dos oocistos nas fezes ocorre, na maioria dos casos, por até 15 a 30 dias após cessada a diarreia.

Infecções por *C. belli* também têm sido relatadas em pacientes com linfomas (de Hodgkin ou não), leucemia aguda linfoblástica, em pessoas que fizeram transplante renal ou hepático e naqueles em terapia prolongada com corticosteroides. O quadro clínico que se apresenta é de diarreia crônica ou persistente.

O diagnóstico da cistoisosporose é feito pelo encontro de oocistos não esporulados ou parcialmente esporulados nas fezes. Como poucos oocistos estão presentes nas fezes e devido à intermitência de eliminação, é recomendável o uso de métodos de concentração; os mais utilizados são os de flutuação em solução saturada de sacarose (método de Sheather) e flutuação em sulfato de zinco. Os oocistos de *C. belli* são facilmente evidenciados nas preparações coradas com o emprego da técnica de safranina-azul de metileno, do procedimento álcool-ácido resistente como descrito por Henriksen e Pohlenz, 1981, ou ainda auramina-rodamina. Oocistos de *C. belli* exibem autofluorescência natural quando utilizados filtros para a luz ultravioleta (excitação: 365 nm). Visando a análise molecular, as fezes podem ser mantidas em solução de dicromato de potássio a 2,5%. Variação genética entre isolados clínicos tem sido demonstrada.

O tratamento é feito utilizando-se sulfametoxazol-trimetoprima. Outros medicamentos têm sido empregados com bons resultados e incluem sulfadiazina-pirimetamina e sulfadoxina-pirimetamina. A pirimetamina é a opção terapêutica quando o paciente é alérgico às sulfas. Como a pirimetamina é agente supressor da medula óssea, é indicado administrar concomitantemente ácido folínico aos pacientes. A resolução da diarreia ocorre, em geral, 48 horas após iniciado o tratamento medicamentoso.

Evitar a contaminação da água e dos alimentos com fezes humanas é uma das principais medidas profiláticas da cistoisosporose, incluindo a melhora das condições sanitárias onde elas são precárias; medidas higiênicas, dentre elas, a lavagem rotineira das mãos e, de frutas e verduras que são ingeridas cruas também contribuem para diminuir as chances de transmissão fecal-oral deste protozoário. Pessoas imunocomprometidas precisam ser alertadas para evitar a ingestão de vegetais crus e, quando necessário, devem ser submetidas ao tratamento profilático com trimetoprima-sulfametoxazol.

Cryptosporidium

Protozoários pertencentes ao gênero *Cryptosporidium* foram descritos pela primeira vez por Tyzzer, em 1907, para designar um pequeno coccídio encontrado nas glândulas gástricas de camundongos, que recebeu o nome específico de *C. muris*. Em 1910, Tyzzer propôs o gênero *Cryptosporidium*, tendo como espécie-tipo, *C. muris*. Posteriormente, em 1912, o mesmo autor encontrou outra espécie, menor do que a primeira, localizada no intestino delgado de camundongo, e a descreveu como *C. parvum*. A posição taxonômica de *Cryptosporidium* é um assunto controverso, pois estudos moleculares filogenéticos evidenciaram que o gênero *Cryptosporidium* representa um ramo basal emergente do Filo Apicomplexa, exibindo estreitas afinidades com as gregarinas. Por apresentarem diferenças com relação aos membros da subclasse Coccidia, Cavalier-Smith propôs, em 2014, a transferência desse gênero para a classe Gregarinomorphea, em uma nova subclasse denominada Cryptogregaria. Ressalte-se que *Cryptosporidium* era considerado um membro atípico dos coccídios por apresentar oocistos sem esporocistos, ter uma localização epicelular na célula hospedeira, possuir organela alimentar na base do vacúolo parasitóforo, e produzir oocistos de parede fina (gerando ciclos de autoinfecção interna do hospedeiro), além de exibir capacidade de crescimento em meio acelular. Sabe-se que mais de 150 espécies de mamíferos pertencentes a 12 ordens são hospedeiras de *Cryptosporidium*, sendo reconhecidas 44 espécies válidas (27 delas descritas na Tabela 19.2) e mais de 40 genótipos. Para a nomeação de uma nova espécie, há o consenso de que alguns requerimentos básicos devam ser atendidos, tais como estudo morfométrico dos oocistos, caracterização genética de três diferentes genes (incluindo o gene da subunidade menor ribossomal – SSU rRNA) e deposição de sequências de referência, sítio da infecção e estudos experimentais de especificidade de hospedeiro. Assim, nos últimos anos, foram descritas as espécies: *C. scophthalmi*, *C. rubeyi*, *C. proliferans*, *C. avium*, *C. duscimarci*, *C. testudinis*, *C. homai*, *C. occultus*, *C. ditrichii*, *C. apodemi*, *C. alticolis*, *C. microti*, *C. proventriculi*, *C. bollandi*, *C. ornithophilus*, *C. ratti* e *C. abrahamseni*, em complementação às 27 espécies já citadas na Tabela 19.2.

Cryptosporidium parvum e *C. hominis* são as duas espécies que apresentam maior ocorrência e relevância em saúde pública, pois foram responsáveis por numerosos surtos de criptosporidiose de transmissão hídrica em vários países ao redor do mundo. *C. meleagridis* (de aves) é a terceira espécie de maior ocorrência, causando infecção em crianças imunocompetentes e indivíduos portadores de HIV, inclusive no Brasil. Recentemente, foi descrito um surto de criptosporidiose no Reino Unido cujo agente etiológico foi o "genótipo de coelho" (= *C. cuniculus*).

Morfologia

Cryptosporidium desenvolve-se, preferencialmente, nas microvilosidades de células epiteliais dos tratos gastrointestinal e respiratório e, ocasionalmente, epitélio renal; esse protozoário pode colonizar sítios extraintestinais como vesícula biliar, dutos pancreáticos, esôfago e faringe. *Cryptosporidium* parasita a parte externa do citoplasma da célula e dá a impressão de se localizar fora dela; esta localização é designada, por vários autores, como intracelular extracitoplasmática (Figura 19.4). O conteúdo das organelas secretórias do complexo apical (roptrias, micronemas, grânulos densos, microtúbulos) participam na adesão, na invasão e na formação do vacúolo parasitóforo, bem como da reorganização do citoesqueleto da célula hospedeira. O parasito apresenta diferentes formas de desenvolvimento que podem ser encontradas nos tecidos (formas endógenas), nas fezes e no meio ambiente (oocistos).

Os oocistos de *Cryptosporidium* são pequenos, esféricos ou ovoides, medindo cerca de 2,94 a 6,5 μm por 3,44 a 8,5 μm (Tabela 19.2) e contêm quatro esporozoítos livres no seu interior quando eliminados nas fezes (Figura 19.5). Oocistos das espécies intestinais apresentam, em geral, formato esférico e medem 4 a 6 μm enquanto as espécies gástricas possuem oocistos mais alongados, com tamanho de 6 a 9 μm.

Biologia

O ciclo biológico é monoxênico e inclui um processo de multiplicação assexuada (merogonia), com ocorrência de duas gerações de merontes que produzem seis a oito merozoítos (merontes do tipo I) e quatro merozoítos (merontes do tipo II), respectivamente, e outro de multiplicação sexuada (gametogonia) com formação de macrogametas e microgametas que, após a fecundação, resultam na formação de oocistos. Merozoítos do tipo I podem invadir outras células epiteliais, completando outro ciclo de formação de merozoítos do tipo I ou originar merontes do tipo II. Dois tipos de oocistos são formados: oocistos de parede espessa, que são eliminados para o meio externo com as

Tabela 19.2
Características Morfológicas e Biológicas das Espécies de *Cryptosporidium* Aceitas como Válidas

Espécie/Nº Sequência GenBank	*Hospedeiro Principal*	*Sítio da Infecção*	*Tamanho Médio dos Oocistos*	*Infecciosidade para o Ser Humano*	*Referência*
C. muris/AB089284	Roedores	Estômago	8,4 × 6,1 μm	Sim	Tyzzer, 1907
C. parvum/AF308600	Bovinos	Intestino delgado	5,0 × 4,5 μm	Sim	Tyzzer,1912
C. wairi/AF115378	Porquinhos da Índia	Intestino delgado	5,4 × 4,6 μm	–	Vetterling e cols., 1971
C. felis/AF108862	Felinos	Intestino delgado	4,6 × 4,0 μm	Sim	Iseki, 1979
C. andersoni/AF093496	Bovinos	Abomaso	7,4 × 5,5 μm	Sim	Lindsay e cols., 2000
C. canis/AF112576	Canídeos	Intestino delgado	4,9 × 4,7 μm	Sim	Fayer e cols., 2001
C. hominis/AF108865	Humanos	Intestino delgado	5,2 × 4,9 μm	Sim	Morgan Ryan e cols., 2002
C. suis/AF115377	Suínos	Intestino delgado e grosso	4,6 × 4,2 μm	Sim	Ryan e cols., 2004
C. bovis/AY741305	Bovinos	Intestino delgado	4,8 × 4,6 μm	Sim	Fayer e cols., 2005
C. fayeri/AF159112	Marsupiais	Intestino delgado	4,9 × 4,3 μm	Sim	Ryan e cols., 2008
C. macropodum/AF513227	Marsupiais	Intestino delgado	5,4 × 4,9 μm	–	Power e Ryan, 2008
C. ryanae/AY587166	Bovinos	Intestino delgado	3,7 × 3,1 μm	–	Fayer e cols., 2008
C. xiaoi/EU408314	Ovelhas	Intestino delgado	3,9 × 3,4 μm	–	Fayer e Santín, 2009
C. ubiquitum/AF262328	Bovinos	Intestino delgado	5,0 × 4,6 μm	Sim	Fayer e cols., 2010
C. cuniculus/FJ262725	Coelhos	Intestino delgado	5,9 × 5,3 μm	Sim	Robinson e cols., 2010; Inman e Takeuchi, 1979
C. tyzzeri/AF112571	Camundongos	Intestino delgado	4,6 × 4,1 μm	Sim	Ren e cols., 2012
C. viatorum/HM485434	Humanos	Intestino delgado	5,3 × 4,7 μm	Sim	Elwin e cols., 2012
C. scrofarum/EU331243	Suínos	Intestino delgado	5,1 × 4,8 μm	Sim	Kvác e cols., 2013
C. erinacei/KF612324	Cavalos, ouriços	Intestino delgado	4,9 × 4,4 μm	Sim	Kvác e cols., 2014
C. meleagridis/AF112574	Aves	Intestino	5,0 × 4,4 μm	Sim	Slavin, 1955
C. baileyi/L19068	Aves	Cloaca, bursa, traqueia, intestino	6,2 × 4,6 μm	Sim	Current, Upton e Haynes, 1986
C. galli/AY168847	Aves	Proventrículo	8,2 × 6,3 μm	–	Pavlásek, 1999
C. fragile/EU162751	Sapos	Estômago	6,2 × 5,5 μm	–	Jirkú e cols.,2008
C. serpentis/AF151376	Cobras	Estômago	5,9 × 5,1 μm	–	Levine, 1980
C. varanii/AF112573	Lagartos	Intestino e cloaca	4,9 × 5,1 μm	–	Pavlasek e cols., 1995
C. molnari/HM243547	Peixes	Estômago e intestino	4,7 × 4,4 μm	–	Alvarez-Pellitero; Sitjà-Bobadilla, 2002
C. huwi/AY524773	Peixes	Estômago	4,6 × 4,4 μm	–	Ryan e cols., 2015

fezes, e oocistos de parede delgada, que se rompem no intestino delgado e, acredita-se, são responsáveis pelos casos de autoinfecção. Os oocistos esporulam no interior do hospedeiro sendo formados, nesse processo, quatro esporozoítos haploides no interior dos oocistos, os quais já são infectantes quando eliminados para o meio ambiente. A duração do ciclo biológico é curta e, segundo estudos realizados em várias espécies de animais, varia, em média, de 2 a 7 dias (Figura 19.6).

Um estádio extracelular (*like-gamont*) similar as gregarinas foi descrito em *C. andersoni* e *C. parvum*; esse estádio pode sofrer multiplicação via sizígia que é um tipo de reprodução sexuada envolvendo a fusão de dois ou mais parasitos. O desenvolvimento de *C. baileyi* sem a invasão de células hospedeiras foi documentado por Huang e cols. (2014). O desenvolvimento do protozoário (esporozoítos, trofozoítos, merontes dos tipos I e II) também foi documentado experimentalmente em biofilme. Consequentemente, não se pode afirmar que *Cryptosporidium* é um parasito intracelular obrigatório.

Transmissão

A infecção humana ocorre por meio da ingestão ou inalação de oocistos; ou ainda, pela autoinfecção. A transmissão da criptosporidiose é feita pelas seguintes vias:

- pessoa a pessoa: observada em ambientes com alta densidade populacional, como em creches e hospitais, e pelo contato direto e indireto. Existe a possibilidade de transmissão por meio de atividades sexuais;

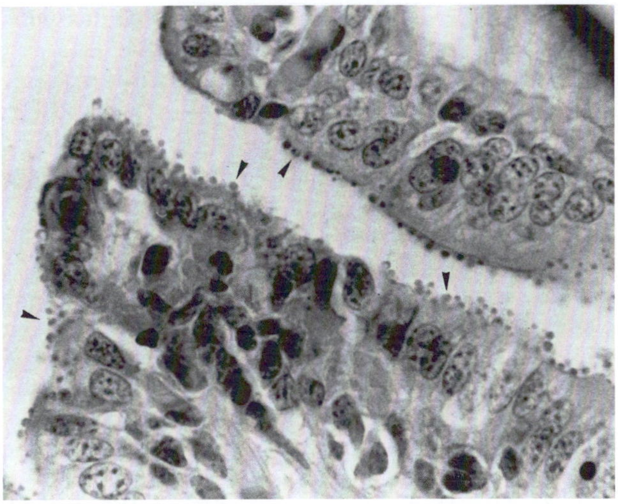

FIGURA 19.4. *Cryptosporidium parvum* em células epiteliais do intestino delgado de bezerro (1.000×). (Foto gentilmente cedida pelo Prof. José Roberto Carneiro, IPTESP, Univ. Fed. Goiás.)

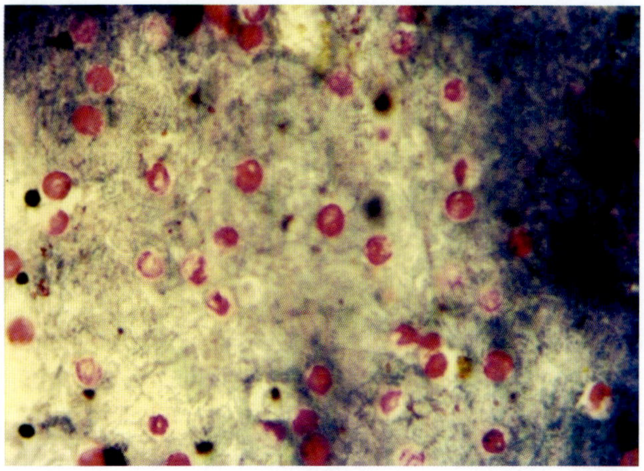

FIGURA 19.5. Oocistos de *Cryptosporidium* spp. em esfregaço fecal de caso clínico de criptosporidiose humana (1.000×). (Foto de autoria da Dra. Regina Maura Bueno Franco, UNICAMP, SP.)

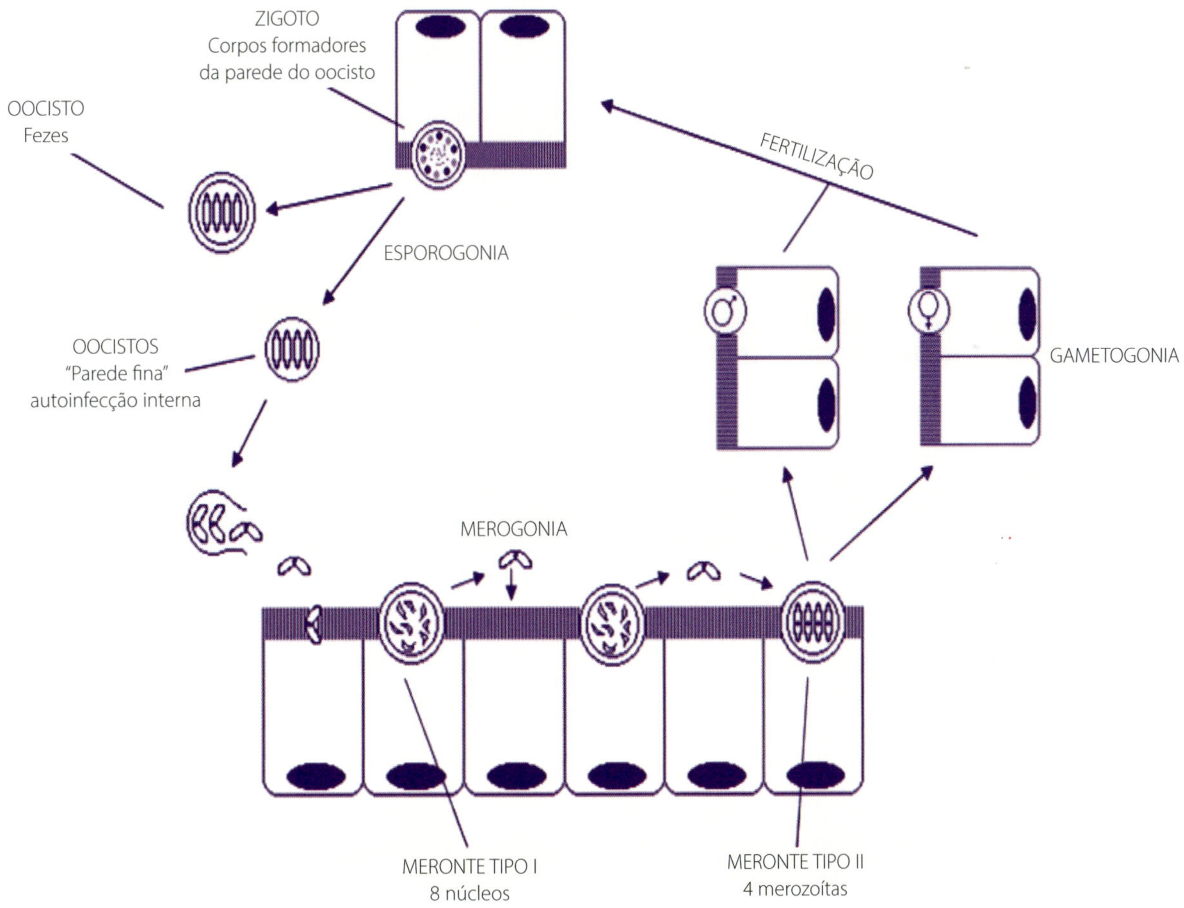

FIGURA 19.6. Ciclo biológico de *Cryptosporidium* spp.

- animal a pessoa: ocorre como consequência do contato direto de pessoas com animais que se encontram eliminando oocistos;
- pela água de beber ou de recreação contaminada com oocistos;
- por alimentos contaminados com oocistos.

A contaminação do meio ambiente com fezes humanas ou de animais infectados pode atingir alimentos e fontes de água usadas para consumo humano (poços artesianos, cisternas, reservatórios e redes de distribuição), para recreação (piscinas, represas) ou para irrigação e processamento de alimentos (frutas e verduras) o que resulta em surtos epidêmicos de criptosporidiose, assinalados em diferentes países. Revisões recentes mostraram que os protozoários patogênicos causaram cerca de 524 surtos epidêmicos de veiculação hídrica, ao redor do mundo; *Cryptosporidium* spp. foi a causa de 285 (54,3%) destes surtos. Na última década, houve uma diminuição dos surtos ocasionados por água tratada e um aumento dos surtos relacionados com as aguas de recreação, em alguns países desenvolvidos.

A dose infectante para uma pessoa imunocompetente soronegativa é variável e foi estimada em voluntários humanos em cerca de 90 oocistos e, dependendo da amostra de *Cryptosporidium*, pode variar de nove a 1.042 oocistos. Por exemplo, para a cepa "IOWA", a ingestão de 74 oocistos provoca infecção com produção de oocistos nas fezes enquanto para "TU502", caracterizada como *C. hominis* pelos estudos moleculares, são necessários 83 oocistos para iniciar a infecção sendo o período de incubação de 5,4 dias (variação: 2 a 10 dias). Em experimentos conduzidos com cinco voluntários que receberam dose de 10^5 oocistos de *C. meleagridis* (cepa TU1867), a criptosporidiose sintomática foi comprovada em quatro indivíduos. O período de incubação foi de 5,3 dias (variação: 4 a 7 dias).

Patogenia e Sintomas

A criptosporidiose, assinalada no homem a partir de 1976, foi durante algum tempo considerada como parasitose que ocorria apenas em indivíduos com algum tipo de imunodeficiência. Entretanto, nos últimos anos, tem-se observado que é uma infecção relativamente frequente em pessoas imunocompetentes, sobretudo após a emergência dos surtos epidêmicos de transmissão pela água contaminada. Os dois primeiros casos de criptosporidiose humana foram descritos em uma criança de 3 anos de idade com enterocolite severa e aguda e, em um paciente do sexo masculino, de 39 anos, que desenvolveu diarreia após tratamento de 5 semanas com 150 mg de ciclofosfamida e 60 mg de prednisona, diariamente. Ambos os casos foram detectados mediante biópsias do reto (primeiro caso), e do jejuno e íleo (segundo caso).

A patogenia e o quadro clínico da criptosporidiose são influenciados por vários fatores que incluem a idade, a competência imunológica do indivíduo infectado e a associação com outros patógenos. As alterações provocadas pelo parasitismo de *Cryptosporidium* nas células epiteliais da mucosa gastrointestinal interferem nos processos digestivos e resultam na síndrome da má absorção, decorrentes da perda da área de absorção e diminuição de transporte de nutrientes.

Os estudos moleculares mostram que há diferenças entre os quadros clínicos causados por *C. hominis* e *C. parvum*. Sintomas não relacionados ao trato gastrointestinal, tais como dores nas articulações, cefaleia e dor ocular, fadiga e vertigens, são registrados com maior frequência entre os portadores de infecção por *C. hominis* que aqueles parasitados por *C. parvum*. O mecanismo que conduz à diarreia é multifatorial e permanece ainda a ser totalmente elucidado. Os achados histológicos na criptosporidiose mostram atrofia das vilosidades, hiperplasia e achatamento das criptas; o protozoário induz a apoptose do enterócito, com rompimento do citoesqueleto e proteínas das junções epiteliais e, em consequência, aumento da permeabilidade do epitélio intestinal, inflamação da lâmina própria, conduzindo a um quadro de diarreia secretória. Há produção da substância P, que é um neuropeptídeo gastrointestinal, e citocinas inflamatórias, que explicam sintomas como dores nas articulações. Também é notório na criptosporidiose o aumento das células inflamatórias, principalmente de eosinófilos e células plasmáticas.

Em indivíduos imunocompetentes, a doença caracteriza-se por diarreia aquosa e profusa (três a dez evacuações diárias, representando 1 a 3 litros por dia) com duração de 1 a 30 dias (média de 12 a 14 dias), anorexia, dor abdominal, náusea, vômitos, flatulência, febre baixa, dor de cabeça, mal-estar, fadiga e perda de peso. O quadro clínico é, geralmente, benigno e autolimitante. Oocistos continuam a ser eliminados nas fezes durante 7 dias após a resolução dos sintomas, mas tal eliminação pode prolongar-se por 60 dias, cessada a diarreia. *Cryptosporidium* é considerado como um dos responsáveis pela diarreia de verão e pela diarreia dos viajantes em várias partes do mundo.

Em crianças, os sintomas são mais graves e podem ser acompanhados de vômitos e desidratação. A grande frequência de oocistos em fezes de crianças imunocompetentes com diarreia tem levado vários autores a considerar o *Cryptosporidium* como a maior causa de diarreia severa a moderada afetando crianças em diversos países africanos e asiáticos. Crianças são vulneráveis a apresentarem infecção persistente, sobretudo nos casos associados à desnutrição, como documentado no Peru e no nordeste do Brasil. A infecção por *Cryptosporidium* na infância pode ocasionar déficit de crescimento, perda de peso e o desenvolvimento cognitivo é prejudicado, sobretudo nos países onde a parasitose é endêmica. Entre os pacientes imunocompetentes com diarreia e criptosporidiose, cerca de 7 a 22% dos indivíduos necessitam de hospitalização.

Já entre os pacientes imunodeficientes, tais como os portadores de HIV-Aids ou de insuficiência renal crônica, os transplantados e os que fazem quimioterapia contra câncer ou leucemia, os sintomas são crônicos, caracterizando-se por vários meses de diarreia aquosa (3 a 6 litros por dia em média) refratária a qualquer medicação antimicrobiana e acentuada perda de peso. Ocorrem desequilíbrio eletrolítico, má absorção, emagrecimento acentuado e mortalidade elevada, principalmente em pessoas com síndrome da imunodeficiência adquirida. Neste grupo de pacientes, se o número de células $CD4^+$ for menor que 50 células/mm^3

de sangue, existe a possibilidade de ocorrência de outras manifestações clínicas e alterações, como colite, apendicite aguda, dilatação do duto hepático, pancreatite, cirrose hepática e pneumopatias. A introdução da terapia antiretroviral culminou em marcante redução dos casos graves de criptosporidiose entre os indivíduos portadores de HIV/Aids, ficando os mesmos restritos àqueles pacientes que não têm acesso ou descontinuam a terapia antirretroviral.

Novos grupos de risco para a criptosporidiose emergiram como os indivíduos que fazem uso de terapia imunossupressiva (tacrolimo, prednisona, micofenolato mofetil) e imunomoduladores (interferon peguilado) que inibem a proliferação de linfócitos T. Sabe-se que o controle da criptosporidiose depende da imunidade celular, e também da produção de interleucina 12 e de interferon gama (produzidos pelos linfócitos Th1). A restauração da resposta imune é essencial para controlar o parasitismo. O papel da imunidade humoral na proteção contra a criptosporidiose ainda não está claro.

Casos de criptosporidiose respiratória são raros na literatura médica, ocorrendo como uma complicação tardia da infecção crônica intestinal em pessoas com infecção por HIV/Aids. Entretanto, recentemente foi relatado o encontro de oocistos no escarro de 17 (35,4%) crianças imunocompetentes, de um total de 48, que apresentavam tosse em concomitância com criptosporidiose intestinal. Destas crianças que apresentaram criptosporidiose respiratória confirmada, 16 foram soronegativas para o HIV. Os oocistos foram confirmados no escarro mediante o emprego da reação em cadeia da polimerase (PCR) o que permitiu comprovar que 13 (76,5%) das crianças estavam infectadas com *C. hominis* e somente quatro (23,5%) com *C. parvum*. Ainda, *Cryptosporidium* foi o único patógeno respiratório detectado no escarro de 12 destas 17 crianças. Estes achados são importantes, pois sugerem que a transmissão do protozoário também pode ocorrer por aerossóis contendo oocistos e, que a transmissão respiratória pode ser de relevância em ambientes fechados ou institucionalizados que favorecem o contato interpessoal. É importante ressaltar que a coinfecção com organismos como *Cytomegalovirus* e *Pneumocystis* sp. podem mascarar a contribuição específica do *Cryptosporidium* no desenvolvimento de doença respiratória em pessoas com Aids.

Experimentos recentes sugerem que possa ocorrer a indução de adenocarcinoma digestivo invasivo em camundongos SCID infectados experimentalmente por *C. parvum* e tratados com dexametasona o que deve ser mais bem investigado. Se inferências forem feitas para humanos, ressalte-se a importância do diagnóstico precoce.

Diagnóstico

O diagnóstico da criptosporidiose é feito pela demonstração de oocistos nas fezes, em material de biópsia intestinal ou em material obtido de raspado de mucosa. O exame de fezes é feito após a utilização de métodos de concentração (flutuação centrífuga em solução saturada de sacarose ou solução de Sheather ou centrífugo-sedimentação com formalina-acetato de etila ou emprego de métodos especiais de coloração, como, por exemplo, Ziehl-Neelsen modificado, Kinyoun modificado, safranina-azul-de-metileno, carbol-fucsina com dimetilsulfóxido, Giemsa ou auramina e suas associações (ver esses métodos no Capítulo 56).

A comparação de metodologias de detecção de *Cryptosporidium* em amostras clínicas de pacientes portadores de HIV que apresentavam ou não diarreia revelou que 11 casos a mais de coccidiose intestinal foram detectados entre estes indivíduos, quando foi aplicado um método de concentração de oocistos previamente ao esfregaço fecal (sem concentração: nove casos positivos; com concentração: 20 casos positivos). O método de concentração empregado foi a centrifugação da suspensão fecal a 500 × g (10 minutos) efetuada duas vezes; em seguida, adicionam-se 3 mL de acetato de etila ao sedimento fecal e agita-se vigorosamente o tubo de centrifugação (contendo a amostra em processamento), durante 30 segundos. A seguir, efetua-se nova centrifugação com solução tampão fosfato (500 × g; 10 minutos). Após o descarte do sobrenadante, alíquotas do sedimento na interface com a fase aquosa são colhidas para a confecção do esfregaço fecal. Como os oocistos do *Cryptosporidium* são pequenos e leves, quando utilizada a centrifugação com velocidade e tempo inferiores a 500 × g/10 minutos, há perda dos oocistos no sobrenadante.

O diagnóstico pode, ainda, ser feito pela pesquisa de anticorpos circulantes, utilizando técnicas de imunofluorescência com anticorpos específicos marcados com fluorocromos, ELISA, imunofluorescência com anticorpos monoclonais, hemaglutinação passiva reversa e imunocromatografia qualitativa em fase sólida. Nos Estados Unidos e na Europa, laboratórios de referência usam a imunofluorescência direta como técnica padrão ouro.

Técnicas moleculares que incluem vários métodos de PCR oferecem alternativas ao diagnóstico convencional do *Cryptosporidium* em amostras de material clínico e do ambiente. O *locus* 18S rRNA e fragmentos dos genes HSP70 (proteína do choque térmico) e COWP (proteína da parede do oocisto), dentre outros, têm sido empregados como alvos na amplificação do DNA de *Cryptosporidium*. Nos centros internacionais mais avançados, o uso de provas espécie-específicas permite a detecção de diferentes espécies numa mesma reação. A técnica de reação de amplificação em tempo real (qPCR) é considerada promissora para detecção e quantificação de *Cryptosporidium* em diversos tipos de amostras, permitindo determinar a quantidade de DNA acumulada ao final dos ciclos da reação.

Tratamento

O tratamento da criptosporidiose é essencialmente sintomático e visa aliviar os efeitos da diarreia e desidratação. Em indivíduos imunocompetentes geralmente ocorre cura espontânea.

A maioria dos fármacos testados não apresenta eficácia específica comprovada e consistente contra a criptosporidiose. Contribui para esse fato a estrutura da organela alimentar que exerce uma barreira seletiva à entrada de nutrientes e, há a expressão de proteínas do parasito que modulam o transporte de fármacos, promovendo a extrusão dos mesmos. Pode-se tecer a hipótese de que a diversidade de espécies e genótipos também pode influenciar a resposta à medicação, sendo este um aspecto que merece investigações futuras. Em indivíduos imunodeficientes, portadores da síndrome de imunodeficiência adquirida, o tratamento antirretroviral específico para o HIV foi responsável por uma redução de 90% na incidência da criptosporidiose nos EUA. A nitazoxanida é o primeiro fármaco a ser liberado para o tratamento da criptosporidiose nos EUA, em crianças e adultos imunocompetentes. Em ensaios clínicos, houve redução da duração da diarreia, bem como da taxa de morte em indivíduos HIV negativos, mas, não em pacientes soropositivos, nos quais a recomendação é de uma dose de 500 mg duas vezes ao dia, durante 3 a 14 dias. Entretanto a nitazoxanida não é eficaz sem uma resposta imunitária adequada, o que pode explicar o insucesso do tratamento no caso dos indivíduos imunocomprometidos. Testes de suscetibilidade *in vitro* mostraram que paromomicina causou apenas uma redução do crescimento parasitário ao redor de 26,5%, enquanto azitromicina e nitazoxanida alcançaram 63,4 e 67,2%, respectivamente.

Epidemiologia

O protozoário *Cryptosporidium* apresenta distribuição cosmopolita, e oocistos do parasito têm sido detectados em fezes de indivíduos imunocompetentes e imunodeficientes em todas as regiões estudadas.

Os oocistos são estruturas pequenas, leves e imóveis que se dispersam no ambiente através do ar, de insetos, do vestuário e das fezes do homem e dos animais, contaminando a água e os alimentos. Em condições adequadas de umidade e temperatura moderada permanecem viáveis e infectantes no ambiente por várias semanas. Resistem à ação da maioria dos desinfetantes usuais nas concentrações normalmente empregadas para tornar a água potável, inclusive ao cloro. São destruídos pela dessecação, pela água oxigenada (6%), pela formalina a 10% e pelo aquecimento a 65ºC durante 30 minutos.

A prevalência da parasitose é variável e depende de fatores que interferem na sua ocorrência, destacando-se entre eles a idade, os hábitos das populações, a época do ano, a área geográfica, a densidade populacional, o estado nutricional da população bem como a imunocompetência dos indivíduos.

Estudos realizados em mais de 100 regiões geográficas de pelo menos 40 países, em indivíduos portadores ou não de diarreia, indicam que as regiões mais desenvolvidas apresentam uma prevalência média de 1 a 3%, enquanto nas menos desenvolvidas os índices variam de 5 a 10%, podendo atingir mais de 15% da população estudada. A prevalência é maior em crianças e, entre elas, na faixa etária entre 6 meses e 2 anos. Cerca de 20% dos casos de diarreia infantil são ocasionados por *Cryptosporidium* nos países em desenvolvimento. A prevalência da criptosporidiose entre os pacientes infectados por HIV e que apresentam diarreia é variável entre 3% e 16% nos países em desenvolvimento, dependendo da população estudada, grau de imunocomprometimento e uso da terapia antirretroviral. A coinfecção com citomegalovírus e microsporídios tem sido relatada em pacientes imunocomprometidos que desenvolvem criptosporidiose biliar.

A infecção por *C. hominis* é mais prevalente nas Américas do Norte e do Sul, Austrália e África, China e Japão enquanto *C. parvum* causa mais infecções na Europa, no Reino Unido e na Nova Zelândia. Análises das sequências do gene da glicoproteína 60 permitiram identificar a diversidade genética nas principais espécies infecciosas para o ser humano: foram descritos dez subtipos de *C. hominis* (Ia-Ik), 19 subtipos de *C. parvum* (IIa-IIt) e 10 subtipos de *C. meleagridis* (IIIa-IIIi). Esses subtipos emergiram provavelmente em decorrência de infecções mistas, já que recombinação genética é possível devido à existência de uma fase sexuada no ciclo biológico de *Cryptosporidium*. A maioria das infecções causadas por *C. hominis* é relacionada com o subtipo IbA10G2, também associado ao surto de Milwaukee (EUA), sendo atribuído a esse subtipo maior virulência. Já o subtipo IIc de *C. parvum* é responsável pela maioria das infecções ocorridas nos países em desenvolvimento. Fatores de risco podem diferir para as espécies *C. hominis* e *C. parvum*, sendo que a ocorrência de *C. hominis* parece estar relacionada com a transmissão antroponótica (seja pelo contato interpessoal, seja pelo lançamento de esgotos domésticos em fontes de água captadas para consumo humano); a presença de *C. parvum* em uma população pode ser resultado tanto de transmissão zoonótica quanto antroponótica. Assim, os subtipos IIa e IId de *C. parvum* são considerados zoonóticos enquanto os subtipos IIc e IIe são antroponóticos, de acordo com Xiao & Feng, 2017.

Quanto à sazonalidade desta parasitose, *C. parvum* apresenta maior ocorrência na primavera enquanto *C. hominis* é mais prevalente no verão e início do outono. Entretanto, um estudo sobre a sazonalidade da criptosporidiose empregando meta-análise revelou que o aumento da temperatura e da precipitação está associado à maior incidência da infecção.

No Brasil, vários estudos realizados entre 2004 e 2014 demonstraram uma ampla distribuição do parasito em todas as regiões do país com índices variáveis de prevalência: de 1% a 32,4%, entre crianças. Em um surto de diarreia em creche da cidade de São Paulo, foram colhidas amostras fecais de 224 crianças e a prevalência de criptosporidiose foi de 12,9%, confirmada por análise microscópica e PCR. Pesquisas de anticorpos revelaram prevalência ao redor de 57,5% enquanto a positividade ao exame de fezes foi apenas 4,2%; em outra pesquisa, soropositividade chegou a 80% na faixa etária de 10 anos. Entre pacientes HIV^+, foi relatada a predominância de *C. hominis*, mas infecções por *C. parvum*, *C. felis* e *C. canis* também foram assinaladas no país.

Investigações realizadas ao redor do mundo confirmaram a ubiquidade do *Cryptosporidium* no ambiente aquático. No Brasil, a presença do protozoário foi registrada em amostras ambientais diversas, como águas superficiais, subterrâneas, tratadas, de fontes naturais, em águas minerais, esgotos brutos e tratados, além do esgoto hospitalar. Em águas superficiais de rios, a prevalência de oocistos nos mananciais brasileiros, segundos dados disponíveis até o momento, variou de 0 a 100% das amostras analisadas, e foram registradas concentrações de até 510 oocistos/litro. No esgoto bruto, 0 a 100% das amostras foram positivas, com concentrações variando de 0 a 1200 oocistos/litro; em lodo ativado, foram detectados até 40.000 oocistos por litro. Em um estudo conduzido em São Paulo, 25% das amostras de esgoto tratado foram positivas e o número de oocistos por litro variou de < 0,05 a 1,5. Pesquisas objetivando a caracterização molecular (com base no gene 18S rRNA) confirmaram a presença de *C. hominis* em água de recreação e de *C. meleagridis* na represa de Guarapiranga (SP). Mostrou também a ocorrência de *C. hominis* e *C. parvum* em amostras provenientes de uma estação de tratamento de esgoto em Campinas (SP) bem como no rio Atibaia (Franco e cols., 2012). Na região metropolitana de São Paulo, *C. hominis*, *C. parvum* e *C. muris* foram identificadas em amostras de esgoto bruto (Araújo, 2015). Recentemente, mediante clonagem de DNA, a presença de oocistos de *C. meleagridis* foi confirmada por Branco (2018) em amostras de água bruta do principal manancial que abastece a cidade de Campinas (SP). Oocistos foram detectados, mediante reação de imunofluorescência direta, em amostras de água de retrolavagem de filtros de piscinas nesse município.

Profilaxia

A profilaxia e o controle da doença são feitos pela adoção de medidas que previnam ou evitem a contaminação do ambiente, água e alimentos com oocistos do parasito e o contato de pessoas suscetíveis com fontes de infecção. Devem ser utilizadas fossas ou privadas, com proteção dos reservatórios de água para evitar a contaminação com fezes.

Cuidados especiais de higiene pessoal e com o vestuário, utensílios e instrumentos devem ser adotados pelos indivíduos dos grupos de risco cujas atividades os colocam em contato com material contaminado, pessoas doentes ou animais infectados. As medidas de higiene devem ser rigorosas em ambientes especiais, como creches e hospitais, onde ocorre uma alta densidade de indivíduos suscetíveis.

As pessoas dos grupos de alto risco, como os portadores de HIV/Aids ou transplantados, os idosos, os diabéticos, os desnutridos, os que fazem hemodiálise ou quimioterapia, os usuários de corticosteroides e os portadores de refluxo gastroesofágico devem evitar contato com animais e adotar rigorosa higiene pessoal. Ainda, considerando a baixa imunidade celular, os pacientes de alto risco de aquisição de criptosporidiose devem ser orientados para não consumirem mariscos (moluscos bivalves) crus ou mal-cozidos, pois estes são filtradores e acumulam oocistos nos seus tecidos quando as águas costeiras e estuarinas estão poluídas. No Brasil, a ocorrência de oocistos em ostras já foi documentada no estado de São Paulo, sendo encontrada uma concentração de 12 oocistos/ostra o que já é suficiente para iniciar infecção clínica no caso de ingestão da ostra crua por um indivíduo suscetível.

Diversas recomendações foram elaboradas pela Agência de Proteção Ambiental (EPA) e pelo Centro de Controle e Prevenção de Doenças (CDC), nos Estados Unidos. Entre elas, destaca-se a de que pacientes portadores de deficiências específicas às células T devem ferver água de beber ou de preparo de alimentos (1 minuto de fervura, no mínimo), inclusive a água utilizada para preparar cubos de gelo. Ainda, só ingerir água filtrada com filtros em que há especificações de porosidade absoluta de 1 micrometro. No Brasil, incluiu-se no Anexo XX da Portaria de Consolidação Nº 5, de 28/11/2017 (que dispõe sobre as normas de controle e vigilância da qualidade da água para consumo humano e seu padrão de potabilidade), a exigência da análise periódica da pesquisa de *Cryptosporidium* nos pontos de captação dos mananciais de água superficial com média geométrica anual igual ou superior a 1.000 *Escherichia coli*/100 mL. Desta forma, o conhecimento do grau de contaminação dos mananciais utilizados como fontes de captação de água para tratamento e distribuição é uma ferramenta importante em Saúde Pública visando à prevenção da infecção por *Cryptosporidium*, e a diminuição dos riscos de contaminação, como requerido nos planos de segurança da água (PSA).

Ainda não existem vacinas para prevenção da criptosporidiose. Entretanto vários antígenos têm sido testados, ainda que experimentalmente, para o desenvolvimento de vacinas, tais como os antígenos P2 e Cp15.

Cyclospora cayetanensis

O protozoário *Cyclospora cayetanensis* pode causar uma doença em humanos chamada ciclosporose, cujo principal sinal clínico é uma diarreia aquosa que pode perdurar por cerca de 2 meses quando não tratada. Descrito em 1993 como um parasito de seres humanos, este coccídio vem ganhando notoriedade como um importante patógeno de viajantes a regiões endêmicas e por causar significativos surtos de veiculação alimentar em países importadores de alimentos destas regiões. A ciclosporose já foi documentada em mais de 56 países; treze deles registraram surtos epidêmicos dessa protozoose. São considerados como endêmicos para essa parasitose os países Nepal, Peru, Haiti e Guatemala; alguns estudos indicam ainda que algumas regiões geográficas do México, República Dominicana, China, Índia, Colômbia, Venezuela, Honduras e sudeste da Ásia também podem ser endêmicas para o protozoário. O ser humano é o único hospedeiro reconhecidamente suscetível à infecção por *C. cayetanensis*, que parasita células do intestino delgado de forma intracelular obrigatória.

Os primeiros casos de ciclosporose foram descritos em turistas que retornavam aos seus países de origem com gastroenterite. Antes da confirmação de sua natureza coccídica, as estruturas visualizadas nas fezes desses pacientes receberam várias denominações como corpos similares a cianobactérias, oocisto grande de *Cryptosporidium* ou "nova espécie de *Isospora*".

A infecção assintomática é comum em pessoas de áreas endêmicas, nas quais a população local tem exposições constantes ao protozoário. Pessoas que tiveram contato com *C. cayetanensis* quando crianças, geralmente desenvolvem infecções subsequentes menos severas e de menor duração. No Peru, estudos demonstraram que o contato com o solo é um fator de risco importante para crianças até 2 anos de idade.

Ciclo Biológico

O ciclo biológico de *C. cayetanensis* é monoxênico e se assemelha ao de outros coccídios com fases assexuada e sexuada, com transmissão fecal-oral (Figura 19.7).

Os oocistos de *C. cayetanensis* medem entre 8 e 10 µm (7,7 e 9,9 µm) e, após a ingestão pelo hospedeiro suscetível, excistam-se no intestino delgado. Os esporozoítos liberados invadem as células epiteliais intestinais e se transformam em zoítos, que são uninucleados e se localizam dentro de um vacúolo parasitóforo. Segundo Ortega e cols. (1997), dois tipos de merontes são formados durante o ciclo biológico de *C. cayetanensis*: os do tipo I contêm 8 a 12 merozoítos enquanto merontes do tipo II apresentam quatro merozoítos. Os merozoítos apresentam formato em crescente. Os merozoítos do Tipo II originam as formas sexuadas: microgametas móveis e macrogametócitos. Após a fertilização do macrogametócito por um microgameta flagelado, forma-se um zigoto que origina o oocisto imaturo, o qual é eliminado nas fezes. Estes oocistos não esporulados apresentam citoplasma granular; são visualizados como estruturas esféricas, hialinas, não refrateis, contendo 6 a 9 grânulos no citoplasma.

A esporulação dos oocistos ocorre no meio ambiente por processo de esporogonia com a formação de dois esporocistos ovoides, que medem 6,3 por 4 µm. A espessura da parede do esporocisto é de 62 nm; os esporocistos dos membros do gênero *Cyclospora* apresentam corpos de Stieda e de sub-Stieda e um resíduo grande, sendo que cada esporocisto contém dois esporozoítos que apresentam tamanho de 9 por 1,2 µm em forma de crescente.

O tempo de esporulação dos oocistos, em condições de laboratório e temperatura entre 23° e 27°C foi variável, de 7 a 15 dias. Esses oocistos podem permanecer por longo tempo no ambiente, mantendo a infectividade, mesmo em condições adversas. Podem sobreviver a 4ºC na água durante 2 meses e a 37ºC por 7 dias; porém, não esporulam após o congelamento a –18°C por 24 horas ou após aquecimento a 60°C durante 1 hora. São sensíveis à dessecação e resistentes a muitos desinfetantes incluindo o nível de cloração utilizado em rede de tratamento da água.

Transmissão

Os casos de ciclosporose estão geralmente associados ao consumo de água e alimentos contaminados com oocistos esporulados e sem o devido tratamento. A dose mínima infecciosa parece ser baixa, ao redor de 10 a 100 oocistos como evidenciado durante as investigações dos surtos epidêmicos.

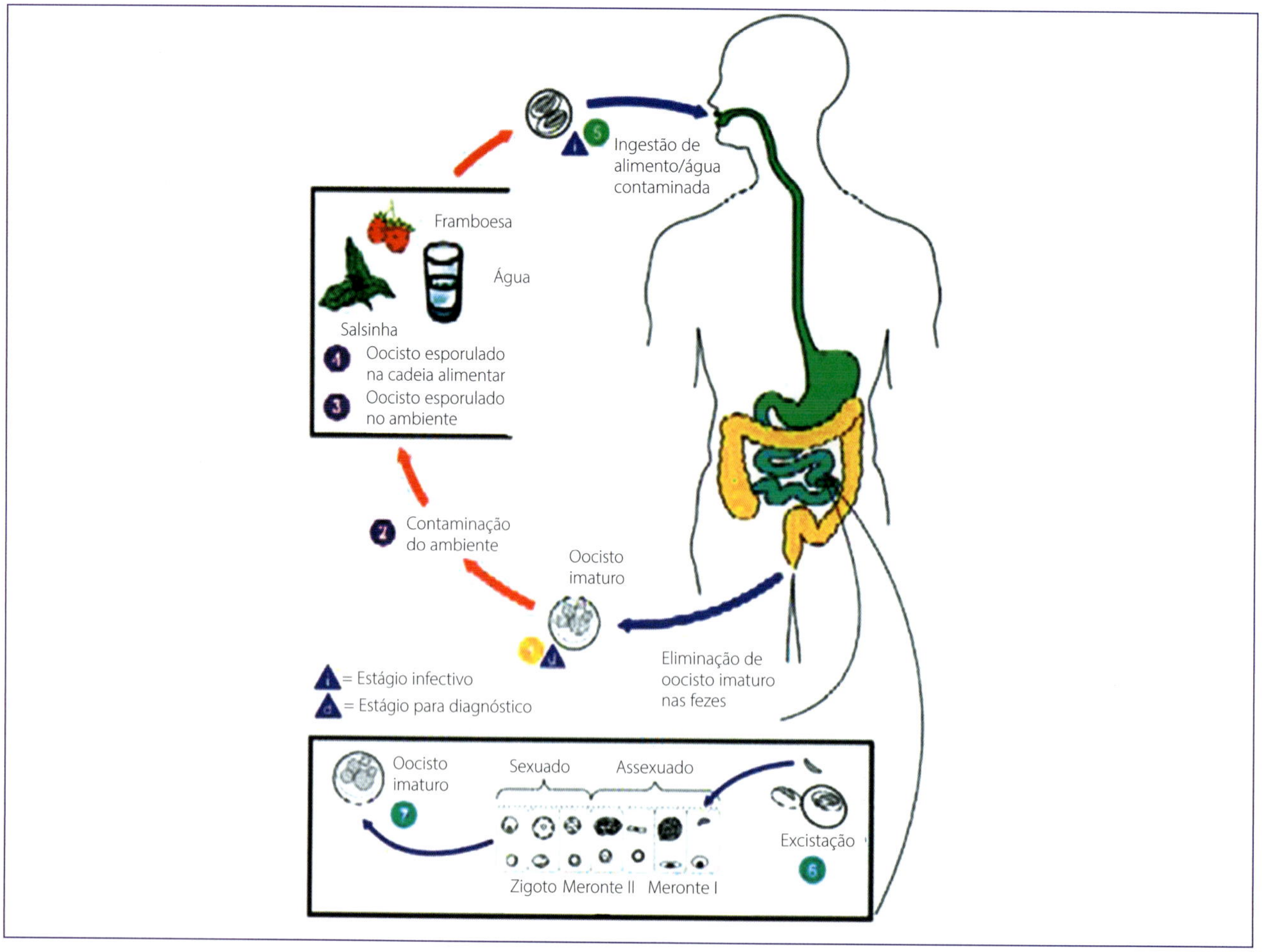

FIGURA 19.7. Ciclo biológico de *Cyclospora cayetanensis*. (Adaptado de www.cdc.gov/parasites.)

A transmissão pessoa a pessoa provavelmente não ocorre nessa parasitose já que nas fezes dos indivíduos infectados são eliminados oocistos não esporulados, portanto, não infecciosos.

Sintomas, Sinais Clínicos e Patogenia

O período de incubação é, em média, de 7 dias (2 a 14 dias) porém, o início dos sintomas pode ser súbito (30% dos casos). A diarreia é cíclica e pode persistir até 52 dias na ausência de tratamento medicamentoso, sendo acompanhada por acentuada fadiga, mal-estar, anorexia, náuseas, perda de peso e dores abdominais. Os sintomas são mais graves em pacientes HIV^+, nos quais a ciclosporose pode cronificar, e também em pacientes transplantados recebendo tratamento medicamentoso imunossupressor. Por exemplo, enquanto a média de perda de peso em pacientes imunocompetentes é de 3,5 kg, em pacientes HIV^+ esta perda é mais acentuada, com média de 7,2 kg. Pacientes que experimentam desidratação acentuada podem apresentar taquicardia compensatória, pressão sanguínea sistólica menor que 90 mmHg, além da diminuição do turgor da pele.

Cyclospora infecta o intestino delgado, particularmente a porção distal do duodeno e jejuno. A diarreia (seis evacuações diárias em média) apresenta-se caracteristicamente aquosa, com ausência de sangue ou leucócitos. A invasão dos enterócitos pelos esporozoítos conduz à liberação de citoquinas que ativam e recrutam fagócitos; estes liberam fatores agregadores de plaquetas, histaminas, prostaglandinas que, em conjunto, contribuem para a maior secreção de água e cloretos, inibindo a absorção intestinal. Mastócitos e suas secreções induzem um processo inflamatório.

Em estudos histopatológicos, achados sugerindo hiperemia reativa, inflamação aguda e crônica, com dilatação vascular e hiperplasia das criptas, desarranjo da arquitetura do epitélio e atrofia parcial das vilosidades foram observados. Em pacientes sintomáticos, achados histológicos em material de biópsia de duodeno revelaram alteração da relação altura das vilosidades-profundidade das criptas, variando de 0,6:1 a 1,5:1, enquanto nos indivíduos saudáveis essa relação é de 3:1 a 4:1. A destruição dos enterócitos, que induz má absorção de nutrientes e o aumento da secreção de fluidos e eletrólitos, resulta em diarreia secretória e osmótica. A absorção de açúcares é prejudicada em nível do intestino delgado proximal. Estudos sugerem que as alterações inflamatórias associadas a *C. cayetanensis* podem persistir mesmo após a erradicação do protozoário. Em pacientes imunocompetentes, observou-se a vacuolização pronunciada dos enterócitos.

A resposta imunitária na infecção por *C. cayetanensis* não é bem conhecida. Células plasmáticas são observadas na lâmina própria e há presença de anticorpos específicos anti-*Cyclospora*.

São complicações da infecção por *C. cayetanensis*: doença biliar (colangite), colecistite sem a presença de cálculos, síndrome de Guillain-Barré ou polineurite febril aguda, a síndrome de Reiter ou síndrome da artrite reativa, além de infecção pulmonar.

Epidemiologia

A ciclosporose humana foi registrada tanto em países desenvolvidos quanto em desenvolvimento. Enquanto a maioria dos casos de ciclosporose nos EUA e no Canadá são relacionados com a veiculação alimentar, na Europa e na Austrália há forte associação a viagens internacionais para áreas endêmicas. Na América do Sul e no Nepal, a água contaminada e o contato com águas residuárias têm sido implicados como fonte de infecção.

O primeiro relato de surto no Brasil aconteceu no ano 2000 na cidade de General Salgado, São Paulo, município em que na época caracterizava-se principalmente por atividades agrícolas. Foram registrados 350 casos clínicos, com uma taxa de incidência de 32,3 casos/1.000 habitantes, onde o mês de outubro foi considerado como o mês de pico do surto. Entre os principais sinais clínicos apresentados pelos pacientes, foram observados: diarreia líquida (99,4%), dor abdominal (81%), flatulência (73%), vômitos (41%), febre (35%) e perda de peso (27%), com média de duração da doença de 14 dias (variando entre 10 a 45 dias). É importante ressaltar que um surto de diarreia com características semelhantes ocorreu na mesma localidade 1 ano antes, porém o agente etiológico não foi determinado. Outro surto de diarreia foi relatado no ano seguinte no município de Antonina, Paraná, onde mais de 600 pessoas buscaram atendimento no único hospital da cidade no período de 1 semana. *C. cayetanensis* foi identificado em quase metade das amostras analisadas e a causa do surto foi atribuída à ingestão de água contaminada por oocistos.

Entre abril de 1996 e janeiro de 2002, 14 casos de ciclosporose foram relatados entre pacientes atendidos em um hospital de referência na cidade de São Paulo. A maioria dos indivíduos era do sexo feminino (71,4%), dez apresentavam-se sintomáticos, seis tinham níveis de marcadores imunológicos e cinco deles eram portadores de imunodeficiência. Outros dois pacientes eram positivos para hepatite C e uma pessoa, oriunda da Bahia, apresentou coinfecção com *Escherichia coli*, *Entamoeba histolytica*/*Entamoeba dispar* e *Schistosoma mansoni*.

Os veículos de transmissão de oocistos de *C. cayetanensis* nos surtos epidêmicos que afetaram a América do Norte no final da década de 1990 foram framboesas, amoras negras, salada de folhas verdes e manjericão; a maioria dos casos foi relacionada com o consumo de vegetais e frutas importadas. Assim, no biênio 1996-1997 foram registrados dois grandes surtos de ciclosporose, com 1.465 e 1.012 casos, atingindo 20 e 13 estados norte-americanos e algumas províncias do Canadá. Em 2005, outro grande surto se repetiu na Flórida, com 592 casos, onde o consumo de manjericão fresco foi a origem desse episódio. Surtos recentes vêm sendo observados nos EUA: em 2018 (até outubro), 2.299 casos foram confirmados em 33 estados diferentes em pacientes sem histórico recente de viagem internacional. Neste mesmo ano, outro estudo indicou que um surto com 511 casos confirmados (24 hospitalizações) teve como origem a salada comercializada por uma rede de *fast-foods*; em 2019 (até novembro), 2.408 ocorrências foram relatadas em 37 estados; e em 2020 (até setembro) 1.241 casos comprovados foram verificados em 34 estados.

Além destes países e das áreas endêmicas, surtos já foram descritos em Porto Rico, Turquia, Alemanha e Indonésia.

Vários relatos na literatura demonstraram a transmissão hídrica como uma importante forma de veiculação dos oocistos. Em um dos surtos ocorridos no Nepal, soldados britânicos e seus dependentes desenvolveram gastroenterite após ingerirem água clorada (0,3-0,8 ppm) de um reservatório fechado, que continha uma mistura de água municipal com água de rio. A presença de oocistos foi documentada nas amostras de água na ausência de bactérias do grupo coliforme.

Águas de irrigação ou para o processamento de alimentos também podem veicular oocistos, conforme demonstrado em uma pesquisa em Hanoi, Vietnã, onde 11,8% das amostras de água usada para irrigar vegetais foram positivas para *Cyclospora*. Alguns estudos associam ainda a infecção por *C. cayetanensis* ao contato com águas residuárias. Considerando o longo tempo requerido para a esporulação dos oocistos (7-14 dias), essa hipótese é plausível.

Entretanto, ainda existem alguns fatores que dificultam o diagnóstico de *C. cayetanensis* em amostras ambientais, quando comparado com outros enteropatógenos. Por exemplo, ainda não existem anticorpos monoclonais disponíveis que possam ser utilizados para a padronização de *kits* comerciais de imunodiagnóstico. Além disso, *kits* de separação imunomagnética, amplamente utilizados para otimizar a detecção ambiental de *Cryptosporidium* e *Giardia*, não são disponíveis para *Cyclospora*.

O desenvolvimento e a padronização de técnicas avançadas de diagnóstico de *Cyclospora* em amostras ambientais certamente vão impulsionar estudos que demonstrem os potenciais riscos de contaminação humana a partir dos nossos mananciais.

Sazonalidade

Uma intrigante característica epidemiológica de *C. cayetanensis* é a existência de uma sazonalidade referente a infecções em áreas endêmicas. Esta sazonalidade, inclusive, varia de uma região para outra: no Nepal, o pico de infecções ocorre antes e durante os meses quentes e chuvosos das monções, diminuindo antes do fim das chuvas (maio a julho), semelhantemente ao que se verifica na Guatemala, apesar das temperaturas serem mais moderadas; no Peru, em regiões que são relativamente secas ao longo do ano, as infecções ocorrem nos meses mais quentes (janeiro a maio); no Haiti as infecções são mais comuns entre os meses de fevereiro e abril.

Contudo, os fatores relacionados com a sazonalidade ainda são desconhecidos. Dessa forma, estudos devem ser realizados para que seja esclarecida a relação de elementos ambientais tais como umidade, temperatura e exposição solar, com a esporulação e o tempo de sobrevivência dos oocistos nestas diferentes regiões do mundo.

Reservatório

Nos últimos anos, várias espécies de *Cyclospora* com morfologia similar a *C. cayetanensis* foram identificadas mediante PCR, sendo descritas em hospedeiros outros que o ser humano, a saber, cães, galinhas e patos. Como não foram observados estágios evolutivos intracelulares que comprovassem o parasitismo, é possível que oocistos tenham passado incólumes através do trato digestório desses animais que atuaram como hospedeiros de transporte. Até o momento, tentativas de produzir infecções experimentais em animais de laboratório foram infrutíferas, bem como são inexistentes os métodos de cultivo ou de multiplicação de oocistos *in vivo* ou *in vitro* e não há reservatórios ou hospedeiros intermediários descritos para a espécie *C. cayetanensis*.

Outras espécies de *Cyclospora* (*C. colobi*, *C. cercopitheci*, *C. papionis* e *Cyclospora* sp.) são observados em primatas não humanos (*Cercopithecus aethiops*, *Colobus guereza*, *Papio anubis* e *Rhinopithecus roxellana*, respectivamente) e possuem morfologia similar a *C. cayetanensis*, com distinção possível apenas por biologia molecular. Estas espécies, entretanto, são consideradas espécie-específicas até o presente momento.

Diagnóstico

Sinais e sintomas como diarreia cíclica, náuseas, anorexia, fraqueza e acentuada fadiga são sugestivos de infecção por *C. cayetanensis*. Entretanto, na presença desses sinais e sintomas, a detecção laboratorial deve ser realizada para a confirmação do diagnóstico. Os oocistos de *C. cayetanensis* podem ser detectados tanto em amostras fecais quanto em escarro ou lavado brônquico.

Uma característica peculiar dos oocistos de *C. cayetanensis* é a autofluorescência natural exibida por essas estruturas, em tons de azul quando empregados filtros na faixa de 365 nm, e na cor verde-hortelã, com filtros na faixa de 450 a 490 nm em microscopia de epifluorescência.

Embora os oocistos possam ser visualizados em esfregaços fecais confeccionados diretamente das fezes, é aconselhável o uso de um método de centrífugo-concentração previamente à coloração do esfregaço, considerando que os oocistos podem estar presentes em pequeno número na amostra fecal. Ademais, deve ser considerado que os oocistos são eliminados de forma intermitente, o que pode induzir a um resultado falso-negativo quando apenas uma amostra é examinada.

Entre as diversas possibilidades, os métodos de centrífugo-concentração empregando acetato de etila ou flutuação em gradiente descontínuo de sacarose (ou cloreto de césio) são os mais indicados. O ponto crítico é a dupla centrifugação das fezes a 500 × g, por 10 minutos, para que não ocorra perda de oocistos no sobrenadante.

Já para a coloração dos oocistos, os procedimentos álcool-ácido resistentes como a coloração de Kinyoun, de Ziehl-Neelsen modificada e a de safranina modificada com aquecimento no micro-ondas são recomendadas. A inclusão de ácido acético na solução de verde de malaquita, usada como contra-corante, contribui para a maior penetração do corante nos oocistos. Independente da técnica escolhida deve-se salientar que tanto oocistos bem corados como parcialmente corados ou ainda não corados (que aparecem como esferas hialinas) podem ser visualizados em um mesmo campo microscópico (Figura 19.8).

Se disponível no laboratório, aspectos morfológicos podem ser confirmados por microscopia de contraste diferencial interferencial (DIC) ou contraste de fase. Deve-se considerar a eventual presença de artefatos, estruturas vegetais, pólens ou esporos que podem ser confundidos com os oocistos de *C. cayetanensis*. A micrometria pode ser uma ferramenta auxiliar, mas métodos moleculares são recomendados para a confirmação da presença de oocistos, inclusive em amostras ambientais, uma vez que possuem sensibilidade de diagnóstico superior à microscopia. Já existem técnicas padronizadas de PCR altamente sensíveis para marcadores tais como 18S rRNA, ITS e HSP70, capazes de detectar amostras contendo apenas um occisto de *C. cayetanensis*.

Quando processadas amostras de alimentos, especialmente frutas e hortaliças, várias soluções de destacamento dos oocistos foram testadas tais como Alconox 0,1%, tetrassódio pirofosfato e água deionizada. O uso de solução de lavagem contendo pepsina-HCl 1% resultou em menor variabilidade da eficácia de recuperação dos oocistos, quando a amostra examinada era manjericão.

O Manual Analítico Bacteriológico do FDA (U.S. Food and Drug Administration) contempla no Capítulo 19 (A, B, C) métodos para a detecção de *C. cayetanensis* em vegetais frescos e água utilizada na agricultura (https://www.fda.gov/food/laboratory-methods-food/bacteriological-analytical-manual-bam).

No Brasil, infecções por *C. cayetanensis* podem ser responsáveis por diversos casos de surtos de diarreia com etiologia desconhecida, uma vez que a grande maioria dos laboratórios clínicos no país não é capacitada para o diagnóstico deste parasito. Estima-se que apenas 6% dos laboratórios em nosso país incluem *Cyclospora* em suas análises de rotina.

Tratamento

Casos clínicos da ciclosporose devem ser tratados com antibióticos. A associação trimetoprima e sulfametoxazol é considerada o tratamento de escolha, com doses e duração de tratamento variado entre crianças e adultos imunocompetentes e imunodeficientes. Para pacientes com alergia à sulfa, a ciprofloxacina (via oral, 500 mg, duas vezes ao dia, durante 7 dias) tem sido recomendada, embora esse fármaco não apresente a mesma eficácia que trimetoprima-sulfametoxazol.

Profilaxia

Cuidados especiais devem ser tomados quando em viagem às áreas endêmicas: alimentos frescos não propriamente descontaminados assim como alimentos crus devem ser evitados. Recomenda-se ainda consumir apenas água de origem confiável ou fervida para minimizar os riscos de infecção nesses locais.

Devido à atual globalização do comércio de alimentos, países exportadores onde a ocorrência de *Cyclospora* é endêmica devem ter atenção especial na redução dos riscos de disseminação para outros países, principalmente para aqueles onde a doença não é comum. Boas práticas de higiene na agricultura e uso de água de irrigação não contaminada com oocistos são medidas essenciais para garantir a segurança do alimento.

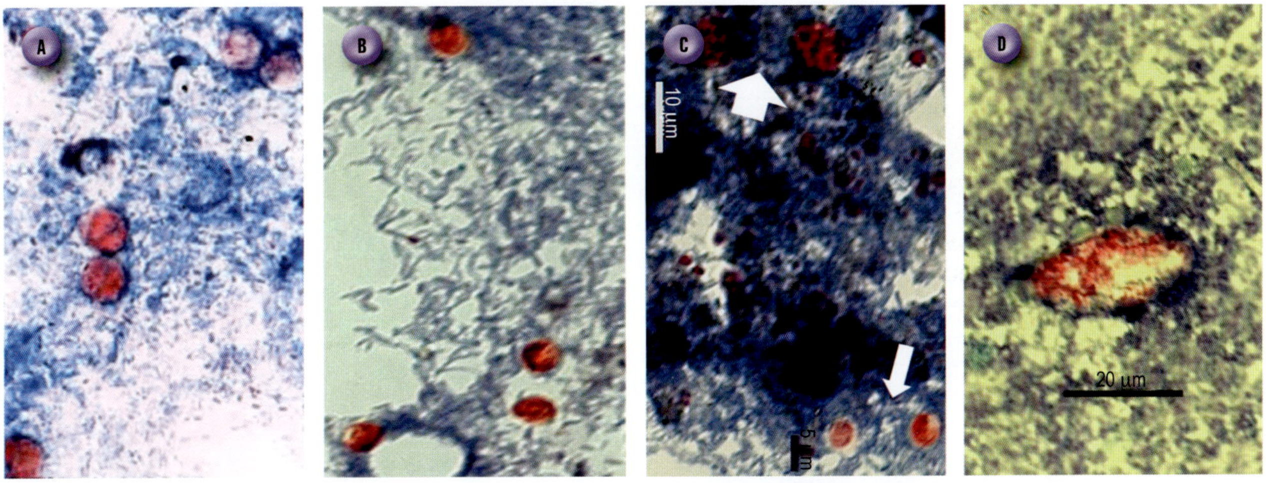

FIGURA 19.8. Oocistos de *Cyclospora cayetanensis*, *Cryptosporidium* spp. e *Cystoisospora belli* corados pela técnica álcool-ácido resistente modificada. Notar a diferença de tamanho e das estruturas dos oocistos de *C. cayetanensis* **(A)**, *Cryptosporidium* **(B)** e *Cystoisospora belli* **(D)**. Em **(C)**, oocistos de *C. cayentanensis* (seta larga) e de *Cryptosporidium* (seta estreita), no mesmo campo (1.000×). (Foto de autoria de Nilson Branco, Laboratório de Protozoologia, Unicamp, SP.)

20

Balantidium coli

David Pereira Neves
Maria Aparecida Gomes

Introdução

O filo Ciliophora apresenta grande número de espécies de importância na ecologia do aparelho digestivo de ruminantes e equídeos. Nesses animais, várias espécies existentes no rúmen e no intestino grosso funcionam como simbiontes. Uma espécie existente no intestino grosso de suínos – o *Balantidium coli* (Malmsten, 1857) – pode em algumas situações parasitar humanos.

B. coli é o único ciliado e maior protozoário infectando o homem. Balantidiose constitui uma zoonose com rota de contaminação fecal-oral. O protozoário habita o intestino grosso do homem produzindo infecções geralmente assintomáticas. Em alguns casos pode invadir a submucosa do ceco e do cólon, causando disenterias e até perfuração intestinal. Balantidiose ocorre em áreas industrializadas e em desenvolvimento, sendo mais frequente em populações cuja engenharia e a educação sanitária são precárias ou inexistentes.

O *B. coli* já foi encontrado nos seguintes hospedeiros: porco, humanos, chimpanzé, vários macacos (*Rhesus, Cynomolgi* etc.), e raramente em cão, rato e cobaias, sendo os macacos os mais atingidos depois dos suínos.

Morfologia

Conforme veremos na Figura 20.1, esse protozoário apresenta duas formas básicas: o *trofozoíto* e o *cisto*. O trofozoíto mede cerca de 30 a 150 µm de comprimento por 25 a 120 µm de largura. Apresenta o corpo todo recoberto de cílios. Na sua extremidade anterior possui uma fenda em direção ao *citóstoma* (aparato oral); próximo à extremidade posterior apresenta um *citopígio* (aparato anal). Internamente, apresenta várias organelas, vacúolos digestivos e dois núcleos: o *macro* e o *micronúcleo*.

O cisto, esférico ou suavemente oval mede cerca de 40 a 60 µm de diâmetro. Sua parede é lisa e, internamente, notamos o macronúcleo e o micronúcleo.

Biologia

O *B. coli* vive usualmente na luz do intestino grosso de seu hospedeiro, parecendo não ser capaz de penetrar em mucosas intestinais intactas. Entretanto, pode ser um invasor secundário, isto é, desde que a mucosa esteja lesada, é capaz de aí penetrar e reproduzir-se mesmo em úlceras profundas. Os cistos são vistos em fezes formadas, principalmente de suínos, que são seus hospedeiros habituais. *B. coli* sobrevive sob condições anaeróbicas e aeróbicas. Possuem peroxissomos que auxiliam na detoxificação de metabólitos do oxigênio. Apesar dos escassos estudos envolvendo seu metabolismo energético, carboidratos constituem sua principal fonte de energia.

- **Ciclo Biológico.** É do tipo monoxênico, apresentando dois tipos de reprodução: assexuada e sexuada.

  A reprodução assexuada é feita por divisão binária, ocorrendo a bipartição no sentido transversal do protozoário. A reprodução sexuada é do tipo conjugação, na qual dois organismos se unem temporariamente pelo citóstoma

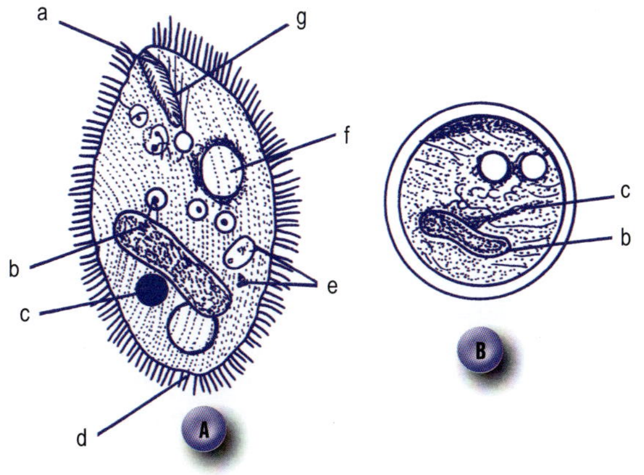

FIGURA 20.1. *Balantidium coli.* **(A)** Trofozoíto; **(B)** cisto; a) citóstoma; b) macronúcleo; c) micronúcleo; d) citopígio; e) vacúolos digestivos; f) vacúolos contráteis; g) citofaringe. (Segundo Smyth, 1965.)

(continuando a mover-se normalmente), para promover trocas genéticas. O macronúcleo degenera e desintegra-se no citoplasma de cada protozoário. O micronúcleo cresce e sofre divisão por meiose, que por sua vez é seguida de mitose; os micronúcleos em seguida migram e tomam sua posição citoplasmática em cada um dos protozoários envolvidos. Segue-se a separação dos indivíduos, com a formação de novos macronúcleos. Os protozoários assim reorganizados podem sofrer ou não novo processo de divisão binária transversal e, posteriormente, formar cistos resistentes. Assim sendo, a reprodução assexuada tem como principal função a manutenção e a ampliação da colônia do protozoário e a reprodução sexuada por conjugação tem importância nas trocas genéticas e na formação de cistos para a disseminação da espécie.

- **Transmissão.** Através da ingestão de cistos que contaminam alimentos, água ou mesmo as mãos. Quando existe infecção humana, quase sempre essa ocorreu a partir de cistos provenientes de fezes suínas, que contaminaram as mãos ou os alimentos humanos. Em infecções oportunistas, como em imunocomprometidos, a presença de suínos não constitui fator de risco para a infecção.

Patogenia e Sintomatologia

O *B. coli* é normalmente um protozoário comensal da luz do intestino de suínos, onde se alimenta de amido, bactérias etc. Parece que sozinho não é capaz de penetrar em mucosas intactas. Na espécie humana, quando há alguma lesão nas mucosas do ceco e do cólon, há possibilidade de invasão secundária da mesma pelo *Balantidium*. Como é capaz de produzir hialuronidase, pode aumentar a lesão inicial, provocando necroses localizadas e úlceras. A balantidiose pode se apresentar clinicamente sob quatro principais formas:

1. Portadores assintomáticos, que constituem importantes reservatórios na comunidade.
2. Pacientes com infecção crônica, resultante da invasão do intestino grosso, apresentando disenteria, cólicas, náuseas e vômitos.
3. Pacientes com infecção fulminante, em decorrência da invasão acentuada da submucosa, que apresenta úlceras em forma de balão que se aglomeram progredindo em todas as direções do intestino.
4. Diarreias mucossanguinolentas, tenesmo, cólica intensa, febre, náuseas, vômitos e astenia traduzem o comprometimento da mucosa intestinal. Hemorragia e perfuração intestinal se relacionam com casos fatais da infecção.

Apesar de o intestino constituir o hábitat primário do *B. coli*, infecção do apêndice e raramente do fígado podem ocorrer. Importante salientar que o estado nutricional, microbiota intestinal, carga parasitária, alcoolismo e algumas doenças crônicas influenciam na evolução de formas graves da doença.

A doença extraintestinal é rara, mas, pode ocorrer provavelmente por disseminação do parasito pela cavidade peritoneal alcançando o pulmão e o trato urinário tanto de indivíduos imunocompetentes quanto imunocomprometidos. No pulmão, pode causar hemorragia e falha respiratória. A infecção do trato urinário pode causar febre, disúria e hematúria. Um caso de osteomielite vertebral causada por *B. coli* foi descrito resultando em paraplegia de curta duração. Em todos os casos os sintomas são revertidos após o tratamento.

Diagnóstico

- **Clínico.** Difícil de ser feito, em vista da semelhança da sintomatologia com a colite amebiana.
- **Laboratorial.** Exame de fezes pelos métodos usuais, para a evidenciação de cistos (raros nos homens e, quando vistos, são encontrados em fezes formadas) ou de trofozoítos (encontrados em fezes diarreicas). Nos casos de infecção pulmonar ou urinária, os parasitos são visualizados em lavado broncoalveolar e sedimento urinário, respectivamente. Algumas vezes, há a necessidade de se fazer cultura das fezes, para a evidenciação das formas. Os meios de cultura usados são: soro de cavalo ou então meio de Pavlova (ver parte técnica no final deste livro).

Epidemiologia

A infecção por *B. coli*, comum em suínos, é pouco frequente em humanos apesar da distribuição cosmopolita do parasito. Estima-se uma prevalência entre 0,02% a 1% da infecção na população mundial. As regiões do globo de maior prevalência são: América latina, Filipinas, Nova Guiné, Irã ocidental e Oriente médio. Na Nova Guiné, taxas de infecção tão altas quanto 28% foram encontradas entre criadores de porcos. Na Bolívia, prevalências variando de 6% a 29% têm sido descritas.

Dentre os fatores de risco para aquisição de balantidiose destaca-se, contato próximo entre suínos e humanos, higiene inadequada dos criadouros de suínos, clima tropical e subtropical prolongando a sobrevivência dos cistos e tratamento inadequado de água e dejetos humanos propiciando a contaminação de coleções hídricas e do ambiente. É possível que a origem dos casos de infecção pulmonar seja por inalação de estrume de suínos. Contudo, a transmissão do *B. coli* pode ocorrer em regiões onde os fatores de riscos acima mencionados não foram contemplados.

Profilaxia

Tem como base três fatos principais:

- higiene individual dos vários profissionais que têm de trabalhar com suínos;
- engenharia sanitária, a fim de impedir que excrementos de suínos alcancem os abastecimentos de água de uso humano;
- criação de suínos em boas condições sanitárias, impedindo que suas fezes sejam disseminadas; se possível, devem ser amontoadas, para que a fermentação produzida mate os cistos aí presentes.

Tratamento

Metronidazol e tetraciclinas em diferentes esquemas terapêuticos constituem as drogas de escolha para infecções sintomáticas.

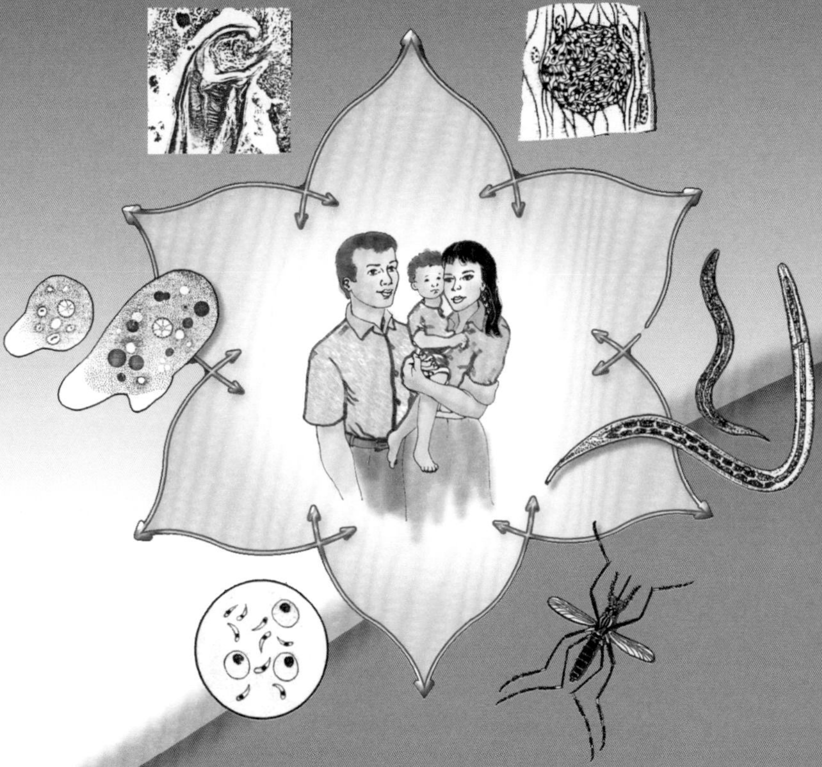

3 Helmintos

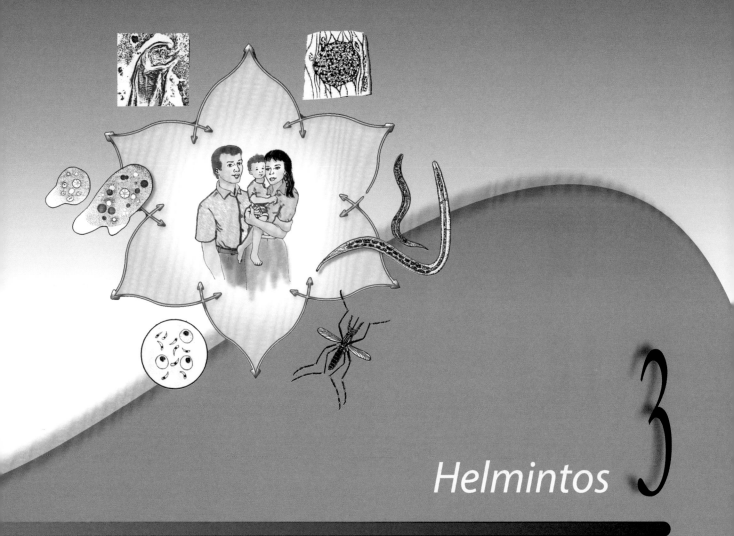

21

Helmintos

Alan Lane de Melo
Hudson Alves Pinto

Os helmintos (gr. *hélmins* (hɛlmɪnθs) = vermes) constituem um grupo muito numeroso de animais, incluindo espécies de vida livre e de vida parasitária. Apresentam os parasitos distribuídos nos filos Platyhelminthes, Nematoda e Acanthocephala (Tabela 21.1). Alguns representantes do filo Nematomorpha (p. ex., *Gordius* spp.), organismos de vida livre conhecidos popularmente como "verme-crina-de-cavalo" que apresentam uma fase larval parasitária essencialmente em artrópodes, podem, ocasionalmente, causar parasitismo passageiro no ser humano, mas sem graves consequências.

As ocorrências de helmintos no homem são muito comuns. Segundo dados da OMS, estimativas revelam que 24% da população humana do mundo está infectada por geo-helmintos (Ancilostomídeos, *Ascaris* e *Trichuris*), o que equivale a cerca de 2 bilhões de pessoas. Deste total, 270 milhões são crianças em idade pré-escolar e mais de 600 milhões em idade escolar. Essas infecções em geral resultam, para o hospedeiro, em danos que se manifestam de formas variadas, o que pode ser atestado pela considerável morbidade e mortalidade atribuídas às helmintoses que acometem humanos em todo o mundo (mais de 10 milhões de DALYs – Anos de Vida Perdidos Ajustados por Incapacidade).

No Brasil a situação não é diferente, justificando lembrar o antológico personagem "Jeca Tatu", criado por Monteiro Lobato: "O Jeca não é assim, está assim". De fato, embora estimativas sobre o número de infectados por helmintos no país não estejam disponíveis, prevalências significativas são ainda registradas, principalmente em regiões pobres. Elevadas prevalências de infecção por helmintos (muitas vezes superiores a 50%) são relatadas em crianças, como compilado pela OPAS (2011).

Filo Platyhelminthes

Os Platyhelminthes (gr. *Platy* = chato) são metazoários tradicionalmente considerados os representantes evolutivamente mais basais entre os Bilateria. Contudo, atualmente, diante de evidências moleculares, esta condição primitiva é reservada aos Acoelomorpha, organismos de vida livre que devem ser elevados à categoria de um filo à parte, sendo os demais platelmintos, inclusive os parasitos, considerados pertencentes ao superfilo Lophotrochozoa.

Esses organismos são protostômios acelomados que se caracterizam por apresentarem simetria bilateral, uma extremidade anterior com órgãos sensitivos e de fixação e uma extremidade posterior; pela ausência do exo ou endoesqueleto; são achatados dorsoventralmente, com ou sem tubo digestório, sem ânus, sem aparelho respiratório, sistema excretor do tipo protonefrídico, com tecido conjuntivo enchendo os espaços entre os órgãos. Podem ser de vida livre, ecto- ou endoparasitos.

Atualmente, os platelmintos estão agrupados em quatro classes: Turbellaria, Trematoda, Monogenea e Cestoda. As três últimas são incluídas no subfilo Neodermata, que engloba os platelmintos parasitos. Os Monogenea, com representantes principalmente ectoparasitos de peixes, anteriormente eram considerados uma subclasse de Trematoda. Entretanto, tornou-se consenso já há algumas décadas a elevação desses parasitos à categoria de classe.

Classe Trematoda

Os representantes da classe Trematoda (gr. *trimatodis* = corpo com aberturas ou ventosas) são principalmente endoparasitos. Os adultos não apresentam epiderme e cílios externos; têm o corpo não segmentado com uma ou mais ventosas (geralmente duas); apresentam tubo digestivo incompleto (ânus geralmente ausente); a maioria das espécies é hermafroditas, com poucas exceções (p. ex., Schistosomatidae); ciclo biológico com no mínimo dois hospedeiros, um intermediário (moluscos) e um definitivo (vertebrados).

Com frequência são achatados dorsoventralmente, às vezes recurvados, com face ventral côncava, de contorno oval ou alongado; outras vezes parecem volumosos, com extremidade posterior alongada e a anterior afilada e truncada, ou então globulosos e recurvados dorsoventralmente. A forma típica é a de folha (Figura 21.1).

Tabela 21.1
Quadro Sinóptico de Alguns Helmintos que Parasitam Seres Humanos

Filo	Classe	Subclasse	Ordem	Família	Gênero	Espécies
Platyhelminthes	Trematoda	Digenea	Strigeiformes	Schistosomatidae	*Schistosoma*	*S. mansoni*
						S. japonicum
						S. haematobium
			Echinostomatiformes	Fasciolidae	*Fasciola*	*F. hepatica*
			Opisthorchiformes	Heterophyidae	*Ascocotyle*	*A. longa*
	Cestoda	Eucestoda	Cyclophyllidea	Taeniidae	*Taenia*	*T. solium*
						T. saginata
					Echinococcus	*E. granulosus*
				Hymenolepididae	*Hymenolepis*	*H. nana*
						H. diminuta
				Dipylidiidae	*Dipylidium*	*D. caninum*
				Anoplocephalidae	*Bertiella*	*B. mucronata*
						B. studeri
			Diphyllobothridea [=Pseudophyllidea]	Diphyllobothriidae	*Diphyllobothrium*	*D. latum*
					Spirometra	*Spirometra* sp.
Nematoda	Cromadorea [=Secernentea]	Chromadoria	Rhabditida	Ascarididae	*Ascaris*	*A. lumbricoides*
					Toxocara	*T. canis*
					Lagochilascaris	*L. minor*
				Angyostrongylidae	*Angyostrongylus*	*A.. cantonensis*
						A. costaricensis
				Oxyuridae	*Enterobius*	*E. vermicularis*
				Strongyloididae	*Strongyloides*	*S. stercoralis*
				Ancylostomatidae	*Ancylostoma*	*A. duodenalis*
					Necator	*N. americanus*
				Syngamidae	*Mammomonogamus*	*M. laryngeus*
				Onchocercidae	*Wuchereria*	*W. bancrofti*
					Onchocerca	*O. volvulus*
	Enoplea [=Adenophorea]	Dorylaimia	Trichocephalida	Trichuridae	*Trichuris*	*T. trichiura*
				Trichinellidae	*Trichinella*	*T. spiralis*
				Capillariidae	*Calodium (=Capilaria)*	*C. hepatica*
Acanthocephala	Archiacanthocephala	–	Moniliformida	Moniliformidae	*Moniliformis*	*M. moniliformis*
			Oligacanthorhynchida	Oligacanthorhynchidae	*Macracanthorhynchus*	*M. hirudinaceus*

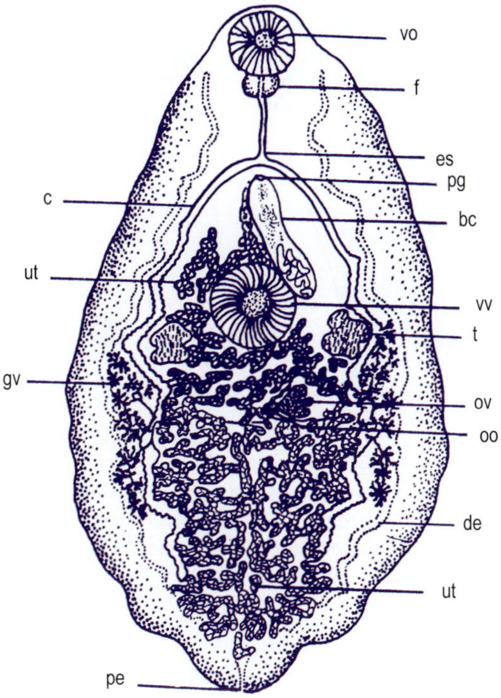

FIGURA 21.1. Morfologia de um Trematoda típico: *Eurytrema coelomaticum*, parasito de ductos pancreáticos de ruminantes. vo: ventosa oral; f: faringe; es: esôfago; c: ceco; pg: poro genital; bc: bolsa de cirros; vv: ventosa ventral; t: testículo; ov: ovário; oo: oótipo (onde ocorre a fecundação) circundado pelas glândulas de Mehlis (cuja secreção entra na formação da casca do ovo); de: ducto excretor; ut: útero (cheio de ovos); pe: poro excretor; gv: glândulas vitelogênicas; ut: útero (cheio de ovos).

A classe Trematoda compreende atualmente dois grupos de parasitos: as subclasses Aspidogastrea (com um pequeno número de espécies, parasitos principalmente de peixes) e Digenea, que apresenta maior número de espécies, incluindo as de interesse em parasitologia humana.

Os trematódeos digeneicos têm órgãos de fixação comumente representados pela ventosa oral e acetábulo (ou ventosa ventral). O corpo é revestido por um tegumento de natureza acelular, resultante de células mesenquimais. A superfície do corpo pode se apresentar lisa ou com espinhos ou escamas. Logo abaixo do tegumento encontra-se uma fina camada muscular. Abaixo dela e preenchendo todo o espaço interno, encontra-se mesênquima ou parênquima, no qual estão os sistemas digestório, reprodutor, excretor e nervoso dos parasitos.

O sistema nervoso central é representado por dois gânglios cerebrais interligados por comissuras, um pouco acima ou atrás da faringe. Dos gânglios partem três pares de nervos-tronco que se dirigem para a frente e três pares dirigidos posteriormente.

São pobres em órgãos dos sentidos. Podem ser encontradas terminações bulbosas com emissão de cerdas, sobretudo no nível das ventosas.

O sistema digestório é simples, com abertura oral situada anteriormente ou na face ventral, em alguns casos seguidos de pré-faringe, faringe e esôfago que se bifurca e origina os cecos intestinais, na maioria das vezes em fundo cego. Assim, verifica-se durante o processo alimentar o fenômeno de regurgitamento.

O sistema excretor, voltado exclusivamente à osmorregulação, é representado por dois tubos protonefridiais, um em cada lado, dirigidos posteriormente. Esses tubos fundem-se na porção terminal, originando uma vesícula excretora que se abre para o meio exterior através do poro excretor. A célula em flama é a unidade excretora e varia em número e disposição conforme a espécie.

Os trematódeos não têm propriamente um sistema circulatório, contudo, em alguns deles (Paramphistomidae, Cyclocoelidae) podem ser observados ductos mesenquimais.

Nos Digenea podem ocorrer espécies hermafroditas (monoicas, correspondendo à maior parte das espécies) e espécies com sexos separados (dioicas). Quanto ao sistema reprodutor masculino, apresentam usualmente dois testículos (mas podem ser numerosos), com canais eferentes, os quais se ligam para formar o canal deferente; este, já dentro da bolsa do cirro (quando presente), forma a vesícula seminal e, em continuação, se diferencia em canal ejaculador, envolvido pelas glândulas prostáticas, e, finalmente, forma o cirro, que se abre para o meio exterior pelo poro genital.

O aparelho genital feminino é constituído por um ovário, do qual parte o oviduto que se comunica com o oótipo, no percurso recebendo o viteloduto e o canal de Laurer, que se comunica com o exterior pelo gonoporo; o oótipo é envolvido pelas glândulas de Mehlis ou glândulas da casca e se continua originando o útero, geralmente com alças, na parte final, onde se diferencia em metratermo, que também se abre no poro genital. As glândulas vitelogênicas são frequentemente constituídas por numerosos folículos situados nos campos laterais do trematódeo.

A autofertilização pode ocorrer nos trematódeos, contudo a fertilização cruzada parece ser o processo habitual.

Os trematódeos são ovíparos. O número de ovos depositados geralmente é elevado. Alguns, como *Fasciola hepatica*, depositam milhares de ovos.

Em Digenea, geralmente, o ovo é oval e de coloração clara ou marrom-escura, com opérculo em uma das extremidades. Em algumas espécies, o ovo, ao ser eliminado, já contém uma larva ciliada (miracídio) desenvolvida, como no *Schistosoma*; em outras, o ovo é eliminado não embrionado (*Fasciola*, *Echinostoma*) e o miracídio é formado após a eliminação do ovo para o meio exterior. O miracídio necessita alcançar um molusco para dar continuidade ao ciclo, e pode fazê-lo de dois modos: nos casos em que o miracídio é liberado na água (*Schistosoma, Fasciola*) ele penetra ativamente em um molusco aquático (*Biomphalaria*, *Lymnaea*); em outros casos a infecção do moluscos ocorre de maneira passiva, permanecendo o miracídio dentro do ovo (*Eurytrema, Platynosomum*, Heterophyidae, Opisthorchiidae), e há necessidade de o ovo ser ingerido por um molusco de hábitos terrestres (*Bradybaena, Subulina*) ou aquáticos (Caenogastropoda) para dar continuidade ao ciclo. Os moluscos são os primeiros hospedeiros intermediários nos quais a evolução geralmente pode passar pelas fases de esporocisto, rédia e cercária. As cercárias são larvas que em geral apresentam cauda simples (*Fasciola*) ou bifurcada (*Schistosoma*), que nadam ativamente em busca do próximo hospedeiro envolvido nos respectivos ciclos biológicos. A maior parte das espécies tem um segundo hospedeiro intermediário, que podem ser, dependendo da espécie do parasito, organismos de diferentes grupos, como peixes, anfíbios, artrópodes ou mesmo um outro molusco, nos quais são formadas metacercárias. Em algumas famílias, após emergirem, as cercárias se encistam na vegetação ou na película d'água (Fasciolidae), não sendo necessário um segundo hospedeiro intermediário. Em outras, a forma infectante para o hospedeiro definitivo é a própria cercária, ocorrendo a infecção pela penetração na pele ou em mucosa (*Schistosoma*). Quando a forma infectante é a metacercária, a infecção do hospedeiro definitivo é passiva, ocorrendo pela ingestão de metacercárias (*Fasciola*) ou de um segundo hospedeiro intermediário infectado. Após a infecção, o parasito completa o seu desenvolvimento em diferentes órgãos dependendo da espécie, amadurecendo sexualmente e iniciando a reprodução sexuada que resulta na formação de novos ovos.

A etapa de reprodução assexuada, nos moluscos, origina milhares de cercárias a partir de um único miracídio, com isso aumentando a possibilidade da infecção dos demais hospedeiros envolvidos nos ciclos de vida destes helmintos.

Atualmente, já foram relatadas mais de 150 espécies de trematódeos infectando seres humanos em todo o mundo. Destas, cerca de 15 espécies utilizam humanos como um dos principais hospedeiros naturais, muitas delas endêmicas, principalmente no continente asiático. Além de Schistosomatidae (*Schistosoma*) e Fasciolidae (*Fasciola*), várias outras famílias e gêneros têm importância médica, principalmente na Ásia: Opisthorchiidae (*Clonorchis*, *Opisthorchis*), Heterophyidae (*Metagonimus*, *Heterophyes*, *Ascocotyle*, *Centrocestus*), Paragonimidae (*Paragonimus*) e Echinostomatidae (*Echinostoma*).

Classe Cestoda

As espécies de helmintos pertencentes à classe Cestoda (gr. *Kestos* = fita e *eidos* = semelhante) são endoparasitos desprovidos de epiderme, de cavidade geral e de sistema digestivo; os órgãos de fixação estão localizados na extremidade anterior. O corpo é, em geral, alongado e construído por segmentos (Figura 21.2).

Um cestoide típico apresenta três regiões distintas: a mais anterior constituída pelo escólex, no qual se encontram os órgãos de fixação; a segunda porção, o colo ou pescoço suporta o escólex e é o elemento de ligação com a terceira região, que é o estróbilo, nitidamente segmentado nas formas polizoicas.

Esta classe compreende duas subclasses: Cestodaria (parasitos monozoicos de peixes que algumas vezes lembram trematódeos) e Eucestoda, esta última com várias ordens. Por incluírem as espécies que parasitam o homem, interessam-nos as ordens Cyclophyllidea e Pseudophyllidea (que, segundo estudos moleculares, deve ser considerada como Diphyllobothriidea).

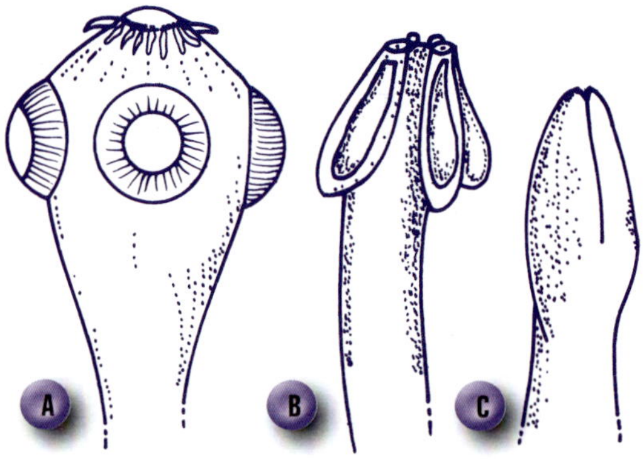

FIGURA 21.2. Alguns tipos de escólex de Cestoda. **(A)** Cyclophyllidea – com quatro ventosas, rostro e acúleos (*T. solium*); **(B)** Tetraphyllidea – com quatro botrídias (Tetrarhyncha, parasito de peixes); **(C)** Pseudophyllidea – com dois pseudobotrídias (*Diphyllobothrium latum*). (Segundo Pessoa, 1977.)

À semelhança dos trematódeos, os cestoides são recobertos por um tegumento que repousa diretamente sobre o mesênquima. Nos Taeniidae é rico em corpúsculos calcários (carbonato de cálcio).

O escólex, estrutura relacionada à adesão às vilosidades intestinais do hospedeiro, tem morfologia variável dependendo do grupo. Nos Cyclophyllidea o escólex é geralmente piriforme, apresentando quatro ventosas laterais, podendo ainda apresentar ou não na região apical um rostelo retrátil armado com acúleos. Em outras ordens pode ser verificada a presença de botrídias, em número de quatro (ordem Tetraphylidea) ou duas (Pseudophyllidea). Existem ainda cestoides que apresentam escólex com quatro tentáculos armados com numerosos espinhos, como verificado em representantes da ordem Trypanorhyncha, parasitos de peixes acidentalmente relatados em humanos.

O sistema nervoso é basicamente constituído por gânglios na base do escólex e dos nervos laterais, interligados por comissuras. Não há órgãos sensoriais especiais. O sistema excretor é do tipo protonefridial, com células flama. Canais excretores percorrem lateralmente o corpo do parasito e se interligam na parte posterior da proglote, no último segmento, formando a vesícula excretora e o poro excretor. São exclusivamente hermafroditas. Nos Cyclophyllidea ocorre protandria, isto é, os órgãos genitais masculinos se desenvolvem antes dos órgãos genitais femininos. Nos Pseudophyllidea, em geral, os órgãos genitais masculinos e femininos desenvolvem-se concomitantemente.

Na maioria dos cestoides ocorre um conjunto de órgãos genitais masculinos e femininos por segmento (*Taenia, Hymenolepis*). Contudo, em muitos outros (p. ex., *Dipylidium*), ocorrem dois conjuntos de órgãos genitais masculinos e femininos por segmento (Figura 21.3).

O aparelho genital masculino geralmente apresenta dezenas de pequenos testículos, com canais eferentes que se unem e formam o canal deferente, o qual pode se dilatar e formar uma vesícula seminal antes de alcançar a bolsa do cirro ou dentro dela, em seguida pode se diferenciar em canal ejaculador, com glândulas prostáticas; o segmento final é o cirro, que pode apresentar espinhos. O aparelho genital masculino em alguns cestoides abre-se para o exterior através do poro genital em uma das bordas laterais (Cyclophyllidea) ou, na face ventral (Pseudophyllidea).

Os órgãos femininos compõem-se de ovário, frequentemente com dois lobos interligados medianamente; oviduto, que se origina no ovário e atinge o oótipo; em torno dele estão as glândulas de Mehlis (glândulas da casca); o útero tem origem no oótipo e pode exteriorizar-se num poro uterino (Pseudophyllidea) ou terminar em fundo de saco (Cyclophyllidea). As glândulas vitelogênicas podem situar-se abaixo do ovário, como nos Hymenolepididae e Taeniidae ou externamente aos testículos (ou em mistura com eles) como nos Pseudophyllidea. A vagina liga o poro genital feminino ao oviduto, antes formando o receptáculo seminal.

Nos cestoides dotados de gonoporos, os ovos produzidos completam seu desenvolvimento e são eliminados para o meio exterior regularmente; nos cestoides desprovidos de gonoporo, os ovos serão eliminados para o exterior com ruptura da proglote.

Pode ocorrer autofertilização da proglote, com espermatozoides e óvulos produzidos pelos órgãos genitais do segmento; outras vezes pode ocorrer fertilização de um segmento por espermatozoides produzidos em outros segmentos do mesmo cestoide ou fertilização entre cestoides diferentes.

A forma do ovo é variável. Em Pseudophyllidea é oval ou elíptico, com ou sem opérculo, sendo eliminado com embrião ainda não formado. Após um tempo no ambiente forma-se a oncosfera, guarnecida por um embrióforo ciliado, larva conhecida por coracídio. Após eclodir, a larva fica nadando e pode ser ingerida pelo hospedeiro intermediário, um microcrustáceo copépode, no interior do qual a larva se liberta do embrióforo, migrando para a cavidade geral do crustáceo, onde se desenvolve em larva procercoide. O segundo hospedeiro intermediário, que pode ser um peixe ou anfíbio, ingere o crustáceo; a larva procercoide é liberada no intestino do peixe e migra para os músculos, onde se desenvolve para larva plerocercoide ou espargano. O hospedeiro definitivo infecta-se pela ingestão de formas infectantes contidas em tecidos musculares de peixes ou anfíbios, crus ou mal-cozidos. O ser humano pode atuar tanto como hospedeiro definitivo (*Diphyllobothrium*), quanto como paratênico (*Spirometra*), e neste último caso é verificada a formação de larvas plerocercoides em diferentes órgãos (cérebro, olho, musculatura), ocasionando a doença denominada esparganose.

Na ordem Cyclophyllidea, na qual estão incluídas as espécies mais importantes para a parasitologia humana, o ovo contém uma oncosfera armada com três pares de acúleos e o ciclo só tem continuidade quando o ovo é ingerido pelo hospedeiro intermediário, que pode ser um invertebrado ou um vertebrado. Nas espécies que têm como hospedeiro intermediário um invertebrado (p. ex., *Hymenolepis*), a oncosfera, após se libertar do ovo, atravessa a parede intestinal e alcança a cavidade geral, onde se desenvolve em larva cisticercoide (apresentando vesícula rudimentar e escólex invaginado). Excepcionalmente, em *Rodentolepis* (= *Hymenolepis*) *nana* pode ocorrer formação de larvas cisticercoides nas vilosidades da parede intestinal do ser humano, que atua neste caso como hospedeiro intermediário. Dependendo das condições fisiológicas do ser

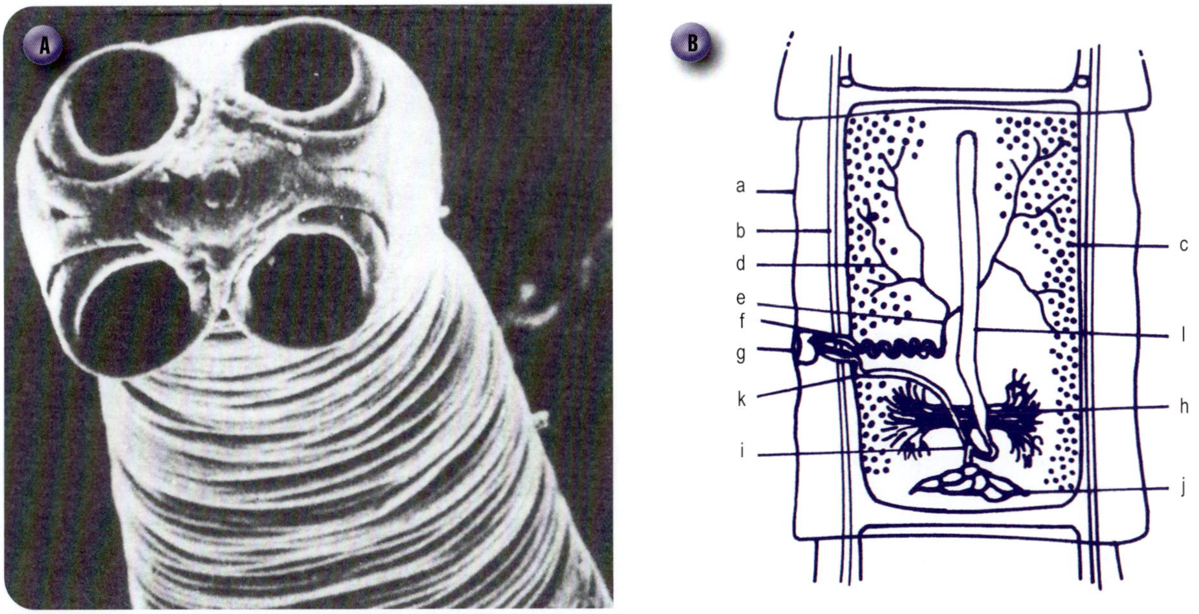

FIGURA 21.3. Morfologia de Cestoda: **(A)** *Hymenolepsis diminuta* (parasito habitual do íleo de ratos) mostrando ventosas e um rudimento de rostro inerme (órgão apical) (J. Parasitol 59:667, 1973). **(B)** Uma proglote: a) cutícula; b) vaso excretor; c) testículos; d) canal eferente; e) canal deferente; f) bolsa de cirros; g) átrio genital; h) ovário; i) oótipo; j) glândulas vitelogênicas; k) vagina; l) útero.

humano, essas formas podem dar origem a formas adultas, registrando-se, assim, autoinfecção.

Na família Taeniidae as larvas evoluem em vertebrados com a formação de vesículas com abundante líquido, as quais podem assumir quatro formas distintas: *Cisticerco,* apresentando vesícula com um único escólex invaginado (*Taenia solium* e *Taenia saginata*); *Estrobilocerco,* que consiste em um escólex seguido de um falso estróbilo com uma pequena vesícula na extremidade (*Taenia taeniformis*); *Cenuro*, que é uma grande vesícula de parede fina e abundante líquido (líquido hidático) com numerosos pequenos escólex invaginados presos (internamente) à membrana germinativa da larva (*Taenia multiceps*), e *Cisto hidático* ou *hidátide*, que é uma grande vesícula de parede firme e abundante líquido (líquido hidático) com numerosos pequenos escólex presos à parede interna (membrana germinativa), juntamente com vesículas-filhas, as quais também contêm líquido e escólex invaginados presos às suas membranas germinativas (*Echinococcus granulosus*). Em todos eses casos, a infecção do hospedeiro definitivo, que também é um vertebrado, ocorre por ingestão de formas larvares contidas em tecidos crus ou malpassados (Figura 21.4).

Mais de 50 espécies de cestoides já foram relatadas infectando seres humanos, sendo Taeniidae, Hymenolepididae e Dyphylobotriidae as principais famílias.

Filo Nematoda

Dentro do filo Nematoda ou Nemata (gr. *nêma* ou *nêmatos* = fio) são encontrados representantes com os mais diversos tipos de vida e hábitat, desde espécies saprófitas de vida livre, aquáticas ou terrestres, até parasitos de vegetais, invertebrados e vertebrados.

A classificação taxonômica dos nematódeos sofreu profundas mudanças devido a evidências obtidas a partir de dados moleculares. Do ponto de vista evolutivo, esses helmintos encontram-se atualmente no superfilo Ecdysozoa, o qual inclui filos de invertebrados que realizam trocas de cutícula.

Por cerca de um século, os nematódeos foram tradicionalmente agrupados em duas classes: Adenophorea, com alguns representantes da ordem Enoplida (*Trichuris* e *Trichinella*), com importância em parasitologia humana, e Secernentea, que incluía várias ordens com espécies de importância médica (Ascaridida, Oxyurida, Rhabditida, Spirurida). Contudo, informações obtidas a partir de vários estudos de sistemática molecular de nematódeos iniciados no final da década de 1990 revelaram que o agrupamento das espécies nas classes Adenophorea e Secernentea (atualmente apenas de importância histórica) não refletia a evolução dentro do grupo.

Nesse sentido, baseando-se em sequências de DNA ribossomal (SSU-DNA) e mais recentemente com dados de DNA mitocondrial, o filo Nematoda compreende atualmente duas classes: Chromadorea e Enoplea. Na primeira, todos os grupos anteriormente considerados como Secernentea formam agora a ordem Rhabditida, estando as famílias de parasitos de importância médica e veterinária agrupadas em três diferentes subordens: Spirurina [Clado III, incluindo as infraordens Ascaridomorpha (Ascarididae), Spiruromorpha (Spiruridae, Onchocerdidae) e Oxyuridomorpha (Oxyuridae)]; Tylenchina [Clado IV, infraordem Panagrolaimomorpha e superfamília Strongyloidoidea (Strongyloididae)]; Rhabditina (Clado V, com a infraordem Rhabditomorpha, superfamília Strongyloidea (Ancylostomatidae, Metastrongylidae, Strongylidae)]. Já na classe Enoplea, encontra-se na subclasse Dorylaimia (Clado I) a ordem Trichocephalida, com várias espécies de importância parasitológica (famílias Capillariidae, Trichinellidae, Trichuridae).

Os nematódeos são vermes cilíndricos e alongados com tamanho variável, de poucos milímetros a dezenas de centímetros. Têm simetria bilateral, com três folhetos germinativos (triblásticos), sem segmentação verdadeira ou probóscide. Apresentam cavidade geral sem revestimento epitelial, tubo digestório completo, com abertura anal (fêmeas) ou cloacal (machos) terminal ou próxima da extremidade posterior. Os sexos são separados (dioicos), sendo o macho menor que a fêmea. O corpo é revestido por cutícula acelular, lisa ou com estrias, a qual pode apresentar diversas formações: espi-

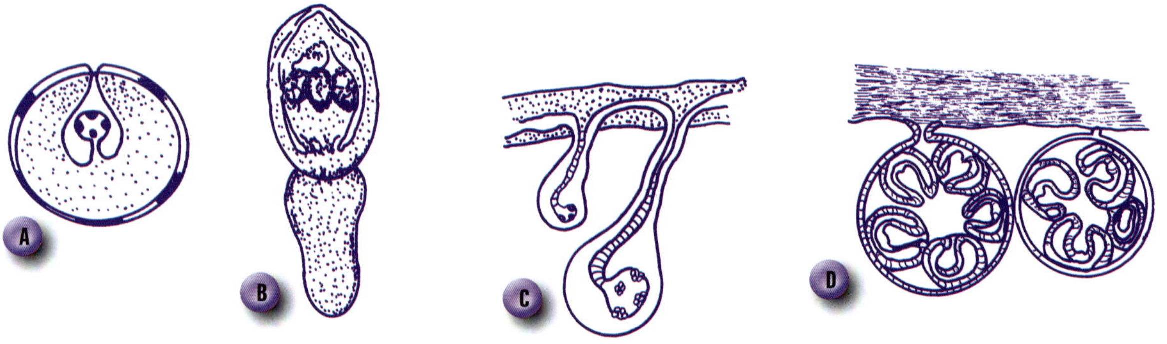

FIGURA 21.4. Tipos de larvas de Cestoda (Cyclophyllidea). **(A)** Cisticerco: um escólex dentro de uma vesícula medindo cerca de 5 mm, preenchida por líquido; **(B)** cisticercoide: um escólex, com vesícula pequena, medindo cerca de 1 mm; **(C)** cenuro; vários escólex originados dentro de vesículas proligeras, presas à membrana prolígera, no interior de uma vesícula volumosa: 5 cm de diâmetro. **(D)** Cisto hidático apresentando 2 vesículas prolígeras contendo protoescóleces.

nhos, cordões, expansões cefálicas, cervicais e caudais. Nos machos a expansão caudal pode formar a bolsa copuladora, típica da superfamília Strongyloidea. Em alguns nematódeos, na face ventral anterior do corpo abrem-se os poros ou células glandulares, constituindo a "faixa bacilar", típica dos representantes da ordem Trichocephalida. O pseudoceloma (também conhecido como blastoceloma) é preenchido por líquido celomático, responsável pelo equilíbrio hidrostático e pelos movimentos, e envolve os órgãos nele contidos (tubo digestório e órgãos genitais) (Figura 21.5).

Não há sistema circulatório, ou sistema vascular. A oxi-hemoglobina contida no pseudoceloma, contendo substâncias nutritivas e também resíduos metabólicos, é movimentada à custa das contraturas do corpo.

O sistema nervoso consta de um cérebro formado por gânglios nervosos interligados por fibras nervosas, formando um anel em torno do esôfago, do qual partem nervos (geralmente seis) dirigindo-se para a frente e para trás. Aflorando à superfície do corpo aparecem papilas que funcionam como órgãos sensoriais, situadas nas regiões anteriores e posteriores (Figura 21.6).

A excreção é feita através do aparelho excretor, que é peculiar nos nematódeos. Consiste em um sistema tubular com dois longos canais que percorrem geralmente toda a extensão do corpo, e com um canal transverso na região anterior onde se abre o poro excretor. É desprovido de células em flama.

As gônadas em geral são tubulares, contínuas com os ductos reprodutores, ímpar (ou dupla) no macho, par (ou ímpar) na fêmea. O sistema genital masculino é diferenciado em testículo, canal deferente, vesícula seminal e canal ejaculador, abrindo-se na cloaca. Além dos ductos genitais, eles podem apresentar estruturas acessórias: espículos, gubernáculo, télamo e bolsa copuladora. O aparelho genital feminino é constituído fundamentalmente de ovário, oviduto, útero, vagina e vulva, que podem variar em forma, disposição e número. Entre o útero e a vagina pode-se distinguir uma estrutura denominada ovojector, dotada de esfíncter para regular a passagem dos ovos.

A reprodução e a transmissão são bastante diversificadas nos nematódeos. Em geral, são dioicos – sexos separados (*Ancylostoma, Ascaris* etc.), mas existem espécies monoicas. Alguns grupos realizam a partenogênese, como visto em *Heterodera* (nematódeos terrestres) e *Strongyloides* (parasito de vertebrados, inclusive seres humanos).

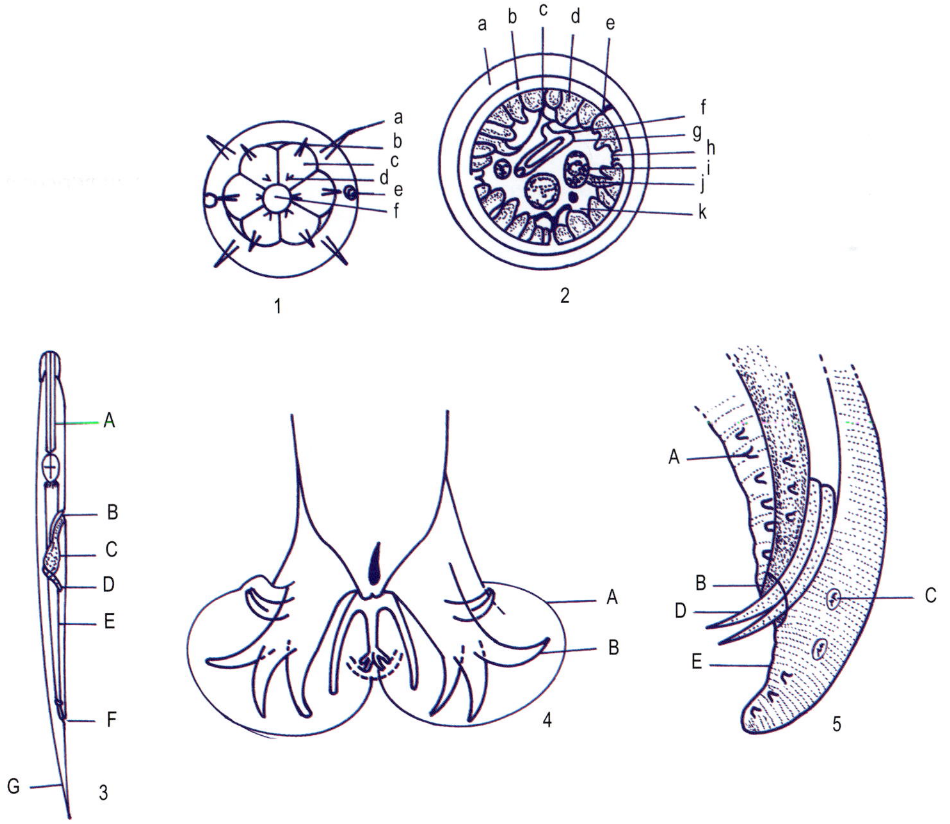

FIGURA 21.5. Morfologia básica dos Nematoda. 1) Extremidade anterior; a-b) papilas sensoriais; c) lábios; d) papilas labiais; e) ânfides; f) boca. 2) Seção transversal na região mediana do corpo: a) cutícula; b) hipoderma; c) cordão dorsal e nervo dorsal; d) músculos; e) nervo dorsolateral; f) ovário; g) intestino; h) cordão lateral; nervo lateral e canal excretor; i) útero; j) oviduto; k) pseudoceloma. 3) Fêmea de um Nematoda: A) esôfago; B) vagina; C) útero; D) ovário; E) intestino; F) ânus; G) cauda. 4) Extremidade posterior de um *Strongylidea* macho (bolsa copuladora): A) lobo basal; B) raio bursal. 5) Extremidade posterior de um *Ascaris* macho: A) papila pré-cloacal; B) cloaca (abertura comum aos sistemas digestivos e genital); C) papila ad-cloacal; D) espículo; E) cauda com papilas pós-cloacais.

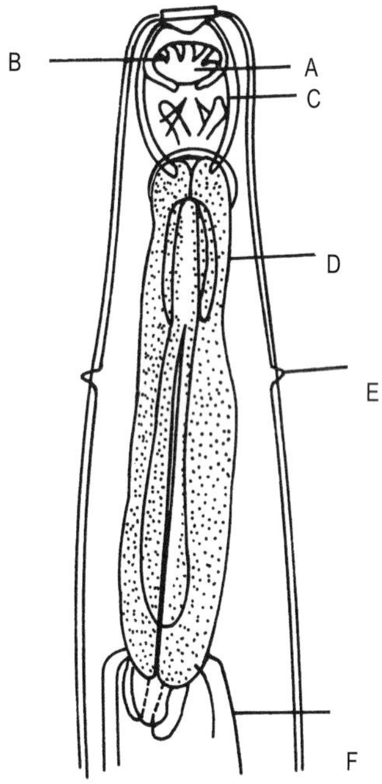

FIGURA 21.6. Extremidade anterior de *Ancylostoma duodenale:* A) abertura bucal; B) dente; C) cápsula bucal; D) esôfago; E) papila cervical; F) intestino.

Os espermatozoides fecundam os ovócitos em sua passagem pelo útero, onde se completa a formação do ovo, envolvidos por três membranas. Em alguns nematódeos, como *Ascaris* e *Ancylostoma*, o embrião se desenvolve dentro do ovo no meio exterior; em *Strongyloides stercoralis*, o embrião se desenvolve dentro do ovo ainda no útero da fêmea, que o elimina larvado. Em filarídeos como *Wuchereria*, o ovo tem desenvolvimento semelhante, porém a casca é mole (e forma o que chamamos de bainha); em *Dirofilaria*, *Onchocerca* e *Mansonella*, a larva libera-se da casca do ovo ainda no útero da fêmea. Deste modo, as fêmeas podem ser ovíparas, ovovíparas ou vivíparas.

No desenvolvimento pós-embrionário, o nematódeo passa por cinco estádios larvais (L) ou juvenis (J). Verifica-se, na passagem de um estádio para o outro, a troca de cutícula. O embrião que se forma dentro do ovo é a larva de primeiro estádio, ou L1, e para completar o ciclo pode fazê-lo direta ou indiretamente. No ciclo direto (monoxênico) não há necessidade de hospedeiro intermediário, e no ciclo indireto (heteroxênico) há necessidade de hospedeiro intermediário.

Alcançado o estádio de larva infectante (geralmente o terceiro), para dar continuidade ao desenvolvimento, é necessário que esta larva infecte o hospedeiro definitivo; passivamente, quando ela se encontra dentro do ovo e é ingerida pelo hospedeiro (*Ascaris, Enterobius*, *Trichuris*), ou ativamente, quando a larva infectante penetra na pele ou mucosa (*Ancylostoma*, *Strongyloides*). Há também a possibilidade de que a L3 de um nematódeo seja ingerida por um hospedeiro que não o definitivo e nele enciste, comportando-se este como hospedeiro paratênico (*Toxocara* spp.).

Em *Wuchereria*, embriões conhecidos como microfilárias são liberados pelas fêmeas e alcançam a circulação. Para a continuidade do ciclo, a microfilária necessita ser ingerida por um hospedeiro intermediário, um inseto hematófago. Este, ao se alimentar, ingere sangue com microfilárias, que evoluem neste hospedeiro até se tornarem infectantes. A transmissão ao hospedeiro definitivo ocorre quando o hospedeiro intermediário realiza novo repasto sanguíneo.

Mais de 130 espécies de nematódeos já foram relatadas infectando seres humanos em diferentes partes do mundo.

Filo Acanthocephala

Os Acanthocephala (gr. *acanthus* = espinhos e *kephale* = cabeça) são helmintos endoparasitos, blastocelomados, com simetria bilateral, sem tubo digestivo e que apresentam, na extremidade anterior, uma probóscida armada de ganchos.

Apresentam corpo cilíndrico ou ligeiramente comprimido lateralmente. O tamanho é variável, acima de 1,5 mm, sendo a maioria das espécies em torno de 25 mm. São dioicos, com dimorfismo sexual, sendo as fêmeas maiores.

O corpo é dividido em "presoma" e "tronco". O presoma é composto da probóscida, pescoço, bainha ou receptáculo da probóscida e lemniscos. A bainha ou receptáculos e os lemniscos ficam situados dentro do tronco.

A probóscida (ou tromba) varia em forma e tamanho; pode ser globulosa, como em *Macracanthorhynchus,* ou alongada, como em *Moniliformis*. É recoberta de ganchos de número, forma e tamanho variáveis (Figura 21.7).

O tronco representa a maior parte do acantocéfalo. Suas paredes limitam o pseudoceloma, dentro do qual se distinguem os sacos dos ligamentos e os órgãos genitais.

O sistema nervoso consiste em um gânglio central que funciona como o cérebro, o qual pode ser visto na porção central posterior da bainha da probóscida, do qual partem nervos.

São dotados de órgãos dos sentidos: uma papila anterior e um par lateral na base da probóscida. Nos machos as terminações nervosas têm, em suas extremidades, formações bulbosas na bolsa copuladora e no pênis.

Sistema excretor com protonefrídios ocorre somente nos Archiacanthocephala.

Os sexos são separados, sendo os espécimes machos menores que as fêmeas.

O aparelho genital masculino é constituído, em geral, por dois testículos, ductos eferentes, vesícula seminal, ducto espermático comum e cirro ou pênis. Como acessório, entre os testículos e a vesícula seminal aparecem as glândulas prostáticas; no final do macho nota-se a bolsa copuladora, retrátil.

No aparelho genital feminino encontramos, de fora para dentro, o poro genital feminino, vagina e útero. Em continuação ao útero encontramos a campainha, que é uma peça aberta em sua porção anterior.

Para a reprodução, é necessário que ocorra a cópula. Os ovos eliminados pelo parasito vão para o solo ou para a água e só continuam a evolução após serem ingeridos pelos hospedeiros intermediários (artrópodes), nos quais,

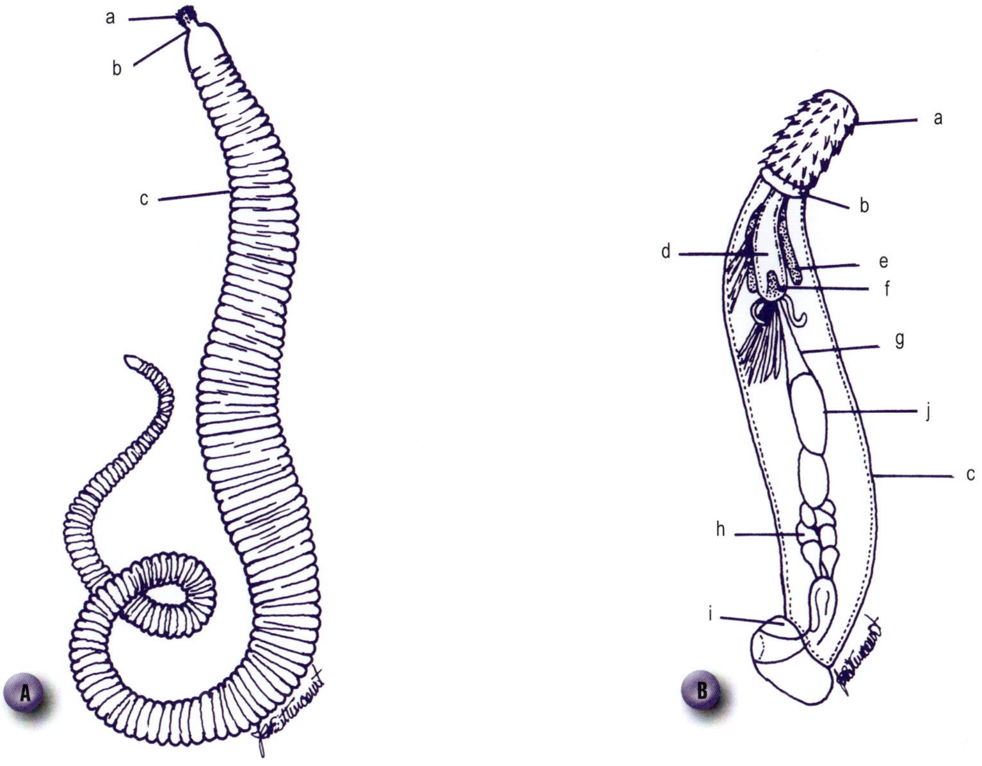

FIGURA 21.7. Acanthocephala: A) *Macracanthorynchus hirudinaceus:* a) probóscida; b) colo ou pescoço; c) tronco com falsa segmentação; B) macho: a) probóscida com ganchos; b) colo ou pescoço; c) tronco; d) bainha ou receptáculo da probóscida; e) lemnisco; f) gânglio nervoso (cérebro); g) saco dos ligamentos; h) glândulas prostáticas; i) bolsa copuladora; j) testículo.

ao alcançarem o aparelho digestivo, são liberadas as larvas acantor; estas se transformam em acantela e, depois, em cistacanto, que é a forma infectante encistada. A infecção do hospedeiro definitivo ocorre por ingestão do hospedeiro intermediário ou por ingestão do hospedeiro paratênicos (peixes, cobras, rãs, lagartos, aves etc.).

Os acantocéfalos encontram-se evolutivamente no superfilo Lophotrochozoa. Segundo alguns autores, estudos moleculares recentes surpreendentemente revelaram que estes organismos não devem ser considerados como um filo à parte, mas sim incluídos no filo Rotifera, animais de vida livre. Contudo, ainda não existe consenso sobre este assunto. Atualmente, estão agrupados em quatro classes: Archiacanthocephala, Eoacanthocephala, Palaeacanthocephala e Polyacanthorynchida. Na primeira classe encontram-se *Macracanthorhynchus hirudinaceus* (parasito de suínos) e *Moniliformis moniliformis* (parasito de roedores, felídeos e canídeos), espécies que têm sido encontradas parasitando também o homem.

Filo Annelida

Ao filo Annelida (La. *annelus* = anel) pertence um grupo de animais protostômios celomados triblásticos e mais evoluídos do que os demais helmintos, porém distintos deles. Em geral, apresentam corpo alongado, cilíndrico ou achatado dorsoventralmente, segmentado e com simetria bilateral, sistema digestório completo, sistema nervoso ganglionar e reprodução, que pode ser assexuada ou sexuada. As espécies desse filo ocorrem em água doce ou salgada e em solos úmidos, ricos em húmus. São conhecidas mais de 200.000 espécies, de tamanho varíavel de milímetros a vários metros, como exemplares de minhocuçu (*Rhinodrilus*). Além se serem consideradas espécies importantes para o ecossistema em que estão inseridos, os anelídeos podem atuar também como hospedeiros intermediários ou paratênicos de vários protozoários e helmintos, principalmente para répteis, peixes e aves. As classes mais importantes dentro do contexto em parasitologia são:

- *Polichaeta:* segmentação nítida, com cabeça apresentando cerdas implantadas em parapódios, exclusivamente marinho;
- *Clitellata:* apresenta a subclasse Oligochaeta, que são as minhocas, segmentadas, sem cabeça e sem parapódios, frequentes em solos úmidos, e Hirudinea que são as sanguessugas, com segmentação inconspícua, sem parapódios ou cerdas, mas com duas ventosas, uma anterior e outra posterior. Vivem em água doce, salgada ou terra. Algumas espécies são ectoparasitos temporários de répteis, anfíbios, peixes e eventualmente do homem. Neste hospedeiro aderem firmemente aos pés e pernas (ou mesmo corpo) que estavam dentro d'água, provocando um prurido doloroso. Outras espécies têm importância, pois são predadores de larvas de mosquitos, carecendo, entretanto, de maiores estudos para a verificação de seu possível emprego em controle biológico.

22

Schistosoma mansoni e a Esquistossomose

Alan Lane de Melo
Paulo Marcos Zech Coelho

Introdução

Na classe Trematoda encontramos a família Schistosomatidae, que apresenta sexos separados e são parasitos de vasos sanguíneos de mamíferos e aves. Essa família é dividida em duas subfamílias: Bilharzielinae e Schistosomatinae. A primeira alberga os vermes sem dimorfismo sexual, que parasitam aves e alguns animais domésticos ou silvestres (patos, gansos, búfalos, bovinos etc.), portanto sem interesse médico direto. Na segunda estão incluídos os que apresentam um nítido dimorfismo sexual, com espécies parasitando o homem e animais.

Foi Bilharz, em 1852, quem descreveu um parasito intravascular durante a autópsia de um rapaz, denominando-o como *Distomum haematobium*. Posteriormente, Weinland (1858) denominou o gênero deste helminto como *Schistosoma*, uma vez que o macho apresenta o corpo fendido (*schisto* = fenda; *soma* = corpo), designação aceita até hoje. Utilizar o nome "fenda" é algo incorreto, uma vez que o sulco é na realidade formado pelas extremidades laterais do macho, que se dobram no sentido ventral.

Em 1907 foi denominada uma espécie – *Schistosoma mansoni* – por Sambon, em Londres, que, ao examinar poucas amostras fecais, adiantou-se e descreveu a nova espécie, mas tal denominação não foi muito bem aceita na época. As observações desse autor, que o levaram a criar uma espécie nova, foram independentemente vistas, na mesma época, por Pirajá da Silva, na Bahia, que, ao realizar numerosos exames de fezes e necrópsias, confirmou que o *Schistosoma* que produzia ovos com esporão lateral vivia nas veias mesentéricas e era realmente uma espécie distinta denominada *Schistosoma americanum*. Os trabalhos de Pirajá da Silva dirimiram todas as dúvidas, mas a denominação da espécie, por uma questão de primazia, foi creditada a Sambon.

O ciclo evolutivo foi descrito inicialmente por Lutz, no Brasil, e por Leiper, no Egito, independentemente.

Várias espécies do gênero *Schistosoma* foram relatadas parasitando animais e eventualmente o ser humano. Algumas, com o advento de novas tecnologias (biologia molecular, microscopia confocal e eletrônica de varredura), foram reconhecidas como espécies que também afetam o homem. Entre elas podemos citar *S. bovis* Sonsino, 1876; *S. nasale* Rao, 1933; *S. spindale* Montgomery, 1906 (incriminado como principal causador de dermatite cercariana na Índia e Malásia); *S. guineensis* Pages e cols., 2003; *S. malayensis* Greer, Ow-Yang e Yong, 1988. Entretanto, as principais espécies que têm importância epidemiológica em medicina humana são as descritas a seguir.

Schistosoma haematobium (Bilharz, 1852)

Agente de *esquistossomose vesical* ou hematúria do Egito. É encontrado em grande parte da África (principalmente Egito), Oriente Próximo e Médio e Europa (principalmente a Córsega). Os ovos são elipsoides, com esporão terminal; são eliminados pela urina, uma vez que os vermes adultos permanecem nos ramos pélvicos do sistema porta. Os hospedeiros intermediários são moluscos, principalmente do gênero *Bulinus* O.F. Muller, 1781.

Schistosoma japonicum Katsurada, 1904

Causador da *esquistossomose japônica* ou moléstia de Katayama. Apresenta distribuição geográfica abrangendo a China, Japão, Ilhas Filipinas e sudeste asiático. Os vermes adultos não têm papilas em seu tegumento e os ovos são subesféricos, com um rudimento de espinho lateral. Os vermes adultos vivem no sistema porta e os ovos são eliminados pelas fezes. Os hospedeiros intermediários são moluscos do gênero *Oncomelania* Gredler, 1881.

Schistosoma mekongi Voge, Brickner e Bruce, 1978

É uma espécie muito semelhante ao *S. japonicum*, encontrado no vale do rio Mekong, no Camboja, parasitando o sistema porta do homem e de alguns animais (cães, roedores). Existem pequenas diferenças morfológicas e biológicas entre essas duas espécies, sendo a principal característica o caramujo *Neotricula aperta* Temcharoen, 1971 como hospedeiro intermediário. Muitos autores não aceitam *S. mekongi* como espécie, mas apenas como uma variedade local do *S. japonicum*.

Schistosoma intercalatum Fischer, 1934

Agente de uma esquistossomose intestinal encontrada no interior da África Central. Os vermes adultos localizam-se no sistema porta, os ovos são elipsoides com esporão terminal e eliminados pelas fezes. Os hospedeiros intermediários pertencem ao gênero *Bulinus* e esta espécie tem uma forte ligação filogenética com o *S. haematobium*.

Schistosoma mansoni Sambon, 1907

Agente da esquistossomose mansoni ou moléstia de Pirajá da Silva, ocorrendo na África, Antilhas e América do Sul. Como é a única espécie existente em nosso meio, vamos estudá-la a seguir com mais detalhes.

No Brasil a doença é popularmente conhecida como "xistose", "barriga-d'água" ou "mal do caramujo", atingindo milhões de pessoas, numa das maiores regiões endêmicas dessa doença em todo o globo.

As espécies do gênero *Schistosoma* que afetam o homem chegaram às Américas durante o tráfico de escravos e com os imigrantes orientais e asiáticos (nos quais foram detectados numerosos indivíduos parasitados pelo *S. haematobium* e *S. japonicum*). Entretanto, apenas o *S. mansoni* aqui se fixou, seguramente pelo encontro de bons hospedeiros intermediários e condições ambientais semelhantes às da região de origem.

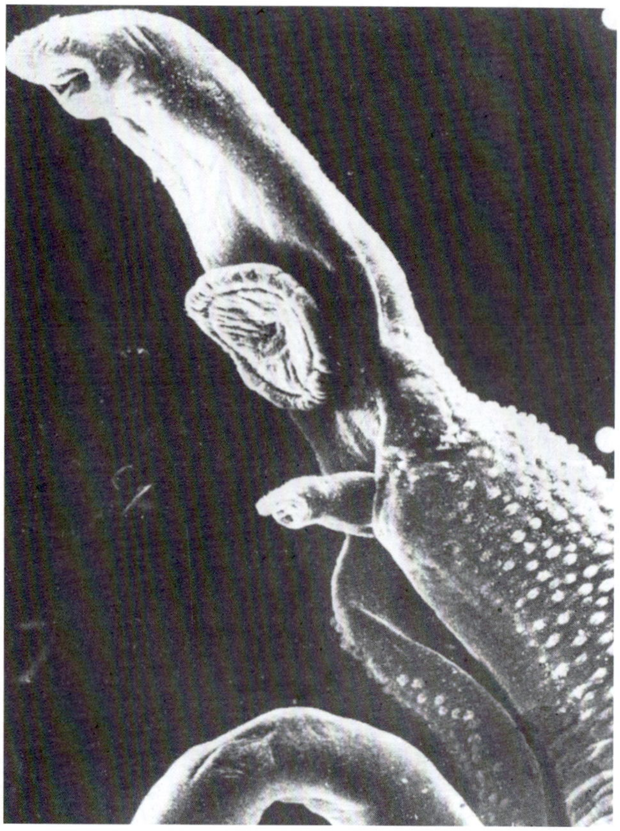

FIGURA 22.1. *S. mansoni* em cópula mostrando detalhes do macho – ventosas oral e ventral, aspecto do tegumento recoberto de tubérculos e canal ginecóforo do qual emerge a fêmea (microscopia de varredura).

Morfologia

A morfologia do *S. mansoni* deve ser estudada nas várias fases que podem ser encontradas em seu ciclo evolutivo: adulto (macho e fêmea), ovo, miracídio, esporocisto e cercária (Figuras 22.1 e 22.3).

Macho

Mede cerca de 1 cm. Tem cor esbranquiçada, com tegumento recoberto de minúsculas projeções (tubérculos). Apresenta o corpo dividido em duas porções: a anterior, na qual encontramos a ventosa oral e a ventosa ventral (acetábulo), e a posterior (que se inicia logo após a ventosa ventral), onde encontramos o canal ginecóforo; este nada mais é do que dobras das laterais do corpo no sentido longitudinal para albergar a fêmea e fecundá-la. Em seguida à ventosa oral temos o esôfago, que se bifurca na altura do acetábulo e se funde depois formando um ceco único que irá terminar na extremidade posterior. Logo atrás do acetábulo encontramos 7 a 9 massas testiculares que se abrem diretamente no canal ginecóforo (o verme não apresenta órgão copulador e, assim, os espermatozoides passam pelos canais deferentes, que se abrem no poro genital, dentro do canal ginecóforo, e aí alcançam a fêmea, fecundando-a) (Figuras 22.1 e 22.2).

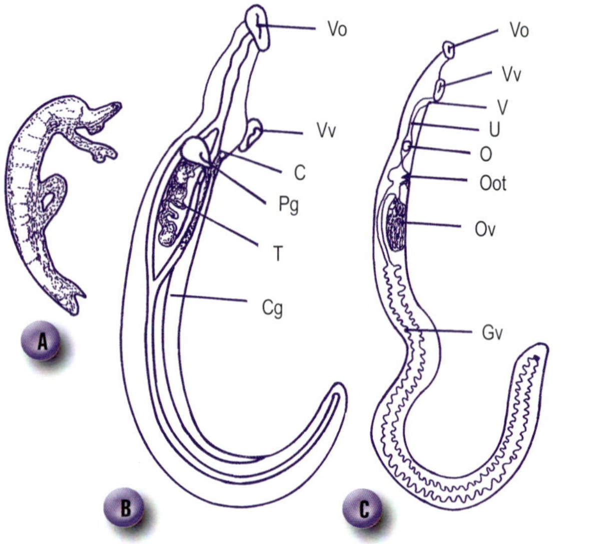

FIGURA 22.2. *S. mansoni*. **(A)** Casal em cópula; **(B)** Macho; **(C)** Fêmea. Vo: ventosa oral; Vv: ventosa ventral; C: ceco ramificado; Pg: poro genital; T: testículos; Cg: canal ginecóforo; V: vulva; U: útero, O: ovo; Oot: oótipo; O: ovário; Gv: glândulas vitelinas.

Fêmea

Mede cerca de 1,5 cm. Tem cor mais escura devido ao ceco com sangue semidigerido, com tegumento liso. Na metade anterior, encontramos a ventosa oral e o acetábulo. Seguindo-se a este temos a vulva, depois o útero (com 1 ou 2 ovos) e o ovário. A metade posterior é preenchida pelas glândulas vitelogênicas (ou vitelinas) e o ceco (Figuras 22.1 e 22.2).

Ovo

Mede cerca de 150 micrômetros de comprimento por 60 de largura, sem opérculo, com um formato oval, e na parte mais larga apresenta um espículo voltado para trás. O que caracteriza o ovo maduro é a presença de um miracídio formado, visível pela transparência da casca. O ovo maduro é a forma usualmente encontrada nas fezes (Figura 22.3).

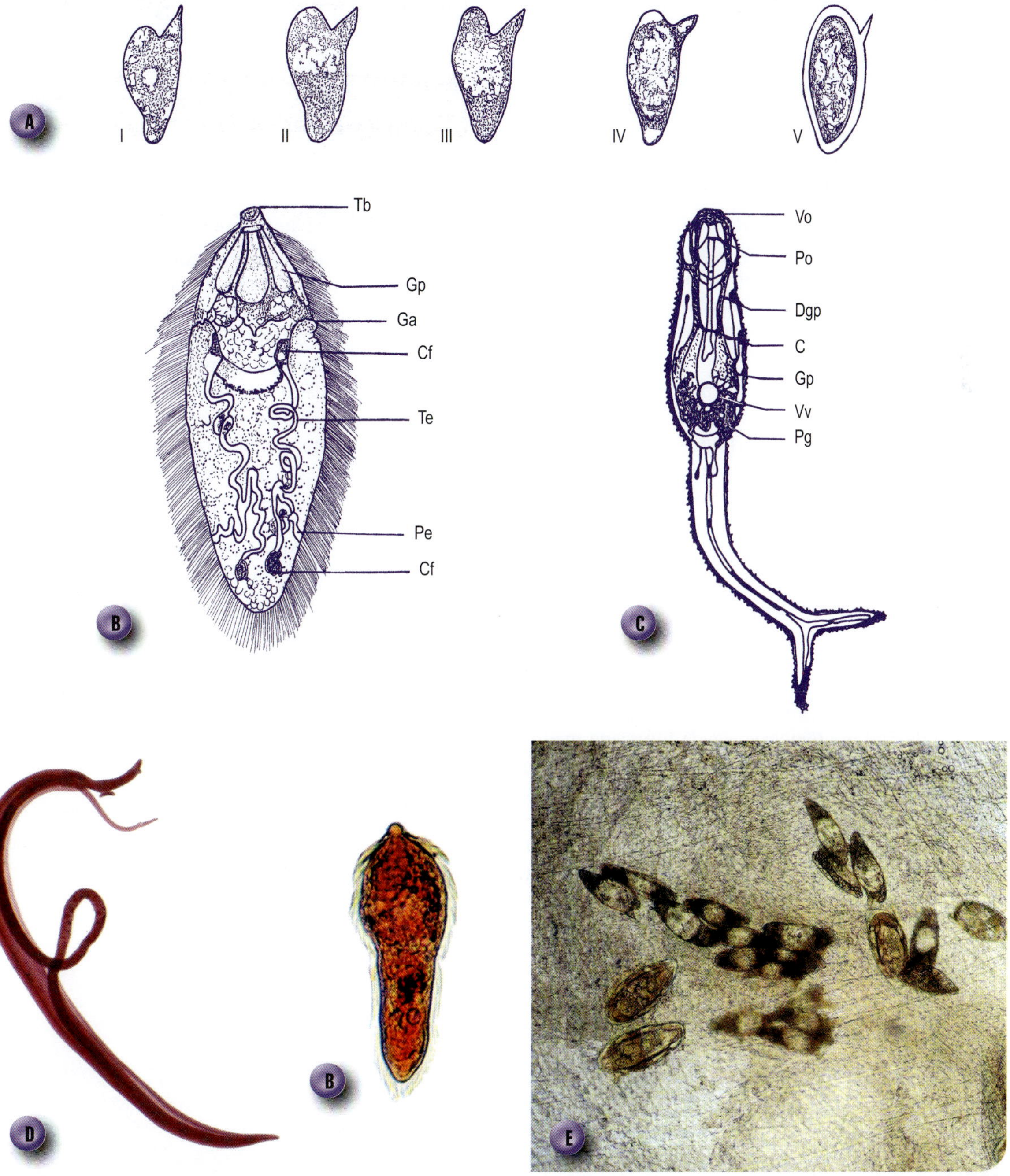

FIGURA 22.3. *Schistosoma mansoni.* **(A)** Ovos; 1º estádio; II) 2º estádio; III) 3º estádio; IV) 4º estádio; V) 5º estádio ou maduro. **(B)** Miracídio; Gp: glândulas de penetração; Ga: glândulas adesivas; Cf: células flama; Te: túbulos excretores; Pe: poro excretor; Tb: terebratorium; **(C)** Cercária; Vo: ventosa oral; Po: poro oral; Dgp: ductos das glândulas de penetração; C: ceco; Gp: glândulas de penetração; Vv: ventosa ventral; Pg: primórdio genital; **(D)** Casal; **(B)** Miracídio; **(E)** Ovos em diferentes estádios de desenvolvimento (maduros e imaturos)

Miracídio

O miracídio apresenta forma cilíndrica, com dimensões médias de 180 micrômetros de comprimento por 64 micrômetros de largura (Figura 22.3). Apresenta, ademais, células epidérmicas, onde se implantam os cílios, os quais permitem o movimento no meio aquático. Várias estruturas internas estão contidas no meio líquido do interior da larva. A extremidade anterior apresenta uma papila apical, ou *terebratorium*, que pode se amoldar em forma de ventosa. No *terebratorium* encontram-se as terminações das glândulas adesivas anteriormente denominadas "glândulas de penetração" e "sacos digestivos", e as terminações da glândula de penetração anteriormente denominada "tubo digestivo primitivo". Também encontram-se no *terebratorium* um conjunto de cílios maiores e espículos anteriores, provavelmente importantes no processo de penetração nos moluscos, e, finalmente, terminações nervosas, que teriam funções tácteis e sensoriais.

O aparelho excretor é composto por solenócitos, também chamados "células em labareda", "células flama" ou "células em chama". Elas são em número de quatro, apresentando-se em pares, e estão ligadas por um sistema de canalículos que são drenados para uma ampola excretora, a qual termina no poro excretor.

O sistema nervoso é muito primitivo, estando representado por uma massa celular nervosa central que se ramifica e se conecta com células nervosas periféricas por meio de cordões nervosos formados de células bipolares. A contratilidade e motilidade da larva são comandadas por este sistema, que aciona a camada muscular subepitelial.

As células germinativas, em número de 50 a 100, que darão continuidade ao ciclo no caramujo, encontram-se na parte anterior do corpo da larva.

• Cercária

As cercárias apresentam a seguinte morfologia: comprimento total de 500 micrômetros, cauda bifurcada medindo 230 por 50 micrômetros e corpo cercariano com 190 por 70 micrômetros. Duas ventosas estão presentes. A ventosa oral apresenta as terminações das chamadas glândulas de penetração, quatro pares pré-acetabulares e quatro pares pós-acetabulares, e abertura que se conecta com o chamado intestino primitivo, primórdio do sistema digestivo. A ventosa ventral, ou acetábulo, é maior e apresenta musculatura mais desenvolvida. É principalmente através desta ventosa que a cercária fixa-se na pele do hospedeiro no processo de penetração. Verifica-se um sistema excretor constituído de quatro pares de células flama. Como a cauda é uma estrutura que irá se perder rapidamente no processo de penetração, ela não apresenta órgãos definidos, servindo apenas para a movimentação da larva no meio líquido (Figuras 22.3C e 22.4).

Biologia

Hábitat

Os vermes adultos vivem no sistema porta. Os esquistossômulos, quando chegam ao fígado, apresentam um ganho de biomassa exponencial e, após atingirem a maturação sexual, em torno de 25 dias, migram para os ramos terminais da veia mesentérica inferior, principalmente na altura da parede intestinal do plexo hemorroidário, onde se acasalam, e, em torno do 35º dia, as fêmeas iniciam a postura dos ovos.

Ciclo Biológico

Na natureza, adaptações numerosas e complexas devem ser feitas pelos parasitos cujos ciclos biológicos envolvam acomodações alternadas a ambientes tão diferentes quanto a água e o meio interno de seus hospedeiros. Essas adaptações são só parcialmente compreendidas e suas elucidações oferecem um amplo e excitante campo de pesquisa, pois, em fases críticas do ciclo biológico, muitos parasitos podem ser suscetíveis a medidas de controle. Neste contexto enquadra-se o *S. mansoni*, que, apresentando um complexo ciclo biológico, representa uma notável interação adaptativa entre o parasito e seus hospedeiros intermediários e definitivos com o ambiente natural onde o ciclo ocorre.

O *Schistosoma mansoni*, ao atingir a fase adulta de seu ciclo biológico no sistema vascular do homem e de outros mamíferos, alcança as veias mesentéricas, principalmente a veia mesentérica inferior, migrando contra a corrente circulatória; as fêmeas fazem a postura no nível da submucosa. A idade do parasito interfere na postura. Assim, até um a dois anos, cada fêmea põe cerca de 400 ovos por dia, na parede de capilares e vênulas, e cerca de 50% deles ganham o meio externo. A vida média do *S. mansoni* é de cinco anos; embora alguns casais possam viver mais de 30 anos eliminando ovos. Os ovos colocados levam cerca de uma semana para tornarem-se maduros (miracídio formado). Da submucosa chegam à luz intestinal (Figura 22.5). Os prováveis fatores que promovem esta passagem são:

- reação inflamatória; sem dúvida, o processo mais importante, já que em animais imunossuprimidos ocorre acúmulo de ovos nas paredes intestinais;

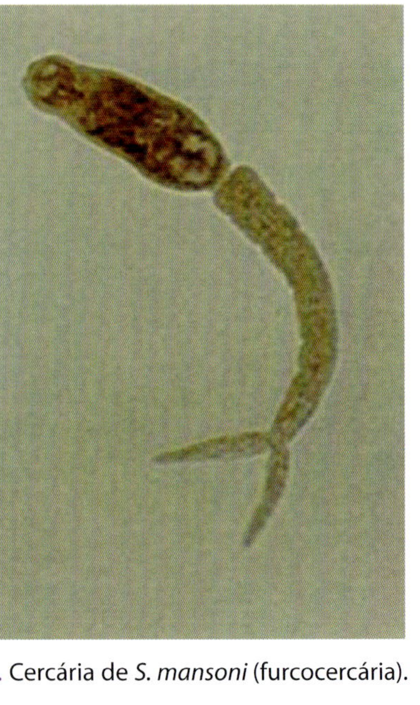

FIGURA 22.4. Cercária de *S. mansoni* (furcocercária).

- pressão dos ovos, que são postos um atrás do outro ("bombeamento"),
- enzimas proteolíticas produzidas pelo miracídio, lesando os tecidos;
- adelgaçamento da parede do vaso provocado pela distensão dele com a presença do casal na sua luz;
- finalmente, ocorre a perfuração da parede venular, já debilitada pelos fatores anteriormente citados e auxiliada pela descamação epitelial provocada pela passagem do bolo fecal; os ovos ganham a luz intestinal e são excretados juntamente com as fezes.

Essa migração demora dias; isto é, desde que o ovo é colocado até que atinja a luz intestinal, decorre um período mínimo de seis dias, necessário para a maturação do ovo. Se, decorridos cerca de 20 dias, os ovos não conseguirem atingir a luz intestinal, ocorrerá a morte dos miracídios. Os ovos podem ficar presos na mucosa intestinal ou ser arrastados para o fígado. Os ovos que conseguirem chegar à luz intestinal vão para o exterior junto com o bolo fecal e têm uma expectativa de vida de 24 horas (fezes líquidas) a 5 dias (fezes sólidas). Alcançando a água, os ovos liberam o miracídio, estimulados pelos seguintes fatores: temperaturas mais altas, luz intensa e oxigenação da água.

Alguns autores apresentaram resultados que sugeriam existir uma atração miracidiana em relação aos moluscos. Esta atração seria decorrente da detecção, pelo miracídio, de substâncias que seriam produzidas pelos moluscos e que se difundiriam pelo meio aquático, sendo detectadas através das terminações sensoriais da papila apical ou *terebratorium*. Esta questão foi definitivamente solucionada por trabalhos posteriores, que demonstraram realmente existir uma emissão de substâncias dos caramujos que modifica o comportamento dos miracídios. Estas substâncias estimulariam sua concentração e movimentação próximo ao estímulo, isto é, o caramujo. Ao mesmo tempo, exerceriam

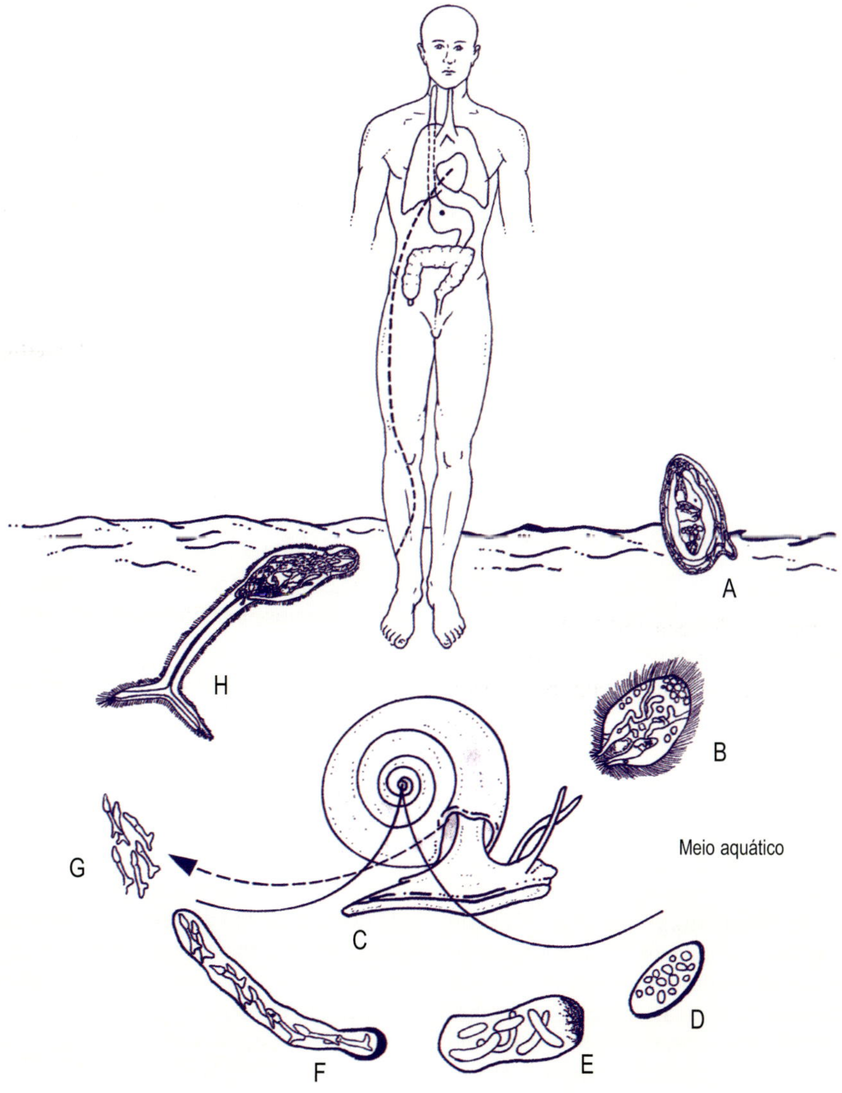

FIGURA 22.5. Ciclo do *S. mansoni*. A) Ovo com miracídio alcançando a água; B) Miracídio nadando para um caramujo *Biomphalaria*; C) Penetração do miracídio nas partes moles do caramujo; D) Esporocisto; E) Esporocisto; F) 2º esporocisto contendo cercárias; G) Cercárias saindo do caramujo; H) Cercárias nadando para novo hospedeiro.

um papel significativo no processo de penetração. Tais substâncias, genericamente denominadas miraxone, entretanto, não exerceriam uma ação seletiva em relação ao alvo da infecção – os caramujos *Biomphalaria* Preston, 1910 –, pois estes miracídios, excitados, tentariam penetrar em moluscos de outros gêneros da mesma família, tais como *Planorbella* Haldeman, 1842 ou de diferentes famílias (Lymnaeidae Rafinesque, 1815; Physidae Fitsinger, 1833; Thiaridae Gill, 1871) ou, mesmo, em substrato gelatinoso.

A capacidade de penetração restringe-se a cerca de oito horas após a eclosão e é notavelmente influenciada pela temperatura.

O contato com o tegumento do molusco faz com que o *terebratorium* assuma a forma da ventosa, ocorrendo, quase simultaneamente, a descarga do conteúdo das glândulas de adesão. O miracídio agita-se intensamente, com movimentos contráteis e rotatórios, comandados pelas vibrações ciliares e pela ação da musculatura subepitelial. Neste meio-tempo, o conteúdo da glândula de penetração é descarregado e as enzimas proteolíticas iniciam sua ação de digestão dos tecidos. A ação combinada dos intensos movimentos do miracídio e da ação enzimática constitui o elemento que permite a introdução do miracídio nos tecidos do molusco. O epitélio é ultrapassado e a larva se estabelece no epitélio subtegumentar. O local de penetração pode ser representado por qualquer ponto das partes expostas do caramujo, sendo, porém, a base das antenas e o pé os pontos preferidos (Coelho, 1957). O processo de penetração tem duração de 10 a 15 minutos. Neste processo, cerca de apenas 30% dos miracídios são capazes de penetrar e evoluir em *B. glabrata* (Say, 1818); 30% penetram mas não evoluem; e 40% são incapazes de até mesmo penetrar no molusco.

A larva, após a perda das glândulas de adesão e penetração, continua a perder outras estruturas no processo de penetração. Desta forma, o passo seguinte será a perda do epitélio ciliado e a degeneração do *terebratorium*. Em seguida ocorrerá o desaparecimento da musculatura subepitelial e, por último, do sistema nervoso, que pode persistir por mais alguns dias. Com exceção do desaparecimento do sistema nervoso, todas as alterações citadas ocorrem num período de 48 horas. Assim sendo, o miracídio transforma-se, na verdade, em um saco com paredes cuticulares contendo a geração das células germinativas ou reprodutivas que é denominado esporocisto.

Esporocisto

Inicialmente o esporocisto apresenta movimentos ameboides, que diminuem com o tempo até a completa imobilidade da larva. As células germinativas, em número de 50 a 100, iniciam, então, um intenso processo de multiplicação (poliembrionia), fazendo com que, após 72 horas, a larva, neste estádio, denominada esporocisto primário, esporocisto mãe ou, simplesmente, esporocisto I, dobre de tamanho. Na segunda semana da infecção, observa-se no interior do esporocisto uma série de ramificações tubulares que preenchem todos os espaços intercelulares do tecido conjuntivo. No interior dessas ramificações, as células germinativas encontram-se em franca multiplicação. Em condições ideais de temperatura – entre 25° e 28°C – ocorre a formação dos esporocistos secundários, que se inicia a partir do 14º dia após a penetração do miracídio. Esta evolução pode ser significativamente retardada em temperaturas abaixo de 20° C. A formação do esporocisto secundário inicia-se com um aglomerado de células germinativas nas paredes do esporocisto primário, verificando-se uma vacuolização acentuada na parte central da larva. Estes aglomerados se reorganizam e dão origem a septos, ficando o esporocisto primário dividido em 150 a 200 camadas, cada septo ou camada já podendo ser considerado um esporocisto secundário, esporocisto filho ou esporocisto II. As paredes deste esporocisto apresentam uma dupla camada muscular logo abaixo da camada cuticular, apresentando fibras musculares longitudinais e transversais. Esta musculatura, associada à formação de espinhos na parte mais extrema da cutícula, terá papel fundamental na motilidade e na capacidade de migração intratecidual das larvas. A migração dos esporocistos secundários inicia-se em torno do 18º dia de infecção do molusco, após a saída da estrutura do esporocisto primário por um hipotético poro de nascimento, ainda não identificado com precisão. A migração processa-se ativamente através dos tecidos do molusco. A saída dos esporocistos do local de penetração do miracídio, onde a maioria se desenvolve, até as glândulas digestivas, ou hepatopâncreas, leva 2 a 3 dias. A localização final dos esporocistos será nos espaços intertubulares da glândula digestiva, local com riqueza nutritiva onde começam, então, a sofrer profundas modificações anatômicas no seu conteúdo de células germinativas. O ovotestis, ou glândula reprodutiva, poderá também abrigar os esporocistos migrantes, mas com menor frequência, principalmente nas infecções com poucos miracídios.

Os esporocistos secundários, algum tempo depois de terem atingido o seu destino final, apresentam três áreas estruturais bem definidas. A primeira seria o chamado poro de nascimento. A segunda área apresentaria cercárias desenvolvidas ou em desenvolvimento. Por fim, a terceira teria células embrionárias, que poderiam representar um outro tipo de reprodução.

Esta última geração de células embrionárias originaria novos esporocistos, que seriam então chamados esporocistos terciários. Estes esporocistos III forneceriam a única explicação plausível para uma prolongada eliminação de cercárias nos caramujos infectados, pois, se isso não ocorrer, deveria haver uma exaustão no processo de formação cercariana nos esporocistos II. Verificou-se, por transplante de esporocistos-filhos, que é possível o aparecimento de até seis novas gerações destes mesmos esporocistos sucedendo-se umas às outras. Acredita-se que, no gênero *Schistosoma*, esta sucessão de gerações de esporocistos-filhos pode ser teoricamente ilimitada. Existe a hipótese de que o embrião que se desenvolve para esporocisto-filho possa se diferenciar em cercárias ou em novas gerações de esporocistos, mas sempre originando-se de um único tipo de célula germinativa.

Cercária

A formação cercariana inicia-se com a disposição das células germinativas em uma mórula, em cujo centro encontra-se uma grande célula basófila, com um núcleo grande e vesicular. Com o crescimento da mórula, esta célula central se multiplica, constituindo o primórdio das glândulas de penetração. As células externas da mórula vão originar as duas camadas celulares da cercária, constituída de fibras musculares longitudinais e circulares. Ao mesmo tempo observa-se a formação de uma cutícula acelular, bem como das duas ventosas. A formação completa da cercária, até sua emergência para o meio aquático, pode ocorrer em um período de 27 a 30 dias, em condições ideais de temperatura (cerca de 28°C).

Um único miracídio pode gerar até cerca de 300 mil cercárias, e cada miracídio já leva definido o sexo das cercárias que serão produzidas. Existe uma regulação da evolução das formas parasitárias intramolusco em função da carga infectante dos miracídios. De fato, demonstrou-se a existência de uma massa significativamente maior de tecido parasitário em caramujos infectados por dois miracídios, quando comparados àqueles infectados por um único miracídio. Entretanto, não se observa aumento significativo do tecido parasitário em caramujos infectados com cargas crescentes de miracídio (5, 10 e 20). Esses achados sugerem algum tipo de mecanismo regulador para prevenir uma carga parasitária excessiva no hospedeiro.

A emergência das cercárias ocorre com a saída dos organismos dos esporocistos-filhos. A migração das cercárias faz-se tanto pelos espaços intercelulares, cheios de hemolinfa, como através do sistema venoso do caramujo. A passagem para o meio exterior processa-se pela formação de vesículas no epitélio do manto e pseudobrânquia. Entretanto, algumas cercárias migram por muito tempo nos tecidos antes da emergência. Foram descritas glândulas que só existem na cercária intracaramujo. Estas glândulas atuam na emergência cercariana, sendo assim denominadas glândulas de escape.

Desde Lutz (1919) sabe-se que a emergência cercariana pode ser nitidamente influenciada por estímulos externos, como luminosidade e temperatura. A emergência segue um ritmo circadiano, sendo regida por fatores exógenos, cujos elementos sincronizadores são a luz e a temperatura, bastando, porém, a ação isolada de um destes fatores para a manutenção do ritmo circadiano. A luz parece exercer um papel mais marcante na manutenção do controle deste ritmo.

A infecção por *S. mansoni* nos moluscos leva a uma série de problemas no hospedeiro intermediário. A localização do parasitismo na glândula reprodutiva (ovotestis) ocasiona uma inibição da reprodução, a qual, na verdade, não resulta em verdadeira castração parasitária, pois aqueles que se autocuram voltam à oviposição.

A *B. glabrata* pode eliminar por dia, em média, até 4.500 cercárias e a *B. straminea* (Dunker, 1848), do Nordeste, em média 400 cercárias/dia.

Embora as cercárias possam viver por 36 a 48 horas, sua maior atividade e capacidade infectiva ocorrem nas primeiras oito horas de vida. Nadam ativamente na água, não sendo, entretanto atraídas pelo hospedeiro preferido (aliás, podem penetrar em vários mamíferos, aves etc., mas só se desenvolverão no hospedeiro adequado). Ao alcançarem a pele do homem, se fixam preferentemente entre os folículos pilosos com auxílio das duas ventosas e de uma substância mucoproteica secretada por suas glândulas acetabulares. Em seguida tomam a posição vertical, apoiando-se na pele por meio da ventosa oral. Por ação lítica (glândulas de penetração) e ação mecânica (movimentos vibratórios intensos), promovem a penetração do corpo cercariano e a concomitante perda da cauda. Este processo dura 5 a 15 minutos.

A penetração e migração coincidem com o esvaziamento das glândulas pré-acetabulares ricas em enzimas proteolíticas. Quando ingeridas com água, as que chegam ao estômago são destruídas pelo suco gástrico, mas as que penetram na mucosa bucal desenvolvem-se normalmente. Após a penetração, as larvas resultantes, denominadas esquistossômulos, adaptam-se às condições fisiológicas do meio interno, migram pelo tecido subcutâneo e, ao penetrarem num vaso, são levadas passivamente até os pulmões, pelo sistema vascular sanguíneo, via coração direito.

Dos pulmões, os esquistossômulos se dirigem para o sistema porta, podendo usar duas vias para realizar essa migração: uma via sanguínea (tradicionalmente aceita) e outra intratecidual. A migração pela via sanguínea seria feita pela seguinte rota: das arteríolas pulmonares e capilares alveolares os esquistossômulos ganhariam as veias pulmonares (pequena circulação), chegando ao coração esquerdo; acompanhando o fluxo sanguíneo, seriam disseminados pela aorta (grande circulação) para mais diversos pontos até chegarem à rede capilar terminal: aqueles que conseguissem chegar ao sistema porta intra-hepático permaneceriam ali; os demais reiniciariam novo ciclo ou pereceriam. Já pela via transtissular, os esquistossômulos seguiriam este caminho: dos alvéolos pulmonares perfurariam ativamente o parênquima pulmonar, atravessando a pleura, o diafragma e chegariam à cavidade peritoneal, perfurando a cápsula e o parênquima hepático e alcançando, finalmente, o sistema porta intra-hepático (Figura 22.6). Possivelmente, as duas vias de migração estão envolvidas, sendo a sanguínea a mais importante.

Uma vez no sistema porta intra-hepático, os esquistossômulos se alimentam e se desenvolvem, transformando-se em machos e fêmeas 25 a 28 dias após a penetração. Daí migram, acasalados, para o território da veia mesentérica inferior, onde farão oviposição. Os ovos são depositados nos tecidos em torno do 35º dia da infecção, imaturos, e a formação do miracídio (ovo maduro) demanda seis dias. Os primeiros ovos são vistos nas fezes cerca de 42 dias após a infecção do hospedeiro (Figura 22.3).

Transmissão

Penetração ativa das cercárias na pele e mucosa.

As cercárias penetram mais frequentemente nos pés e pernas por serem as áreas do corpo que mais ficam em contato com águas contaminadas. O horário em que são vistas em maior quantidade na água e com maior atividade é entre 10 e 16 horas, quando a luz solar e o calor são mais intensos. Os locais onde se dá a transmissão com mais frequência são os focos peridomiciliares: valas de irrigação de hortas, açudes (reservatórios de água e local de brinquedo de crianças), pequenos córregos que lavadeiras e crianças costumam frequentar.

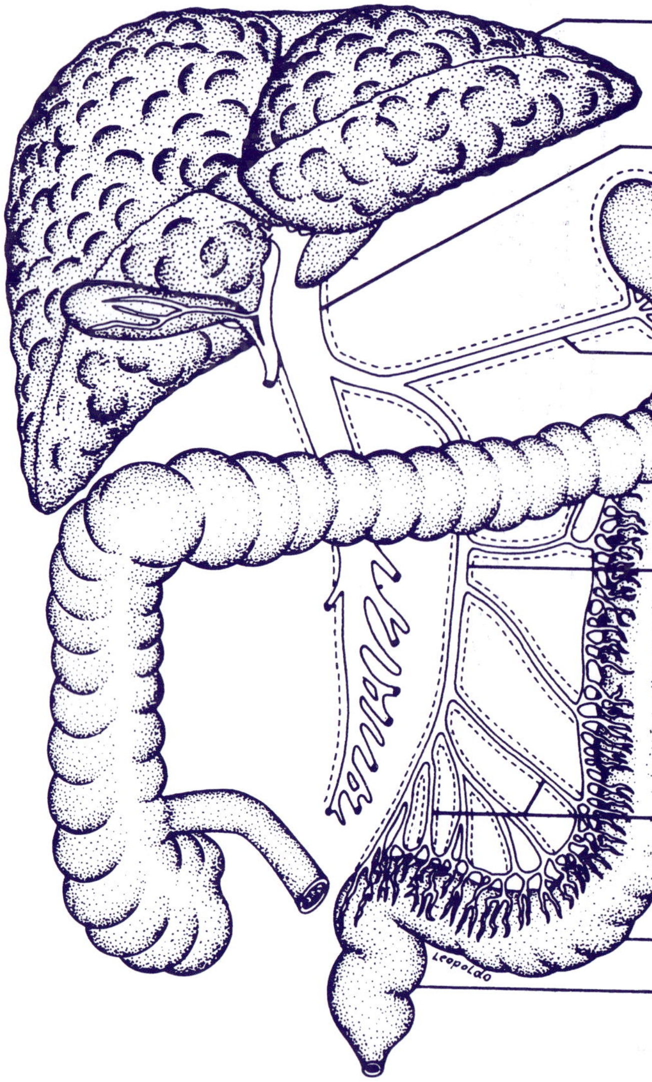

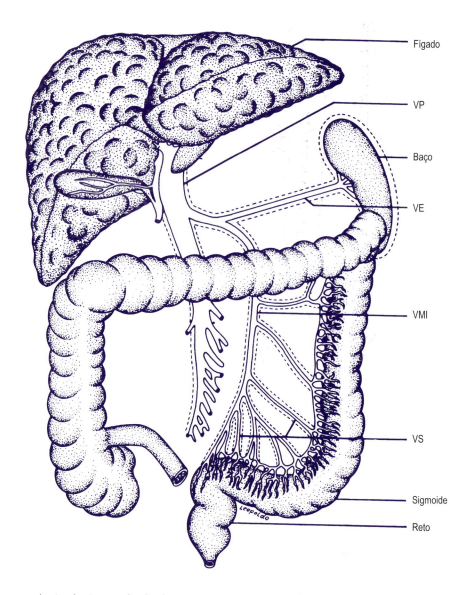

FIGURA 22.6. Esquema da circulação portal e de alterações que ocorrem na infecção pelo *S. mansoni*. VP: veia porta; VE: veia esplênica; VMI: veia mesentérica inferior; VS: veia sigmoide (em cujas extremidades no sigmoide e no reto ocorre o maior número de oviposições do helminto; devido aos granulomas presentes no fígado, ele se apresenta lobulado e fibrótico, causando hipertensão portal (representada pela linha pontilhada ao longo dos vasos e do baço – esplenomegalia) e ascite.

Imunidade

Imunidade Protetora

A suspeita de um estado de resistência adquirida contra reinfecções em moradores de áreas endêmicas já existia desde o início do século. Essa suposição se baseava nas observações epidemiológicas de que em indivíduos de áreas endêmicas, com exposição frequente à infecção, a parasitose apresentava uma certa estabilidade em relação à carga parasitária e a sintomas, enquanto em pessoas de áreas sem a doença, que se expunham às fontes de infecção, mesmo por período relativamente curto, a doença se manifestava de maneira grave e até mesmo fatal.

No mecanismo de atenuação dos efeitos da doença estão envolvidos a resposta imunológica contra as formas infectantes (cercárias), impedindo, assim, uma hiperinfecção, e mecanismos imunomoduladores da resposta granulomatosa. A imunidade protetora que existe nas populações humanas seria do tipo denominado "imunidade concomitante". Esse conceito de imunidade adquirida decorre da existência de uma resposta imune que atua contra as formas iniciais das reinfecções (principalmente nos níveis de pele e pulmões) sem afetar os vermes adultos já estabelecidos no sistema visceral porta. Apresenta ainda eficácia apenas parcial, pois admite-se que parte dos parasitos das reinfecções consiga atingir a fase adulta. Os mecanismos da chamada imunidade concomitante foram muito bem estudados em modelos animais. O parasito adulto consegue escapar da resposta protetora que atua contra as formas jovens por artifícios engenhosos como, p. ex., a aquisição ou síntese de antígenos semelhantes aos do hospedeiro, que irão mascarar/mimetizar a superfície externa do parasito. Também a presença de camadas tegumentares mais espessas nos vermes adultos (heptalaminares nos adultos e trilaminares nos esquistossômulos recém-transformados) e a rápida capacidade do tegumento de se renovar quando lesado seriam outros processos relevantes neste notável processo de adaptação do parasito aos seus hospedeiros vertebrados.

Os trabalhos mais recentes com populações humanas mostram que a resistência contra reinfecções seria do tipo Th2. A disponibilidade de isótipos de imunoglobulinas favoráveis a um estado de proteção efetiva seria uma maior quantidade de IgE com relação ao IgG4, sendo este último considerado anticorpo bloqueador competindo com epítopos onde o IgE se ligaria. Também, anticorpos do tipo IgA induzidos contra a glutationa-S-transferase do parasito seriam importantes, pois diminuiriam a fecundidade das fêmeas, além de reduzirem a carga parasitária. No Brasil, existem indivíduos em áreas endêmicas com comportamento de risco representado por contatos frequentes com águas contendo cercárias, que sistematicamente apresentam exames de fezes negativos. Estes indivíduos, além do balanço favorável ao IgE na relação IgE/IgG4, apresentam ainda altos níveis de interferon gama, que constitui manifestação de resposta celular do tipo Th1. Assim, tais indivíduos teriam resposta protetora imunológica singular (Th1 e Th2) e não se infectariam ou teriam cargas parasitárias baixíssimas, muito difíceis de serem detectadas pelo exame de fezes. Nestes indivíduos também se demonstrou a presença de forte resposta contra a paramiosina, antígeno do *S. mansoni*, candidato à vacina humana.

Imunopatologia

A esquistossomose mansoni é basicamente uma doença decorrente da resposta inflamatória granulomatosa que ocorre em torno dos ovos vivos do parasito. Os antígenos são secretados principalmente pela membrana interna do ovo maduro, denominada "envelope de Von Lichtenberg", que apresenta toda a maquinaria de síntese proteica, núcleo próprio, inúmeras mitocôndrias e uma extensa rede de retículo endoplasmático rugoso indicando alto nível de síntese proteica. Estes antígenos atravessam os poros dos ovos, disseminando-se nas circunvizinhanças deles. Estes antígenos, chamados de antígenos solúveis dos ovos (SEA, *soluble egg antigens*), induzem tanto a resposta imunológica humoral quanto a celular e são os elementos fundamentais na formação da reação granulomatosa e, portanto, da doença. O processo da formação do granuloma deve ser considerado nas fases aguda e crônica da doença. Na fase aguda, a reação granulomatosa é exacerbada e atinge volume considerável, podendo chegar até mais de cem vezes o do ovo. Na fase crônica, este granuloma atinge dimensões bem menores e, sem dúvida, constitui vantagens para o hospedeiro, já que, em animais e pessoas imunodeprimidos, os antígenos do ovo, alguns deles, potentes enzimas proteolíticas, vão lesar área bem maior do que a constituída pelo granuloma, além de se observar o acúmulo de ovos nas paredes do intestino nos imunodeficientes. Hoje em dia, admite-se que principalmente a produção de IL10 medeia a passagem de granulomas de fase aguda para os de fase crônica no fenômeno da imunomodulação. Os indivíduos de áreas endêmicas, com as formas graves da doença (hepatoesplênica), não teriam esta capacidade de imunomodulação.

Imunodepressão

Na esquistossomose humana experimental, mostrou-se que a resposta imunológica estava comprometida e na dependência do número de parasitos. As respostas humorais e celulares são diminuídas e supõe-se que este fenômeno estivesse relacionado, pelo menos em parte, à maior suscetibilidade de pacientes a viroses (hepatites) e bacterioses (*Salmonelose* septicêmica prolongada e abscessos piogênicos hepáticos por *Staphilococcus aureus*). O abscesso piogênico do fígado por *S. aureus* associado com esquistossomose mostra que os focos de instalação das colônias bacterianas seriam os granulomas em torno dos ovos. Por outro lado, em camundongos com esquistossomose e infectados por *Plasmodium*, *T. cruzi* e *Leishmania*, mostram uma morbidade aumentada.

Em animais de laboratório com imunossupressão ocorre um acúmulo de ovos nos tecidos intestinais, mostrando que o fluxo de ovos do intestino para a luz intestinal depende de resposta imunoinflamatória para facilitar o processo de expulsão.

Imunocomplexos

Produtos de excreção/secreção do verme adulto do *S. mansoni* constituem antígenos que, quando se depositam nos tecidos juntamente com imunoglobulinas e os sistema do complemento, resultam em reações inflamatórias que lesam os tecidos em volta. Por exemplo, os polissacarídeos oriundos do revestimento do tubo digestivo do *S. mansoni*, expelidos no processo de regurgitação – os chamados antígenos anódicos e catódicos circulantes –, são particularmente importantes por se depositarem na membrana basal glomerular e, em alguns pacientes, resultam até mesmo em disfunção renal grave.

Patogenia

Está ligada a vários fatores, tais como a cepa do parasito, carga parasitária adquirida, idade, estado nutricional e resposta imunitária da pessoa. De todos estes fatores, parece que os dois mais importantes são a carga parasitária e a resposta do sistema imunológico de cada paciente. Em trabalhos recentes foi verificado que há uma correspondência direta entre a carga parasitária (estimada pela contagem de ovos por grama de fezes) e a sintomatologia. Assim, em populações com a média do número de ovos nas fezes muito elevada, são mais frequentes a forma hepatoesplênica e as formas pulmonares. Sabe-se também que as alterações cutâneas (dermatites) e hepáticas são grandemente influenciadas pela resposta imunológica peculiar do paciente diante dos antígenos dos esquistossômulos e dos ovos.

Procurando acompanhar a evolução das alterações no paciente, estudaremos a ação das cercárias, dos esquistossômulos, dos vermes adultos e dos ovos.

Cercária

A chamada dermatite cercariana ou dermatite do nadador pode ocorrer quando as cercárias do *Schistosoma* ou mesmo de Trematoda de outros animais penetram na pele do ser humano. Essa dermatite é caracterizada por "sensação de comichão, erupção urticariforme" e é seguida, dentro de 24 horas, por "eritema, edema, pequenas pápulas e dor". É em geral mais intensa nas reinfecções (hipersensibilidade) em que há interferência de mastócitos (liberação de histamina), complemento, eosinófilos e IgE. A dermatite cercariana é, portanto, um processo imunoinflamatório muito importante na imunidade concomitante, pois, como será mostrado adiante, há grande destruição de cercárias e esquistossômulos na pele e nos pulmões (Figura 22.7).

Esquistossômulos

Cerca de três dias após a penetração das cercárias na pele, os esquistossômulos são levados aos pulmões. A partir da segunda semana após a infecção, podem ser encontrados nos vasos do fígado e, posteriormente, no sistema porta intra-hepático. Nessa fase pode haver linfadenia generalizada, febre, aumento volumétrico do baço e sintomas pulmonares.

Em condições experimentais, no animal infectado pela primeira vez, sem uma resposta imunológica específica, tem-se verificado que, quando ela ocorre, o parasito já apresenta os mecanismos de evasão à ação da resposta, entre eles, síntese, aquisição de moléculas semelhantes às do seu hospedeiro (mimetismo e mascaramento antigênico), capacidade de renovação do tegumento lesado pela ação do sistema de complemento, imunoglobulinas e células efetuadoras.

Vermes Adultos

Sabe-se que, após a maturação dos vermes adultos nos ramos intra-hepáticos do sistema porta, eles migram principalmente para a veia mesentérica inferior (ou mesmo, ectopicamente, para outras localizações). Os vermes vivos permanecem aí por longos anos e não produzem lesões de monta. Já os vermes mortos podem provocar lesões extensas, embora circunscritas. Essas lesões ocorrem principalmente no fígado, para onde os vermes são arrastados pela circulação porta.

Além dessas lesões, os vermes adultos (hematófagos) espoliam o hospedeiro devido ao seu alto metabolismo. Foi demonstrado que o *S. mansoni* consome 2,5 mg de Fe por dia e um quinto de seu peso seco de glicose.

Ovos

Como já foi enfatizado, os ovos são os elementos fundamentais da patogenia da esquistossomose. Quando apenas um pequeno número de ovos viáveis consegue atingir a luz intestinal as lesões produzidas são mínimas, com reparações teciduais rápidas; quando em grande número, podem provocar hemorragias, edemas da submucosa e fenômenos degenerativos, com formações ulcerativas pequenas e superficiais; essas lesões são em geral reparadas, havendo reconstituição da integridade dos tecidos. Os ovos que atingem o fígado lá permanecem e causam as alterações mais importantes da doença.

O antígeno solúvel excretado pelos poros do ovo vivo provocará a reação inflamatória granulomatosa. Portanto, a deposição dos ovos do parasito no hospedeiro é o evento fundamental de um complexo fisiopatológico que promoverá a formação do granuloma (ovo mais reação granulomatosa que o envolve). Os granulomas apresentam, durante o seu desenvolvimento, as seguintes fases: I) fase necrótico-exsudativa, com aparecimento de uma zona de necrose em volta do ovo, circundada por exsudação de eosinófilos, neutrófilos e histiócitos com deposição de material eosinofílico conhecido como fenômeno de Hoeppli; II) fase produtiva ou de reação histiocitária, com início de reparação da área necrosada; III) fase de cura ou fibrose, na qual o granuloma, endurecido, é denominado nódulo. Em seguida, poderá haver calcificação do ovo ou mesmo absorção e desaparecimento do granuloma (Bogliolo, 1970). Os granulomas podem apresentar-se em pontos isolados ou difusos no intestino grosso e fígado (Figura 22.8).

Essas lesões granulomatosas são as principais responsáveis pelas variações clínicas e pelas complicações digestivas e circulatórias vistas. Entretanto, mesmo antes da postura de ovos podem ocorrer alterações orgânicas. Assim

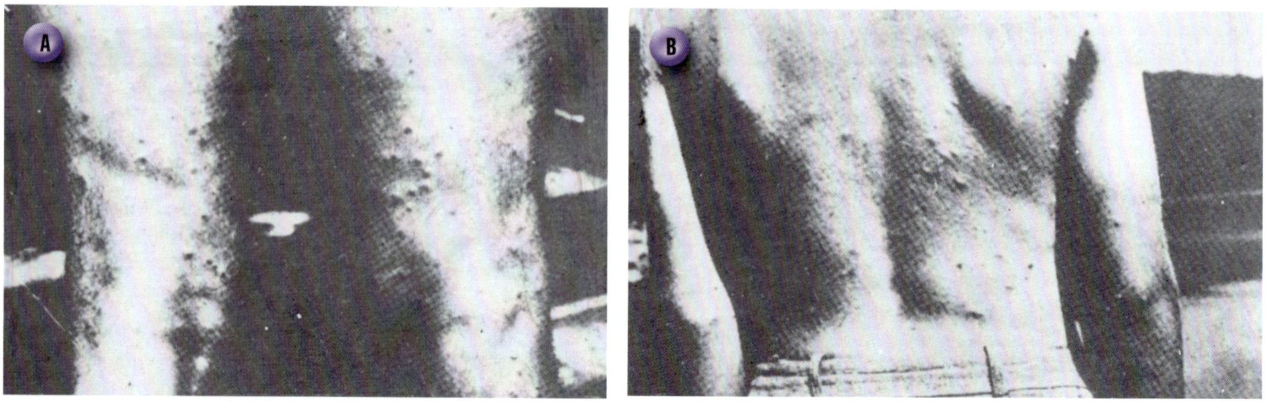

FIGURA 22.7. Dermatite cercariana provocada por cercárias de *S. mansoni*; note os pontos de penetração e a reação inflamatória local. (Foto cedida por Mosby Co. Medical Parasitology, 1981.)

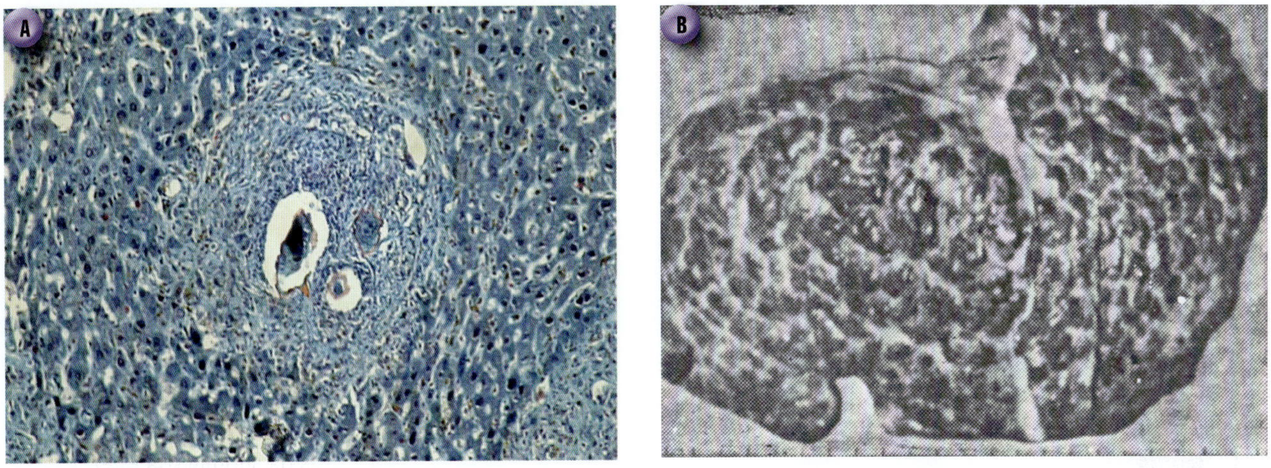

FIGURA 22.8. Lesões na esquistossomose mansoni. **(A)** Granuloma hepático; **(B)** Aspecto externo do fígado com as lobulações devidas à retração dos espaços porta.

sendo, descreveremos a seguir a evolução típica da esquistossomose depois da penetração das cercárias.

Esquistossomose Aguda

• Fase Pré-postural

Em geral é uma fase com sintomatologia variada, que ocorre cerca de 10 a 35 dias após a infecção. Neste período há pacientes que não se queixam de nada (forma inaparente ou assintomática) e outros reclamam de mal-estar, com ou sem febre, problemas pulmonares (tosse), dores musculares, desconforto abdominal e um quadro de hepatite aguda, causada, provavelmente, pelos produtos da destruição dos esquistossômulos.

• Fase Aguda

Os sintomas mais exuberantes da fase aguda aparecem em torno de 50 dias e pode durar até cerca de 120 dias após a infecção (fase aguda toxêmica). Nesta fase pode ocorrer uma disseminação miliar de ovos, principalmente na parede do intestino, com áreas de necrose, causando enterocolite aguda e no fígado (e mesmo em outros órgãos; no pulmão, pode simular tuberculose), provocando a formação de granulomas, simultaneamente caracterizando a forma toxêmica, que pode apresentar-se como doença aguda, febril, acompanhada de sudorese, calafrios, emagrecimento, febre alta, fenômenos alérgicos, diarreia, disenteria, cólicas tenesmo, hepatoesplenomegalia discreta, linfadenia, leucocitose com eosinofilia, aumento das globulinas e alterações discretas das funções hepáticas (transaminases). A fase toxêmica, em alguns casos, pode ser letal. Entretanto, a fase aguda, na maioria dos casos, apresenta manifestações clínicas pouco intensas e evolui, num período de 4 a 6 meses, para a fase crônica.

As lesões hepatoesplênicas são devidas principalmente a uma hipersensibilidade do hospedeiro aos antígenos solúveis secretados pelos ovos. Essa hipersensibilidade, que é maior no início da infecção, decresce espontaneamente na fase crônica da doença, resultando na redução do tamanho dos granulomas e através da modulação da resposta imune que resulta na eventual redução da sintomatologia. É importante ressaltar que o granuloma da fase crônica é benéfico para o paciente, apesar de parecer paradoxal, já que a esquistossomose é tipicamente uma imunopatologia, pois em indivíduos e animais imunossuprimidos não ocorre reação granulomatosa, mas existe uma extensa área de necrose coliquativa em torno do ovo, devido a enzimas proteolíticas produzidas pelo ovo.

Esquistossomose Crônica

Essa forma pode apresentar grandes variações clínicas, dependendo de serem as alterações predominantemente intestinais, hepatointestinais ou hepatoesplênicas. A seguir, procuraremos mostrar as principais alterações nos órgãos atingidos (Figura 22.9).

• Intestino

Em muitos casos o paciente apresenta diarreia mucossanguinolenta, dor abdominal, tenesmo. Nos casos crônicos graves pode haver fibrose da alça retossigmoide, levando a diminuição do peristaltismo e constipação constante. Entretanto, a maioria dos casos crônicos é benigna, com predominância de alguns granulomas nodulares, e o paciente queixa-se, algumas vezes, de dores abdominais, fases de diarreia mucossanguinolenta e outras de constipação, intercaladas de longos períodos normais. A diarreia mucossanguinolenta é devida à passagem simultânea de vários ovos para a luz intestinal, ocasionando pequenas (mas numerosas) hemorragias e edema.

Apesar de não ser muito frequente, alguns especialistas têm encontrado tumorações localizadas, anômalas, denominadas "formas pseudoneoplásicas". É possível que os raros casos vistos tenham sido devidos à presença de grande número de ovos num determinado ponto, provocando inflamação, com neoformação celular e fibrosamento. Esses casos podem ser confundidos com carcinoma e, após a cirurgia, elucida-se a real causa da tumoração ou pólipo.

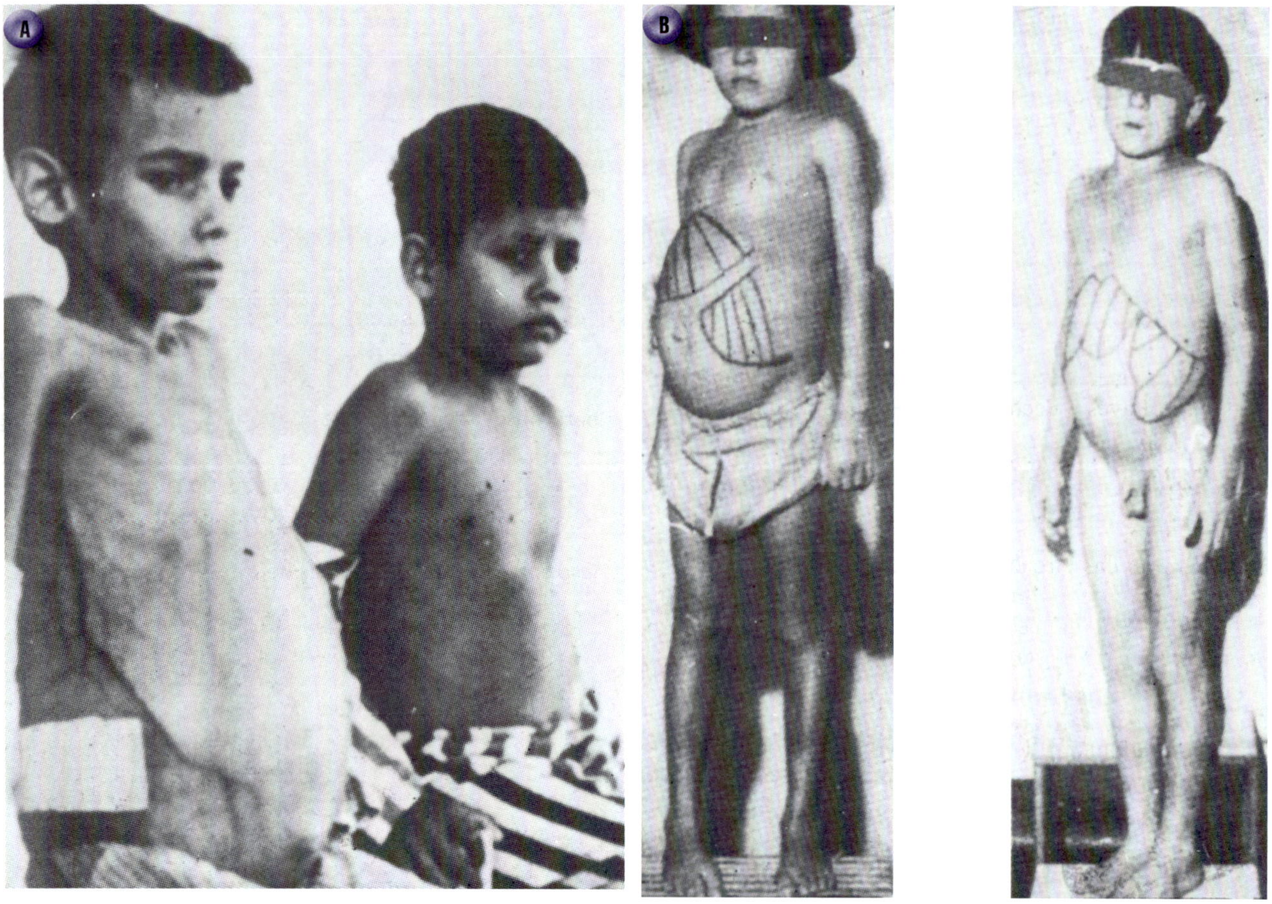

FIGURA 22.9. Esquistossomose mansoni, forma hepatoesplênica; note o aumento do baço e fígado e a ascite; **(A)** No caso mais avançado, observe a circulação colateral e o depauperamento. (Foto gentilmente cedida pelo Dr. H. Zaiman, Mercy Hospital, Valley City, N.D., 1982); **(B)** Observe o hipodesenvolvimento somático e sexual em "adolescentes crianças" com 15 anos de idade e menos de 130 cm de altura. (Segundo Coura e cols., Mem Inst O Cruz 77(1):69-88, 1982.)

No caso da esquistossomose por *S. haematobium*, já se comprovou que a presença de ovos nas paredes da bexiga induz a formação de tumores malignos das células escamosas.

• Fígado

As alterações hepáticas típicas surgem a partir do início da oviposição e formação de granulomas. Em consequência, teremos um quadro evolutivo, dependendo do número de ovos que chegam a esse órgão, bem como do grau de reação granulomatosa que induzem. No início, o fígado apresenta-se aumentado de volume e bastante doloroso à palpação. Os ovos prendem-se nos espaços porta, com a formação de numerosos granulomas. Com o efeito acumulativo das lesões granulomatosas em torno dos ovos, as alterações hepáticas se tornarão mais sérias. O fígado, que inicialmente aumenta de volume, numa fase mais adiantada pode estar menor e fibrosado (Figura 22.8B). Nesta fase aparece o quadro de "fibrose de Symmers", ou seja, uma peripileflebite granulomatosa, com neoformação conjuntivovascular ao redor dos vasos portais onde se vê uma retração da cápsula hepática (cápsula de Glisson) por fibrosamento dos espaços porta e manutenção da integridade do parênquima hepático. Dessa forma não se nota a cirrose hepática, mas sim a fibrose do órgão, e a retração de sua cápsula em numerosos pontos provoca a formação de saliências ou lobulações (Figura 22.8A-B).

Assim sendo, os granulomas hepáticos irão causar endoflebite aguda e fibrose periportal, a qual provocará obstrução dos ramos intra-hepáticos da veia porta com a formação de pequenos trombos. Esta obstrução trará, como consequência, a manifestação mais típica e mais grave: a hipertensão portal. Essa hipertensão poderá intensificar-se com a evolução da doença, causando no paciente uma série de alterações que listamos a seguir.

Esplenomegalia

Inicialmente, ocorre hiperplasia do tecido reticular e dos elementos do sistema monocítico fagocitário (SMF) que é provocada por um fenômeno imunoalérgico (Figura 22.9). Observa-se, predominantemente na polpa vermelha e no centro germinal dos folículos linfoides, uma proliferação basofílica que coincide com um aumento de imunoglobulinas e posteriormente, devido sobretudo à congestão passiva do ramo esplênico (veia esplênica do sistema porta) com distensão dos sinusoides.

Varizes

Desenvolvimento da circulação colateral anormal intra-hepática (*shunts*) e de anastomoses do plexo hemorroidário, umbigo, região inguinal e esôfago numa tentativa de compensar a circulação portal obstruída e diminuir a hipertensão portal. Essa circulação colateral do esôfago leva à formação das "varizes esofagianas", que podem romper-se, provocando uma hemorragia muitas vezes fatal.

Ascite (Barriga D'água)

Este achado clínico é visto nas formas hepatoesplênicas mais graves e decorre das alterações hemodinâmicas, principalmente a hipertensão.

- Outras Localizações

Através das circulações colaterais anômalas (*shunts* intra-hepáticos), ou mesmo das anastomoses utilizadas (principalmente da mesentérica inferior ligando-se com a pudenda interna e esta dirigindo-se para a cava inferior), alguns ovos passariam à circulação venosa, ficando retidos nos pulmões. Nos capilares desse órgão, os ovos dão origem a granulomas pulmonares, que podem levar a duas consequências: primeira, dificultando a pequena circulação e causando o aumento do esforço cardíaco, que poderá chegar até a insuficiência cardíaca, tipo *cor pulmonale*; segunda, viabilizando ligações arteriovenosas (*shunts*), que permitem a passagem de ovos do parasito para a circulação geral e o encistamento deles em vários órgãos, com formação de granulomas (inclusive no SNC). É importante chamar a atenção para os ovos do parasito que, nos pulmões, tendem a se encalhar nas arteríolas, já que, a partir do coração direito, são distribuídos nestes órgãos pelas artérias pulmonares.

Na literatura, há citações de encontro de ovos até no sêmen humano; é provável que esses casos sejam devidos a localizações de casais de *S. mansoni* nas veias seminais. Localizações ectópicas de granulomas também já foram assinaladas na pele, plexo orbital, pâncreas, testículos, ovários, baço (muito raro) e apêndice cecal. Particularmente graves são as formas medulares agudas (radiculomielopatia), que podem levar à paraplegia. Apesar de raras, podem ser causadas por ovos isolados ou conjuntos de ovos depositados no nível torácico inferior ou lombossacro. Nesses locais já foram encontrados até mesmo vermes adultos, com dezenas de ovos, formando granulomas necrótico-exsudativos, com células epitelioides e infiltrados linfocitário e eosinofílico. A reação granulomatosa neste local é intensa, lesando o tecido nervoso. Pode ocorrer mielite transversa ou aumento de pressão intracraniana. A terapêutica (cortisona seguida de praziquantel) deve ser imediata para evitar a ampliação das lesões. É possível que a via mais provável para ovos ou vermes atingirem a medula ou o SNC (neuroesquistossomose) sejam anastomoses do plexo venoso vertebral de Batson.

Lesões a Distância

São devidas a antígenos e complexos antígeno–anticorpo, que tendem a depositar-se em certos órgãos (rins, pulmões). Os imunocomplexos são capazes de ativar o complemento, desencadeando reações inflamatórias. No rim, costumam depositar-se nos glomérulos, causando lesões que se traduzem por proteinúria e mesmo hematúria.

Assim, vemos que a sintomatologia pode variar muito, dependendo da localização e intensidade das lesões, causando diferentes formas clínicas que se iniciam na fase aguda apresentando-se inaparente ou não e na fase crônica chegando até a forma compensada com ou sem hipertensão, podendo evoluir para a forma descompensada com formação de ascite e também complicações vasculopulmonares, icterícia e encefalopatias. Um paciente pode apresentar apenas uma forma, mais de uma forma ou passar de uma para outra forma durante a evolução da doença. Além disso, deve-se salientar que a maior ou menor gravidade da esquistossomose depende diretamente da carga parasitária. Quanto maior o número de vermes, maior será a deposição de ovos e, consequentemente, mais extensas serão as lesões. O tempo do parasitismo e o estado nutricional do paciente também são fatores importantes na gravidade do caso, uma vez que, quanto mais antigo for o parasitismo, maior acúmulo de lesões ocorrerá.

Finalmente, a esquistossomose deve ser encarada como uma doença de múltiplos mecanismos, com lesões diretamente ligadas à presença local do agente etiológico (cercárias, esquistossômulos, vermes adultos, ovos), alterações hemodinâmicas, alterações da reatividade imunológica, lesões a distância medidas por imunocomplexos e repercussões gerais sobre o organismo, além de interagir e favorecer outras patologias por agentes infecciosos.

Diagnóstico

Clínico

No diagnóstico clínico, deve-se levar em conta a fase da doença (pré-postural, aguda ou crônica, já definidas anteriormente). Além disso, é de fundamental importância a anamnese detalhada do caso do paciente (origem; hábitos, contato com água: pescarias, banhos, trabalhos, recreações etc.).

Parasitológico ou Direto

Os métodos parasitológicos ou diretos se fundamentam no encontro dos ovos do parasito nas fezes ou tecidos do paciente.

- Exame de Fezes

Pode ser feito por métodos de sedimentação ou centrifugação em éter sulfúrico (Capítulo 56), métodos estes baseados na alta densidade dos ovos, ou por método de concentração por tamização (Kato e Kato-Katz). Quando existe uma carga parasitária média ou alta, todos esses métodos de exame dão resultados satisfatórios. Entretanto, com cargas parasitárias baixas, há necessidade de repeti-los. A fêmea acasalada do *S. mansoni* elimina diariamente cerca de 200 ovos pelas fezes. Assim, a probabilidade de uma lâmina do método de Kato detectar a infecção por um casal de vermes (200 ovos/fêmea – 200 g fezes/dia – 42 mg de fezes examinadas) seria de cerca de 1/24. Portanto, principalmente para controle de cura, após quimioterapia, deve-se pedir vários exames de fezes para se ter certeza da cura parasitológica. O controle de cura por exames de fezes deve ser feito após três meses da administração da droga e deve-se considerar a possibilidade de reinfecções.

Para levantamentos epidemiológicos, recomenda-se a técnica quantitativa de Kato-Katz. Apesar da grande variação diária no número de ovos eliminados por paciente, quando se trabalha com população, a média reflete com bastante precisão a carga parasitária da comunidade. Por outro lado, a quantificação desta carga parasitária é indispensável para se ter elementos de avaliação da eficácia de medidas profiláticas (quimioterapia, aplicação de moluscicidas, saneamento básico etc.).

Em função da baixa eficácia de detecção de cargas parasitárias baixas pelos métodos convencionais, recentemente foram criadas novas metodologias visando solucionar este problema. Assim, foram publicados trabalhos mostrando que a nova técnica de eclosão de miracídios apresenta bom potencial de detecção da infecção (utiliza 1,5 g de fezes = equivalente a cerca de 36 lâminas de Kato-Katz), o método de gradiente salínico (utiliza 0,5 g de fezes = equivalente a cerca de 12 lâminas de Kato-Katz) e a metodologia que utiliza esferas magnéticas (Helmintex = que parte de uma quantidade de 30 g de fezes = equivalente a 720 lâminas de Kato-Katz). Essas metodologias ainda estão em processo de validação para uso em populações e resultados iniciais apontam para dificuldades logísticas do uso da metodologia de eclosão de miracídios e das esferas paramagnéticas em estudos epidemiológicos, embora para casos individuais os resultados sejam promissores. A metodologia de gradiente salínico tem bom potencial para uso em trabalhos de campo e sua utilidade e praticidade já foram demonstradas em vários trabalhos publicados em áreas endêmicas; embora necessite ainda de alguns ajustes para melhor desempenho nessas condições, seu potencial é promissor.

Em resumo, para exames individuais que necessitam de maior eficiência para detectar a infecção (cargas baixas, controle de cura, ensaios clínicos de novas drogas etc.) deve-se considerar as características e o potencial de cada técnica, como a necessidade de um maior número de exames ou associações entre elas.

• Biópsia ou Raspagem da Mucosa Retal

Constitui um método que depende de pessoal treinado e resulta em inegável desconforto para o paciente. A principal vantagem da técnica é a maior sensibilidade e a verificação mais rápida do efeito da quimioterapia. Como se sabe, os ovos depositados nos tecidos levam cerca de seis dias para formar o miracídio e, se uma semana depois do tratamento forem encontrados só ovos maduros, pode-se inferir que as fêmeas não estão realizando postura. Este resultado não significa necessariamente cura, pois as fêmeas podem não ter sido mortas, mas somente cessado temporariamente a postura de ovos. Assim, a interpretação do resultado deve levar em conta esta ressalva.

A biópsia hepática, para o diagnóstico exclusivo da esquistossomose, não pode jamais ser recomendada. Só se justifica procurar ovos em tecido hepático quando existem suspeitas de outras etiologias que demandem biópsia hepática; neste caso, um pequeno fragmento poderia ser enviado para o exame parasitológico.

• Ultrassonografia

Constitui-se um dos mais importantes avanços para o diagnóstico clínico, principalmente na fase crônica doença, e está se tornando de uso corrente no nosso país. É uma técnica que diagnostica as alterações hepáticas, determinando com precisão o grau de fibrose. Ainda assim, quando a fibrose é pouco extensa pode ser confundida com outras etiologias (hepatite, salmoneloses, tuberculose).

Métodos Imunológicos ou Indiretos

As técnicas imunológicas medem a resposta do organismo ao hospedeiro (reações alérgicas, produção de anticorpos etc.) diante de antígenos do parasito. Estas técnicas não permitem a certeza absoluta do parasitismo, a exemplo do encontro de ovos na biópsia ou exame de fezes, pois ocorrem reações cruzadas dando resultados falsos-positivos. Do mesmo modo, os resultados negativos não permitem a certeza da ausência do parasitismo, já que ocorrem também reações falso-negativas.

Diversas técnicas foram descritas para o diagnóstico imunológico da esquistossomose. Entretanto, algumas delas, pela dificuldade de execução, baixa sensibilidade etc., só são utilizadas eventualmente, em algum trabalho de pesquisa. Dentre elas, podemos citar a reação pericercariana, a reação periovular ou circum-ovular, a reação de imobilização do miracídio e o teste de aglutinação cercariana.

As técnicas com perspectivas de uso em diagnóstico individual ou de população são:

Reação Intradérmica ou Intradermorreação

É um teste alérgico (hipersensibilidade tipo I) que se baseia na medida da pápula formada 15 minutos após a inoculação intradérmica de 0,05 mL de antígeno (40 ug de nitrogênio proteico/mL) de verme adulto. A reação é positiva quando a pápula formada atinge a área de 1,0 cm em crianças e 1,2 cm em adultos. A reação apresenta sensibilidade de 95% em maiores de 20 anos do sexo masculino e cerca de 65% em mulheres e jovens. A especificidade da reação, de maneira geral, pode ser considerada boa (2,1% de falso-positivo em homens com mais de 20 anos do sexo masculino e 1,9% em mulheres e jovens). Em algumas áreas com alta incidência de dermatites por outros tipos de cercária, esta incidência de falsos-positivos pode aumentar para até 10%. A reação não se torna negativa após uma quimioterapia eficaz, portanto, não serve como critério de cura. A indicação da aplicação desta técnica para casos individuais só se justifica para esclarecer casos em que a anamnese reforça a suspeita de infecção e que os vários exames de fezes deram resultados negativos. Um teste positivo individual justificaria a recomendação de novos exames de fezes.

A aplicação mais evidente do teste seria em inquéritos epidemiológicos, pois, sabendo-se das limitações da técnica diante de variáveis como sexo, idade, tratamento anterior etc., poder-se-ia estimar a prevalência da endemia em determinada área. A rapidez da leitura (15 minutos) e a simplicidade de execução da técnica permitem que uma equipe reduzida de pessoal treinado realize o teste, em espaço de poucas horas, em centenas de indivíduos. O custo por teste também é reduzido. A intradermorreação em inquéritos epidemiológicos deve sempre se associar ao exame de fezes quantitativo, que é a técnica que mede a carga parasitária da população.

Reação de Fixação do Complemento

A sensibilidade da reação é de 90% em casos com exames de fezes positivos. A especificidade é muito boa, menos de 1% de falsos-positivos. A técnica não serve como controle de cura. É uma técnica que já foi muito utilizada em estudos epidemiológicos e, hoje em dia, devido à sua complexidade, está sendo pouco utilizada.

Reação de Hemaglutinação Indireta

A sensibilidade varia de 71 a 93% e a especificidade, 88%. É uma técnica pouco utilizada devido a problemas logísticos (obtenção e conservação das hemácias marcadas etc.).

Radiomunoensaio

Esta técnica, na verdade, não leva nenhuma vantagem diante das citadas quanto à sensibilidade e à especificidade. Além disso, depende de equipamento sofisticado, condições especiais para manuseio de substâncias radioativas, e também é difícil e cara a obtenção de radioisótopos.

Reação de Imunofluorescência Indireta

O teste apresenta sensibilidade semelhante à do teste de fixação do complemento, embora a especificidade seja inferior. A cura por quimioterapia não leva à negativação da reação e o teste começa a dar resultados positivos entre 4 e 7 semanas após ocontato com cercárias. De execução complicada e leitura demorada, esta técnica não apresenta vantagens para ser empregada rotineiramente.

Método Imunoenzimático ou ELISA

Este método, hoje em dia, é um dos melhores instrumentos para o diagnóstico das doenças infecciosas e parasitárias.

Vários trabalhos foram publicados nos quais se utilizaram vários tipos de antígenos. O excelente trabalho de Mott e Dixon (1982), com amostragem de diversos países, mostra que a técnica imunoenzimática é igual ou superior a todas as outras técnicas sorológicas até então descritas quanto à sensibilidade e especificidade. Além disso, o uso do antígeno do verme adulto é mais econômico considerando-se o rendimento e a facilidade de obtenção e não apresenta quedas significativas na sensibilidade e especificidade quando comparado com outros antígenos de obtenção mais complexa e com rendimento menor. Esta técnica tem a grande vantagem de usar quantidades ínfimas de soro e antígenos (microgramas). Um técnico bem treinado pode executar mais de 500 reações em um único dia. Depois do advento da técnica de ELISA, os outros testes sorológicos podem ser considerados obsoletos. Estudos em camundongos e macacos *Cebus*, seguramente curados por quimioterapia, os títulos de anticorpos relativos a diversos antígenos decrescem significativamente e o teste se torna negativo em torno do quarto mês após o tratamento.

Técnica Imunoenzimática para Detecção de Antígenos Parasitários Circulantes (ELISA de Captura ou Sanduíche)

As técnicas desenvolvidas para detecção de antígenos circulantes poderiam, em princípio, ser consideradas verdadeiros métodos diretos, pois detectam matéria-prima parasitária. Entretanto, como o resultado é medido por desenvolvimento de coloração nas placas de ELISA, e não pela visualização do ovo parasito, permanece a dúvida da posição real desta técnica, se direta ou indireta.

Nesta técnica se utiliza um anticorpo monoclonal fixado às paredes das cubas da placa de ELISA, que se ligará aos determinantes antigênicos do chamado antígeno catódico circulante ou anódico (CCA CAA), proveniente do soro ou urina de pacientes infectados. Estes antígenos circulantes são proteoglicanos provenientes do tubo digestivo do verme e apresentam notável estabilidade química, pois foi detectado em múmias egípcias com milhares de anos. Outra grande vantagem, além da estabilidade, é o rápido desaparecimento (em torno de dez dias) deste antígeno no sangue circulante após a cura por drogas. Ainda são necessários estudos para se chegar a uma melhor padronização da técnica.

Reação em Cadeia de Polimerase (PCR – *Polimerase Chain Reaction*)

A técnica de PCR tem mostrado resultados promissores, podendo, após alguns aperfeiçoamentos ligados à descoberta de novos iniciadores (*primers*), ser usada principalmente nos casos de controle de cura após quimioterapia e em infecções com baixas cargas parasitárias. O custo desta técnica e a sua complexidade ainda são fatores limitantes para seu uso generalizado.

Pesquisa de Antígeno Circulante por Cromatografia em Papel (POC)

Atualmente existe um *kit* para diagnóstico baseado na detecção do antigeno circulante na urina (CCA – *circulating cathodic antigen*) por cromatografia em papel e anticorpo monoclonal. A técnica tem apresentado resultados promissores em regiões da África e já está disponível no comércio internacional.

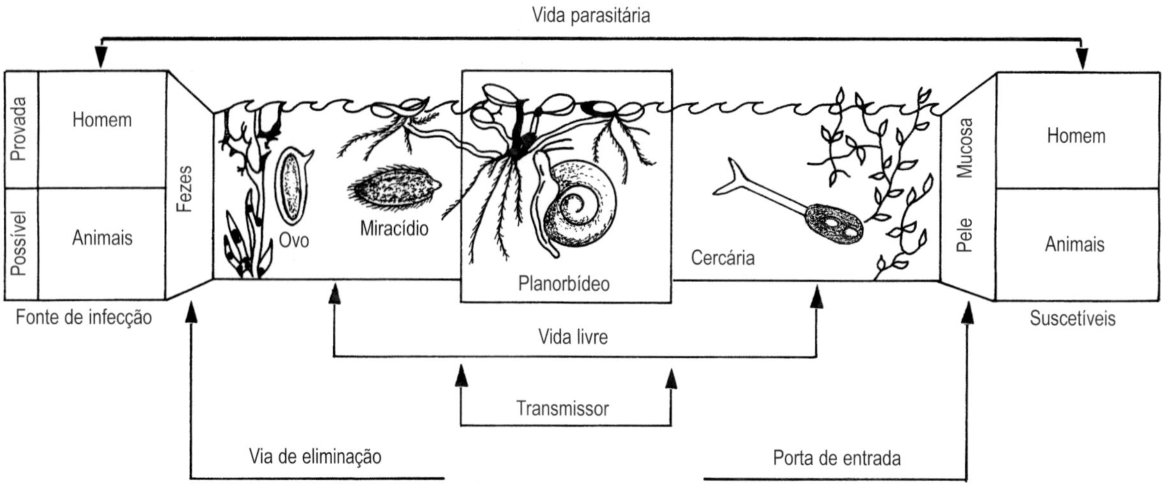

FIGURA 22.10. Esquema da cadeia epidemiológica do *Schistosoma mansoni.* (Segundo Barbosa FS. In: Cunha A. Esquistossomose mansoni, 1970.)

Epidemiologia

Histórico

A esquistossomose é doença que interage com populações humanas há milhares de anos. Foram encontradas em múmias egípcias da vigésima dinastia (> 3.000 anos de idade) lesões típicas da doença e também antígenos do parasito detectados por anticorpos monoclonais em eluato de tecido. Em coprólitos de múmias do Sudão, com mais de 6 mil anos, foram encontrados ovos de *S. mansoni.* Sendo o homem o principal hospedeiro vertebrado, para manutenção do *S. mansoni* na natureza é permitido supor que esta relação homem/*S. mansoni* se situe em tempos ainda mais remotos.

A introdução do *S. mansoni* no Brasil foi decorrência da introdução de escravos africanos que traziam consigo o parasito. A presença de hospedeiros intermediários suscetíveis (*Biomphalaria*) permitiu a instalação desta espécie no território brasileiro. Certamente o *Schistosoma haematobium* foi também introduzido nesta ocasião com os escravos africanos, como também, posteriormente, o *S. japonicum* com imigrantes asiáticos, mas a ausência de moluscos suscetíveis não permitiu a instalação de focos de transmissão destas duas espécies (*S. japonicum* – caramujos do gênero *Oncomelania* e *S. haematobium* – caramujos do gênero *Bulinus*). Os focos primitivos da doença se instalaram na região canavieira do Nordeste e, com os movimentos migratórios em vários momentos da história econômica do país (ciclo do ouro e diamantes, ciclo da borracha, ciclo do café, industrialização etc.), a doença se expandiu para outras regiões.

• Sobrevida do *S. mansoni* no Homem

A sobrevida do *S. mansoni* no homem pode ser longa, já que imigrantes oriundos de áreas endêmicas que se instalaram há 33 anos na Austrália, área sem transmissão, e jamais abandonaram o país desde então, continuavam a eliminar ovos viáveis pelas fezes.

• Distribuição Geográfica

As Figuras 22.11 (distribuição da doença) e 22.12 (distribuição dos caramujos transmissores) mostram uma estreita relação entre a presença de áreas de média e alta endemicidade e a presença de *Biomphalaria glabrata.* Podemos afirmar que em locais sem saneamento básico onde ocorre esta espécie há transmissão da esquistossomose mansoni. A presença de *B. glabrata* é responsável pela área contínua de transmissão que ocorre desde o Rio Grande do Norte até Minas Gerais. A espécie *Biomphalaria straminea* é a única que transmite a doença no Ceará, como também nas zonas do agreste nordestino e em focos isolados no Pará (Fordlândia, já extinto, e Belém) e Goiás (Goiânia). Entretanto, é a espécie que tem a distribuição geográfica mais ampla. A *Biomphalaria tenagophila* (d'Orbigny, 1835) constitui o caramujo transmissor em algumas regiões do Estado do Rio de Janeiro, em extensas áreas do Estado de São Paulo, Santa Catarina e, em Minas Gerais, em focos isolados nas cidades de Jaboticatubas, Itajubá, Ouro Branco, Paracatu e Belo Horizonte. Também apresenta ampla distribuição geográfica, partindo do Espírito Santo até o Rio Grande do Sul.

Fatores Ligados à Presença e Expansão da Esquistossomose

O clima de país tropical propicia, na maioria dos estados brasileiros, as condições necessárias para a transmissão da doença. Assim, existe uma notável variedade de hábitats aquáticos, que funcionam como criadouros de moluscos; as altas temperaturas e luminosidade intensa estimulam a multiplicação de microalgas, que são o alimento dos moluscos. Por outro lado, a eclosão do miracídio, sua penetração no molusco, a evolução das formas parasitárias no caramujo, emergência e penetração de cercárias são também fortemente dependentes destas duas variáveis (temperatura e luminosidade) (Figura 22.10).

A condição fundamental para o estabelecimento de um foco de transmissão seria a contaminação do criadouro de

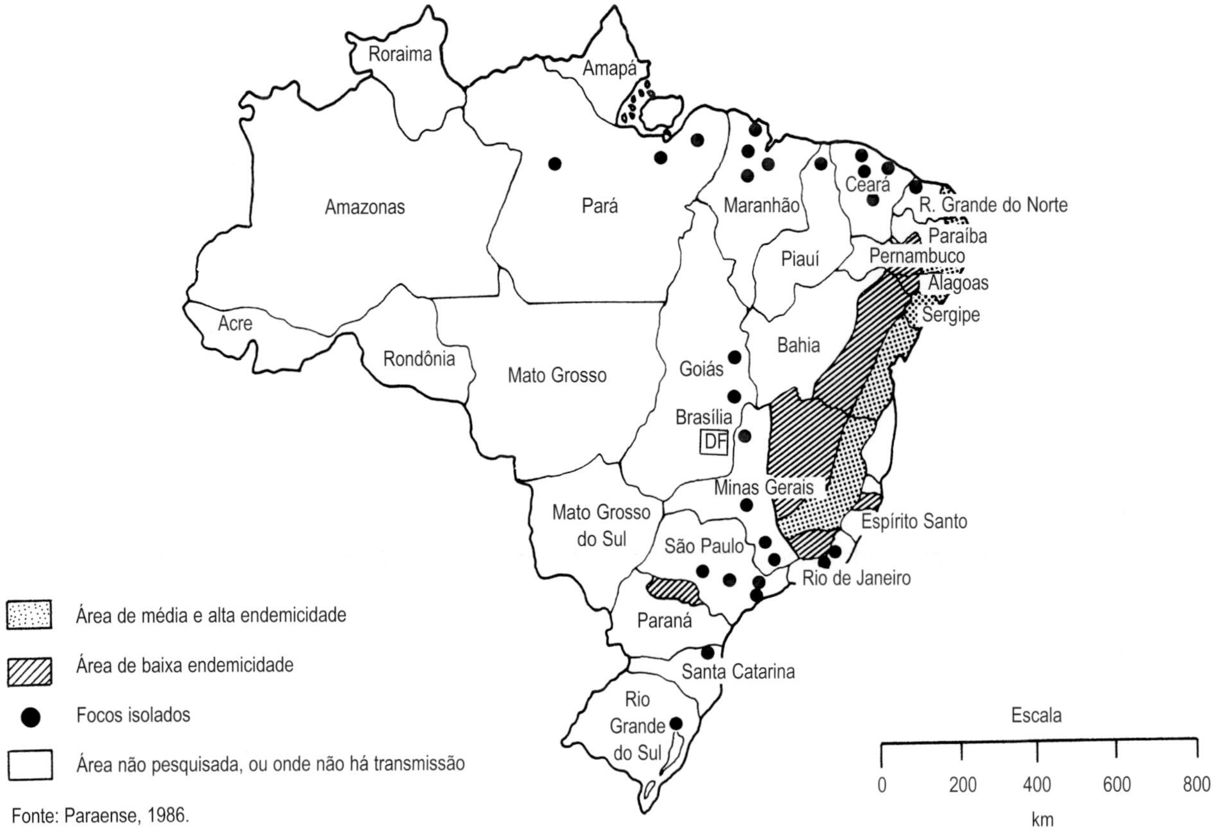

Fonte: Paraense, 1986.

FIGURA 22.11. Área de endemicidade da esquistossomose – Brasil (1999).

caramujos suscetíveis com fezes contendo ovos viáveis. O hospedeiro definitivo, que tem real importância na epidemiologia, é o homem. Roedores, marsupiais, carnívoros, primatas e, recentemente, bovinos, foram encontrados com infecção natural. Algumas espécies de roedores (*Nectomys squamipes (*Brants, 1827) e *Holochilus brasiliensis* (Desmarests, 1819)) e bovinos (bezerros girolandos) foram capazes, em condições seminaturais, de manter o ciclo. Entretanto, não se tem notícia de encontro de foco de transmissão no Brasil onde não exista primariamente uma contaminação dos criadouros de caramujos com dejetos humanos.

Assim, fica claro que o problema central da presença de focos de transmissão se relaciona com a contaminação fecal humana das coleções aquáticas. Existe ainda uma prática generalizada de se construir esgotos domésticos que desembocam diretamente nos criadouros, o que favorece sobremaneira a infecção dos caramujos. Por outro lado, certa poluição orgânica favorece a multiplicação do fitoplâncton, alimento dos moluscos, o que leva a uma acentuada proliferação dos caramujos. A propósito, ambientes naturais bem preservados apresentam baixíssimas taxas de densidade populacional de *B. glabrata.*

As chuvas apresentam efeitos variáveis, conforme a área e a espécie de caramujos em questão. Assim, nas áreas das secas do Nordeste, as chuvas ocasionam o aparecimento de inúmeros criadouros e observa-se aumento da transmissão (*B. straminea*) no período chuvoso e logo após este período. Entretanto, em áreas endêmicas sujeitas a regime de chuvas copiosas, os caramujos são muitas vezes arrastados pela enxurrada, ficando com populações pouco densas nos criadouros. Nessas condições, a transmissão pode declinar neste período. Cabe ainda alertar que o período chuvoso pode, por outro lado, propiciar a dispersão dos caramujos pelas enchentes e a formação de novos criadouros temporários, e, deste modo, provocar um aumento da população planorbídica logo após a diminuição da intensidade das chuvas (Capítulo 58 – Exame de Vetores).

Outro aspecto importante ligado às condições ambientais se relaciona à capacidade dos caramujos de entrar em anidrobiose (estivação) e sobreviverem por meses no barro úmido dos criadouros secos (Capítulo 23 – Moluscos).

A existência de clima apropriado para a transmissão e as condições socioeconômicas precárias (saneamento básico, educação sanitária etc.) permitem a manutenção da endemia nas áreas onde foi instalada e, com exceção do foco de Fordlândia, Pará, não se tem notificação de extinção de outros focos importantes de transmissão no país.

A expansão geográfica da doença é um fato preocupante, pois, se considerarmos que no estado com melhores condições socioeconômicas do Brasil (São Paulo) verificou-se nestas últimas décadas um aumento alarmante do número de focos de transmissão, imagine-se o que deve estar ocorrendo em outros estados com situações sanitárias piores. A transmissão no Estado de São Paulo é mantida por *B. tenagophila* nos vales dos rios Paraíba e Tietê. Na bacia do Paranapanema, na fronteira com o Estado do Paraná,

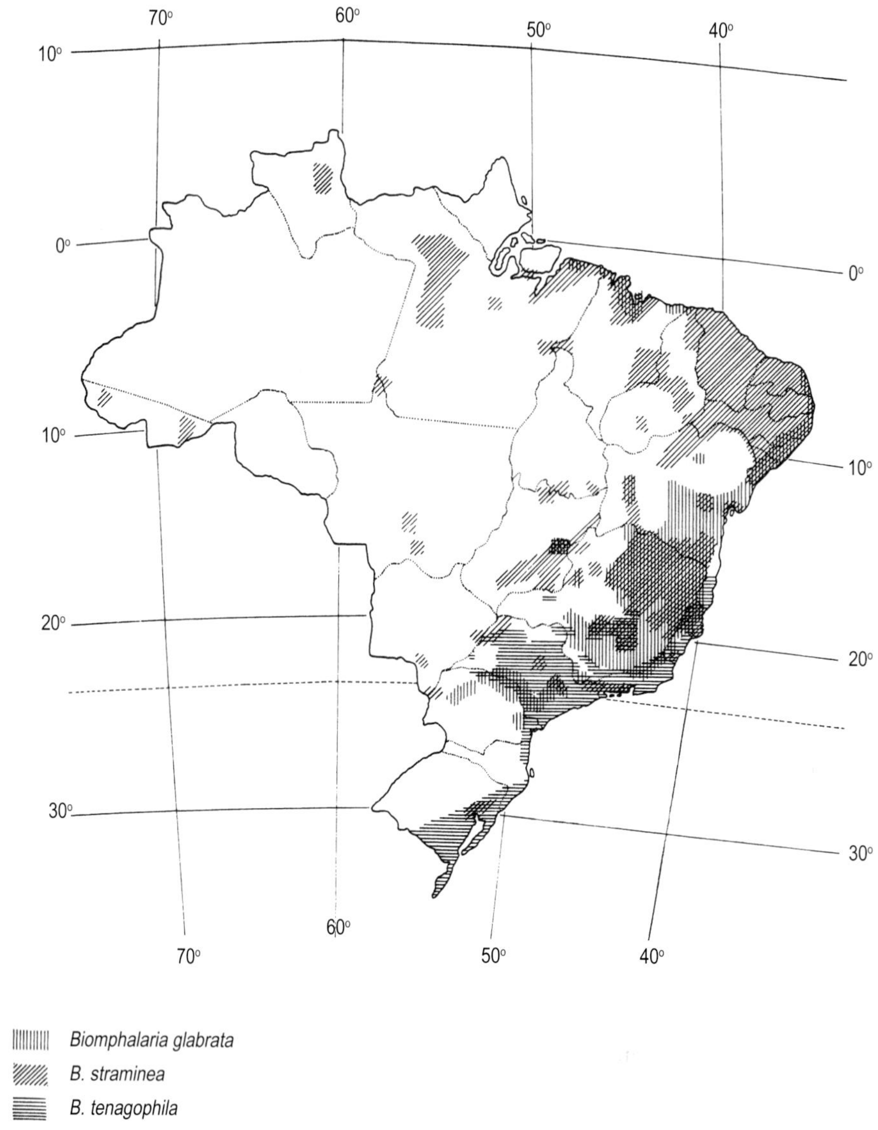

FIGURA 22.12. Distribuição geográfica das três espécies de *Biomphalaria*, com importância epidemiológica na esquistossomose. (Conforme Paraense L., 1990. Elaborada especialmente para este livro.)

bem como no vale do Guaíba, no RS, a transmissão se processa por intermédio da *B. glabrata*.

Os fatores mais importantes relacionados ao problema da expansão da doença são migrações internas, presença de caramujos potencialmente transmissores, ausência de infraestrutura sanitária adequada na maioria do território nacional, educação sanitária precária ou inexistente e disseminação de espécies de *Biomphalaria* suscetíveis.

A população menos favorecida é a que tende a migrar à procura de melhores condições de vida, seja para a periferia de centros urbanos, onde a manutenção dos mesmos costumes sanitários (fossas desembocando nos córregos etc.) vai favorecer a implantação de novos focos de transmissão, seja para colonizar novas fronteiras agrícolas ou atividades de garimpo etc. Linhagens de *S. mansoni* desses pacientes poderão se adaptar aos caramujos locais; por outro lado essas mesmas populações migrantes poderão levar consigo os caramujos suscetíveis das regiões de origem (através de plantas aquáticas ornamentais, aquários, barcos etc.). Os caramujos transmissores podem ainda ser disseminados de diversas outras maneiras, tais como projetos de piscicultura e "pesque-pague" (com os caramujos ou desovas vindo com os alevinos para os piscicultores ou com os peixes adultos para locais onde se explora o sistema "pesque e pague"), e também por atividades de aquariofilia, comércio de plantas aquáticas etc. Finalmente, vale acrescentar que já foram encontradas desovas de *Biomphalaria* na parte inferior das patas de aves migratórias, principalmente anseriformes (patos, marrecos etc.).

Fatores Ligados à População Humana

As modificações ambientais produzidas pela atividade humana têm papel fundamental na cadeia epidemiológica, favorecendo a proliferação dos moluscos (dispersando as espécies, criando novos hábitats como valas de irrigação ou poluindo com matéria orgânica as coleções aquáticas etc.) e, principalmente, promovendo a infecção deles através do nefasto sistema de descarga de instalações sanitárias nas coleções aquáticas peridomiciliares.

Idade

Vários estudos mostram que as faixas etárias mais jovens são as que apresentam a maior prevalência e as cargas parasitárias mais altas. Os fatores que explicariam este fato seriam relacionados ao sistema imunológico, sistema endócrino (hormônios sexuais) e aspectos comportamentais. Por este motivo, as faixas etárias abaixo de 20 anos e acima de 5 refletem bem o perfil da doença na comunidade e servem para avaliar o efeito de medidas profiláticas. Quando ocorre carência de medicamentos para se tratar toda a população infectada, deve-se dar preferência ao tratamento dos jovens.

Sexo e Etnia

As diferenças de prevalência e carga parasitária entre sexos estão mais relacionadas a problemas comportamentais do que propriamente imunológicos.

Quanto à etnia, existem evidências sobre uma menor incidência de formas graves em negros.

Atividades Recreativas e Profissionais

O clima tropical exerce irresistível atração nas faixas etárias mais jovens para práticas recreativas em águas naturais. Assim, fica difícil coibir o contato com coleções aquáticas naturais em épocas de forte calor. As atividades profissionais muitas vezes obrigam o trabalhador a ter contato prolongado com águas contaminadas (lavadeiras, trabalhadores em horticulturas, rizicultores, trabalhadores de canaviais irrigados por canais etc.).

Imunidade Protetora em Populações

Como já foi comentado, os indivíduos de área endêmica que mostram principalmente o balanço positivo de IgE em relação ao IgG4 apresentam resistência maior às reinfecções. É importante considerar que a resistência é devida mais ao balanço positivo de IgE em relação ao IgG4 do que aos níveis absolutos destes dois isótipos de imunoglobulinas. Também se deve levar em consideração os indivíduos de área endêmica que apresentam comportamento de contato com águas com cercárias e sistematicamente apresentam exames de fezes negativos. Nestes indivíduos, verifica-se o balanço positivo de IgE em relação ao IgG4, produção de gama interferon e anticorpos antiparamiosina de *S. mansoni*.

Vacinação

A Organização Mundial de Saúde selecionou, no final do século passado, seis antígenos como possíveis candidatos para o desenvolvimento de uma vacina a ser empregada na esquistossomose humana: glutationa-S-transferase (GST 28 quilodáltons), paramiosina (97 quilodáltons), IrV5a (65 quilodáltons), triose fosfatase isomerase (TPI – peptídeo sintético MAP_4 de 28 quilodáltons), Sm 23 (23 quilodáltons) e Sm 14 (14 quilodáltons).

Esses antígenos são representados por duas enzimas, dois antígenos de tecido muscular e dois de proteínas de superfície do parasito. Infelizmente, testes conduzidos por outros grupos independentes em modelo animal não conseguiram reproduzir as taxas de proteção obtidas anteriormente pelos autores originais e nenhum desses antígenos atingiu o nível de proteção de 40% (em relação ao total de vermes recuperados nos grupos não imunizados).

Novos esquemas de imunização, com o uso de adjuvantes que poderiam ser usados no homem, estão sendo testados, e também estão sendo realizados ensaios com peptídeos constituintes de proteínas do parasito. Ainda não há uma vacina eficaz disponível, apesar dos vários estudos.

Tratamento

O tratamento quimioterápico da esquistossomose através das drogas mais modernas, oxamniquina e praziquantel, deve ser preconizado para a maioria dos pacientes com presença de ovos viáveis nas fezes ou na mucosa retal.

Deve-se considerar que a esquistossomose mansoni é uma doença resultante da reação inflamatória dos ovos nos tecidos e que, diariamente, cada casal de *S. mansoni* pode levar à formação de cerca de 200 granulomas. Assim, a esquistossomose apresenta efeito acumulativo de lesões, o que pode resultar, ao longo do tempo, no aparecimento de formas graves da doença. Por outro lado, mesmo nos indivíduos com cargas parasitárias baixas podem ocorrer complicações, como a presença de ovos na medula espinhal levando à paraplegia e também, devido a características peculiares do sistema imunológico individual, pode ocorrer deposição de imunocomplexos na membrana basal glomerular gerando reação inflamatória com graves consequências renais.

Em casos de indivíduos com alterações neurológicas, mulheres grávidas, doenças cardíacas graves e hepatite, deve-se estudar criteriosamente o uso de ambas as drogas.

A suposição de que os vermes mortos por quimioterapia, quando levados pela circulação porta, causariam lesões apreciáveis no fígado está descartada e, hoje em dia, não é mais considerada relevante. O tratamento quimioterápico demonstrou, em vários estudos epidemiológicos, que pode prevenir as formas graves da doença e a faixa etária mais favorecida pelo tratamento seria a de jovens até 20 anos.

Uma droga que foi muito usada no país, tanto na clínica quanto em campanhas de controle da doença, foi a oxamniquina, que apresenta baixa toxicidade e é administrada em dose oral única em adultos (15 mg/kg) e em crianças dividida em duas doses diárias orais de 10 mg/kg após as refeições.

A oxamniquina pertence ao grupo químico aminoalquiltolueno e seu mecanismo de ação se baseia noefeito anticolinérgico, o qual aumenta a motilidade do parasito, como também na inibição de síntese de ácidos nucleicos. Nas cepas já descritas como resistentes à droga esse efeito de inibição da síntese protéica de ácidos nucleicos é reversível, enquanto nas linhagens suscetíveis esta alteração é irreversível.

Os efeitos colaterais mais evidentes são alucinações e tonteiras, excitação e até mesmo mudanças de comportamento, que só permanecem num período de 6 a 8 horas após a administração. Deve-se, assim, tratar com muito critério ou mesmo trocar de droga em pacientes com manifestações neuropsíquicas.

Trabalhos recentes mostram que, no esquema terapêutico descrito, ocorre falha na cura parasitológica em apreciável número de pacientes tratados (cerca de 45%). Nessa posologia há uma diminuição da população de vermes, de tal maneira que fica difícil de ser detectada por vários exames de fezes. A infecção nesses casos só pode ser detectada pela biópsia retal. Novos esquemas terapêuticos devem ser pensados com doses maiores de oxamniquina. Por outro lado, como a droga atua nas formas evolutivas da pele e dos pulmões, os indivíduos tratados com 50 mg/kg nos primeiros dias após forte suspeita de infecção se curaram, enquanto os parceiros que participaram do mesmo processo de infecção apresentaram a doença muitas vezes de forma grave. É importante considerar que, apesar das dificuldades do diagnóstico preciso nesta etapa, se houver uma suspeita bem fundamentada de infecção por cercárias, vale a pena o tratamento na primeira semana após o contato, pois a cura nesta fase evita a postura dos ovos, elementos fundamentais da patogenia.

O tratamento em larga escala com a oxamniquina foi feito em extensas áreas do país pelo Ministério da Saúde, originalmente PECE (Programa Especial de Controle da Esquistossomose) e atualmente PCE (Programa de Controle da Esquistossomose), atingindo milhões de pessoas, e a cura e/ou a diminuição acentuada da carga parasitária resultaram em baixa significativa da prevalência e do número de casos graves da doença (formas hepatoesplênicas). No gênero *Schistosoma,* a oxamniquina tem ação específica contra o *S. mansoni.*

O praziquantel, a droga atualmente de escolha para tratamento tanto na clínica quanto em campanhas de controle da esquistossomose, atua contra todas as espécies do gênero *Schistosoma* que infectam o homem. Pertence ao grupo químico isoquinolino-pirazino, estrutura química que dificulta a ocorrência de resistência cruzada com a oxamniquina. O esquema terapêutico recomendado pelo Ministério da Saúde do Brasil seria 60 mg/kg para crianças e 50 mg para adultos, dose oral e única. É muito importante que a droga seja administrada logo após uma refeição (almoço, lanche etc.) para que seja obtida melhor eficácia. Os efeitos colaterais são pouco intensos e passageiros, e dor abdominal, cefaleia e sonolência são as mais importantes. O praziquantel atua com pouca eficácia também nas formas jovens do parasito. Apresenta ainda forte dependência com a resposta imune específica no processo de eliminação dos vermes. A droga atua principalmente lesando o tegumento do parasito, expondo assim antígenos-alvos da resposta imune. Mostrou-se também que o conteúdo de glutationa (importante no processo de desintoxicação entre outras funções) é altamente reduzido pela ação da droga. Também foi demonstrado que a droga atua inibindo o sistema excretor do parasito e nos canais de Ca^{++}, causando contração muscular.

O esquema terapêutico mencionado anteriormente leva à cura de cerca de 90% dos pacientes tratados e avaliados pela biópsia retal e pelo exame de fezes. Este medicamento foi, a princípio, utilizado no Brasil para tratamento de cestódeos. Hoje em dia, o Ministério da Saúde (Farmanguinhos – Fiocruz) produz a droga com um custo significativamente reduzido para uso em Saúde Pública.

Profilaxia

A esquistossomose mansoni tem no homem seu principal hospedeiro definitivo e as modificações ambientais produzidas pela atividade humana favorecem a proliferação dos caramujos transmissores. As condições inadequadas de saneamento básico são o principal fator responsável pela presença de focos de transmissão. É uma doença tipicamente condicionada pelo padrão socioeconômico precário que atinge a maioria da população brasileira. A presença de caramujos transmissores ou potencialmente transmissores, em uma vasta área do território nacional ligada às intensas migrações das populações carentes das áreas endêmicas à procura de empregos ou melhoria de condições de vida, aponta fortemente para formação de novos focos de transmissão. Esta situação resultaria na ampliação da já extensa área onde a doença se instalou. Essas considerações só permitem a inferência de que o controle e, quiçá, a erradicação da doença no Brasil, se situam, infelizmente, em futuro remoto.

Apesar desta situação, é importante salientar que cada foco de transmissão tem características próprias e que a estratégia de controle tem que levar em conta essas peculiaridades. Assim, em pequenos focos, restritos às vezes a uma única coleção aquática, o aterro ou a canalização deste criadouro pode resultar na extinção do foco. As medidas profiláticas gerais são:

Tratamento da População

Vários trabalhos epidemiológicos mostram que o tratamento em larga escala (todos os casos positivos detectados) ou seletivo (faixas etárias mais jovens) resultaram na redução significativa das formas hepatoesplênicas. No Brasil, o programa governamental que se propôs a controlar a doença, principalmente através da quimioterapia em larga escala (oxamniquina e praziquantel), mostrou que, após o tratamento de mais de 3 milhões de indivíduos das áreas endêmicas do Nordeste, ocorreu uma acentuada redução da prevalência e morbidade da doença nesta região. Entretanto, os trabalhos epidemiológicos mostram que após a suspensão do tratamento ocorre, em poucos anos, a volta dos índices de prevalência anteriores.

Saneamento Básico

É, sem dúvida, a medida que resulta em benefícios duradouros para a comunidade. É imprescindível ressaltar que o saneamento básico com construção de rede de esgotos e tratamento de água não vai evitar somente a transmissão da esquistossomose, mas de todas as outras doenças de veiculação hídrica decorrentes de poluição fecal, como salmoneloses, hepatites, giardíase, amebíase etc. Pela abrangência sanitária desta medida profilática e pela perenidade de seus efeitos, o argumento de custo elevado se torna pífio, pois o retorno em qualidade de vida da população torna este custo muito baixo. A Constituição garante o direito a condições adequadas de saúde para o cidadão, e isto só pode ser alcançado com o saneamento básico.

Combate aos Caramujos Transmissores (Capítulo 23)

Estudos recentes indicam que a introdução de linhagens resistentes de *B. tenagophila* em áreas onde a transmissão se processa por esta espécie tem propiciado a redução na transmissão do parasito.

Em um estudo piloto no município de Bananal, Estado de São Paulo, a introdução da linguagem de *B. tenagophila* Taim (resistente ao *S. mansoni*), criada em larga escala no município, levou a cruzamentos com a linhagem suscetível local. Após 15 meses da introdução a suscetibilidade dos descendentes das duas linhagens mostravam uma taxa de suscetibilidade de somente 2,1%, quando exposta a miracídios de *S. mansoni*, enquanto as taxas de infecção da população local foi de cerca de 30%. Este resultado apresenta perspectivas do uso desta linhagem resistente para o controle da transmissão da esquistossomose em áreas com transmissão por espécies suscetíveis de *B. tenagophila*, considerando que o caráter da resistência é dominante.

Produtos Cercaricidas de Uso Tópico

Existem substâncias que, aplicadas na pele, impedem a penetração cercariana. O uso de tais produtos jamais poderia ser preconizado para uso rotineiro. Só se justificaria o uso desses produtos em ocasiões especiais, como em operários que fazem limpeza em canais com caramujos positivos, campanhas militares etc. Por outro lado, esse conceito de uso tópico tem que ser revisto, pois essas substâncias podem ser absorvidas pela pele e causar efeitos tóxicos.

Conclusões Gerais

Em resumo, apesar da complexidade do problema de controle da doença no país, é bom enfatizar que cada foco de transmissão apresenta características próprias e que algumas medidas profiláticas específicas podem ser adotadas visando minorar o problema. Deve-se ainda ressaltar que, no contexto geral, o saneamento básico, educação sanitária e tratamento dos doentes são as medidas que, no momento, apresentam melhor eficácia no controle da transmissão e da morbidade da doença.

23

Moluscos Transmissores do *Schistosoma mansoni* no Brasil

Fernando Schemelzer de Moraes Bezerra
Monica Ammon Fernandez
Silvana Carvalho Thiengo

Introdução

As parasitoses transmitidas por agentes etiológicos que exigem a participação de hospedeiros intermediários, como é o caso da esquistossomose mansoni, faz com que diversos aspectos como desenvolvimento, crescimento, alterações imunológicas, bioquímicas, citológicas etc. ocorridas nesses hospedeiros tenham importância na elaboração de estratégias usadas para combate e controle desses moluscos, pois interferem na cadeia de transmissão da parasitose. A compatibilidade parasitária entre os moluscos transmissores da esquistossomose e o parasito *Schistosoma mansoni* Sambon, 1907 é um reflexo da suscetibilidade do caramujo e da infectividade do trematódeo, resultantes de um longo processo de coevolução parasito-hospedeiro.

Quanto à antiguidade e a origem desses moluscos, cabe citar a síntese do Dr. W. Lobato Paraense: "Os registros geológicos mais antigos para os moluscos da família Planorbidae comprovam sua presença na Europa e nos EUA desde o período Jurássico, há cerca de 160 milhões de anos. Como as conchas do Jurássico não apresentam diferenças notáveis em comparação com a de períodos geológicos ulteriores, ou da fauna moderna, é óbvio que a família deve ter existido em períodos geológicos mais antigos, pelo menos desde o Triássico, há 200 milhões de anos, quando apenas despontavam os dinossauros, e 40 milhões de anos antes de aparecerem os primeiros traços de mamíferos. Desde então extinguiram-se os dinossauros e inúmeras famílias de animais e vegetais, enquanto os planorbídeos sobrevivem até hoje, ocupando as águas continentais de todo o planeta entre as latitudes 70 N e 40 S. Durante esses 200 milhões de anos resistiram às mais drásticas alterações ambientais, acumulando uma experiência evolucionária geradora de vasto repertório de estratégias de sobrevivência, que incluem as capacidades de autofecundação, estivação, hibernação, diapausa, enterramento no solo e altíssima prolificidade".

Classificação

Os caramujos transmissores da esquistossomose mansoni no Brasil pertencem ao:

- **Filo Mollusca** (*mollis* = mole): animais de corpo mole, revestidos por um tecido especial, o manto (que produz a concha), cabeça anterior, com saco bucal e rádula, pé ventral e corpo geralmente protegido por uma concha calcária.
- **Classe Gastropoda** (*gaster* = ventre + *podos* = pé): possuem superfície ventral lisa e achatada, em forma de sola, a qual adere ao substrato, permitindo a locomoção do animal por deslizamento.
- **Subclasse Pulmonata**: possuem saco pulmonar com uma abertura contrátil, o pneumóstoma; são hermafroditas e, geralmente, ovíparos.
- **Ordem Basommomatophora** (*basis* = base + *ommatos* = olho + *pherein* = portar): possuem os olhos na base dos tentáculos.
- **Família Planorbidae**: a maioria das espécies apresenta concha plano-espiral, ou seja, crescimento dos giros ou voltas em espiral plana em torno de um único eixo, a columela ou eixo columelar;
- **Gênero *Biomphalaria*** (*bis* = dois + *omphalos* = umbigo): concha discoidal com crescimento formando um aprofundamento do giro central em ambos os lados, que lembra um umbigo.

Até o presente, foram identificadas 11 espécies e uma subespécie pertencentes ao gênero *Biomphalaria*: *Biomphalaria glabrata* (Say, 1818), *Biomphalaria tenagophila* (d'Orbigny, 1835), *Biomphalaria straminea* (Dunker, 1848), *Biomphalaria amazonica* Paraense, 1966, *Biomphalaria peregrina* (d'Orbigny, 1835), *Biomphalaria cousini* Paraense, 1966, *Biomphalaria intermedia* (Paraense e Deslandes, 1962), *Biomphalaria kuhniana* (Clessin, 1883), *Biomphalaria schrammi* (Crosse, 1864), *Biomphalaria*

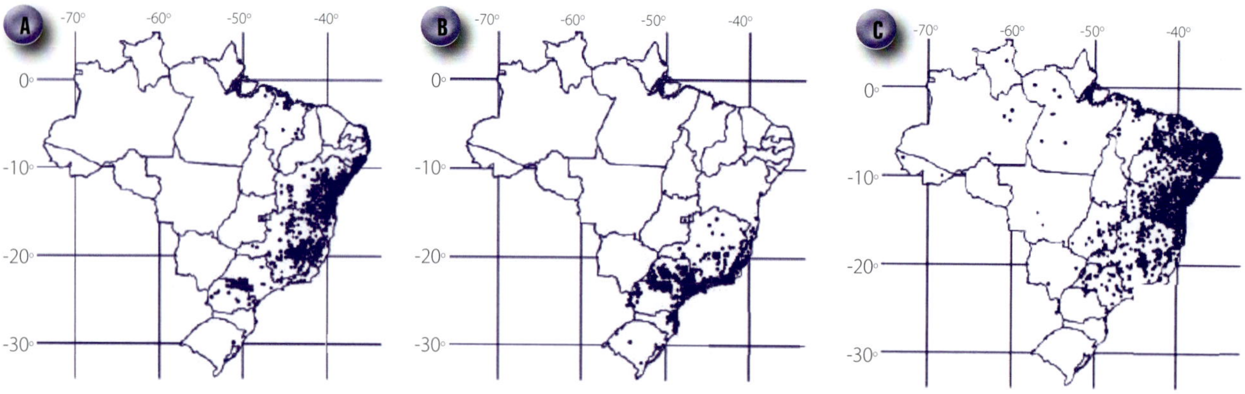

FIGURA 23.1. Distribuição geográfica de *B. glabrata* em **(A)**; *B. tenagophila* em **(B)**; e *B. straminea* em **(C)** no Brasil. (Segundo Carvalho e Caldeira, 2004.)

oligoza Paraense, 1975, *Biomphalaria occidentalis* Paraense, 1981 e *Biomphalaria tenagophila guaibensis* Paraense, 1984. Destas, apenas as três primeiras foram encontradas eliminando cercárias na natureza, sendo, portanto, transmissoras da esquistossomose mansoni nas Américas (Figura 23.1). *Biomphalaria amazonica, B. peregrina* e *B. cousini* são consideradas hospedeiras potenciais do trematódeo *S. mansoni*, pois eliminaram cercárias após terem sido expostas à infecção experimental em laboratório. É importante destacar que essas espécies nunca foram encontradas com infecção natural (Capítulo 58 – Exame de Vetores).

Identificação

A identificação específica nunca deve ser realizada com base apenas na análise das conchas, mas sim em conjunto com a análise da morfologia interna, principalmente dos órgãos reprodutores masculinos e femininos (Figuras 23.2 a 23.6). Nos últimos anos, estudos moleculares mostraram-se eficazes em identificar as espécies, utilizando principalmente as seguintes técnicas:

- *PCR-RFLP* (reação em cadeia da polimerase e análise de polimorfismos de tamanho de fragmentos de restrição), a qual se baseia na amplificação de uma região de interesse do DNA e na posterior digestão deste produto com enzimas de restrição, que cortam sítios específicos e geram fragmentos de tamanhos diferentes. A DdeI foi a enzima que gerou melhores perfis na diferenciação das espécies brasileiras do gênero *Biomphalaria*. Os perfis obtidos com essa enzima para as espécies e subespécie de *Biomphalaria* que ocorrem no Brasil estão representados na Figura 23.7;
- *Multiplex-PCR:* na qual múltiplos pares de *primers* são utilizados em uma mesma PCR, fazendo com que diferentes regiões sejam amplificadas simultaneamente, gerando *amplicons* de tamanhos diferentes que permitem também a diferenciação das espécies;
- *Sequenciamento genético:* sequenciamento das regiões ITS1 e ITS2 (regiões espaçadoras internas), 18s e COI (citocromo oxidase I) da sequência de DNA. Já para a detecção de infecção por formas larvais de *S. mansoni* intramolusco uma das técnicas utilizadas é a LAMP (*loop-mediated isothermal amplification*).

Biologia

As espécies do gênero *Biomphalaria* apresentam concha discoidal de tamanho variado, alcançando até cerca de 40 mm de diâmetro, dependendo da espécie; hemolinfa vermelha devido à presença de hemoglobina e tubo renal em J. Possuem sistemas respiratório, circulatório, digestivo, excretor, nervoso e sistema genital masculino e feminino (Figuras 23.2 e 23.3).

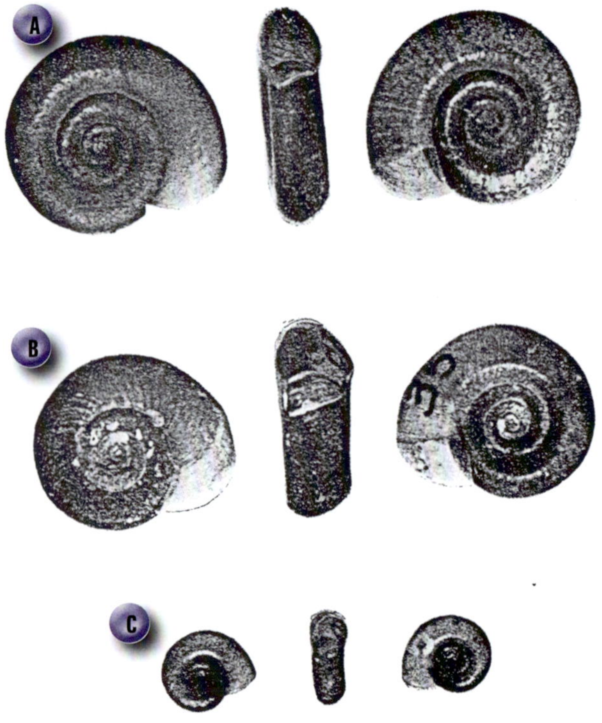

FIGURA 23.2. Conchas de *B. glabrata* **(A)**; *B. tenagophila* **(B)** e *B. straminea* **(C)** (x2). (Segundo Paraense, 1970.)

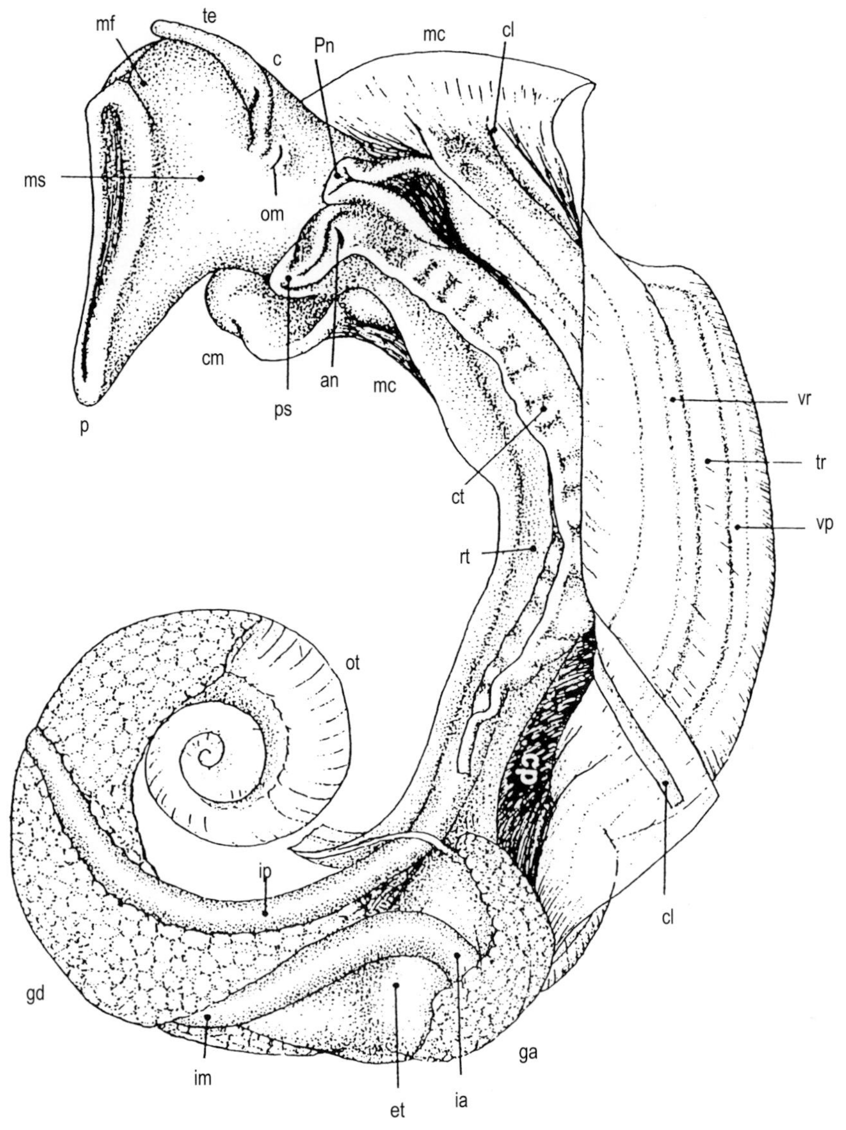

FIGURA 23.3. Animal de *Biomphalaria* visto do lado esquerdo, com o manto parcialmente levantado. an: ânus; c: cabeça; cl: crista dorsolateral; cm: colar do manto; cp: cavidade pulmonar; ct: crista retal; et: estômago; ga: glândula de albúmen; gd: glândula digestiva; ia: intestino anterior; im: intestino médio; ip: intestino posterior; mc: músculo columelar; mf: mufla; ms: massa cefalopodal; om: orifício genital masculino; ot: ovotestis; p: pé; pn: pneumóstoma; ps: pseudobrânquia; rt: reto; te: tentáculo; tr: tubo renal; vp: veia pulmonar; vr: veia renal; mc: musculo columelar; e cl: crista. (Segundo Paraense, 1975.)

O hábitat de preferência da *Biomphalaria* para colonização é de microflora rica, bastante matéria orgânica, boa insolação, temperatura média da água entre 20° e 26°C, pH neutro tendendo a alcalino, salinidade abaixo de 3 por 1.000, pouca turbidez e velocidade da água inferior a 30 cm/s, com leito raso, lodoso ou rochoso e vegetação enraizada mais próxima das margens.

São animais raspadores e a alimentação é a base de folhas e outros órgãos de plantas aquáticas, algas, bactérias, lodo, excrementos de outros animais etc.

Embora sejam hermafroditas, podendo realizar a autofecundação, estes caramujos têm preferência pela reprodução cruzada. A reprodução é um dos principais fatores responsáveis pela grande capacidade para a colonização dos hábitats, uma vez que em menos de 30 dias atingem a maturidade sexual, iniciando a oviposição. Estudos realizados por W. L. Paraense demonstraram que um único exemplar de *B. glabrata* é capaz de produzir, em 90 dias, três gerações de embriões viáveis, totalizando 10 milhões de descendentes.

As posturas são realizadas quase diariamente, em geral à noite, e as desovas (ou seja, ovos contidos em massas gelatinosas) são depositadas em qualquer estrutura sólida submersa, como plantas, paredes, pedras, madeira, concha de outros moluscos e até mesmo vasilhames de plástico e pedaços de isopor encontrados em coleções aquáticas poluídas. A eclosão dos novos caramujos ocorre, aproximadamente, 7 dias após a postura. O tamanho do molusco tem relação com a densidade populacional e as condições das águas. Em águas correntes o tamanho médio é menor que em águas paradas, onde se concentra mais alimento.

Descrição das Espécies Transmissoras Naturais da Esquistossomose mansoni

Biomphalaria glabrata (Say, 1818)

Principal espécie hospedeira do *S. mansoni* por ser altamente suscetível ao trematódeo, sendo o mais eficiente transmissor da esquistossomose nas Américas, com taxas de infecção natural de até 80%. Há relatos de que um único exemplar pode eliminar até 18 mil cercárias por dia.

Os exemplares adultos possuem concha entre 20 e 40 mm de diâmetro, 5 e 8 mm de largura e cerca de 6-7 giros; com paredes laterais dos giros arredondadas. Sua principal característica diagnóstica é a presença de uma crista pigmentada sobre o tubo renal no manto, sendo que nos indivíduos jovens somente se observa uma linha pigmentada, sobre a qual se desenvolverá a crista renal; em seu sistema reprodutor há uma bolsa vaginal bem definida (Figura. 23.4).

Encontrada em uma faixa contínua em todos os estados brasileiros situados entre o Rio Grande do Norte e o Paraná; possui registro de ocorrências em algumas localidades do Pará, Maranhão, Piauí e Rio Grande do Sul.

Biomphalaria tenagophila (d'Orbigny, 1835)

A concha do exemplar adulto varia entre 15 e 35 mm de diâmetro, 11 mm de largura e cerca de 7-8 giros carenados, ou seja, uma quilha, em ambos os lados da concha, sendo mais acentuada no lado esquerdo. Sua anatomia é quase idêntica à de *B. glabrata*, diferindo pela ausência da crista e linha renal no manto, presentes em *B. glabrata* (Figura. 23.5).

Sua distribuição está mais restrita ao sul do país, abrangendo o sul da Bahia, Espírito Santo, Minas Gerais, Rio de Janeiro, Paraná, Rio Grande do Sul, Santa Catarina, São Paulo, além de algumas localidades no Distrito Federal e Goiás. O encontro dessa espécie naturalmente infectada por *S. mansoni* no Vale do Paraíba, no estado de São Paulo, permitiu caracterizar variações nas cepas do parasito em relação à linhagem do hospedeiro intermediário, ou seja, adaptações fisiológicas na compatibilidade molusco-trematódeo digenético. Geralmente, as taxas de infecção são baixas, mas há exceções como, por exemplo, *B. tenagophila* de Cabo Frio, RJ, (onde não existe transmissão da esquistossomose), chega a ser 100% suscetível à cepa SJ de *S. mansoni* oriunda de *B. tenagophila* do Vale do Paraíba, SP.

Biomphalaria straminea (Dunker, 1848)

É a menor das três espécies transmissoras naturais de *S. mansoni* e ocorre em quase todas as bacias hidrográficas do Brasil, em coleções hídricas permanentes ou temporárias, sendo, dentre as espécies transmissoras de *S. mansoni*, a mais bem adaptada ao clima seco do Nordeste. Os exemplares adultos possuem entre 10 e 16 mm de diâmetro, com 3 a 4 mm de largura e cerca de 5 giros arredondados. O principal caráter diagnóstico é a presença de uma série de ondulações transversais (enrugamento vaginal) nas paredes dorsal e esquerda da vagina (Figura 23.6). Não possui crista renal e estudos microanatômicos revelaram a ocorrência de três camadas musculares na bainha do pênis. Diante da semelhança morfológica entre *B. straminea, B. kuhniana* e *B. intermedia*, W. L. Paraense propôs o agrupamento das três espécies no complexo *Biomphalaria straminea*, o que foi posteriormente confirmado por estudos moleculares.

Apesar de apresentar baixos índices de infecção natural, é a principal espécie responsável pela transmissão da esquistossomose no Nordeste do Brasil (Figura 23.9), onde geralmente ocorre em grandes densidades, e em alguns focos como Fordlândia, PA, e Padre Bernardo, GO. Possui uma notável dependência entre as linhagens geográficas do parasito e as cepas locais da espécie. Assim, só se conseguem infectar exemplares de *B. straminea* do Ceará com a cepa local de *S. mansoni.*

Fatores Ambientais que Afetam a Evolução do *S. mansoni* nos Moluscos Hospedeiros

Fatores ambientais têm mostrado influência sobre as formas larvais intramolusco de *S. mansoni*. Quando o molusco encontra-se em ambiente sujeito a secas sazonais ocorre o processo de diapausa ou anidrobiose e, simultaneamente, uma parada no desenvolvimento larval, caso esteja infectado por *S. mansoni*. O molusco consegue baixar seu metabolismo, reduzindo seu peso corpóreo de 1/6 a 1/7 do volume normal, e secreta uma camada espessa de muco, o epifragma, que veda a abertura da concha, de forma a evitar a perda de líquido. Em *B. glabrata*, fenômeno semelhante já foi registrado, com o encontro de exemplares com a massa corporal retraída e a presença de lamelas internas na concha, para evitar a desidratação do animal. Com o retorno das chuvas, ambos, caramujo e parasito, voltam a ter desenvolvimento normal, chegando à fase de eliminação de cercárias. Porém, naqueles caramujos nos quais a infecção na estação seca se encontra na fase de esporocisto secundário, ou de eliminação de cercárias, pode ocorrer autocura. Em ambos os casos, o índice de mortalidade é muito alto.

Fatores como temperatura, densidade populacional e radiação são também responsáveis por alterações comportamentais nos moluscos.

Sistema de Defesa dos Moluscos

A especificidade na relação entre parasito e hospedeiro intermediário sugere complexos mecanismos adaptativos. Nesse processo de interação trematoda-caramujo existe um componente de grande importância que é o sistema de defesa interno do molusco. Esse sistema é diferente do sistema imune de mamíferos porque faltam linfócitos, imunoglobulinas, sistema de complemento e respostas a antígenos específicos. Apesar da ausência desses elementos, ele é capaz de discriminar claramente entre o próprio

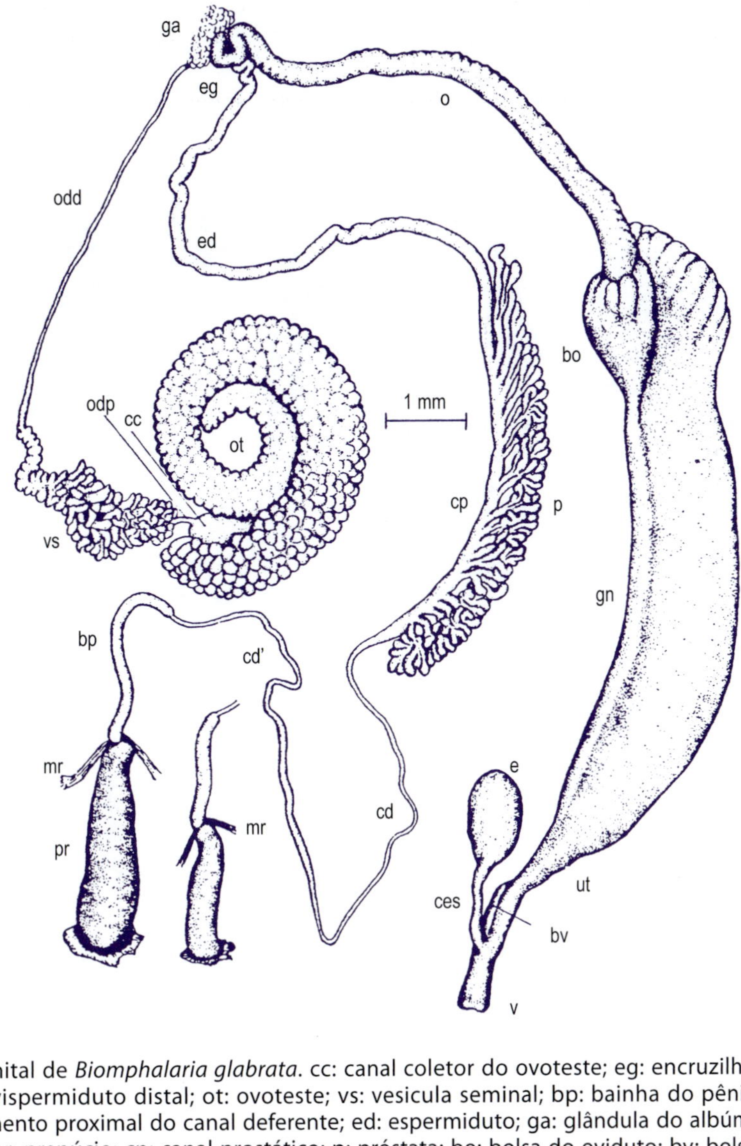

FIGURA 23.4. Sistema genital de *Biomphalaria glabrata*. cc: canal coletor do ovoteste; eg: encruzilhada genital; odp: ovispermiduto proximal; odd: ovispermiduto distal; ot: ovoteste; vs: vesicula seminal; bp: bainha do pênis; cd: segmento distal do canal deferente; cd': segmento proximal do canal deferente; ed: espermiduto; ga: glândula do albúmen; mr: músculo do complexo peniano (retrator); pr: prepúcio; cp: canal prostático; p: próstata; bo: bolsa do oviduto; bv: bolsa vaginal; e: espermateca; ces: canal da espermateca; gn: glândula nidamental; o: oviduto; v: vagina; ut: útero. (Segundo Paraense, 1975.)

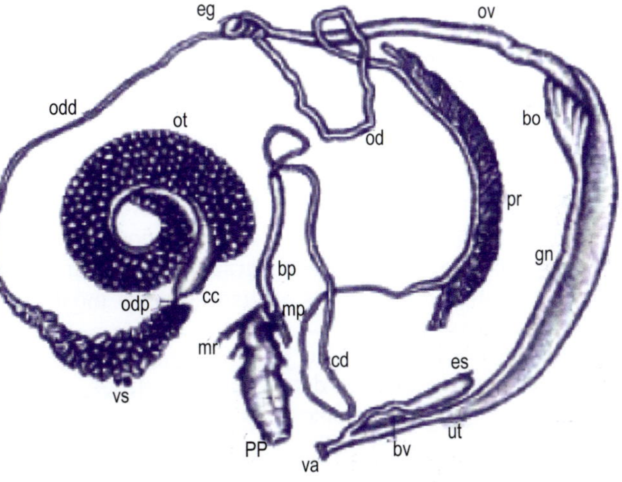

FIGURA 23.5. Sistema genital de *Biomphalaria tenagophila*. PP: prepúcio; od: oviduto; ov: ovário; va: vagina; es: espermateca; vs: vesícula seminal. (Segundo Paraense, 1975.)

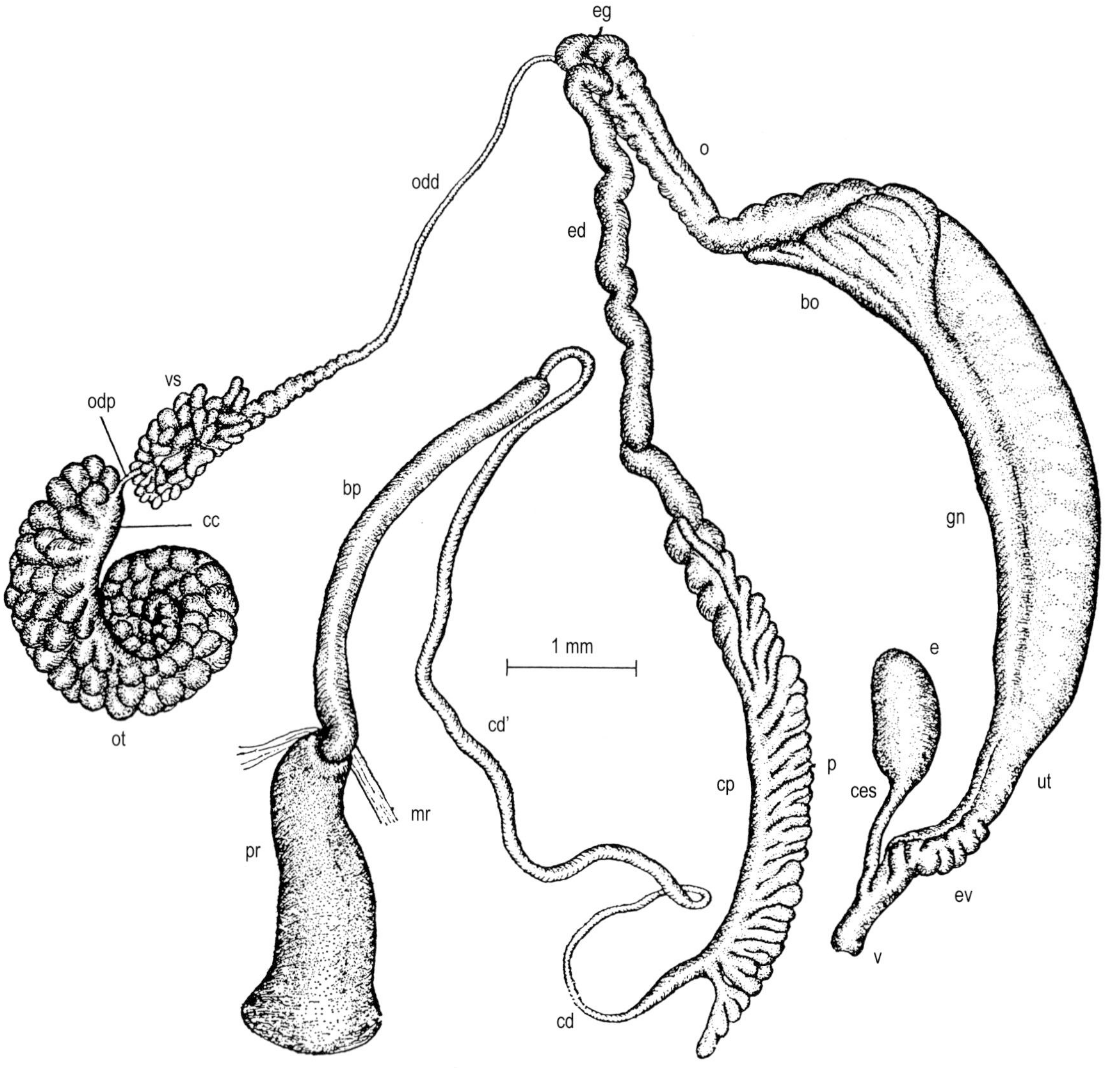

FIGURA 23.6. Sistema genital de *Biomphalaria straminea*. ev: enrugamento vaginal; bo: bolsa do oviduto; bp: bainha do pênis; cc: canal coletor do ovotestis; cd: segmento proximal do canal deferente; cd': segmento distal do canal deferente; ces: canal da espermateca; cp: canal prostático; e: espermateca; ed: espermiduto; eg: encruzilhada genital; gn: glândula nidamental; mr: músculo retrator complexo peniano; o: oviduto; odd: segmento distal do ovispermiduto; odp: segmento proximal do ovispermiduto; ot: ovotestis; p: próstata; pr: prepúcio; ut: útero; v: vagina; vs: vesícula seminal. (Segundo Paraense, 1970.)

e o não próprio e pode eliminar doses maciças de bactérias vivas injetadas. O sistema compreende elementos celulares e humorais que agem juntos na destruição do não próprio. A resposta celular é formada por quatro diferentes tipos de células. Três delas são as chamadas células fixas ou não circulantes, que são: células endoteliais bloqueadoras de antígenos, células reticulares e células do poro. As células bloqueadoras de antígenos presentes nos espaços hemolinfáticos impedem a disseminação de microrganismos e os apresentam às células fagocitárias móveis. As células reticulares estão presas aos tecidos por fibrilas extracelulares e têm uma alta capacidade de endocitar partículas de material não próprio. As células do poro estão diretamente ligadas às células reticulares e têm um papel seletivo na endocitose de proteínas.

O mais proeminente papel de defesa contra as larvas Digenea é desenvolvido por células móveis denominadas hemócitos. São encontrados circulando na hemolinfa e, por possuírem os caramujos sistema vascular aberto, os hemócitos se movem livremente para dentro e fora dos tecidos. Devido à sua alta mobilidade, desenvolvem uma vigilância contínua nos tecidos. Os hemócitos apresentam heterogeneidade morfológica e bioquímica. Alguns são denominados *round cells* ou hialinócitos e têm um núcleo grande para o tamanho do citoplasma, pouca estrutura lisossomal e mostram pouca tendência a expandir em vidro, formar pseudópodes ou fagocitar objetos. Outros são chamados granulócitos, têm relativamente mais citoplasma e lisossomos, formam pseudópodes e são ativos em fagocitose. Utilizando cepas suscetíveis e resistentes de caramujos *B. glabrata* e *B. tenagophila*, demonstrou-se não haver diferenças significativas no número de células fagocitárias, nem entre cepas da mesma espécie, nem mesmo entre espécies diferentes.

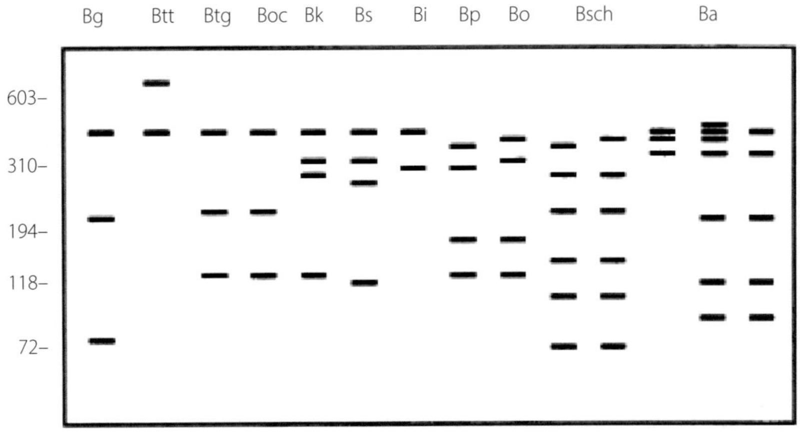

FIGURA 23.7. Representação esquemática dos padrões de restrição do ITS rDNA de 10 espécies brasileiras de *Biomphalaria* e uma subespécie, produzida com a enzima DdeI. A legenda mostra as abreviações de cada espécie. *B. glabrata* (Bg); *B.t. tenagophila* (Btt); *B.t. guaibensis* (Btg); *B. occidentalis* (Boc); *B. kunhiana* (Bk); *B. straminea* (Bs); *B. intermedia* (Bi); *B. peregrina* (Bp); *B. oligoza* (Bo); *B. schrammi* (Bsch) e *B. amazonica* (Ba). Marcadores de peso molecular são mostrados a esquerda do gel. (Vidigal e cols., 2000.)

A resposta humoral também ocorre nos caramujos de maneira diferente dos vertebrados. Em invertebrados, que não produzem imunoglobulinas, o reconhecimento é mediado por lectinas. As lectinas são proteínas com habilidade de se ligar a carboidratos de maneira específica e reversível. Estas lectinas são sintetizadas por hemócitos e estão presentes no plasma, onde imobilizam o objeto estranho por aglutinação. A presença de lectinas no plasma de *B. glabrata*, que têm receptores para carboidratos, que ocorrem também na superfície de esporocistos, sugere a base da interação entre hemócito-esporocisto de *S. mansoni* (Figura 23.8). Por outro lado, existe a ocorrência de açúcares idênticos nos hemócitos de ambas as cepas, suscetível e resistente, principalmente fucose, N-acetil-galactosamina, N-acetil-glucosamina, galactose, glucose e manose. A presença ou ausência de opsoninas solúveis na hemolinfa permite a interação hemócito-parasito e determina se uma cepa de *B. glabrata* é resistente ou não a uma dada cepa de *S. mansoni*.

Estudos sobre a atividade fagocitária dos hemócitos de moluscos indicam que os fatores plasmáticos não são universalmente requeridos, embora a eficácia do reconhecimento de partículas estranhas aumente na presença destes fatores. A presença de aglutininas (opsoninas) foi demonstrada no plasma de duas linhagens de *B. glabrata* resistentes que se ligavam a esporocistos fixos de *S. mansoni*, e essas aglutininas estavam ausentes em três linhagens de *B. glabrata* suscetíveis.

Antígenos de superfície do esporocisto de uma cepa de *S. mansoni*, de 27, 39, 40 e 70 kDa, reagiram com epítopos de hemócitos resistentes, enquanto somente um antígeno de superfície de 70 kDa foi reconhecido por epítopos de uma cepa suscetível de *B. glabrata*.

As citocinas, que têm variadas funções nos vertebrados, onde agem nos sistemas nervoso, endócrino e imunológico, parecem também estar presentes nos invertebrados. A IL-1, que nos vertebrados está presente em processos inflamatórios, na regulação de síntese de proteínas e diferenciação celular, nos moluscos, é produzida nos tecidos nervosos. Esta produção está relacionada com fatores como estimulação dos hemócitos, estimulação da proliferação celular, fagocitose e produção de O_2. Linhagens suscetíveis de *B. glabrata* têm significativamente menos sIL-1 (molécula tipo IL-1 dos vertebrados, produzida pelos moluscos) no seu plasma do que os de linhagens resistentes. Além disso, os caramujos resistentes mantêm quantidades significativamente mais altas de sIL-1, após exposição ao *S. mansoni*, do que os caramujos de linhagens suscetíveis.

A morte do esporocisto parece ocorrer por produção e liberação de peroxidase, superóxido e peróxido de hidrogênio, que foram encontrados dentro da cápsula formada quando do encapsulamento do parasito. Esses metabólitos são fatais para esporocistos de *S. mansoni,* quando incubados *in vitro*. A presença da peroxidase na morte do parasito sugere que ocorra uma citotoxicidade mediada por hemócito, um processo similar à citotoxicidade celular mediada anticorpo-dependente (ADCC), que ocorre nos mamíferos. Outro mecanismo que também causaria a morte do esporocisto seria de natureza mecânica. A pseudopodia agressiva dos hemócitos de caramujos resistentes pode destruir diretamente o tegumento do parasito, uma estrutura necessária para aquisição de nutrientes e manutenção do balanço osmótico.

Já está bem comprovado nas formas parasitárias do hospedeiro vertebrado que a presença de determinantes antigênicos semelhantes ao do hospedeiro na superfície do parasito levaria a um não reconhecimento pelo sistema de defesa do hospedeiro. As larvas de trematódeos também se utilizam de imunoevasão, como estratégia para fugir da ação do sistema de defesa intramolusco. Já foi demonstrado que a lesão da superfície dos esporocistos provavelmente promoveria a exposição de antígenos não próprios, resul-

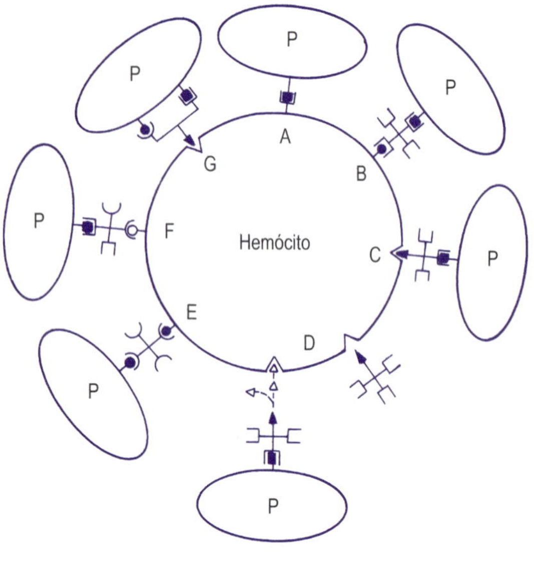

FIGURA 23.8. Modelo esquemático de reconhecimento por hemócitos de parasitos incompatíveis. P: Parasito; ≻ sítio de ligação de polipeptídeo; ⟵● polipeptídeo; molécula de reconhecimento; ■ cadeia carboidrato; ◄ região de ligação do receptor multivalente; ⊐ sítio de ligação do carboidrato; ≺ receptor específico para reconhecimento molecular.

tando em destruição de estruturas parasitárias por ação de enzimas de lisossomos dos hemócitos ativados.

Duas são as estratégias usadas pelos trematódeos para adquirir determinantes antigênicos do hospedeiro e, consequentemente, evadir-se da resposta: o disfarce ou mimetismo molecular, cujo princípio é a síntese, pelo parasito, de determinantes antigênicos semelhantes ao do hospedeiro e o mascaramento antigênico, no qual os esporocistos absorveriam em sua superfície antígenos do plasma do hospedeiro, como hemaglutininas e componentes plasmáticos solúveis.

Controle e Combate aos Caramujos Transmissores

Em 1976, quando existiam aproximadamente oito milhões de brasileiros esquistossomóticos, foi criado pelo Governo Federal o Programa Especial de Controle da Esquistossomose no Brasil (PECE), mais tarde denominado Programa de Controle da Esquistossomose (PCE). Este programa tinha como objetivo controlar a esquistossomose no país, mediante terapêutica específica complementada por atividade de educação sanitária em caráter intensivo e aplicação de medidas de controle dos planorbídeos trans-

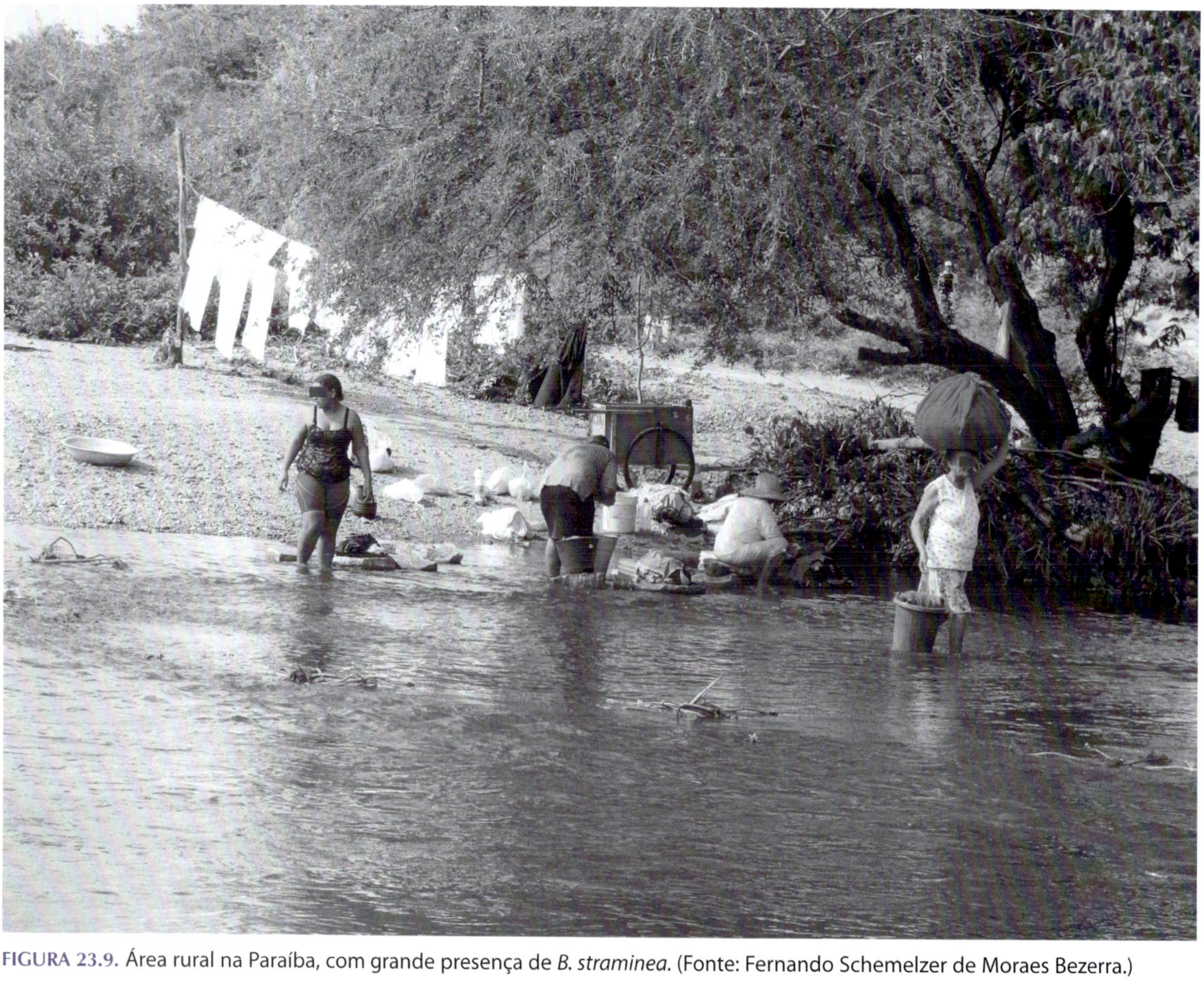

FIGURA 23.9. Área rural na Paraíba, com grande presença de *B. straminea*. (Fonte: Fernando Schemelzer de Moraes Bezerra.)

missores. Foi implementado em seis estados do Nordeste: Ceará, Rio Grande do Norte, Paraíba, Pernambuco, Alagoas e Sergipe. As medidas de combate aos moluscos tinham como meta eliminar a transmissão em focos isolados e evitar a expansão da endemia. Infelizmente, não houve muito sucesso no controle, pois os moluscos transmissores da esquistossomose apresentam uma extraordinária capacidade adaptativa às condições ambientais, como enterrar-se no fundo do criadouro por um certo tempo, ficando livres da ação dos moluscicidas e possibilitando, devido ao seu grande potencial biótico, o repovoamento do criadouro em poucos meses.

O combate aos moluscos ainda é um desafio, e uma boa síntese das formas de controle encontra-se no Manual de Vigilância e Controle de Moluscos de Importância Epidemiológica: Diretrizes Técnicas, publicado pelo Ministério da Saúde (MS), em 2008, cuja versão eletrônica encontra-se disponível na página do MS. Segue uma síntese das estratégias já utilizadas:

Moluscicidas de Origem Química

O uso de moluscicidas sem especificidade de ação contra *Biomphalaria* causa uma significativa alteração no ecossistema aquático. Mais de 7.000 produtos químicos já foram testados como moluscicidas. Entre eles estão: sulfato de cobre, Frescon, Gramaxone, hidróxido de cálcio etc. O mais usado até hoje é a niclosamida ou "Bayluscid". Embora seja inócuo para os animais de sangue quente nas concentrações recomendadas, é tóxico para inúmeros organismos aquáticos, como peixes, larvas de insetos, fitoplâncton etc.

Moluscicidas de Origem Vegetal

Produtos das mais variadas partes originárias de vegetais, como cascas, folhas, raízes, têm apresentado ação moluscicida como: Timbó (*Serjania* sp.), Cruapé (*Paulinia pinnata*), Tingui (*Stenolobium velutinum*), casca de caju, etc. Nenhum deles, entretanto, tem sido usado na prática.

A aplicação de moluscicidas, além de causar um verdadeiro desastre ecológico, é muito onerosa e trabalhosa para se usar como medida rotineira nas extensas áreas de transmissão da doença. O seu uso é justificado quando aplicado em pequenos focos ou como medida estratégica para baixar temporariamente a transmissão em campanhas profiláticas, de acordo com o Ministério da Saúde.

Modificação nos Criadouros

- Controle Físico

A remoção de plantas aquáticas das margens dos criadouros e o aumento da velocidade da corrente aquática podem dificultar a fixação dos moluscos. O aterro de pequenas coleções aquáticas e canalização de córregos vão, em alguns focos, resolver definitivamente o problema. A drenagem de alagadiços e brejos também pode auxiliar, diminuindo o número de criadouros. Entretanto, qualquer medida que altere o ambiente só deve ser realizada com a anuência dos órgãos ambientais competentes.

- Controle Biológico

Em face da legítima preocupação com a preservação ambiental, houve várias tentativas de se aplicar o controle biológico. Entretanto, deve-se ter muito cuidado e realizar estudos prévios, pois a literatura registra muitos insucessos e perdas irreversíveis da biodiversidade pelo mau uso desta modalidade de controle.

É preciso considerar o que já foi ressaltado em termos de adaptabilidade e capacidade biótica dos transmissores da esquistossomose. Muitos predadores e competidores funcionam muito bem, controlando ou mesmo erradicando populações de *Biomphalaria* em ambientes limitados nos laboratórios de pesquisa. Quando essa ação é levada a ambientes naturais, na maioria das vezes os resultados não se repetem devido a uma variação de fatores, como outras opções alimentares, presença de outros predadores e competidores etc. Na literatura, dezenas de espécies pertencentes a diversos grupos zoológicos já foram descritas como predadoras ou competidoras de *Biomphalaria*. Assim, como predadores naturais de *Biomphalaria* podemos citar algumas espécies de aves (patos, marrecos, gansos, gavião caracoleiro, pirulico – ave silvestre (*Ralidae*) da Baixada Maranhense que ingere mais de mil exemplares de *B. glabrata* por dia – etc.), peixes (tilápia, peixe-paraíso, apaiari etc.), insetos (larvas de odonata, larvas de mosca *Sciomizidae*, hemípteros aquáticos etc.), quelônios (cágado e tartaruga) e sanguessugas (gênero *Helobdela*). Moluscos competidores como *Pomacea* spp. e *Marisa cornuarietis* funcionam, às vezes, como predadores, ingerindo desovas e exemplares pequenos de *Biomphalaria*. Outros caramujos, além dos já citados, como o planorbídeo *Planorbella duryi*, e espécies de gastrópodes Thiaridae, já foram descritos como agentes de controle biológico de planorbídeos.

Outra estratégia já utilizada foi a substituição ou o deslocamento de espécies suscetíveis por outras espécies resistentes ou mesmo linhagens resistentes, substituindo linhagens suscetíveis da mesma espécie. No primeiro caso, *B. straminea* resistente apresentou resultados encorajadores no deslocamento de *B. glabrata* em trabalhos de campo. Em se tratando de linhagens resistentes substituindo linhagens suscetíveis, há estudos que vêm sendo realizados com sucesso com o uso de uma linhagem resistente de *B. tenagophila* do Taim, RS, em substituição aos exemplares transmissores da mesma espécie no município de Bananal, SP. Como o caráter resistente é dominante, os cruzamentos entre linhagens suscetíveis e resistentes resultam em descendentes mais resistentes à infecção.

Considerações Finais

A esquistossomose ainda constitui um sério problema de saúde pública no país e o consenso entre os especialistas, já há algum tempo, é que só será possível controlar essa doença e alcançar níveis aceitáveis através do uso conjunto de medidas multidisciplinares envolvendo o saneamento básico, a urbanização, métodos de diagnóstico mais eficientes, tratamento dos doentes, controle dos moluscos transmissores e educação em saúde voltada às populações das áreas endêmicas e focais. Destacamos a necessidade urgente do provimento de saneamento nas áreas rurais e periurbanas para toda a população, como talvez a estratégia mais importante de combate não somente à esquistossomose, mas também a outras parasitoses ligadas à falta de saneamento e à boa qualidade da água de consumo domiciliar, como a amebíases, giardíases, leptospiroses, entre outras.

Devemos ficar atentos com grandes projetos hídricos como a transposição do Rio São Francisco, Cinturão das Águas e outros que trazem águas de locais distantes para regiões do semiárido e que podem trazer também espécies diferentes de moluscos, formando novos focos de criadouros e, consequentemente, focos de transmissão de doenças. É importante enfatizar que em coleções hídricas naturais limpas, a presença de caramujos transmissores não infectados não causará nenhum mal às pessoas que se utilizam dessa água.

Os moluscos transmissores constituem, sem dúvida, um importante elo na cadeia de transmissão e seu controle deve, portanto, ser considerado e analisado em cada área endêmica ou focal, para que sejam utilizadas as medidas cabíveis visando à saúde da população e do ambiente.

24

Fasciola hepatica

Marcos Pezzi Guimarães

Introdução

A *Fasciola hepatica* Linnaeus, 1758 é um parasito de canais biliares de ovinos, bovinos, caprinos, suínos e vários mamíferos silvestres. É encontrada em quase todos os países do mundo, nas áreas úmidas, alagadiças ou sujeitas a inundações periódicas. A *F. hepatica* foi assinalada no Brasil, pela primeira vez em 1918 em bovinos e ovinos do Rio Grande do Sul. Atualmente já é encontrada em animais nos seguintes Estados: Santa Catarina, Paraná, São Paulo, Rio de Janeiro, Espírito Santo, Minas Gerais e Mato Grosso do Sul (na Bahia ocorreram casos humanos não autóctones). Esse verme pode, ocasionalmente, parasitar os humanos e, em nosso país, já foram assinalados inúmeros casos, sendo o primeiro deles, em 1958, no Mato Grosso. Posteriormente foram encontrados dois focos: um na região do Vale do Paraíba (São Paulo) e outro em Curitiba (Paraná); casos isolados também foram vistos em Ilhéus (Bahia). Todos os casos assinalados ocorreram em regiões onde a prevalência nos animais é bastante alta, variando de 10 até 74,7% de parasitismo. A fasciolose animal está em expansão no Brasil; depois de um longo período em que ficou restrita aos Estados do Sul, alcançou o Vale do Paraíba em São Paulo, expandiu para o Mato Grosso e está sendo identificada em várias regiões de Minas Gerais e Espírito Santo. Desse modo, se forem feitos levantamentos coproscópicos humanos sistemáticos, é provável que apareçam novos casos de fasciolose.

Fora do Brasil, têm sido relatados casos humanos na Argentina, no Chile, em Cuba, no México, em Porto Rico, em São Domingos, na Venezuela, no Uruguai, na França, na Inglaterra e em vários outros países. Também ocorre um grande surto da parasitose na região dos Andes, onde em algumas localidades da Bolívia a prevalência chega a 70% da população.

Entre os criadores de animais, esse helminto é popularmente conhecido como "baratinha do fígado".

Morfologia

O verme adulto tem aspecto foliáceo; mede cerca de 3 cm de comprimento por 1,5cm de largura e tem cor pardo-acinzentada. Apresenta uma ventosa oral (localizada na extremidade anterior), da qual segue uma faringe curta. Desta, partem ramos cecais muito ramificados (um de cada lado) até a extremidade posterior. Logo abaixo da ventosa oral é possível observar a ventosa ventral ou acetábulo. Junto a esta, nota-se a abertura do poro genital. Esse parasito é hermafrodita, com as seguintes características: aparelho genital feminino – um ovário (ramificado), oótipo, útero e glândulas vitelinas (essas são extremamente ramificadas, ocupando as bordas laterais até a extremidade posterior do parasito) – e aparelho genital masculino (dois testículos muito ramificados), canal eferente, canal deferente e bolsa do cirro e cirro (órgão copulador). O tegumento apresenta-se coberto por espinhos recorrentes disseminados na porção anterior do helminto (Figura 24.1).

Biologia

Hábitat

Normalmente, a *F. hepatica* é encontrada no interior da vesícula e dos canais biliares mais calibrosos de seus hospedeiros usuais; no homem, que não é o seu hospedeiro habitual, a *F. hepatica* pode ser encontrada nas vias biliares, como também no parênquima pulmonar e esporadicamente em outros locais.

Ciclo biológico

É do tipo heteroxênico, uma vez que necessita de hospedeiro intermediário, molusco da família Lymnaeidae Rafinesque, 1815 (*Galba*, *Lymnaea*, *Pseudosuccinea*) distribuídos mundialmente. No Brasil, a transmissão ocorre principalmente por meio das espécies *Lymnaea* (= *Psedosuccinea*) *columela* (Say, 1817) e *L.* (= *Galba*) *viatrix* d'Orbigny, 1835. Em Curitiba, essas espécies apresentaram (1987) os seguintes índices de infecção, respectivamente: 2,42% e 2,17%.

Os adultos põem ovos operculados que, com a bile, passam para o intestino, de onde são eliminados com as fezes. Os ovos possuem uma massa de células que, encon-

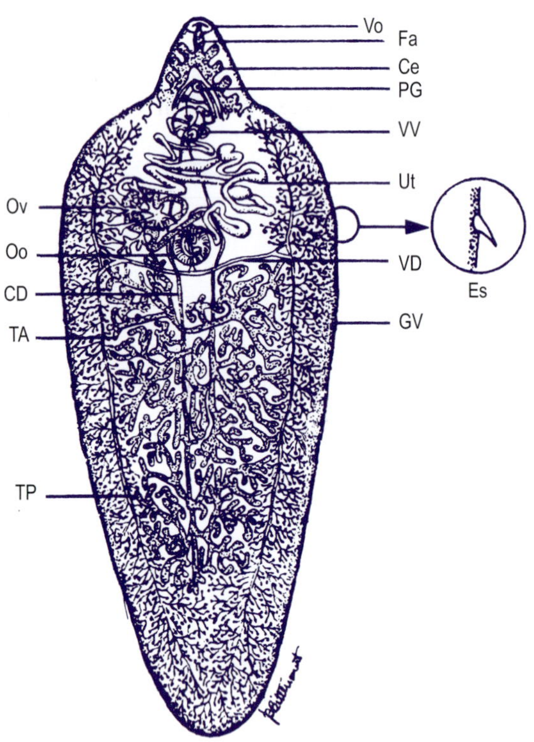

FIGURA 24.1 – *Fasciola hepatica*: representação esquemática de um exemplar aumentado três vezes. Vo: ventosa oral; Fa: faringe; Ce: ceco (sem o restante da representação); Pg: poro genital; VV: ventosa ventral; Vt: útero; VD: viteloduto; GV: glândulas vitelínicas; Ov: ovário; Oo: oótipo; Cd: canal deferente; TA: testículo anterior; TP: testículo posterior; Es: espinhos cuticulares (aumentados cerca de 1.000 vezes) que recobrem a cutícula do helminto.

trando condições favoráveis de temperatura (25° a 30°C), umidade e ausência de contaminação, dão origem a um miracídio.

Essa forma, ainda dentro do ovo, apresenta uma longevidade de até nove meses, quando permanece em ambiente não putrefeito e em presença de sombra e umidade. Em condições adversas morre rapidamente. O miracídio apenas sai do ovo quando entra em contato com a água e é estimulado pela luz solar. Nessas condições, o miracídio sai ativamente do ovo, levantando o opérculo e passando pelo orifício deixado. O muco produzido pelo molusco atrai o miracídio, que nada aleatoriamente na água. Assim, pode penetrar diversos moluscos aquáticos, porém somente completarão o ciclo os miracídios que alcançaram a *Lymnaea*. O molusco também sofre com a penetração dos miracídios; caso penetre um grande número, ele morrerá. Três a cinco miracídios por molusco é uma quantidade ideal para a produção de cercárias; caso não encontre o hospedeiro intermediário, morre em poucas horas. A vida média do miracídio é de seis horas. Penetrando o molusco certo, cada miracídio forma um esporocisto, que dá origem a várias (cinco a oito) rédias. Estas podem dar origem a rédias de segunda geração (quando as condições do meio são adversas) ou cercárias. Desde ao penetração do miracídio no caramujo até que inicie a liberação de cercárias decorrem 30 a 40 dias, à temperatura de 26°C (em temperaturas mais baixas o tempo alonga-se ou não se processa a evolução). Cada molusco libera diariamente uma média de seis a oito cercárias, durante cerca de três meses. Em observações recentes, verificou-se que cada miracídio é capaz de produzir cerca de 225 cercárias. A cercária mede 900 micra, com cauda não bifurcada. Logo que sai do caramujo, nada alguns minutos, adere a uma superfície (p. ex., folhas ou plantas ribeirinhas) ou então chega à superfície da água, em contato com oxigênio, perde a cauda; com a secreção das glândulas cistogênicas, encista-se aderida à vegetação ou indo para o fundo d'água, formando a metacercária (cercária encistada). O processo de encistamento decorre em um tempo de 15 minutos. Essa forma permanece infectante durante três meses, em temperatura de 25° a 30°C; em unidade adequada e em temperaturas baixas (5°C), permanece viável até um ano. O homem (ou animal) infecta-se ao beber água ou comer verdura (p. ex., agrião etc.) com metacercárias. Estas desencistam-se no intestino delgado, perfuram a parede do mesmo, caem na cavidade peritoneal, perfuram a cápsula hepática (ou cápsula de Glisson) e começam a migrar pelo parênquima hepático, caracterizando a fase aguda da doença. Dois meses depois estão nos ductos biliares, dando início à fase crônica da doença. A Figura 24.2 ilustra o esquema do ciclo.

NOTA: *esporocistos* são formas semelhantes a um saco contendo células germinativas, as quais darão origem a rédias, formas que já possuem abertura bucal, esboço de tubo digestivo, vendo-se também células germinativas e cercárias (Figura 24.2).

Transmissão

A transmissão se dá por ingestão de água e verduras contaminadas com metacercárias. Os animais se infectam bebendo água e ingerindo alimentos (capins, gravetos etc.) contaminados com metacercárias.

Patogenia

A fasciolose é um processo inflamatório crônico do fígado e dos ductos biliares. É mais grave nos animais, nos quais "a migração simultânea de grande quantidade de formas imaturas pelo fígado causa uma hepatite traumática e hemorragias" (Freitas, 1977). Além disso, provocaria grave perda de peso, diminuição da produção de leite e até a morte. Fêmeas grávidas que ingerem metacercárias podem ter seus fetos infectados.

No homem, por não ser o hospedeiro normal do parasito, o número de formas presentes costuma não ser elevado. Ainda assim, podemos constatar alterações orgânicas provocadas pelo helminto. Essas lesões são de dois tipos: a) provocadas pela migração de formas imaturas no parênquima hepático; b) ocasionadas pelo verme adulto nas vias biliares. A seguir, esses dois tipos ou fases serão descritos.

Formas Imaturas

A migração do verme jovem dentro do parênquima hepático parece que ocorre com a ajuda de ação enzimática.

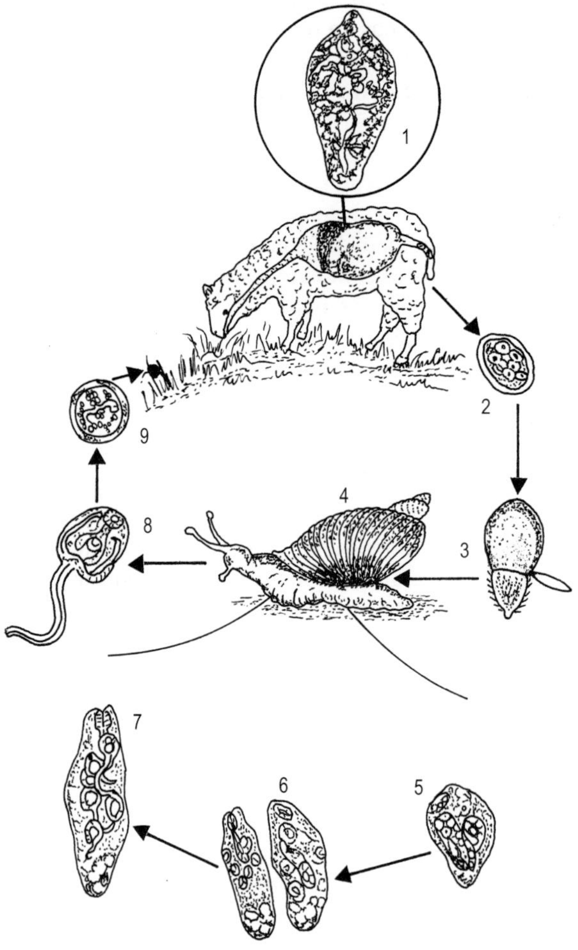

FIGURA 24.2. Ciclo biológico da *Fasciola hepatica*. (1) Verme adulto (nos ductos biliares); (2) ovo eliminado com as fezes; (3) miracídio saindo do ovo; (4) *Lymnaea* sp. onde o miracídio penetrou, dando origem às formas seguintes (5 a 8); (5) esporocisto; (6) rédias; (7) rédia contendo cercária; (8) cercária livre na água; (9) cercária (metacercária) sendo ingerida pelo carneiro. (Adaptada de Read, 1975.)

Assim, a liquefação dos tecidos pela ação da enzima produzida pelo verme favorece não apenas a migração do verme, como a sua alimentação, que é constituída de células hepáticas e sangue. À medida que a forma imatura migra, vai deixando atrás de si um rastro de parênquima destruído, que é substituído por tecido conjuntivo fibroso. Essa alteração, provocada por vários parasitos, lesiona também os vasos sanguíneos intra-hepáticos, o que causa necrose parcial ou total de lóbulos hepáticos. Convém ressaltar que as formas jovens em geral alcançam o fígado sete dias após a ingestão das metacercárias, quando iniciam, precocemente, o processo patológico que poderá demorar algum tempo (semanas ou meses) para manifestar-se.

Formas Adultas

A presença dos parasitos adultos dentro dos ductos biliares, em movimentação constante e com espinhos na cutícula, provoca ulcerações e irritações do endotélio dos ductos, levando à hiperplasia epitelial. Em seguida, há reação cicatricial, com concreções na luz dos ductos, enrijecimento das paredes por fibrose e posterior deposição de sais de cálcio. Essas alterações levam a uma diminuição do fluxo biliar, provocando cirrose e insuficiência hepática.

Diagnóstico

Clínico

É difícil de ser feito.

Laboratorial

Pode ser feita a pesquisa de ovos nas fezes ou na bile (tubagem). Entretanto, como a produção de ovos no homem é pequena, pode haver resultados negativos, mesmo com a presença de parasito. O diagnóstico sorológico oferece maior segurança, apesar de não apresentar sensibilidade muito elevada e poder cruzar com esquistossomose e hidatidose. Os métodos sorológicos mais indicados são: intradermorreação, imunofluorescência, reação de fixação do complemento e ELISA.

Epidemiologia

A fasciolose é uma zoonose na qual a fonte de infecção para o homem são as formas larvárias provenientes de caramujos, infectados principalmente por miracídios provenientes de ovos expelidos juntos com fezes de ovinos e bovinos. Em Curitiba-PR, em área endêmica de fasciolose, de 119 caprinos examinados, 59 (42,8%) apresentavam-se positivos, eliminando ovos viáveis nas fezes. Desse modo, os casos humanos de *F. hepatica* acompanham a distribuição da doença animal. Os próprios ovinos e bovinos são as principais fontes de infecção. No sul do Brasil, o ratão de banhado e a lebre também podem albergar o parasito e disseminá-lo na natureza. Na epidemiologia da *F. hepatica*, além dos animais citados, cavalos, búfalos, porcos, cães e cervídeos podem funcionar como reservatórios do helminto, mas dois fatores importantes devem ser considerados:

1. A movimentação dos animais entre pastos úmidos nas baixadas (época da seca) e nos pastos secos nas encostas (época das chuvas) perpetua a doença entre os animais e infecta os novos que pela primeira vez se alimentam nas baixadas, onde existe *Lymnaea*.
2. O comércio de bovinos em caminhões, do Sul para o Norte, tem disseminado a doença não somente pelos animais, mas também pelos próprios caminhões cheios de fezes e lavados próximos de brejos ou córregos.

Uma *F. hepatica*, no estádio adulto, em condições normais, é capaz de ovipor até 20.000 ovos por dia. Assim, havendo condições propícias de temperatura (25° a 30°C), áreas alagadiças ou açudes com vegetação para desenvolvimento do caramujo e presença de animais parasitados, o ciclo se fecha com grande facilidade. *Lymnaea* é um molusco pulmonado, de água doce, que tem como biótopos preferidos as coleções de águas superficiais situadas nas margens de lagoas, represas, nos brejos e pastagens alagadiças, onde os caramujos se alimentam de microalgas que cobrem o substrato (Freitas, 1977). Os *Lymnaea* são hermafroditas e apresentam elevado potencial biótico, chegando apenas um exemplar, ao fim da segunda geração, a dar até 100.000 indivíduos. Esses caramujos também são resistentes à seca, quando entram em estivação.

Em suma, pode-se afirmar que os fatores mais importantes na epidemiologia da fasciolose humana são:

- criação extensiva de ovinos e bovinos em pastos e áreas úmidas e alagadiças;
- longevidade dos ovos nos pastos durante os meses frios;
- presença de *Lymnaea* nesses pastos;
- longevidade da metacercária (até um ano) na vegetação aquática;
- presença do parasito nos animais;
- presença de roedores e outros reservatórios nessas regiões, disseminando o parasito pelas áreas alagadiças, ainda indenes de *F. hepatica*;
- plantação de agrião em regiões parasitadas;
- hábito de pessoas comerem agrião ou beberem água proveniente de córregos ou minas em regiões nas quais o parasito é encontrado em animais domésticos ou silvestres.

No foco de Curitiba (bairro Uberaba) foi constatado que a infecção provinha de uma fazenda próxima daquele bairro e onde se criavam bovinos que, pelo exame de fezes e *post-mortem* acusaram o parasitismo pela *F. hepatica*. Nessa área passam dois córregos (Belém e Iguaçu) que, na época das cheias, dispersam os caramujos infectados; pela correnteza esses caramujos alcançavam as folhas de agrião (*Nasturdium officinale*) ali existentes, liberando cercárias as quais se encistavam. Os casos humanos detectados eram moradores do bairro e que tinham o hábito de comer o agrião ali encontrado.

Profilaxia

A profilaxia da fasciolose humana depende primariamente do controle dessa helmintose entre os animais domésticos. As medidas fundamentais para alcançar tal objetivo são abordadas a seguir.

Evitar Disseminação

A adoção de uma política séria e eficiente, evitando a disseminação dessa parasitose é um fator importante, pois não apenas irá reduzir o atual índice da doença entre os animais, como evitará a formação de novos focos em outros Estados (a Amazônia, via Tocantins e Araguaia, e o Nordeste, via São Francisco) nos quais o homem também poderá ser facilmente contaminado.

Destruição dos Caramujos

Antigamente, como medida de controle, preconizava-se ouso de moluscocidas, como sulfato de cobre, Frescon ou Bayluscide. Entretanto por produzir efeitos indesejáveis em outros organismos de nossa fauna além da vegetação, atualmente não são mais empregados rotineiramente. O uso de solução aquosa do látex da coroa-de-cristo (*Euphorbia splendens*), na proporção de 12 mg/L foi testado em valas de irrigação, matando 95% dos caramujos. Entretanto, apesar de uma boa indicação do emprego do látex dessa planta no controle dos moluscos vetores, sem matar peixes e anfíbios, estudos mais aprofundados e bem conduzidos são necessários antes da adoção como moluscicida. Os métodos ainda utilizados incluem a drenagem de pastagens úmidas ou alagadiças; flutuação ou variação periódica e controlada do nível da água de açudes e represas e a criação de anatídeos (que se alimentam dos caramujos) nas áreas infectadas.

Tratamento em Massa dos Animais

Os medicamentos de escolha são: rafoxanide, clorzulon + ivermectina e albendazol, com resultados razoáveis; o triclabendazol é o que apresenta os melhores resultados.

Isolamento de Pastos Úmidos

Os pastos úmidos devem ser isolados com cercas para impedir a entrada de animais.

Vacinação dos Animais

Estão em andamento estudos para o desenvolvimento de uma vacina eficaz. Testes feitos em camundongos e ovelhas com o antígeno Sm14r (uma proteína que transporta ácidos graxos) produziram elevadas taxas de proteção (essa mesma proteína está sendo estudada na vacina contra o *S. mansoni* com resultados menos eficientes).

Proteção do Homem

Nas áreas suspeitas, recomenda-se:

- Não beber água proveniente de alagadiços ou córregos, e sim filtrada ou de cisterna bem construída.
- Não plantar agrião em área que possa ser contaminada por fezes de ruminantes (como esterco, ou acidentalmente).
- Não consumir agrião proveniente de zonas em que essa helmintose animal apresentar prevalência alta.

Tratamento

No seres humanos, a terapêutica deve ser feita com cuidado, em vista de certa toxicidade dos medicamentos e das possíveis complicações. Os medicamentos em uso atualmente são: bithionol – na dosagem de 50 mg/kg/dia, durante 10 dias (recomenda-se fracionar a dose diária em três vezes, tomando-se em dias alternados); deidroemetina – usos oral (drágeas com 10 mg) e injetável parenteral (30 e 60 mg), na dose diária de 1 mg/kg durante 10 dias.

O albenzadol, na dose de 10 mg/kg tem sido empregado com sucesso, sendo necessário considerar, entretanto, alguns efeitos colaterais, ainda em estudo.

25

Teniose e Cisticercose*

Amália Verônica Mendes da Silva
Osvaldo Massaiti Takayanagui

Introdução

A classe Cestoda compreende um grupo de parasitos, hermafroditas, de tamanhos variados, encontrados em animais vertebrados. Apresentam o corpo achatado dorsoventralmente, são providos de órgãos de adesão na extremidade mais estreita, a anterior, sem cavidade geral e sem sistema digestório.

Os cestoides mais frequentemente encontrados parasitando os humanos pertencem à família Taenidae, na qual são destacadas *Taenia solium* e *T. saginata*. Essas espécies, popularmente conhecidas como solitárias, são responsáveis pelo complexo teniose-cisticercose, que pode ser definido como um conjunto de alterações patológicas causadas pelas formas adultas e larvares nos hospedeiros.

O complexo teniose-cisticercose constitui um sério problema de saúde pública em países nos quais existem precárias condições sanitárias, socioeconômicas e culturais que contribuem para a transmissão. Causam ainda prejuízos econômicos, principalmente em áreas de produção de gado, porque as carcaças infectadas são condenadas no abate com base em inspeção veterinária.

Didaticamente, a teniose e a cisticercose são duas entidades mórbidas distintas causadas pela mesma espécie, porém com fase de vida diferente. A teniose é uma alteração provocada pela presença da forma adulta da *Taenia solium* ou da *T. saginata* no intestino delgado do hospedeiro definitivo, os seres humanos; já a cisticercose é a alteração provocada pela presença da larva (vulgarmente denominada canjiquinha) nos tecidos de hospedeiros intermediários normais, respectivamente suínos e bovinos. Hospedeiros anômalos como cães, gatos, macacos e seres humanos podem albergar a forma larvar da *T. solium*.

Essas afecções são conhecidas desde a Antiguidade pensando-se, durante muito tempo, que fossem causadas por fenômenos ou espécies diferentes, por isso os nomes específicos para a forma adulta e para a forma larvária. Em 1697, Malpighi verificou que o agente da canjiquinha, ladraria ou pedra era um verme. Werner, em 1786, e Goeze, em 1789, verificaram que as formas encontradas nos suínos e nos seres humanos eram idênticas. Em 1758, Linnaeus descreveu *T. solium* e *T. saginata*. Em 1800, Zeder criou o gênero *Cysticercus* para o agente da canjiquinha e, finalmente, Küchenmeister, em 1885, fazendo infecções em seres humanos e em suínos, demonstrou que o cisticerco dos suínos originava o verme adulto nos humanos.

A prevalência do complexo teniose-cisticercose, apesar dos avanços no diagnóstico, ainda são subestimados e alguns fatores ainda dificultam os diagnósticos humano e animal. A pesquisa do parasito em seres humanos pode ser dificultada pela utilização de métodos inadequados, pelos altos valores dos diagnósticos sorológicos e por imagem ou pela indisponibilidade dessas técnicas em algumas localidades. O diagnóstico da cisticercose animal, feito anteriormente apenas no abate, vem sendo desenvolvido por meio de técnicas sorológicas, ELISA (*enzyme-linked immunosorbent assay*) e Imunoblot, garantindo maior eficiência como citado em pesquisas desenvolvidas na área.

Acredita-se que existam cerca de 77 milhões de pessoas parasitadas por *T. saginata* no mundo, dos quais 32 milhões na África, 11 milhões na Ásia (excluindo a Rússia), 2 milhões na América do Sul e 1 milhão na América do Norte.

A cisticercose é endêmica em áreas rurais da América Latina (especialmente México, Guatemala, El Salvador, Honduras, Colômbia, Equador, Peru, Bolívia e Brasil), da África e da Ásia. Uma extrapolação a partir dos dados limitados relatados sobre infecção sugere que entre 30 e 50 milhões de pessoas em países da América Latina tenham sido expostas (OPAS/OMS, 1997). A Organização Mundial de Saúde (OMS) estima que ocorram, a cada ano, 50.000 mortes decorrentes de neurocisticercose e que exista uma quantidade ainda maior de pacientes que sobrevivem, todavia, incapacitados, por crises convulsivas ou outras lesões neurológicas. Os índices de 1% para teniose, 0,1%

*Expressamos nossos agradecimentos ao ilustre colega, Prof. Evaldo Nascimento, autor deste capítulo nas edições anteriores deste livro.

para cisticercose humana e 5% para cisticercose animal são considerados endêmicos, confirmando o importante problema de saúde pública do complexo teniose-cisticercose na América Latina. Nos países desenvolvidos, como o Canadá e os EUA, um número cada vez maior de registros vem sendo feito, e frequentemente associado a imigrantes do México e do sul da Ásia, onde a *T. solium* é endêmica.

No Brasil, os dados referentes à prevalência do complexo são imprecisos, escassos e geralmente representam trabalhos pontuais de profissionais de saúde. De acordo com os dados da Fundação Nacional de Saúde (Funasa), a cisticercose é endêmica no país, particularmente nos Estados de Minas Gerais, São Paulo, Paraná e Santa Catarina.

No município de Ribeirão Preto-SP, o coeficiente de prevalência da cisticercose em 1998 foi de 67 casos/100 mil habitantes. Apesar dos escassos relatos, a Região Nordeste apresenta condições favoráveis para a ocorrência e manutenção do complexo teniose-cisticercose. Em Mulungu do Morro-BA foram registradas em 2001 altas soroprevalências de cisticercose (1,6%) e teniose (4,5%). Uma extensa revisão da literatura nacional, abrangendo o período 1915 a 2002, apresentou importantes dados da incidência de neurocisticercose: 1,5% nas necrópsias, 2,3% em estudos soroepidemiológicos e 3,0% nos estudos clínicos, correspondendo a 0,3% das admissões em hospitais. O estudo revelou ainda que a positividade do exame parasitológico de fezes é, em média, quatro vezes mais frequente nos familiares dos pacientes do que nos próprios indivíduos, que a letalidade gira em torno de 15% e que na população psiquiátrica a incidência de neurocisticercose é cinco vezes mais elevada que na população geral.

Com relação à cisticercose animal, as informações fornecidas pelo Serviço de Inspeção Federal (SIF) são precárias, pois os métodos de inspeção padronizados são deficientes limitando-se a cortes superficiais em localizações preferenciais do parasito, bem como a músculos facilmente acessíveis. Apesar das limitações, destaca-se um levantamento feito por meio dos registros do Serviço de Inspeção Federal do Ministério da Agricultura, Pecuária e Abastecimento (SIF/MAPA) durante os anos de 2007 a 2010 com o abate de 75.983.590 de bovinos observando-se a prevalência de 1,05% de cisticercose no Brasil. O relato mostra que a maioria dos casos é oriunda dos Estados de São Paulo (3,34%), Santa Catarina (3,17%), Rio Grande do Sul (3,12%), Paraná (2,91%), Rio de Janeiro (1,13%), além do Mato Grosso do Sul (1,34%).

Morfologia

Verme Adulto

T. saginata e T. solium apresentam corpo achatado, dorsoventralmente em forma de fita, dividido em escólex ou cabeça, colo ou pescoço e estróbilo ou corpo (Tabela 25.1). São de cor branca leitosa com a extremidade anterior bastante afilada de difícil visualização (Figura 25.1).

- **Escólex:** pequena dilatação, medindo em *T. solium* de 0,6 a 1 mm e em *T. saginata* 1 a 2 mm de diâmetro, situada na extremidade anterior, funcionando como órgão de fixação do cestoide à mucosa do intestino delgado humano. Apresenta quatro ventosas formadas de tecido muscular, arredondadas e proeminentes que facilitam a fixação à mucosa do intestino delgado. A *T. solium* possui o escólex globuloso com um rostelo ou rostro situado em posição central, entre as ventosas, armado com dupla fileira de acúleos ou ganchos, 25 a 50, em formato de foice. A *T. saginata* tem o escólex inerme, sem rostelo e ganchos (Figura 25.2).
- **Colo:** porção mais delgada do corpo na qual as células do parênquima estão em intensa atividade de multiplicação, é a zona de crescimento do parasito ou de formação das proglotes.
- **Estróbilo:** é o restante do corpo do parasito. Inicia-se logo após o colo, observando-se diferenciação tissular que permite o reconhecimento de órgãos internos, ou da segmentação do estróbilo. Cada segmento formado denomina-se proglote ou anel, podendo ter de 800 a 1.000, e alcançar 3 metros na *T. solium,* ou mais de 1.000, chegando a até 8 metros na *T. saginata*. A estrobilização é progressiva, ou seja, à medida que cresce o colo, vai ocorrendo a delimitação das proglotes e cada uma delas inicia a formação dos seus órgãos. Assim, quanto mais afastado do escólex, mais evoluídas são as proglotes. Após fixação e coloração, podem ser visualizados os órgãos genitais masculinos e femininos, demonstrando ser a tênia hermafrodita.

Tabela 25.1
Principais Diferenças entre *T. solium* e *T. saginata*

	T. solium	*T. saginata*
Escólex	• Globoso • Com rostro • Com dupla fileira de ganchos	• Quadrangular • Sem rostro • Sem ganchos
Proglotes	• Ramificações uterinas pouco numerosas, de tipo dendrítico • Saem passivamente com as fezes	• Ramificações uterinas muito numerosas, de tipo dicotômico • Saem ativamente no intervalo das defecações
Cisticerco	Apresenta ganchos	Não apresenta ganchos
Capacidade de levar à cisticercose humana	Comprovada	Não comprovada
Ovos	Indistinguíveis	Indistinguíveis

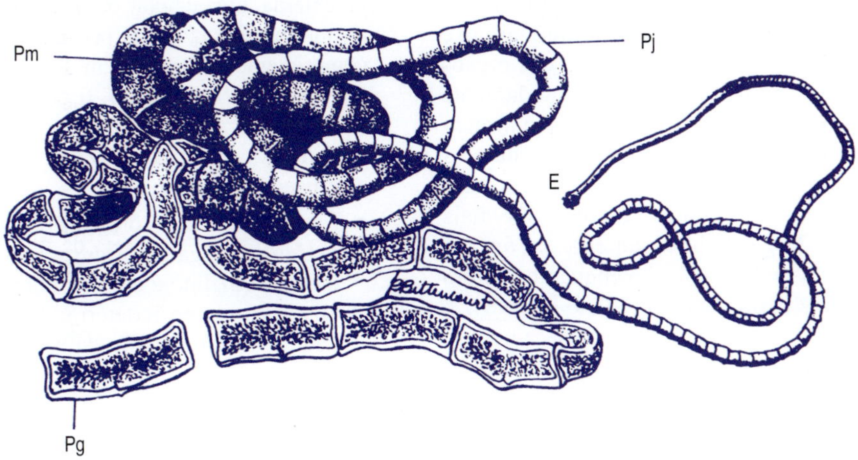

FIGURA 25.1. *Taenia solium* completa. E: escólex; Pj: proglote jovem; Pm: proglote madura; Pg: proglote grávida, desprendida das demais.

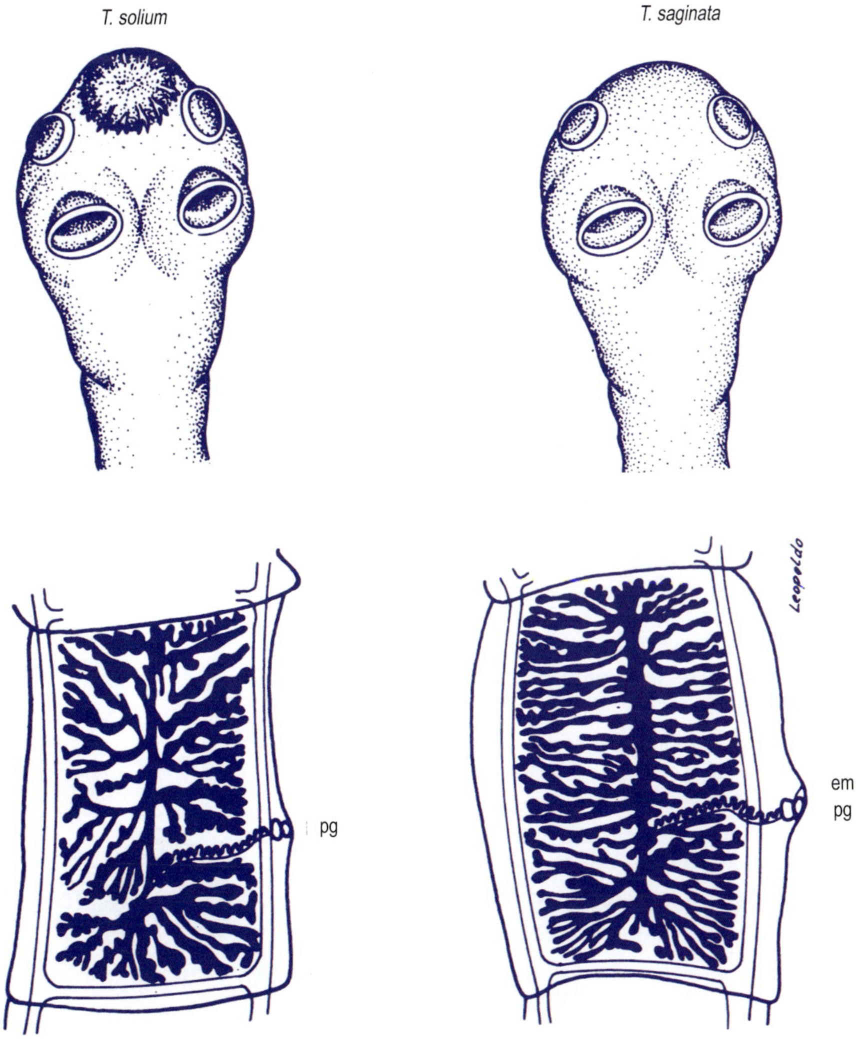

FIGURA 25.2. Características para identificação das tênias humanas. *T. solium*: escólex com rostro armado; progote grávida, com ramificações uterinas pouco numerosas e dendríticas. *T. saginata*: escólex sem rostro; proglote grávida, com muitas ramificações uterinas e dicotômicas. pg: poro genital; em: esfíncter musculoso, encontrado apenas em *T. saginata*.

As proglotes são subdivididas em jovens, maduras e grávidas e apresentam individualidade reprodutiva e alimentar. As jovens são mais curtas do que largas e já apresentam o início do desenvolvimento dos órgãos genitais masculinos que se formam mais rapidamente que os femininos. Este fenômeno é denominado protandria. A proglote madura possui os órgãos reprodutores completos e aptos para a fecundação. As situadas mais distantes do escólex, as proglotes grávidas, são mais compridas do que largas e internamente os órgãos reprodutores vão sofrendo involução enquanto o útero se ramifica cada vez mais, ficando repleto de ovos. A proglote grávida de *T. solium* é quadrangular, e o útero formado por 12 pares de ramificações do tipo dendrítico, contendo até 80 mil ovos, enquanto a de *T. saginata* é retangular, apresentando no máximo 26 ramificações uterinas do tipo dicotômico, contendo até 160 mil ovos. Entretanto, apenas 50% dos ovos são maduros e férteis. Essas proglotes sofrem apólise, ou seja, desprendem-se espontaneamente do estróbilo. Em *T. solium,* são eliminadas passivamente com as fezes de três a seis anéis unidos, enquanto em *T. saginata* as proglotes se destacam e são eliminadas separadamente entre as evacuações, contaminando a roupa íntima do hospedeiro.

O tegumento que reveste a superfície do corpo dos cestoides é formado por um citoplasma de natureza sincicial, sem núcleos, rico em mitocôndrias, diminutos vacúolos e vesículas. Externamente, uma membrana celular reveste o citoplasma e desempenha importante papel metabólico, pois constitui a interface parasito-hospedeiro, por meio da qual se dão todas as trocas nutritivas e a excreção dos resíduos metabólicos. Ao microscópio eletrônico de varredura, observam-se no tegumento microvilosidades especializadas, microtríquias, que aumentam a área de contato do parasito como meio exterior. São revestidas externamente por uma camada de glicocálice (constituído de mucopolissacarídeos e glicoproteína). O glicocálice, juntamente com outras moléculas, tem papel importante na absorção de nutrientes, na proteção contra enzimas digestivas do hospedeiro e na manutenção da integridade da superfície da membrana do parasito. Essas vilosidades oferecem resistência contra a corrente intestinal e ainda agitam o micro-hábitat vizinho, onde o verme se movimenta remexendo os fluidos intestinais, evitando perda de material nutritivo (Figura 25.4).

- **Ovos:** esféricos, morfologicamente indistinguíveis, medindo cerca de 30 mm de diâmetro. São constituídos por uma casca protetora, embrióforo, que é formado por blocos piramidais de quitina unidos entre si por uma substância (provavelmente proteica) cementante que lhe confere resistência no ambiente. Internamente, encontra-se o embrião hexacanto ou oncosfera, provido de três pares de ganchos e dupla membrana.
- **Cisticerco:** o cisticerco da *T. solium* é constituído de uma vesícula translúcida com líquido claro, contendo invaginado no seu interior um escólex com quatro ventosas, rostelo e colo (Figura 25.3). O cisticerco da *T. saginata* apresenta a mesma morfologia, diferindo apenas pela ausência do rostelo. A parede da vesícula dos cisticercos é composta por três membranas: cuticular ou externa, uma celular ou intermediária e uma reticular ou interna. Essas larvas podem chegar a até 12 mm de comprimento após quatro meses de infecção. No sistema nervoso central humano, o cisticerco pode se manter viável por vários anos. Durante este tempo, observam-se modificações anatômicas e fisiológicas até a completa calcificação da larva:
  - *Estágio vesicular*: o cisticerco apresenta membrana vesicular delgada e transparente, líquido vesicular incolor e hialino e escólex normal; pode permanecer ativo por tempo indeterminado ou iniciar processo degenerativo a partir da resposta imunológica do hospedeiro.
  - *Estágio coloidal*: líquido vesicular turvo (gel esbranquiçado) e escólex em degeneração alcalina.
  - *Estágio granular*: membrana espessa, gel vesicular apresenta deposição de cálcio e o escólex é uma estrutura mineralizada de aspecto granular.
  - *Estágio granular calcificado*: o cisticerco apresenta-se calcificado e de tamanho bastante reduzido.

A forma racemosa é considerada por alguns autores como apresentação anômala do cisticerco da *T. solium.* A larva perde a forma elipsoide para assumir um aspecto irregular. O escólex não é identificado e o tamanho pode variar de 10 a 20 cm. Estas larvas são formadas por várias membranas aderidas umas às outras, formando agrupamentos semelhantes a cachos de uvas. É encontrada no sistema nervoso central, com maior frequência nos ventrículos cerebrais e espaço subaracnóideo. A forma racemosa não foi registrada até o momento em animais domésticos, apenas em tecidos humanos.

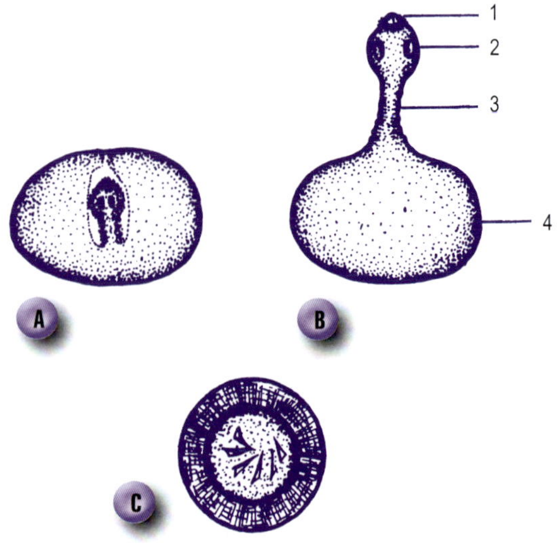

FIGURA 25.3. Cisticerco (larva da *T. solium*): **(A)** normal, nos tecidos; **(B)** desenvaginado (notar ventosas e rostro armado); **(C)** ovos da *Taenia* sp. (igual para *T. solium* e *T. saginata*); (1) rostro; (2) ventosa; (3) pescoço ou colo; (4) vesícula.

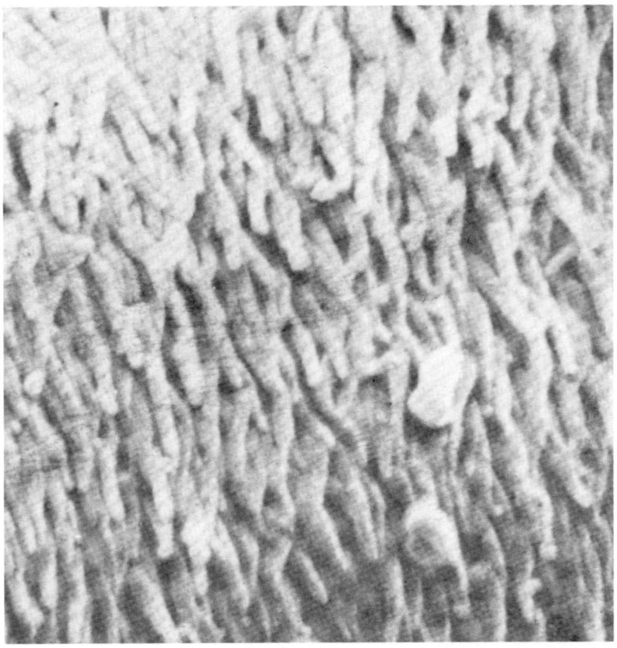

FIGURA 25.4. Microtríquias recobrindo a superfície da proglote de um Cestoda cuja função é aumentar a superfície do helminto e possibilitar melhor absorção de nutrientes. (Segundo Ubelaker e cols., 1973.)

Biologia

Hábitat

Tanto a *T. solium* como *a T. saginata*, na fase adulta ou reprodutiva, vivem no intestino delgado humano; já o cisticerco da *T. solium* é encontrado nos tecidos subcutâneo, muscular, cardíaco, cerebral e no olho de suínos, e acidentalmente em humanos e cães. O cisticerco da *T. saginata* é encontrado nos tecidos dos bovinos.

Ciclo Biológico

Os seres humanos parasitados eliminam as proglotes grávidas cheias de ovos para o exterior. Em alguns casos, durante a apólise pode ocorrer formação de hérnia entre as proglotes por causa da não cicatrização nas superfícies de ruptura entre elas, o que facilita a liberação dos ovos para a luz intestinal e a eliminação com as fezes. Mais frequentemente, as proglotes se rompem no meio externo por efeito da contração muscular ou da decomposição de suas estruturas, o que libera milhares de ovos no solo. No ambiente úmido e protegido de luz solar intensa, os ovos têm grande longevidade, mantendo-se infectantes por meses. Um hospedeiro intermediário próprio (suíno para *T. solium* e bovino para *T. saginata*) ingere os ovos, e os embrióforos (casca de ovo) no estômago sofrem a ação da pepsina, que atua sobre a substância cementante dos blocos de quitina. No intestino, as oncosferas sofrem a ação dos sais biliares, que são de grande importância na sua ativação e liberação. Uma vez ativadas, as oncosferas liberam-se do embrióforo e movimentam-se no sentido da vilosidade, onde penetram com auxílio dos ganchos. Permanecem nesse local durante cerca de quatro dias para adaptarem-se às condições fisiológicas do novo hospedeiro. Em seguida, penetram as vênulas e alcançam as veias e os linfáticos mesentéricos, sendo transportadas a todos os órgãos e tecidos do organismo até chegarem ao local de implantação por bloqueio do capilar. Posteriormente, atravessam a parede do vaso, instalando-se nos tecidos circunvizinhos.

As oncosferas desenvolvem-se para cisticercos em qualquer tecido mole (pele, músculos esqueléticos e cardíacos, olhos, cérebro etc.), mas preferem os músculos de maior movimentação e com maior oxigenação (masseter, língua, coração e cérebro).

No interior dos tecidos, perdem os ganchos (exceto em *T. solium*) e cada oncosfera transforma-se em um pequeno cisticerco delgado e translúcido que começa a crescer, alcançando ao final de quatro ou cinco meses de infecção 12 mm de comprimento. Permanecem viáveis nos músculos por alguns meses e o cisticerco da *T. solium* no sistema nervoso central alguns anos. A infecção humana ocorre pela ingestão de carne crua ou malcozida de porco ou de boi infectado. O cisticerco ingerido sofre a ação do suco gástrico, evagina-se e fixa-se, por meio do escólex, na mucosa do intestino delgado, transformando-se em uma tênia adulta, que pode chegar a até 8 metros em alguns meses. Três meses após a ingestão do cisticerco, inicia-se a eliminação de proglotes grávidas. A proglote grávida de *T. solium* tem menor atividade locomotora que a de *T. saginata,* sendo observada em alguns pacientes a eliminação de proglotes dessa última espécie ativamente pelo ânus e raramente pela boca. A eliminação de estróbilo de *T. saginata* de 3 metros de comprimento em vômito de uma paciente submetida à anestesia geral, para cirurgia ginecológica, foi relatada em um hospital no Chile. A *T. solium* tem longevidade de três anos, enquanto a *T. saginata* de até dez anos. Durante o parasitismo, várias proglotes grávidas se desprendem diariamente do estróbilo, três a seis de cada vez em *T. solium* e oito a nove (individualmente) em *T. saginata.* O colo, produzindo novas proglotes, mantém o parasito em crescimento constante (Figura 25.5).

Transmissão

Teniose

O hospedeiro definitivo (ser humano) infecta-se ao ingerir carne suína ou bovina crua ou malcozida, infectada, respectivamente, pelo cisticerco de cada espécie de *Taenia* (Figura 25.6).

A cisticercose humana é adquirida pela ingestão acidental de ovos viáveis da *T. solium* eliminados nas fezes de portadores de teniose (Figura 25.7). Os mecanismos possíveis de infecção humana são:

- *Autoinfecção externa*: ocorre em portadores de *T. solium* quando eliminam proglotes e ovos de sua própria tênia levando-os à boca pelas mãos contaminadas ou pela coprofagia (observado principalmente em condições precárias de higiene e em pacientes com transtornos psiquiátricos).
- *Autoinfecção interna:* poderá ocorrer durante vômitos ou movimentos retroperistálticos do intestino, possibilitando presença de proglotes grávidas ou ovos de

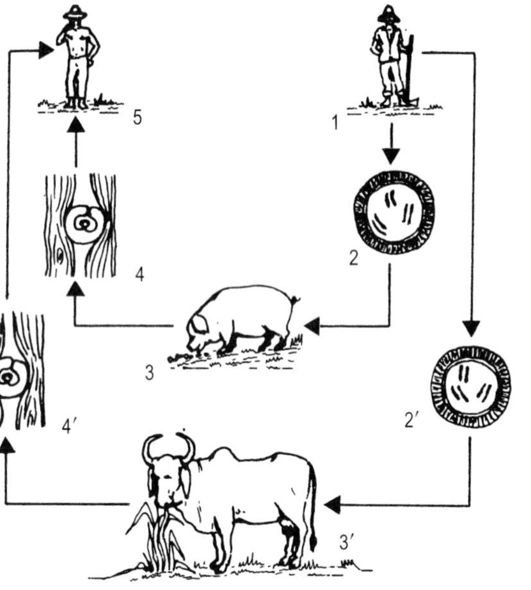

FIGURA 25.5. Ciclo da *Taenia solium*. (1) Ser humano portador da tênia adulta elimina proglotes grávidas; (2) ovos no exterior contaminam o ambiente; (3) suíno ingere ovos; (4) formação de cisticerco nos músculos do porco; (5) homem ingere carne crua com cisticercos; estes, ao chegar ao intestino delgado humano, darão o verme adulto, que em cerca de três meses após a infecção começará a eliminar a proglote. A *T. saginata* apresenta ciclo semelhante (2′, 3′, 4′) tendo o bovino (3′) como hospedeiro intermediário.

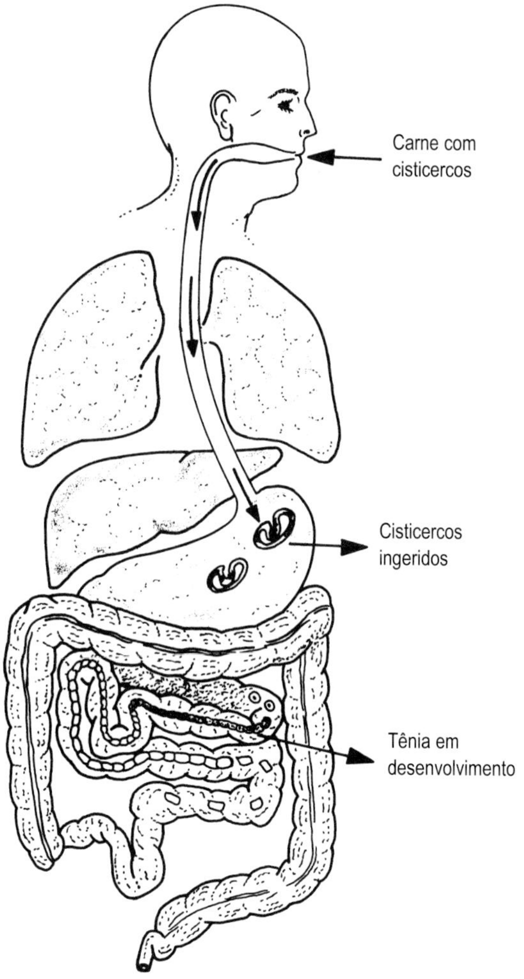

FIGURA 25.6. Modo pelo qual os seres humanos adquirem a teniose: ingestão de carne com cisticercos. (Adaptada de Nascimento, 1980.)

T. solium no estômago. Após a ação do suco gástrico e posterior ativação, as oncosferas voltariam ao intestino delgado, desenvolvendo o ciclo autoinfectante. Essa forma de infecção é pouco aceita pelos profissionais de saúde.

- *Heteroinfecção*: ocorre quando os humanos ingerem alimentos ou água contaminados com os ovos da *T. solium* disseminados no ambiente pelas dejeções de outro indivíduo.

Imunidade

A resposta imunológica de pacientes com cisticercose ainda não está bem estabelecida e necessitan de mais estudos. Os antígenos de cisticerco induzem o aumento da concentração das imunoglobulinas IgG, IgM, IgA e IgE no soro de indivíduos com neurocisticercose. Contudo, existe uma associação entre níveis e classes de anticorpos encontrados em soros e liquor de pacientes com neurocisticercose em função do estágio de desenvolvimento do cisticerco (vesicular, coloidal, granular calcificado) e as localizações anatômicas desses parasitos no cérebro. A forma maligna da doença (hidrocefalia, vasculite, infarto cerebral e múltiplos granulomas) foi correlacionada com níveis elevados de anticorpos. Nos pacientes com neurocisticercose tem-se observado predominância de anticorpos do tipo IgM específicos para antígenos de cisticercos no liquor. O cisticerco é capaz de desenvolver mecanismos de escape da resposta imune do hospedeiro, sobrevivendo durante anos no organismo dos mesmos. O componente C1q pode ser inibido pela ação da paramiosina, antígeno presente na membrana do cisticerco. A taenistatina, outro antígeno parasitário, inibe as vias clássicas e alternativas do complemento e parece interferir, juntamente com outros fatores, na proliferação de linfócitos e na função dos macrófagos, inibindo a resposta celular.

Pesquisas têm sido realizadas com intuito de se obter uma vacina para impedir a infecção humana por cisticercos de *T. solium*.

Patogenia e Sintomatologia

Teniose

Apesar de a tênia ser popularmente conhecida como solitária, indicando que um hospedeiro alberga apenas um parasito, na prática o que se observa são pessoas infectadas com mais de uma tênia, e geralmente da mesma espécie.

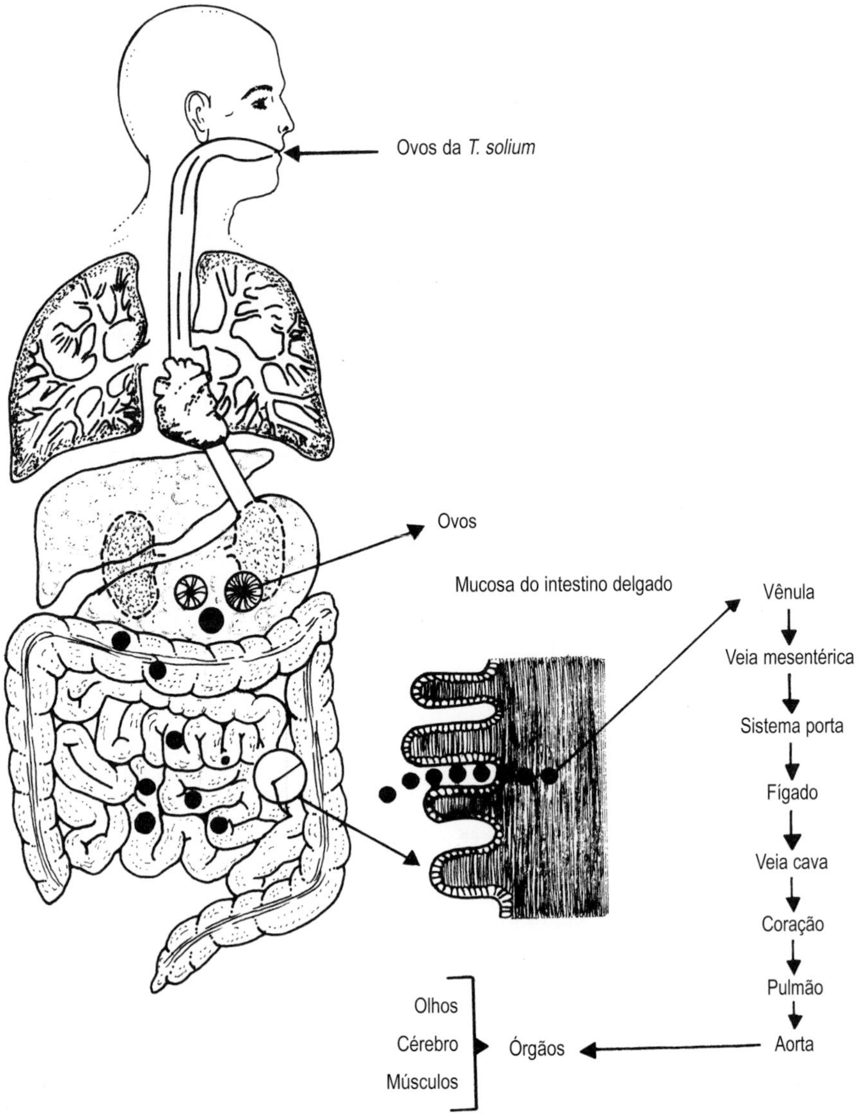

FIGURA 25.7. Modo pelo qual seres humanos adquirem a cisticercose: ingestão de ovos da *Taenia solium*.

Por causa do longo período em que a *T. solium* ou a *T. saginata* parasitam o homem, podem causar fenômenos tóxicos alérgicos por substâncias excretadas, provocar hemorragias pela fixação na mucosa, destruir o epitélio e produzir inflamação com infiltrado celular com hipo ou hipersecreção de muco.

O acelerado crescimento do parasito requer um considerável suplemento nutricional, que leva a uma competição com hospedeiro, provocando consequências maléficas para o mesmo. Tontura, astenia, apetite excessivo, náuseas, vômitos, alargamento do abdome, dores de vários graus de intensidade em diferentes regiões do abdome e perda de peso são alguns dos sintomas observados em decorrência da infecção. Obstrução intestinal provocada pelo estróbilo, ou ainda penetração de uma proglote no apêndice, apesar de raras, já foram relatadas em pacientes parasitados por *T. saginata*.

Cisticercose

A cisticercose humana é responsável por graves alterações nos tecidos e grande variedade de manifestações. É uma doença pleomórfica pela possibilidade de o cisticerco alojar-se em diversos locais do organismo, como tecidos musculares ou subcutâneos; glândulas mamárias (mais raramente); bulbo ocular e, com maior frequência, sistema nervoso central. Em estudo clinicoepidemiológico da neurocisticercose no Brasil observou-se que as oncosferas apresentam grande tropismo (79-96%), pelo sistema nervoso central.

A cisticercose muscular ou subcutânea em geral é uma forma assintomática. Os cisticercos aí instalados desenvolvem reação local, formando uma membrana adventícia fibrosa. Com a morte do parasito há tendência à calcificação. Quando inúmeros cisticercos instalam-se em músculos esqueléticos, podem provocar dor, fadiga e cãibras (quer estejam calcificados ou não), especialmente quando localizados nas pernas, na região lombar e na nuca. No tecido subcutâneo, o cisticerco é palpável, em geral indolor e algumas vezes confundido com cisto sebáceo.

A cisticercose cardíaca pode resultar em palpitações e ruídos anormais ou dispneia quando os cisticercos se instalam nas válvulas.

A cisticercose das glândulas mamárias é uma forma rara. Clinicamente, pode apresentar-se sob a forma de um nódulo indolor com limites precisos, móvel, ou ainda, como uma tumoração associada a processos inflamatórios provavelmente graças ao estágio degenerativo da larva.

Na cisticercose ocular sabe-se que o cisticerco alcança o bulbo ocular através dos vasos da coroide, instalando-se na retina. A larva se desenvolve aí, provocando o descolamento ou perfuração e alcançando o humor vítreo. As consequências da cisticercose ocular são: reações inflamatórias exsudativas que promoverão opacificação do humor vítreo, sinéquias posteriores da íris, uveítes ou até pantoftalmias. Essas alterações, dependendo da extensão, promovem a perda parcial ou total da visão e, às vezes, até desorganização intraocular e perda do olho. O parasito não acomete o cristalino, mas pode levar à sua opacificação (catarata).

As manifestações clínicas da neurocisticercose dependem de vários fatores: tipo morfológico (formas císticas simples e racemosa), número, localização e fase de desenvolvimento do parasito, além das reações imunológicas locais e a distância do hospedeiro. Da conjunção desses fatores resulta em um quadro pleomórfico, com multiplicidade de sinais e sintomas neurológicos, inexistindo um quadro patognomônico.

Os cisticercos parenquimatosos podem ser responsáveis por processos compressivos, irritativos, vasculares e obstrutivos; os instalados nos ventrículos podem causar obstrução do fluxo liquórico, hipertensão intracraniana e hidrocefalia; as calcificações, que correspondem à forma cicatricial da neurocisticercose, estão associadas a epilepsias.

A neurocisticercose de localização parenquimatosa é habitualmente associada a bom prognóstico. Pacientes com pouca quantidade de cisticercos frequentemente são assintomáticos, embora alguns apresentem crises epilépticas. Em contraposição, pacientes com infecção maciça podem apresentar síndrome de hipertensão intracraniana, crises de difícil controle medicamentoso e déficit cognitivo.

As crises epilépticas são unanimemente descritas como a manifestação mais frequente, ocorrendo em 70 a 90% dos pacientes, já a neurocisticercose é tida como a principal causa de epilepsia de início tardio nos países endêmicos.

No sistema ventricular, os cisticercos podem acarretam hipertensão intracraniana secundária à hidrocefalia. Cisticercos no espaço subaracnóideo podem invadir o sulco lateral do hemisfério cerebral e aumentar de volume (cisticercos gigantes), causando hipertensão intracraniana com hemiparesia, crises parciais ou outros sinais neurológicos localizatórios. A cisticercose racemosa nas cisternas basais pode causar intensa reação inflamatória e fibrose, espessamento progressivo das leptomeninges na base do crânio. Em aproximadamente 60% desses casos há obstrução do trânsito do liquor resultando em hidrocefalia e hipertensão intracraniana. Podem surgir sinais de meningite, paralisia de nervos cranianos, síndrome quiasmática, síndrome do ângulo pontocerebelar e infartos cerebrais secundários a vasculite. A hidrocefalia secundária à meningite cisticercótica apresenta coeficiente de mortalidade elevado (50%), ocorrendo o óbito, na maioria das vezes, nos dois primeiros anos após a interposição de derivação do liquor. Por esse motivo, localizações extraparenquimatosas (intraventricular e cisternal) são consideradas formas malignas da neurocisticercose.

A hipertensão intracraniana pode também ser consequente à encefalite cisticercótica, uma infecção maciça de cisticercos no parênquima levando a intensa resposta inflamatória e a um grave edema cerebral difuso.

Alguns pacientes desenvolvem transtornos psiquiátricos e comprometimento intelectual.

A gravidade da neurocisticercose pode ser ilustrada pelo elevado coeficiente de letalidade constatado em diferentes serviços, variando de 16,4 a 25,9%.

Diagnóstico

Teniose

O diagnóstico clínico é difícil, uma vez que a maioria dos portadores é assintomática, e, mesmo quando os sintomas existem, são semelhantes a outras parasitoses intestinais.

O diagnóstico laboratorial é feito pela pesquisa de proglotes e, mais raramente, de ovos de tênia nas fezes pelos métodos rotineiros (descritos no Capítulo 56) ou pelo método da fita adesiva (método de Graham). Para as duas tênias, o diagnóstico é genérico, pois microscopicamente os ovos são iguais. Para o diagnóstico específico, há necessidade de se fazer a tamisação (lavagem em peneira fina) de todo o bolo fecal, recolher as proglotes existentes e identificá-las pela morfologia da ramificação uterina. A detecção de antígenos de ovos de *Taenia* sp. nas fezes, melhorou sobremaneira o diagnóstico de teniose. Os antígenos podem ser detectados na ausência de ovos na matéria fecal, independem do seu número e, após o tratamento eficaz, desaparecem em poucos dias. Os coproantígenos são testes com base em ELISA de captura com antissoro policlonais formados tanto contra a larva como contra os produtos excretados-secretados. É considerado um método simples e sensível. Estudos recentes demonstraram que a reação em cadeia da polimerase (PCR) é sensível e possibilita o diagnóstico específico das tênias, o que torna sua aplicação promissora.

Cisticercose

O diagnóstico da cisticercose humana tem como base aspectos clínicos, epidemiológicos e laboratoriais. Assim, são de grande importância relatos como procedência do paciente, criação inadequada de suínos, hábitos higiênicos, serviço de saneamento básico, qualidade da água utilizada para beber e irrigar hortaliças, ingestão de carne de porco malcozida e diagnóstico de teniose no paciente ou em familiares.

No diagnóstico laboratorial pesquisa-se o parasito por meio de observações anatomopatológicas de biópsias, necrópsias e cirurgias. O cisticerco pode ser identificado ainda em exame oftalmoscópico de fundo de olho.

O diagnóstico de neurocisticercose é fundamentado nos exames de liquor, neuroimagem e detecção de anticorpos no soro. Atualmente, a tomografia computadorizada e o exame do liquor são considerados os melhores para a determinação diagnóstica da doença.

O conceito de síndrome do LCR na neurocisticercose, introduzido em 1940 por Lange, compreende pleocitose, eosinofilorraquia e positividade da reação de fixação do complemento persiste até hoje. O surgimento de pleocitose e de anticorpos específicos no liquor coincide, habitualmente, com o processo de degeneração de cisticercos e consequente exacerbação da resposta imunoinflamatória do hospedeiro.

O desenvolvimento de técnicas imunológicas alternativas como imunoenzimáticas (ELISA) e *blotting* com glicoproteínas purificadas (EITB – *enzyme-linked immunotransfer blot*) propiciou maior precisão do liquor no estabelecimento do diagnóstico. Esses testes são considerados os de maiores sensibilidade e especificidade. A técnica de ELISA pode ser utilizada em estudos epidemiológicos e individuais e apresenta como vantagens simplicidade, rapidez no diagnóstico, praticidade e baixo custo. O EITB, desenvolvido para detecção de anticorpos séricos específicos contra *T. solium*, emprega extratos antigênicos parcialmente purificados de cisticercos. Tem sido amplamente utilizado em estudos epidemiológicos e diagnósticos, com especificidade próxima a 100% e sensibilidade de 94 a 98% nos pacientes com duas ou mais lesões císticas ou lesões com reforço na fase contrastada dos exames de neuroimagem.

As alterações tomográficas sugestivas de neurocisticercose dependem da fase de desenvolvimento do parasito. A lesão cística, hipodensa, de contornos bem delimitados e com escólex no seu interior corresponde ao cisticerco vivo ou forma ativa. Acredita-se que o cisticerco parenquimatoso sobreviva por um período de dois a seis anos, após o qual passa a se degenerar. Lesão hipodensa com reforço em anel ou de lesão isodensa com reforço homogêneo na fase contrastada é indicativa dessa fase de degeneração do cisticerco. Na sequência, após um período de aparente normalidade, inicia-se no local o processo de deposição progressiva de sais de cálcio. O intervalo médio entre a morte do cisticerco e a calcificação radiologicamente perceptível é de 25 meses. Os cisticercos em topografia intraventricular ou cisternal nem sempre são detectados pela tomografia computadorizada, pois a densidade dos cisticercos é similar à do liquor.

Os diferentes estágios evolutivos da neurocisticercose, isto é, cisticercos íntegros, em degeneração e mortos, antes descritos, podem ser observados simultaneamente em um mesmo indivíduo, indicando múltiplos episódios de infecção ou progressão diferenciada das lesões após uma única contaminação.

A ressonância magnética apresenta maior sensibilidade que a tomografia computadorizada na detecção de cisticercos cisternais e intraventriculares, assim como melhor visualização do escólex e de pequenas vesículas cisticercóticas localizadas no interior do parênquima encefálico. Seu elevado custo, contudo, representa importante desvantagem em relação à tomografia computadorizada, particularmente nos países em desenvolvimento, nos quais a neurocisticercose é mais frequente.

Epidemiologia

As tênias são encontradas em todas as partes do mundo em que a população tem o hábito de comer carne de porco ou de boi, crua ou malcozida. De acordo com os hábitos alimentares de determinadas populações, a teniose pode ser mais comum ou rara. Assim, a *T. saginata* é rara entre os hindus, que não comem carne bovina e a *T. solium,* entre os judeus, porque não comem carne de suíno. Seres humanos, suínos, cães e macacos têm sido descritos como portadores de cisticercos da *T. solium*. O cão é importante hospedeiro no sudoeste da Ásia, onde sua carne é usada na alimentação humana. Sua importância epidemiológica está restrita a essa área, embora a infecção de cães já tenha sido descrita em vários países das Américas do Sul e Central.

No Brasil, os dados sobre a ocorrência de cisticercose animal são escassos. As estatísticas dos matadouros, quando se conhece a procedência dos animais, fornecem importantes indicações sanitárias, que permitem identificar áreas de maior ou menor endemicidade da doença. Sabe-se que tanto *T. solium* como *T. saginata* têm ampla distribuição em nosso país pelas precárias condições de higiene de grande parte da população, pelos métodos de criação extensiva dos animais e pelo hábito de ingestão de carne pouco cozida ou assada. Em várias localidades ainda é comum a criação de suínos livres ou confinados em pocilgas precárias, próximas de habitações nas quais a privada ou o esgoto às vezes tem ligação direta com esse local. Estudos apontam que criações extensivas de suínos em áreas urbanas são passíveis de contaminação por ovos de tênia, pois nesses locais o contato dos animais com dejetos humanos é mais frequente. Graças ao hábito coprofágico do animal, o ciclo se fecha facilmente. Da mesma maneira, pode ocorrer a infecção de bovinos em ambientes contaminados por fezes de portadores de teniose. A contaminação por esgotos *in natura* de rios ou córregos, que fornecem água aos animais, é citada em estudos epidemiológicos do complexo teniose-cisticercose. A resistência dos ovos às condições adversas do ambiente é fundamental para a disseminação do complexo, pois essas formas infectantes podem permanecer viáveis por meses em regiões de clima quente e úmido em áreas endêmicas.

A contaminação humana por ovos de *T. solium* se dá principalmente por heteroinfecção, na qual o indivíduo ingere ovos por mãos, água e alimentos contaminados.

Profilaxia

De acordo com os relatórios da Organização Pan-Americana de Saúde (OPAS)/OMS, a teniose é uma doença infecciosa potencialmente erradicável. O parasito apresenta várias características que parecem torná-lo passível de erradicação: o ciclo biológico requer seres humanos como hospedeiros definitivos; dejeções humanas de portadores de teniose são a fonte de contaminação para os animais; e inexistência de reservatórios para a infecção na natureza. Logo, os programas de intervenção dos órgãos de saúde devem ser direcionados ao tratamento dos portadores de teniose; à construção de redes de esgoto ou fossas sépticas; ao tratamento de esgotos, evitando a contaminação de rios fontes de águas para os animais; à educação em saúde; ao incentivo e apoio de modernização da suinocultura; ao combate ao abate clandestino; e à inspeção rigorosa em abatedouros e sequestro de carcaças parasitadas. Sendo o porco coprófago por natureza, medidas de controle dirigidas com o objetivo de impedir o contato desses animais com fezes do único hospedeiro definitivo (os humanos) são extremamente desejáveis. Nesse sentido deve ser ressaltada a importância da suinocultura moderna com base no correto manejo sanitário e nutricional dos animais criados em sistema de confinamento.

Medidas de inspeção das carcaças nos matadouros dos grandes centros são praticadas pela fiscalização federal, feita por médicos veterinários do Ministério da Agricultura com o objetivo de: a) liberação de carnes adequadas para o consumo da população; b) tratamentos especiais para as carcaças com cisticerco (salga, defumação e refrigeração); c) rejeição total para o consumo humano.

A OMS estabelece critérios para o aproveitamento de uma carcaça com infecção moderada ou localizada em matadouro. Somente poderá ser aproveitada após tratamento pelo frio (-15°C por 15 dias), pelo calor (temperatura mínima de 60°C) e pela salga (temperatura de 10°C). Se houver mais de 20 cisticercos, deverá ser descartada.

Contudo, as medidas definitivas que permitem a profilaxia desses parasitos são:

- impedir o acesso do suíno e do bovino às fezes humana;
- melhoramento do sistema dos serviços de água, esgoto ou fossa;
- tratamento dos casos humanos nas populações-alvo;
- instituir um serviço regular de educação em saúde, envolvendo professoras primárias e líderes comunitários;
- orientar a população a não comer carne crua ou malcozida;
- estimular a melhoria do sistema de criação de animais;
- inspeção rigorosa da carne e fiscalização dos matadouros.

Tratamento

Teniose

Os fármacos mais recomendados para o tratamento da teniose por *T. solium* ou *T. saginata* são a niclosamida e o praziquantel. A niclosamida promove imobilização da tênia, facilitando a sua eliminação com as fezes. Devem ser ingeridos quatro comprimidos de dois em dois com intervalo de 1 hora pela manhã. Uma hora após a ingestão dos últimos comprimidos, o paciente deverá ingerir duas colheres de leite de magnésio para facilitar a eliminação das tênias inteiras e evitar autoinfecção interna por *T. solium*. Para o praziquantel é usado, também, o tratamento com quatro comprimidos de 150 mg cada (5 mg/kg) em dose única. Os efeitos colaterais induzidos por essas substâncias são: cefaleia, dor de estômago, náuseas e tonturas, porém de pouca duração (Tabela 25.2).

Tabela 25.2
Quadro Sinótico de Alguns Cestoda

Família	Gêneros	Espécies	Hábitat Verme Adulto	Hospedeiro Intermediário	Doença nos Humanos
Hymenolepididae	*Hymenolepis*[1]	*N. nana* (5 cm)	Intestino delgado humano	Direto ou insetos larva cisticercoide	Himenolepíase
		H. diminuta (50 cm)	Intestino delgado roedores, raramente humano	Insetos larva cisticercoide	Himenolepíase
Taeniidae	*Echinococcus*[2]	*E. granulosus* (5 mm)	Intestino delgado cão	Ovinos, bovinos, suínos (humanos), larva cisto-hidático	Adulto – não ocorre larva hidatidose
	Taenia[3]	*T. saginata* (6 m)	Intestino delgado	Bovinos larva cisticercoide	Teniose
		T. solium (3 m)	Intestino delgado humano	Suínos (humanos), larva cisticercoide	Adulto – teniose larva cisticercoide
Dilepididae	*Dipylidium*[4]	*D. caninum* (15 cm)	Intestino delgado cão, raramente humano	Insetos larva cisticercoide	Dipilidiose
Diphyllobothriidae	*Diphyllobothrium*[5]	*D. latum* (8 m)	Intestino delgado humano, cão, gato, porco	Crustáceos (*Cyclops*) larva espargamo	Difilobrotiose (não ocorre no Brasil)
	Spirometra[6]	*S. mansonoides* (2 m)	Intestino delgado gato e cão	Crustáceos (*Cyclops*) larva espargamo	Esparganose raramente atinge os humanos

1. ocorre em crianças; mundo todo; 2. hidatidose é grave; comum no sul do país; 3. frequente no país; cisticercose é grave; 4. comum em cães, raro em humanos; 5. não ocorrem no Brasil (frequente na Europa, Japão, EUA e sul do Chile); 6. ocorrem em animais no Brasil e em outros países; espargonose humana já foi assinalada no Rio Grande do Sul.

Neurocisticercose

Praziquantel e albendazol têm sido considerados eficazes na terapêutica etiológica da neurocisticercose. A maioria dos estudos comparativos tem mostrado que albendazol é mais eficaz que praziquantel na redução do número de cisticercos, com menor frequência de reações adversas, além de propiciar melhor evolução clínica. A terapêutica com albendazol, na dose de 15 mg/kg de peso/dia, por via oral, por oito dias, está indicada em indivíduos sintomáticos que apresentem cisticercos viáveis, múltiplos, em topografia encefálica intraparenquimatosa e com positividade das provas imunológicas para cisticercose no liquor.

O principal objetivo do tratamento farmacológico é a destruição simultânea de múltiplos cisticercos, controlando um eventual surgimento de reação inflamatória com corticosteroides. Essa estratégia evitaria o prolongamento do processo inflamatório decorrente da degeneração dos múltiplos cisticercos em diferentes momentos e proporcionaria melhor evolução clínica que a história natural da NCC.

Tratamento Sintomático

A maioria dos pacientes com neurocisticercose apresenta crises epilépticas, e a administração de medicamentos antiepilépticos de primeira linha como fenitoína e carbamazepina resulta, habitualmente, em controle adequado dessas crises. A duração total desse tratamento, contudo, não está estabelecida, devendo ser analisada individualmente, mas tem sido sugerido que deva ser prolongada até o desaparecimento das lesões ativas nos exames de neuroimagem. Após a resolução dos cistos, os pacientes livres de crises por pelo menos dois anos podem ter o tratamento descontinuado.

Como a inflamação é uma manifestação comum nas várias formas clínicas da neurocisticercose, os corticosteroides têm papel fundamental no tratamento sintomático na meningite, na encefalite cisticercótica e na angiíte.

Tratamento Cirúrgico

Antes do advento dos medicamentos antiparasitários, a cirurgia era o principal recurso terapêutico para neurocisticercose, principalmente a excisão de cisticercos gigantes ou de cistos intraventriculares. O papel do tratamento cirúrgico tem declinado de forma consistente com o passar do tempo, estando, atualmente, restrito à interposição de derivação do liquor na hidrocefalia secundária à neurocisticercose e aos casos isolados de remoção de cistos em topografia intraventricular ou no espaço subaracnóideo, quando exequível. Cistos gigantes que causam significativo efeito de massa e a cisticercose no canal medular devem ser também tratados preferencialmente mediante remoção cirúrgica.

26

Echinococcus granulosus – Hidatidose

Maria Elisabeth Aires Berne

Introdução

O gênero *Echinococcus* pertence ao filo Plathyhelminthes, classe Cestoda, ordem Cyclophilida, família Taeniidae, com quatro espécies parasitando o homem.

Echinococcus granulosus (Batsch, 1786)

Tem como hospedeiros definitivos cães domésticos e canídeos silvestres, que albergam a forma adulta no intestino delgado. Como hospedeiros intermediários, nos quais se localiza a forma larval, têm-se principalmente ovinos e bovinos, sendo encontrada também em suínos, caprinos, bubalinos, cervídeos, camelídeos e, acidentalmente, o homem. A forma larval, hidátide ou cisto hidático, apresenta-se com uma só cavidade, responsável pela hidatidose cística ou unilocular. A hidatidose decorrente de *E. granulosus* constitui uma zoonose amplamente distribuída, principalmente em regiões rurais de clima temperado: sul da Europa, norte e leste da África, Índia Central e parte asiática da Rússia e sul da América do Sul. Na América do Sul a doença é endêmica na Argentina, no Uruguai, no Chile e nas regiões montanhosas do Peru e da Bolívia. No Brasil é endêmica no Rio Grande do Sul, onde o cão é presença constante no manejo de ovinos e bovinos, em cuja alimentação está incluída, predominantemente, a ingestão de vísceras cruas destes ruminantes.

Echinococcus multilocularis (Leuckart, 1863)

A forma larval, o cisto multivesicular, é responsável pela hidatidose alveolar, com caráter difuso, infiltrando-se pelos tecidos, semelhante a um tumor maligno. Tem como hospedeiro definitivo a raposa e como hospedeiros intermediários pequenos roedores. Esta parasitose em pacientes humanos é potencialmente grave e geralmente fatal. O sítio primário de desenvolvimento da larva é, principalmente, o fígado, podendo atingir outros órgãos adjacentes e mesmo distantes. Este caráter difuso dificulta muito a remoção cirúrgica do cisto, uma das formas de tratamento desta doença. Quanto a sua distribuição geográfica, está presente na região Holoártica, especialmente Canadá, Alasca, Sibéria, norte da China, Alemanha, Suíça e França. Estudos epidemiológicos conduzidos na China e no Alasca indicaram o cão doméstico como o principal responsável pela infecção humana. Há evidências da dispersão desta parasitose na América do Norte e no Japão, em razão do aumento da população de raposas e pela progressiva invasão destas nas cidades, com o estabelecimento do ciclo urbano, envolvendo cães domésticos como hospedeiros definitivos.

Echinococcus vogeli Rausch e Bernstein, 1972

A forma larval é responsável pela hidatidose policística, caracterizada por cistos múltiplos, que podem atingir vários tecidos. Os hospedeiros definitivos são carnívoros silvestres e os hospedeiros intermediários várias espécies de roedores silvestres, principalmente pacas. Os humanos adquirem esta parasitose acidentalmente, sendo a fonte de infecção geralmente cães alimentados com vísceras infectadas de roedores silvestres (pacas e cutias). A evolução da hidatidose policística é de curso lento, assintomático, sendo o órgão mais afetado o fígado, podendo também ser encontrado nos pulmões e no mesentério. Os registros da hidatidose policística restringem-se a vários países das Américas do Sul e Central, com 98 casos descritos, sendo o Brasil com o maior número de casos e estes na Região Amazônica, principalmente no Acre e no Pará.

Echinococcus oligarthus (Diesing, 1863)

Também ocasiona hidatidose policística, tendo como hospedeiros definitivos felídeos silvestres e como hospedeiros intermediários roedores silvestres (pacas e cutias). Ocorre na América Latina, com três casos registrados em humanos (Venezuela, Suriname e Brasil), mas pouco é conhecido sobre a sua epidemiologia e as vias de transmissão.

Dentre as espécies relatadas acima, *E. granulosus* apresenta maior importância em saúde pública no Brasil, principalmente, na região sul do país, área endêmica desta parasitose em animais e humanos. Em vista disso, neste capítulo será estudada esta espécie.

Morfologia

Parasito Adulto

É um cestoide muito pequeno, medindo de 4 a 6 mm de comprimento. O escólex é globoso ou piriforme, com quatro ventosas e um rostro armado com 30 a 40 acúleos ou ganchos dispostos em duas fileiras. O colo, região de crescimento do cestoide, é curto, seguindo-se pelo estróbilo constituído por três a quatro proglotes. A primeira proglote é imatura, com órgãos genitais ainda não totalmente desenvolvidos. A segunda é madura, com órgãos genitais masculinos (30 a 50 massas testiculares, canais eferentes, canal deferente, pênis ou cirrus envolto pela bolsa do cirrus), órgãos genitais femininos (ovário, oviduto, oótipo, glândulas vitelogênicas, útero e vagina) e poro genital, localizado à margem da proglote, onde se abre a vagina e a bolsa do cirrus. Na terceira proglote, que corresponde a aproximadamente a metade do estróbilo, encontra-se o útero, ocupando todo o espaço da proglote, contendo no seu interior 500 a 800 ovos (Figuras 26.1 e 26.2).

Ovos

Os ovos, ligeiramente esféricos, medem 32 µm de diâmetro e são constituídos por uma membrana externa espessa, denominada embrióforo, contendo no seu interior a oncosfera ou embrião hexacanto, com seis ganchos.

Cisto Hidático

Apresenta-se de forma arredondada, com dimensões variadas, dependendo da idade do cisto e do tecido onde este está localizado. Em infecções recentes mede cerca de 1 mm, porém, meses depois, pode medir vários centímetros. Externamente o cisto, geralmente, encontra-se envolvido por uma camada espessa de tecido fibroso, resultante de uma reação do hospedeiro à presença da larva e seus metabólitos, conhecida como membrana adventícia, que não faz parte do cisto, mas está aderida ao mesmo (Figuras 26.3 e 26.4).

As estruturas do cisto hidático, iniciando-se pela parte externa, são as seguintes:

- *Membrana anista ou hialina:* formada a partir da membrana germinativa, possui aspecto hialino e homogêneo (semelhante à albumina de ovo cozido), constituída, principalmente, por proteínas e mucopolissacarídeos. A espessura aumenta com a idade do cisto e geralmente atinge 0,5 mm.
- *Membrana germinativa ou prolígera:* trata-se da membrana mais interna, mede aproximadamente 10 µm de espessura, com a superfície rugosa, onde são visualizadas inúmeras microvilosidades e vesículas prolígeras. É o elemento fundamental do cisto, pois a partir desta serão formados todos os demais componentes do cisto (membrana anista, vesículas prolígeras e protoescóleces).

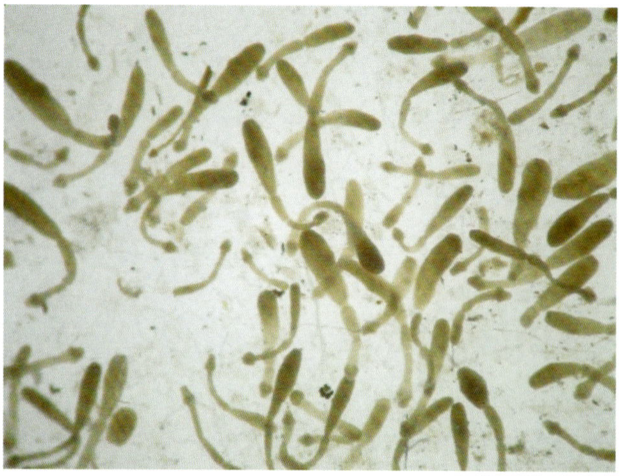

FIGURA 26.1. Formas adultas de *Echinococcus granulosus*. (Foto da autora.)

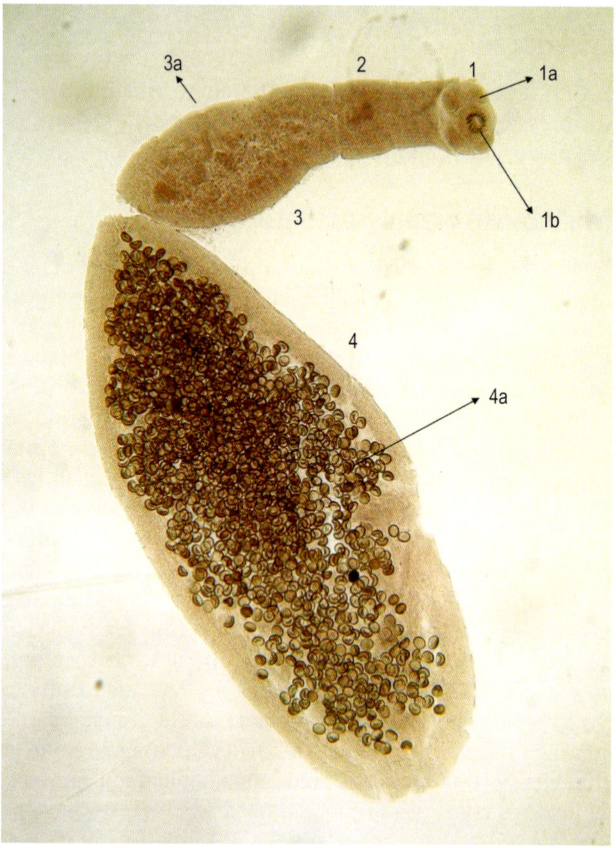

FIGURA 26.2. Adulto de *Echinococcus granulosus*, mostrando detalhes: (1) Escólex (1a: ventosas, 1b: rostro com duas fileiras de ganchos); (2) Proglote imatura; (3) Proglote madura (3a: poro genital); (4) Proglote grávida (4a: ovos). (Foto da autora.)

- *Vesículas prolígeras:* a partir da membrana germinativa são formadas, internamente, por brotamento (reprodução assexuada por poliembrionia), centenas de vesículas, que permanecem ligadas à membrana prolígera por um pedúnculo. Medem cerca de 1 mm de diâmetro e no seu interior contêm de dois a 60 protoescóleces.

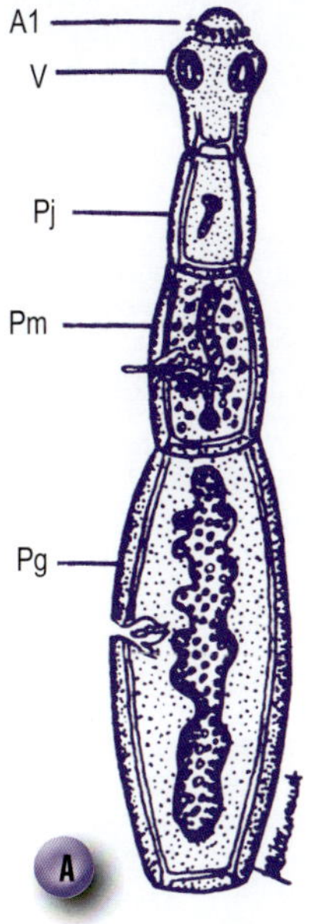

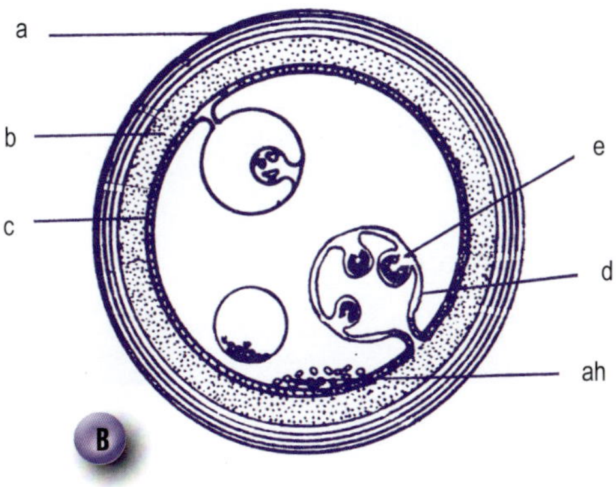

FIGURA 26.3. *Echinococcus granulosus*. **(A)** Verme adulto: A1: rostro armado; V: ventosas; Pj: proglote jovem; Pm: proglote madura; Pg: proglote grávida; **(B)** Cisto hidático ou hidátide (medindo cerca de 5 cm de diâmetro) apresentando: a: membrana adventícia (produzida pelo órgão parasitado); b: membrana anista; c: membrana prolígera; d: vesícula prolígea; e: escólex (ou protoescóleces); ah: areia hidática.

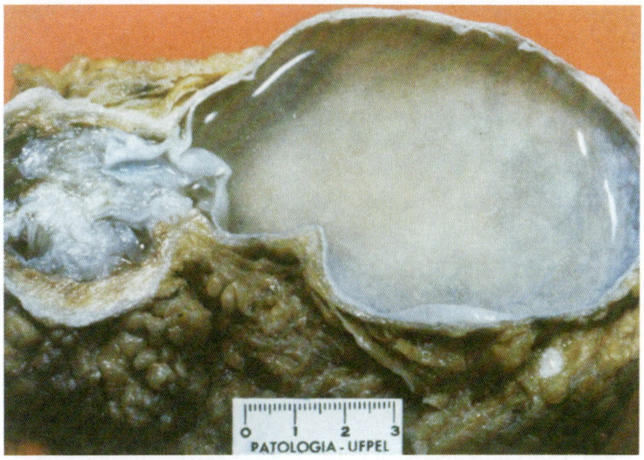

FIGURA 26.4. Cisto hidático implantado no epíplon, onde se pode observar membrana adventícia (mais externamente), membrana anista e aderida a esta membrana prolígera, líquido hidático e areia hidática. (Foto gentilmente cedida pelo Dr. Heitor Alberto Jannke, Dep. Patologia, UFPel.)

- *Protoescólex ou escólex invaginado:* apresenta forma ovoide com quatro ventosas e rostro armado com duas fileiras de ganchos, medindo cerca de 120 µm.
- *Líquido hidático:* o cisto hidático apresenta um líquido cristalino, contendo em sua composição mucopolissacarídeos, colesterol, lecitinas e diversos aminoácidos, com grande capacidade antigênica.
- *Areia hidática:* constituída por vesículas prolígeras, fragmentos de membrana germinativa e protoescóleces que se soltam e ficam livres dentro do cisto. Em cistos férteis, 1 cm^3 dessa areia pode conter até 40.000 protoescóleces.

Em situações adversas, como traumatismo, envelhecimento, perda de líquido por ruptura ou punção, ou ainda por alterações bioquímicas devidas a penetração de bile, urina e infecção bacteriana, pode ocorrer a formação de cistos hidáticos filhos (secundários) endógenos ou exógenos.

- *Cistos hidáticos filhos endógenos* são formados por um ou vários cistos localizados no interior do cisto hidático mãe (primário), produzindo suas próprias vesículas prolígeras e protoescóleces (Figuras 26.5A-B).
- *Cistos hidáticos filhos exógenos*, são formados, principalmente, em casos de ruptura de cistos primários, podendo ser encontrados em vários tecidos e/ou livres na cavidade abdominal.

Biologia

Hábitat

O parasito adulto localiza-se junto à mucosa do intestino delgado de cães, hospedeiros definitivos e o cisto hidático é encontrado, principalmente, no fígado e nos pulmões de ovinos, bovinos, suínos, caprinos e cervídeos, hospedeiros intermediários. Em humanos, hospedeiro acidental, as localizações preferenciais dos cistos são fígado, pulmões, além de outros órgãos, como cérebro, ossos, baço, músculos, rins, olhos etc.

Ciclo Biológico

Os ovos eliminados com as fezes dos cães, isoladamente ou dentro das proglotes grávidas, chegam ao meio ambiente, contaminando as pastagens, peridomicílio e o domicílio. Esses ovos, quando eliminados, já são infectantes, permanecendo viáveis por vários meses em locais úmidos e sombreados, mas são rapidamente destruídos em locais secos e com grande incidência de luz solar. Os ovos são ingeridos diretamente ou junto ao alimento e, no estômago, o embrióforo é semidigerido pela ação do suco gástrico. No duodeno, em contato com a bile, liberam a oncosfera ou embrião hexacanto, que por meio

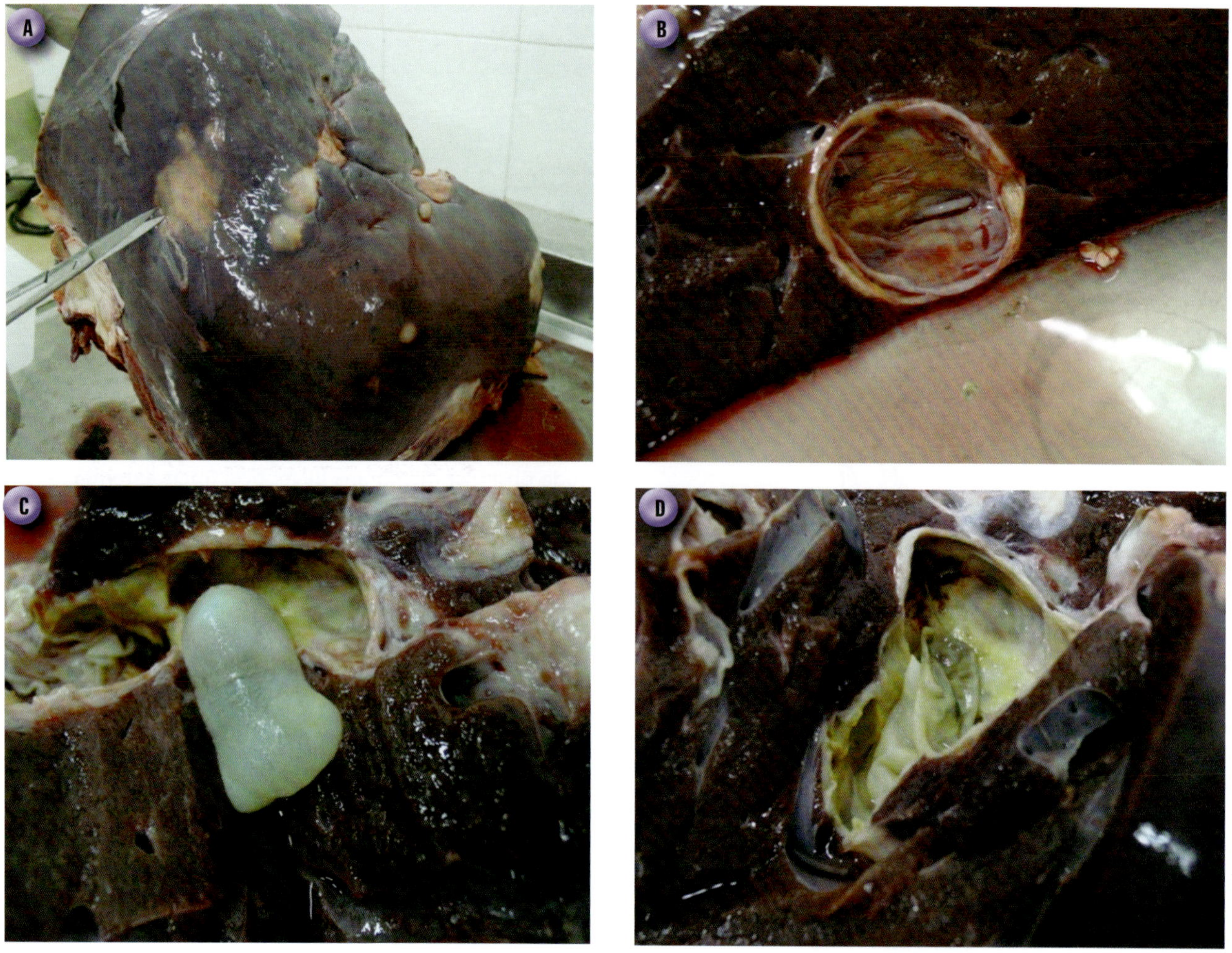

FIGURA 26.5. Cistos hidáticos hepáticos: **(A)** Múltiplos cistos; **(B)** Cisto único profundo; **(C)** Cisto secundário endógeno; **(D)** Cisto primário, após ruptura do cisto endógeno secundário (fotos da autora).

de seus ganchos penetra na mucosa intestinal, alcançando a circulação sanguínea venosa ou linfática, chegando ao fígado e aos pulmões e, mais raramente, a outros órgãos. Após 6 meses da ingestão do ovo, o cisto hidático estará maduro, permanecendo viável por vários anos no hospedeiro intermediário. Nos hospedeiros definitivos, a infecção ocorre através da ingestão de vísceras, principalmente de ovinos e bovinos com cisto hidático fértil, ou seja, cistos contendo protoescóleces. Estes ao chegarem ao intestino dos canídeos, sob ação principalmente da bile, evaginam-se e fixam-se à mucosa, atingindo a maturidade em 2 meses, quando proglotes grávidas e ovos são eliminados com as fezes para o ambiente. Os parasitos adultos vivem aproximadamente 4 meses e, portanto, se não houver reinfecção, o cão ficará curado desta parasitose (Figura 26.6).

Transmissão

Os cães desenvolvem o parasito adulto ao ingerirem vísceras dos hospedeiros intermediários contendo cistos hidáticos férteis. Já os hospedeiros intermediários, adquirem a hidatidose ao ingerirem ovos eliminados no ambiente por intermédio das fezes dos cães parasitados. Nos humanos, a infecção muitas vezes ocorre na infância, quando as crianças ao brincarem com cães, podem ingerir diretamente ovos, que podem estar aderidos ao pelo, ou pela ingestão de alimentos contaminados.

Patogenia e Sinais Clínicos

Como a evolução dos cistos é lenta, as lesões e os sintomas desencadeados podem levar anos para serem percebidos, ocorrendo somente quando o cisto já atingiu grandes dimensões. Cistos pequenos, bem encapsulados e calcificados, podem permanecer assintomáticos por anos ou por toda a vida do hospedeiro.

A patogenia da hidatidose humana dependerá dos órgãos atingidos, locais, tamanho e número de cistos. Como já mencionado, a hidatidose pode ocorrer em vários órgãos e tecidos, com patogenia e sintomas decorrentes das alterações nas suas funções vitais, seja por mecanismos irritativos, mecânicos e/ou alérgicos. Por isto, será abordada a hidatidose nas localizações mais comuns e graves no homem.

- **Hidatidose hepática:** o fígado geralmente é o órgão primário da infecção. O embrião através da circulação atinge o fígado, onde pode ficar retido nos capilares

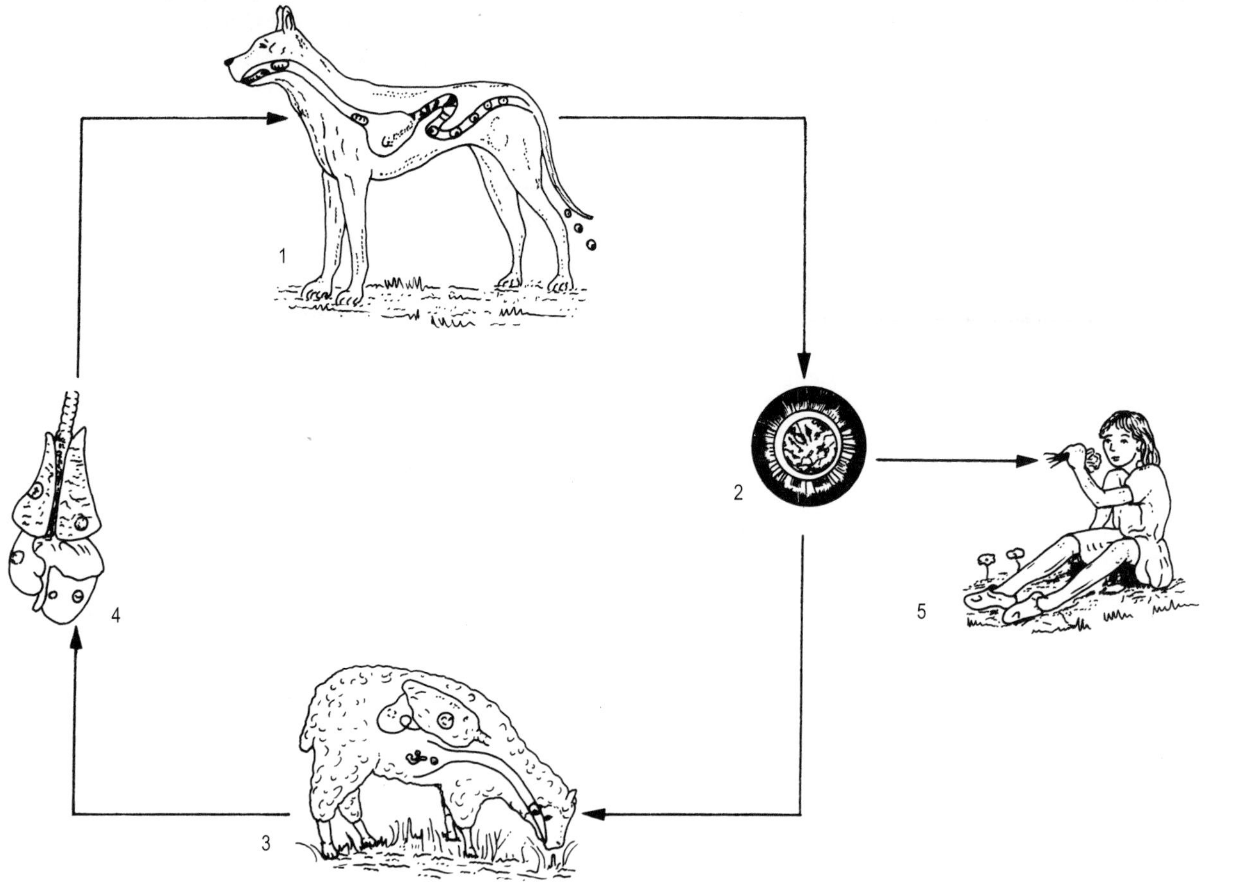

FIGURA 26.6. Ciclo do *Echinococcus granulosus*: (1) Cão parasitado por vermes adultos; (2) Ovos eliminados para o meio exterior contaminando pastos, alimentos ou mãos de criança; (3) Ovino (hospedeiro normal) ingerindo ovos; (4) Desenvolvimento do cisto hidático nas vísceras (fígado e pulmões) do ovino, que serão ingeridas por cães; (5) Criança (hospedeiro acidental) ingerindo ovos.

sinusoides, causando uma reação inflamatória com a presença de infiltrado de eosinófilos e células mononucleares. A localização preferencial do cisto no fígado é o lobo direito, podendo estar situado profundamente no parênquima ou superficialmente, logo abaixo da cápsula hepática (Figura 26.5A-B). Quando a localização é mais profunda, pode comprimir o parênquima, os vasos e as vias biliares. Os sintomas são distúrbios hepatogástricos, sensação de plenitude pós-prandial e, em casos mais graves, pode ocorrer congestão porta e estase biliar, com icterícia e ascite.

Quando há ruptura de cisto hepático, existe grande possibilidade de formação de cistos-filhos em vários órgãos da cavidade abdominal e peritoneal.

- **Hidatidose pulmonar:** o pulmão é o segundo órgão mais afetado pela hidatidose. O parênquima pulmonar oferece menor resistência ao crescimento do cisto, que pode atingir grandes dimensões, comprimindo brônquios e alvéolos. As manifestações mais relatadas são cansaço ao esforço físico, dispneia e tosse com expectoração. Rupturas de cistos neste órgão são mais frequentes, podendo ser observados no material de expectoração fragmentos de membrana prolígera e protoescóleces.
- **Hidatidose cerebral:** esta localização é rara. O tecido cerebral apresenta pouca resistência e os cistos evoluem rápido, com sintomas neurológicos de acordo com a localização do cisto.
- **Hidatidose óssea:** também rara, mas de longa duração. Os cistos, que são desprovidos de membrana adventícia, crescem adaptando-se e invadindo os locais do tecido ósseo que apresentam menor resistência. Nesta progressão, o cisto sofre estrangulamentos, que muitas vezes expõem a membrana germinativa com a formação de cistos-filhos. Embora os cistos neste tecido fiquem ativos por vários anos (até 20 anos), o paciente conserva bom estado geral, sendo muitas vezes o diagnóstico realizado no momento de fraturas do osso, que está fragilizado pela destruição do tecido.

Também podem ser observadas reações alérgicas, devido ao extravasamento de pequenas quantidades de líquido hidático para os tecidos. No caso de ruptura do cisto, após punção, cirurgia ou acidentes, o líquido hidático (rico em proteínas e altamente antigênico), ao cair na cavidade abdominal e/ou peritoneal, pode desencadear choque anafilático, muitas vezes fatal.

Epidemiologia

A hidatidose é uma zoonose rural com ampla distribuição geográfica, presente em todos os continentes. As regiões de maior prevalência têm tradição na criação de ovinos associada à presença de cães de pastoreio.

No mundo há cerca de 2 a 3 milhões de pessoas infectadas com cisto hidático, destes, cerca de meio milhão encontra-se nas áreas rurais do Chile, da Argentina, do Uruguai, do Peru e do Brasil.

No Brasil, quase todos os casos de hidatidose têm origem no Rio Grande do Sul. Um estudo retrospectivo (últimos 20 anos: 1981-2001) de casos clínico-cirúrgicos, conduzido neste estado, detectou 742 casos de hidatidose, e 61,1% destes ocorreram na Região da Campanha, que faz fronteira com o Uruguai e a Argentina. A maior porcentagem (73%) de casos de hidatidose ocorreu na faixa etária de 16 a 60 anos, sendo o órgão mais acometido o fígado (59,19%), seguido do pulmão (16,92%), com localizações também no baço, nos rins, no cérebro, nos músculos, no coração, nos ovários, na vesícula biliar, no peritônio, no epíplon (omento) e no intestino (Figura 26.7).

Dados obtidos no período de 1997 a 2006,registraram 97 casos de hidatidose humana em Pelotas, RS, sendo 14 em 1997, oito em 1998, 13 em 1999, 12 em 2000, 10 em 2001, quatro em 2002, 10 em 20003, nove em 2004, 10 em 2005 e sete em 2006, mostrando que a hidatidose se mantém ativa nesta região.

Em um estudo soroepidemiológico realizado em 140.665 habitantes do meio rural de municípios endêmicos para hidatidose no RS, pela técnica de ELISA, 7.415 soros foram reagentes com prevalência entre 8,82 a 89,44/100.000 habitantes (Figura 26.8).

A prevalência da hidatidose em bovinos e ovinos é obtida pela inspeção dos animais no momento do abate. No período de 1998 a 2001 na região sul do Rio Grande do Sul, a inspeção estadual detectou cisto hidático em 30% a 35% dos bovinos e 41% dos ovinos, e nesta mesma região, a prevalência da equinococose canina foi de 13 a 38%.

Na avaliação de 390.341 bovinos abatidos no Rio Grande do Sul no ano de 2013, sob inspeção estadual, a hidatidose apresentou média de 8,64%, com destaque para as regionais de Bagé com 20,14% e Pelotas com 20,26% dos animais positivos.

Estes dados mostram claramente que a hidatidose permanece endêmica no Rio Grande do Sul, com transmissão ativa, estando o habitante do meio rural continuamente exposto a esta parasitose, principalmente pelo grande número de cães presentes nas propriedades rurais; ao hábito dos camponeses de alimentar os cães com vísceras cruas dos animais abatidos na propriedade; pela ausência de tratamento anti-helmíntico aos cães; e pela precária educação sanitária da população de risco.

Embora, em baixas prevalências, casos de hidatidose em bovinos decorrentes de *E. granulosus* têm sido registrados em outros estados, como: Santa Catarina, Paraná, São Paulo, Mato Grosso, Goiás, Minas Gerais, Bahia e Maranhão. Isto é preocupante, visto a possibilidade de surgirem novas áreas de transmissão dessa parasitose, principalmente pela comercialização de animais de áreas endêmicas para áreas livres dessa doença (Figura 26.9).

Estudos epidemiológicos conduzidos com *E. granulosus* já indicavam variações biológicas dentro desta espécie e, mais recentemente, análises moleculares utilizando o DNA mitocondrial do cestoide, mostraram uma grande diversidade genotípica, determinada por variações intraespecíficas advindas da adaptação deste parasito ao seu hospedeiro intermediário. Até o momento são conhecidas dez variantes ou cepas, designadas de G1 a G10. A variante G1, de origem ovina, tem distribuição mundial e é a mais frequente no homem, a G2 provém de ovinos da Tanzânia, a G3 de búfalos, a G4 de equinos, a G5 de bovinos, a G6 de camelos, G7-G9 de suínos, G8-G10 de cervídeos. No sul do Brasil, onde a hidatidose é endêmica, as cepas comumente presentes são G1 e G5.

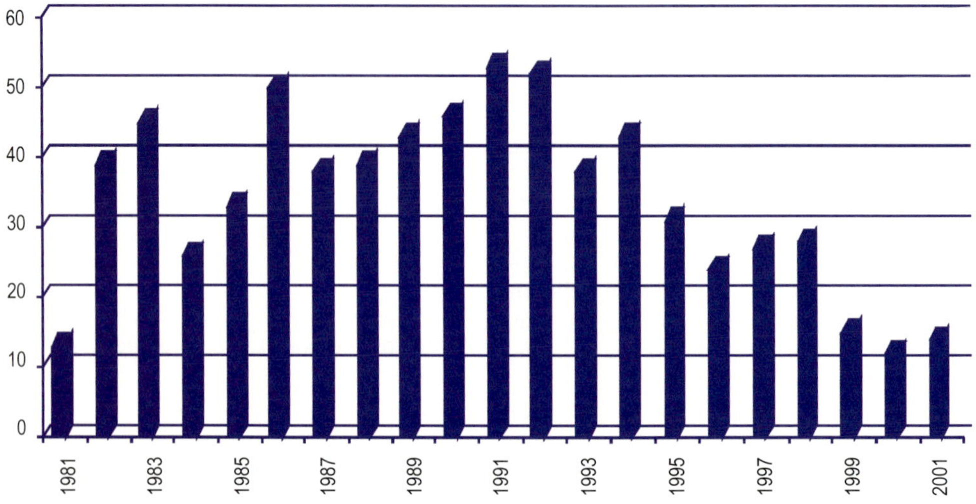

FIGURA 26.7. Casos clínico-cirúrgicos de hidatidose humana nos últimos 20 anos no Rio Grande do Sul, Brasil.

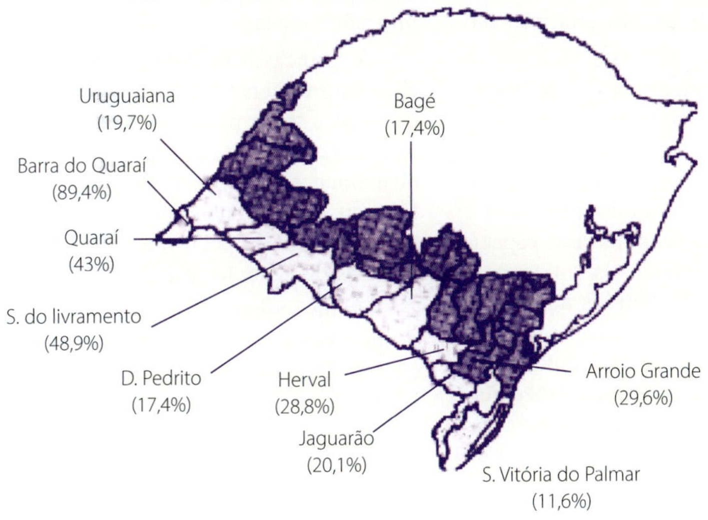

FIGURA 26.8. Soro prevalência de hidatidose em alguns municípios da área endêmica do estado do Rio Grande do Sul (por/100.000 habitantes – 1999). (Fonte: De La Rue, 2008.)

Diagnóstico

O quadro clínico de hidatidose não é específico, muitas vezes assintomático. Portanto, para um diagnóstico mais preciso, devem ser consideradas informações clínicas, laboratoriais e epidemiológicas.

- **Clínico:** as manifestações clínicas, quando presentes, são geralmente causadas pelo crescimento expressivo do cisto, que leva a compressão e injúrias do órgão parasitado e das estruturas adjacentes. No exame físico, dependendo do tamanho e da localização do cisto, podem ser detectadas massas palpáveis, semelhantes a

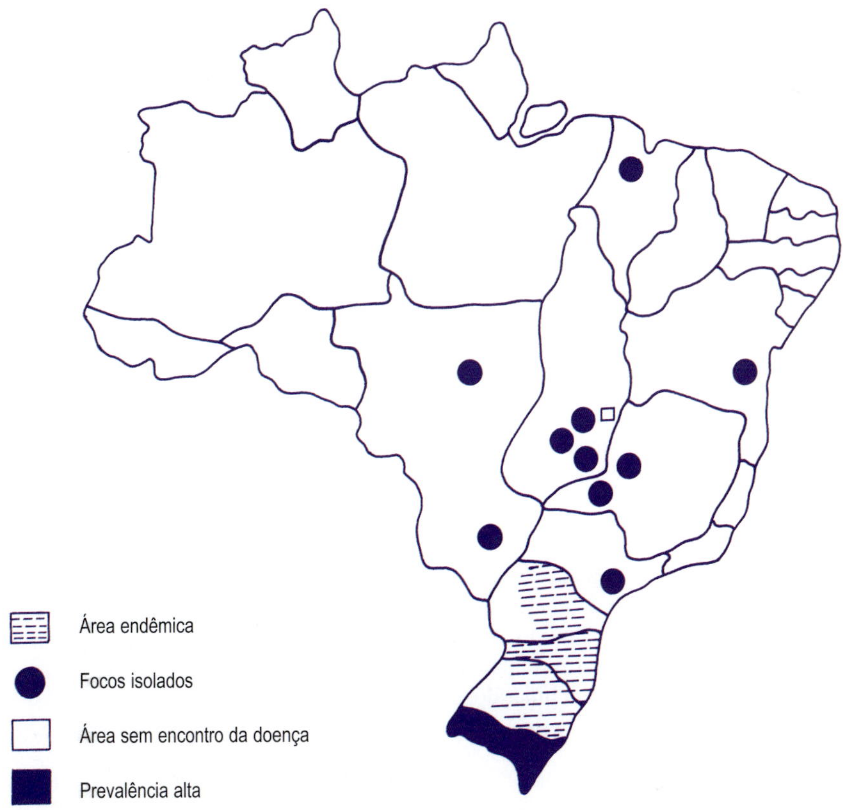

FIGURA 26.9. Distribuição geográfica de hidatidose no Brasil. (Fonte: SUCAM e publicações diversas, 1987.)

tumores. Em áreas endêmicas, estes achados associados a manifestações hepáticas e pulmonares crônicas são sugestivos de hidatidose.

- **Laboratorial:** as avaliações laboratoriais são utilizadas tanto no diagnóstico primário da hidatidose, quanto no acompanhamento após o tratamento cirúrgico e/ou medicamentoso. As técnicas de imunodiagnóstico de imunodifusão arco 5, hemaglutinação, imunofluorescência e ELISA são empregadas na busca de anticorpos específicos para proteínas do líquido hidático. Os antígenos 5 (arco 5) e o recombinante B (EgB), obtidos do líquido hidático, são os mais utilizados. É indicado o uso de duas técnicas na confirmação do diagnóstico. Apesar das técnicas apresentarem uma boa sensibilidade e especificidade, ainda se têm problemas com as reações cruzadas. Neste caso, a identificação de epítopos específicos de antígenos recombinantes de *E. granulosus*, por meio do teste de Imunoblot, tem mostrado resultados promissores. No caso de suspeita de rompimento de cisto pulmonar, deve-se solicitar exame do material de expectoração, para pesquisa de protoescóleces no escarro.
- **Métodos de imagem:** a radiografia continua sendo amplamente utilizada como auxiliar no diagnóstico da hidatidose. Atualmente, outras técnicas possibilitam a visualização mais detalhada dos cistos, como: ecografia, ultrassonografia, cintilografia, tomografia computadorizada e ressonância magnética. Embora todos esses métodos produzam imagens, muitos deles com riqueza de detalhes, nem sempre são conclusivos, pela semelhança com outras enfermidades, como tumores.

Diagnóstico em Animais

O diagnóstico da equinococose canina por intermédio do exame de fezes não fornece um resultado específico, já que os cães podem estar parasitados por outras espécies de cestoides (*Multiceps multiceps*, *Taenia hydatigera*, *T. taeniformis*, *T. pisiformes* e *T. ovis*), que apresentam a morfologia do ovo semelhante. Em estudos epidemiológicos, o diagnóstico é realizado pelo exame morfológico do parasito adulto, obtido por expulsão do cestoide íntegro, após a administração de bromidrato de arecolina, ou por necrópsia de cães e exame do raspado da mucosa intestinal. A técnica de ELISA de captura, para a busca de antígenos nas fezes dos cães, tem sido utilizada com excelentes resultados em estudos da prevalência da equinococose. Esses coproantígenos são detectados em suspensões de fezes entre 10 e 20 dias após a infecção e desaparecem 3 a 4 dias após a eliminação do parasito.

Nos hospedeiros intermediários (bovinos, ovinos, suínos) o diagnóstico da hidatidose é obtido pela presença de cistos ao exame *post mortem*, no momento do abate destes animais. Estes dados, juntamente com os de equinococose canina, são utilizados em áreas endêmicas para acompanhar a situação de risco da população humana para a hidatidose.

Profilaxia

As ações propostas na profilaxia da hidatidose e da equinococose têm como objetivos romper a transmissão desta parasitose para os animais de produção e prevenir a infecção humana.

As principais medidas preconizadas são: não alimentar cães com vísceras cruas de animais como ovinos, bovinos e suínos e tratar periodicamente os cães com anti-helmínticos. Aliado a estas é importante manter um número ideal de animais nas propriedades, cuidados com higiene pessoal, lavando as mãos antes de ingerir alimentos e depois de contato com cães, impedir o acesso de cães em hortas e reservatórios de água, lavar frutas e verduras com água tratada.

Como ovinos e suínos são comumente abatidos nas propriedades rurais, é fundamental impedir o acesso dos cães ao local de abate, evitando que os mesmos entrem em contato com vísceras cruas.

Embora a hidatidose seja caracterizada como uma parasitose rural, estudos mostram sua importância também em áreas urbanas, visto o contato de cães urbanos com propriedades rurais. Muitas vezes, cães são deslocados das propriedades nos finais de semanas ou períodos de férias e mantidos juntos com os demais animais da propriedade, inclusive com a mesma alimentação. Estudo conduzido em cães urbanos da cidade de Dom Pedrito, RS, fronteira com Uruguai, revelou que em 65 cães examinados 7,7% eliminaram *E. granulosus* nas fezes.

Tratamento

Tratamento da Hidatidose Humana

Até o início dos anos 1980, a cirurgia era o único tratamento da hidatidose e muitos pacientes, principalmente com cistos múltiplos, localização difícil e/ou cistos muito grandes, apresentavam complicações pós-cirúrgicas, com recorrência de cistos. Somente com o desenvolvimento dos benzimidazóis, é que o tratamento medicamentoso tornou-se possível. O primeiro fármaco utilizado no tratamento da hidatidose foi o mebendazol, que embora efetivo, tinha desvantagens pela necessidade de altas doses e tratamentos prolongados, apor sua baixa absorção e aos metabólitos resultantes não apresentarem ação anti-helmíntica. Posteriormente, iniciaram-se estudos com o albendazol, que se mostrou mais eficiente e seus metabólitos (sulfóxido de albendazol) mantinham a atividade anti-helmíntica.

No tratamento da hidatidose, o albendazol pode ser administrado de forma contínua (400 mg em duas doses diárias durante 3 a 6 meses), ou intermitente (400 mg em duas doses diárias, em três a seis ciclos de 28 dias, com intervalos de 14 dias sem medicação). Como auxiliar nos casos cirúrgicos e da PAIR são recomendados 400 mg em duas doses diárias, iniciando 4 dias antes e durante 1 mês após estes procedimentos.

A combinação do praziquantel e albendazol tem mostrado bons resultados, pelo aumento da concentração plasmática e maior tempo de ação destes medicamentos sobre o parasito.

• Tratamento pela PAIR

A PAIR (punção, aspiração, injeção e reaspiração do cisto) consiste na punção do líquido hidático por aspiração e inoculação de uma substância protoescolicida (salina hipertônica, etanol, citrinidina ou sulfóxido de albendazol) e reaspiração após 10 minutos. Este tratamento é recomendado nos casos de cistos simples e múltiplos com tamanho entre 5 a 15 cm de diâmetro. A utilização da PAIR no tratamento da hidadidose requer maiores estudos, sendo contraindicada em cistos pulmonares e cerebrais.

- **Tratamento Cirúrgico**

É o método mais utilizado no tratamento da hidatidose no Brasil. É recomendado em casos de localizações acessíveis e cistos volumosos, sendo necessária a dessensibilização prévia do paciente para evitar processos alérgicos ou anafiláticos.

Tratamento da Equinococose

O praziquantel é utilizado com bons resultados sobre a forma adulta de *E. granulosus* em cães, tanto no tratamento quanto na profilaxia desta parasitose. Após a administração do medicamento é recomendado prender os animais por 24 horas e todas as fezes eliminadas devem ser incineradas, para evitar a contaminação do ambiente com ovos deste parasito.

27

Hymenolepis nana

Élida Mara Rabelo

Introdução

Existe uma controvérsia na literatura no que diz respeito à nomeclatura e à especificidade de hospedeiros para *Hymenolepis nana* (Siebold, 1852). Uma revisão taxonômica para himenolepidídeos que são providos de rostelo armado com ganchos foi proposta por Spasskii em 1954. Segundo esse estudo, *H. nana* foi reclassificada dentro do gênero *Rodentolepis* Spasskij, 1954, por conter rostelo armado com ganchos, e o gênero *Hymenolepis* Weinland, 1858, passou a conter apenas os himenolepidídeos com rostelo desarmado, sendo a espécie típica, o cestódeo de ratos, *Hymenolepis* diminuta Weinland, 1858. Embora essa classificação seja reconhecida por alguns taxonomistas de Cestoda, não existem evidências moleculares que confirmem a nova classificação, por esse fato e aliado à predominância do nome *H. nana* na literatura, essa terminologia será adotada neste capítulo.

H. nana é também conhecida como tênia anã devido ao seu tamanho reduzido (2 a 4 cm). O ciclo de vida de *H. nana* é único entre os cestoides, uma vez que pode realizar o ciclo direto ou monoxênico necessitando de apenas um hospedeiro. Como esse parasito pode parasitar além de seres humanos, símios e roedores de laboratório e selvagens, ele pode se constituir em uma zoonose, uma vez que a coinfecção entre humanos e roedores é possível.

Morfologia

Adulto

Mede cerca de 3 a 5 cm, com 100 a 200 proglotes bastante estreitas. Cada um destes possui órgãos reprodutores masculinos e femininos. O escólex apresenta quatro ventosas e um rostro retrátil armado de ganchos (Figura 27.1).

Ovos

São semiesféricos, medindo cerca de 40 μm de diâmetro. São transparentes e incolores. Apresentam uma membrana externa delgada envolvendo um espaço claro; mais internamente apresentam outra membrana envolvendo a oncosfera. Essa membrana interna apresenta dois mamelões claros em posições opostas, dos quais partem alguns filamentos longos. Entre os alunos, esse ovo é conhecido como "chapéu de mexicano, visto por cima" (Figuras 27.2 e 56.4).

Larva Cisticercoide

É uma pequena larva, formada por um escólex invaginado e envolvido por uma membrana. Contém pequena quantidade de líquido. Mede cerca de 500 μm de diâmetro. Como nos demais cestoides, pode-se denominar de protoescólex ao escólex da larva (Figura 21.4B).

Biologia

O verme adulto é encontrado no intestino delgado, principalmente no íleo e no jejuno do homem. Os ovos são encontrados nas fezes e a larva cisticercoide pode ser encontrada nas vilosidades intestinais do próprio homem ou na cavidade geral do inseto hospedeiro intermediário (pulgas e carunchos de cereais).

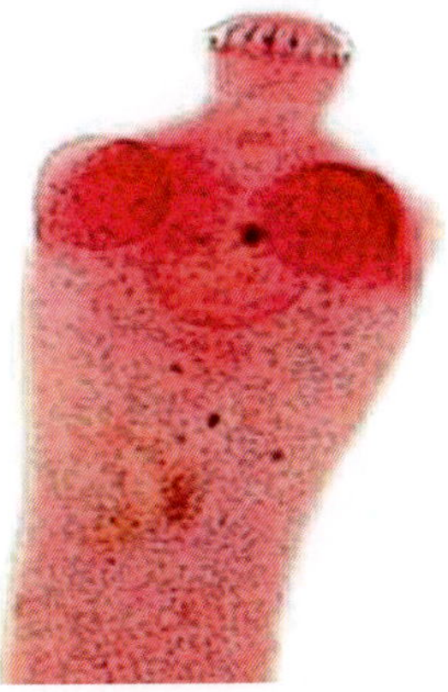

FIGURA 27.1. Escólice de *Hymenolepis nana.* (Retirado do site: http://www.phsource.us/PH/PARA/Chapter_4.htm)

Ciclo Biológico

Esse helminto pode apresentar dois tipos de ciclo: um, monoxênico, que prescinde de hospedeiro intermediário, e outro, heteroxênico, que usa hospedeiros intermediários, representados por insetos (pulgas: *Xenopsylla cheopis*, *Ctenocephalides canis*, *Pulex irritans* e coleópteros (*Tenebrio molitor*, *T. obscurus* e *Tribolium confusum*). Observar o esquema do ciclo na Figura 27.3.

- **Ciclo monoxênico:** os ovos são eliminados juntamente com as fezes e podem ser ingeridos por alguma criança. Ao passarem pelo estômago, os embrióforos são semi-digeridos pelo suco gástrico; em seguida chegam ao intestino delgado onde ocorre a eclosão da oncosfera, que penetra nas vilosidades do jejuno ou do íleo, dando, em 4 dias, uma larva cisticercoide. Dez dias depois, a larva está madura, sai da vilosidade, desenvagina-se e fixa-se à mucosa intestinal através do escólex. Cerca de 20 dias depois já são vermes adultos. Esses possuem uma vida curta, pois cerca de 14 dias depois morrem e são eliminados.

  Deve ser ressaltado que esse ciclo é o mais frequente e que as larvas cisticercoides, nas vilosidades intestinais, estimulam o sistema imune e conferem a imunidade ativa específica
- **Ciclo heteroxênico:** os ovos presentes no meio externo são ingeridos pelas larvas de algum dos insetos já citados. Ao chegarem ao intestino desses hospedeiros intermediários, liberam a oncosfera, que se transforma em larva cisticercoide. A criança pode acidentalmente ingerir um inseto contendo larvas cisticercoides que, ao chegarem ao intestino delgado, desenvaginam-se, fixam-se à mucosa e 20 dias depois já são vermes adultos.

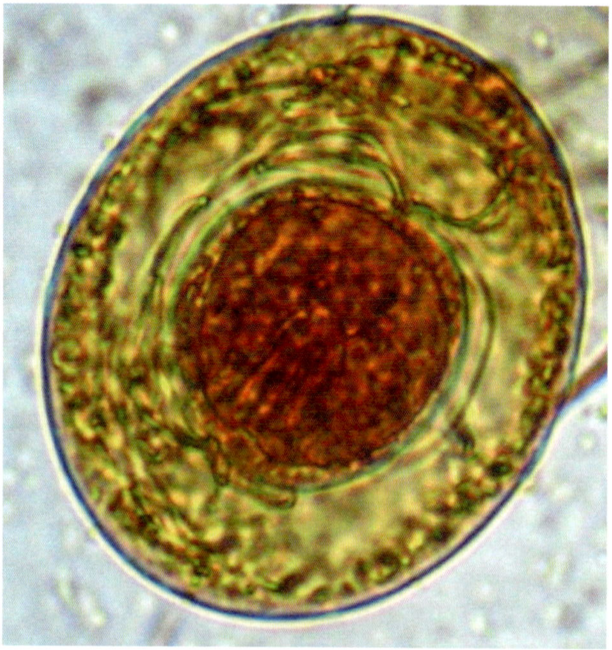

FIGURA 27.2. Ovo de *Hymenolepis nana*. (Retirado do site: http://picasaweb.google.com/lh/photo/TgIlTaultCsW3F9g26uUug)

Patogenia

Sinais clínicos atribuídos à infecção por *H. nana* são raros. Somente em infecções por um grande número de parasitos, podem ocorrer diarreia e desconforto abdominal. Sintomas como dores abdominais, irritabilidade, diarreia, inapetência e má absorção podem ocorrer em crianças albergando 1.000 a 2.000 vermes. A diarreia resulta de lesões causadas pelo verme na superfície da mucosa (lâmina própria) das vilosidades. Pode ocorrer, ainda, congestão da mucosa, infiltração linfocitária, pequenas ulcerações, eosinofilia e perda de peso. Diferentemente do que ocorre em crianças mais novas, a infecção em adultos é autolimitante, em razão da imunidade protetora do hospedeiro. Esse processo ocorre pela eliminação dos vermes por vários mecanismos de defesa, quais sejam: hiperplasia das células secretoras de muco, com grande produção desse protetor de mucosa, associada à ação do sistema imune com resposta humoral e celular. Esses mecanismos de expulsão do verme são os mesmos que impedem a reinfecção, especialmente a grande quantidade de muco produzido nessa ocasião e a ação imunológica específica. Manifestações cutâneas são raras, entretanto, casos de erupções cutâneas já foram descritos na literatura, ocorrendo principalmente em pacientes não residentes em área endêmica.

Imunidade

Um grande volume de informação a respeito da imunologia básica de infecções por cestodas é obtida através de infecções experimentais de himenolepidídeos em animais de laboratórios, ratos e camundongos. Tanto a fase de lúmen quanto a fase de tecido são imunogênicas, entretanto, com diferenças nos níveis de imunogenicidade, sendo que a fase de tecido, ou seja, a larva cisticercoide, apresenta uma maior resposta imunogênica, conferindo proteção à reinfecções. A larva cisticercoide, no tecido do hospedeiro, decorrente do ciclo direto, desencadeia uma ampla resposta celular e humoral, fazendo com que a maior parte dos hospedeiros fique imune a uma segunda infecção. Ao contrário, o ciclo indireto, não envolve esse desenvolvimento da larva nos tecidos, e consequentemente induz pouca ou nenhuma imunidade, permitindo a possibilidade ocasional de uma reinfecção maciça. Este fato ocorre por causa de um terceiro tipo de infecção, a autoinfecção interna, onde os ovos dos vermes adquiridos em uma infecção inicial, provavelmente pelo ciclo indireto, que não confere imunidade, podem romper no intestino, o embrião invadir a mucosa e produzir uma segunda geração de vermes. Uma vez que muitos ovos podem estar envolvidos, a infecção pode ser causada por milhares de vermes.

Embora camundongos não sejam permissivos à *H. diminuta*, eles servem como modelo para estudar a expulsão dos vermes, uma vez que esse parasito não possui a possibilidade de realização do ciclo monoxênico e, portanto, torna-se mais precisa a avaliação da resposta imunológica por infecção primária. O curso da infecção experimental por *H. nana* em camundongos é marcadamente influenciado por imunossupressão causada por depleção de células T. Como essa situação pode também ser induzida por tratamento com esteroides, é importante em situações de transplante ou em casos clínicos como a doença de Hodgkins, que a parasitose seja eliminada, nos pacientes, antes do tratamento com imunossupressor.

Embora seja sempre descrito na literatura que a resposta imunológica do hospedeiro a infecções por himenolepidídeos seja predominantemente do tipo Th-2, a exemplo do que ocorre em infecções helmínticas, a maior parte desses trabalhos foi realizada em roedores, usando o parasito *H. diminuta*. Quando o perfil de citocinas foi avaliado a partir de pacientes humanos naturalmente infectados, foi verificada a presença de citocinas de perfil Th-1 e Th-2, sendo que citocinas Th-1 estão presentes na fase inicial da infecção, estando envolvidas com o desenvolvimento da larva no tecido, enquanto citocinas do tipo Th-2 estão presentes na fase em que o parasito se encontra no lúmen do intestino. Esse tipo de resposta está associada também à expulsão do parasito do intestino do hospedeiro. Macrófagos alternativamente ativados – MAA também estão envolvidos com o processo de expulsão.

Diagnóstico

Clínico

É de pouca utilidade e difícil, mas em casos de crianças com ataques epileptiformes deve-se pensar primeiramente em alguma verminose, a qual será confirmada, ou não, pelo exame de fezes.

Laboratorial

Exames de fezes pelos métodos de rotina e encontro dos ovos característicos (Capítulo 56). Os métodos de concentração e a repetição dos exames aumentam a possibilidade do diagnóstico para infecções com baixa carga parasitária.

Tratamento

O tratamento pode ser realizado com praziquantel 25 mg/kg dose única ou niclosamida 40 mg/kg em crianças. Ambas as drogas são muito eficientes contra o verme adulto, e praticamente não apresentam efeitos colaterais. A droga nitazoxanida também pode ser usada, embora seja menos eficaz no tratamento. Niclosamida causa morte do parasito por interferir com a fosforilação oxidativa, enquanto praziquantel causa uma alteração no influxo de cálcio pelo parasito, levando à sua paralisia e morte. É importante que todos os membros da família que habitem a mesma residência do paciente sejam tratados. Outro cuidado a ser tomado é que o tratamento deve ser repetido em intervalo de 10 dias, uma vez que a maior parte dos medicamentos utilizados não possui ação sobre o estágio larvário. Esse tempo seria suficiente, para completar o desenvolvimento de larvas para adultos. A confirmação da cura deve ser feita após 1 mês de tratamento através de exames de fezes.

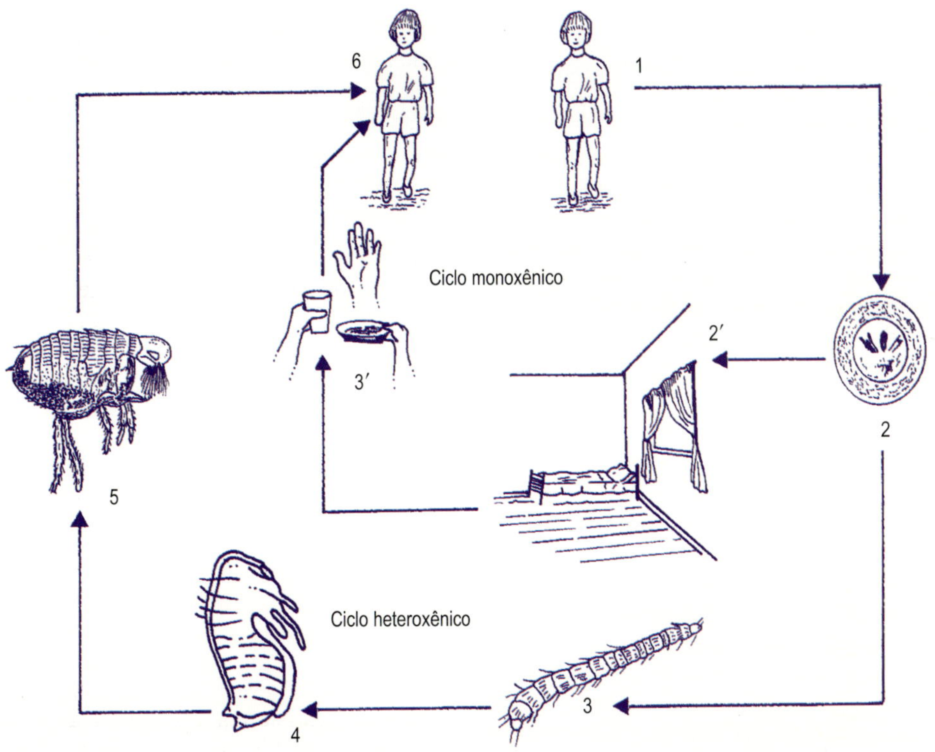

FIGURA 27.3. Ciclo biológico do *Hymenolepis nana*: (1) Criança; (2) Ovos eliminados nas fezes e contaminando ambiente; (2′) ovos contaminando alimentos; (3) Larva de pulga ingerindo ovos do helminto; (3′) ciclo monoxênico (sem hospedeiro intermediário); (4) Pupa de pulga, com larva cisticercoide do helminto; (5) Pulga adulta, com larva cisticercoide dentro, que será ingerida por outra criança (6), completando o ciclo heteroxênico (com hospedeiro intermediário).

Epidemiologia

Acredita-se que a infecção, por cestoides, mais comum em seres humanos seja por *H. nana*, com ampla distribuição mundial. Isto se deve ao fato de esse parasito possuir o ciclo direto, fazendo com que a infecção entre humanos seja facilmente espalhada. Outro fator importante é o curto ciclo de vida desse parasito, fazendo com os ovos estejam rapidamente disponíveis para contaminar outros pacientes. Áreas com alta densidade populacional, tais como creches, escolas e prisões, em áreas endêmicas, frequentemente apresentam altos níveis de pacientes infectados por *H. nana*, apesar da alta capacidade imunizante e da vida curta desse parasito. Estima-se em 50 a 75 milhões o número de pessoas infectadas por *H. nana* no mundo, com uma prevalência de 5 a 25% em crianças nas áreas endêmicas.

Profilaxia

Manter bons hábitos de higiene, fazer uso de instalações sanitárias, evitar contaminação da água com fezes. Saneamento básico em geral, e controle de insetos (pulgas e carunchos de cereais) e roedores, é essencial para a prevenção da infecção por *H. nana*. É importante que se realize tratamento de todos os membros da família, ou da comunidade infectada.

Ações Benéficas na Relação Parasito/Hospedeiro

Tendo em vista que infecções por helmintos tipicamente resultam em uma resposta do tipo Th2, é teorizado, com base na hipótese da higiene, que essas infecções poderiam prevenir ou reduzir a gravidade de desordens que são caracterizadas por citocinas de perfil Th1. Um exemplo da correlação dos dois tipos de resposta em associação a outros tipos de doenças vem de estudos sobre a doença de Crohn (DC), um tipo de doença inflamatória do intestino associada a citocinas Th1. A prevalência de DC é maior na América do Norte, oeste da Europa e no Japão, com uma incidência bem menor em países em desenvolvimento, nos quais as infecções por helmintos são pandêmicas (Maule e Marks, 2006). Modelos murinos sofrendo de colite e apresentando resposta do tipo Th1, apresentaram uma melhora significativa no quadro da doença, quando foram infectados por *H. diminuta*, ou quando tratados com extratos proteicos ou produtos secretados/excretados do parasito. É postulado que o mecanismo envolvido nessa alteração seja o resultado do antagonismo da resposta Th1 pela resposta Th2 desencadeada pela infecção helmíntica. A alteração na resposta imunológica dá-se por uma inibição na produção de TNF-alfa e um aumento nos níveis de citocinas IL-4 e IL-10. Esses dados demonstram que helmintos em determinadas situações podem possuir um potencial terapêutico. Um aprofundamento nos estudos envolvendo a relação parasito/hospedeiro poderá revelar informações sobre a resposta imunológica do hospedeiro que possam levar ao desenvolvimento de novos mecanismos para tratar tanto a infecção, quanto desordens alérgicas e/ou autoimunes. A purificação desses fatores imunossupressores poderá levar ao desenvolvimento de quimioterápicos para tratar doenças inflamatórias

Hymenolepis diminuta (Rudolphi, 1819)

Mede cerca de 30 a 60 cm, possuindo escólex com quatro ventosas, sem rostro. São parasitos habituais de ratos e raramente de humanos. O ciclo é sempre heteroxeno e o homem infecta-se ingerindo insetos (pulgas, coleópteros etc.) com a larva cisticercoide. Normalmente, o parasitismo humano não leva a nenhuma alteração orgânica. Em geral, o verme é eliminado 2 meses após a infecção. O diagnóstico é feito pelo encontro dos ovos nas fezes (são maiores do que *H. nana* e não possuem os filamentos polares). O tratamento é semelhante aos dos outros Cestoda. Experimentos feitos em camundongos demonstraram que existe uma forte imunidade cruzada entre o *H. nana* e o *H. diminuta*. Quando um camundongo é previamente infectado por uma espécie e depois reinfectado pela outra, essa segunda espécie não consegue se desenvolver no hospedeiro. Isso se deve à antigenicidade não só da forma tecidual (larva cisticercoide) como da forma adulta que é altamente imunogênica, levando à produção de altos títulos de IgG. Em vista disso, pode-se fazer a proteção de hospedeiros (camundongos e seres humanos) contra o *H. nana*, provocando-se uma infecção controlada e discreta pelo *H. diminuta*.

28

Outros Cestoda

David Pereira Neves
Hudson Alves Pinto

Introdução

Embora menos prevalentes do que as espécies das famílias Taeniidae e Hymenolepididae estudadas nos capítulos anteriores, várias outras espécies de cestoides são relatadas infectando os seres humanos em diferentes partes do mundo, inclusive no Brasil. Algumas delas, de caráter zoonótico, resultam da inserção acidental de humanos no ciclo biológico de parasitos de animais domésticos (*Dipylidium caninum*) ou silvestres (*Bertiella* spp.). Outras espécies podem ter sua ocorrência favorecida no Brasil pela aquisição recente de hábitos alimentares estrangeiros, uma vez que são transmitidas pela ingestão de peixes (*Diphyllobothrium latum*) ou anfíbios (*Spirometra* spp.) crus ou malcozidos.

Neste capítulo serão discutidos os aspectos parasitológicos básicos relacionados com estes parasitos.

Dipylidium caninum (Linnaeus, 1758)

É um cestoide pertencente à ordem Cyclophyllidea tradicionalmente incluído na família Dilepididae, mas atualmente considerado como um membro da família Dipylidiidae. É encontrado naturalmente em cães e gatos, apresentando ampla distribuição mundial, sendo muito frequente entre estes animais domésticos no Brasil. No ser humano, a infecção por *D. caninum* é considerada uma zoonose rara. Mais de 300 casos foram relatados em diferentes partes do mundo, sendo cerca de 10 casos, a maioria em crianças, identificados no Brasil.

Morfologia

O adulto mede de 10 a 20 cm de comprimento por 3 mm de largura. O escólex é pequeno, possui rostelo retrátil e armado com quatro fileiras de ganchos bem nítidos (em forma de espinho de rosa), além de quatro ventosas. As proglotes são mais longas do que largas, assemelhando-se à semente de abóbora. Caracterizam-se pela presença de dois conjuntos de órgãos reprodutivos, com numerosos testículos e poros genitais em ambas as laterais. Os ovos são esféricos, medem 20 a 40 μm de diâmetro, possuem oncosfera com seis ganchos (embrião hexacanto) e estão contidos dentro de cápsulas ovígeras contendo de 8 a 20 ovos (Figura 28.1).

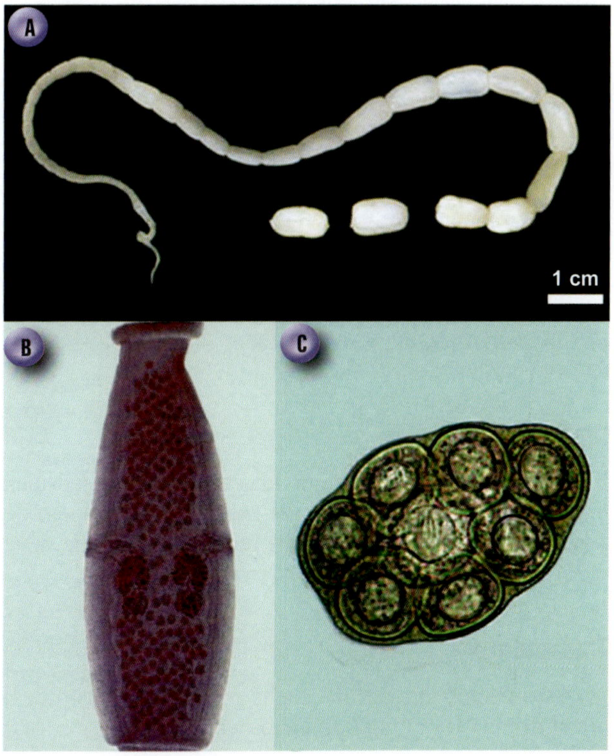

FIGURA 28.1. *Dipylidium caninum*. **(A)** Parasito adulto; **(B)** proglote madura (notar presença de dois poros genitais); **(C)** cápsula ovígera. (Modificado de DPDx – CDC Parasitology Diagnostic Web Site.)

Biologia

- Hábitat

Intestino delgado de cães, gatos e, eventualmente, crianças.

- Ciclo Biológico

As proglotes grávidas são eliminadas intactas junto com as fezes, onde permanecem por algum tempo movimentando-se por contrações; em alguns casos, pode haver eliminação ativa de proglotes (na ausência de defecação), que são encontradas na região perianal. Os ovos liberados são ingeridos por larvas de pulgas (*Ctenocephalides, Pulex*) ou piolho-de-cão (*Trichodectes canis*). No intestino das larvas destes insetos, a oncosfera é liberada, atravessa a parede do tubo digestivo e atinge a hemocele. Nessa fase, a oncosfera se transforma em larva cisticercoide, também conhecida como *Cryptocystis trichodectes*. À medida que o inseto passa pelas fases de pupa e adulto, a larva cisticercoide torna-se madura e infectante após cerca de 30 dias. Os animais e as crianças se infectam ao ingerirem os insetos adultos contendo a larva cisticercoide. No intestino dos hospedeiros, a maturidade dos vermes é alcançada 30 dias após a infecção (Figura 28.5).

- Transmissão

Ingestão de insetos (pulgas) contendo larva cisticercoide, que pode ocorrer durante o hábito de autolimpeza dos animais, ou acidentalmente, no caso da infecção humana. O íntimo contato entre crianças e animais domésticos (cães e gatos) certamente está entre os fatores favoráveis à transmissão do parasito aos humanos.

Patogenia

Pouco patogênico para crianças. Parece que em infecções maciças, à semelhança do que ocorre em cães e gatos, a criança pode apresentar irritação da mucosa resultando em diarreia leve, dor abdominal, anorexia, prurido anal ou mesmo ataques epileptiformes. Essas manifestações desaparecem com a eliminação dos helmintos.

Diagnóstico

Encontro de proglotes grávidas nas fezes ou cápsulas ovígeras durante a realização de exame parasitológico de fezes. A presença de proglotes na região perianal não deve ser confundida com *Enterobius vermicularis*.

Tratamento

As mesmas drogas indicadas para outros cestoides: praziquantel (10-20 mg/kg), niclosamida (1-2 g).

Profilaxia e Controle

As medidas de prevenção e o controle da dipilidiose estão relacionados com o tratamento de animais domésticos infectados pelo helminto, o combate da infestação por pulgas em cães e gatos. Além disso, deve-se evitar o contato de crianças com animais infestados por ectoparasitos.

Bertiella spp.

Os cestoides pertencentes ao gênero *Bertiella* estão incluídos na ordem Cyclophyllidea e na família Anoplocephalidae. São parasitos de mamíferos, principalmente roedores e primatas não humanos, sendo o único representante da família relatado em humanos, principalmente crianças. Duas espécies, *Bertiella studeri* (Blanchard, 1891) (principal espécie envolvida em casos humanos) e *Bertiella mucronata* (Meyner, 1895), são registradas infectando acidentalmente seres humanos, sendo mais de 50 casos registrados em diferentes partes do mundo. No Brasil, há vários registros da ocorrência destes parasitos (tanto *B. mucronata* quanto *B. studeri*) em primatas não humanos e cinco casos foram relatados em crianças nos estados de Minas Gerais, São Paulo e Goiás. O rápido processo de desmatamento e urbanização verificado nos últimos tempos pode favorecer a aproximação dos primatas hospedeiros naturais ao ambiente urbano, podendo resultar no surgimento de novos casos humanos desta zoonose no futuro.

Morfologia

Os parasitos adultos são relativamente grandes, medindo de 10 a 30 cm de comprimento por 1 cm de largura. O escólex é pequeno, oval, possui quatro ventosas e um rostelo rudimentar sem ganchos. O estróbilo é formado por proglotes mais largas do que longas, possui poros genitais alternados irregularmente, numerosos testículos. Grupos de mais ou menos 20 proglotes grávidas são liberados nas fezes do hospedeiro infectado. Os ovos possuem formato oval, com casca fina, e o embrião hexacanto está localizado no interior de uma cápsula denominada aparato piriforme. Os ovos de *B. studeri* medem de 49 a 60 μm por 40 a 40 μm, enquanto os de *B. mucronata* são um pouco menores, 40 a 46 μm por 36 a 40 μm (Figura 28.2).

Biologia

- Hábitat

Intestino delgado.

- Ciclo Biológico

Os hospedeiros intermediários são pequenos ácaros pertencentes à subordem Oribatida (gêneros *Dometorina, Achipteria, Galumna, Scheloribates*) que vivem no solo e se alimentam de matéria orgânica, quando pode então ocorrer à ingestão de ovos do parasito. No interior dos ácaros oribatídeos, ocorre a formação de larva cisticercoide. A transmissão ao hospedeiro definitivo ocorre passivamente pela ingestão de ácaros infectados (Figura 28.5).

- Transmissão

Ingestão de alimentos contaminados por ácaros infectados.

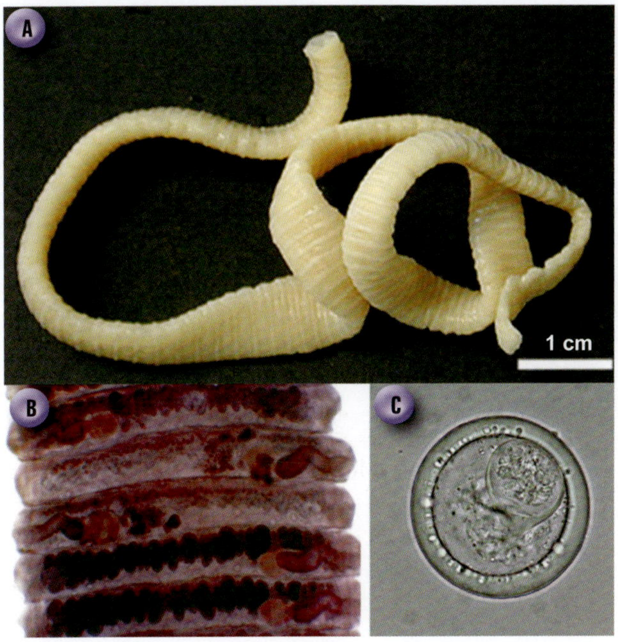

FIGURA 28.2. *Bertiella* sp. **(A)** Fragmento do estróbilo eliminado nas fezes; **(B)** proglotes grávidas (notar disposição irregular dos poros genitais); **(C)** ovo. (Modificado de DPDx - CDC Parasitology Diagnostic Web Site.)

Patogenia

A maioria dos casos são assintomáticos, embora possam ocorrer dores abdominais, diarreia, constipação e perda de peso.

Diagnóstico

É realizado pela análise de proglotes encontradas nas fezes e pelo estudo morfológico dos ovos.

Tratamento

Praziquantel (10-20 mg/kg) ou niclosamida (1-2 g).

Profilaxia e Controle

O controle desta zoonose é extremamente difícil, tendo em vista que o controle dos hospedeiros intermediários e o tratamento dos primatas reservatórios são inviáveis. A correta higienização dos alimentos pode evitar a ingestão de ácaros infectados. Deve-se também evitar o contato com primatas não humanos. De fato, atualmente vem sendo verificada, mesmo em grandes centros urbanos, a presença de algumas espécies de primatas (p. ex., *Callithrix*) em locais próximos das moradias. Isto resulta da redução das áreas naturais, mas também do hábito de muitas pessoas alimentarem estes animais, o que deve ser combatido.

Diphyllobothrium latum (Linnaeus, 1758)

As espécies do gênero *Diphyllobothrium* (Cobbold, 1858) são cestoides parasitos de mamíferos (ursos, raposas, canídeos e humanos) incluídos na ordem Diphyllobothriidea, denominação atual em substituição à Pseudophyllidea, nome anteriormente utilizado por várias décadas. Apesar disso, os helmintos pertencentes a esta ordem são ainda tradicionalmente conhecidos como pseudofilídeos. Alocadas na família Diphyllobothriidae, 14 das cerca de 50 espécies do gênero já foram relatadas em humanos infectados, conferindo assim grande importância médica a *Diphyllobothrium* spp. Entre nós este parasito é conhecido como a "tênia do peixe". De fato, estima-se que nove milhões de pessoas estão infectadas em diferentes partes do mundo. A principal e mais patogênica espécie é *Diphyllobothrium latum*, o maior parasito humano conhecido, podendo alcançar 10 metros de comprimento. É encontrado no norte da Europa, na Rússia, no Japão, nas Filipinas, em parte dos EUA e no sul do Chile, países onde existe o hábito de se comer carne de peixe crua, especialmente salmão e truta. Embora o Brasil não seja uma área endêmica, casos autóctones de difilobotriose foram registrados primeiramente em 2005, durante um surto com mais de 50 casos registrados no estado de São Paulo, todos associados à ingestão de *sushis* e *sashimis* em restaurantes de culinária japonesa. Posteriormente, novos casos da doença foram relatados nos estados do Rio de Janeiro, Minas Gerais, Distrito Federal, Rio Grande do Sul, Paraíba e Bahia. Com o crescente hábito de se saborear as comidas japonesas, ricas em pratos feitos com peixes crus, é possível que o número de casos humanos de difilobotriose aumente em nosso país.

Morfologia

O parasito adulto é extremamente grande, medindo de 8 a 10 metros e apresentando até 4.000 proglotes. O escólex mede cerca de 1 mm e é formado por duas pseudobotrídias, ou seja, duas fendas alongadas longitudinalmente. As proglotes são retangulares, geralmente mais largas do que longas, possuem numerosos testículos e folículos vitelínicos na região lateral e poros genitais que se abrem na região ventral e mediana (ao contrário dos Cyclophyllidea, que possuem poro genital lateral). O ovário é bilobulado e localizado na região posterior da proglote, o útero possui formato sinuoso em roseta, se estendendo do ovário até o poro uterino. Os ovos medem 55 a 75 µm por 40 a 60 µm, possuem opérculo em uma extremidade e uma pequena protuberância (*knob*) na outra (Figura 28.3).

Biologia

• Hábitat

Os adultos são encontrados no intestino delgado.

• Ciclo Biológico

O ciclo biológico de *Diphyllobothrium* spp. é do tipo heteroxeno, envolvendo no mínimo dois hospedeiros intermediários. O verme adulto elimina, nas fezes do hospedeiro definitivo, proglotes grávidas contendo ovos imaturos. Estes contêm uma massa de células no seu interior e depois de alguns dias (15 dias à temperatura de 25°C) há a formação de uma larva denominada coracídio, que é constituída por um embrião hexacanto e um embrióforo ciliado. No

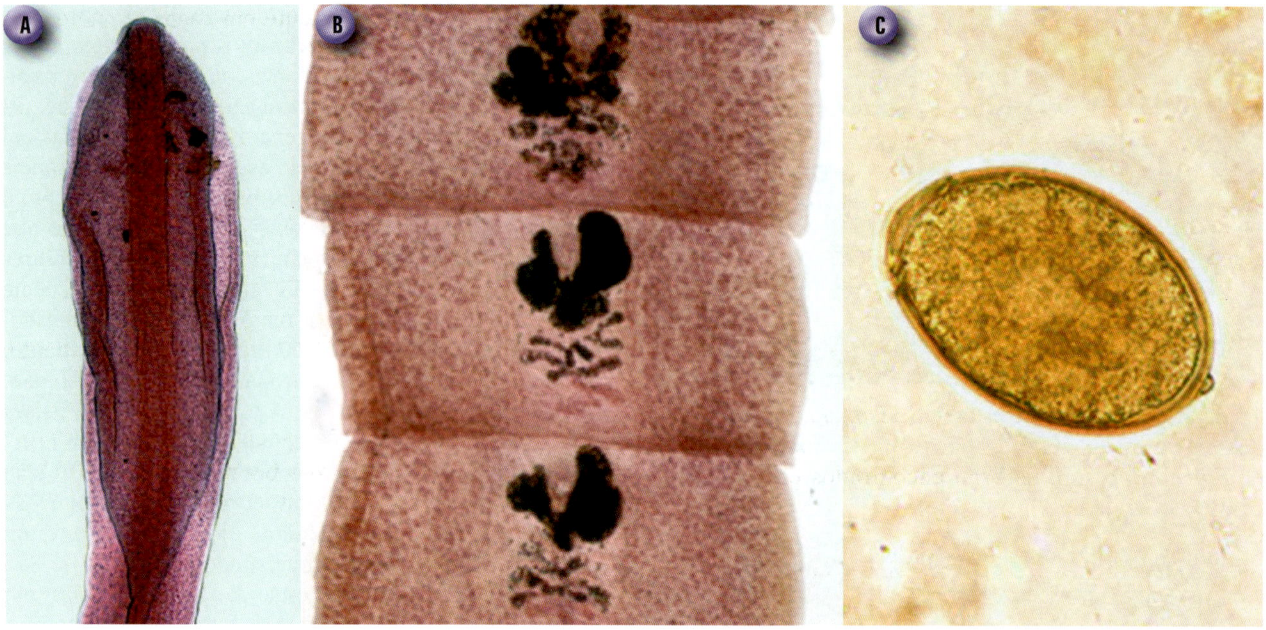

FIGURA 28.3. *Diphyllobothrium latum*. **(A)** Escólex formado por duas pseudobotrídias; **(B)** proglotes grávidas (notar disposição mediana dos poros genitais); **(C)** ovo (notar a presença de opérculo e uma pequena protuberância nos pólos). (Modificado de DPDx - CDC Parasitology Diagnostic Web Site.)

ambiente aquático, o coracídio eclode pelo opérculo e nada ativamente até ser ingerido por microcrustáceos copépodes (*Cyclops* e *Diaptomus*), que são os primeiros hospedeiros intermediários. Na cavidade geral dos mesmos, após cerca de 20 dias, os embriões transformam-se em larvas procercoides, formas alongadas (500 µm) contendo um apêndice esférico com seis ganchos na porção posterior (cercômero). Os crustáceos contendo larvas procercoides são ingeridos pelo segundo hospedeiro intermediário que são peixes pequenos. Nesses hospedeiros, as larvas atravessam a parede intestinal e vão fixar-se nos músculos, transformando-se em larvas plerocercoides ou espárganos. Os peixes menores podem ser ingeridos por peixes maiores, em especial truta e salmão, no caso de *D. latum*, e a larva plerocercoide ingerida migra também para a musculatura destes últimos hospedeiros. As larvas plerocercoides medem de 1 a 5 cm, possuem corpo achatado dorsoventralmente e já apresentam pseudobótrias bem desenvolvidas. A infecção do homem ocorre pela ingestão de peixes contendo larvas plerocercoides que se desenvolvem em adultos no intestino delgado e os ovos (mais de 1 milhão de ovos por dia por verme) são eliminados nas fezes 5 a 6 semanas após a infecção (Figura 28.5).

• Transmissão

O homem se infecta ao comer peixes crus ou mal cozidos contendo larvas plerocercoides (espárganos).

Patogenia

A maioria dos casos são assintomáticos, entretanto, podem ocorrer distensão abdominal, flatulência, cólica abdominal intermitente, náuseas, vômitos, emagrecimento e diarreia. Uma alteração patológica relevante verificada em cerca de 2% dos casos, relacionada exclusivamente à infecção por *D. latum*, resulta do consumo de vitamina B_{12} pelo parasito, sendo estimado que 80% da dieta desta vitamina ingerida pelo infectado seja absorvida pelo parasito. Nesse sentido, nos casos de infecção crônica ou por elevada carga parasitária, pode-se verificar a anemia perniciosa (anemia botricefálica).

Diagnóstico

A infecção humana é diagnosticada pelo encontro de ovos operculados nas fezes dos pacientes por exame parasitológico de fezes pelos métodos convencionais (p. ex., sedimentação espontânea, Kato-Katz, Blagg ou Ritchie).

Tratamento

Praziquantel (25 mg/kg) em dose única; niclosamida (1-2 g). A administração de vitamina B_{12} pode ser necessária para correção da anemia botricefálica.

Profilaxia e Controle

A profilaxia consiste em não se comer carne de peixe crua, o que é normal em nosso meio. Aliás, o hábito de se comer carne de peixe bem cozida impediu a expansão dessa verminose entre nós. De fato, os casos ocorridos aqui foram todos de pacientes adeptos da comida japonesa, rica em peixe cru. Tudo indica que os casos humanos ocorrem a partir de consumo de salmão criado sem controle sanitário e importado sem a devida fiscalização. Assim, a vigilância sanitária relacionada com peixes importados e o aumento de práticas sanitárias em restaurantes podem prevenir que novos casos ocorram no país. Para serem ingeridos crus, recomenda-se que os peixes sejam submetidos a congelamento à temperatura de -20°C por 7 dias ou de -35°C por 15 horas, o que torna os parasitos inviáveis.

Spirometra spp.

As espécies do gênero *Spirometra* estão incluídas na ordem Diphyllobothriidea (= Pseudophyllidea) e na família Diphyllobothriidae. Quando no estágio adulto, estes cestoides são encontrados em carnívoros, principalmente felídeos, tanto domésticos quanto silvestres. Mais de 30 espécies foram descritas em todo o mundo, contudo a taxonomia do gênero permanece bastante controversa. Na América do Sul, vários nomes já foram utilizados para espécies encontradas em felídeos (*Spirometra mansoni*, *Spirometra mansonoides*, *Spirometra decipiens*, *Spirometra erinaceieuropaei*, *Spirometra proliferum*), contudo a diversidade de espécies pode estar superestimada. Ao contrário das espécies do gênero *Diphyllobothrium*, os adultos de *Spirometra* spp. não são encontrados em humanos. Entretanto, o homem pode se infectar acidentalmente por formas larvais destes parasitos, atuando como hospedeiros paratênicos. A presença de larvas destes cestoides em diferentes órgãos (olhos, cérebro, tecido subcutâneo, musculatura) ocasiona a doença denominada esparganose. Esta zoonose possui distribuição cosmopolita, sendo mais de 1.600 casos já relatados principalmente em países da Ásia (China, Coreia, Japão), mas também nas Américas, Europa e África. Uma forma larval rara, aberrante e invasiva de *Spirometra*, descrita como *Sparganum proliferum*, foi encontrada exclusivamente em casos humanos nas Américas e está associada a uma lesão proliferativa, com a ocorrência de crescimento contínuo de ramificações e brotamentos de origem parasitária, podendo ser fatal. No Brasil, os registros de *Spirometra* spp. em felídeos silvestres são numerosos e alguns casos de esparganose humana (cerca de 10) já foram diagnosticados.

Morfologia

A morfologia dos parasitos adultos dos membros do gênero *Spirometra* assemelha-se à descrita anteriormente para *Diphyllobothrium* (exceto pelo formato e pelas medidas dos ovos), contudo, como já mencionado, estes estágios evolutivos não são encontrados em humanos. A morfologia dos estágios larvais (coracídios, procercoides e plerocercoides) é também bastante semelhante às descritas anteriormente para *Diphyllobothrium*. As larvas plerocercoides obtidas dos casos humanos medem de 4 a 10 cm de comprimento (Figura 28.4).

Biologia

- Hábitat

Os adultos são encontrados exclusivamente no intestino delgado de felídeos. No homem, larvas plerocercoides

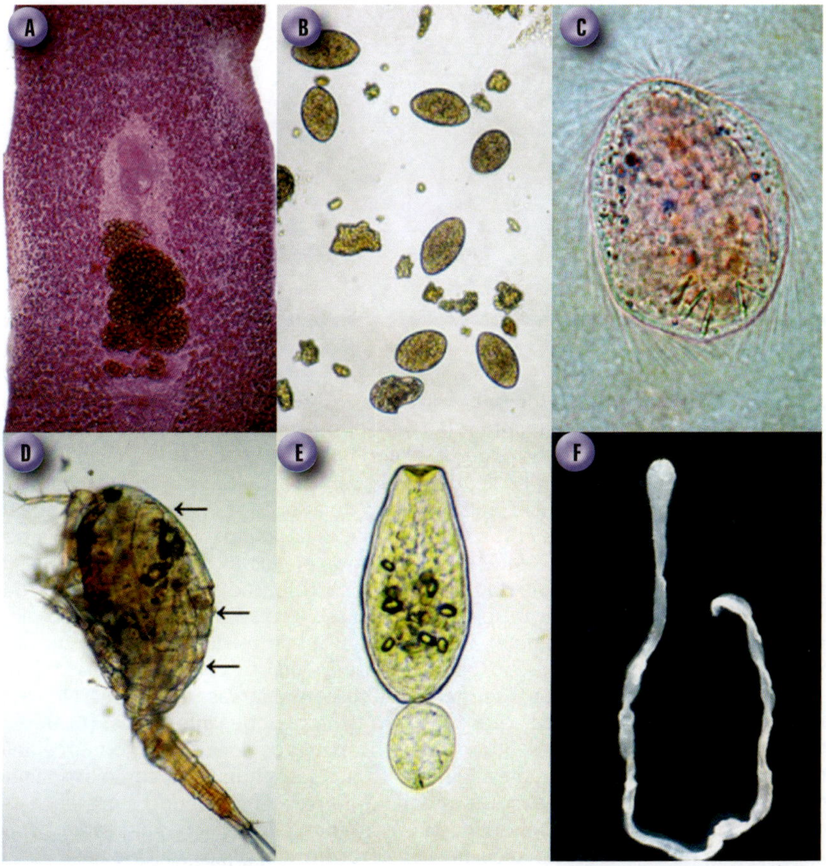

FIGURA 28.4. *Spirometra* sp. **(A)** Proglote grávida e **(B)** ovos obtidos das fezes de felídeos naturalmente infectados. Estes estágios não são encontrados em humanos; **(C)** Coracídio. **(D)** Copépode experimentalmente infectado apresentado larvas procercoides (setas); **(E)** Detalhe da larva procercoide (notar a presença de cercômero na porção posterior). **(F)** Larva plerocercoide isolada de humano. (A-E: Original. F: Modificado de DPDx – CDC Parasitology Diagnostic Web Site.)

podem ser encontradas nos olhos, cérebro, musculatura e tecido subcutâneo.

• Ciclo Biológico

No geral, é bastante semelhante ao descrito para *Diphyllobothrium*, com exceção de que no ciclo biológico de *Spirometra* spp., anfíbios e répteis (e não peixes) atuam como segundos hospedeiros. Após os anfíbios ou répteis infetados serem ingeridos pelo hospedeiro definitivo (felídeos) o parasito se desenvolve em adultos. Entretanto, caso sejam ingeridos por outros vertebrados, isto é aves e mamíferos, inclusive humanos, as larvas plerocercoides migram ativamente, atravessando a parede do intestino e encistando novamente em diferentes órgãos destes novos hospedeiros, ditos paratênicos. Quando estes animais de sangue quente são predados por felídeos, as larvas se desenvolvem em adultos. Assim, quando da infecção humana, o ciclo do parasito não tem continuidade. Tem sido sugerido também que a ingestão de água contendo copépodes infectados por larvas procercoides pode levar à ocorrência de esparganose (Figura 28.5).

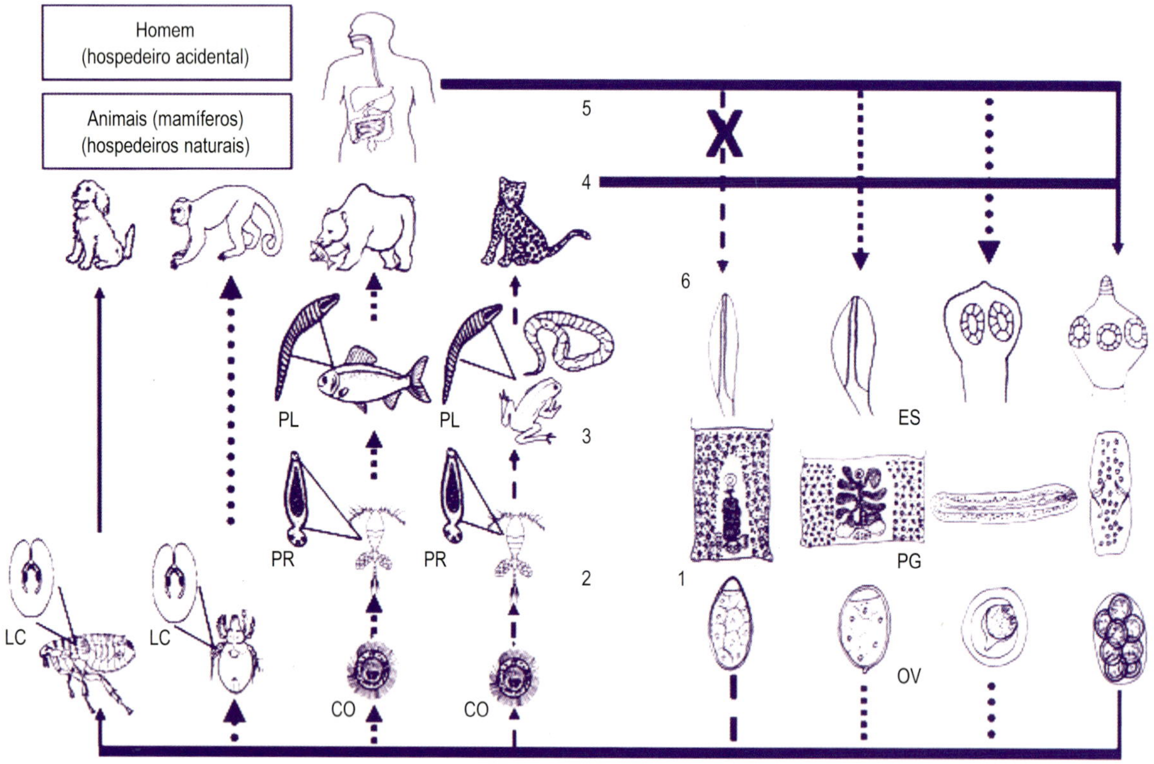

FIGURA 28.5. Ciclo biológico simplificado de representantes de outras espécies de cestoides de importância médica: *Dipylidium caninum* (—), *Bertiella* spp. (• • •), *Diphyllobothrium latum* (••••) e *Spirometra* spp. (– –). **(1)** Liberação de proglotes grávidas contendo ovos no ambiente. Estes já são infectantes para o próximo hospedeiro no caso de ciclofilídeos (*D. caninum* e *Bertiella* spp.) e imaturos no caso de difilobotrídeos (*D. latum* e *Spirometra* spp.). Nestes últimos parasitos ocorre, no ambiente aquático, a formação de uma larva ciliada denominada coracídio. **(2)** Infecção de artrópodes primeiros hospedeiros intermediários [pulgas (*Dipylidium caninum*), ácaros oribatídeos (*Bertiella* spp.) ou copépodes (*D. latum* e *Spirometra* spp.)] pela ingestão de ovos ou coracídios. No interior dos artrópodes, a oncosfera eclode e se desenvolve em larvas cisticercoides (*D. caninum* e *Bertiella* spp.) ou procercoides (*D. latum* e *Spirometra* spp.). **(3)** Nos difilobotrídeos há a participação de segundos hospedeiros intermediários, ou seja, peixes (*D. latum*) ou anfíbios e répteis (*Spirometra* spp.), nos quais são formadas as larvas do tipo plerocercoide. **(4)** Infecção dos hospedeiros definitivos naturais [cão (*D. caninum*), primatas não humanos (*Bertiella* spp.), carnívoros (*Diphyllobothrium* spp.) e felídeos (*Spirometra* spp.)] pela ingestão de hospedeiros intermediários contendo as larvas infectantes. **(5)** Infecção acidental do homem pela ingestão de hospedeiros intermediários contendo larvas infectantes. No caso de *Spirometra* spp., o homem também pode se infectar pela ingestão de água contendo de copépodes infectados**.** **(6)** Desenvolvimento de parasitos adultos no intestino delgado dos mamíferos que atuam como hospedeiros definitivos (homem e animais silvestres), exceto para *Spirometra* spp., no qual o parasito não atinge o estágio adulto nos seres humanos, como assinalado por X. No caso deste último parasito, o homem atua como um hospedeiro intermediário ou paratênico, sendo a presença de larvas plerocercoides em diferentes órgãos relacionada com a doença denominada esparganose. Abreviações: LC: larva cisticercoide; CO: coracídio; ES: escólex; PG: proglotes grávidas; PL: larva plerocercoide; PR: larva procercoide; OV: ovos. (Original.)

• Transmissão

No continente americano, a infecção humana tem sido associada principalmente à ingestão de água contaminada por copépodes infectados. A ingestão de carne crua ou mal cozida pode também levar à transmissão do parasito. Na Ásia, interessantemente, a aplicação tópica de carne de anfíbios e serpentes na pele, olhos e vagina é culturalmente realizada como uma forma de tratamento anti-inflamatório, sendo considerada também uma forma de transmissão do parasito.

Patogenia

A presença de esparganos nos diferentes órgãos pode levar à ocorrência de danos teciduais locais. Entre as manifestações mais graves encontra-se a esparganose cerebral, que pode resultar em cefaleia, hemiparesia, alterações visuais e convulsões.

Tratamento

Cirúrgico, com a remoção das larvas plerocercoides. Tentativas de tratamento dos casos humanos com mebendazol ou praziquantel nas doses convencionais não resultaram em sucesso. Em casos em que a intervenção cirúrgica não é possível, o tratamento por praziquantel em altas doses (150-200 mg/kg dividido em três doses diárias durante 2 dias) tem sido recomendado.

Profilaxia e Controle

Ingerir apenas água filtrada ou fervida. Não ingerir carne de animais silvestres crua ou mal cozida.

29

Ascaris lumbricoides

Amália Verônica Mendes da Silva
Cristiano Lara Massara

Introdução

Na Família Ascarididae, Subfamília Ascaridinae, são encontradas espécies de grande importância médico-veterinária representadas principalmente pelo *Ascaris lumbricoides* Linnaeus, 1758 e *A. suum* Goeze, 1882, que parasitam, respectivamente, o intestino delgado de seres humanos e de suínos. Esses helmintos são citados, com frequência, pela ampla distribuição geográfica e pelos danos causados aos hospedeiros. São popularmente conhecidos como lombriga ou bicha, causando a doença denominada por ascaridiose.

Do ponto de vista morfológico e biológico as duas espécies são semelhantes, observando-se pequenas diferenças com relação ao comprimento, ao tamanho dos dentículos das margens serrilhadas dos três lábios e à grande quantidade de ovos colocados pela espécie que parasita o suíno, cerca de um milhão por dia. Estudos recentes demostraram que *A. lumbricoides* e *A. suum* são geneticamente muito próximas, e que seres humanos são suscetíveis à infecção experimental por *A. suum,* indicando a capacidade zoonótica desta espécie. Foi demostrado também que suínos são suscetíveis à infecção experimental pelo *A. lumbricoides.*

O *A. lumbricoides* é encontrado em quase todos os países do mundo e ocorre com frequência variada em virtude das condições climáticas, ambientais e, principalmente, do grau de desenvolvimento socioeconômico da população. Os dados de prevalência mundial na população são antigos, pontuais e a maioria se baseia em estimativas. Desses, podem ser destacados, pela relevância, os resultados de Stoll (1947), que estimou com base na literatura mundial em 644 milhões o número de indivíduos parasitados; os dados publicados pela Organização Mundial de Saúde em 1984, mencionam em um bilhão de pessoas parasitadas no mundo e os estudos de Chan e cols., em 1994, estimaram em 1,5 bilhão o número de pessoas com *Ascaris.* No Brasil, utilizando os resultados do inquérito helmintológico realizado por Pellon e Teixeira em 1950, calculou-se a prevalência da ascaridiose na população brasileira em 71,4%.

O panorama atual da infecção pelo *A. lumbricoides* na população no Brasil vem apresentando algumas mudanças. O decréscimo do parasitismo, notadamente entre crianças com idade inferior a 12 anos, vem sendo observado em comunidades das regiões Sul e Sudeste que são beneficiadas por melhores condições de saneamento ambiental, especialmente água tratada. Outro aspecto que tem impacto positivo é a instalação em locais de risco de Unidades Básicas de Saúde com equipes da Estratégia de Saúde da Família (ESF). Estudos realizados com pré-escolares em regiões do Norte e Nordeste do Brasil mostram que os índices de parasitismo não apresentaram diminuição significativa especialmente em regiões onde estão aliadas precárias condições de saneamento e deficiência de políticas públicas de saúde.

Morfologia

O estudo da morfologia deste parasito deve ser feito observando-se as fases evolutivas do seu ciclo biológico, isto é, o verme macho, a fêmea e o ovo. As formas adultas são longas, robustas, cilíndricas e apresentam as extremidades afiladas. O tamanho dos exemplares de *A. lumbricoides* está na dependência do número de parasitos encontrados no intestino delgado e do estado nutricional do hospedeiro. Assim, as dimensões dadas para machos e fêmeas referem-se a helmintos recolhidos de crianças com baixas cargas parasitárias e bem nutridas (Figura 29.1).

Machos

Os vermes adultos apresentam cor leitosa e medem cerca de 20 a 30 centímetros de comprimento por 2 a 4 mm de largura. A boca, ou vestíbulo bucal, localizada na extremidade anterior, é contornada por três fortes lábios com serrilha de dentículos e sem interlábios. À boca, segue-se o esôfago musculoso e, logo após, o intestino retilíneo. O reto é encontrado próximo à extremidade posterior. Apresenta um testículo filiforme e enovelado, que se diferencia em canal deferente, continua pelo canal ejaculador, abrindo-se na cloaca, localizada próximo à extremidade posterior.

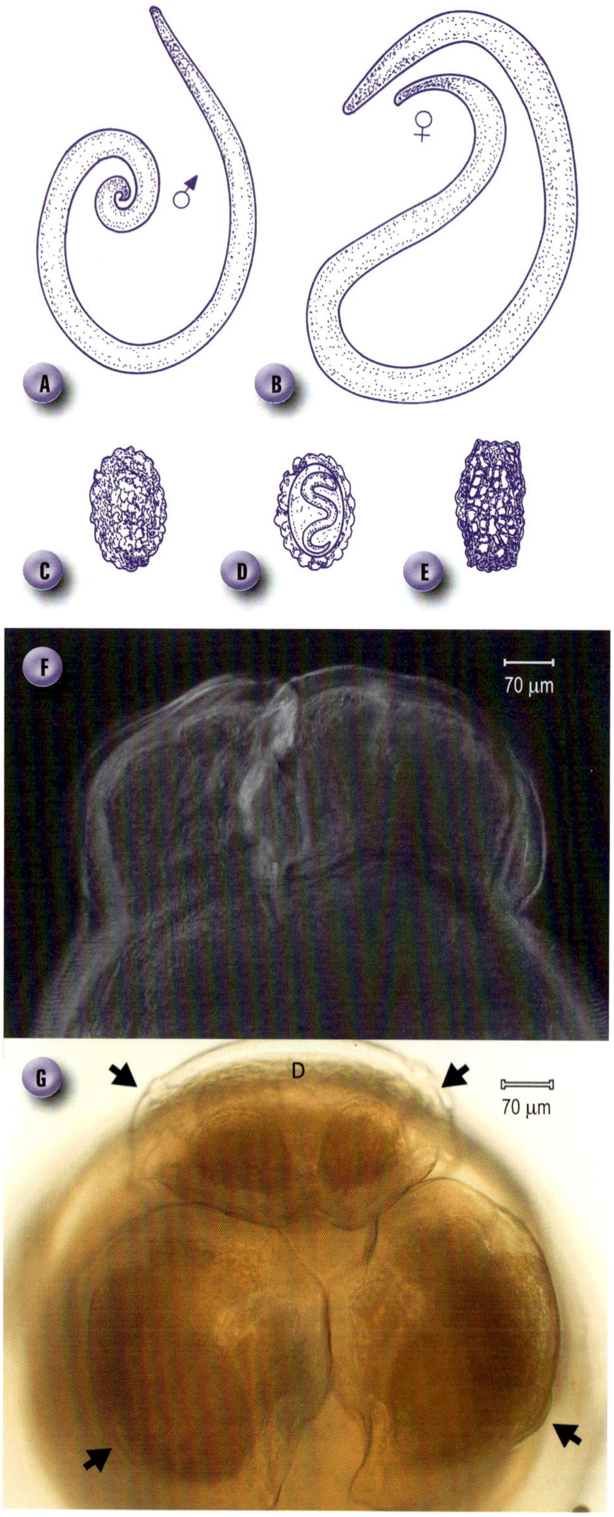

FIGURA 29.1. *Ascaris lumbricoides*. **(A)** Macho (extremidade posterior recurvada); **(B)** fêmea (extremidade posterior reta); **(C)** ovo fértil não embrionado; **(D)** ovo fértil embrionado; **(E)** ovo infértil; **(F)** imagem de microscopia de luz (DIC): região anterior do verme adulto de *Ascaris lumbricoides*, mostrando os lábios robustos; **(G)** imagem de microscopia de luz (campo claro): visão apical da extremidade anterior do verme adulto de *Ascaris lumbricoides*, mostrando um lábio dorsal (D) provido de um par de papilas cervicais (seta superior) e dois lábios lateroventrais providos de uma papila cada (setas inferiores). (**F-G:** Fotos gentilmente cedidas pelo Prof. Eduardo Torres, UERJ, RJ.)

Apresenta ainda dois espículos iguais que funcionam como órgãos acessórios da cópula. A extremidade posterior fortemente encurvada para a face ventral é o caráter sexual externo que o diferencia da fêmea. Notam-se, ainda na cauda, papilas pré e cloacais.

Fêmeas

Medem cerca de 30 a 40 cm de comprimento por 3 a 6 mm de largura quando adultas, sendo mais robustas que os exemplares machos. A cor, a boca e o aparelho digestivo são semelhantes aos do macho. Apresentam dois ovários filiformes e enovelados que continuam como ovidutos, diferenciando em úteros que vão se unir em uma única vagina, que se exterioriza pela vulva, localizada no terço anterior do parasito. A extremidade posterior da fêmea é retilínea.

Ovos

Originalmente são brancos e adquirem cor castanha devido ao contacto com as fezes. São grandes, medindo aproximadamente 50 × 60 μm, ovais e com cápsula espessa, em razão da membrana externa mamilonada, secretada pela parede uterina e formada por mucopolissacarídeos. Essa membrana facilita a aderência dos ovos a superfícies propiciando sua disseminação. A esse envoltório seguem-se uma membrana média de constituição proteica e outra mais interna, delgada e impermeável à água, constituída de 25% de proteínas e 75% de lipídeolipídeos. Esta última camada confere ao ovo grande resistência às condições adversas do ambiente. Internamente, os ovos apresentam uma massa de células germinativas. Frequentemente podem-se encontrar nas fezes ovos inférteis. São mais alongados, possuem membrana mamilonada mais delgada e o citoplasma granuloso. Algumas vezes podem ser observados nas fezes ovos férteis sem a membrana mamilonada (Figura 29.2).

Biologia

Hábitat

Em infecções moderadas, os vermes adultos são encontrados no intestino delgado, principalmente no jejuno e no íleo, mas, em infecções intensas, ocupam toda a extensão do órgão. Podem ficar presos à mucosa, com auxílio dos lábios, ou migrarem pela luz intestinal.

Ciclo Biológico

É do tipo monoxênico, isto é, possuem um único hospedeiro. Cada fêmea fecundada é capaz de colocar, por dia, cerca de 200.000 ovos não embrionados, que chegam ao ambiente juntamente com as fezes. Os ovos férteis em presença de temperatura entre 25° a 30°C, umidade mínima de 70% e oxigênio em abundância tornam-se embrionados em 15 dias.

A primeira larva (L1) formada dentro do ovo é do tipo rabditoide, isto é, possui o esôfago com duas dilatações, uma em cada extremidade e uma constrição no meio. Após uma semana, ainda dentro do ovo, essa larva sofre muda transformando-se em L2 e, em seguida, nova muda transformando-se em L3 infectante com esôfago tipicamente

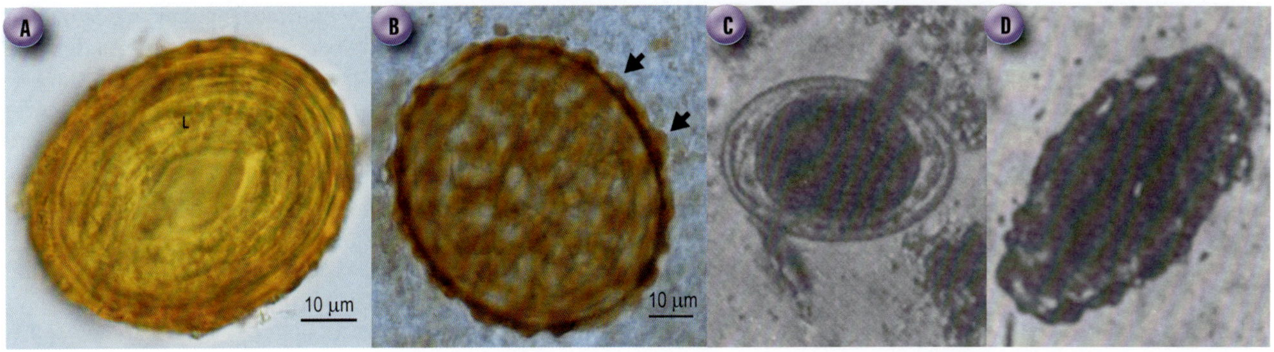

FIGURA 29.2. Ovos de *A. lumbricoides*: **(A)** Ovo embrionado, mostrando a membrana mamilonada e a larva L3 em seu interior (L) (Foto gentilmente cedida Prof. Eduardo Torres, UERJ, RJ); **(B)** Ovo mostrando a membrana mamilonada (setas) (Foto gentilmente cedida pelo Prof. Eduardo Torres, UERJ, RJ); **(C)** Ovo fértil decorticado; **(D)** Ovo infértil. (Foto gentilmente cedida por Mosby Co. Medical Parasitology, 1981.)

filarioide (esôfago retilíneo). Estas formas permanecem infectantes, dentro do ovo, no solo, por vários meses podendo ser ingeridas pelo hospedeiro (Figura 29.3). Após a ingestão, os ovos contendo a L3 atravessam todo o trato digestório e as larvas eclodem no intestino delgado. A eclosão ocorre graças a fatores ou estímulos fornecidos pelo próprio hospedeiro como a presença de agentes redutores, o pH, a temperatura, os sais e o mais importante, a concentração de CO_2, cuja ausência inviabiliza a eclosão. As larvas, uma vez liberadas, atravessam a parede intestinal na altura do ceco, caem nos vasos linfáticos e na veia mesentérica superior atingindo o fígado entre 18 e 24 horas após a infecção. Em 2 a 3 dias chegam ao átrio direito pela veia cava inferior e 4 a 5 dias após são encontradas nos pulmões (ciclo de LOSS). Cerca de 8 dias da infecção, as larvas sofrem muda para L4, rompem os capilares e caem nos alvéolos, onde mudam para L5. Sobem pela árvore brônquica e traqueia, chegando até a faringe. Podem então ser expelidas com a expectoração ou serem deglutidas, atravessando ilesas o estômago e fixando-se no intestino delgado. Transformam-se em adultos entre 20 a 30 dias após a infecção. Em 60 dias alcançam a maturidade sexual, fazem a cópula e a oviposturа, quando são encontrados ovos nas fezes do hospedeiro. Os vermes adultos têm uma longevidade de 1 a 2 anos.

Transmissão

Ocorre pela ingestão de água ou alimentos contaminados com ovos contendo a larva L3. A literatura registra grande número de artigos que avaliam a contaminação das águas de córregos que são utilizadas para irrigação de hortas levando a contaminação de verduras com ovos viáveis. Poeira, aves e insetos (moscas e baratas) são capazes de veicular mecanicamente ovos de *A. lumbricoides*. Pesquisas demostraram que, além destes mecanismos, a transmissão pode ocorrer pela contaminação do depósito subungueal com ovos viáveis, principalmente em crianças, verificando-se níveis de contaminação que variam de 20 a 52%.

Ovos de *A. lumbricoides* têm grande capacidade de aderência a superfícies, o que representa um fator importante na transmissão da parasitose. Uma vez presente no ambiente ou em alimentos não são removidos com facilidade por lavagens. Por isto, o uso de substâncias que

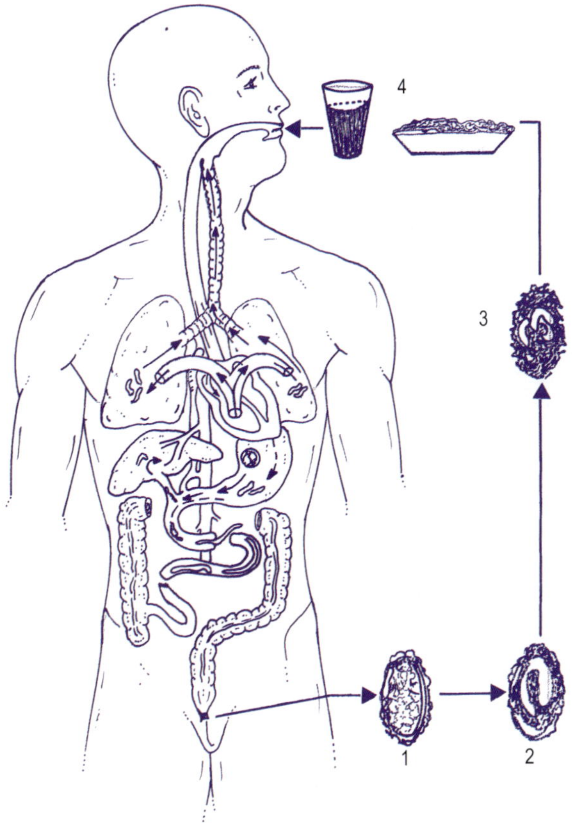

FIGURA 29.3. Ciclo de *A. lumbricoides*: (1) Ovo não embrionado no exterior; (2) Ovo torna-se embrionado (L1 rabditoide); (3) Embrião passa para L3 rabditoide infectante (dentro do ovo); (4) Contaminação de alimentos ou mãos veiculando ovos até a boca. Daí chegam ao intestino delgado, onde emergem as larvas que vão ao ceco, chegam ao sistema porta e depois ao fígado; ganham veia cava, vão ao coração, pulmões e faringe; larvas são então deglutidas e chegam ao intestino delgado, transformando-se em vermes adultos, ocorrendo oviposição dois a três meses após a infecção.

tenham capacidade de inviabilizar o desenvolvimento dos ovos em ambientes e alimentos é de grande importância para o controle da transmissão.

A ação de 16 produtos detergentes e desinfetantes de uso doméstico e laboratorial foi observada e verificou-se a inibição completa do embrionamento dos ovos de *A. lumbricoides* por apenas um dos produtos em todos os tempos e diluições testadas.

A resistência dos ovos de *A. lumbricoides* a vários agentes terapêuticos é outra característica importante na transmissão da doença. Testando a capacidade ovicida *in vivo* do levamisol, cambendazol, pamoato de pirantel, mebendazol, praziquantel e tiabendazol observou-se que somente o último medicamento foi efetivo na inibição completa do embrionamento dos ovos 48 horas após o tratamento. Já o tratamento com tiabendazol de indivíduos infectados confirmou a atividade ovicida intrauterina da droga, após eliminação dos vermes.

Patogenia

Deve ser estudada acompanhando-se o ciclo deste helminto, ou seja, as alterações produzidas pelas larvas e adultos. Em ambas as situações, a intensidade das alterações provocadas está diretamente relacionada com o número de formas presentes no hospedeiro.

Larvas

Em infecções de baixa intensidade, normalmente não se observa nenhuma alteração. Por outro lado, infecções maciças podem determinar a ocorrência de lesões hepáticas e pulmonares. No fígado, quando são encontradas numerosas formas larvares migrando pelo parênquima, podem ser vistos pequenos focos hemorrágicos e de necrose que futuramente tornam-se fibrosados. Nos pulmões ocorrem vários pontos hemorrágicos na passagem das larvas para os alvéolos. Há edemaciação dos alvéolos com infiltrado inflamatório por polimorfonucleares neutrófilos e eosinófilos. Dependendo do número de formas presentes, a migração das larvas pelos alvéolos pulmonares pode determinar um quadro pneumônico com febre, tosse, dispneia, manifestações alérgicas, bronquite e eosinofilia. A conjunção de sintomatologia das vias respiratórias é denominada síndrome de Löeffler. Na tosse produtiva (com muco), o catarro pode ser sanguinolento e apresentar larvas do helminto. Estas manifestações geralmente ocorrem em crianças e estão associadas ao estado nutricional e imunitário.

Nessa fase da infecção a resposta imunológica é normalmente caracterizada pelo aumento de eosinófilos sanguíneos e teciduais, bem como anticorpos IgE específicos, responsáveis por reações de hipersensibilidade.

Vermes Adultos

Em infecções com três a quatro vermes, em geral não há alterações clínicas e os sintomas quando ocorrem são inespecíficos. Já nas infecções médias, 30 a 40 vermes, ou maciças, 100 ou mais vermes, podem ocorrer:

Ação espoliadora: os vermes consomem grande quantidade de proteínas, carboidratos, lipídeos e vitaminas A e C, levando o paciente, principalmente crianças, à subnutrição e depauperamento físico e mental. Estudos sobre enteroparasitoses e déficit nutricional em crianças hospitalizadas mostraram que as parasitoses foram as principais causas de internação. Quanto à condição clínica destas crianças, 28% apresentavam obstrução intestinal grave; 39,1%, semiobstrução e eliminação de *A. lumbricoides*; e 32,8%, diarreia.

- *Ação tóxica*: a reação entre antígenos parasitários e os anticorpos alergizantes do hospedeiro causam edema, urticária e convulsões.
- *Ação mecânica*: os vermes causam irritação na parede intestinal e podem enovelar-se na luz, levando à obstrução. Estudos realizados em sete países com diferentes níveis de prevalências de ascaridiose concluíram que a obstrução intestinal é a complicação aguda mais comum contabilizando três quartos de todas as complicações. As crianças são mais propensas, principalmente pelo menor tamanho do intestino delgado e pela intensa carga parasitária.
- *Localização ectópica*: nos casos de pacientes com altas cargas parasitárias ou ainda em que o verme sofra alguma ação irritativa, a exemplo de febre, uso impróprio de medicamento e ingestão de alimentos muito condimentados, o helminto desloca-se de seu hábitat normal atingindo locais não habituais. Aos vermes que fazem esta migração dá-se o nome de "áscaris errático".

A literatura registra um número de situações ectópicas que podem levar o paciente a quadros graves necessitando algumas vezes de intervenção cirúrgica:

- apêndice cecal causando apendicite aguda;
- duto colédoco, causando obstrução;
- duto pancreático, causando pancreatite aguda;
- eliminação do verme pela boca e pelas narinas.

Além destes locais, já foram encontrados vermes adultos e formas larvares no ouvido médio e na tuba auditiva.

É muito comum entre crianças o aparecimento de uma alteração cutânea, que consiste em manchas circulares disseminadas em rosto, tronco e braços. Tais manchas são popularmente denominadas de "pano", e são comumente relacionadas com o parasitismo pelo *A. lumbricoides*. Na realidade não existe nenhuma comprovação científica deste fato, mas algumas observações sugerem uma analogia entre estas manchas e ascaridiose. Parece que seriam causadas pelo parasito que consume grande quantidade de vitaminas A e C, provocando despigmentações circunscritas. Após a terapêutica e a eliminação do verme, as manchas tendem a desaparecer.

Diagnóstico

Clínico

Usualmente a ascaridiose humana é pouco sintomática, por isto mesmo difícil de ser diagnosticada em exame clínico, sendo a gravidade da doença determinada pelo número de vermes que infectam cada pessoa. Como o parasito não multiplica dentro do hospedeiro, a exposição contínua a ovos infectados é a única fonte responsável pelo acúmulo de vermes adultos no intestino do hospedeiro.

Laboratorial

O diagnóstico da ascaridiose é feito pela identificação de ovos nas fezes. Em fases precoces da infecção, ou seja, quando as larvas estão passando pelo pulmão, o exame de fezes é negativo. Portanto os primeiros ovos só aparecem nas fezes cerca de 40 dias após a contaminação do paciente. Como as fêmeas eliminam diariamente milhares de ovos por dia, não há necessidade, nos exames de rotina, de metodologia específica ou métodos de enriquecimento, bastando a metodologia de sedimentação espontânea. O método de Kato modificado por Katz é recomendado pela Organização Mundial de Saúde para inquéritos epidemiológicos. Esta técnica permite a quantificação dos ovos e consequentemente estima o grau de parasitismo dos portadores, compara dados entre várias áreas trabalhadas e demonstra maior rigor no controle de cura.

Deve-se ressaltar que em infecções exclusivamente com vermes fêmeas, todos os ovos expelidos serão inférteis, enquanto em infecções somente com vermes machos o exame de fezes será consistentemente negativo.

Tratamento

Atualmente a Organização Mundial de Saúde recomenda o albendazol e o mebendazol para o tratamento e o controle de geo-helmintos.

- **Albendazol:** é um componente dos benzimidazois com um amplo espectro antiparasitário. O medicamento é encontrado sob a forma de comprimidos de 200 e 400 mg, e de suspensão oral de 100 mg/5 mL. A dose única de 400 mg é altamente eficaz contra o *Ascaris*, mostrando níveis de cura e de redução de ovos de até 100%. Este fármaco pode atuar de duas maneiras: pela ligação seletiva nas tubulinas inibindo a tubulina-polimerase, prevenindo a formação de microtúbulos e impedindo a divisão celular; e, ainda, impedindo a captação de glicose inibindo a formação de ATP, que é usado como fonte de energia pelo verme. O albendazol é pouco absorvido pelo hospedeiro e sua ação anti-helmíntica ocorre diretamente no trato gastrointestinal. A fração absorvida é metabolizada no fígado, tendo uma vida média de aproximadamente 9 horas. Após este período é excretada com a bile pelos rins.
- **Mebendazol:** é outro derivado dos benzimidazois com ampla e efetiva atividade anti-helmíntica. É encontrado sob a forma de comprimidos de 100 e 500 mg e também em suspensão oral de 100 mg/5 mL. O mecanismo de ação do mebendazol é semelhante ao descrito para o albendazol. A dose única de 500 mg mostrou alta efetividade contra o *Ascaris* e outras helmintoses intestinais. A absorção do medicamento é pequena, mas pode ser aumentada pela ingestão de alimentos gordurosos. É metabolizada predominantemente no fígado e sua excreção pode ocorrer pela bile e pela urina. Usualmente a maior parte do medicamento é encontrada inalterada nas fezes, o que explica sua excelente atividade contra os helmintos intestinais. O tratamento com mebendazol alcança níveis de cura entre 93,8 e 100% e taxas de redução de ovos de 97,9 a 99,5%.
- **Ivermectina:** é uma potente lactona macrolítica semissintética com boa eficácia contra o *A. lumbricoides* e outras infecções por nematódeos. É administrada em dose única de 0,1 a 0,2 mg/kg. Sua atuação está baseada na indução do fluxo de íons-cloro que atravessam a membrana, fazendo uma disruptura nervosa na transmissão de sinais, resultando na paralisia do parasito e sua posterior eliminação. O medicamento é absorvido pelo sangue e níveis máximos são alcançados 4 horas após a sua administração. É inteiramente excretada com as fezes.

Os medicamentos são eficientes contra vermes adultos, não havendo ação contra as larvas. Por isso, após 3 meses do tratamento, o paciente deve fazer novamente o exame de fezes para o controle de cura.

No tratamento da ascaridiose quando há complicações como oclusão e suboclusão pelos vermes adultos recomenda-se manter o paciente em jejum e com o uso de sonda nasogástrica administrar hexa-hidrato de piperazina (100 mg/kg) e 50 mL de óleo mineral. A piperazina causa paralisia flácida nos vermes por meio da ação sobre os canais de cloro dependente do ácido gama-aminobutírico (GAMA). Caso não haja resolução do processo oclusivo é recomendada a intervenção cirúrgica.

Tratamentos Complementares: Plantas com Atividade Anti-helmíntica

O tratamento da ascaridiose tem sido feito com base na administração intensiva e ininterrupta de anti-helmínticos sintéticos. Contudo, algumas limitações, tais como o desenvolvimento de resistência, a indisponibilidade de produtos em algumas áreas rurais e o risco potencial de contaminação do ambiente por resíduos do medicamento estimulam a busca por alternativas de controle. Dentre estas alternativas, as plantas ocupam lugar de destaque. A atividade anti-helmíntica de plantas é bem conhecida na medicina tradicional em muitas regiões do mundo. Extratos de diferentes partes de plantas ou de seus frutos são preparados pelos curandeiros, que representam o conhecimento empírico e cultural em comunidades do mundo inteiro. Na África, na Ásia e na América Latina existem algumas evidências de que estas preparações são ativas contra helmintos e protozoários. O modo de ação ou a substância química que causa dano ao parasito é muito pouco investigado. Entretanto os resultados obtidos são promissores. Em geral os extratos de plantas mostraram poucos efeitos colaterais e níveis de toxicidade baixos, indicando segurança no seu uso O baixo custo e o fácil acesso são, às vezes, a única opção de tratamento em regiões pobres. A atividade anti-helmíntica do Paico (*Chenopodium ambrosiodes*, L), planta aromática e medicinal utilizada no tratamento de *A. lumbricoides* e *Taenia* por comunidades no Peru e na Bolívia, foram testadas e comparadas com albendazol para o tratamento de crianças com ascaridiose. A eficácia terapêutica para os dois tratamentos foi similar e os efeitos adversos para ambos também, registrando apenas leve diarreia. Por serem ricas em compostos com potencial anti-helmíntico, biodegradáveis e apresentarem suprimento autossustentável, pela diversidade da flora intestinal, hoje se tem buscado integrar o uso de plantas medicinais no tratamento de enteroparasitoses. Contudo são necessários estudos bem conduzidos e suporte financeiro adequado, para confirmar o real valor terapêutico destas plantas no tratamento dessas helmintoses.

Epidemiologia

O *A. lumbricoides* continua sendo o helminto mais frequente em regiões pobres com uma estimativa de prevalência de aproximadamente 30%, ou seja, 1,5 bilhão de pessoas em todo o mundo. Distribuído por mais de 150 países e territórios, atinge cerca de 70% a 90% das crianças na faixa etária de 1 a 10 anos. A ascaridiose é cosmopolita e a maior parte das infecções ocorre na Ásia (73% de prevalência), seguida pela África (12%) e pela América Latina (8%). Condições climáticas têm um importante papel nas taxas de infecção. Em geral, a prevalência é baixa em regiões áridas. Contudo é relativamente alta em locais de clima úmido e quente, condição ideal para a sobrevivência e o embrionamento dos ovos. Além disso, áreas desprovidas de saneamento com alta densidade populacional contribuem significativamente para o aumento da ascaridiose.

A infecção humana por esta espécie de helminto está relacionada com a interação de diversas características que asseguram o processo de transmissão, como o parasito, o hospedeiro, o meio ambiente e a falta de noções ou condições de higiene. Assim, alguns fatores interferem na prevalência desta parasitose. São eles:

- grande quantidade de ovos produzidos e eliminados pela fêmea;
- viabilidade do ovo infectante por até 1 ano, principalmente no peridomicílio;
- concentração de indivíduos vivendo em condições precárias de saneamento básico;
- grande quantidade de ovos no peridomicílio, em decorrência do hábito que as crianças têm de aí defecarem;
- temperatura e umidade com médias anuais elevadas;
- dispersão fácil dos ovos pelas chuvas, ventos, insetos e aves;
- conceitos equivocados sobre a transmissão da doença e sobre hábitos de higiene na população.

O contato entre crianças portadoras e crianças suscetíveis no peridomicílio ou na escola, aliado ao fato de que suas brincadeiras são sempre relacionadas com o solo e o hábito de levarem a mão suja à boca, são os fatores que fazem com que a faixa etária de 1 a 12 anos seja a mais prevalente. Os adultos muitas vezes não apresentam a doença, e isto, provavelmente, pela mudança de hábitos higiênicos e, ainda, porque se infectaram quando crianças, desenvolvendo imunidade.

A infecção pelo *A. lumbricoides* está seguramente associada a fatores sociais, econômicos e culturais que proporcionam condições favoráveis à sua expansão, sobretudo em regiões onde os fatores ambientais são apropriados. Desse modo, o crescimento desordenado da população, em áreas muitas vezes desprovidas de saneamento básico, juntamente com o baixo poder econômico, educacional e hábitos pouco higiênicos, são relevantes e merecem destaque nos estudos epidemiológicos das parasitoses intestinais. As precárias condições ambientais, decorrentes da insalubridade das habitações coletivas e de favelas, são conhecidas e foram mencionadas como potencialmente favoráveis para o aumento das infecções por helmintos. Muitas vezes estas situações contribuem para maior intensidade de transmissão, inclusive em áreas beneficiadas pelo saneamento ambiental.

Ainda sobre a dinâmica de transmissão, cabe ressaltar a importância das migrações humanas, aspecto relevante de ordem social e econômica, que são responsáveis pela introdução e pela disseminação do agente etiológico em áreas indenes.

Controle

Em geral quatro medidas são bem conhecidas para o controle das infecções por helmintos:

1. repetidos tratamentos em massa com drogas ovicidas nos habitantes de áreas endêmicas;
2. tratamento das fezes humanas que, eventualmente, possam ser utilizadas como fertilizantes;
3. saneamento básico;
4. educação para a saúde.

A principal rota de transmissão dos helmintos intestinais é o contato físico, no ambiente, com as fezes humanas contaminadas. A maioria dos tratamentos feitos em habitantes de áreas sem saneamento básico tem efeito de curto prazo e os ganhos obtidos são frequentemente superados pelas reinfecções, que em muitos casos podem levar a cargas parasitárias mais altas que as observadas antes do tratamento.

Sabe-se que 27 milhões de ovos podem ser encontrados no útero de uma fêmea grávida. Considerando-se que, no terço distal ou terminal do útero, estão localizados os ovos fertilizados, cerca de nove milhões de ovos estão prontos para serem lançados e contaminar o ambiente. Após o tratamento de habitantes de áreas não saneadas, com drogas não ovicidas, as fêmeas grávidas são expelidas com as fezes e consequentemente um número exorbitante de ovos férteis são liberados para o ambiente. Este modelo teórico pode explicar a permanência de altos níveis de infecção em áreas urbanas com precárias condições de higiene e alta concentração de população, apesar de tratamentos regulares. Desse modo o saneamento é essencial para a manutenção, em longo prazo, do controle das helmintíases.

O aspecto "educação para a saúde" e o seu impacto, nas infecções helmínticas, foi enfatizado para a redução de prevalência e intensidade de infecção do *A. lumbricoides*. O uso exclusivo da educação em saúde como intervenção, em uma pequena comunidade, reduziu a prevalência em 26%.

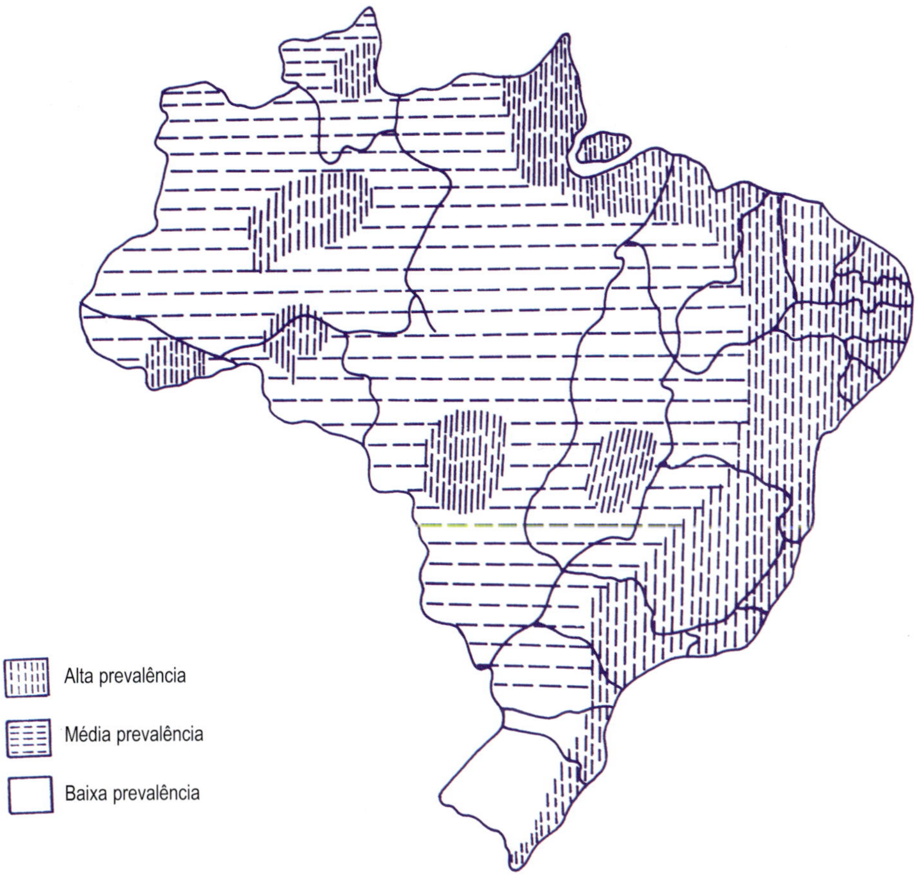

FIGURA 29.4. Distribuição geográfica do *Ascaris lumbricoides*.

A educação em saúde para crianças é uma importante medida para o controle das helmintoses, especialmente considerando as características da doença durante a infância: alta prevalência, alta porcentagem de resistência ao tratamento, altas taxas de eliminação de ovos e altos níveis de reinfecção. Todos estes fatores indicam que a criança tem um papel importante na manutenção do ciclo do *Ascaris lumbricoides*.

Sabendo-se que o ovo do parasito é bastante resistente aos desinfetantes usuais, e o peridomicílio funciona como foco de infecção, a profilaxia da ascaridiose tem como base a melhora das condições sanitárias, educacionais e culturais da população. Além da educação para a saúde ser o ponto de partida para uma vida saudável, é indicada a construção de rede de esgoto, com tratamento dos resíduos; construção de fossas sépticas; acondicionamento e destino adequado dos resíduos orgânicos domésticos; tratamento da água; lavagem dos alimentos e proteção contra insetos e poeira e o diagnóstico parasitológico seguido pelo tratamento dos casos positivos. Resultados eficazes e duradouros para o controle de qualquer parasito humano, inclusive para o mais cosmopolita, *A. lumbricoides*, só acontecerão com a participação da população nos programas de controle. Nesse sentido, deve ser ressaltado o importante movimento de políticas públicas de saúde com a implantação de novas Equipes de ESF nas Unidades Básicas de Saúde consolidando o Sistema Único de Saúde com o propósito de atenção primária na difusão da saúde. O desenvolvimento de práticas para o conhecimento sobre a transmissão do parasito, sintomas e noções de higiene pessoal e ambiental, é um bom começo de envolvimento com a população.

30

Ancylostomatidae*

Ricardo Toshio Fujiwara

Introdução

A família Ancylostomatidae apresenta diversas espécies de nematódeos hematófagos de grande importância médica cujo parasitismo pelo verme adulto causa a ancilostomose. Das centenas de espécies pertencentes à esta família, apenas três são agentes etiológicos da ancilostomose humana: *Ancylostoma duodenale* (Dubini, 1843), *Necator americanus* (Stiles, 1902) (originalmente descrito como *Uncinaria americana*) e *A. ceylanicum* (Loss, 1911).

Como nas demais geo-helmintoses, os ancilostomatídeos são transmitidos pelo solo contaminado que provê condições para o desenvolvimento de ovos não embrionados até o estádio larval infectante.

Atualmente, a ancilostomose ainda pode ser considerada uma doença de alto impacto mundial, com a perda de 3,2 milhões de anos de vida perdidos por incapacidade e efeitos deletérios em crianças e na gravidez. Apesar disso, a ancilostomose é ainda considerada uma doença negligenciada em face da estimativa de que aproximadamente 440 milhões de pessoas estejam infectadas por ancilostomatídeos, sendo 50 milhões de casos somente na região da América latina e Caribe. A prevalência da infecção é associada a áreas de pobreza e desigualdades sociais, incluindo deficiência de acesso à infraestrutura sanitária e serviço básico de saúde adequados.

Além do parasitismo causado por vermes adultos, larvas de algumas espécies de ancilostomatídeos podem causar a "larva migrans cutânea" (Capítulo 31), que é a migração errática de formas larvais de espécies (p. ex., *A. caninum* e *A. braziliense*) que não conseguem completar o ciclo evolutivo em seres humanos.

Histórico

Evidências paleoparasitológicas sugerem que a ancilostomose humana já esteja presente no continente americano há 7.200 anos. A presença da infecção humana na América pré-Colombiana é datada de 900 AC no Peru e de até 7.290 anos no Brasil, sugerindo sua introdução no Novo Mundo por migrações transpacíficas e transatlânticas. O centro de dispersão de *N. americanus* parece ter se iniciado na África subsaariana e no sudeste Asiático, enquanto *A. duodenale* foi encontrado em nativos do nordeste da África, sudeste europeu, e nordeste da Ásia, incluindo o Japão.

No início do século XX, a atuação da Fundação Rockefeller para o controle de diversas doenças tropicais, dentre elas a ancilostomose, levaram ao estabelecimento e ao suporte de várias Escolas de Saúde Pública, da Agência Sanitária Pan-Americana e da Organização da Seção de Saúde das Ligas das Nações (que deu origem à criação da Organização Mundial de Saúde). Diversos países da América Latina receberam suporte para o controle da ancilostomose, com base principalmente na melhoria das condições sanitárias e de higiene, e no inquérito coproparasitológico, e no ratamento de milhares de pessoas, favorecendo os residentes em áreas endêmicas para ancilostomose.

Distribuição Geográfica

N. americanus é a espécie predominante no mundo, exceto em algumas localidades onde a endemicidade do *A. duodenale* é focal. As principais regiões endêmicas para *N. americanus* incluem o sul e sudoeste da China, sul da Índia, sudeste Asiático, África subsaariana e Américas Central e do Sul. A infecção por *N. americanus* ocorre em países de clima tropical, principalmente nas regiões costeiras. *A. duodenale* é predominante em regiões de clima temperado a frio e, diferentemente de *N. americanus*, sua sobrevivência em regiões mais frias é devida à sua capacidade de dormência (hipobiose) em tecidos do hospedeiro em períodos de seca ou frio. Infecções por *A. duodenale* foram descritas nas latitudes mais altas da China e da Índia, no Egito, no nordeste da Austrália e em algumas localidades da América latina, incluindo El Salvador, Honduras, Argentina, Paraguai, Peru e Brasil, e a existência de infecções mistas (*N. americanus* e *A. duodenale*) pode ocorrer em algumas dessas localidades.

*Desejamos expressar nossos agradecimentos ao Prof. Antônio César Rios Leite pela autoria deste capítulo nas edições anteriores.

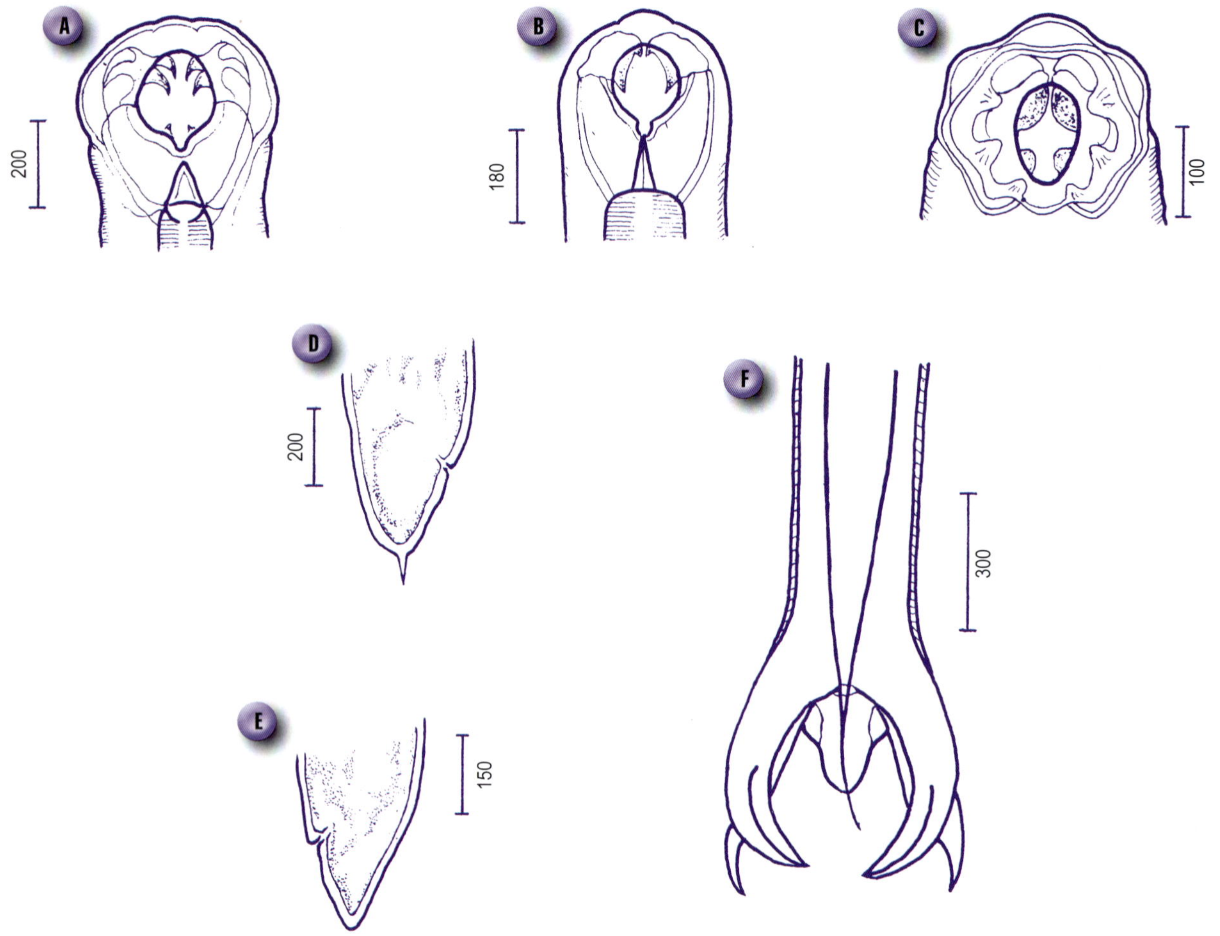

FIGURA 30.1. Desenho de Ancylostomatidae de seres humanos. **(A)** *A. duodenale*; **(B)** *A. ceylanicum*; **(C)** *Necator americanus*; **(D)** extremidade posterior da fêmea de *A. duodenale*; **(E)** extremidade posterior da fêmea de *N. americanus*; **(F)** extremidade posterior do macho de *N. americanus*. Escala das barras em µm.

A infecção por *A. ceylanicum* é mais prevalente na Ásia, onde é considerada uma zoonose mantida por cães e gatos. Sua distribuição mundial ainda não está totalmente esclarecida por causa da sua similaridade com outra espécie, *A. braziliense* (Faria, 1910), também parasito de canídeos e felídeos. A presença de *A. ceylanicum* já foi relatada na Índia, na Malásia, na Indonésia, na Tailândia, nas Filipinas, na China, no Japão e no Brasil.

Classificação e Morfologia

A família Ancylostomatidae pertence ao filo Nematoda e classe Chromadorea (Capítulo 21). Sua principal característica morfológica é a presença de cápsula bucal, uma projeção da cutícula na região anterior do verme adulto. Apresenta divisão em várias subfamílias, sendo duas de importância médica: Ancylostominae, cujas espécies apresentam dentes na cápsula bucal (*A. duodenale* e *A. ceylanicum*) e Bunostominae, que possuem lâminas cortantes na margem da boca (*N. americanus*). Os caracteres morfológicos que permitem diferenciar as três espécies de ancilostomatídeos humanos estão representados na Figura 30.1.

De maneira geral, o dimorfismo sexual é evidente pelo tamanho da fêmea (maior do que o macho) e pela presença de bolsa copuladora (projeção da cutícula na região posterior) bem desenvolvida nos machos.

Necator americanus

Os vermes adultos apresentam forma cilíndrica e cápsula bucal contendo duas lâminas ou placas cortantes semilunares subventrais e duas lâminas cortantes subdorsais.

• Machos

Medem de 5 a 9 mm de comprimento por 300 µm de largura e possuem bolsa copuladora bem desenvolvida com dois espículos longos mas sem gubernáculo (presentes nas espécies de Ancylostomatinae).

• Fêmeas

Medem de 9 a 11 mm de comprimento por 350 µm de largura e apresentam a extremidade anterior afilada, sem a presença de processo espiniforme (presente em Ancylostomatinae).

Ancylostoma duodenale

Os vermes adultos apresentam dois pares de dentes ventrais na margem interna da boca e duas lancetas subventrais no fundo da boca.

- Machos

Medem 8 a 11 mm de comprimento por 400 µm de largura, com bolsa copuladora bem desenvolvida apresentando dois espículos longos e gubernáculo bem evidente.

- Fêmeas

Medem 10 a 18 mm de comprimento por 600 µm de largura, vulva no terço posterior do corpo, cauda afilada com pequeno processo espiniforme terminal.

Ancylostoma ceylanicum

Morfologia e tamanho semelhantes ao *A. duodenale* mas com presença de dois pares de dentes na cápsula bucal. Cada par é formado por um dente grande e um dentículo.

Ciclo Biológico

Os ancilostomatídeos apresentam um ciclo biológico direto, sem a necessidade de hospedeiros intermediários (Figura 30.1). Ovos liberados nas fezes do hospedeiro darão origem aos dois primeiros estádios larvais (L1 e L2), com esôfago rabditoide e, posteriormente, ocorrerá a muda para a forma de vida infectante, com esôfago filarioide, que é a larva de terceiro estádio (L3). As L3 apesar de livre movimentação, já não se alimentam e apresentam dupla cutícula (durante a muda entre L2 e L3, há preservação da cutícula externa e formação de uma nova cutícula interna).

As condições de oxigenação, temperatura e umidade do ambiente favorecem o desenvolvimento dos ovos até a formação das larvas de terceiro estádio. Em ambientes de boa oxigenação (p. ex., terrenos arenosos), umidade (superior a 90%) e temperatura (27-32°C para *N. americanus* e 21-27°C para *Ancylostoma* spp.) o embrionamento e a eclosão da L1 ocorrem em 12 a 24 horas, a muda de L1 para L2 em 3 a 4 dias e, a muda para L3, após 5 dias.

O homem adquire a infecção pela penetração na pele (*N. americanus*, *A. duodenale* e *A. ceylanicum*) ou pela ingestão (*A. duodenale* e *A. ceylanicum*) da larva de terceiro estádio. A possibilidade do parasitismo após a ingestão por L3 de *N. americanus* é relatada pela invasão do epitélio bucal.

Ao entrar em contato com o ser humano, as larvas são estimuladas por sinais térmicos e químicos derivados do hospedeiro e continuam o seu desenvolvimento a partir da expressão gênica diferenciada que culmina na produção de produtos de secreção e excreção (majoritariamente constituído por enzimas) que, junto com a movimentação (contração e extensão) da larva, auxiliam na penetração de tecidos do hospedeiro. O processo de penetração dura cerca de 30 minutos e as L3, após liberação da cutícula externa no meio externo, migram pela circulação sanguínea ou linfática até alcançar os pulmões. Em seguida atravessam os capilares do pulmão para a luz dos alvéolos pulmonares, onde ascendem para os bronquíolos, brônquios e traqueia, auxiliadas pela movimentação de cílios da árvore brônquica e pelo carreamento em muco e produtos de secreção do hospedeiro. Nos pulmões, estimuladas pela alta oxigenação, ocorre a mudança para o estádio de L4, que apresenta uma cápsula bucal provisória. Ao atingir a laringe, as L4 podem ser expectoradas ou deglutidas. Neste caso, as larvas entram no trato gastrointestinal e migram até chegar ao intestino delgado. No intestino delgado, as L4 já exercem a hematofagia e, transcorridos 15 dias da infecção, mudam para formas adultas jovens, que darão origem a vermes adultos sexualmente maduros em mais alguns dias. Após a reprodução sexuada entre casais, as fêmeas depositam ovos na luz intestinal que são liberados ao meio exterior junto com as fezes. A hematofagia e a consequente perda de sangue do hospedeiro ocorre antes da produção de ovos e continua por toda a vida do parasito.

Ancilostomatídeos podem viver por anos no intestino humano (3-10 anos para *N. americanus* e 1-3 anos para *A. duodenale* e *A. ceylanicum*). O período pré-patente para *N. americanus* é de 42 a 60 dias; de 35 a 60 dias para *A. duodenale* e de 21 a 35 dias para *A. ceylanicum*.

Parasitos da subfamília Ancylostomatinae podem infectar o homem por via oral, pela ingestão de L3 em alimentos ou água contaminada. Nesta via de infecção, as L3 deglutidas perdem a cutícula no estômago e migram para o intestino delgado (região do duodeno), onde penetram na mucosa intestinal e mudam para L4. As L4, após emergirem na luz intestinal e iniciarem a hematofagia, mudam para adultos jovens e, posteriormente, para adultos sexualmente maduros. O período pré-patente para infecção por via oral é menor, de 30 dias para *N. americanus* e *A. duodenale* e de 15 dias para *A. ceylanicum*.

Patogenia e Manifestações Clínicas

Após a penetração das L3 pela pele, o primeiro sintoma é o aparecimento imediato de erupções papulovesiculares pruriginosas eritematosas. A gravidade das erupções pode variar de acordo com a infecção primária ou reinfecção, desde o aparecimento de simples pápulas eritematosas até o surgimento de pápulas vesiculadas, com edema generalizado e inchaço de linfonodos locais. Os sinais e sintomas sequenciais são decorrentes da migração larval inicial, geralmente observados pela tosse, inflamação na garganta e febre, ou pela presença do parasito no pulmão, que pode desencadear febre transiente em 2 a 4 semanas após a infecção. Durante a migração no trato respiratório, sinais e sintomas incluindo coriza, faringite, laringite, sensação de obstrução da garganta e dor ao falar e deglutir foram descritas na ancilostomose. Já na migração no trato gastrointestinal, é relatada dor epigástrica relacionada com a presença das L3 e, em razão da presença e do desenvolvimento do verme adulto, podem ocorrer diminuição do apetite, indigestão, cólicas, náuseas, vômitos, flatulência e diarreia e, em casos mais graves, ulceração intestinal e colecistite.

Após o estabelecimento no hábitat final, a laceração da mucosa e da submucosa pelos aparatos bucais cortantes dos vermes adultos, acompanhados por sucção e secreção de enzimas hidrolíticas e agentes anticoagulantes, resultam em uma intensa perda de sangue intestinal. As principais manifestações clínicas da ancilostomose são consequentes da perda crônica de sangue, acarretando em anemia por deficiência de ferro e hipoalbuminemia. A anemia microcítica e hipocrômica e a eosinofilia coincidem com o estabelecimento dos vermes adultos no intestino e são proeminentes durante a infecção. A hipoalbuminemia estaria associada à diminuição da capacidade de síntese da albumina no fígado, à perda de plasma durante a hematofagia e à desnutrição do hospedeiro.

Indivíduos com baixa carga parasitária (de acordo com a Organização Mundial de Saúde, infecções com carga entre 1 e 1.999 ovos por grama de fezes) são usualmente assintomáticos, infecções moderadas (entre 2.000 e 3.999 ovos por grama de fezes) e altas (carga parasitária acima de 4.000 ovos por grama de fezes) resultam em dores epigástricas recorrentes, náusea, dispneia, palpitações, dores no esterno e juntas, dor de cabeça, fadiga e impotência. Alguns indivíduos podem desenvolver a alotriofagia (também conhecida por síndrome de Pica) que consiste em um apetite compulsivo por substâncias não nutritivas ou não alimentares como solo, argila, tijolos ou areia. Finalmente, anemia e subnutrição podem afetar a produtividade e a capacidade de trabalho de indivíduos doentes, com potencial perda de função assalariada e aumento do desequilíbrio social.

Imunologia

Muito do entendimento atual acerca da resposta imune na ancilostomose humana é baseada na observação a partir da infecção experimental em humanos ou da infecção natural em indivíduos residentes em áreas endêmicas. Apesar da diferença de carga parasitária e curso clínico quando comparado com a infecção experimental da natural, uma intensa resposta Th2 com a produção de IgE total e específica bem como elevados níveis de eosinofilia, IL-5, IL-10 e TNF são observados comumente durante a ancilostomose. Durante a infecção natural por ancilostomatídeos, ocorre a produção de anticorpos específicos (IgA, IgD, IgE, IgG e IgM) a antígenos brutos do parasito, parcialmente associados à resistência à reinfecção e à eliminação do parasito.

Durante o estabelecimento do parasitismo, diversas moléculas liberadas pelo parasito são responsáveis pela modulação da resposta imune, culminando na apoptose de linfócitos T e B, proliferação e atividade específica de células T reguladoras, anergia de linfócitos T e redução da apresentação de antígenos por células dendríticas. Além disso, algumas proteases produzidas pelo parasito atuam na clivagem de quimiocinas e anticorpos, reduzindo a proteção mesmo diante de uma resposta imunológica previamente formada. De forma geral, a infecção por ancilostomatídeos reduz a capacidade do hospedeiro em montar uma resposta imune eficiente para eliminar o parasito.

Por outro lado, a intensa regulação da resposta imune desencadeada por produtos do parasito tem sido estudada na modulação de doenças de curso crônico ou inflamatórias. Indivíduos portadores de doença celíaca e de doença de Crohn, quando infectados por carga controlada de L3 de *N. americanus* apresentaram remissão das respectivas doenças, representando uma potencial aplicação de produtos parasitários no controle de doenças inflamatórias ou de doenças autoimunes.

Diagnóstico

O diagnóstico clínico da ancilostomose é baseado na anamnese associada aos sintomas cutâneos, pulmonares e intestinais, acompanhados ou não de anemia e eosinofilia. O diagnóstico laboratorial é realizado pelo exame coproparasitológico (Capítulo 56), utilizando métodos qualitativos ou quantitativos (para avaliação de carga parasitária do hospedeiro).

O diagnóstico diferencial para determinar a infecção por *N. americanus* ou *Ancylostoma* sp. pode ser realizado pela coprocultura (método de Harada e Mori). Algumas características morfológicas permitem também a diferenciação entre larvas de Ancylostomatidae e de *Strongyloides stercoralis* (Figura 30.2).

Métodos imunológicos (ELISA, hemaglutinação, reação de fixação de complemento etc.) apresentam eficácia diagnóstica limitada uma vez que não diferenciam infecção presente de passada. Métodos moleculares (PCR em fezes) têm sido aplicados em inquéritos epidemiológicos e desenvolvidos para futura aplicação em rotina. Uma vantagem do método é a possibilidade de diagnóstico de múltiplas infecções (incluindo todas as helmintoses e protozooses intestinais) de forma específica.

Epidemiologia

Estimativas recentes indicam que a ancilostomose acomete cerca de 440 milhões de pessoas distribuídas principalmente nas regiões dos trópicos e subtrópicos do mundo. Uma estimativa da prevalência mundial da ancilostomose causada por *N. americanus* e *A. duodenale*, ambas de caráter antroponótico, é representada na Figura 30.3. A ancilostomose causada por *A. ceylanicum*, uma zoonose transmitida por cães e gatos, parece ter importância epidemiológica restrita à Ásia.

A despeito da melhora das condições econômicas e sociais nas áreas endêmicas onde ocorre a ancilostomose, nos dias atuais, esta parasitose ainda remete à uma desigualdade social exacerbada, diretamente relacionada com a prevalência de diversas doenças tropicais negligenciadas. Muitos países afetados pela ancilostomose experimentaram um crescimento econômico considerável nos últimos anos, em parte pela extensão dos recursos naturais encontrados nessas regiões (petróleo, gás natural, depósitos minerais e *commodities* agrícolas). A marginalização social observada em indivíduos em pobreza extrema e também na população indígena ainda apresenta profundo impacto no controle das doenças tropicais negligenciadas e demonstra a necessidade de implementação e mudança de políticas de saúde pública, especialmente nos países da América latina.

No passado, a ancilostomose estava limitada à áreas rurais. No entanto, muitos países da região da América

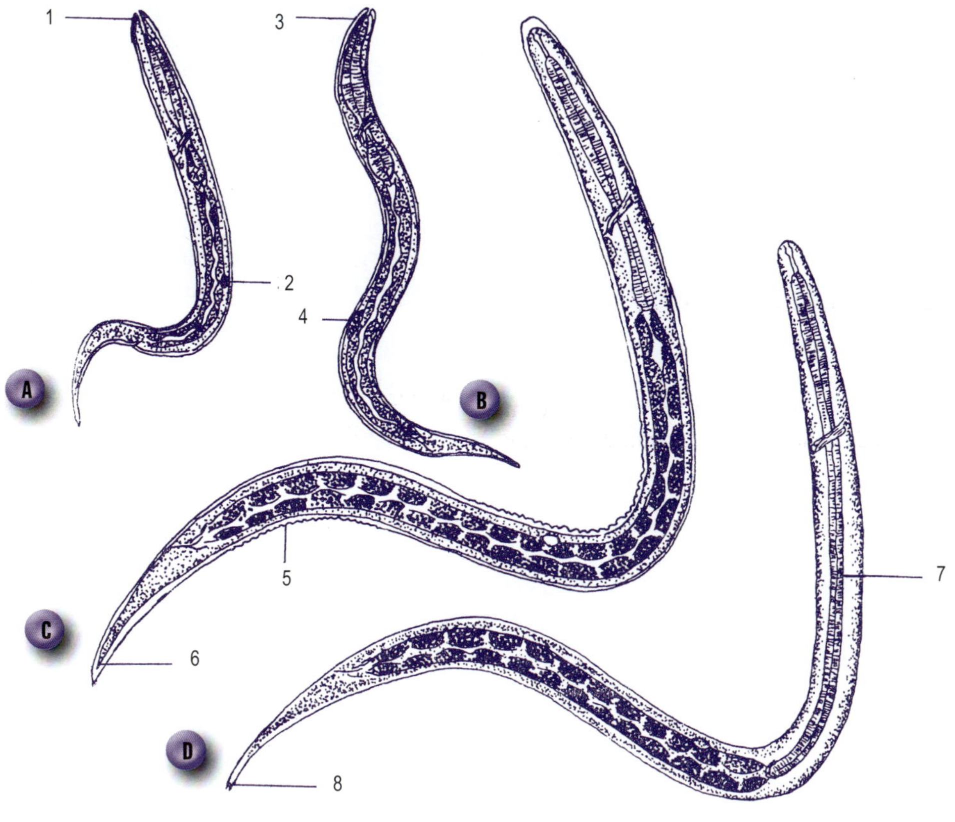

FIGURA 30.2. Desenho de larvas com distinções morfológicas. **(A)** Larva rabditoide de Ancylostomatidae: vestíbulo bucal longo (1), primórdio genital (2); **(B)** larva rabditoide de *Strongyloides stercoralis*: vestíbulo bucal curto (3), primórdio genital (4); **(C)** larva filarioide ou infectante de Ancylostomatidae: presença da segunda cutícula (5), cauda com extremidade pontiaguda (6); **(D)** larva filarioide de *S. stercoralis*: esôfago longo (7), cauda com entalhe na extremidade.

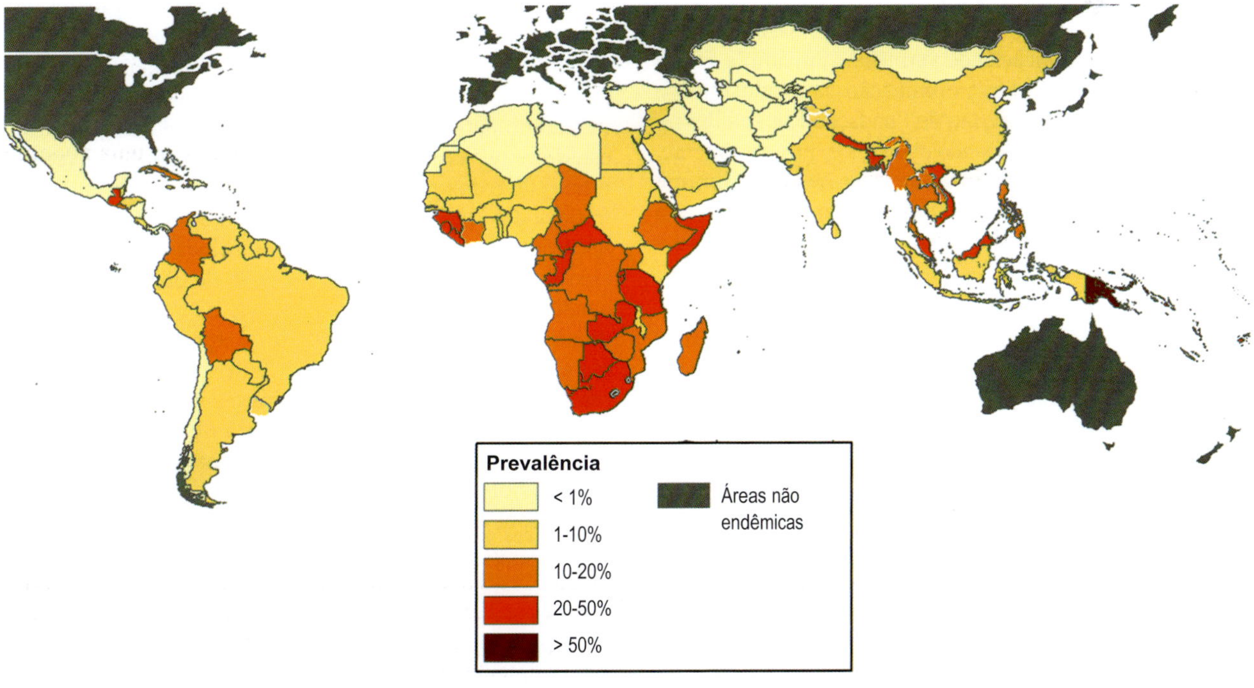

FIGURA 30.3. Prevalência mundial (%) da ancilostomose. (Fonte: Pullan e cols. Parasite & Vectors, 2014.)

latina e do Caribe têm se tornado regiões extremamente urbanizadas, aumentando o número de indivíduos em miséria nas regiões urbanas (urbanização da pobreza) e exacerbação da segmentação socioeconômica. Enquanto o processo de urbanização não é necessariamente acompanhada por um sanitarismo apropriado, seu impacto na ancilostomose ainda não está totalmente claro e políticas em saúde pública voltadas para o controle da ancilostomose ainda estão direcionadas para áreas rurais.

Profilaxia

Como para as demais helmintoses, o uso de medidas preventivas para controlar a ancilostomose deve ser baseada na implementação e na melhora das condições socioeconômicas da população afetada. Acesso à infraestrutura sanitária e ao atendimento básico em saúde, além de condições mínimas de alimentação, educação e habitação seriam pré-requisitos para estabelecer o controle da doença. A negligência acerca da prevalência da ancilostomose, sobretudo nas populações que vivem no meio rural ou em comunidades periféricas urbanas, ainda determina a presença da infecção nos dias atuais.

Além das condições socioeconômicas, a educação em saúde visando a prevenção da infecção por L3 pode ter papel primordial no controle da infecção. Assim, para a prevenção é recomendado ações educativas para hábitos de higiene, defecar em locais apropriados (privadas, acesso à fossas ou rede de esgoto), lavar mãos antes das refeições e do manuseio de alimentos, lavar alimentos crus, beber água filtrada ou fervida, uso de calçados ou equipamentos de proteção individual (que impeça o contato com solo contaminado) e alimentação rica em ferro e proteínas.

Tratamento

O primeiro programa de controle com base no tratamento em massa (aplicação de vermífugo em ampla escala nas áreas endêmicas) para a eliminação da ancilostomose foi conduzido sob a supervisão da Fundação Rockefeller no início do século XX nos Estados Unidos e, posteriormente, na região da América latina e no Caribe. O programa incluía não apenas o tratamento médico mas apresentava um foco importante na educação sobre a doença e sobre a importância do uso apropriado de toaletes.

O tratamento com anti-helmínticos é considerado um processo simples e pode ser realizado com uma dose única de fármacos à base de benzimidazóis, independente do peso e da idade do paciente (400 mg de albendazol ou 500 mg de mebendazol). Devido à simplicidade do tratamento e seu baixo custo relativo, a Organização Mundial de Saúde recomenda o tratamento de crianças em idade escolar para o controle das geo-helmintoses, com expectativa de necessidade de tratamento em massa por 5-20 anos para o controle efetivo dessas infecções. Por outro lado, reinfecções ocorrem frequentemente e a eficácia da terapia usualmente diminui com o tempo.

No Brasil, a administração de fármacos em massa, diferente do observado para infecções por *Ascaris* sp., não foi efetiva para o controle da ancilostomose pela constante reinfecção após o tratamento (geralmente ocorrendo 120 dias após o tratamento e a eliminação do parasito), alcançando prevalência e intensidade de infecção similares ou maiores do que as observadas antes do tratamento.

Programas de vermifugação em escolares podem não ser particularmente eficientes para reduzir a transmissão de ancilostomatídeos pela alta intensidade de infecção em indivíduos adultos. Além disso, uma dose única de mebendazol geralmente não é eficaz para remover vermes adultos do trato gastrointestinal do hospedeiro. A preocupação de possível resistência a fármacos anti-helmínticos, como observado para infecções em ruminantes por nematódeos, e a falta (ou disponibilidade limitada) de novos agentes anti-helmínticos resulta na busca de novas ferramentas complementares para o controle da infecção, como o desenvolvimento de vacinas.

Vacina

A ausência de uma resposta imune protetora durante a infecção humana amplificada por uma exacerbada modulação da resposta imune por produtos do parasito e a preocupação sobre a real eficácia da quimioterapia no controle da ancilostomose levaram ao desenvolvimento de vacinas contra a infecção e a doença. A viabilidade da vacinação contra ancilostomose foi demonstrada nos anos 1940 a partir da proteção parcial após a administração de antígenos brutos do parasito e, nos anos 1970, com a utilização de uma vacina de L3 irradiada, que chegou ao mercado voltada para o controle da ancilostomose canina. Apesar dos altos níveis de proteção contra a doença, a vacina foi descontinuada pelo alto custo de proteção, complexa estocagem e distribuição (a vacina somente era eficaz com o parasito vivo e mantido a 8°C). Além disso, por não se tratar de uma vacina esterilizante, houve resistência de seu uso no mercado.

Considerando que, para organismos complexos formados de milhares de proteínas (muitas delas com efeito redundante), uma vacina que apresente eficácia de pelo menos 30% pode determinar um efeito substancial na transmissão do parasito, não requerendo assim uma imunidade esterilizante. Assim, proteínas recombinantes de L3 (com o intuito de reduzir a infecção humana) e de vermes adultos (reduzindo o processo de hematofagia e consequente eliminação do parasito e morbidade associada à infecção) têm sido estudados. No entanto, o estudo de um dos principais candidatos à vacina, um antígeno de L3 de *N. americanus* denominado Na-ASP-2, apesar de apresentar alta eficácia em modelos experimentais, foi paralisado devido aos resultados obtidos em ensaios clínicos no Brasil, onde indivíduos negativos mas previamente infectados (com altos títulos de IgE antes da vacinação) apresentaram reações adversas observadas por urticária generalizada imediatamente após a vacinação.

Por outro lado, antígenos derivados de vermes adultos têm apresentado alta eficácia em modelos experimentais e segurança em ensaios clínicos vacinais, podendo compor uma vacina que seria utilizada como uma tecnologia crítica para a eventual eliminação do parasito em países em desenvolvimento, visando à redução da morbidade da doença e associada à quimioterapia aplicada nas áreas endêmicas.

31

Larva migrans

Walter dos Santos Lima

Introdução

Os animais domésticos e silvestres possuem uma série de parasitos, cujas larvas infectantes são capazes de completar o ciclo apenas quando alcançam seu hospedeiro próprio. Quando infectam um hospedeiro anormal, inclusive humanos, as larvas desses parasitos, podem não evoluir nesse hospedeiro, e então migrar através do tecido subcutâneo ou visceral e produzir as síndromes conhecidas como larva migrans cutânea, larva migrans visceral e larva migrans ocular.

Convém ressaltar que as manifestações patológicas do tipo larva migrans são causadas somente por formas jovens de espécies capazes de sobreviver durante algum tempo no hospedeiro anormal, mas que, no entanto, mostram-se incapazes de completar seu ciclo evolutivo. Aquelas que morrem ou são destruídas rapidamente pelos mecanismos de defesa natural do hospedeiro, produzindo sintomatologia leve não devem ser consideradas larva migrans.

Larva migrans Cutânea (LMC)

Também denominada dermatite serpiginosa e dermatite pruriginosa, apresenta distribuição cosmopolita, porém ocorre com maior frequência nas regiões tropicais e subtropicais.

Os principais agentes etiológicos envolvidos são larvas infectantes de *A. braziliense* e *A. caninum*, parasitos do intestino delgado de cães e gatos. Ocasionalmente, a LMC pode ser causada por larva de *Uncinaria stenocephala, A. tubaeforme, Gnathostoma spinigerum*, também parasitos de cães e gatos, *Bunostomum phlebotomum*, parasito de bovinos, cepas de *S. stercoralis* adaptadas a cães e gatos, *S. myopotami* e *S. procyones*, parasitos respectivamente de roedores e canídeos silvestres. Larvas de moscas do gênero *Gasterophilus* e *Hipoderma*, assim como formigas da espécie *Solenopis geminata*, também podem provocar essa síndrome (Figura 31.1).

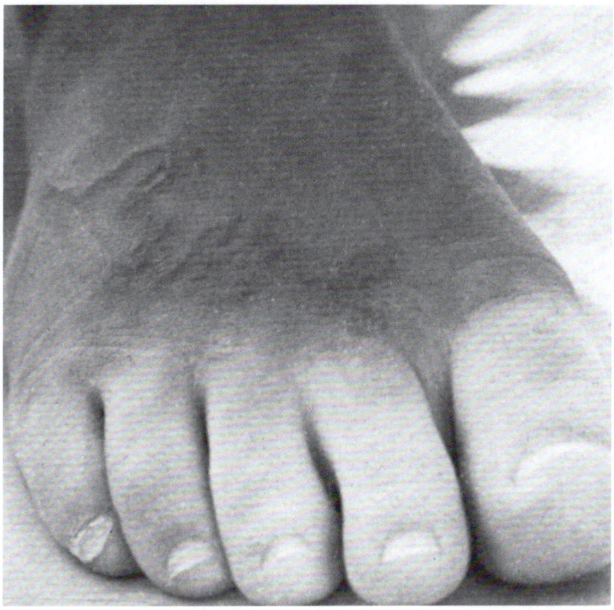

FIGURA 31.1. Larva migrans cutânea ou dermatite serpiginosa causada por larvas de *A. braziliense*. (Foto gentilmente cedida pelo Prof. Walter dos Santos Lima.)

Ciclo Biológico no Hospedeiro Definitivo

A. *caninum* e *A. braziliense* são os agentes etiológicos mais frequentes de LMC. As fêmeas desses parasitos fazem a postura de milhares de ovos, que são eliminados diariamente junto com as fezes de cães e gatos infectados. No meio exterior, em condições ideais de umidade, temperatura e oxigenação, ocorre desenvolvimento de larvas de primeiro estádio (L1) dentro do ovo, que eclodem e se alimentam no solo de matéria orgânica e microrganismos. Em um período de aproximadamente sete dias, as L1 realizam duas mudas, alcançando o terceiro estádio: o de larva infectante (L3). Esta não se alimenta e pode sobreviver no solo por várias semanas. Cães e gatos podem infectar-se pelas vias oral, cutânea e transplacentária. As L3 sofrem duas mudas nesses hospedeiros, chegam ao intestino delgado e alcançam a maturidade sexual em aproximadamente quatro semanas.

Infecção em Humanos

As L3 desses ancilostomídeos penetram ativamente a pele dos humanos e migram através do tecido subcutâneo durante semanas ou meses e então morrem. À medida que as L3 progridem, deixam atrás de si um rastro sinuoso conhecido popularmente como "bicho geográfico" ou "bicho das praias".

Menos frequentemente, as L3 podem ser ingeridas e, ao alcançar o intestino, podem migrar através das vísceras, provocando a síndrome de larva migrans visceral.

Essas larvas também podem alcançar a circulação sanguínea e ser transportadas aos pulmões, onde atravessam seus capilares e alcançam a árvore brônquica, fazendo mudas e podendo ser encontradas no escarro ou deglutidas, completando o ciclo. Todavia, são poucos os casos registrados de vermes adultos de *A. caninum* parasitando o intestino delgado humano. Tal fato pode estar relacionado com a dificuldade de diagnóstico, uma vez que este é feito pelo exame da cápsula bucal do parasito, e não pelos ovos presentes nas fezes.

Sintomas

As partes do corpo frequentemente acometidas são aquelas que entram em maior contato com o solo: pés, pernas, nádegas, mãos e antebraços e mais raramente boca, lábios e palato. Algumas vezes, as lesões são múltiplas, podendo ocorrer em várias partes do corpo.

O momento da penetração pode passar despercebido ou ser acompanhado de eritema e prurido em pacientes sensíveis. No local da penetração das L3 aparece primeiramente uma lesão eritemopapulosa que evolui, assumindo um aspecto vesicular. Em sua migração, as larvas produzem um rastro saliente e pruriginoso, que por vezes pode estar acompanhado de infecções secundárias decorrentes do ato de coçar-se, o que leva a escoriações na pele. Nas lesões mais antigas, há formação de crostas, que desaparecem lentamente, deixando uma linha sinuosa escura que posteriormente também desaparece.

Em alguns casos, há comprometimento pulmonar com sintomas alérgicos (síndrome de Löefler). Nos casos de reinfecção, o quadro de hipersensibilidade agrava-se por causa da reação do hospedeiro à ação antigênica das larvas, sendo frequente eosinofilia.

Diagnóstico

Fundamentado no exame clínico: anamnese, sintomas e aspecto dermatológico da lesão, caracterizado por erupção linear e tortuosa na pele.

Tratamento

Nos casos benignos, o tratamento pode ser dispensado, uma vez que a infecção pode se resolver espontaneamente ao fim de alguns dias. Todavia, em alguns casos a infecção pode estender-se por semanas ou meses. Assim, para uso tópico, o medicamento de escolha é o tiabendazol, sendo recomendada a aplicação de pomada quatro vezes ao dia. Geralmente, o prurido diminui em 24 a 72 horas e a cura clínica se dá entre sete e 14 dias. Em casos de infecções múltiplas, associa-se o uso oral de tiabendazol na dose de 25 mg/kg, duas vezes ao dia, durante dois dias, não excedendo 3 g por dia.

O uso oral de 400 mg de albendazol e ivermectina, na dose de 200 μg/kg, tem apresentado sucesso no tratamento de larva migrans cutânea.

Nos casos de infecções microbianas secundárias, deve-se associar ao tratamento de escolha a utilização de anti-histamínicos e esteroides tópicos.

Nos casos de intolerância à medicação, embora menos eficiente, podem-se usar cloretila ou neve carbônica, que matam a larva pelo frio.

Larva migrans Visceral e Larva migrans Ocular

Larva migrans visceral é a síndrome determinada por migrações prolongadas de larvas de nematódeos de parasitos comuns aos animais no organismo humano que estão condenadas a morrer depois de longa permanência nas vísceras, sem poder chegar ao estádio adulto. Quando as larvas desses parasitos migram para o globo ocular, ocorre a síndrome denominada larva migrans ocular.

A espécie mais importante envolvida nas síndromes de larva migrans visceral e larva migrans ocular é a *Toxocara canis*, parasito do intestino delgado de cães e gatos. Ocasionalmente, *G. spinigerum, T. cati* e *A. caninum*, também parasitos de cães e gatos, *Ascaris suum,* parasito de suínos, e *Angiostrongylus cantonensis*, parasito de ratos podem provocar essas síndromes.

T. canis é um ascaridídeo de distribuição cosmopolita. As fêmeas podem eliminar milhares de ovos por dia nas fezes dos hospedeiros normais. No solo, em condições favoráveis de umidade, temperatura e oxigenação, os ovos se desenvolvem e, em torno de 28 dias, a larva alcança o estádio infectante (L3) dentro do ovo. Esses ovos são muito resistentes aos fatores ambientais e podem permanecer viáveis durante meses.

Os cães jovens são infectados pela ingestão de ovos contendo L3 que eclodem no intestino delgado, atravessam a parede intestinal e, através da circulação, alcançam o fígado, o coração e o pulmão, onde mudam para L4. Estas migram para alvéolos, brônquios, traqueia e são deglutidas. Ao chegar ao intestino, crescem e alcançam a maturidade sexual em torno de quatro semanas.

A partir do segundo mês de vida, os cãezinhos começam a desenvolver resistência ao parasito, a migração hepatotraqueal diminui gradativamente e, aos seis meses, é praticamente nula. Assim, ao se infectar, em vez de as L3 migrar para o parênquima pulmonar, elas seguem pela circulação arterial e são distribuídas para vários tecidos, nos quais podem permanecem em quiescência. Nas cadelas prenhes, essas L3 possivelmente estimuladas por mecanismo hormonais, saem de sua quiescência, atravessam a placenta e migram para o fígado do feto. Após o nascimento, as L3 continuam o ciclo, realizam a migração hepatotraqueal e chegam ao intestino, onde se desenvolvem para o estádio adulto. Assim, cãezinhos com três semanas de vida já eliminam ovos de *T. canis* nas fezes.

Uma vez infectada, a cadela pode albergar larvas suficientes para infectar os fetos de várias gestações. Os cãezinhos também podem infectar-se ingerindo L3 no leite durante as primeiras semanas. No caso de cães machos que não sofreram imunossupressão, as L3 morrem nos tecidos.

Aves, roedores, ruminantes, suínos podem funcionar como hospedeiros paratênicos. Após ingestão, os ovos contendo L3 eclodem no intestino delgado desses hospedeiros e as larvas realizam migração hepatotraqueal, alcançando vários tecidos nos quais permanecem viáveis e em quiescência por meses, tornando-se fonte de infecção para cães e mesmo para o homem ao ingerir carne crua ou malcozida.

Infecção em Humanos

Os humanos geralmente se infectam ingerindo água ou alimentos contaminados com ovos contendo L3 e, menos frequentemente, ingerindo carne ou vísceras do hospedeiro paratênico. Ao ingerir o ovo contendo a L3, no intestino delgado ocorre a eclosão e as L3 penetram a parede intestinal, alcançam a circulação, distribuindo-se por todo o organismo. Posteriormente, atravessam os capilares sanguíneos e chegam aos tecidos adjacentes, como fígado, rins, pulmões, coração, medula óssea, músculos estriados e olhos. Nesses órgãos fazem migrações, sendo que a maioria é destruída, formando uma lesão típica, denominada granuloma alérgico, no qual o parasito morto encontra-se cercado por infiltrados ricos em eosinófilos e monócitos. Algumas larvas podem encistar-se, mantendo-se viáveis por vários anos. Em primatas infectados experimentalmente, já foi observado que larvas de *T. canis* permanecem vivas nos tecidos por um período de 10 anos.

Manifestações Clínicas

• Larva migrans Visceral

As manifestações clínicas causadas pela migração das larvas podem ser assintomáticas, subagudas ou agudas. A gravidade do quadro clínico depende da quantidade de larvas presentes no organismo, do órgão invadido e da resposta imunológica do paciente. A maioria dos casos caracteriza-se por quadro subclínico e sem diagnóstico. A infecção é autolimitante, com duração total de seis a 18 meses.

O quadro clássico de larva migrans visceral caracteriza-se por leucocitose, hipereosinofilia sanguínea, hepatomegalia e linfadenite. Em alguns casos, podem-se observar infiltrados pulmonares acompanhados de tosse, dispneia, anorexia e desconforto abdominal.

Quando ocorre envolvimento do sistema nervoso por migração das larvas e também por granulomas ricos em eosinófilos provocados por elas, o paciente pode apresentar manifestações neurológicas variadas, incluindo ataques epileptiformes, meningite e encefalite.

Acredita-se que as larvas de *T. canis* possam veicular o vírus da poliomielite, assim como de outros patógenos, pois já foi observada sua associação com meningoencefalite e poliomielite. Durante a migração da larva pode ocorrer a formação de granulomas, o que favorece a aderência de bactérias como *Staphylococcus aureus* e o desenvolvimento de abscessos musculares, hepático, pulmonares e renais.

Podem ocorrer manifestações cutâneas associadas à toxocarose como prurido crônico, eczema diversos, paniculite e vasculites . Em alguns casos, os sintomas dermatológicos são os únicos sinais indicativos da síndrome.

Outras formas menos típicas e menos graves da toxocarose são chamadas de "toxocarose comum" e "toxocarose oculta".

A "toxocarose comum" afeta principalmente pacientes adultos que vivem em áreas rurais e que apresentam astenia crônica associada a distúrbios digestivos e manifestações alérgicas (hipereosinofilia e aumento de IgE total). Os sintomas de pele como prurido, eczema e urticária são às vezes presentes. A "toxocarose oculta" caracteriza pela maioria dos pacientes apresentarem contagem de eosinófilos normal no sangue, apesar dos altos títulos de anticorpos anti-*Toxocara*, podendo ou não apresentar erupções cutâneas.

• Larva migrans Ocular

Os primeiros casos foram descritos em olhos enucleados, com suspeita de retinoblastoma. Os indivíduos com larva migrans ocular geralmente não apresentam hipereosinofilia, e a resposta imunológica é menos intensa que na larva migrans visceral.

Alguns autores acreditam que a forma ocular ocorre quando o número de ovos ingeridos é reduzido (menos de 100). No caso de infecções maiores, o aumento de eosinófilos (sanguíneos e teciduais), assim como a ação de anticorpos e de elementos do sistema fagocitário mononuclear, reteriam as larvas no fígado e nos pulmões.

A maioria das infecções oculares é unilateral, e são vários os aspectos clínicos que podem assumir, sendo que endoftalmia crônica é a forma mais comum, geralmente envolvendo coroide, retina e vítreo, determinando a perda de visão em casos graves. Pode também ocorrer granuloma do polo posterior, granuloma periférico do olho, hemorragia retiniana, papilites, iridociclites, catarata, ceratite e lesões orbitárias.

Diagnóstico

O diagnóstico de larva migrans visceral é difícil, pois a única evidência de certeza é a identificação da larva nos tecidos mediante biópsias. Na maioria das vezes, os exames histológicos são inconclusivos pela dificuldade de encontrar larvas. Então, o diagnóstico é estabelecido baseando-se na história do paciente, nos sintomas e no resultado do imunodiagnóstico. A eosinofilia persistente, a hipergamaglobulinemia, principalmente IgM e IgE, a elevação dos títulos de iso-hemaglutininas anti-A e anti-B (pois as larvas de *T. canis* contêm polissacarídeos relacionados com antígeno do grupo sanguíneo AB), a hepatomegalia mais a anamnese do paciente (idade, história de geofagia e contato com cães e gatos) permitem ao clínico suspeitar de larva migrans visceral e, nos casos de larva migrans ocular, acrescenta-se ainda o exame oftalmológico (processo uniocular, aspectos morfológico e topográfico das lesões, tomografia ocular).

Para o exame de imunodiagnóstico que permite observar anticorpos anti-*Toxocara* nos pacientes infectados, a metodologia recomendada é imunoenzimática – ELISA utilizando antígenos de secreção e excreção de larvas após adsorsão do soro com antígenos de *A. suum* que apresenta sensibilidade de 80% e especificidade de 90%. A utilização de antígeno de excreção e secreção de *T. canis* apresenta melhor especificidade que os de origem larvária ou somática, mas, mesmo assim, não impede a reação cruzada com *Ascaris*. O tratamento dos soros a serem testados com extratos de adultos ou larvas de *Ascaris* aumenta a especificidade da reação. Essa técnica apresenta melhores sensibilidade e especificidade em relação a imunofluorescência, difusão em gel, hemaglutinação e intradermorreação.

Além do soro, a ELISA pode ser usada para detectar anticorpos específicos no líquido cérebro-espinal e intraocular. A técnica de *Western blot* também pode ser usada no diagnóstico da larva migrans visceral.

Em paciente com toxocarose com manifestações cutâneas crônicas geralmente os níveis de anticorpos são baixos e a técnica de *Western blot* é recomendada por ser mais sensível que a de ELISA.

Tratamento

• Larva migrans Visceral

A infecção é usualmente autolimitante, podendo ser dispensado o tratamento. Vários anti-helmínticos são usados no tratamento da larva migrans visceral mostrando diferentes graus de eficácia e segurança. Os anti-helmínticos mais usados são: albendazol em duas doses diárias de 5 mg/kg por cinco dias. A ivermectina em dose única de 12 mg, por via oral; o tiabendazol na dose de 25 mg/kg duas vezes ao dia, durante três dias, não excedendo 3 g/dia. Levamisol, fenbendazol, mebendazol, dietilcarbamazina também são usados. Dependendo do quadro clínico, recomenda-se tratamento sintomático como oxigenoterapia, anti-histamínicos e corticosteroide. Pacientes com manifestações cutâneas crônicas associadas a toxocarose geralmente respondem bem ao tratamento com albendazol na dose de 800 mg diariamente durante cinco dias associado a anti-histamínico.

• Larva migrans Ocular

O tratamento clínico é o mais usado e baseia-se no uso de corticoides nas fases iniciais das lesões retinianas. Quando a lesão está na periferia, associa-se corticoide periocular.

Usa-se também a fotocoagulação nos casos de granuloma do polo posterior e vitrectomia nos casos de granuloma periférico.

Os anti-helmínticos normalmente não penetram o globo ocular, portanto apresentam pouca eficiência.

Epidemiologia e Controle

A síndrome larva migrans geralmente está relacionada com a presença de animais, principalmente cães e gatos, nos locais onde o homem pode infectar-se, como praias, parques e praças públicas. As caixas de areia em parques infantis e creches algumas vezes podem funcionar como focos de infecção. As crianças são as mais frequentemente acometidas por brincarem com terra e areia, entrando em contato direto com larvas infectantes de nematódeos causadores de larva migrans cutânea, ou no caso da larva migrans visceral, ao ingerir terra, ou ao levar à boca objetos contaminados com ovos de *Toxocara*.

Considerando-se o número de casos registrados de larva migrans visceral e larva migrans ocular, constata-se que são relativamente poucos em relação à população de cães e gatos existentes e à alta prevalência de infecção nesses animais. Provavelmente, isto se deve às diversas manifestações clínicas e à dificuldade de diagnóstico. Convém ressaltar que a maioria dos casos registrados de larva migrans visceral é referente a crianças com idade média de 2 anos, e a de larva migrans ocular a crianças mais velhas e adultos, com história de geofagia e/ou exposição a fezes de cães e gatos. Cabe salientar que outros animais, como bovinos, podem ser hospedeiros paratênicos de *Toxocara*, e o hábito de ingestão de carne crua pode ser fonte de infecção para os seres humanos como ocorre em alguns países da Ásia nos quais existe o hábito de comer fígado cru e há registro de larva migrans visceral por esse costume.

Os cãezinhos são considerados a principal fonte de infecção pela alta frequência de transmissão transplacentária, atingindo em determinadas regiões a prevalência de 100%. Além disso, o grande número de ovos eliminados diariamente e a resistência deles contribuem para maior contaminação do solo, como pode ser comprovado por vários estudos em todo o mundo relatando a presença de ovos de *T. canis* em praças públicas e parques de diversões.

O controle tem por base a conscientização da população e principalmente dos proprietários de cães sobre o real problema que representa essa parasitose. Dentre as medidas profiláticas a serem adotadas devem-se incluir: exame de fezes periódicos de cães e gatos e tratamento com anti-helmínticos de amplo espectro; evitar acesso desses animais a locais públicos (praças, praias, parques infantis); e redução das populações de cães e gatos vadios, que representam as mais altas cargas parasitárias.

32

Strongyloides stercoralis

Julia Maria Costa-Cruz

Introdução

A estrongiloidose é uma importante parasitose emergente e relevante causa de morbidade e mortalidade em áreas tropicais e subtropicais, principalmente em indivíduos imunossuprimidos. Apresenta a particularidade de desenvolver um ciclo de autoinfecção interna contribuindo para a severidade desta helmintíase.

Há pelo menos 52 espécies descritas do nematódeo do gênero *Strongyloides*, no entanto, atualmente, apenas duas delas são consideradas infectantes para o homem: *Strongyloides stercoralis* (Bavay, 1876) e *S. fuelleborni* (Von Linstow, 1905), a qual possui duas subespécies: *S. f. fuelleborni e S. f. kellyi*. Estudos recentes, de análise filogenética molecular, indicam que não há suporte para considerar *S. f. kellyi* como uma subespécie e talvez, no futuro, seja elevada para gênero (*S. kellyi*). A explicação para a origem de *S. f. kellyi* em humanos é via zoonótica, uma vez que as sequências de aminoácidos determinadas para *S. papillosus* e *S. f. kellyi* são idênticas, fato que sugere que a infecção humana possa ter sido originada de *S. papillosus*, o qual parasita uma grande quantidade de animais domésticos.

O geo-helminto *S. stercoralis* infecta aproximadamente de 30 a 100 milhões de pessoas no mundo, podendo também infectar cães, gatos e macacos. O parasito do cão é morfobiologicamente indistinguível do humano. Observações epidemiológicas sugerem que cepas originárias do homem podem infectar os cães e vice-versa. Com o emprego da reação em cadeia da polimerase (PCR) demonstrou-se que *S. stercoralis,* isolados de pacientes de diferentes partes do mundo, apresentam padrões idênticos e podem ser diferenciados geneticamente dos isolados de cães.

S. f. fuelleborni parasita macacos, e quase todos os casos de infecção em seres humanos foram registrados na África e na Ásia; *S. f. kellyi* parasita crianças residentes em Papua Nova Guiné (Oceania) e ocasionalmente habitantes do Peru. Como modelo experimental, a utilização de *S. ratti* e *S. venezuelensis* mantidos em roedores tem auxiliado nos estudos de biologia molecular, interação parasito-hospedeiro, ensaios terapêuticos e fonte de antígeno heterólogo para padronização de novas metodologias no imunodiagnóstico da estrongiloidose humana.

S. stercoralis foi descoberto pelo médico Louis A. Normand e descrito por Arthur R. J. B. Bavay, em 1876 enquanto trabalhavam juntos no Hospital Naval em Toulon, França. Seus pacientes eram soldados franceses que haviam voltado do serviço militar na Cochinchina (atual Vietnã) em cujas fezes diarreicas apresentavam formas larvárias do helminto denominado por Bavay *Anguillula stercoralis* (em latim, *Anguillula* significa pequena enguia ou peixe longo e *stercus* é sinônimo de esterco). Por causa do complexo ciclo evolutivo, com diferentes morfologias, o helminto recebeu diversos nomes. Em 1902, Stiles e Hassal finalmente o denominaram *S. stercoralis* (em grego, *Strongylos* significa arredondado ou esférico).

No Brasil a importância desse parasito como agente etiológico da estrongiloidose ou anguilulose foi salientada primeiramente por Ribeiro da Luz, em 1880 e enfatizada por Moraes, em 1948. A elevada prevalência em regiões tropicais e subtropicais, a facilidade de transmissão, o caráter de cronicidade e autoinfecção, originando formas graves de hiperinfecção e disseminação, além da possibilidade da reagudização em indivíduos imunodeprimidos, evoluindo muitas vezes para óbito, tornam a estrongiloidose um importante problema médico e social, destacando-se como uma doença tropical em condições de negligenciamento.

Morfologia

Os aspectos morfológicos das seis formas evolutivas de *S. stercoralis* (Figura 32.1) estão descritos a seguir:

Fêmea Partenogenética Parasita

Possui corpo cilíndrico com aspecto filiforme longo, extremidade anterior arredondada e posterior afilada. Mede 1,7 a 2,5 mm de comprimento por 0,03 a 0,04 mm de largura. Apresenta cutícula fina e transparente, levemente

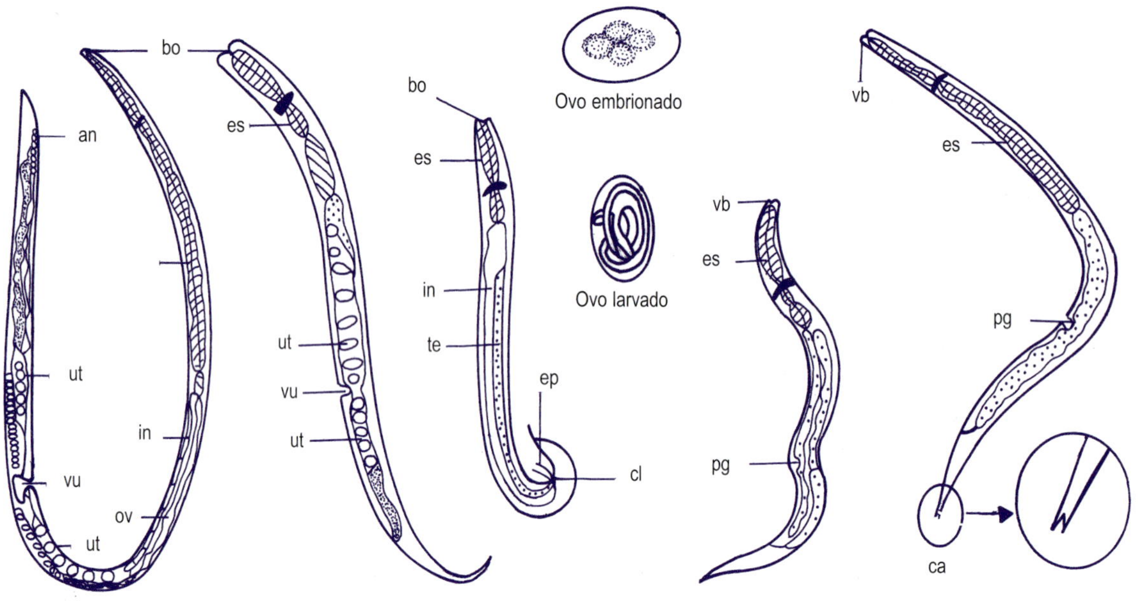

FIGURA 32.1. *Strongyloides stercoralis*. Representação esquemática das formas evolutivas: an: ânus; bo: boca; ca: cauda entalhada; cl: cloaca; ep: espículo; es: esôfago; in: intestino; ov: ovário; pg: primórdio genital nítido; te: testículo; ut: útero divergente; vb: vestíbulo bucal curto; vu: vulva.

estriada no sentido transversal em toda a extensão do corpo. Aparelho digestivo simples com boca contendo três lábios; esôfago longo, ocupando 25% do comprimento do parasito, tipo filarioide ou filariforme, cilíndrico, que, à altura do quinto anterior, é circundado por um anel nervoso também denominado colar esofágico; seguido pelo intestino simples, terminando em ânus, próximo da extremidade posterior. O aparelho genital, com útero em disposição anfidelfa ou divergente, apresenta ovários, ovidutos e a vulva, localizada no terço posterior do corpo. Os ovos são alinhados em diferentes estádios de desenvolvimento embrionário, no máximo até nove em cada ramo uterino, o anterior e o posterior. Não há receptáculo seminal. A fêmea, que pode viver até cinco anos, produz 30 a 40 ovos por dia, via partenogênese, ou seja, não há machos, durante a vida parasitária. Também é ovovivípara, pois elimina na mucosa intestinal o ovo já larvado; a larva rabditoide, frequentemente libertada ainda no interior do hospedeiro, torna-se a forma evolutiva de fundamental importância no diagnóstico.

Fêmea de Vida Livre ou Estercoral

Possui aspecto fusiforme, com extremidade anterior arredondada e posterior afilada. Mede 0,8 a 1,2 mm de comprimento por 0,05 a 0,07 mm de largura. Apresenta cutícula fina e transparente, com finas estriações. Aparelho digestivo simples, com boca contendo três lábios; o esôfago, que é curto, tem aspecto rabditoide, pois apresenta-se dividido em três porções sendo uma anterior, cilíndrica e alongada (corpo), uma intermediária estreitada (istmo) e uma posterior globulosa (bulbo), o anel nervoso contorna a parte estreitada um pouco adiante do bulbo; o intestino é simples e de difícil observação devido à presença dos órgãos genitais; terminando em ânus. Aparelho genital é constituído de útero anfidelfo, contendo até 28 ovos, ovários, ovidutos e a vulva situada próxima ao meio do corpo. Apresenta receptáculo seminal.

Macho de Vida Livre

Seu aspecto é fusiforme, com extremidade anterior arredondada e posterior recurvada ventralmente. Mede cerca de 0,7 mm de comprimento por 0,04 mm de largura. Boca com três lábios, esôfago tipo rabditoide, seguido de intestino terminando em cloaca. Aparelho genital contendo testículos, vesícula seminal, canal deferente e canal ejaculador, que se abre na cloaca. Apresenta dois pequenos espículos, auxiliares na cópula, que se deslocam sustentados por uma estrutura quitinizada denominada gubernáculo.

Ovos

São elípticos, de parede fina e transparente, praticamente idênticos aos dos ancilostomídeos. Os originários da fêmea parasito medem 0,05mm de comprimento por 0,03 mm de largura e os da fêmea de vida livre são maiores, medindo 0,07 mm de comprimento por 0,04 mm de largura. Excepcionalmente, os ovos podem ser observados nas fezes de indivíduos com diarreia grave ou após utilização de laxantes.

Larvas Rabditoides

O esôfago, do tipo rabditoide, dá origem ao nome das larvas. As originárias das fêmeas parasitos são praticamente indistinguíveis das originadas das fêmeas de vida livre. Apresentam cutícula fina e hialina. Medem 0,2 a 0,3 mm de comprimento por 0,015 mm de largura. Apresentam vestíbulo bucal curto, cuja profundidade é sempre inferior ao diâmetro da larva, característica que a diferencia das larvas rabditoides de ancilostomídeos em que o vestíbulo bucal é alongado e sua profundidade é igual ao diâmetro do corpo (10 µm). O intestino termina em ânus, afastado da extremidade posterior. Apresentam primórdio genital nítido formado por um conjunto de células localizadas um pouco abaixo do meio do corpo. Essa característica também auxilia na diferenciação das larvas de ancilostomídeos que apresentam somente vestígio de primórdio genital. Terminam em cauda pontiaguda. Visualizada a fresco, as larvas se mostram muito ágeis, com movimentos ondulatórios. As larvas L1 ou L2 originadas da fêmea parasita atingem o meio externo, sendo encontradas de uma a 25 larvas por grama de fezes. Nas formas disseminadas são encontradas na bile, no escarro, na urina ou nos líquidos duodenal e pleural e liquor.

Larvas Filarioides

O esôfago, do tipo filarioide, dá origem ao nome das larvas. Este é longo correspondendo à metade do comprimento da larva. Cutícula fina e hialina. Medem de 0,35 a 0,50 mm de comprimento por 0,01 a 0,03 mm de largura. Apresenta vestíbulo bucal curto e intestino terminando em ânus, um pouco distante da extremidade posterior. A porção anterior é ligeiramente afilada e a posterior afina-se gradualmente terminando em duas pontas, conhecida como cauda entalhada, que a diferencia da larva filarioide de ancilostomídeos, que é pontiaguda. Há dois tipos de larvas L3: a larva infectante derivada dos ciclos direto ou indireto, vistas no meio ambiente e capaz, portanto, de penetrar a pele ou mucosas; e a L3 autoinfectante (L3a) que evolui no interior do hospedeiro, ocasionando os casos de autoinfecção interna.

Biologia

Hábitat

As fêmeas partenogenéticas em seu hábitat normal localizam-se na parede do intestino, mergulhadas nas criptas da mucosa duodenal, principalmente nas glândulas de Lieberkühn e na porção superior do jejuno, onde fazem as posturas. Nas formas graves, são encontradas da porção pilórica do estômago até o intestino grosso.

Ciclo Biológico

Strongyloides apresenta uma complexa biologia com dois ciclos de vida distintos: o ciclo direto, ou partenogenético, e o indireto, sexuado ou de vida livre, ambos monoxênicos. As fêmeas parasitas podem produzir, simultaneamente, três tipos de ovos, dando origem a três tipos de larvas rabditoides: 1) *larvas rabditoides* que se diferenciam em larvas filarioides infectantes, completando o ciclo direto; 2) *larvas rabditoides* que originam as fêmeas de vida livre; e 3) *larvas rabditoides* que evoluem para macho de vida livre, em que as duas últimas completam um ciclo indireto (Figura 32.2).

A fase dos ciclos que se passa no solo exige condições semelhantes às dos ancilostomídeos: solo arenoso, umidade alta, temperatura entre 25° e 30°C e ausência de luz solar direta.

No ciclo direto as larvas rabditoides no solo ou sobre a pele da região perianal, após 24 a 72 horas, transformam-se em larvas filarioides infectantes. No ciclo indireto as larvas rabditoides produzem fêmeas ou machos de vida livre. Ocorre somente um ciclo de vida livre, pois os ovos originados do acasalamento das formas adultas de vida livre uma vez que as larvas rabditoides originadas evoluem para larvas filarioides infectantes. As larvas filarioides não se alimentam e graças à ausência de bainha, são menos resistentes que as larvas filarioides dos ancilostomídeos, podendo permanecer no solo durante quatro semanas.

Os ciclos direto e indireto se completam pela penetração ativa das larvas L3 na pele ou em mucosas oral, esofágica ou gástrica do hospedeiro. Essas larvas secretam metaloproteases, que as auxiliam, tanto na penetração quanto na migração através dos tecidos, que ocorre em uma velocidade de 10 cm/h. Algumas morrem no local, mas o ciclo continua pelas larvas que alcançam as circulações venosa e linfática e através desses vasos seguem para o coração e os pulmões. Chegam aos capilares pulmonares, onde se transformam em L4, atravessam a membrana alveolar e, por meio de migração pela árvore brônquica, chegam à faringe. Podem ser expelidas pela expectoração ou deglutidas, chegando ao intestino delgado, onde se transformam em fêmeas partenogenéticas que depositam poucos ovos por dia na mucosa intestinal. Nesse local, as larvas rabditoides maturam, alcançam a luz intestinal e são eliminadas com as fezes do paciente, constituindo a forma diagnóstica visualizada em microscopia óptica. O período pré-patente, isto é, o tempo decorrido desde a penetração da larva filarioide na pele até que ela se torne adulta e comece a eliminar ovos larvados e eclosão das larvas no intestino, é de aproximadamente 15 a 25 dias.

Transmissão

Hetero ou Primoinfecção

Larvas filarioides infectantes (L3) penetram usualmente através da pele (não tendo preferência por um ou outro ponto do tegumento) ou, ocasionalmente, pelas mucosas, principalmente da boca e do esôfago. Em condições naturais, a infecção percutânea realiza-se de modo idêntico à dos ancilostomídeos. Nas pessoas que não usam calçados, a penetração ocorre pela pele dos pés, particularmente nos espaços interdigitais, e lateralmente, uma vez que a superfície plantar muito espessa pode constituir uma barreira. Esse modo de transmissão parece ser o mais frequente.

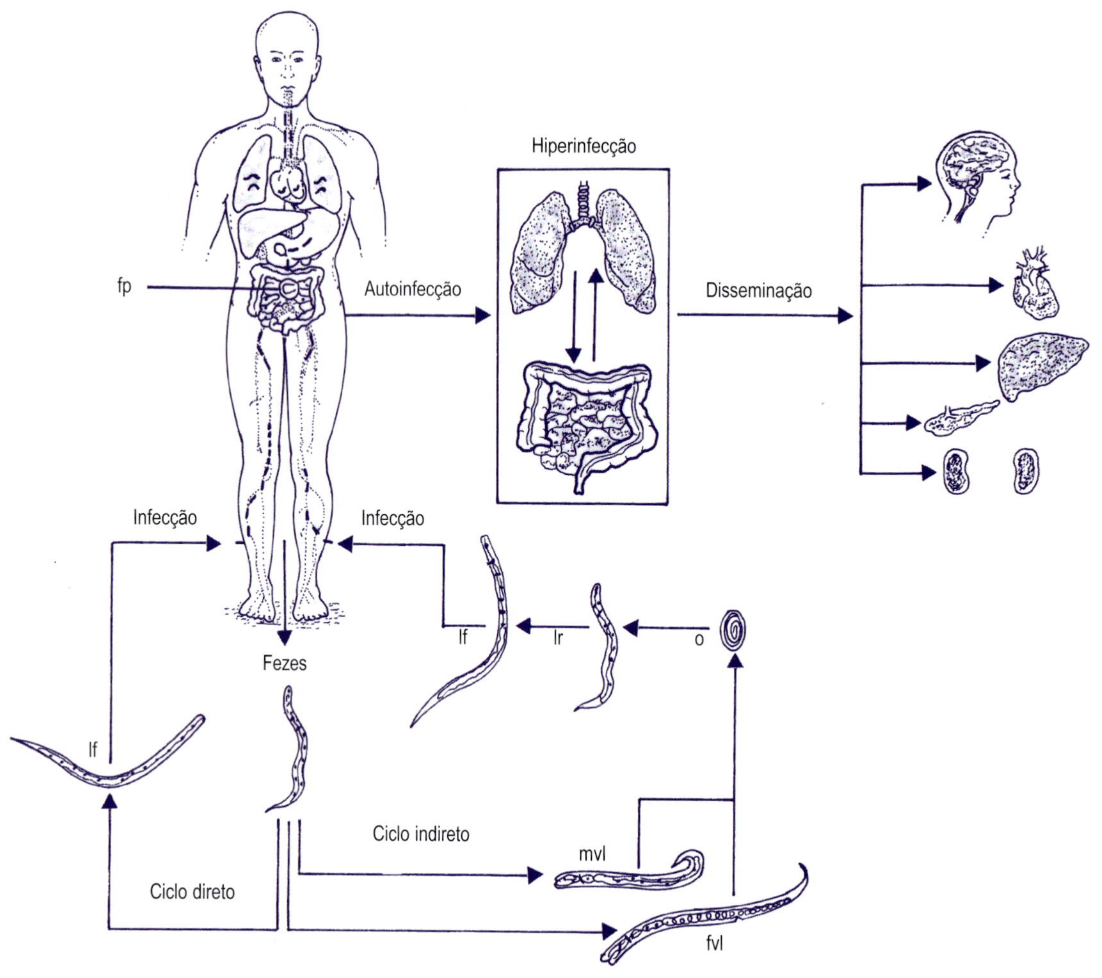

FIGURA 32.2. Ciclo biológico de *Strongyloides stercoralis*. Homem elimina larvas rabditoides nas fezes e evoluirão para larvas filarioides infectantes no ciclo direto. No ciclo indireto no solo evoluirão para fêmeas de vida livre e para machos de vida livre, que, após a cópula, originarão ovos, larvas rabditoides e filarioides infectantes. As larvas infectantes (L3) penetram ativamente pela pele ou mucosa-circulação-coração-pulmões-faringe-intestino-fêmea partenogenética-oviposição. fp: fêmea partenogenética; fvl: fêmea de vida livre; lf: larva filarioide; lr: larva rabditoide; mvl: macho de vida livre; o: ovo.

Autoinfecção Externa ou Exógena

Larvas rabditoides presentes na região perianal de indivíduos infectados transformam-se em larvas filarioides infectantes e aí penetram, completando o ciclo direto. Esse modo de infecção pode ocorrer em crianças, idosos ou pacientes internados que defecam na fralda, ou na roupa ou ainda em indivíduos que, por deficiência de higiene, deixam permanecer restos de fezes em pelos perianais.

Autoinfecção Interna ou Endógena

Larvas rabditoides, ainda na luz intestinal de indivíduos infectados, transformam-se em larvas filarioides, que penetram a mucosa intestinal (íleo ou cólon). Esse mecanismo pode cronificar a doença por vários meses ou anos. Em casos raros, nesse tipo de autoinfecção, podem ser encontradas fêmeas partenogenéticas nos pulmões. Essa modalidade pode ocorrer em indivíduos com estrongiloidose e constipação intestinal devido ao retardamento da eliminação do material fecal. Em pacientes com ou sem retardo de eliminação das fezes, mas com baixa de imunidade (uso de substâncias imunossupressoras, radioterapia, indivíduos imunodeprimidos por neoplasias, transplantes, síndrome nefrótica, portadores do vírus da imunodeficiência humana [HIV], síndrome da imunodeficiência adquirida [AIDS], infecção pelo vírus linfotrópico T humano I [HTLV-I], tuberculose, gravidez, desnutrição proteico-calórica, alcoolismo crônico e idade avançada), pode ocorrer a autoinfecção interna com presença de L1, L2 e L3 em diferentes órgãos.

A autoinfecção interna pode acelerar-se, provocando a elevação do número de parasitos no intestino e nos pulmões (localizações próprias das larvas), fenômeno conhecido como hiperinfecção; ou disseminar-se por vários órgãos do paciente, condição conhecida como forma disseminada. Ambas são consideradas formas graves, potencialmente fatais, em indivíduos imunodeprimidos. As associações mais comuns da hiperinfecção são aquelas induzidas farmacologicamente (corticosteroides) sobretudo por tratamento de doença autoimune, alergia ou doenças inflamatórias e no tratamento para prevenir rejeição de órgãos transplantados, sendo que os sinais e os sintomas da estrongiloidose grave surgem perto dos 20 dias após o início do uso dos corticosteroides e persistem por muitos anos mesmo sem a continuação de seu uso. A utilização intravenosa do quimioterápico vincristina para tratamento de neoplasia tem sido associada à grave estrongiloidose quando o paciente está também sob o uso de corticosteroides. Contudo, somente poucos casos de estrongiloidose disseminada têm sido relatados em pacientes com AIDS, sendo a hiperinfecção a forma mais frequente e realmente fatal, possivelmente pela associação do tratamento com corticosteroides, em decorrência de outras doenças concomitantes, com a maioria dos casos diagnosticados *post-mortem*.

Imunidade

A interação entre *S. stercoralis* e o hospedeiro humano é complexa graças à sua capacidade intrínseca de reprodução, existindo em indivíduos infectados três possibilidades de evolução: a erradicação da infecção, a cronicidade decorrente da autoinfecção e a possibilidade de hiperinfecção ou disseminação. Esses fatores dependem do sistema imune do hospedeiro e da capacidade de evasão do parasito. Larvas L3 autoinfectantes (L3a) foram descritas somente nas infecções por *S. stercoralis* e a imunidade, em humanos, não é protetora contra a larva autoinfectante. As espécies que infectam roedores (*S. ratti* e *S. venezuelensis* não possuem o estádio autoinfectante.

A defesa local mediada por mastócitos pode ser responsável pelo controle da intensidade da infecção, tanto diretamente, pela capacidade dessas células de lesar os parasitos, quanto indiretamente, pela desgranulação de substâncias que atraem e ativam os eosinófilos.

A longa permanência do parasito no hospedeiro humano (cronicidade) e a contínua passagem de larvas filarioides através dos tecidos resultam em incessante exposição sistêmica aos antígenos parasitários. Ocorre um equilíbrio entre o parasito e o sistema imune do hospedeiro e a infecção raramente causa doença clínica visível. A maioria dos indivíduos desenvolve anticorpos das classes IgG, IgA, IgM e IgE específicos. Os anticorpos IgG, predominantemente IgG1 e IgG4, são os mais frequentemente detectados, positivam a partir da segunda semana pós-infecção, permanecendo por longo tempo, após a cura terapêutica. Sabe-se que existe um balanço entre a presença de IgE e IgG4 com demonstração de níveis elevados de IgE em pacientes imunocompetentes com estrongiloidose, indicando proteção. Na doença disseminada e nos casos de imunossupressão, os níveis de IgE total e específica podem estar dentro da normalidade, enquanto níveis elevados de IgG4 ocorrem em casos graves da doença.

O ciclo do parasito sugere também que ele pode estimular as respostas local e sistêmica mediadas por anticorpos IgA. O mecanismo efetor da IgA está relacionado com a modulação da eliminação das larvas pelo decréscimo da fecundidade da fêmea e da viabilidade dos ovos. A IgA pode ser detectada no soro, na saliva ou no leite materno. Crianças de áreas endêmicas podem adquirir anticorpos IgA e IgG específicos para *S. stercoralis* pelo leite materno. O pico de IgM sérica ocorre na primeira semana pós-infecção, mantendo-se por duas a três semanas. O estudo da concentração local das imunoglobulinas intestinais em biópsias do intestino delgado e reação de imunofluorescência direta de indivíduos sem imunodeficiência prévia demonstrou diminuição significativa da concentração de IgA nos pacientes sintomáticos graves. Observou-se também diminuição da concentração de IgM nos assintomáticos, sintomáticos leves e graves, não havendo alterações da concentração de IgG nos três grupos.

No homem, a imunidade para L3 infectante não é protetora contra L3a, sugerindo que esta apresenta diferente padrão de reconhecimento antigênico. Em camundongos foi demonstrado que a imunidade à larva L3 é dependente de complemento, eosinófilos e IgM; se um desses componentes estiver ausente, a imunidade protetora ficará comprometida. Foi demonstrado *in vitro* que antígenos de larvas filarioides de *S. stercoralis* ativam o sistema complemento (vias clássica e alternativa), possibilitando a aderência de monócitos do sangue periférico e de células polimorfonucleares à superfície dessas larvas, lisando-as. Observa-se que a eosinofilia está presente na maioria dos pacientes imunocompetentes e a eosinopenia tem sido relatada como mau prognóstico, porém não está claro se a disseminação das larvas aumenta a demanda de eosinófilos até um esgotamento ou se a própria eosinopenia favorece a disseminação.

As células T, da resposta protetora, são predominantemente do tipo Th2 e essa resposta é essencial para prevenir formas de hiperinfecção ou disseminação. Tais células secretam citocinas, como as interleucinas (IL-3, IL-4, IL-5, IL-6, IL-10 e IL-13). A estimulação de basófilos é função das IL-3 e IL-4. IL-4 também desempenha um papel na adesão e migração de eosinófilos através das membranas vasculares; IL-4 e IL-13 estimulam células B para produzir anticorpos IgE e IgG1, promovem também o aumento da contração da musculatura lisa, induzindo trânsito intestinal mais rápido e a diminuição delas propicia a transformação das larvas rabditoides em filarioides e, consequentemente, autoinfecção; IL-5 é essencial para diferenciação, ativação e proliferação de eosinófilos, os quais estão envolvidos na morte do helminto, e também indução e produção de IgA; IL-6 é responsável pela estimulação de granulócitos e de células B e T; e IL-10 juntamente com IL-13 modulam negativamente a ativação de células Th1. Desse modo, as células T respondem aos antígenos (secretados, excretados e de superfície) do parasito e estes são danificados por anticorpos e produtos dos mastócitos sensibilizados por IgE, que desgranulam após contato com o antígeno, liberando histamina, que, por sua vez, aumenta a permeabilidade do epitélio intestinal. Entretanto, esses processos não são suficientes para eliminar os helmintos. No mecanismo T-independente, moléculas pró-inflamatórias inespecíficas, secretadas por macrófagos, incluindo o fator de necrose tumoral alfa (TNF-α) e IL-1, contribuem para a proliferação das células caliciformes e provocam aumento na secreção de muco, que reveste os parasitos facilitando a sua expulsão. IL-12 e IL-18 (citocinas produzidas primariamente por macrófagos e outras células acessórias) induzem a produção de interferon gama (IFN-γ) que favorece a proliferação e a ativação de células Th1, modulando ou inibindo a resposta imune protetora dependente de Th2.

As infecções graves têm sido associadas à imunossupressão, como ocorre em linfomas, leucemias agudas ou crônicas, carcinomas metastáticos, síndrome nefrótica, glomerulonefrite crônica, subnutrição (deficiências proteico-calórica graus II e III), alcoolismo crônico, tuberculose, diabetes melito, transplante renal, HIV, AIDS, HTLV-I, uso de corticosteroides ou de outros imunossupressores. Sabe-se que os corticosteroides e seus metabólitos exercem efeito estimulatório direto sobre as larvas intraintestinais acelerando sua conversão (rabditoide em filarioide), e favorecendo a autoinfecção, ou ainda um efeito sobre a fêmea parasito, levando ao aumento da oviposição. Há relatos de hiperinfecção por *S. stercoralis* em pacientes com artrite reumatoide após terapêutica com anti-TNF-α.

Patogenia, Patologia e Sintomatologia

A apresentação da infecção é determinada pela interação entre o parasito e o hospedeiro, uma vez que o tempo de sobrevida de *S. stercoralis* no hospedeiro infectado pode se dar por diversos mecanismos de evasão da resposta imune, alguns dos quais dependentes das propriedades da superfície externa do parasito. Assim, a identificação e a caracterização de proteínas de superfície de L3, obtidas por análise proteômicas, tornam-se essenciais para este entendimento.

Indivíduos portadores de pequena quantidade de parasitos no intestino geralmente são assintomáticos ou oligossintomáticos, mas isso não significa ausência de ação patogênica e de lesões. Formas graves, às vezes fatais, relacionam-se com fatores extrínsecos, principalmente pela carga parasitária adquirida e com fatores intrínsecos (subalimentação com carência de proteínas provocando enterite; diarreia e vômito facilitando os mecanismos de autoinfecção; alcoolismo crônico, infecções parasitárias e bacterianas associadas; comprometimento da resposta imunitária natural ou adquirida, intervenções cirúrgicas gastroduodenais e outras cirurgias que utilizam anestesia geral, pois facilitam a estase broncopulmonar).

As principais alterações na estrongiloidose são devidas a ações mecânica, traumática, irritativa, tóxica e antigênica decorrente não apenas das fêmeas partenogenéticas, mas também das larvas e dos ovos. Essas ações podem ser estudadas acompanhando as suas localizações no hospedeiro humano.

Cutânea

Em geral é discreta, ocorrendo nos pontos de penetração das larvas infectantes, tanto na pele como nas mucosas, com reação celular apenas em torno das larvas mortas que não conseguiram alcançar o sistema circulatório. Nos casos de reinfecção, há reação de hipersensibilidade com formação de edema, eritema, prurido, pápulas hemorrágicas e urticárias. Como consequência da disseminação das larvas, observa-se migração única ou múltipla das larvas filarioides no tecido subcutâneo determinando um aspecto linear ou serpiginoso urticariforme com prurido, lesão caracterizada como *larva currens*, que ocorre mais frequentemente no tronco, nádegas, períneo, virilha e coxas, avançando de 5 a 15 cm/h.

Pulmonar

Apresenta intensidade variável, porém presente em todos os indivíduos infectados, caracterizada por tosse, com ou sem expectoração, febre, dispneia e crises asmatiformes decorrentes das larvas filarioides e, ocasionalmente, de fêmeas, que aí podem alcançar a maturidade, produzindo ovos e larvas rabditoides. A travessia das larvas do interior dos capilares para os alvéolos provoca hemorragia, infiltrado inflamatório constituído de linfócitos e eosinófilos, que podem ser limitados, ou em casos mais graves, provocar broncopneumonia, síndrome de Löeffler, edema pulmonar e insuficiência respiratória.

Intestinal

As fêmeas, com a finalidade de se fixar ou se alimentar, localizam-se principalmente na mucosa do duodeno e jejuno, limitando-se à zona glandular, raramente ultrapassando a *muscularis mucosae,* onde são aprisionadas pelas células epitelioides e depois removidas pelos leucócitos polimorfonucleares. Fêmeas partenogenéticas, ovos e larvas no intestino delgado ou ocasionalmente no intestino grosso podem determinar, em ordem crescente de gravidade:

- *enterite catarral*: os parasitos são visualizados nas criptas glandulares e ocorre uma reação inflamatória leve, caracterizada pelo acúmulo de células que secretam mucina e, portanto, acompanhada por aumento de secreção mucoide, com caráter reversível.
- *enterite edematosa*: os parasitos são visualizados em todas as túnicas da parede intestinal e ocorre reação inflamatória com edema de submucosa e desaparecimento do relevo mucoso, caracterizado por síndrome de má absorção intestinal; considerado de certa gravidade, porém de caráter reversível.
- *enterite ulcerosa*: os parasitos em grande quantidade provocam inflamação com eosinofilia intensa; ulcerações, com invasão bacteriana, que durante a evolução serão substituídas por tecido fibrótico determinando rigidez da mucosa intestinal. Essa lesão é irreversível e considerada grave uma vez que a fibrose pode provocar alterações no peristaltismo, ocasionando íleo paralítico. Os sintomas mais comuns vão desde dor epigástrica antes das refeições, que melhora com a alimentação e piora com o excesso; diarreia em surtos; náusea e vômito, até síndrome disentérica com esteatorreia, seguida de desidratação, que pode levar a choque hipovolêmico, se associada a vômito, emagrecimento e acentuado comprometimento do estado geral do doente, muitas vezes fatal.

Disseminada

Observada em pacientes infectados e imunocomprometidos pelas situações citadas ou por megacólon, diverticulite, íleo paralítico, uso de antidiarreicos e constipação intestinal, que favorecem a autoinfecção com grande produção de larvas rabditoides e filarioides no intestino, às quais alcançam a circulação e se disseminam para múltiplos órgãos. Inúmeras larvas completam o ciclo, entretanto, além do intestino e dos pulmões, são encontradas nos rins (na urina acompanhadas de hematúria e proteinúria), fígado (nos espaços porta, causando padrões obstrutivos com elevação de bilirrubina e enzimas hepáticas) vesícula biliar (com quadro semelhante à colecistite), coração (no líquido pericárdico), cérebro (no liquor, nos vasos das meninges e nos espaços cerebrais), pâncreas, ovários, tireoide, adrenais, próstata, glândulas mamárias, linfonodos. Esse quadro pode complicar-se com infecções bacterianas secundárias (bacteremia, peritonite, endocardite, meningite culminando com sepse de Gram negativos, preferencialmente por *Escherichia coli*, *Enterococcus faecalis* e *Klebsiella pneumoniae*), uma vez que bactérias intestinais poderiam ser transportadas pelas larvas para a circulação ou por ulcerações da mucosa intestinal que permitiriam que as enterobactérias penetrassem a circulação. Ocorrem dor abdominal, vômito, diarreia intensa, pneumonia hemorrágica, broncopneumonia bacteriana, insuficiência respiratória, culminando em óbito.

Além dos sintomas já descritos, o paciente com estrongiloidose crônica pode apresentar anemia (hipocrômica com redução da taxa de hemoglobina e número de glóbulos), eosinofilia, sudorese, incontinência urinária, palpitações, tontura, alterações no eletrocardiograma, astenia, irritabilidade, depressão, insônia e emagrecimento ou manifestações incomuns, como ascite, perfuração intestinal e artrite. Nos casos graves são relatadas perda de proteínas, hipoalbuminemia e lipopotassemia. As alterações sanguíneas na estrongiloidose (anemia e eosinofilia) são semelhantes às demais helmintoses intestinais, apresentando-se discretas nas infecções leves, porém com características peculiares nas formas graves por hiperinfecção ou disseminação.

Diagnóstico

Clínico

O diagnóstico clínico é dificultado, uma vez que em aproximadamente 50% dos casos não há sintomas; quando existentes, são comuns em outras helmintíases intestinais. A tríade clássica de diarreia, dor abdominal e urticária é sugestiva. A eosinofilia e os achados radiográficos e sorológicos podem auxiliar na suspeita diagnóstica. A infecção deve ser lembrada em situações de imunossupressão mencionadas anteriormente e investigada nos casos em que o paciente for submetido a tratamentos imunossupressores. Recomenda-se o diagnóstico diferencial com ancilostomose, ascaridose, giardose, pneumonia, urticária, colecistite, pancreatite e eosinofilia pulmonar tropical. Em pacientes asmáticos, residentes nos trópicos, que não respondem à terapia convencional, devem-se realizar repetidos exames de fezes para pesquisa de *S. stercoralis*, uma vez que a reação de hipersensibilidade, em decorrência da migração da larva, pode induzir ao broncoespasmo. O diagnóstico diferencial é difícil, requerendo vários métodos laboratoriais conforme indicado a seguir.

Laboratorial

Os métodos parasitológicos ou diretos se fundamentam no achado das formas evolutivas de *S. stercoralis*. Entre os métodos indiretos, destacam-se os imunológicos, que podem ser utilizados como testes de *screening*, e quando positivos, realiza-se a pesquisa do parasito. Recentemente a tecnologia empregada em biologia molecular vem contribuir com novas ferramentas no diagnóstico da estrongiloidose. Os profissionais da saúde devem ser alertados para a importância da detecção precoce do parasito em viajantes, imigrantes e pacientes imunossuprimidos, com a finalidade de reduzir a morbidade e mortalidade.

• Métodos Parasitológicos ou Diretos

A confirmação parasitológica da infecção pode ser dificultada pelo pequeno número de parasitos, além de a liberação de larvas nas fezes ser mínima e irregular na infecção moderada (cerca de 25 larvas/g de fezes). Nessas circunstâncias, os métodos de rotina utilizados (Lutz ou Hoffmann, Pons e Janer, Ritchie ou formol-éter ou MIFC, Faust ou centrífugo-flutuação) não são adequados. É necessário lançar mão de métodos específicos para pesquisa de larvas que, mesmo analisando repetidas amostras de fezes ou de outros espécimes, apresentam baixa sensibilidade. Resultados parasitológicos negativos podem não indicar ausência de infecção.

Exame de Fezes

Realiza-se a pesquisa de larvas em fezes sem conservantes pelos métodos de Baermann-Moraes e de Rugai. Esses métodos se baseiam em hidro e termotropismo das larvas, necessitando de três a cinco amostras de fezes, coletadas em dias alternados, para confirmação da presença de larvas rabditoides. Ocasionalmente, podem ser visualizadas larvas filarioides em fezes envelhecidas ou em casos com ritmo intestinal lento; ou em fezes frescas de indivíduos hiperinfectados. A identificação morfológica correta das larvas é fundamental pela semelhança com ancilostomídeos. Demonstrou-se que uma única amostra de fezes falha em detectar larvas em até 70% dos casos. Repetidos exames de fezes aumentam a chance de encontrar os parasitos, elevando a sensibilidade para 50% com três amostras e aproximadamente para 100% com sete amostras fecais seriadas. Em fezes diarreicas, na vigência de hiperinfecção, podem-se identificar larvas acompanhadas de ovos de *S. stercoralis*. Nas infecções por *S. fuelleborni*, cuja eclosão das larvas ocorre no solo, o diagnóstico parasitológico é confirmado pela presença de ovos nas fezes. Apresenta como vantagens a simples e rápida execução e como desvantagens a necessidade de fezes frescas e a possibilidade de contaminação do manipulador pela motilidade das larvas.

Coprocultura

Método de Looss (carvão vegetal), método de Brumpt (papel de filtro em placa de Petri), método de Harada e Mori (papel de filtro em tubos) (Capítulo 57) e método de cultura em placa de ágar (fezes semeadas em ágar contendo extrato de carne, cloreto de sódio e peptona) podem ser utilizados. Os métodos de cultura têm como base o desenvolvimento do ciclo indireto do parasito, com possibilidade de visualização de diversas formas evolutivas, principalmente a caracterização da larva filarioide. A coprocultura é um método limitado pela demora na obtenção dos resultados (cinco a sete dias) e risco de infecção durante a manipulação de larvas infectantes. Mesmo diante dessas limitações, atualmente o método de cultura em placa de ágar alcança a mais elevada positividade quando são utilizadas três amostras de fezes e é considerado o método de escolha para o diagnóstico parasitológico da estrongiloidose.

Pesquisa de Larvas em Secreções e Outros Líquidos Orgânicos

A pesquisa das formas evolutivas por exame direto ou após centrifugação, conforme o quadro clínico: *broncopulmonar* – exame de escarro e lavado broncopulmonar; *duodenal* – coletado por tubagem; *urina; líquido pleural; vômito; líquido ascítico e liquor.*

Endoscopia Digestiva

Visualização da mucosa gastrointestinal, recomendada em pacientes com infecção maciça e alterações duodenojejunais. Propicia a ampla visualização do aspecto da mucosa intestinal, que se apresenta principalmente edemaciada, com vilosidades esbranquiçadas e eritema, e possibilita a realização de biópsia em várias localizações.

Biópsia e Análise Histopatológica

A biópsia ou o tecido removido durante cirurgia podem ser realizados em todo trato gastrointestinal. A visualização das diferentes formas evolutivas de *Strongyloides* ou é confirmada diretamente ou realizada após coloração pela hematoxilina-eosina.

Necrópsia

Possibilita o estudo de vários órgãos, às vezes, definindo a *causa mortis*.

Esfregaços Citológicos

A partir de aspirado gástrico ou de secreção cervicovaginal, prepara-se esfregaços citológicos, corados por Papanicolaou ou por outras colorações citológicas.

• Métodos Indiretos

Auxiliam no diagnóstico, contribuindo para esclarecimento em casos de suspeita clínica.

Hemograma

Mesmo na ausência de sintomas, a eosinofilia pode ser indicativo da parasitose. Na fase aguda, a taxa de eosinófilos pode ser elevada até 82%; entretanto diminui na fase crônica (8 a 15%) desaparecendo nos casos de evolução grave ou fatal. A eosinopenia está associada a mau prognóstico, uma vez que os eosinófilos desempenham papel importante na proteção à estrongiloidose fulminante. Após seis meses do tratamento específico, a contagem de eosinófilos volta a níveis normais (1 a 3%).

Imagem

Radiografia de tórax, identificando a síndrome de Löeffler, e de trato digestivo, demonstrando aceleração do trânsito intestinal, ou apagamento difuso do relevo mucoso duodenojejunal e imagem de tubo rígido nos casos graves, mas não há nenhum sinal patognomonico, detectado na radiologia. Ultrassonografia e tomografia computadorizada também podem ser requisitadas.

Métodos Imunológicos

Esses métodos são utilizados preferencialmente para detecção de anticorpos, mas também na detecção de antígenos e de imunocomplexos, sendo úteis na avaliação da resposta imune do hospedeiro nos casos de formas assintomáticas e no esclarecimento do diagnóstico clínico, além da possibilidade de emprego em inquéritos soroepidemiológicos por apresentarem elevada sensibilidade em relação aos métodos parasitológicos. A maior limitação encontrada na padronização dos testes é a dificuldade de se obter quantidades suficientes de larvas filarioides de *S. stercoralis*, situação vencida com sucesso pelo emprego de *S. ratti, S. venezuelensis* ou *S. cebus* como fontes alternativas de antígenos heterólogos. Outra limitação é o fenômeno de "reação cruzada" com outras parasitoses, principalmente esquistossomose e filariose e, dependendo do método, com ancilostomídeos.

No decorrer dos anos têm sido desenvolvidos diferentes testes imunológicos: a intradermorreação, que sinaliza a resposta imune celular do hospedeiro, foi a reação pioneira. Embora não seja atualmente utilizada na rotina diagnóstica, sua reintrodução é possível com o desenvolvimento de testes cutâneos empregando-se antígenos recombinantes. A resposta imune humoral é avaliada pela detecção de anticorpos IgG e subclasses (principalmente IgG4), IgA, IgM e IgE no soro, saliva, leite ou ocasionalmente em liquor. Vários métodos descritos, incluindo a aglutinação indireta em partículas de gelatina, hemaglutinação indireta, radioimunoensaio, radioimunoabsorção, reação de imunofluorescência direta em biópsias, imuno-histoquímica. As reações de imunofluorescência indireta são empregadas utilizando como antígeno larvas filarioides (homólogas ou heterólogas) em cortes de congelação ou em partículas. A saliva tem sido recomendada como fluido alternativo para detecção de anticorpos IgA pela técnica de imunofluorescência indireta graças a sua fácil aquisição e coleta não invasiva. Nos testes imunoenzimáticos ELISA, utilizam-se extratos salino e alcalino totais ou purificados (homólogos ou heterólogos) como antígenos e detecção de várias classes de imunoglobulinas. Nos testes de *Western blot* (WB) para detecção de IgG específica, pode-se utilizar extrato salino de *S. stercoralis,* visualizando-se principalmente as frações proteicas de 97, 66, 41, 31 e 28 kDa, ou empregar extratos salino ou alcalino de *S. ratti* ou de

S. venezuelensis, totais ou purificados, útil como teste confirmatório na estrongiloidose humana, nos casos de sorologia discordante. A descrição de cinco componentes antigênicos (70, 63, 61, 47 e 7 kDa), reconhecidos por WB-IgE, utilizando antígeno de larva L3 de *S. ratti*, pode ser uma ferramenta adicional para o imunodiagnóstico da estrongiloidose humana. As reações de imunofluorescência indireta, ELISA e WB, em virtude de suas altas sensibilidade e especificidade, têm provado serem eficazes como testes complementares para diagnóstico e monitoramento da resposta imune do paciente, sobretudo em áreas endêmicas nas quais o efetivo diagnóstico pode contribuir para o tratamento precoce da infecção.

O teste imunocromatográfico de cartão (*dipstick*) foi descrito com 91% de sensibilidade e 97,7% de especificidade. Outro teste de grande interesse é a utilização de biossensores eletroquímicos baseados em nanomaterial. Nos últimos anos, o potencial de nanotécnicas e nanomateriais na descoberta e no desenvolvimento de biomarcadores tem sido amplamente estudado. Essas abordagens emergentes são vantajosas graças a sua elevada sensibilidade, quantidades mínimas de amostra, precisão, detecção em tempo real, simplicidade dos instrumentos e baixo custo. Esses biossensores poderão ser comercializados por produção de *kits* laboratoriais, gerando inovação tecnológica para diagnóstico dessa parasitose.

Na detecção de anticorpos, os testes sorológicos não podem distinguir entre infecções passadas e presentes, e, embora títulos de IgG tendam a diminuir com a erradicação do parasito, muitos indivíduos permanecem soropositivos por um longo período após a cura da infecção. Apesar dessas limitações, têm sido propostos como *screening* para estrongiloidose em populações de risco, uma vez que os exames de fezes possuem sensibilidade muito baixa.

A detecção de antígenos e imunocomplexos possibilita a diferenciação da doença em atividade da infecção passada. A técnica de ELISA de captura é a mais comumente utilizada para ambos os testes, tanto para modelos experimentais como na detecção em seres humanos. As amostras biológicas podem ser fezes (coproantígenos), soros e lavado broncoalveolar.

Biologia Molecular

A PCR utilizando *primers* específicos pode ser útil nas análises moleculares, no diagnóstico e nos estudos epidemiológicos. A detecção específica de DNA de *Strongyloides* em amostras de fezes humanas pela PCR em tempo real pode ser uma alternativa para o diagnóstico graças às altas sensibilidade e especificidade do método.

A avaliação de antígenos recombinantes, obtidos por tecnologia empregada em biologia molecular, tem demonstrado resultados de elevada sensibilidade e especificidade quando empregados no imunodiagnóstico. Mediante biblioteca de DNA complementar (cDNA), três antígenos recombinantes (P1, P4 e P5) foram identificados como promissores no diagnóstico e monitoramento da terapêutica para *S. stercoralis*. Os antígenos recombinantes 5a e 12a detectam anticorpos IgE e IgG4 específicos em soros de pacientes com estrongiloidose crônica. Um antígeno proteico recombinante, derivado da biblioteca de cDNA de L3, conhecido como NEI, com peso molecular de 31 kDa, está sendo utilizado em ELISA e na tecnologia de biossensores. A nanobiotecnologia oferece diversas vantagens em relação a técnicas proteômicas clássicas tais como miniaturização com uma menor quantidade de amostra, além de maior sensibilidade e protocolos mais práticos.

Epidemiologia

Muitos aspectos epidemiológicos da infecção por *Strongyloides* são pouco conhecidos: as taxas de prevalência que podem ser esperadas em diferentes setores da população, os aspectos zoonóticos e ambientais, variações geográficas, além da transmissão e da apresentação clínica, da imunidade do hospedeiro e dos fatores de risco para disseminação. A estrongiloidose tem distribuição mundial heterogênea, sendo a prevalência dividida em três categorias: esporádica (<1%), endêmica (1-5%) e hiperendêmica (>5%). Todas as áreas agrupadas como hiperendêmicas estão situadas nos trópicos; há áreas endêmicas subtropicais, mas também estão presente nos EUA, na Europa e na Ásia. Nos países desenvolvidos, a infecção prevalece em agricultores, hortigranjeiros, trabalhadores rurais, imigrantes e viajantes que visitaram áreas endêmicas. A prevalência de *S. stercoralis* é subestimada, sobretudo pela baixa sensibilidade dos métodos parasitológicos de diagnóstico empregados na rotina laboratorial e nos inquéritos epidemiológicos que não incluem os métodos específicos para pesquisa de larvas.

No Brasil, um estudo, no período de 20 anos (1990 a 2009), utilizando métodos parasitológicos revelou 5,5% de prevalência de *S. stercoralis*, o que confirma hiperendemia no país. Revelou também que a ocorrência aumentou com a idade, sendo de 12,1% para os indivíduos com idade superior a 60 anos, e que nos indivíduos imunossuprimidos a positividade alcançou 11,8% por métodos parasitológicos e 19,5% pelos métodos imunológicos. A Tabela 32.1 apresenta a ocorrência de *S. stercoralis*, detectada pelos métodos de Baermann-Moraes e de Lutz em diferentes grupos populacionais analisados em uma área endêmica de Minas Gerais no período de 1998 a 2013. No final de 2015 um estudo desenvolvido por nosso grupo de pesquisa demonstrou que o risco relativo de ocorrer estrongiloidose, foi 11 vezes maior em alcoolistas do que em não alcoolistas, com razão de possibilidades (*odds ratio* [OR]) de 13,24. Também demonstramos que pacientes com câncer gastrointestinal apresentaram 6,7 mais chances de ser positivos para estrongiloidose e que pacientes diabéticos apresentaram OR de 3,9 vezes. Uma revisão global realizada sobre fatores de risco relacionados com a estrongiloidose revelou que pacientes com HIV/AIDS apresentaram duas vezes maior risco em comparação com indivíduos sem o vírus.

A infecção natural pelo *S. stercoralis* confirmada em cães, gatos e macacos que estão em contato com o homem pode ser um importante reservatório da parasitose.

Os fatores que influenciam o aparecimento, a manutenção e a propagação da estrongiloidose são:

- fezes de homens ou animais infectados contaminando o solo;

Tabela 32.1
Ocorrência de *Strongyloides stercoralis* em Diferentes Grupos Populacionais, Analisados pelos Métodos de Baermann-Moraes e de Lutz, em Minas Gerais, Brasil (1998-2013)

População	*N. de Amostras Fecais*	*% de Positividade* S. stercoralis	*Referência*
Alcoolistas	135	33,3	Oliveira e cols., 2002
Crianças de creches	900	13,0	Machado e cols., 1998
HIV/AIDS	300	12,0	Silva e cols., 2005
Pacientes com câncer gastrointestinal	231	9,1	Machado e cols., 2008
Indivíduos de área rural	540	6,7	Machado e cols., 2010
Servidores limpeza pública	296	6,5	Machado e cols., 2007
Acampados (sem terra)	156	6,4	Oliveira e cols., 2003
Idosos	600	5,0	Naves e Costa-Cruz, 2013
Diabéticos	234	3,8	Mendonça e cols., 2006
Crianças imunossuprimidas	249	2,4	De Paula e cols., 2002

- larvas infectantes originárias dos ciclos direto e de vida livre no solo;
- solo arenoso ou arenoargiloso, úmido, com ausência de luz solar direta;
- temperatura entre 25° e 30°C;
- condições sanitárias inadequadas;
- hábitos higiênicos inadequados;
- contato com alimento contaminado por água de irrigação poluída com fezes;
- não utilização de calçados.

Profilaxia

A estrongiloidose não é uma doença de notificação obrigatória. Para minimizar a ocorrência do complexo ciclo de transmissão, as equipes de saúde das regiões endêmicas devem elaborar programas de controle adotando as medidas preconizadas para as geo-helmintoses, com foco na atenção aos hábitos higiênicos principalmente a lavagem adequada dos alimentos, na utilização de calçados, em educação e engenharia sanitária, além da melhoria da alimentação.

A realização de métodos parasitológicos específicos para pesquisa de larvas deve ser incluída na rotina laboratorial. Convém destacar também a necessidade de padronização de novos métodos diagnósticos.

Considerando-se que a unidade epidemiológica fundamental é a familiar, salienta-se a necessidade de comprovar o diagnóstico e proceder ao tratamento específico de todos os indivíduos parasitados, mesmo que assintomáticos, bem como de animais domésticos infectados, para eliminar a fonte de infecção. Instituições assistenciais, com destaque para as de atendimento a pacientes com retardo mental, podem representar um foco de infecção.

Há necessidade de diagnosticar e tratar os indivíduos que irão submeter-se aos tratamentos imunossupressores pela probabilidade de desenvolvimento de hiperinfecção ou disseminação da doença, o que pode ser fatal. Em indivíduos imunodeprimidos recomenda-se o uso profilático de tiabendazol por dois a três dias mensalmente, a fim de evitar a recidiva da estrongiloidose.

Tratamento

Das infecções causadas por nematódeos, a estrongiloidose é a mais difícil de ser tratada. O mebendazol, em doses eficazes para outros parasitos, não atua sobre *S. stercoralis*. Entretanto, se o esquema for prolongado (100 mg, duas vezes ao dia por quatro a cinco dias repetidos por no mínimo duas vezes) a substância torna-se eficaz, observando-se a contraindicação no período gestacional e durante a lactação. As outras substâncias do grupo dos benzimidazólicos (tiabendazol, cambendazol e albendazol) e a ivermectina são empregadas no tratamento específico da estrongiloidose. A forma de ação, a dose, a eficácia e os efeitos colaterais desses medicamentos estão resumidos a seguir.

Tiabendazol

Atua somente sobre as fêmeas partenogenéticas, provavelmente inibindo o desencadeamento das vias metabólicas do parasito. Na estrongiloidose crônica é recomendado nas apresentações líquida para crianças (dose de 30 mg/kg/dia) e comprimidos para adultos (dose de 50 mg/kg/dia, dividida em duas tomadas, por dois ou três dias). Para o tratamento em um só dia podem ser administrados 50 mg/kg divididos em quatro tomadas após as refeições. Em ambos os esquemas não se deve ultrapassar a dose diária de 3 gramas. Alcança o pico sérico em 1 hora, é metabolizado no fígado e eliminado na urina quase completamente nas primeiras 24 horas, devendo ser utilizado com cautela nos indivíduos com insuficiência hepática grave. A eficácia é superior a

90%. Os efeitos colaterais observados são: náusea, vômito, diarreia, tontura, cefaleia, sonolência e erupções cutâneas, que regridem com a suspensão do tratamento. Nos casos de hiperinfecção e na doença disseminada, o tratamento deve ser mantido por 10 ou mais dias. Em pacientes com AIDS preconiza-se a repetição da terapêutica por dois ou três dias, mensalmente.

Cambendazol

Atua sobre fêmeas partenogenéticas e larvas. Apresentado sob as formas líquidas e comprimidos, é recomendada dose única de 5 mg/kg tanto para crianças como adultos. A eficácia também é superior a 90%. São raros os efeitos colaterais, mas, quando presentes, observam-se cólicas, náusea, vômito, diarreia e sonolência.

Albendazol

Atua sobre as fêmeas partenogenéticas e larvas. Comercializado nas apresentações líquida e comprimidos, é recomendado tanto para crianças com idade superior a 2 anos como para adultos na dose de 400 mg/dia durante três dias consecutivos (com eficácia em torno de 60%), ou 800 mg/dia durante três dias (com eficácia de 90%). Não deve ser administrado nas formas disseminadas. Os efeitos colaterais observados são: cefaleia, tontura e desconforto gastrointestinal.

Ivermectina

Atualmente a ivermectina pode ser considerada a substância de escolha no tratamento da estrongiloidose em indivíduos imunocompetentes, imunossuprimidos e pacientes coinfectados com HIV, uma vez que é mais bem tolerada. Recomendada em dose única oral de 200 µg/kg, apresenta taxa de cura de 88%. Nas formas graves e disseminadas da doença e em pacientes com AIDS, recomendam-se multidoses de 200 µg/kg nos dias 1, 2, 15 e 16 de tratamento, com taxa de cura de 96%. A eficácia pode ser comprovada pela ausência de larvas nas fezes quatro dias após o tratamento. Os efeitos colaterais são leves, observando-se diarreia, anorexia e prurido. O uso de ivermectina parenteral representa um grande avanço na farmacoterapia da estrongiloidose disseminada.

Indica-se repetição do tratamento pela possibilidade de reinfecção ou de algumas fêmeas ainda sobreviverem, o que propicia a eliminação de larvas. Recomendam-se o tratamento empírico com ivermectina ou albendazol nos pacientes receptores de transplantes e realização de testes prévios do doador, uma vez que foram descritos vários casos em que o receptor, soronegativo para o helminto, apresentou como causa de morte a helmintose. Convém destacar também a importância de realização de testes parasitológicos e sorológicos para estrongiloidose antes e durante as terapias imunossupressoras por causa da alta frequência de infecções assintomáticas, a fim de prevenir a reativação da parasitose.

Nos casos de autoinfecção interna, em que há constipação intestinal, é importante que o paciente receba, além da terapêutica específica, um laxativo para restabelecimento do funcionamento intestinal, com a finalidade de impedir a evolução das larvas rabditoides para filarioides pelo retardamento da eliminação do material fecal. Apesar de o diagnóstico ser facilitado pela grande carga parasitária, a síndrome de hiperinfecção pode ser difícil de tratar, com taxa de mortalidade variando de 70 a 85%.

Nos indivíduos com a forma grave e principalmente naqueles com a forma disseminada da doença, recomenda-se, além do balanço hidreletrolítico, o tratamento concomitante com antibióticos que atuem para bactérias gram-negativas, uma vez que a bacteremia está geralmente presente graças ao acompanhamento das enterobactérias na migração das larvas pelo organismo. Apesar das medidas adotadas, essas formas graves e complicadas geralmente evoluem para óbito.

Há dificuldade de estabelecer se a estrongiloidose está ou não erradicada do hospedeiro humano pela capacidade de autoinfecção do parasito, pela dificuldade de sua detecção, pela utilização de doses terapêuticas inadequadas ou por interrupção do tratamento motivada muitas vezes pelos efeitos colaterais. Resultados negativos após o emprego de métodos adequados para pesquisa de larvas nas fezes realizada aos sete, 14 e 21 dias após a conclusão do tratamento específico podem auxiliar no controle de cura. Evidencia-se a necessidade de desenvolvimento de biomarcadores para avaliar a cura dessa helmintose.

33

Enterobius vermicularis

David Pereira Neves
Vitor Luís Tenório Mati

Introdução

O nematódeo agora denominado *Enterobius vermicularis* (Linnaeus, 1758) Leach, 1853 (= *Ascaris vermicularis*, *Oxyurus vermicularis*, *E. gregorii*) é um dos poucos parasitos conhecidos pelo homem desde a Antiguidade, visto que o tamanho, a cor brancacenta e mesmo as características biológicas desse verme (i.e., a sua capacidade de adesão e migração pelo tubo digestivo, podendo ser encontrado inclusive na região perianal do hospedeiro) favorecem a sua observação a olho nu.

De fato, independentemente dos achados arqueoparasitológicos mais recentes, os quais se baseiam sobretudo em estudos realizados em múmias e coprólitos (fezes petrificadas) – alguns desses resultados mencionados adiante – esse nematódeo parasitando seres humanos tem sido documentado por estudiosos há vários séculos, possivelmente desde o Egito Antigo, uma vez que o verme descrito como "Herxetef" nos Papiros de Ebers (1550 a.C.) pode corresponder ao primeiro registro do *E. vermicularis*. Mais de um milênio depois, o grego Hipócrates (460-370 a.C.) mencionou que o nematódeo era comum em crianças. Aristóteles (384-322 a.C.), também na Grécia Antiga, e Galeno (129-200 d.C.), na Roma Antiga, destacaram, em suas obras, os três tipos de helmintos de humanos então conhecidos, caracterizando-os como grandes e achatados (i.e., *Taenia* spp.), cilíndricos (*Ascaris* spp.) e aqueles menores e delgados (*E. vermicularis*). O médico romano foi além e diferenciou as partes do trato intestinal do hospedeiro que cada um desses tipos de vermes habita, indicando, pela primeira vez, que o *E. vermicularis* ocorre preferencialmente no intestino grosso, podendo alcançar a região anal. À medida que o conhecimento sobre o nematódeo avançou, as menções históricas sobre o mesmo tornaram-se, como esperado, mais comuns, tendo o *E. vermicularis* também sido estudado, por exemplo, no Oriente Médio, pelo persa Avicena (980-1037 d.C.).

O nome dessa espécie de nematódeo foi mudado várias vezes, justificando a quantidade de sinonímias existentes. Atualmente, o parasito é classificado como pertencente à família Oxyuridae Cobbold, 1864 e ao gênero *Enterobius* Leach, 1853, o qual compreende mais de 20 espécies de parasitos de animais, embora *E. vermicularis* seja a única de interesse em parasitologia humana. Linnaeus descreveu a espécie como *A. vermicularis* em sua obra Systema Naturae (1758), e no início do século seguinte o gênero *Oxyuris* Rudolphi, 1803 foi criado, sendo *A. vermicularis* reclassificado e renomeado, após os estudos de Lamarck e Bremser, como *O. vermicularis*. Leach, em 1853, reavaliou espécimes desse nematódeo e então descreveu o gênero *Enterobius* (*enteron* + *bios* = intestino e vida em grego, respectivamente), transferindo a espécie para o novo gênero. Desde então, o nome *E. vermicularis* passou a ser usado, embora Leiper tenha argumentado sem sucesso que a denominação correta seria *A. vermicularis* Linnaeus, 1758 em razão da prioridade de página, devendo ser dado a *A. lumbricoides* Linnaeus, 1758 um nome genérico diferente. Em vista de uma denominação anterior amplamente difundida (i.e., *O. vermicularis*), o nematódeo é ainda hoje popularmente conhecido como "oxiúros".

Recentemente, estudos realizados com diferentes espécies de Oxyuridae têm proporcionado resultados que indicam elevada especificidade entre esses parasitos e seus hospedeiros, bem como a possibilidade de coevolução. Nesse contexto, tal como humanos são hospedeiros naturais de uma única espécie de oxiurídeo, chimpanzés são parasitados somente por *E. anthropopitheci* Gedoelst, 1916, o qual, embora similar, é morfologicamente distinguível de *E. vermicularis*. Ressalta-se que na literatura existe relato de uma outra espécie parasitando humanos, *E. gregorii* Hugot, 1983, a qual pela falta de evidência para distingui-la de *E. vermicularis* não tem sido considerada uma espécie válida. Há sugestões de que os espécimes descritos como *E. gregorii* podem corresponder à identificação equivocada de formas jovens de *E. vermicularis* como uma espécie distinta.

A arqueoparasitologia, por meio de técnicas microscópicas e de biologia molecular, também corrobora a longeva e ancestral relação entre o *E. vermicularis* e a espécie humana, provavelmente iniciada no Velho Mundo. No continente americano, ovos do parasito em coprólitos humanos datados de 10.000 anos foram encontrados nos EUA, havendo ainda registros de ocorrência de *E. vermicularis* em coprólitos oriundos do Peru e do Chile com datações que podem variar de 4.000 a 6.000 anos.

A espécie *E. vermicularis*, ainda hoje bastante prevalente e com ampla distribuição no mundo, a qual determina a condição denominada enterobiose ou oxiurose, é o objeto do presente capítulo.

Morfologia

Embora o *E. vermicularis* apresente nítido dimorfismo sexual, há caracteres comuns aos dois sexos: cor branca, corpo filiforme e cutícula finamente estriada em sentido transversal. Na extremidade anterior, lateralmente à boca, notam-se expansões vesiculares da cutícula muito típicas, chamadas "asas cefálicas". A boca é pequena, com três pequenos lábios retráteis. Segue um esôfago também característico, claviforme e relativamente musculoso, o qual termina em um bulbo cardíaco.

Os caracteres específicos de cada forma são descritos adiante.

Fêmea

Quando completamente desenvolvida, a fêmea mede cerca de 1 cm de comprimento (0,8 a 1,2 cm) por 0,4 mm de diâmetro. A extremidade posterior é bastante afilada, sendo a cauda longa e pontiaguda. A vulva abre-se no terço médio anterior, a qual é seguida por uma vagina que se comunica com dois úteros; cada ramo uterino se continua com o oviduto e ovário que apresentam aspecto enovelado (Figura 33.1). À medida que o número de ovos intrauterinos nas fêmeas grávidas de *E. vermicularis* aumenta, seu corpo gradualmente se distende e é tomado quase em sua totalidade pelos ovos do parasito, cujo total pode ser de até 16 mil em uma única fêmea. Alguns autores usam a metáfora "saco de ovos" para descrever essas fêmeas abarrotadas de ovos.

Macho

Significativamente menor que a fêmea, o macho mede entre 0,3 e 0,5 cm de comprimento por 0,3 mm de diâmetro. A cauda é fortemente recurvada em sentido ventral. Há um único testículo, canal deferente e canal ejaculador, o qual alcança a cloaca do verme. Por essa mesma abertura o espículo, relativamente longo, é projetado durante a cópula. Não há gubernáculo (Figura 33.1).

Ovo

Mede de 50 a 60 μm de comprimento por cerca de 20 μm de largura. Apresenta, grosso modo, o aspecto da letra "D", pois um dos lados do ovo é sensivelmente achatado e o outro é convexo. Possui dupla camada, é liso e translúcido. Quando os ovos de *E. vermicularis* deixam o corpo da fêmea, já apresentam no seu interior uma larva formada, ainda em desenvolvimento (Figura 33.1). Na superfície dos ovos se encontra uma substância viscosa de natureza albuminosa que favorece a aderência a outros ovos e substratos.

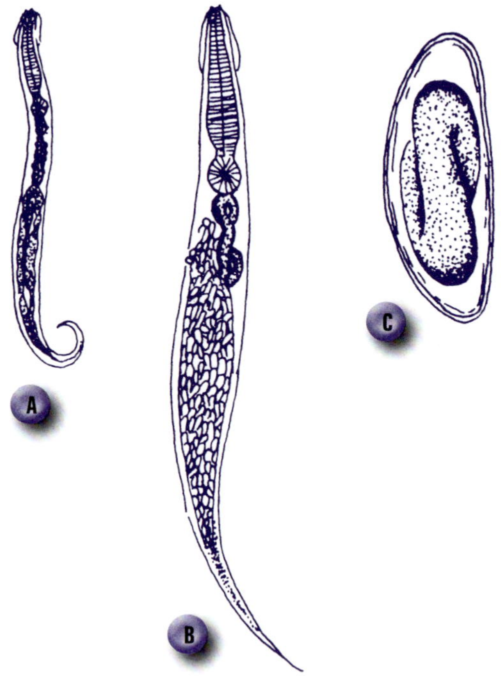

FIGURA 33.1. *Enterobius vermicularis*. **(A)** Macho; **(B)** fêmea repleta de ovos; **(C)** ovo característico.

Biologia

Hábitat

Machos e fêmeas adultos de *E. vermicularis* têm o ceco do ser humano, incluindo o apêndice cecal, como hábitat natural, onde podem estar livres ou aderidos à mucosa, alimentando-se do conteúdo intestinal do hospedeiro. Entretanto, exemplares adultos, em especial jovens, podem também ser observados no íleo, enquanto as formas imaturas ocorrem ao longo de todo intestino delgado. Fêmeas grávidas, abarrotadas de ovos, são frequentemente encontradas no ânus e na região perianal do hospedeiro. Em mulheres, o parasito é mais comumente encontrado em localizações ectópicas, sobretudo na uretra e na vagina.

Ciclo Biológico

É do tipo monoxênico e apresenta peculiaridades relacionadas principalmente com as características biológicas da fêmea grávida e dos ovos do parasito, as quais fazem que o ciclo de vida do *E. vermicularis* seja bastante interessante e diferente do de outros helmintos intestinais de importância em parasitologia humana.

Depois da cópula, os machos são eliminados com as fezes do hospedeiro e morrem. As fêmeas grávidas de *E. vermicularis*, em vez de liberar os ovos diretamente no lúmen do tubo digestivo, o que possibilitaria que eles alcançassem o meio exterior junto ao material fecal, desprendem-se do ceco, passam por todo o intestino grosso, pelo esfíncter anal e alcançam o ambiente externo. Em vez de uma migração puramente ativa, tal evento parece ser desencadeado por mudanças morfofisiológicas que naturalmente ocorrem durante a vida das fêmeas do parasito. Alguns autores sugerem a possibilidade de a grande quantidade de ovos intrauterinos pressionar o esôfago da fêmea grávida de modo que ela retraia os seus lábios, afrouxando a sua fixação e se soltando no lúmen cecal. Essas fêmeas são então expulsas junto com as fezes do hospedeiro como um "saco de ovos", ou fixam-se no ânus e em áreas adjacentes. Embora se tenha já relatado a postura de ovos pela fêmea de *E. vermicularis* na região perianal dos indivíduos infectados, a ideia que mais tem sido aceita é a de que a oviposição não é de fato de grande importância nessa espécie, sendo a maior parte dos ovos liberados no momento da ruptura mecânica do corpo do verme. Considerando-se que a fêmea grávida, já extremamente distendida, tende a diminuir a sua motilidade, estando sujeita ao dessecamento no meio externo, é provável o seu rompimento em algum momento por traumatismos, incluindo o ato de coçar do hospedeiro.

Cada uma das fêmeas grávidas contém em média 11 mil ovos, os quais são normalmente liberados como massas de ovos unidos pela substância pegajosa que os recobre. No entanto, acúmulo de ovos na vulva de algumas dessas fêmeas pode também ser observado. Os aglomerados de ovos são vistos aderidos não apenas à região perianal, mas muitas vezes também no períneo, podendo ser encontrados a mais de 5 cm do ânus do hospedeiro. A estreita proximidade desses ovos, já embrionados, com a superfície de mucosas e/ou pele do sujeito parasitado faz tornarem-se infectantes em até 6 horas, quando, presume-se, duas mudas larvais já ocorreram. Esse tempo tende a ser maior no solo, onde a temperatura é mais variável e com médias usualmente menores. Os ovos podem resistir até três semanas no ambiente.

Após a ingestão dos ovos do parasito pelo hospedeiro, larvas do tipo rabditoide eclodem no duodeno, passam pelo jejuno e pelo íleo, alcançando então o ceco. Nesse trajeto, realizam duas novas mudas e transformam-se em vermes adultos. A longevidade exata dos machos não é conhecida, entretanto, como mencionado, parece basicamente restrita à realização da cópula, sendo, portanto, curta. Já as fêmeas são encontradas no ânus e na região perianal entre 45 e 60 dias após a infecção. Não havendo reinfecção, o parasitismo extingue-se aí (Figura 33.2).

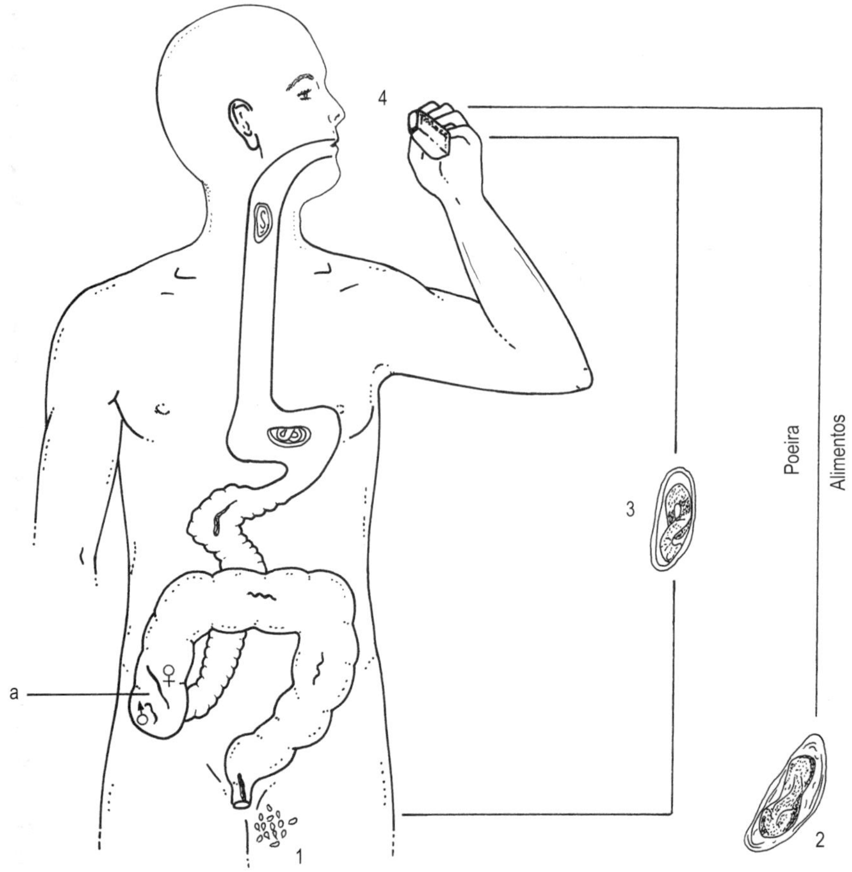

FIGURA 33.2. Ciclo do *Enterobius vermicularis*. (a) Machos e fêmeas no ceco. (1) Ovos depositados na região perianal; (2) ovos no meio exterior contaminando alimentos; (3) ovos da região perianal levados à boca pelas mãos; (4) ingestão de ovos embrionados; eclosão de larvas no intestino delgado; migração de larvas até o ceco; vermes adultos. Cerca de 30 a 40 dias após a infecção, as fêmeas já estão repletas de ovos.

Transmissão

Pode ocorrer por diferentes mecanismos:

- *Heteroinfecção*: quando ovos presentes em alimentos, poeira ou outros fômites alcançam novo hospedeiro (também conhecida como primoinfecção).
- *Indireta*: quando ovos presentes em alimentos, poeira ou outros fômites alcançam o mesmo hospedeiro que os eliminou.
- *Autoinfecção externa ou direta*: o próprio indivíduo parasitado, após coçar a região perianal, leva os ovos infectantes até a boca. É mais frequente em crianças do que em adultos, sendo o principal mecanismo responsável pelos casos mais duradouros da infecção.
- *Autoinfecção interna*: as larvas eclodem ainda dentro do reto e depois migram até o ceco, transformando-se em vermes adultos. É considerado um processo excepcional.
- *Retroinfecção*: as larvas eclodidas na região perianal do hospedeiro readentram o sistema digestivo pelo ânus, ascendem pelo intestino grosso até chegar ao ceco, onde se transformam em vermes adultos.

Patogenia e Sintomatologia

A patogenicidade do *E. vermicularis* é usualmente baixa, o que é ilustrado pela ausência de sintomatologia ou por manifestações clínicas leves na maior parte das pessoas infectadas. Admite-se que, quando uma quantidade maior de vermes está presente, as consequências negativas para o hospedeiro, bem como o quadro clínico, tendem a ser mais significativos, embora a intensidade da infecção pelo parasito tenha sido analisada em poucos estudos.

Ao se abordar a patogênese da infecção pelo parasito pode-se, didaticamente, relacionar as características patológicas e clínicas observadas na enterobiose aos seguintes mecanismos:

- Alterações causadas pelos vermes dentro do intestino.
- Lesões anais e perianais resultantes da presença de fêmeas grávidas e da deposição de ovos no local.
- Lesões decorrentes do parasitismo ectópico (i.e., extraintestinal).
- Eventos secundários a esses processos.

Não há usualmente alterações macroscópicas e histológicas no ceco e adjacências associadas a *E. vermicularis*, sendo poucas as evidências que indicam a invasão de tecidos do hospedeiro pelo oxiurídeo como algo habitual. De fato, além de irritação local, lesões intestinais causadas pelo verme, quando presentes, são mínimas, podendo haver erosões e discreta inflamação. Ulcerações de mucosa ou abscessos de submucosa são resultantes, na maioria das vezes, de infecções bacterianas secundárias. Assim, efeitos diretos do parasito sobre a mucosa intestinal, geralmente, não resultam em sintomatologia importante. Contudo, há casos nos quais o número de oxiurídeos é muito elevado e uma inflamação catarral na região ileocecal pode ocorrer, havendo, nessas situações, manifestações gastrointestinais comuns àquelas observadas em outras infecções helmínticas, em especial náusea, vômito, dores abdominais pouco características, alterações na frequência evacuatória e nas características das fezes. Dentre os relatos de casos atípicos de enterobiose disponíveis na literatura, ressalta-se o de um paciente com parasitismo intraintestinal apresentando dor abdominal, diarreia e melena no qual se constatou enterocolite eosinofílica.

O deslocamento das fêmeas grávidas do parasito pela mucosa anal e pela pele da região perianal do hospedeiro é frequentemente relacionado com a gênese do prurido local, a manifestação clínica mais prevalente na enterobiose (ver item "Diagnóstico"), cuja exacerbação observada no período noturno tem sido relacionada com o calor do leito e a consequente maior ativação do nematódeo. Entretanto, há também sugestões de que o contato de antígenos oriundos dos ovos e espécimes adultos de *E. vermicularis*, particularmente de fêmeas mortas, com áreas de mucosa e pele tenham relação com o prurido, coexistindo fenômenos de hipersensibilidade que o intensificam. A mucosa pode revelar-se edemaciada, congesta, com pontos hemorrágicos e recoberta de muco, às vezes sanguinolento, sendo ovos, fêmeas grávidas inteiras e fragmentos de parasitos observados localmente. A intensidade do prurido é de tal modo intensa que leva o indivíduo infectado a coçar, persistentemente, o próprio ânus e a região perianal. Esse comportamento, além de agravar a irritação anal, pode resultar em ferimentos, inclusive escoriações e sangramento. Sintomas compatíveis com proctite, incluindo tenesmo, podem ser observados, e a associação com infecção bacteriana é relativamente comum pela ocorrência de soluções de continuidade.

As alterações neurocomportamentais verificadas na enterobiose têm sido também relacionadas, em boa parte, com o prurido anal que interfere sobremaneira na qualidade do sono. O quadro de insônia também acarreta dificuldades na rotina diurna do indivíduo parasitado, e crianças albergando elevado número de parasitos, em especial, sofrem bastante com o problema. Em função do incômodo noturno, apresentam sono superficial e movem-se excessivamente na cama, havendo relatos de bruxismo, sonilóquios, sonambulismo e pesadelos. Durante o dia estão estafadas, descoradas, com olheiras, apáticas ou inquietas, muitas vezes apresentam rendimento escolar comprometido e ficam angustiadas com a proximidade de mais uma noite de previsível tormento. Outras manifestações associadas ao prurido anal e à insônia típicos da enterobiose são: alterações comportamentais como irritabilidade, anorexia, vertigem, aumento da frequência de crises convulsivas e enurese. Entretanto, há autores que atribuem essa última manifestação à estimulação reflexa da bexiga de crianças, algumas das quais podem ser muito novas para localizar com precisão a área acometida pelo parasito.

Apesar de a evolução da maioria dos casos de enterobiose ser benigna, vermes adultos fora do trato intestinal podem acarretar sérias complicações. Como oxiurídeos não apresentam um aparato bucal preparado para a invasão de tecidos, abrasões seriadas na mucosa, juntamente com alterações teciduais decorrentes da inflamação, têm sido associadas à passagem do nematódeo para localizações extraintestinais. Alguns investigadores sugerem que vermes machos de menor tamanho estão mais envolvidos nessa invasão, podendo, mais raramente, dar-se a chegada dos parasitos à cavidade peritoneal como consequência de ruptura ileocecal, inclusive do apêndice. A veiculação hematogênica de *E. vermicularis* para órgãos distantes parece também ocorrer, uma vez que exemplares do parasito já foram recuperados em fígado, baço e pulmões.

As lesões ectópicas, em geral, caracterizam-se por infiltrado inflamatório rico em linfócitos, com eosinófilos e formação de reações encapsulantes (i.e., granulomas) ao redor de ovos, larvas e/ou vermes adultos, além da possibilidade de necrose eventual. Entretanto, células gigantes não foram observadas nessas reações granulomatosas, que podem ser consideradas incomuns, dada a elevada prevalência da enterobiose. Infecções bacterianas secundárias são também observadas nos casos de parasitismo extraintestinal e há possibilidade de formação de abscessos, também nesses casos, por bactérias entéricas carreadas pelos vermes.

Enquanto há um único relato na literatura indicando o acometimento do trato geniturinário masculino pelo *E. vermicularis*, presume-se por infecção ascendente da uretra, o parasitismo geniturinário no sexo feminino é, comparativamente, muito mais frequente. O parasito encontra maior facilidade para migrar da região anal para a vaginal, onde provoca prurido vulvar, corrimento e diferentes graus de excitação sexual, associada ou não à masturbação. Além da vaginite, há possibilidade de metrite, salpingite e ooforite, podendo ser encontrados granulomas nos órgãos acometidos. Doença inflamatória pélvica (inclusive em adolescentes sem vida sexual ativa), abscesso tubo-ovariano e peritonite pélvica crônica são outras complicações já relatadas. Entretanto, a rota pela qual o *E. vermicularis* alcança o peritônio da pelve não está clara. A retroinfecção por via tuba uterina tem sido aventada como uma explicação plausível.

Outro ponto de debate na enterobiose refere-se à possibilidade de o parasitismo estar positivamente associado à ocorrência de apendicite. Há vários registros do achado de *E. vermicularis* no lúmen de apêndices cecais cirurgicamente removidos, sendo frágeis as evidências relacionando o nematódeo com apendicite aguda. Por outro lado, as prevalências do parasito em indivíduos com apendicite crônica tendem a ser mais elevadas, e em uma série recente de apendicectomias foi sugerido que oxiurídeos no apêndice cecal podem causar sua inflamação. Adicionalmente, observou-se que pacientes com apêndices sem alterações histológicas significativas, mas contendo o parasito, podem desenvolver apresentação clínica que simula apendicite aguda.

É inegável que nos casos de parasitismo ectópico, a sintomatologia depende da área acometida e das várias complicações possíveis na enterobiose, dentre as quais se podem ainda acrescentar infecções bacterianas do trato urinário, fístulas, abscessos mesentéricos e omentite.

Diagnóstico

Clínico

Apesar de quadros assintomáticos serem comuns em indivíduos infectados pelo parasito, particularmente adultos, o diagnóstico da enterobiose é bastante facilitado quando há sintomatologia típica. Esta, como explicado anteriormente, é caracterizada pelo prurido anal, sobretudo noturno, o qual pode ser referido como intolerável e se associar-se à insônia e alterações neurocomportamentais secundárias, especialmente irritabilidade. Havendo esses sintomas clínicos, o médico deve sempre suspeitar de infecção por *E. vermicularis* e aprofundar a sua anamnese, buscando, além de dados clínicos adicionais, informações epidemiológicas, como, p. ex., aquelas referentes à sintomatologia compatível com enterobiose também em outros membros da família e pessoas do convívio do paciente.

Embora menos comuns, também pode haver manifestações digestivas inespecíficas, devendo-se ter atenção à possibilidade de coinfecção com outros parasitos intestinais, cujas características dos quadros clínicos podem se sobrepor. Durante o atendimento a crianças, não é raro o acompanhante (i.e., pais, avós etc.) mencionar a existência de pequenos vermes ativos (popularmente chamados "lagartinhas") no ânus e região perianal do paciente, o que auxilia o diagnóstico. A observação de oxiurídeos nas fezes ou no papel higiênico, após a higienização, é também muitas vezes relatada.

O médico deve manter-se sempre vigilante quanto às características clínicas do parasitismo ectópico em localizações extraintestinais, bem como às potenciais complicações da enterobiose. No sexo feminino, p. ex., o acometimento da vagina é relativamente comum, sendo o prurido vulvar e corrimento as principais queixas. Uma adequada propedêutica ginecológica para vulvovaginites é indispensável para o correto diagnóstico diferencial.

Complementar

O diagnóstico de certeza da enterobiose dá-se pela observação de ovos ou espécimes adultos do nematódeo. Entretanto, dadas as características biológicas do *E. vermicularis*, o método de escolha usado no diagnóstico da infecção difere das principais técnicas parasitológicas rotineiramente empregadas na identificação de outros helmintos intestinais. A importância dos métodos habituais de análise parasitológica fecal é mesmo limitada na enterobiose, uma vez que fêmeas do oxiurídeo, conforme discutido, não ovipõem na luz intestinal e somente 5 a 15% dos casos positivos são identificados por exames de fezes. Nesses procedimentos, incluindo métodos de concentração fecal, os poucos ovos visualizados são provenientes de fêmeas grávidas ou fragmentos delas presentes nas fezes, o que é mais comum nas infecções com elevado número de parasitos.

Ao se considerar a sensibilidade, custos e exequibilidade, o método da fita adesiva ou de Graham (Figura 33.3) ainda é, sem nenhuma dúvida, o mais adequado para se identificar ovos e fêmeas de *E. vermicularis*. A sua execução deve ser feita da seguinte maneira:

- corta-se um pedaço entre 4 e 5 cm de fita adesiva transparente;
- com a parte adesiva voltada para fora, a fita é colocada sobre um tubo de ensaio ou dedo indicador (neste último caso com atenção ao correto uso de luvas de procedimento);

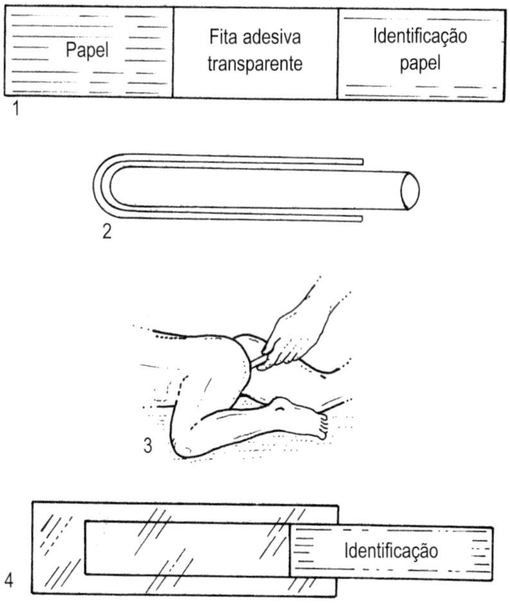

FIGURA 33.3. Esquema do método de Graham ou da fita gomada para o diagnóstico do *Enterobius vermicularis*: (1) preparar 4 cm de fita adesiva transparente, colando uma tira de papel de 5 cm (em uma das extremidades colocar a identificação do paciente); (2) colocar a fita adesiva (com a parte colante para fora) sobre um tubo de ensaio, firmando-se a fita pelas tiras de papel; (3) apor o tubo com a fita na região perianal; preferencialmente pela manhã; (4) aderir a fita adesiva sobre uma lâmina de vidro, comprimindo bem (para evitar muita bolha de ar), e levar ao microscópio para exame (caso não possa examinar no mesmo dia, a lâmina assim montada deve ser conservada em geladeira).

- apõe-se várias vezes a fita na região perianal;
- cola-se o fragmento da fita (como se fosse uma lamínula) sobre uma lâmina de vidro;
- ao microscópio, examina-se com aumento total de 10 e 40 vezes.

Essa técnica deve ser executada preferencialmente ao amanhecer, antes de a pessoa banhar-se, sendo repetida em dias sucessivos no caso de suspeita clínica e resultados parasitológicos negativos. Em situações nas quais a lâmina não possa ser imediatamente examinada, o seu acondicionamento em geladeira, desde que já devidamente embalada em papel-alumínio, pode possibilitar a realização posterior da análise.

Casos sintomáticos de enterobiose podem ser acompanhados por eosinofilia discreta a moderada (até 15% de eosinófilos), mas por inconsistências entre estudos, esse achado isoladamente pode ser considerado de pequeno valor diagnóstico. De fato, eosinofilia e alterações nos níveis séricos de imunoglobulina E não têm usualmente sido detectadas em indivíduos infectados com baixa intensidade de infecção.

Oxiurídeos podem ainda ser um achado fortuito em colonoscopias.

Epidemiologia

A enterobiose apresenta distribuição mundial, sendo o seu aspecto cosmopolita evidenciado pelos vários estudos epidemiológicos existentes, os quais indicam ocorrência e prevalências significativas da infecção por *E. vermicularis* em diferentes localidades, climas e populações. Como exemplo dessa abrangência, há desde registros do parasitismo em ameríndios andinos a esquimós e aleútes.

As taxas de prevalência entre diferentes países e também entre regiões de um mesmo país são bastante variadas e de difícil comparação pela falta de padronização dos métodos amostrais e diagnósticos nos levantamentos parasitológicos. O *E. vermicularis* é o helminto de importância clínica mais prevalente em países da Europa, na Austrália e nos EUA, onde a prevalência total média foi estimada em 11,4%. Considerando-se apenas a população infantil norte-americana, as prevalências de infecção ainda alcançam 30%. Há relatos de até 30 e 89% de positividade entre escolares da Inglaterra e da Bélgica, respectivamente. No Brasil, a ausência de estudos atuais com metodologia específica para o diagnóstico do parasito faz a real frequência da enterobiose ser desconhecida. Previamente, prevalências de 22,3 a 65% foram detectadas em crianças.

A idade do hospedeiro é um fator que influencia o parasitismo por *E. vermicularis*, sendo as crianças em idade escolar as mais parasitadas. Estima-se que a prevalência na população infantil como um todo é pelo menos o dobro da observada em adultos. Ademais, a intensidade de infecção média em crianças de até 10 anos de idade mostrou-se cerca de quatro vezes maior que a observada em indivíduos de 11 a 16 anos de idade. No entanto, em um levantamento feito na Índia, a prevalência da infecção foi semelhante em todos os grupos etários.

O tipo de clima tem também sido relacionado com mudanças no padrão de ocorrência do parasito, sendo reiterado que a prevalência da enterobiose em climas temperados é maior do que nos trópicos, uma diferença incialmente atribuída à menor frequência de banhos e às características do vestuário utilizado em climas mais frios. Mais recentemente, há autores que contestam essa potencial interferência climática, enfatizando inadequações metodológicas em muitos dos levantamentos epidemiológicos realizados.

Gênero, etnia e mesmo classe social são variáveis não diretamente associadas à infecção por *E. vermicularis*. Por outro lado, como o parasito é transmitido de uma pessoa para outra por mãos, roupas e/ou fômites contaminados, a enterobiose é frequente entre indivíduos vivendo em contato próximo, principalmente quando os hábitos de higiene são impróprios. Por esse motivo, tende a acometer toda a família e a maior parte, quando não a totalidade, das pessoas de uma instituição (i.e., asilo, creche, orfanato, escola e enfermaria infantis), sobretudo em casos de superlotação. Cuidadores de indivíduos parasitados também estão mais sujeitos a infectar-se.

A reinfecção pelo *E. vermicularis* é comum e investigações até então realizadas não apontaram maior suscetibilidade à infecção em pacientes imunocomprometidos.

Profilaxia

Além de impedir reinfecções, buscar a prevenção da transmissão para outros indivíduos da família ou coletividade. Dadas as peculiaridades desse helminto, os métodos profiláticos recomendados, mais ou menos específicos, são os seguintes:

- Manejo adequado de vestes, roupas íntimas e de cama usadas pelo indivíduo infectado, as quais não devem ser "sacudidas" pela manhã, mas enroladas e lavadas diariamente em água fervente.
- Corte rente das unhas e lavagem frequente das mãos, sobretudo após o uso do banheiro e antes das refeições.
- Banho diário, preferencialmente em chuveiro, ao levantar-se.
- Desestímulo ao ato de coçar a região perianal.
- Combate ao mau hábito de levar a mão à boca, incluindo onicofagia.
- Limpeza doméstica com aspirador de pó, quando possível.
- Tratamento de todas as pessoas parasitadas da família ou outra coletividade.

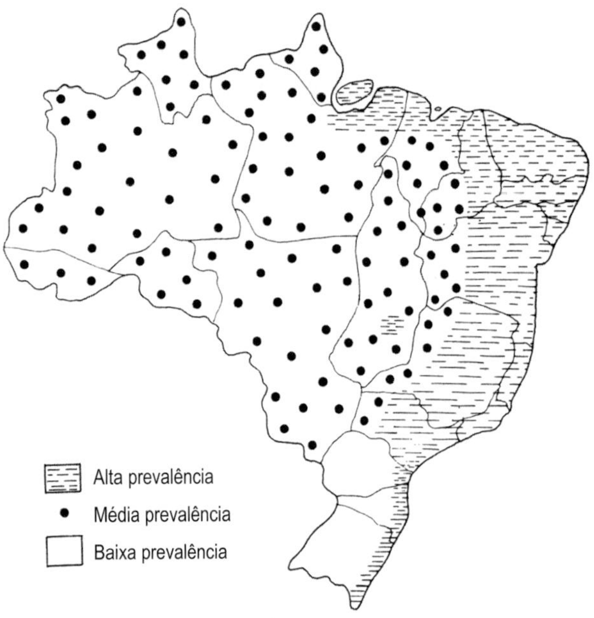

FIGURA 33.4. Distribuição geográfica do *Enterobius vermicularis*. (Fonte: Sucam, 1975.)

Tratamento

O tratamento curativo da enterobiose é essencialmente medicamentoso, devendo-se buscar a eliminação do parasito não apenas do paciente assistido, mas de todas as pessoas do seu convívio. Considerando-se também que os fármacos não apresentam efeito sobre os ovos do parasito, o tratamento anti-helmíntico deve ser repetido por no mínimo duas vezes, com intervalo de 14 dias entre as doses até que nenhuma pessoa da família ou instituição esteja parasitada. Os fármacos mais utilizados são:

- *Pamoato de pirantel:* apresentações líquida e comprimidos. A dose indicada é de 10 mg/kg em dose única, com eficácia de 80 a 100% de cura. Os efeitos colaterais são náusea e vômito, cefaleia, sonolência e erupção cutânea. Contraindicações: gravidez e disfunção hepática.
- *Albendazol:* apresentação líquida (suspensão contendo 40 mg/mL e comprimidos de 200 mg); a dose indicada para tratamento da enterobiose, em crianças com idade superior a 2 anos, é de 100 mg em dose única, com eficácia próxima a 100% de cura. Os efeitos colaterais são náusea, vômito, cefaleia, podendo ou não estar associados a desconforto gastrointestinal. Atualmente, tem sido utilizado como medicamento de escolha na terapêutica de algumas helmintoses humanas. Entretanto, por ser um derivado benzilmidazólico, em estudos experimentais, foi comprovada sua ação teratogênica e embriotóxica. Não deve ser administrado durante a gravidez.
- *Ivermectina:* apresentação em comprimidos de 6 mg. São indicados 200 µg/k em dose única para pacientes com mais de 15 kg de peso corporal, com eficácia superior a 85 a 100% de cura. Os efeitos colaterais são náusea, vômito, cefaleia, prurido, tontura e astenia, podendo o paciente apresentá-los concomitantemente. Convém ressaltar que a ivermectina, por atuar primariamente em receptores GABAérgicos, é contraindicada em pacientes com alterações do sistema nervoso central (principalmente meningite que afeta a barreira hematoencefálica) e durante a gravidez e a amamentação.

NOTA: *Syphacia obvelata* (Rudolphi, 1802) é um pequeno Oxyuroidea de camundongos e ratos muito frequente entre nós. O macho mede 1,3 mm e a fêmea cerca de 4,5 mm. Apresenta morfologia geral e o ciclo semelhantes aos *de E. vermicularis*. É um helminto cosmopolita, tendo sido encontrado parasitando o ser humano em várias partes do mundo. Em geral não é patogênico, sendo eliminado espontaneamente nas fezes, quando então é percebido no ser humano.

34

Ordem Trichocephalida

Deborah Aparecida Negrão-Corrêa
Stefan Michel Geiger

Introdução

Na ordem Trichocephalida encontramos as espécies dos gêneros *Trichuris*, *Trichinella* e *Capillaria* que com importância médica e veterinária. Estes nematódeos são classificados como pertencentes à classe Enoplea (= Adenophorea), se caracterizando por não apresentar órgãos sensoriais denominados de fasmides, além da ausência de canais laterais do sistema excretor. Estudos recentes de filogenia analisando genes da pequena subunidade do RNA ribossomal propõem uma reorganização da classe Enoplea, subdividindo-a em duas subclasses: Enoplia e Dorylaimia, sendo que nesta última inclui-se a ordem Trichocephalida, com as famílas Trichuridae, Trichinellidae e Capillariidae, cujos principais gêneros serão estudados neste capítulo.

As espécies que compõem a ordem Trichocephalida são caracterizadas por abertura bucal localizada na extremidade anterior do parasito, sendo desprovida de lábios e a cavidade bucal é muito reduzida ou ausente. O esôfago constitui um tubo delgado e longo, com musculatura pouco desenvolvida, sendo que na porção posterior é marginado por uma coluna de células glandulares denominadas de esticócitos. O conjunto dos esticócitos geralmente é referido como esticossomo. Os representantes da ordem Trichocephalida são dioicos e com dimorfismo sexual. Ambos os sexos apresentam apenas um conjunto único de órgãos genitais e os machos podem ou não apresentar um espículo terminal.

Família Trichuridae

Os vermes adultos da família Trichuridae apresentam forma típica semelhante a um chicote (*whipworms*, como são conhecidos na língua inglesa). Esta aparência é consequência do afilamento da região esofagiana, que compreende cerca de 2/3 do comprimento total do corpo destes nematódeos, seguido de alargamento abrupto da região posterior, que compreende o intestino e os órgãos genitais (Figuras 34.1 e 34.2). Portanto, a denominação do gênero *Trichuris* (cauda em forma de cabelo), proposta por Roederer, 1761, morfologicamente representa um engano. Em 1782, Goeze propõe a designação de *Trichocephalos* (cabeça em forma de cabelo) para o gênero, e Schrank, em 1788, corrige para *Trichocephalus*, que, apesar de morfologicamente correto e amplamente utilizado por laboratórios de análises clínicas, não foi aprovado pelo Comitê de Nomenclatura da Sociedade Americana de Parasitologia.

Yamaguti (1961) descreveu 70 espécies do gênero *Trichuris* que parasitam ceco e colón de uma grande diversidade de espécies de mamíferos. Entre as espécies deste gênero vale citar *Trichuris ovis,* que é parasito de ruminantes e apresenta elevada prevalência em ovinos, *Trichuris suis,* que é frequentemente encontrado em suínos, e *Trichuris vulpis* que é encontrado em cães, raposas e coiotes, especialmente em áreas quentes e úmidas. A espécie *Trichuris muris* ocorre naturalmente em ratos e camundongos e tem sido utilizada como modelo experimental para o estudo de vários aspectos desta interação parasito-hospedeiro pela facilidade de manutenção no laboratório.

Dados arqueológicos sugerem que a associação *Trichuris* × hospedeiro é bastante antiga em vertebrados encontrados na América. No Piauí, coprólitos de felinos datado de 9.000 anos apresentam ovos característicos de *Trichuris* sp., e na Patagônia temos relatos de ovos característicos de *Trichuris* em coprólitos de espécies de roedores datados de 9.000-10.000 anos. Provavelmente, o parasitismo por *Trichuris* em humanos tenha se adaptado ainda no ancestral primata. Relatos da presença de ovos no solo, em coprólitos ou no intestino de múmias sugerem que a tricurose era endêmica por toda a Eurásia, mesmo em regiões de clima temperado.

O fato de atualmente se observar uma alta prevalência desta parasitose somente em regiões tropicais e subtropicais é, provavelmente, consequência da melhora das condições sanitárias das populações humanas residentes em regiões temperadas. Na América, ovos de *Trichuris* foram identificados no intestino de um menino inca da região do Chile, que viveu no ano 500, indicando que a infecção por *T. trichiura* na população da América do Sul se estabeleceu antes da chegada dos colonizadores europeus. Novas inves-

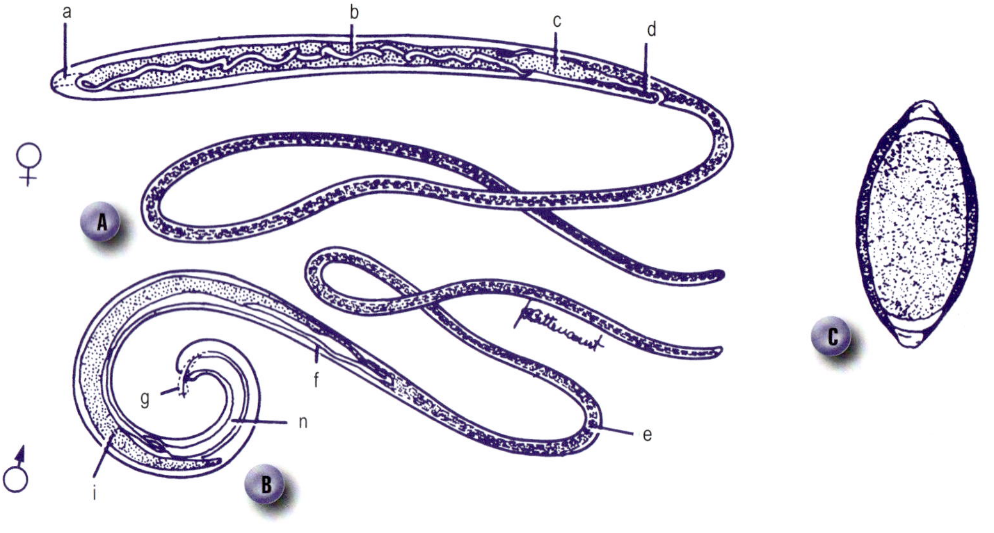

FIGURA 34.1. *Trichuris trichiura*; **(A)** fêmea; **(B)** macho; **(C)** ovo; a: ânus; b: útero; c: ovário; d: vagina; e: faringe filiforme; f: canal deferente; g: espículo; h: cloaca; i: testículo. (Adaptado de Rey, 1973.)

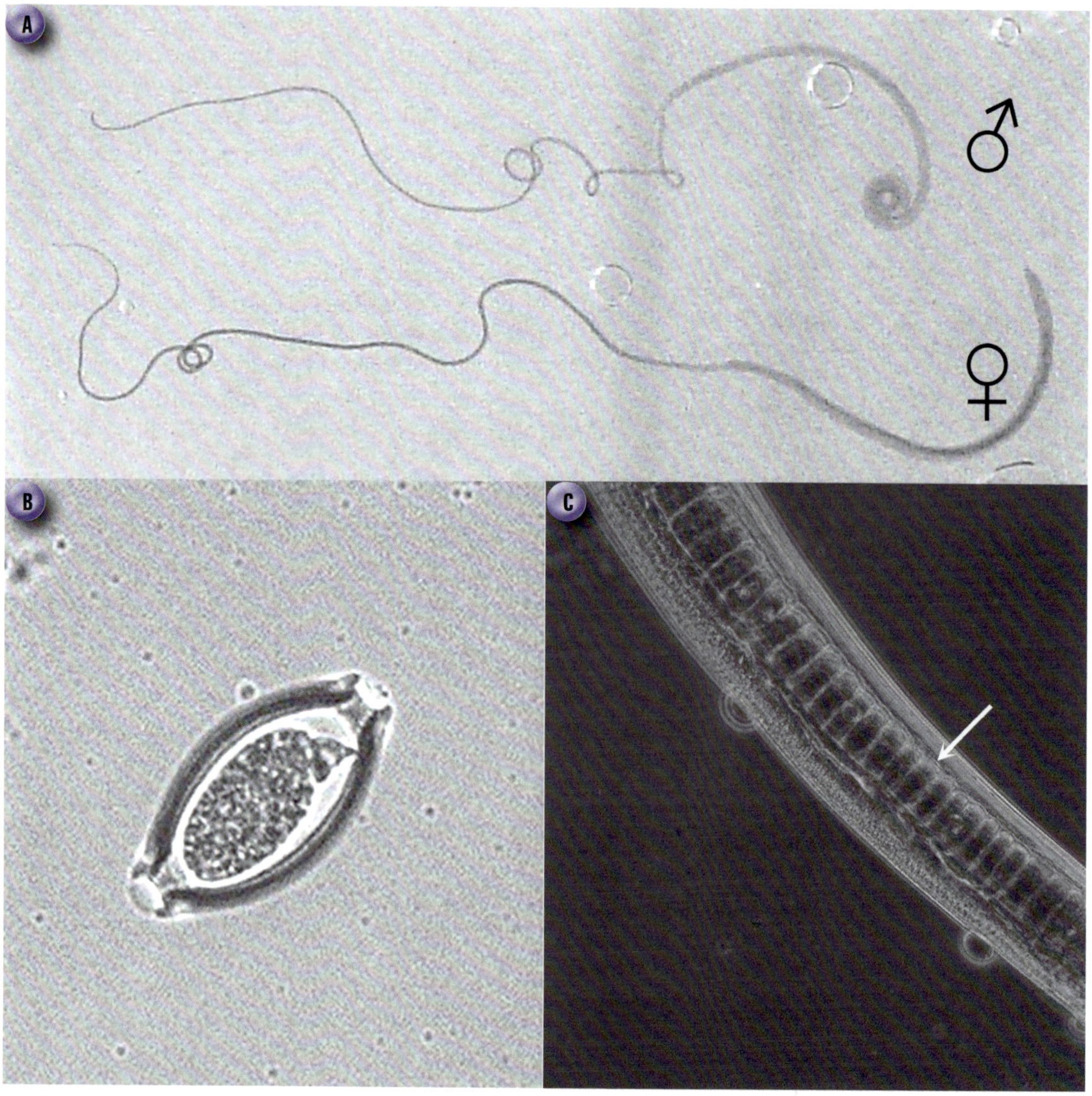

FIGURA 34.2. Características gerais de *Trichuris*: **(A)** vermes adultos (macho e fêmea); **(B)** ovo de *T. trichiura*; **(C)** porção anterior do verme adulto, na região do esôfago, evidenciando células glandulares denominadas "esticócitos" (seta). (Fotos da autora.)

tigações em uma caverna no México relatam a presença de ovos de *T. trichiura* em coprólitos humanos datados de cerca de 1.400 anos (Jiménez e cols., 2012), fortalecendo a hipótese de a infecção estar presente na população nativa. Apesar de humanos serem o principal hospedeiro de *T. trichiura* e o único relevante para a transmissão desta infecção, existem relatos da infecção por esta espécie de *Trichuris* em porcos e macacos. Por outro lado, também existem alguns relatos de diarreia em crianças da Índia causada pela infecção por *T. vulpis*, a espécie de tricurídeo que utiliza canídeos como hospedeiro.

Trichuris trichiura

A infecção de *T. trichiura* (Linnaeus, 1771) é amplamente distribuída na população humana, sendo que as estimativas globais indicam que 600 a 800 milhões de pessoas se encontram infectadas. Estimativas de prevalência da infecção realizada com dados obtidos de levantamentos realizados a partir de 2010 indicam uma redução global da infecção por *T. trichuris*, sendo estimado que 465 milhões de pessoas estejam infectadas, das quais 72,2 milhões vivem na América latina.

Uma grande parte dos infectados apresentam idade inferior a 15 anos e, geralmente, estão expostas a infecções com alta carga parasitária, apresentando os quadros mais graves desta helmintose. A redução da prevalência da infecção por *T. trichiura* com a idade do hospedeiro deve refletir uma menor exposição e o desenvolvimento de uma resposta imune mais eficiente para o controle do parasito nos adultos de áreas endêmicas. A mortalidade associada à infecção por geo-helmintos é difícil de ser estimada e os dados apresentados variam de 12.000 a 135.000 mortes/ano, sendo mais utilizado o cálculo de DALYs (*Disability-adjusted life years*) para avaliar comparativamente a morbidade associada à geo-helmintoses. Apesar da significante redução, as estimativas mais recentes indicam que 5.200.000 DALYs foram atribuídos a geo-helmintoses, sendo 638.200 a tricurose.

Fatores climáticos, como temperatura e umidade média anual elevada, mas não extrema, pouca variação climática durante o dia, além do pH do solo variando de 5,3 a 5,6 e baixo nível de desenvolvimento humano (IDH) são fatores que aumentam o risco de contaminação humana por *T. trichiura*. Também foi verificado que atualmente, a população com maior risco de adquirir a infecção por este nematódeo no Brasil vive na periferia de centros urbanos e não em áreas rurais (Bethony e cols., 2006; Pullan e cols., 2014).

Morfologia

Adultos

Medem de 3 a 5 cm de comprimento, sendo os machos menores que as fêmeas. A boca, localizada na extremidade anterior, é uma abertura simples e sem lábios onde pode ser observado um pequeno estilete, seguida por um esôfago bastante longo e delgado, que ocupa aproximadamente 2/3 do comprimento total do verme (Figuras 34.1 e 34.2A). Na porção final, o esôfago apresenta-se como um tubo de parede delgada, circundado por uma camada unicelular de grandes esticócitos (Figura 34.2C). Na superfície ventral da região esofageana também se encontra uma fileira de pequenos poros associados a células glandulares e células não glandulares, denominada de camada bacilar, cuja função ainda não está definida, mas tem sido sugerido que possa estar associada à regulação osmótica e iônica. A parte posterior do corpo de *T. trichiura,* cerca de 1/3 do comprimento total, compreende a porção alargada, onde se localiza o sistema reprodutor simples e o intestino, que termina no ânus, localizado próximo a extremidade da cauda.

Os vermes adultos são dioicos e com dimorfismo sexual. O macho é menor (3 a 4,5 cm de comprimento), possui testículo único seguido por canal deferente, canal ejaculador que termina com um espículo. A extremidade posterior é curvada ventralmente, apresentando o espículo protegido por uma bainha, recoberta por pequenos espinhos (Figura 34.3C e 34.3D). Na fêmea, que mede 4 a 5 cm de comprimento, pode-se observar ovário seguido do útero contendo muitos ovos não embrionados, que se abre na vulva, localizada na proximidade da junção entre esôfago e intestino (Figura 34.3A e 34.3B).

Ovos

Medem de 50 a 54 μm de comprimento por 22-23 μm de largura, apresentam um formato elíptico característico com poros salientes e transparentes em ambas as extremidades, preenchidos por material lipídico. A casca do ovo de *Trichuris* é formada por três camadas distintas, uma camada lipídica externa, uma camada quitinosa intermediária e uma camada vitelínica interna, que favorece a resistência destes ovos a fatores ambientais (Figura 34.2C).

Biologia

Hábitat

Os adultos de *T. trichiura* são parasitos de intestino grosso de humanos, sendo que em infecções leves ou moderadas, estes vermes habitam principalmente o ceco e o cólon ascendente do hospedeiro. Nas infecções intensas ocupam também cólon distal, reto e porção distal do íleo. *T. trichiura* é considerado por muitos autores um parasito tissular, pois toda a região esofageana do parasito penetra na camada epitelial da mucosa intestinal do hospedeiro, onde ingere muco e células, principalmente restos dos enterócitos lisados pela ação de enzimas proteolíticas secretadas pelas glândulas esofageanas do parasito. Alguns autores demonstram a presença de sangue no esôfago de vermes adultos, sugerindo a possível utilização de sangue do hospedeiro como fonte alimentar, entretanto sua utilização é muitas vezes menor que por ancilostomídeos. A porção posterior de *T. trichiura* permanece exposta no lúmen intestinal, facilitando a reprodução e a eliminação dos ovos.

Ciclo Biológico

Aspectos gerais do ciclo biológico de *Trichuris trichiura* foram revisados por Bundy e Cooper (1989). O desenvolvimento das espécies de *Trichuris* é do tipo monoxeno; fêmeas e machos que habitam o intestino grosso reproduzem-se sexuadamente e os ovos são eliminados para o meio externo juntamente com as fezes. Diferentes estudos relatam que a relação de vermes fêmeas para cada macho é próxima de 1 (1,01 a 1,28). A sobrevivência dos vermes adultos no homem é estimada em cerca de 3 a 4 anos com base no período de eliminação da infecção de populações que migram de uma área endêmica para outra área sem transmissão.

A maioria dos estudos indica que a fêmea fecundada de *T. trichiura* elimina em média 3.000 a 5.000 ovos por dia; entretanto, dados recentes (Hansen e cols., 2015) estimam que as fêmeas possam produzir 18.000 ovos por dia, que representa uma reposição diária de 5% a 30% dos cerca de 60.000 ovos encontrados no útero. A falta de diagnóstico e tratamento de grande parte dos indivíduos infectados, associada a uma estrutura sanitária deficitária ou mesmo inexistente são os principais fatores associados à contaminação ambiental com ovos do parasito, que são eliminados através das fezes de pessoas infectadas. Uma vez no ambiente, estes ovos sofrem embriogênese formando uma larva de primeiro estágio.

O período necessário para completar a embriogênese depende de condições ambientais, especialmente temperatura e umidade; à temperatura de 25°C, o processo de embriogênese ocorre em cerca de 21 dias, enquanto a 34°C a embriogênese é mais rápida, podendo ser observadas larvas infectantes nos ovos após 13 dias. Em temperaturas abaixo de 20°C este processo pode ser bastante retardado; por exemplo, *T. suis*, parasito de suínos, cujos ovos embrionam em cerca de 37 dias a 25°C, levam de 434 a 630 dias para completar sua embriogênese no sudeste da Inglaterra, onde a temperatura do solo varia de 4 a 20°C. Temperaturas muito elevadas (acima de 52°C) ou muito baixas (-9°C) não permitem o desenvolvimento dos ovos de *T. trichiura*.

De maneira semelhante ao descrito para *Ascaris lumbricoides*, os ovos de *T. trichiura* são muito sensíveis à dessecação, não sobrevivendo por mais de 15 dias quando a umidade relativa é menor que 77% ou em áreas com insolação direta. Entretanto, em condições ambientais favoráveis, os ovos de *T. trichiura* contendo as larvas infectantes podem permanecer viáveis por longo período de tempo. Em um estudo realizado com solo recolhido da área do pátio de um hospital psiquiátrico da Inglaterra, foi demonstrado que após 12 meses, sem nova contaminação, cerca de 50% dos ovos de *T. trichiura* permaneciam viáveis.

Os ovos contendo uma larva de primeiro estágio são infectantes para o hospedeiro, sendo geralmente ingeridos juntamente com alimentos sólidos ou água contaminados. As larvas de *T. trichiura* eclodem através de um dos poros presentes nas extremidades do ovo, no intestino delgado do hospedeiro. Estudos *in vitro* indicam que o processo de eclosão das larvas do parasito é estimulado pela exposição

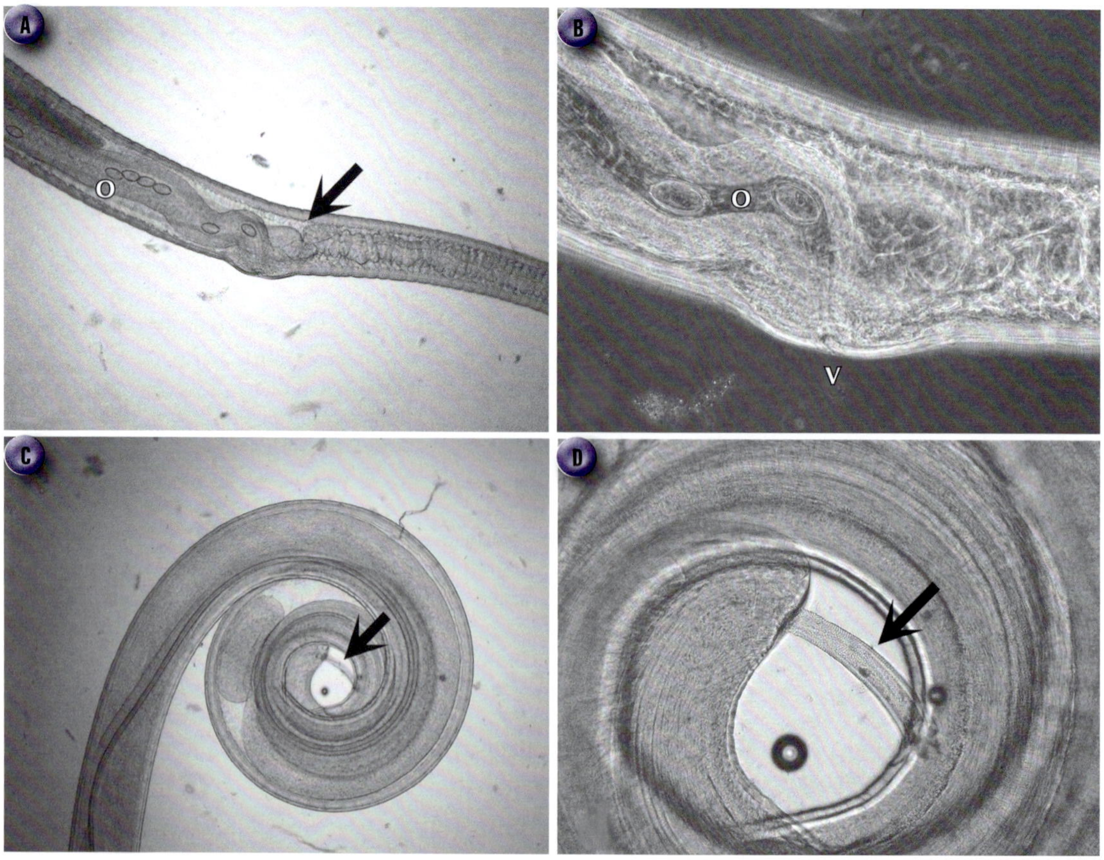

FIGURA 34.3. **(A-B)** Fêmea de *Trichuris* sp. mostrando o oviduto (o) contendo ovos e a abertura da vulva (v) próxima da separação do esôfago com intestino (seta); **(C-D)** Porção posterior do macho de *Trichuris* sp., mostrando o espéculo envolto em uma bainha com espinhos (seta). (Fotos da autora.)

sequencial dos ovos aos componentes do suco gástrico e do suco pancreático (Figura 34.4).

O desenvolvimento das larvas de *T. trichiura* no intestino do hospedeiro ainda apresenta aspectos bastante controversos e desconhecidos, especialmente nos primeiros dias de infecção. Estudos experimentais com *T. vulpis* em cães indicam que as larvas recém-eclodidas penetram no epitélio da mucosa intestinal na região duodenal, pela base das criptas de Lieberkuhn, permanecendo nesta localidade por 5 a 10 dias, e posteriormente estas larvas ganham a luz intestinal e migram para o ceco e o cólon onde completam seu desenvolvimento. A permanência das larvas no duodeno do hospedeiro foi descrita em cães experimentalmente infectados com um grande número de ovos de *T. vulpis*, portanto, alguns autores discutem a relevância fisiologia da presença das larvas no duodeno e a existência desta fase em infecções humanas.

Segundo Bundy e Cooper, os estudos histológicos revelam que as larvas de *Trichuris* sp. podem penetrar na mucosa em várias regiões do intestino, mas esta penetração ocorre principalmente no intestino grosso, e não foram encontradas evidências de que as larvas que penetram no duodeno completam seu desenvolvimento, ou mesmo que ocorra uma posterior migração das larvas do duodeno para o intestino grosso. Assim as larvas L1 penetram preferencialmente nas criptas cecais, penetrando na mucosa intestinal onde as larvas habitam células da camada epitelial, formando túneis sinuosos na superfície epitelial da mucosa. Durante este período as larvas se desenvolvem em vermes adultos, passando pelos quatro estágios larvais típicos do desenvolvimento dos nematódeos.

A primeira muda do ciclo deste parasito ocorre entre 9 e 11 dias após a penetração, a segunda muda ocorre a partir de 17 dias, a terceira após 22 dias e a última muda do ciclo corre a partir de 32 dias de infecção. Após este período, ocorre a diferenciação dos esticócitos na região esofageana, e do órgão genital na porção posterior à junção do esôfago com o intestino. O crescimento e o desenvolvimento dos vermes levam ao rompimento das células epiteliais e a

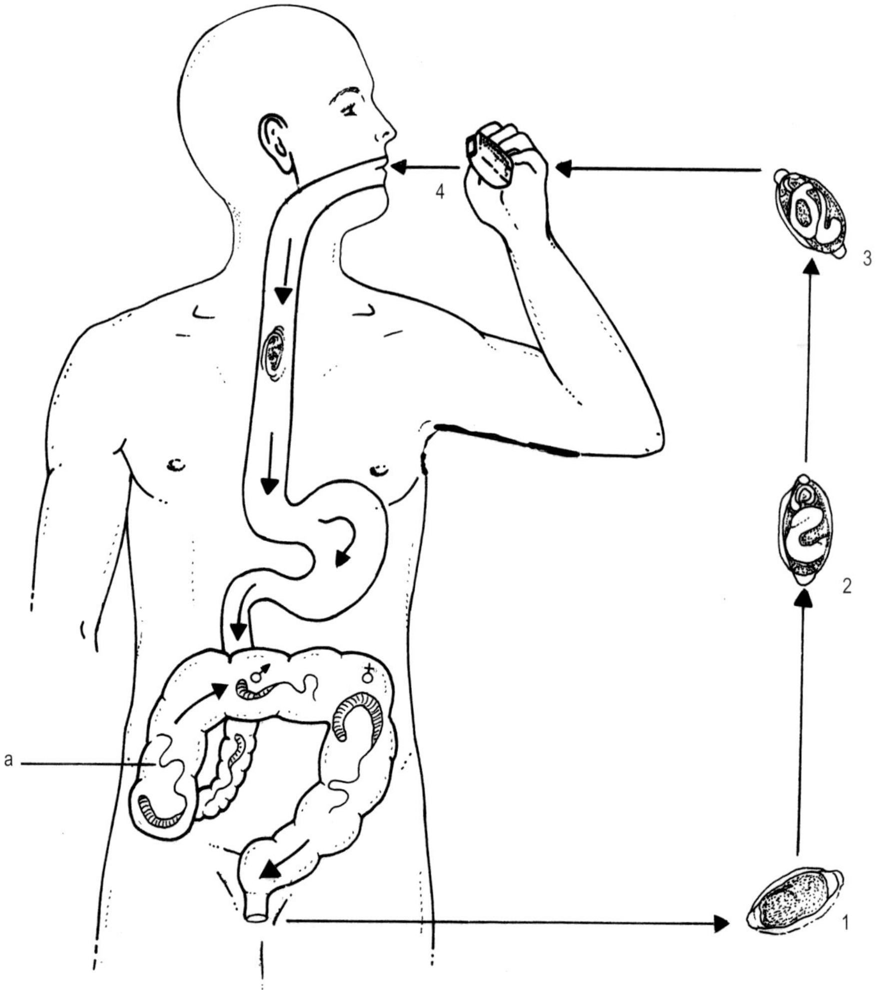

FIGURA 34.4. Ciclo do *Trichuris trichiura*. **(A)** Machos e fêmeas no ceco. (1) Eliminação de ovos nas fezes; (2) ovos tornando-se embrionados; (3) ovo infectante contaminando alimentos: ovo segue esôfago e atinge estômago, onde é semidigerido; larva eclode no duodeno e migra para o ceco; durante a migração, sofre quatro mudas; cerca de 1 mês após a infecção, as fêmeas iniciam a postura.

exposição da porção posterior do corpo de *T. trichiura* à luz intestinal do hospedeiro (Figura 34.4).

Apenas uma pequena parte (5 a 22%) dos ovos infectantes de *T. trichiura* ingeridos completam o desenvolvimento até vermes adultos. Estima-se que o período pré-patente da tricurose em humanos, tempo entre a infecção até a eliminação dos ovos pelas fezes do hospedeiro, é de aproximadamente 60 a 110 dias (Hansen e cols., 2015).

Transmissão

Os ovos de *T. trichiura* eliminados com as fezes do hospedeiro infectado contaminam o ambiente, em locais onde o saneamento básico é deficiente ou ausente. Como os ovos são extremamente resistentes às condições ambientais, podem ser disseminados pelo vento ou água e contaminar os alimentos e a água, sendo então ingeridos pelo hospedeiro. Ovos de *T. trichiura* também podem ser disseminados por moscas, que transportam os ovos do parasito do local onde as fezes foram depositadas até o alimento.

Em áreas de alta prevalência, onde a contaminação do solo é elevada, a ingestão de ovos diretamente da mão contaminada e a prática de geofagia, comportamento relativamente frequente em crianças e mulheres grávidas especialmente em algumas regiões da África, da Índia e da América Latina, também contribuem para a transmissão deste parasito.

Patogenia

Apesar do grande número de pessoas infectadas por *T. trichiura*, a tricurose não tem sido tratada com a devida atenção pelas autoridades de saúde pública das regiões de alta prevalência da infecção. Provavelmente, o descaso seja em razão da grande proporção de casos assintomáticos da doença e da falta de informações quanto à real consequência da infecção crônica, especialmente em crianças.

Os principais aspectos da patogenia associada à infecção por *T. trichuris* estão apresentados por Cooper e Bundy (1988), Stephenson e cols. (2000) e Khuroo e cols. (2010). A gravidade da tricurose depende da carga parasitária, mas também tem influência de fatores como a idade do hospedeiro, o estado nutricional e a distribuição dos vermes adultos no intestino. Com relação à carga parasitária, a Organização Mundial de Saúde recomenda que os programas de controle de helmintos considerem como infecções leves, os pacientes cujo exame de fezes revela um número menor que 1.000 ovos/g fezes, infecções moderadas as que os pacientes eliminam entre 1.000 e 9.999 ovos/g fezes, e infecções graves quando um número superior a 10.000 ovos/g fezes é quantificado nas fezes dos pacientes.

Em geral, observa-se uma correlação positiva entre intensidade de infecção e gravidade da sintomatologia, portanto, a maioria dos pacientes com infecções leves é assintomática ou apresenta sintomatologia intestinal discreta e pouco específica. Pacientes com infecção moderada geralmente apresentam dores de cabeça, dor epigástrica e no baixo abdome, diarreia, náusea e vômitos em grau variado, que podem resultar em diminuição da ingestão de alimentos e aumento de perdas nutricionais, comprometendo o estado nutricional do hospedeiro. A síndrome disentérica crônica é associada a infecções intensas, sendo que nestes casos se pode observar uma diarreia intermitente com presença abundante de muco e, algumas vezes, sangue, dor abdominal com tenesmo, anemia, desnutrição grave caracterizada por perda de peso e, algumas vezes, prolapso retal.

É importante relembrar que, além da intensidade da infecção, a idade do hospedeiro e o estado nutricional também influenciam o desenvolvimento da sintomatologia, sendo relatados na literatura casos de crianças desnutridas com sintomatologia grave sem necessariamente ter uma infecção intensa (ou seja, estar eliminando mais de 10.000 ovos/g fezes) ou de adultos bem nutridos com infecção intensa, mas sem sintomatologia correspondente.

A sintomatologia associada à tricurose é decorrência da interação deste parasito com seu hospedeiro. Como não existe migração sistêmica das larvas de *T. trichiura* em humanos, as principais lesões provocadas pelas larvas e vermes adultos deste parasito estão confinadas ao intestino. *Trichuris trichiura* ocupa preferencialmente a mucosa da região do ceco do hospedeiro, entretanto em infecções intensas o verme pode atingir todo intestino grosso, o reto e o íleo distal. Neste ambiente, o parasito vive em túneis constantemente formados na camada epitelial através da penetração da região anterior do verme. Na proximidade do verme, a movimentação e a alimentação destes causam lesões ao epitélio e à lâmina própria intestinal do hospedeiro, podendo ser observado um aumento na produção de muco pela mucosa intestinal, áreas de descamação da camada epitelial e infiltração de células mononucleares na lâmina própria.

Eosinófilos são também encontrados associados à região dos esticossomos (glândulas da região esofageana) dos vermes. Portanto, infecções com pequena quantidade de vermes adultos (infecções leves ou mesmo na maioria das infecções moderadas), que compreendem a grande maioria dos casos, os vermes encontram-se restritos à região do ceco e cólon ascendentes, consequentemente a inflamação se apresenta discreta e localizada, não interferindo significativamente nos processos fisiológicos do hospedeiro e, portanto, não produzindo sintomatologia expressiva.

Entretanto, em infecções mais intensas, a inflamação da mucosa intestinal pode resultar em colite e apendicite, sintomas frequentemente associados à infecção por *T. trichiura*. Estudos com base na análise histopatológica do apêndice retirado em casos cirúrgicos de apendicite aguda revelam que cerca de 8% deles estavam associados à infecção parasitária, especialmente os casos de infecção por *Ascaris* e *Trichuris*. O processo inflamatório pode ser particularmente intenso quando os vermes atingem o reto, sendo observado edema e intenso sangramento da mucosa local.

Esta reação edematosa produz um inchaço da mucosa retal, que provavelmente é responsável por iniciar o reflexo de defecação, mesmo na ausência de fezes no reto. O esforço continuado de defecação associado a possíveis alterações nas terminações nervosas locais podem resultar em prolapso retal (Figura 34.5). O prolapso retal observado em casos de tricurose é relatado com maior frequência em crianças que vivem em áreas onde as condições ambientais e socioeconômicas favorecem o estabelecimento de infecções intensas. No Brasil, os casos de prolapso retal são mais frequentemente relatados na região Norte. Como não ocorre comprometimento da musculatura pélvica, o prolapso retal produzido na tricurose é reversível após a eliminação dos vermes e a resolução da reação inflamatória local.

Extensas áreas de lesão e inflamação produzidas por um grande número de vermes também afetam a absorção de líquido, levando a um quadro de disenteria crônica, náusea e vômitos que também são frequentes em pacientes intensamente infectados.

Pacientes com tricurose grave também apresentam um aumento significativo na permeabilidade intestinal, que só foi recuperada após o tratamento com mebendazol. Alguns autores sugerem que a alteração de permeabilidade intestinal, importante elemento no desenvolvimento do quadro disentérico, pode ser consequência da produção de IgE e desgranulação de mastócitos que geralmente é observada na mucosa de pacientes com tricurose crônica.

Estudos recentes revelaram que infecção crônica por *Trichuris* em modelos experimentais afeta a microbiota intestinal, levando a uma grande redução da diversidade bacteriana e um aumento da abundância de bactérias do gênero *Lactobacillus*, refletindo no balanço da resposta imune intestinal.

A lesão da mucosa intestinal provocada pela presença dos vermes também pode facilitar a invasão por *Entamoeba histolica* e a infecção por *Campylobacter jejuni*, exacerbando o quadro de colite já estabelecido pelo verme. Além disto, a lesão na mucosa intestinal pode gerar sangramento, sendo relatado que em casos de infecção intensa a evacuação pode ser mucossanguinolenta. A combinação das alterações observadas em pacientes intensamente infectados por *T. trichiura* pode resultar em sintomas sistêmicos como anemia, desnutrição e, no caso de crianças, retardamento no desenvolvimento físico e comprometimento cognitivo. Os casos mais graves são designados de síndrome disentérica crônica.

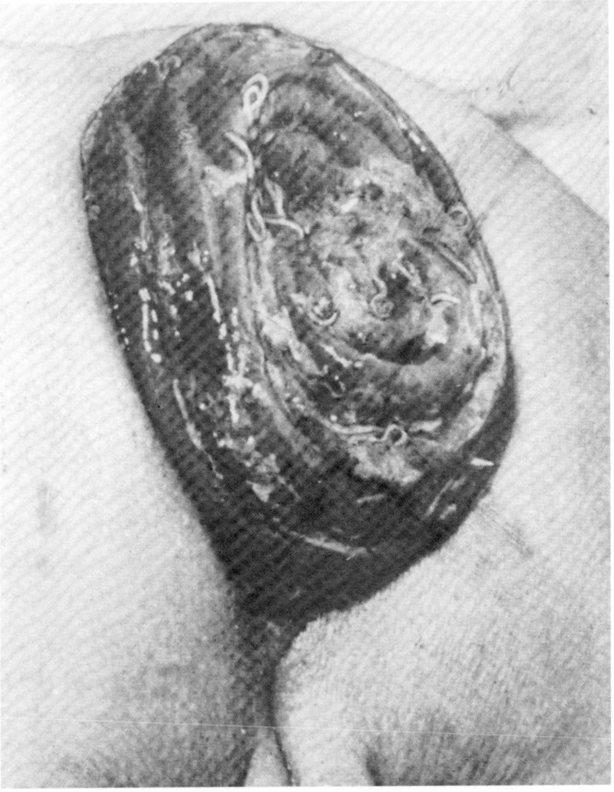

FIGURA 34.5. Prolapso retal provocado por alta infecção do *Trichuris trichiura*; lesão relativamente frequente no norte do país. (Segundo Beck JW, Davis JE. Medical Parasitology, 1981).

A indução das alterações sistêmicas, como anemia, desnutrição, retardamento do crescimento e da capacidade cognitiva, observadas em pacientes com tricurose grave, especialmente crianças, é multifatorial. Embora muitos autores tenham demonstrado que os vermes adultos podem ingerir sangue do hospedeiro, estima-se que o volume de sangue perdido por este mecanismo é bem pequeno, ao contrário do que ocorre para ancilostomose, dificilmente justificando os casos de anemia.

Por outro lado, a presença de sangue nas fezes detectado em alguns pacientes com tricurose grave, pode produzir perdas significativas de sangue que justificam o quadro de anemia, embora isto não aconteça em todos os pacientes com infecção intensa. Aliada a perda de sangue, a deficiência nutricional em consequência da falta de apetite também pode contribuir para a ingestão de quantidades insuficientes de ferro e agravar a anemia nas pessoas com infecção intensa.

A relação entre tricurose e desnutrição é difícil de ser estabelecida, pois as infecções intensas geralmente ocorrem em populações pobres sujeitas à deficiência nutricional que as independe da helmintíase. Apesar desta dificuldade, alguns trabalhos demonstram que crianças com tricurose grave (síndrome disentérica crônica) apresentam uma melhora significativa nos índices nutricionais, estimados pela relação peso e altura por idade, após o uso de tratamento anti-helmíntico. Esta melhora no estado nutricional é observada, sem que ocorram alterações em outros parâmetros socioeconômicos a que esta população esta sujeita, sugerindo a participação direta de *T. trichiura* no desenvolvimento do quadro de desnutrição.

Apesar da infecção experimental de *T. muris* em camundongos mostrarem uma intensa resposta inflamatória em infecções com um grande número de vermes, em crianças com tricurose grave a análise histopatológica de biópsia do ceco nem sempre revela um processo inflamatório compatível com a gravidade da doença. Por esta razão, trabalhos recentes têm procurado outras alterações, locais e sistêmicas, além da intensidade da resposta inflamatória, que poderiam participar da patogenia da tricurose.

Um detalhamento do estudo histopatológico do intestino de crianças com parasitismo intenso demonstrou que, apesar do número total de macrófagos presentes na lâmina própria do intestino de crianças com tricurose grave ser semelhante ao número observado em crianças controle, a quantidade de células contendo TNF-α (fator de necrose tumoral alfa) é muito maior nas crianças com tricurose, e estas também apresentam níveis significativamente elevados de TNF-α no soro.

Níveis elevados de TNF-α são responsáveis pela falta de apetite observada com frequência nas pessoas com infecção intensa, que podem levar a um quadro de desnutrição. A influência da infecção por *Trichuris* no consumo de alimentos foi experimentalmente demonstrada em porcos infectados por *T. suis*, que ingerem uma quantidade significativamente menor de alimentos e apresentam um menor ganho de peso.

Além dos elevados níveis de TNF-α, crianças com síndrome disentérica crônica apresentam redução dos níveis plasmáticos do hormônio IGF-1 (*insulin growth factor* 1) e de um precursor de colágeno do tipo 1, que podem estar associados ao retardo de crescimento observado nestas crianças. IGF-1 é um hormônio produzido pelo fígado e células de origem mesenquimal, como fibroblastos e músculo liso, cuja concentração plasmática aumenta na infância atingindo o máximo na puberdade, sendo que a produção adequada deste hormônio está associada a um crescimento normal, enquanto o colágeno do tipo-1 é o principal componente da matrix orgânica dos ossos. Os níveis plasmáticos de IGF-1 e de colágeno aumentam após o tratamento com anti-helmínticos e a concentração de IGF-1 foi associada ao desenvolvimento da criança.

Desta maneira, a produção reduzida de fatores de crescimento, a diminuição do consumo de nutrientes pela falta de apetite, induzida pelo aumento de TNF-α, e o aumento das perdas alimentares, consequência de disenteria e vômitos, bem como o prejuízo na absorção de alguns alimentos, como sais minerais, especialmente zinco e ferro, podem ser fatores essenciais no aparecimento das alterações sistêmicas, como anemia, desnutrição e comprometimento no desenvolvimento físico e cognitivo. Finalmente, existem relatos de infecções muito intensas resultarem na obstrução do cólon e na perfuração intestinal, entretanto, estes casos são extremamente raros.

Estudos realizados em áreas onde a população foi submetida a tratamento anti-helmíntico em massa mostram que a redução da prevalência de tricurose após uma única dose de anti-helmíntico não é muito relevante, entretanto, a intensidade da infecção reduz drasticamente, diminuindo a morbidade associada a esta helmintose. Desta maneira, o tratamento da tricurose grave realizado em crianças, especialmente com idade inferior a 10 anos, resulta em melhora da anemia e da desnutrição.

As crianças tratadas apresentam um aumento significativo de peso e altura com relação às que receberam placebo, e este crescimento é mais expressivo em crianças mais jovens (abaixo de 10 anos) e acontece mais rapidamente quando as crianças apresentam infecção leve e moderada, já que as crianças com infecções intensas demoram mais tempo para retomar o crescimento. Ao contrário da recuperação física observada após o tratamento de crianças com tricurose grave, a melhora no padrão cognitivo destas crianças ainda é bastante discutida e difícil de ser avaliada. Alguns estudos não revelam diferenças significativas no desempenho cognitivo das crianças tratadas, sugerindo que os prejuízos produzidos pela infecção seriam irreversíveis. Entretanto, outros mostram alguma melhora em alguns testes cognitivos, mas não todos, realizados pelas crianças após o tratamento.

Diagnóstico

Clínico

Como a maioria dos pacientes infectados por *T. trichiura* são assintomáticos ou apresentam sintomatologia pouco característica, que não permite o diagnóstico específico, portanto deve ser confirmado com o diagnóstico laboratorial.

Laboratorial

O diagnóstico específico da presença de infecção por *T. trichiura* é geralmente realizado pela demonstração dos ovos do parasito nas fezes do paciente. Conforme foi discutido anteriormente, ovos de *T. trichiura* apresentam morfologia característica e são produzidos e eliminados nas fezes do hospedeiro em quantidades relativamente elevadas, facilitando o diagnóstico parasitológico pelos métodos de exame de fezes de rotina. Para estudos epidemiológicos em áreas endêmicas, o método mais utilizado para o diagnóstico é o método de Kato–Katz, que permite uma avaliação qualitativa e quantitativa da infecção.

Estudos recentes têm demonstrado que as técnicas de McMaster e Flotac, ambas baseadas na flutuação dos ovos de helmintos em soluções mais densas que a água, e amplamente utilizadas para o diagnóstico de helmintos de interesse veterinário, também são métodos eficientes para a identificação de ovos de *T. trichiura* (Barda e cols., 2014 e 2015). Também tem sido relatada na literatura a possibilidade de visualizar vermes adultos de *T. trichiura* em exames de colonoscopia ou anoscopia, sendo importante para a confirmação de diagnóstico em alguns casos específicos.

Tratamento

Segundo a Organização Mundial de Saúde, quatro anti-helmínticos, albendazol, mebendazol, levamisol e pamoato de pirantel, são essenciais para tratamento e controle de geo-helmintos, como é o caso de *T. trichiura*. Levamisol e pamoato de pirantel bloqueiam a transmissão neuromuscular de nematódeos. Albendazol e mebendazol são derivados de benzimidazol, cujo principal mecanismo envolvido na destruição de nematódeos depende da ligação de alta afinidade da droga à β-tubulina produzida pelos nematódeos, inibindo a polimerização de microtúbulos nas células do parasito. Mebendazol é pouco absorvido no trato gastrointestinal, sendo que seu efeito terapêutico está restrito aos vermes localizados no intestino.

Em contraste, albendazol é absorvido pela mucosa intestinal, especialmente na presença de gordura, e metabolizado no fígado, gerando metabólitos ativos que podem atuar em vermes ou larvas localizados em diferentes tecidos. Benzimidazóis são drogas que apresentam poucos efeitos colaterais, sendo amplamente utilizadas no controle de infecções por nematódeos.

Keiser e Utzinger (2008) avaliaram a eficiência do uso destes anti-helmintos para o controle da infecção por *Ascaris lumbricoides*, ancilostomídeos e *Trichuris trichiura*, mediante os dados publicados entre 1966 e 2007.

Os autores avaliaram 168 estudos que utilizaram albendazol (400 mg) ou mebendazol (500 mg) ou pamoato de pirantel (10 mg/kg) ou levamisol (2,5 mg/kg), em dose única. Apesar dos anti-helmínticos apresentarem taxa de cura próxima de 90% em pacientes infectados por *A. lumbricoides*, a taxa de cura da infecção por *T. trichiura* utilizando dose única de mebendazol foi de 23% e para albendazol foi 43%. No caso de pamoato de pirantel e levamisol, os estudos apresentados mostraram eficácia mais baixa na cura de *T. trichiura*.

A baixa taxa de cura da infecção por *T. trichiura* utilizando o tratamento com dose única de albendazol (400 mg) foi confirmada em estudos realizados com crianças infectadas por nematódeos intestinais em sete diferentes localidades da Ásia, da África e da América do Sul, utilizando protocolo padronizado de tratamento e acompanhamento. Os dados revelaram que a maior taxa de cura foi observada para infecção por *A. lumbricoides* (98% de cura), seguido por infecções com ancilostomídeos (88%), enquanto os infectados por *T. trichiura* mostraram taxa de cura de apenas 47%.

Partindo destes dados, os autores concluem que o tratamento da infecção por *T. trichiura* utilizando os anti-helmintos disponíveis em dose única é insatisfatório. Apesar da baixa taxa de cura, o uso de derivados de benzimidazóis resulta em redução no número de ovos do parasito eliminados nas fezes dos pacientes, indicando que o tratamento resulta em diminuição da carga parasitária.

Estudos epidemiológicos em área de alta prevalência de tricurose têm indicado que a redução na intensidade da infecção produz uma significante melhora na sintomatologia associada às infecções intensas, justificando o uso de quimioterapia em massa para tratamento de crianças que vivem em áreas de alta prevalência. Nas últimas décadas, um novo anti-helmíntico, designado de tribendimidina, um derivado análogo do levamisol e do pamoato de pirantel que atua bloqueando a transmissão neuromuscular, foi desenvolvido na China e testado em humanos, mostrando elevada eficácia no tratamento de infecções provocadas por *Ascaris* e por Ancilostomídeos. Os dados apresentados também sugerem que a eficácia desta droga no controle da infecção por *T. trichiura* foi um pouco superior que a observada com outras drogas disponíveis.

Devido à baixa eficácia dos anti-helmínticos em dose única no tratamento da infecção por *T. trichiura*, múltiplos tratamentos ou associação de drogas têm sido recomendados. Estudo realizados por Belizario e cols. (2003) em crianças, testou a eficácia de dietilcarbamazina (6 mg/kg de peso corpóreo), albendazol (400 mg) ou ivermectina (200 µg/kg), isoladamente ou em combinações, para o controle de *Ascaris* e *Trichuris*. Os autores demonstraram que a associação de albendazol com ivermectina foi mais eficaz na cura dos pacientes infectados por *T. trichiura* (65,1%) que cada droga isoladamente (31,5 e 35,1% para albendazol e ivermectina, respectivamente).

A combinação destas drogas também foi mais eficiente na redução da intensidade da infecção nos pacientes não curados. Estudos mais recentes (Speich e cols., 2014 e 2015) revelam que a associação de Albendazol (400 mg) com pamoato de oxantel (20 mg/kg) foi a combinação mais eficaz para o tratamento de infecções por *T. trichiura*, aumentando a taxa de cura (70%) e a redução de eliminação de ovos (94,5%).

Estes dados demonstram que a combinação de albendazol com outros fármacos com atividade anti-helmíntica produzem melhores resultados no controle de *T. trichiura*, entretanto necessitam ser confirmados para infecções por outros helmintos para que esta estratégia possa ser utilizada nos programas de controles de infecções por geo-helmintos em áreas endêmicas.

Epidemiologia

Norman Stoll publicou, em 1947, a primeira estimativa da prevalência mundial de infecções humanas por helmintos. Neste trabalho, o autor estimou que cerca de 355 milhões de pessoas (16% da população) estariam infectadas por *T. trichiura*. Nas últimas décadas, a infecção por nematódeos intestinais como *T. trichiura* teve uma redução expressiva de prevalência, especialmente em localidades que tiveram melhora na estrutura sanitária e nas condições socioeconômicas da população, como aconteceu em vários países da região mediterrânea da Europa, no sul da América do Norte e no Japão. Entretanto, países subdesenvolvidos ou em desenvolvimento, que apresentaram uma elevada taxa de crescimento populacional, que não foi acompanhada por investimentos necessários em saneamento e educação, as taxas de prevalência de nematódeos intestinais ainda são extremamente elevadas.

Foi feita uma estimativa da prevalência da infecção por nematódeos gastrointestinais na população humana, estimando-se que 800 milhões de pessoas, 15% da população mundial, estavam infectadas por *T. trichiura*, sendo que a maioria dos infectados vivem em regiões tropicais e subtropicais do globo. Áreas onde as condições ambientais, especialmente umidade e temperatura, e condições socioeconômicas e estruturais, como educação e saneamento precários e indisponibilidade de água potável, favorecem a contaminação do ambiente e a sobrevivência do parasito.

No caso específico da infecção por *T. trichiura*, as taxas mais elevadas de prevalência foram encontradas na região central da África, no sul da Índia e no sudeste da Ásia. Na América Latina vivem cerca de 100 milhões de infectados com *T. trichiura*, representando 19% do total das pessoas infectadas por *T. trichiura*.

No Brasil, inquéritos epidemiológicos baseados em amostras recolhidas de cerca de 2 milhões de pessoas de diferentes estados foram realizados no final dos anos 1960 pelo Departamento de Endemias Rurais. Estes dados mostraram que a prevalência da infecção por *T. trichiura* na população no país variava entre 35% e 39%, entretanto a variação entre diferentes regiões foi bastante grande, com taxas muito elevadas nos estados do Norte, Nordeste e região litorânea, como Pará (68,1%), Alagoas (72%), enquanto em Goiás e Mato Grosso a prevalência foi de 2,5 e 8,9%, respectivamente. Em Minas Gerais, os dados mostram uma prevalência de 13,8%. Apesar de nas últimas décadas não ter sido realizado inquérito de grande abrangência para estimar a prevalência de nematódeos gastrointestinais na população brasileira, estudos localizados indicam redução da prevalência média de infecção por *T. trichiura* para 5 a 25% na população brasileira, mas ainda com grandes variações regionais.

No estado do Rio de Janeiro, um estudo realizado com crianças matriculadas em creches de Niterói mostrou 26,6% de prevalência de *T. trichiura*, enquanto entre moradores de rua da cidade do Rio de Janeiro a prevalência deste parasito foi de 32,9%.

Em São Paulo, alguns estudos realizados no interior do estado e na cidade de São Paulo, mostram que cerca de 1% das crianças examinadas apresentaram infecção pelo nematódeo, demonstrando uma diminuição significativa na prevalência de vários helmintos intestinais nos últimos 20 anos.

Em Minas Gerais, Carvalho e cols. (2002) realizaram um estudo com cerca de 19.000 crianças em idade escolar de vários municípios da região Sul/Sudoeste, Triângulo Mineiro e região noroeste do estado, encontrando uma prevalência média de 4,7% de infecção por *T. trichiura*, sendo que a infecção por este parasito foi mais prevalente nos municípios da região sul e sudoeste do estado, especialmente nos municípios de São Lourenço (24,2%), Itajubá e Andrelândia (15%) e Santa Rita do Sapucaí (12,6%). As variações na prevalência são geralmente associadas, pelos autores, ao nível de saneamento e às condições socioeconômicas e educacionais do local ou da população testada.

Nos últimos 20 anos observa-se uma redução expressiva da prevalência de geo-helmintoses na população humana, por meio de campanhas de tratamento preventivo focado em escolares de áreas endêmicas. A partir de 2012, a Organização Mundial de Saúde, com o apoio do Banco Mundial, Fundação Bill e Melinda Gates e diversas companhias farmacêuticas, uniram-se na tentativa de eliminar várias doenças tropicais negligenciadas, entre elas as geo-helmintoses. O plano de controle de geo-helmintoses está baseado no tratamento em massa de crianças de áreas endêmicas. Os últimos dados revelaram que cerca de 30% das crianças de área de risco de infecção foram tratadas e espera-se que a cobertura atinja 74% nos próximos anos. Apesar da redução dos casos graves de infecção, estudos utilizando modelos matemáticos têm indicado que o sucesso da medida de controle na transmissão da tricurose será menos efetivo, especialmente pela baixa eficácia das drogas anti-helmínticas utilizadas e da alta taxa de reinfecção do parasito.

Estudos recentes de meta-análise de dados sobre geohelmintoses, utilizando dados de 1995 a 2012, reportaram uma diminuição substancial do risco de infecção por *T. trichiura* no Brasil a partir de 2005, entretanto as estimativas revelam cerca de 10% de prevalência de infecção pelo parasito no país, sendo verificado que o maior risco de infecção pelo parasito ocorre na região Norte e na faixa litorânea do Nordeste do Brasil (Chammartin e cols., 2015).

Assim como relatado para infecção por *Ascaris lumbricoides*, a prevalência e especialmente a intensidade da infecção por *T. trichiura* são mais elevadas em crianças e diminuem na fase adulta. Estima-se que 280 dos 795 milhões de infectados sejam crianças com idade inferior a 15 anos. Segundo Cooper e Bundy, a maior intensidade da infecção justificaria que a maioria dos casos graves de tricurose (78% dos casos) é detectada nesta faixa etária, sendo que neste grupo também se encontram 98% dos casos de anemia associados à tricurose.

Este tipo de distribuição de infecção na população tem justificado que a maioria das campanhas de controle para *T. trichiura* e *A. lumbricoides* esteja focada no tratamento de crianças na idade escolar. A redução da prevalência e da intensidade da infecção por *T. trichiura* com o aumento da idade do hospedeiro pode refletir uma diminuição da exposição à infecção bem como o desenvolvimento de uma resposta protetora que diminui a taxa de reinfecção nos adultos residentes em áreas endêmicas.

Outro dado interessante que tem sido verificado em população de área endêmica é a existência de poucos indivíduos que alojam grande quantidade de vermes, sendo que estes indivíduos geralmente estão agregados em algumas famílias. Entretanto, a existência de uma predisposição genética e/ou condições ambientais que favorecem a transmissão podem contribuir para este fenômeno. A identificação destes indivíduos pode ser de grande valia para o desenvolvimento de estratégias de controle mais eficientes.

Finalmente, um número crescente de estudos epidemiológicos tem mostrado que é comum a presença de indivíduos que estão infectados com mais de uma espécie de helmintos, sendo frequente o parasitismo por *T. trichiura* e *A. lumbricoides*. Estes estudos também indicam que indivíduos infectados por múltiplas espécies de helmintos frequentemente apresentam infecções intensas, mais uma vez indicando maior exposição bem como a possibilidade de predisposição genética.

Imunidade

A infecção humana por nematódeos gastrointestinais, como *Ascaris lumbricoides*, Ancilostomideos e *T. trichiura*, induz aumento dos níveis séricos de IgE e IgG4, eosinofilia, mastocitose intestinal, diferenciação de células caliciformes e aumento da produção de muco, alterações controladas pela produção de citocinas IL-4, IL-13 e IL-5, que são produzidas durante uma resposta imune predominantemente do tipo 2. Pouco se conhece da resposta imunológica humana à infecção por *T. trichiura* e sua associação com proteção, entretanto, os indivíduos infectados geralmente apresentam uma infecção crônica e a reinfecção é frequentemente relatada na população humana.

Apesar disto, estudos que avaliam a taxa de reinfecção de adultos após o tratamento sugerem que o desenvolvimento de uma imunidade protetora esteja envolvido na diminuição da intensidade da infecção observado em adultos, mas o mecanismo responsável pela proteção ainda é desconhecido. Estudos realizados em áreas endêmicas para tricurose indicam que a produção de IgA sérica e secretora específica contra o parasito está associada à diminuição da intensidade da infecção, podendo ser um importante fator no desenvolvimento da imunidade protetora. Pacientes com infecção grave também apresentam um elevado número de células com IgE na superfície celular e de mastócitos em desgranulação, entretanto o papel destas células na imunidade protetora e/ou na imunopatologia não fica bem estabelecido.

A importância da resposta imune do tipo 2 para o controle de nematódeos gastrointestinais tem sido estudada mais detalhadamente em modelos experimentais. No caso específico de *Trichuris*, o modelo mais utilizado para estudos da resposta imunológica tem sido infecções experimentais com *T. muris* em camundongos. Os dados obtidos nestes estudos (revisto por Cliffe e Grencis, 2005) demonstraram que a maioria das linhagens de camundongos é capaz de desenvolver uma resposta protetora que elimina o parasito e previne a infecção subsequente pelo mesmo parasito. Esta proteção é dependente da estimulação de uma população de células T, denominada de células T $CD4^+$ do tipo 2 ou células TH-2.

Posteriormente, vários autores demonstraram que a resposta imune TH-2, que é caracterizada pelo aumento da produção de interleucina (IL-) 4, IL-5, IL-9 e IL-13 está associada à proteção contra o parasito. Em contraste, linhagens de camundongos que produzem preferencialmente IFN-γ em resposta à infecção experimental por *T. muris* desenvolvem uma infecção crônica.

A importância da resposta do tipo 2 no desenvolvimento da proteção contra infecção experimental por *T. trichiura* foi confirmada com o desenvolvimento de infecção crônica em camundongos de linhagens resistentes, mas que foram manipulados geneticamente e não produzem a citocina IL-13 ou seus receptores. De maneira interessante, camundongos geneticamente deficientes na produção de IL-4 foram capazes de controlar a infecção por *T. muris*. Estes resultados sugerem que elementos da resposta imune controlados por IL-13, mas não IL-4, estão envolvidos no desenvolvimento de mecanismos responsáveis pela eliminação deste parasito que vive no epitélio da mucosa intestinal.

Estudos recentes (Anthony e cols., 2007) revelaram que a infecção por *T. muris* no epitélio intestinal de camundongos estimula a produção de TSLP, citocina produzida por enterócitos, que é capaz de bloquear a produção de citocinas pró-inflamatórias como IL-1 e TNF-α e IL-12 por células dendríticas estimuladas na lâmina própria intestinal, permitindo a diferenciação de células TH-2. Células NKT isoladas da mucosa intestinal de camundongos experimentalmente infectados por *T. muris* produzem IL-4 precocemente, que também pode ser essencial para o desenvolvimento da resposta do tipo 2, que é associada a proteção neste modelo experimental.

A produção de citocinas do tipo 2, especialmente IL-13, induz uma grande renovação das células epiteliais, que é o hábitat do parasito, podendo favorecer a eliminação do mesmo. O aumento da produção de IL-13, IL-4 e IL-9 podem também atuar sob células da musculatura lisa intestinal provocando aumento de contratilidade intestinal, que também pode facilitar a eliminação deste nematódeo.

Conclui-se que IL-13 e IL-9 são essenciais para a diferenciação de células caliciformes e para a produção de muco na mucosa intestinal. Recentemente, alguns trabalhos experimentais têm mostrado que, além de muco, as células caliciformes e as células epiteliais também produzem quinases e moléculas semelhantes a resistina, como é o caso de RELMβ, que podem atuar diretamente nos vermes, lesando a cutícula ou interferindo na atividade de órgãos sensoriais deste parasito, podendo também contribuir na eliminação deste parasito.

Finalmente, é importante salientar que na maioria das infecções helmínticas o parasito também induz uma resposta moduladora. Os mecanismos regulatórios mais bem conhecidos dependem da produção de citocinas anti-inflamatórias, como IL-10 e TGF-β, capazes que regular a intensidade da resposta protetora, diminuindo a imunopatologia, mas também permitindo uma sobrevivência prolongada do parasito.

Neste ambiente, onde a resposta do tipo 2 esta associada à indução de modulação, outras inflamações crônicas, como respostas alérgicas e doenças autoimunes, podem ser alteradas. No caso específico da infecção por espécies de *Trichuris* e ancilostomídeos, existem ensaios clínicos avançados de fases II e III onde a infecção experimental com estes nematódeos tem sido testada em pacientes com doença de Crohn ou colite ulcerativa (revisado por Weinstock e Elliott, 2013).

A doença de Crohn e a colite ulcerativa são doenças inflamatórias crônicas, que se desenvolvem no intestino grosso e são de difícil tratamento ou regressão. Nestes ensaios, pacientes com sintomatologia grave, na qual o tratamento com esteroides e outras drogas imunossupressoras não estavam fazendo efeito, foram selecionados e submetidos a múltiplas infecções por *T. suis*. A espécie *T. suis* é um parasito que naturalmente infecta suínos, sendo que em humanos esta espécie causa uma infecção transitória.

Os dados obtidos nestes ensaios sugerem que o estabelecimento deste nematódeo na mucosa do intestino grosso dos pacientes altera a resposta inflamatória, provavelmente pela ativação de células T reguladoras e elevada secreção das citocinas IL-10 e TGF-β bem como pela indução de citocinas TH-2, levando à melhora do quadro de colite ulcerativa. Desta forma, é possível que a indução de citocinas regulatórias e o balanço entre citocinas TH-2, induzidas pelo verme, e citocinas Th-1 presentes na colite ulcerativa possam contribuir para a modulação do processo inflamatório crônico.

Profilaxia

Os humanos são a única fonte epidemiologicamente relevante da infecção por *T. trichiura*. O sucesso da transmissão destes nematódeos depende de condições ambientais, que favoreçam o desenvolvimento e a sobrevivência dos ovos no ambiente, e da inexistência de saneamento básico adequado e higiene pessoal, fatores que permitem a contaminação ambiental. Desta maneira, as medidas profiláticas para o controle da tricurose são bastante semelhantes às discutidas para o controle da infecção por *A. lumbricoides*.

Trichinella spiralis

Trichinella spiralis (Owen, 1835) é outro nematódeo da ordem Trichocephalida que pode parasitar humanos. Os vermes adultos machos medem de 1,4 a 1,6 mm de comprimento, sendo que mais da metade da região anterior do verme é ocupado pelo esôfago. Como em outros membros desta ordem, a parte posterior do esôfago de *T. spiralis* apresenta as células glandulares denominadas esticócitos. Na extremidade posterior, os vermes machos apresentam duas prolongações laterais denominadas de pseudobolsa copulatória.

As fêmeas medem cerca do dobro do tamanho dos machos e a abertura vaginal é localizada na região mediana do esôfago. As fêmeas são vivíparas, ou seja, larvas (denominadas de larvas recém-nascidas) são eliminadas pelas fêmeas e migram através da circulação para a musculatura, onde encistam e desenvolvem-se até a fase infectante.

A biologia de *T. spiralis* apresenta muitos aspectos particulares. O parasito foi primeiramente descrito por Owen (1835) em músculo humano e é o nematódeo com menor especificidade parasitária, sendo capaz de infectar a maioria das espécies de mamíferos. Hoje, os pesquisadores reconhecem espécies-irmãs ou subespécies deste parasito, que apesar de morfologicamente idênticas, apresentam algumas diferenças biológicas confirmadas por diferenças na análise do DNA ribossomal.

Este nematódeo completa seu desenvolvimento em um único hospedeiro, apresentando uma fase intestinal, na qual as larvas infectantes (L1) se desenvolvem em vermes adultos e uma fase sistêmica, com as larvas recém-nascidas do parasito se estabelecendo na musculatura. Exceto durante a migração do intestino para a musculatura, este nematódeo é um parasito intracelular.

A infecção do homem por *T. spiralis* acontece com a ingestão de carne contendo a larva L1 do parasito encistada na musculatura. Após a passagem pelo estômago do hospedeiro, as larvas são liberadas do cisto e penetram no epitélio da mucosa duodenal. Trabalhos de microscopia eletrônica demonstraram que estas larvas vivem e se desenvolvem dentro dos enterócitos, formando túneis por onde migram. Neste ambiente as larvas L1 sofrem as quatro mudas e amadurecem sexualmente em machos e fêmeas.

A reprodução sexuada também ocorre nestes túneis intracelulares e provavelmente a atração entre machos e fêmeas é mediada por feromônios. As fêmeas fertilizadas eliminam larvas, que migram para a lâmina própria intestinal e são carreadas para a circulação sanguínea, principalmente pela veia porta hepática. Através da circulação sanguínea, estas larvas atingem os tecidos e podem causar infecção transitória em vários tipos celulares, entretanto a formação do cisto, que mantém o desenvolvimento da fase infectante do parasito, só ocorre em células da musculatura estriada esquelética.

Na realidade, a estrutura denominada de larvas encistadas consiste de uma fibra muscular do hospedeiro, que teve toda sua expressão genética alterada pelo parasito para se transformar em um sistema que suporta nutricionalmente o desenvolvimento do parasito. Os vermes adultos presentes no intestino são espontaneamente eliminados após algumas semanas da infecção, enquanto as larvas encistadas na musculatura podem permanecer viáveis e infectantes por vários anos.

A patogenia da triquinelose está relacionada com os diferentes estágios do ciclo deste parasito e a carga parasitária. Durante a fase intestinal, o parasito raramente produz sintomatologia. Em infecções intensas, a migração do verme através das células epiteliais e a secreção de produtos metabolizados por este parasito podem induzir uma forte reação inflamatória, que pode causar sintomas como náusea, vômito e diarreia. Na migração das larvas recém-nascidas pela circulação sanguínea pode ocorrer o rompimento de pequenas veias, ocasionando edemas locais.

Apesar de as larvas deste nematódeo se desenvolverem preferencialmente na musculatura esquelética, durante a migração sistêmica algumas larvas penetram em células de vários tecidos do hospedeiro, podendo causar pneumonia, nefrite, meningite, encefalite e miocardite, que podem ocasionar a morte do paciente. O encistamento das larvas na musculatura produz intensa dor muscular, em infecções intensas podem ocorrer dificuldades respiratórias e danos cardíacos, que são fatais.

O diagnóstico desta parasitose é bastante dificultado pelo fato de as larvas do parasito não serem encontradas em fezes, sangue ou outras secreções do hospedeiro. A maioria dos casos de triquinelose assintomática não é diagnosticada. A presença de sintomatologia típica facilita o diagnóstico, que geralmente é confirmado por biópsia muscular ou testes imunológicos.

Até o momento não existe uma droga eficiente para o tratamento da triquinelose. Tiabendazol, que se mostra efetivo em infecções experimentais, produz resultados variados em tratamento de humanos. Geralmente, o tratamento é associado à utilização de corticosteroides e analgésicos para aliviar a sintomatologia.

A triquinelose é considerada uma zoonose, cuja transmissão depende do carnivorismo exercido pelos seus hospedeiros. A triquinelose envolve dois tipos de ciclos epidemiológicos: o doméstico e o silvestre. No ciclo doméstico, a infecção envolve roedores, porcos e humanos, sendo que a principal fonte de infecção humana é a ingestão de carne de porco mal cozida, especialmente na forma de embutidos. No ciclo silvestre, os humanos se contaminam pela ingestão de carne de caça, sendo o parasito encontrado em vários mamíferos carnívoros como ursos, porcos selvagens e hienas.

A infecção humana ocorre principalmente nas regiões temperadas. Em áreas tropicais a triquinelose não é frequentemente encontrada, mas vários casos têm sido relatados no México, parte da América do Sul, África e sul da Ásia. Na América do Sul, casos de triquinelose têm sido relatados na Argentina, no Chile e no Uruguai, mas até o momento não há relatos da infecção no Brasil. Com o maior intercâmbio entre os países do Cone Sul, torna-se necessário o maior conhecimento da triquinelose pelas autoridades médicas e sanitárias do país.

Capillaria hepatica

O gênero *Capillaria* inclui cerca de 300 espécies que parasitam órgãos e tecidos de praticamente todas as classes de mamíferos, além de relatos de infecção em aves e peixes. Três espécies deste gênero são zoonoses que podem, eventualmente, infectar humanos: *C. hepatica*, que parasita o parênquima hepático, *C. philippinensis*, parasito intestinal e *C. aerophila* que parasita vias aéreas. A infecção humana por *C. philippinensis* é rara, sendo originalmente descrita em residentes das Filipinas, estando os casos humanos restritos a regiões da Ásia, especialmente Filipinas, Tailândia, Japão, Irã e Egito, sendo que os aspectos da biologia e da patologia deste parasito ainda são pouco conhecidos. Morfologicamente, os vermes e os ovos das espécies do gênero *Capillaria* são muito semelhantes a *T. trichiura*, sendo que no verme adulto a transição do esôfago para o intestino é gradual.

No caso da espécie *C. hepatica* Bancroft, 1893) (recentemente referida como *Calodium hepaticum*), as fêmeas apresentam cerca de 20 mm de comprimento e os machos cerca de 10 mm e vivem no fígado especialmente de roedores, mas existem relatos da presença do parasito em outros mamíferos, como o porco, o cão e, eventualmente o homem. As fêmeas do parasito depositam os ovos no fígado, onde eles ficam agrupados e não saem do hospedeiro.

Para a infecção ser transmitida de um animal para outro (ou para humanos) é necessário que ovos do parasito, presentes no parênquima hepático, sejam liberados para o meio ambiente. A liberação dos ovos para o ambiente ocorre quando o hospedeiro morre e é decomposto ou quando o hospedeiro infectado é predado por outro animal. Neste último caso, os ovos passam pelo trato digestivo do predador e são liberados com as fezes contaminando o ambiente e os alimentos.

No ambiente, a embriogênese dos ovos de *C. hepatica* ocorre em 4 a 8 semanas e estes ovos embrionados permanecem infectantes por mais de 120 dias dependendo das condições ambientais. Ovos embrionados, ou seja, ovos contendo larvas de primeiro estágio, podem ser ingeridos pelos hospedeiros e as larvas eclodem no intestino, migram para o fígado e se desenvolvem em vermes adultos. A presença do parasito no fígado do hospedeiro produz hepatomegalia e os ovos induzem reações granulomatosas com intensa infiltração eosinofílica e perda de função hepática. Eventualmente, ovos podem ser carreados, via corrente sanguínea, para o pulmão ou outros órgãos. A evolução da infecção geralmente é grave, e, quando não tratada, pode ser fatal para o hospedeiro. O homem é um hospedeiro acidental no ciclo deste parasito, sendo que nestes casos a infecção ocorre por ingestão acidental de ovos embrionados presentes no solo. O diagnóstico específico deste parasito também é um fator complicador para estabelecer a real importância desta infecção em determinadas áreas, já que o parasito não é eliminado pelo hospedeiro, sendo que a confirmação laboratorial depende da biópsia hepática e do encontro de ovos do parasito.

Atualmente foram relatados cerca de 40 casos de infecção humana por *C. hepatica*, sendo que cinco deles foram registrados no Brasil e o diagnóstico da maioria ocorreu pós-morte. Em pacientes com infecção confirmada tem sido relatado um quadro semelhante a uma hepatite viral aguda, sendo classicamente observada febre, hepatomegalia e eosinofilia. É importante mencionar que estudos realizados em regiões urbanas, como Salvador, demonstram elevada prevalência de roedores infectados, atingindo taxas de até 67% dos roedores capturados, dado que indica elevada contaminação ambiental.

Além disto, inquéritos parasitológicos têm mostrado presença de ovos de *C. hepatica* (0,6% de prevalência) nas fezes de crianças da região de Uberlândia – Minas Gerais – e elevada reatividade sorológica frente a antígenos de *C. hepatica* em população residente na Amazônia, indicando mais uma vez existir contaminação ambiental.

35

Wuchereria bancrofti – Filariose Linfática

Gilberto Fontes
Eliana Maria Mauricio da Rocha

Introdução

Dentre os helmintos Nematoda, a ordem Spirurida apresenta grande número de espécies de filarídeos que parasitam mamíferos (inclusive seres humanos), aves, anfíbios e répteis, com algumas características comuns: são todos vermes finos e delicados cujas fêmeas produzem embriões ou microfilárias, sendo encontrados nos vasos linfáticos, sanguíneos, tecido subcutâneo, cavidade peritoneal ou mesentério, e necessitam de um hospedeiro invertebrado. Mais de uma centena de espécies de filarídeos são capazes de infectar vertebrados e, das várias famílias da ordem Spirurida, duas têm interesse médico: Onchocercidae e Dracunculidae. O Quadro 35.1 mostra as espécies de filarídeos que podem parasitar o ser humano.

Das dez espécies que parasitam humanos, três são encontradas no Brasil: *Wuchereria bancrofti* (Cobbold, 1877), *Onchocerca volvulus* (Leuckart, 1893) e *Mansonella ozzardi* (Manson, 1897). Apenas a *M. ozzardi* é autóctone das Américas. A *W. bancrofti* é originária da Ásia e a *O. volvulus* da África e suspeita-se que chegaram às Américas durante o tráfico de escravos e se adaptaram em vista da presença de bons hospedeiros invertebrados (artrópodes) e semelhanças com as regiões de origem.

A *Dirofilaria immitis* (Leidy, 1856) é uma filária cujos hospedeiros naturais são cães, lobos, raposas e felídeos, mas em alguns países inclusive no Brasil, já foram assinalados casos humanos (hospedeiros acidentais nos quais as larvas não se desenvolvem até vermes adultos, mas podem originar nódulos pulmonares).

As espécies *Brugia malayi, B. timori, Mansonella perstans, Loa loa, Dracunculus medinensis* não são encontradas no Brasil e *Mansonella streptocerca* já foi detectada parasitando animais em nosso país.

Neste capítulo e no próximo serão apresentadas essas espécies de filarídeos que parasitam seres humanos.

Wuchereria bancrofti – Filariose linfática

A filariose linfática humana é considerada pela Organização Mundial de Saúde (OMS) uma enfermidade negligenciada, causada por helmintos das espécies *Wuchereria bancrofti*, *Brugia malayi* e *B. timori,* sendo a *W. bancrofti*

Quadro 35.1
Filarídeos encontrados parasitando seres humanos

Famílias	*Subfamílias*	*Gêneros*	*Espécies*
Onchocercidae Fêmeas 2 a 4 vezes maiores que os machos e apresentando vulva	Onchocercinae	*Wuchereria* *Brugia*	*W. bancrofti* *B. malayi* *B. timori*
		Onchocerca *Mansonella*	*O. volvulus* *M. ozzardi* *M. perstans* *M. streptocerca*
	Dirofilarinae	*Dirofilaria* *Loa*	*D. immitis* *L. loa*
Dracunculidae Fêmeas sem vulva e muito maiores que os machos	Dracunculinae	*Dracunculus*	*D. medinensis*

responsável por mais que 90% dos casos. É endêmica em várias regiões com clima tropical ou subtropical, atualmente, 49 países da Ásia, da África e das Américas, particularmente em áreas de muita pobreza, sendo sério problema de saúde pública na Índia, na Indonésia e partes leste, central e oeste da África. É estimada em um bilhão de pessoas a população que vive em áreas de risco de contrair a infecção e em 100 milhões o número de parasitados no mundo. Destes, aproximadamente 92 milhões são portadores de *W. bancrofti* e em em torno de oito milhões são portadores de *B. malayi* ou *B. timori* (minoria). A filariose linfática no continente americano e na África é causada exclusivamente pela *W. bancrofti*, sendo também denominada Bancroftose, e por causa de uma de suas manifestações na fase crônica é conhecida também como elefantíase. A *W. bancrofti* infecta exclusivamente seres humanos, que são as fontes da infecção para os mosquitos vetores, daí a filariose linfática ser considerada uma antroponose.

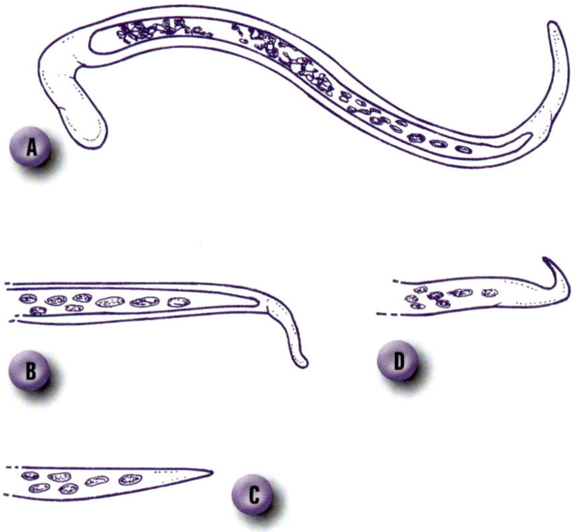

FIGURA 35.1. Microfilárias encontradas em humanos: **(A)** *Wuchereria bancrofti*, completa, mostrando a bainha de revestimento (encontrada no sangue); **(B)** detalhe da cauda da microfilária de *W. bancrofti* mostrando núcleos irregulares, não atingindo a extremidade, e com bainha; **(C)** *Mansonella ozzardi*, núcleos regularmente dispostos, não atingindo a extremidade caudal, que é fina (encontrada no sangue); **(D)** *Onchocerca volvulus*, núcleos irregulares, não atingindo a extremidade caudal, que é dobrada em gancho (encontrada em retalho cutâneo - Capítulo 36: Diagnóstico de Oncocercose).

Morfologia

As formas evolutivas que parasitam os hospedeiros humanos são os vermes adultos e os embriões denominados microfilárias. O estágio larvário se desenvolve no mosquito vetor.

• Verme Adulto Macho

Corpo delgado e branco-leitoso. Mede de 3,5 a 4 cm de comprimento e 0,1 mm de diâmetro. Extremidade anterior afilada e posterior enrolada ventralmente.

• Verme Adulto Fêmea

Corpo delgado e branco-leitoso. Mede de 7 cm a 10 cm de comprimento e 0,3 mm de diâmetro. Possui órgãos genitais duplos, com exceção da vagina, que é única e se exterioriza em uma vulva localizada próximo à extremidade anterior.

• Microfilária

Esta forma também pode ser chamada de embrião. A fêmea grávida faz a postura de microfilárias, que possuem uma membrana de revestimento delicada e que funciona como uma "bainha flexível". A microfilária mede de 250 a 300 µm de comprimento e se movimenta ativamente na corrente sanguínea do hospedeiro. A bainha cuticular lisa é apoiada sobre numerosas células subcuticulares (que irão formar a hipoderme e a musculatura do helminto adulto) e células somáticas (que irão formar o tubo digestivo e os órgãos). A observação da bainha de revestimento é importante, pois alguns filarídeos encontrados no sangue não possuem tal estrutura, sendo este um dos critérios morfológicos para o diagnóstico diferencial (Figuras 35.1 e 35.2).

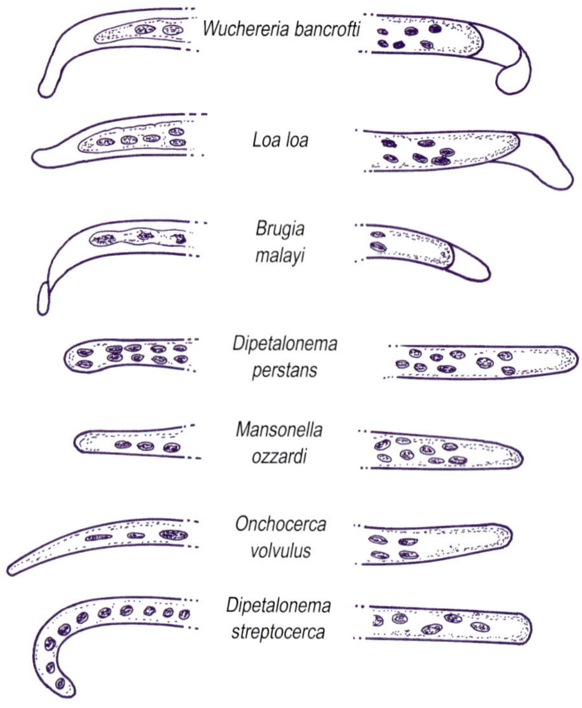

FIGURA 35.2. Diferenciação das microfilárias de diferentes espécies, com base nas extremidades anteriores (direita) e posteriores (esquerda). Notar a distribuição dos núcleos e a presença ou a ausência de bainha de revestimento. (Original de Markell EK, Voge M. Medical Parasitology, 5ª ed. WB Saunders Company, 1981).

• Larvas

São encontradas no inseto vetor. A larva de primeiro estádio (L1) mede em torno de 300 µm de comprimento

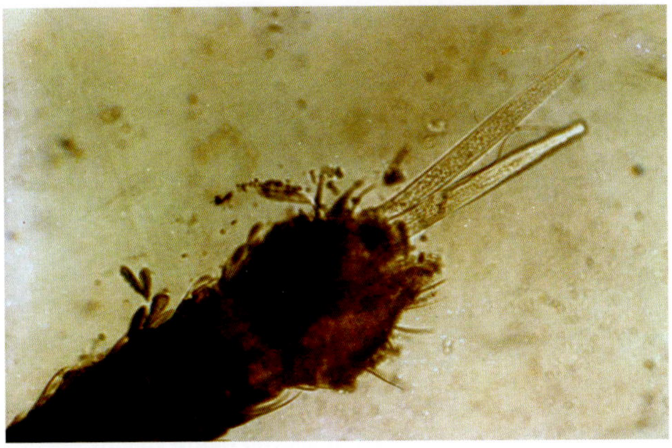

FIGURA 35.3. Larva infectante de *Wuchereria bancrofti* saindo da probóscida de *Culex quinquefasciatus* (original dos Profs. Gilberto Fontes e Eliana Maria Mauricio da Rocha).

e é originária da transformação da microfilária. Essa larva se diferencia em larva de segundo estádio (L2), duas a três vezes maior, e sofre nova muda originando a larva infectante (L3), que tem entre 1,5 mm e 2 mm de comprimento (Figura 35.3).

Biologia

• Hábitat

Vermes adultos machos e fêmeas permanecem juntos nos vasos e gânglios linfáticos humanos, vivendo em média, de 8 a 10 anos. As regiões do corpo humano que normalmente abrigam as formas adultas são: pélvica (atingindo pernas e escroto), braços e mamas (mais raramente). São frequentemente localizados nos vasos linfáticos do cordão espermático. As microfilárias eliminadas pelas fêmeas saem dos ductos linfáticos e ganham a circulação sanguínea do hospedeiro.

• Periodicidade das Microfilárias

Uma característica deste parasito, verificada na maioria das regiões onde é encontrado, é a periodicidade noturna de suas microfilárias no sangue periférico do hospedeiro humano: durante o dia, essas formas se localizam nos capilares profundos, principalmente nos pulmões e, durante a noite, aparecem no sangue periférico, com pico da microfilaremia em torno da meia-noite, decrescendo novamente até o final da madrugada (Figura 35.4). A partir do final da madrugada as microfilárias, são encontradas em número muito pequeno ou não são detectadas durante o dia no sangue periférico.

A variação na concentração das microfilárias sanguíneas ao longo de 24 horas obedece a distribuição normal (curva de Gauss) e independe do gênero ou da carga parasitária do hospedeiro. Os mecanismos e estímulos responsáveis por essa periodicidade não são claros, embora existam

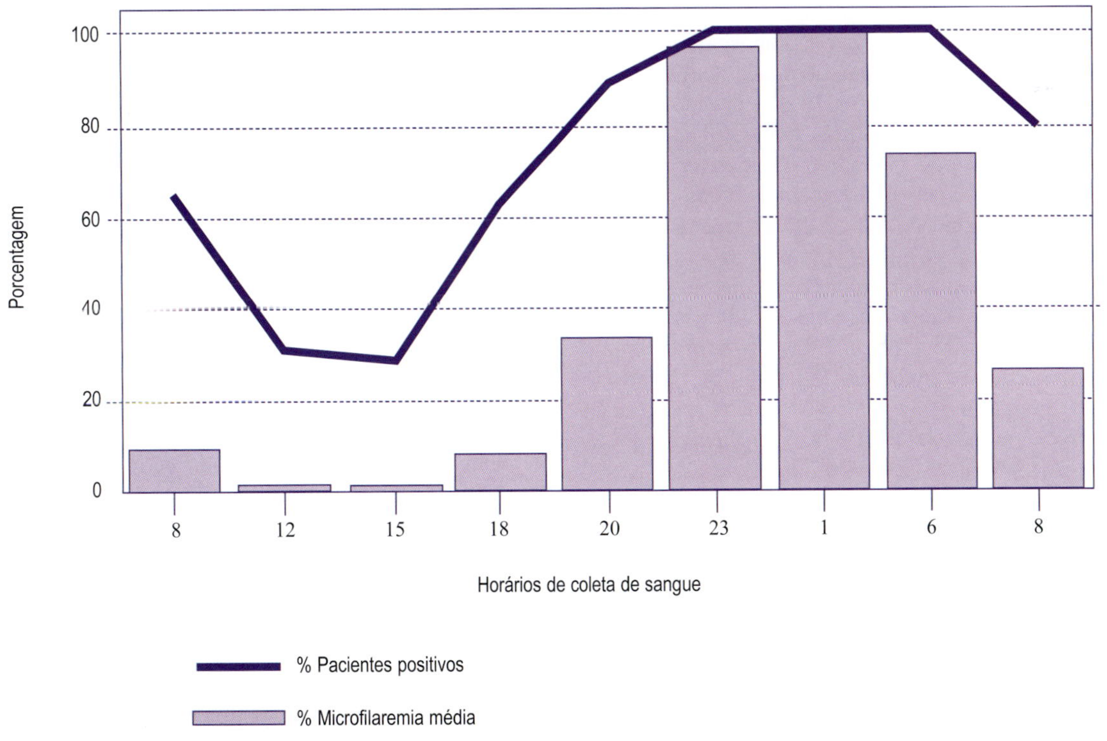

FIGURA 35.4. Periodicidade de microfilárias de *Wuchereria bancrofti*: porcentagem de microfilaremia média e porcentagem de exames positivos com base na contagem de microfilárias em amostras de 60 mm^3 de sangue periférico, colhidas em diferentes horários de 49 parasitados de Maceió-Alagoas (Profs. Eliana Maria Mauricio da Rocha e Gilberto Fontes.)

investigações que procuram relacionar a periodicidade noturna com fatores físicos e químicos alterados durante o sono. O pico da microfilaremia periférica coincide, na maioria das regiões endêmicas, com o horário preferencial de hematofagismo do principal inseto transmissor, o *Culex quinquefasciatus* (Say, 1823).

No Pacífico Sul e sudeste da Ásia, onde o principal transmissor é um mosquito que exerce a hematofagia durante o dia (*Aedes polynesiensis* Marks, 1951), as microfilárias podem ser detectadas no sangue periférico humano a qualquer hora, com maior concentração no final da tarde (em torno das 16 horas), sendo consideradas aperiódicas ou subperiódicas diurna (também existe a forma periódica noturna nestas regiões). Apesar dessa coincidência (horário da hematofagia do vetor e maior microfilaremia periférica), nenhuma das diversas hipóteses levantadas conseguiu explicar essa periodicidade, a não ser a necessidade biológica do encontro da microfilária com o mosquito vetor.

Ciclo Biológico

É do tipo heteroxênico. A fêmea do *Culex quinquefasciatus*, ao sugar o sangue de pessoas parasitadas, ingere microfilárias que, no estômago do mosquito, após poucas horas, perdem a bainha, atravessam a parede do estômago do inseto, caem na cavidade geral, alojam-se nos músculos torácicos e transformam-se em uma larva *(larva salsichoide)* denominada L1 ou larva de primeiro estádio. Seis a 10 dias após o repasto infectante ocorre a primeira muda originando a L2 ou larva de segundo estádio. Esta cresce muito e, 10-15 dias depois, sofre a segunda muda transformando-se em larva infectante (L3) ou larva de terceiro estádio, medindo aproximadamente 1,5 mm a 2 mm, que migra pelo inseto até alcançar a probóscida (aparelho picador), concentrando-se no lábio do mosquito. O ciclo no hospedeiro invertebrado é de 15 a 20 dias em temperatura de 20-25°C, mas, em temperaturas mais elevadas, pode ocorrer em menor período. Quando o inseto vetor faz novo repasto sanguíneo, as larvas L3 escapam do lábio, penetram pela solução de continuidade da pele do hospedeiro (não são inoculadas pelos mosquitos) e migram para os vasos linfáticos. Meses depois as larvas amadurecem e se transformam em vermes adultos com sexos distintos. As fêmeas grávidas após fecundadas produzem microfilárias que migram para o sangue do hospedeiro vertebrado (Figura 35.5). O período pré-patente, que vai desde a infecção humana (penetração de larva infectante) até o encontro de microfilárias no sangue do hospedeiro, é longo e varia em torno de 7 a 9 meses.

Transmissão

Unicamente pela picada do inseto vetor infectado (fêmea de *C. quinquefasciatus* nas Américas) e deposição das larvas infectantes na pele lesada do hospedeiro. Aparentemente, o estímulo que provoca a saída das larvas da probóscida do mosquito é o calor emanado do corpo humano. A pele, estando úmida (suor e alta umidade do ar), permite a progressão e penetração das larvas. Como a vida média de um mosquito do gênero *Culex* é de pouco mais de 1 mês e o ciclo biológico do parasito no inseto (de microfilária ingerida até larva L3) ocorre entre 15 e 20 dias, é curto o período de tempo no qual o vetor é capaz de transmitir o parasito ao ser humano.

Manifestações Clínicas

Considera-se um largo espectro de manifestações clínicas na filariose linfática, desde o indivíduo microfilarêmico sem sintomas aparentes até o desenvolvimento de formas irreversíveis como a elefantíase. As manifestações clínicas podem ser devidas aos vermes adultos no sistema linfático ou à resposta imune do hospedeiro contra as microfilárias e antígenos do parasito. Os pacientes assintomáticos ou com manifestações discretas podem apresentar alta microfilaremia, e os pacientes com elefantíase ou outras manifestações crônicas não apresentam microfilaremia periférica ou esta é bastante reduzida.

O período de incubação, que vai desde a penetração da larva infectante até o aparecimento dos primeiros sintomas da doença no hospedeiro, é longo e pode durar de meses a alguns anos.

As principais formas clínicas da filariose linfática são: doença subclínica ou assintomática, formas agudas, formas crônicas e eosinofilia pulmonar tropical (EPT). Indivíduos assintomáticos são aqueles com microfilárias no sangue e sem sintomatologia aparente. Com o uso da linfocintigrafia e ultrassonografia, verifica-se que estes assintomáticos, na realidade, podem apresentar doença subclínica com danos nos vasos linfáticos (dilatação e proliferação do endotélio, sem reação inflamatória) ou no sistema renal (hematúria microscópica), merecendo atenção médica precoce.

As manifestações agudas são: linfangite (inflamação dos linfáticos) retrógrada localizada principalmente nos membros e linfadenite (inflamação dos gânglios linfáticos), associadas a febre e mal-estar, funiculite e orquiepididimite. As linfangites agudas têm curta duração e evoluem no sentido centrífugo, ou seja, da raiz do membro para a extremidade (linfangite retrógrada), ao contrário das linfangites de etiologia bacteriana, que evoluem das extremidades (porta de entrada) para os membros. As linfadenites aparecem principalmente nas regiões inguinal, axilar e epitrocleana.

As manifestações crônicas são caracterizadas por linfedema (edema linfático), hidrocele, quilúria (urina com aspecto leitoso ou urina quilosa) e elefantíase, e iniciam-se, em geral, alguns anos após o início dos ataques agudos em moradores de áreas endêmicas. A hidrocele (Figura 35.6D) é a mais comum destas manifestações crônicas e frequentemente se desenvolve na ausência de reações inflamatórias prévias. Pacientes com hidrocele podem apresentar microfilárias no sangue periférico e também no fluido obtido do saco escrotal. A hidrocele pode progredir para elefantíase da região escrotal. No caso de linfedema ou hidrocele, se o diagnóstico for precoce, o tratamento com dietilcarbamazina pode provocar a regressão parcial ou total da sintomatologia. A elefantíase geralmente acomete os membros inferiores e a região escrotal. Em geral, a sequência dos eventos nos casos de elefantíase é: linfangite, linfadenite, linfangiectasia (dilatação e hipertrofia dos vasos linfáticos), linforragia (extravasamento de linfa), linfedema, esclerose da derme, hipertrofia da epiderme e aumento do volume do órgão (principalmente pernas, escroto ou mamas). Infecções

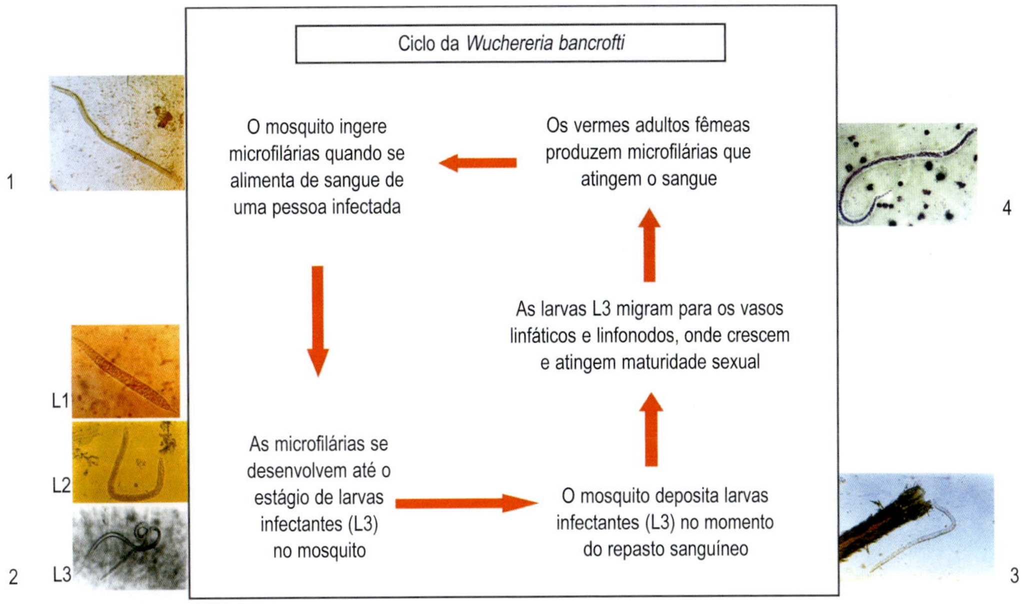

FIGURA 35.5. Ciclo biológico da *Wuchereria bancrofti.* (1) Microfilária sem bainha no intestino médio do mosquito (após ingestão); (2) estágio de larvas, com diferentes estádios: larvas de primeiro estádio (L1 ou salsichoide), segundo (L2) e terceiro (L3 ou infectante) estádios em desenvolvimento no inseto vetor; (3) larva infectante saindo da probóscida do inseto vetor; (4) microfilária com bainha no sangue do indivíduo infectado.

externas bacterianas ou fúngicas secundárias agravam o quadro de elefantíase. A gravidade das manifestações aumenta com a idade e lesões crônicas como elefantíase (Figura 35.6) podem tornar-se irreversíveis, provocando incapacidade e expondo seus portadores ao preconceito social. Alguns pacientes também podem apresentar comprometimento renal com quilúria. A eosinofilia pulmonar tropical (EPT) é uma síndrome decorrente da hiper-resposta imunológica do paciente a antígenos filariais, caracterizada por sintomas de asma brônquica, como tosse e falta de ar, sendo manifestação relativamente rara.

Patogenia

A resposta imune do hospedeiro e a reação inflamatória provocada pela presença do parasito aparentemente são fatores determinantes na patogenia da filariose linfática. Pouco se conhece sobre os fatores determinantes do curso natural da infecção por *W. bancrofti*, mas sabe-se que a evolução da doença é lenta e que os sinais, quando presentes, são decorrentes principalmente da dilatação dos vasos linfáticos.

A maior parte dos infectados apresenta doença subclínica com danos nos vasos linfáticos (ectasia - dilatação e proliferação do endotélio), sem reação inflamatória, ou dano no sistema renal (hematúria microscópica).

Alguns pacientes permanecem assintomáticos por anos, mesmo após a morte dos vermes adultos. Em outros, com a morte dos parasitos, tem início a fase inflamatória do processo. Como consequência há o desencadeamento de episódios de linfangite aguda e linfadenite, acompanhadas de sintomas como febre, dor de cabeça, mal-estar e dor local e vermelhidão na região atingida.

Quando há ruptura dos vasos linfáticos dilatados, ocorre derramamento de linfa que se acumula na parte afetada do organismo. A disfunção linfática pode provocar o extravasamento de líquido com acúmulo de fluido, entre o testículo e a membrana que o envolve, denominada túnica vaginal, causando a hidrocele quando o líquido é amarelo claro, e quilocele quando tem aspecto leitoso pela presença de quilomícrons. Alguns pacientes também podem apresentar comprometimento renal com derramamento de linfa no trato urinário que induz a quilúria. Outra complicação é o linfedema, que ocorre pelo extravasamento da linfa de vasos linfáticos que drenam a pele. A recorrência de infecções bacterianas ou fúngicas secundárias na pele é um importante fator que contribui para a cronificação do processo, predispondo ao linfedema crônico que pode evoluir para elefantíase em cerca de 10 a 15 anos.

A elefantíase geralmente acomete os membros inferiores e a região escrotal, e está associada a episódios inflamatórios recorrentes com hipertrofia do tecido conjuntivo e fibrose crônica do órgão atingido. A depender do gênero do infectado, a elefantíase compromete diferentes partes do corpo. Nas mulheres, ocorre mais frequentemente nos membros inferiores, provocando deformações em uma ou ambas as pernas, raramente afetando as mamas e a região genital. Nos homens, pela localização preferencial dos parasitos nos linfáticos que drenam a região genital, a hidrocele testicular é mais prevalente, e se tornando crônica progride para elefantíase da região escrotal, podendo também acometer o pênis. Inicialmente, há hipertrofia da derme, porém a epiderme é normal. Com a progressão da doença, há esclerose da derme e hipertrofia da epiderme, dando a aparência típica da elefantíase: aumento exagerado do volume do órgão com ceratinização e rugosidade da pele.

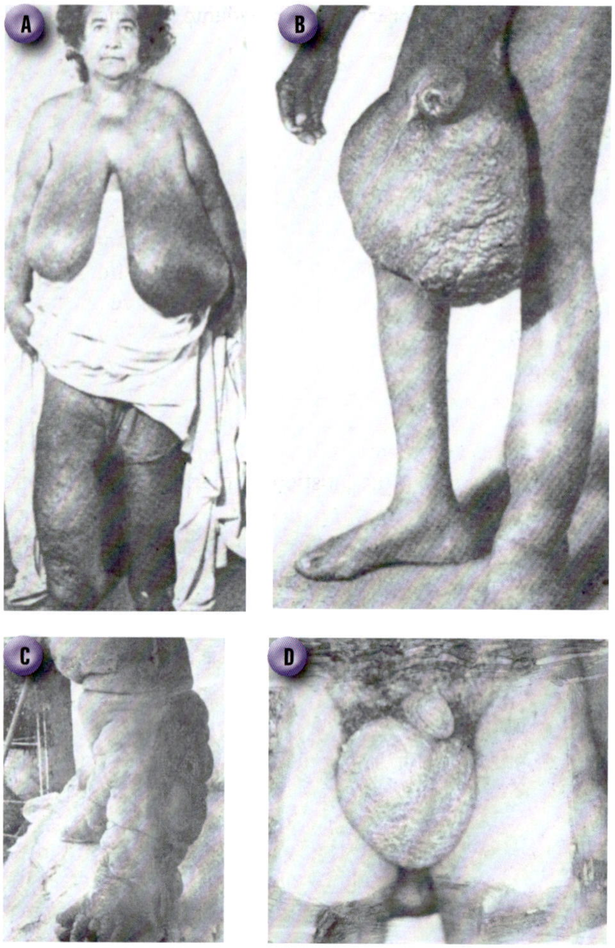

FIGURA 35.6. *Wuchereria bancrofti* provocando alterações crônicas: **(A)** mulher apresentando elefantíase (edema linfático, fibrose e ceratinização cutânea) das pernas e mamas; **(B)** homem apresentando elefantíase do escroto e edema linfático da perna esquerda. (Segundo Mackie T, Hunter G, Worth B); **(C)** elefantíase de pernas; **(D)** hidrocele com início de elefantíase de escroto. (Originais dos Profs. Eliana Maria Mauricio da Rocha e Gilberto Fontes.)

O linfoescroto é uma forma rara e ocorre quando os vasos linfáticos superficiais da pele da bolsa escrotal se rompem, com exsudação de linfa, deixando a região genital do paciente constantemente úmida. É um quadro que provoca grande desconforto e constrangimento, além de tornar o ambiente propício a infecções bacterianas de repetição. A partir daí, pode haver progressão para um quadro de elefantíase escrotal.

Em pacientes com o quadro conhecido como eosinofilia pulmonar tropical (EPT) ocorre aumento de IgE total e marcante elevação do número de células inflamatórias em infiltrados pulmonares, principalmente hipereosinofilia (podem-se encontrar até 60% de eosinófilos), com características morfológicas de células ativadas. Histologicamente há uma pronunciada infiltração pulmonar de macrófagos nos espaços alveolares e interstícios, acompanhada de broncopneumonia e abscessos eosinofílicos com microfilárias. Posteriormente, na fase crônica, há o aparecimento de fibrose intersticial crônica nos pulmões, que altera a função do órgão.

Diagnóstico

• Clínico

Como na filariose linfática os quadros variam de ausência de manifestações no início da infecção, até o aparecimento de alterações que podem ser comuns a outras enfermidades, o diagnóstico clínico é particularmente difícil e deve ser confirmado com recursos auxiliares que complementem a suspeita clínica. A história clínica e epidemiológica, além de exames laboratoriais e por imagem, são recursos que auxiliam o diagnóstico diferencial.

Em áreas endêmicas, pacientes com história de febre recorrente associada a adenolinfangite e posterior linfedema pode ser indicativa de infecção filarial. Alteração pulmonar, eosinofilia sanguínea e níveis elevados de IgE total no soro levanta a suspeita de eosinofilia pulmonar tropical (EPT). A elefantíase pode ter outras causas que não a infecção pela *W. bancrofti*, como, por exemplo, a hanseníase causada por *Mycobacterium leprae*, a erisipela de repetição causada por *Streptococcus pyogenes* (mais comum) ou *Staphylococcus aureus* e a cromoblastomicose, uma micose subcutânea causada por fungos da família Dermatiaceae. Má formação congênita dos vasos linfáticos ou outras causas que perturbem o fluxo linfático, inclusive choque mecânico (acidentes), podem gerar um quadro de linfedema, que em estágios mais avançados levam à elefantíase. Deve ficar claro que nem todo quadro de elefantíase é de etiologia filarial.

• Laboratorial

Pesquisa de Microfilárias (mf)

A pesquisa de microfilárias no sangue periférico pode ser feita por diferentes métodos parasitológicos. Entre os disponíveis, o mais utilizado é a gota espessa preparada com 60 a 80 microlitros de sangue colhido por punção capilar digital, entre 22 h e 24 h devido à periodicidade noturna das microfilárias no sangue periférico dos hospedeiros. Quatro a cinco gotas de sangue são colocadas diretamente sobre uma lâmina de microscopia limpa e seca e espalhadas de maneira homogênea formando um retângulo com bordas regulares (Figura 35.7A).

Não se deve usar sangue com anticoagulante, pois esse interfere na aderência das microfilárias nas lâminas e no processamento para a coloração elas podem se soltar. Dez a 12 horas após o preparo das lâminas com sangue faz-se a desemoglobinização (mergulhando a lâmina por 10 minutos em cuba com água destilada), a fixação com metanol (1 a 2 minutos), a coloração pelo Giemsa (Figura 35.7B) (Capítulo 55) e o exame ao microscópio para verificar a presença de microfilárias (Figura 35.8). A gota espessa de sangue é utilizada em inquéritos epidemiológicos por ser prática, rápida e econômica. Sua principal limitação é a menor sensibilidade para a identificação de pacientes que apresentam baixa microfilaremia. A gota espessa é útil para o diagnóstico da infecção em pacientes com mais de 10 microfilárias/mL de sangue. Para aumentar a sensibilidade desta técnica recomenda-se preparar mais de uma lâmina de um mesmo paciente, obedecendo ao horário noturno para a colheita de sangue para evitar resultados falso-negativos (observar na Figura 35.4 que, em sangue colhido às 15 horas, 71% dos exames são falso-negativos).

Também se utilizam técnicas de concentração de microfilárias, como a filtração de sangue em membrana de policarbonato com 3 ou 5 micrometros de porosidade. Apesar de pouco utilizada na rotina, é uma alternativa para o diagnóstico de indivíduos com baixa microfilaremia. É uma metodologia bastante sensível e normalmente utilizada para os diagnósticos de casos individuais ou controle pós-tratamento, permitindo o exame de amostras de até 10 mL de sangue, observando o horário noturno para a colheita.

Outra técnica de concentração, alternativa na falta de membrana de policarbonato, é o método de Knott, que consiste na diluição de 1 mL ou um volume maior de sangue, na proporção de 1:10 com formol a 2%, submeter à centrifugação e desprezar o sobrenadante. As microfilárias estarão no sedimento, que será analisado em microscópio, após preparo de gotas espessas com o material, fixação com metanol e coloração com Giemsa. Esta metodologia tem menor sensibilidade que a filtração em membrana de policarbonato, pois as microfilárias ficam misturadas a um sedimento viscoso que dificulta a análise.

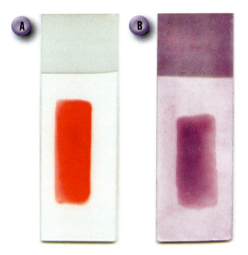

FIGURA 35.7. Gota espessa de sangue: **(A)** preparada e seca (antes de desemoglobinizar). **(B)** corada com Giemsa após desemoglobinização e fixação com metanol, pronta para exame ao microscópio de luz. (Original Profa. Eliana Maria Mauricio da Rocha.)

Microfilárias podem estar ausentes no sangue, mas presentes na urina (quilúria e hematúria) ou líquidos da hidrocele. Nestes casos, o material obtido deve ser analisado usando técnicas de concentração.

Pesquisa de Antígenos Solúveis

Os testes sorológicos para pesquisa de anticorpos não são utilizados para o diagnóstico da filariose linfática, pela sua baixa especificidade e possibilidade de ocorrência de reações cruzadas com antígenos de outros helmintos, comuns em áreas endêmicas da parasitose. Outra limitação da pesquisa de anticorpos é a dificuldade em se distinguir indivíduos parasitados daqueles já curados, ou daqueles não infectados, mas constantemente expostos a antígenos do parasito na área endêmica. Devido a sua baixa sensibilidade e especificidade, a detecção de anticorpos não é utilizada, sendo substituída pela pesquisa de antígenos solúveis de *W. bancrofti*.

A pesquisa de antígenos solúveis é feita pelo ensaio imunoenzimático (ELISA) com soro (resultado semiquantitativo), ou por imunocromatografia rápida em cartão (ICT) com resultado qualitativo (positivo/negativo) usando sangue total ou soro do paciente. Ambas as técnicas já foram padronizadas e estão disponíveis comercialmente. Uma vantagem da detecção de antígenos é que, como seus níveis permanecem constantes na circulação independente do horário, o sangue para o diagnóstico pode ser colhido durante o dia. Além disso, um teste positivo indica infecção ativa, pois são revelados antígenos de vermes adultos mesmo na ausência de microfilárias (indivíduos amicrofilarêmicos).

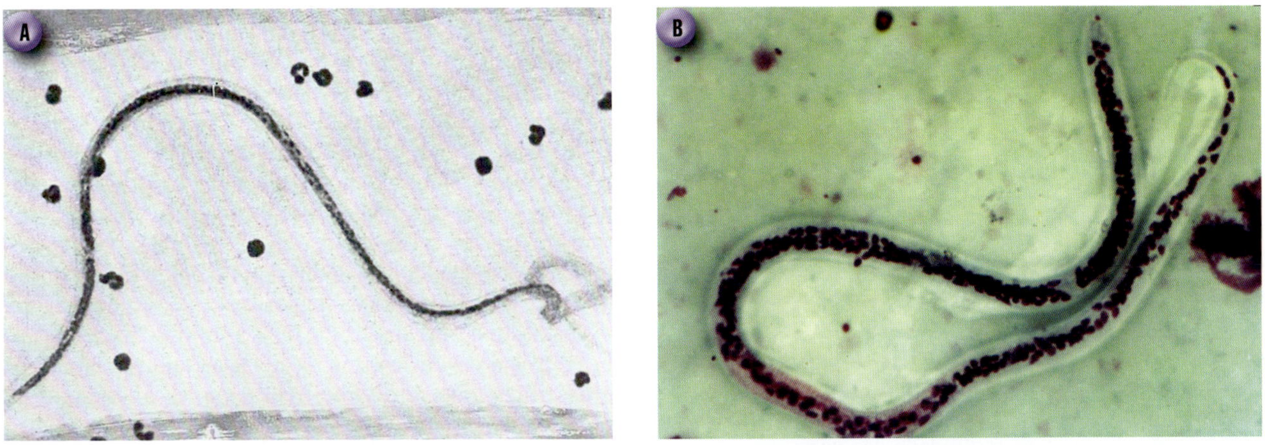

FIGURA 35.8. **(A)** Microfilária de *Wuchereria bancrofti* em gota espessa de sangue, mostrando sua bainha característica (aumento de 10×40). (Foto gentilmente cedida por Saunders Co., A manual of Tropical Medicine.) **(B)** Microfilária de *W. bancrofti* em gota espessa de sangue, mostrando sua bainha característica (aumento de 10×100). (Original dos Profs. Gilberto Fontes e Eliana Maria Mauricio da Rocha.)

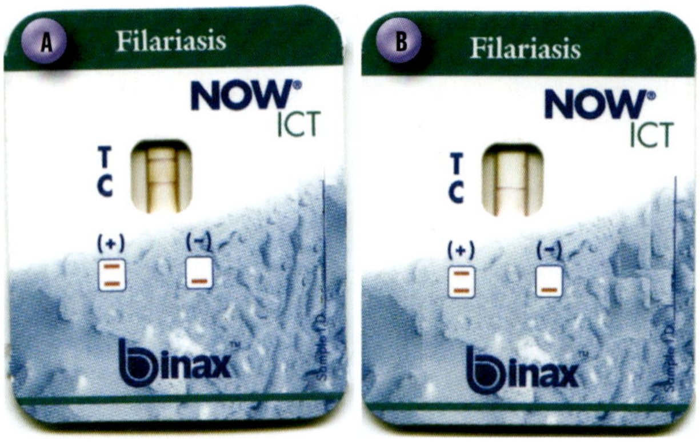

FIGURA 35.9. Imunocromatografia rápida em cartão (ICT *card test* BINAX®). **(A)** Teste positivo (duas bandas definidas: teste e controle). **(B)** Teste negativo (uma banda definida: controle). (Original dos Profs. Gilberto Fontes e Eliana Maria Mauricio da Rocha.)

A técnica de ELISA foi desenvolvida a partir da produção de um anticorpo monoclonal anti-*Onchocerca gibsoni*, filarídeo de bovinos, denominado Og4C3, que se mostrou específico para a captura de antígeno solúvel de *W. bancrofti* no soro humano. Este teste não apresenta boa sensibilidade para indivíduos com baixa microfilaremia ou amicrofilarêmicos (70 a 75%), mas apresenta alta especificidade (98 a 100%).

A técnica de imunocromatografia, realizada em um cartão (Figura 35.9), utiliza o anticorpo monoclonal AD12, que reconhece antígenos de vermes adultos de *W. bancrofti*. O exame é simples e pode ser feito tanto na clínica quanto no campo. O teste por imunocromatografia é especialmente rápido, tem alta especificidade (98,6% a 100%), sendo sua maior desvantagem o custo elevado.

Pesquisa de DNA do Parasito

A reação em cadeia da polimerase (PCR) é bastante sensível para amplificar sequências específicas do DNA da *W. bancrofti* em diversos líquidos biológicos como sangue, urina e até saliva de pacientes. É capaz de amplificar DNA em amostras coletadas no período diurno, e diagnosticar especificamente infecções pela *W. bancrofti* em áreas onde coexistem outros filarídeos. A PCR também é utilizada em estudos epidemiológicos para o diagnóstico da infecção nos mosquitos vetores.

Pesquisa de Vermes Adultos

A ultrassonografia pode ser usada para detectar a presença e localizar vermes adultos vivos, principalmente nos vasos linfáticos escrotais de pacientes microfilarêmicos assintomáticos. É uma técnica não invasiva, útil para detectar infecção antes do aparecimento de manifestações clínicas e para verificar a eficácia da terapêutica pelo acompanhamento da perda de motilidade dos vermes.

Em pacientes com linfadenopatia, a biópsia pode detectar vermes adultos, mas esse procedimento raramente é utilizado como diagnóstico.

Exames complementares como a linfocintigrafia, apesar de não permitir o diagnóstico etiológico da infecção filarial, possibilita uma avaliação da circulação linfática revelando alterações anatômicas e funcionais dos vasos capazes de modificar a dinâmica do fluxo linfático, principalmente em pacientes com linfedema. É recomendada para a análise de vasos linfáticos dos membros do paciente.

A radiologia é um recurso para evidenciar lesões pulmonares e que pode auxiliar no diagnóstico da eosinofilia pulmonar tropical (EPT) na infecção filarial.

Diagnóstico da Infecção no Vetor

O diagnóstico da infecção dos insetos vetores é uma ferramenta complementar importante em áreas onde programas de eliminação da bancroftose estão sendo implementados, pois permite, juntamente com a determinação das taxas de prevalência da infecção humana, monitorar a eficácia das estratégias de controle adotadas.

A pesquisa de larvas de *W. bancrofti* no vetor pode ser feita pelo método tradicional de dissecção individual dos insetos e pela identificação microscópica do parasito. Esta técnica permite a identificação específica das larvas encontradas, assim como a determinação e a quantificação de cada um dos diferentes estádios larvários. A partir destes dados é possível calcular o índice de infecção (porcentagem de mosquitos infectados por qualquer estádio larvário) e de infectividade (porcentagem de mosquitos albergando larvas infectantes – L3). No entanto, a dissecção é um método laborioso, e por vezes é difícil a distinção morfológica das larvas encontradas em áreas onde outras espécies de filarídeos, inclusive de animais, são prevalentes. A dissecção pode ser substituída pela técnica de PCR, sensível a ponto de detectar DNA proveniente de uma única larva de *W. bancrofti* em amostras de mosquitos. Tem-se a possibilidade do exame de lotes (*pools*) de mosquitos, em vez do processamento individual, o que diminui o custo do exame. Assim, pode-se processar um número razoável de exemplares em um curto espaço de tempo.

Epidemiologia

A filariose linfática é, após a malária, a parasitose transmitida por vetores mais importante no mundo, devido à incapacidade física e perdas econômicas que ocasiona.

O Programa Global para Eliminação da Filariose linfática (PGEFL), criado pela OMS em 2000, com o objetivo de eliminar a doença como problema de saúde pública em todo o mundo, tem levado à redução ou a eliminação da transmissão da enfermidade em vários países até recentemente considerados endêmicos. Atualmente é estimado que cerca de 100 milhões de pessoas estão infectadas em 49 países das regiões tropicais e subtropicais, sendo as principais áreas endêmicas localizadas na Ásia, na África e nas ilhas a oeste do Pacífico. As mais altas taxas de prevalência de infecção estão no sul e no sudeste asiático onde são encontrados 65% dos casos e, somente na Índia vivem 45% dos parasitados. A OMS estima que a perda econômica relacionada com a filariose linfática apenas na Índia é em torno de 1 bilhão de dólares/ano. Na África, onde se concentram 30% dos infectados distribuídos em 35 países, a enfermidade se distribui pela região subsaariana até Angola e Moçambique, além da costa de Madagascar. Nessas regiões, além do *C. quinquefasciatus*, várias espécies de *Anopheles*, especialmente do complexo *gambiae*, podem ser vetores.

Nas Américas, os focos com transmissão ativa estão no Haiti, República Dominicana, Guiana e Brasil. No Haiti, a filariose linfática é encontrada em todo o país enquanto no resto das Américas a distribuição da infecção é nitidamente urbana e focal. Considera-se a transmissão interrompida na Costa Rica, no Suriname e em Trinidad e Tobago, áreas endêmicas em passado recente.

No Brasil, inquérito nacional realizado na década de 1950 permitiu a constatação da transmissão autóctone da filariose linfática em 11 cidades: Manaus (AM) e Belém (PA) na região Norte; São Luís (MA), Recife (PE), Maceió (AL), Salvador e Castro Alves (BA) na região Nordeste, Florianópolis, São José da Ponta Grossa e Barra de Laguna (SC) e Porto Alegre (RS) na região Sul. Ações de controle foram conduzidas pela Campanha Nacional contra a filariose, nas décadas de 1950 e 1960, baseadas no tratamento dos parasitados e no controle de vetores e, como resultado, ocorreu a extinção de quase todos os focos.

Na década de 1990 os focos ativos no Brasil concentravam-se oficialmente em Belém (PA), Recife e algumas cidades da sua região metropolitana (PE). Em Maceió (AL) foi demonstrado também na década de 1990, que existia transmissão ativa, ao contrário do que supunha o Ministério da Saúde. Em 1997, com a criação do "Plano Nacional para Eliminação da Filariose Linfática" foi desencadeado um amplo programa visando a eliminação dos focos ativos e reavaliação de antigas áreas endêmicas.

Belém (PA), na região Norte, e Maceió (AL), na região Nordeste, cidades até recentemente consideradas como focos ativos no Brasil, estão há alguns anos sem apresentar infecção humana e vetorial, e alcançaram recentemente a interrupção da transmissão da parasitose. Antigos focos como Salvador (BA) e Castro Alves (BA) e Florianópolis, São José da Ponta Grossa e Barra de Laguna (SC) e Manaus (AM) também mostraram a interrupção da transmissão. Isso mostra a eficácia das medidas de controle adotadas nessas cidades.

Atualmente no Brasil, a filariose linfática está em vias de eliminação inclusive nas quatro cidades da região metropolitana de Recife no litoral Nordestino (Recife, Olinda, Jaboatão dos Guararapes e Paulista), até recentemente

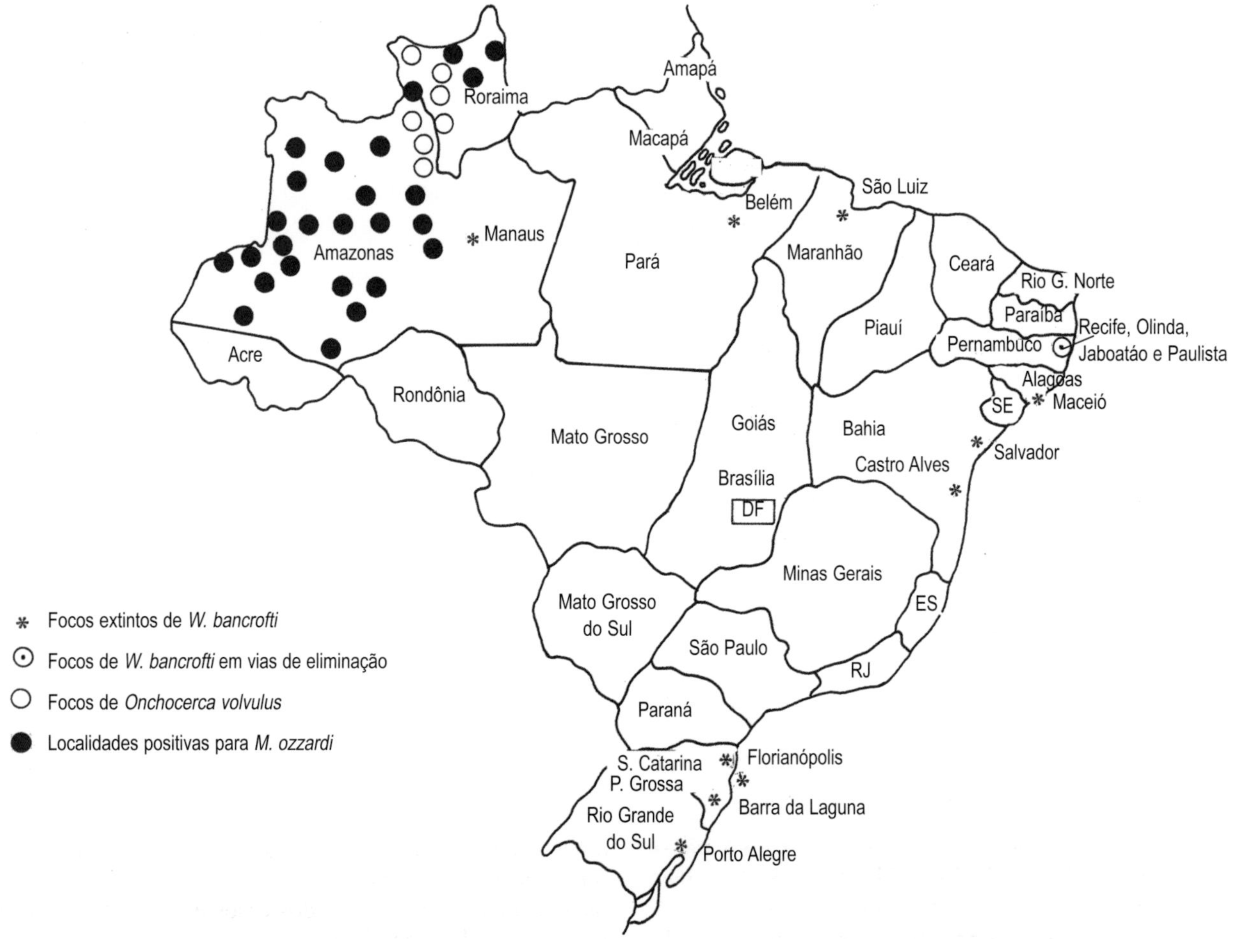

FIGURA 35.10. Mapa da distribuição geográfica atualizada das filarioses humanas no Brasil (2015).

consideradas como as últimas endêmicas para esta parasitose no país (Figura 35.10). Nestas últimas localidades há alguns anos, os índices de microfilarêmicos atingiam até 15% em algumas comunidades com baixo nível socioeconômico. No entanto, devido a esforços feitos nessa última década nestas áreas, baseado principalmente na busca ativa e no tratamento seletivo dos parasitados ou no tratamento em massa da população, a prevalência de microfilarêmicos caiu significativamente e há mais de cinco anos não são encontrados novos casos. Atualmente o Brasil está preparando um dossiê para ser submetido e validado pela OMS e assim receber o certificado de eliminação da filariose linfática como problema de saúde pública.

Em geral a frequência de parasitados é significativamente maior em jovens do gênero masculino, sendo o pico de microfilarêmicos na faixa dos 18 aos 25 anos.

A detecção de crianças parasitadas é um forte indício de transmissão ativa em uma área e a ocorrência de morbidade filarial em adultos acima de 30 anos pode estar relacionada com a transmissão em períodos anteriores.

Nas diferentes áreas endêmicas, a grande maioria dos parasitados não tem sintomatologia aparente, porém funcionam como fonte de infecção (microfilarêmicos assintomáticos) e, do ponto de vista epidemiológico, necessitam de atenção para evitar a dispersão da parasitose.

Os principais fatores que interferem na epidemiologia da *W. bancrofti* são:

- presença do mosquito doméstico *Culex quinquefasciatus*, conhecido como pernilongo, muriçoca ou carapanã: somente as fêmeas são hematófagas obrigatórias (no Brasil foi mostrado que o *Aedes aegypti* não é transmissor da *W. bancrofti*);
- o ser humano como única fonte de infecção (ausência de animais reservatórios);
- temperatura ambiente elevada (25°C a 30°C);
- umidade relativa do ar alta (80 a 90% é importante para o desenvolvimento das larvas nos mosquitos e penetração das mesmas na pele lesada do hospedeiro humano);
- pluviosidade mínima de 1.300 mm^3 por ano;
- altitude baixa (quase sempre no nível do mar);
- tempo de residência na área endêmica (> 10 anos como fator de risco);
- taxa de infectividade dos mosquitos vetores.

Como a transmissão da filariose linfática depende de vários fatores, é improvável que em pessoas em trânsito ou residentes por pequenos períodos em áreas endêmicas sejam infectadas.

Profilaxia e Controle

Não existe um medicamento profilático para quem se encontra em áreas endêmicas, mesmo que por pequeno período de tempo. Deve ser evitado o contato humano-vetor. O controle baseia-se principalmente em três pontos básicos: tratamento de todas as pessoas parasitadas, combate ao inseto vetor e melhoria sanitária.

A primeira medida consegue-se com a ação do medicamento dietilcarbamazina ou da associação deste com a ivermectina. Em algumas áreas endêmicas, nas quais a filariose persiste como um problema de saúde pública, o tratamento em massa conseguiu reduzir sensivelmente essa parasitose, com a administração de uma dose do medicamento de 6 em 6 meses ou anualmente a toda a população. Em áreas de baixa endemicidade, a busca ativa de parasitados e o tratamento seletivo é o mais indicado. Uma alternativa para o controle da filariose linfática em áreas de alta transmissibilidade, apesar de muito pouco utilizado, é o uso de dietilcarbamazina associada ao sal de cozinha, para uso diário no tempero dos alimentos. O uso desta associação em comunidades endêmicas na Guiana, e em países da Ásia e da África levou a uma redução na microfilaremia, sem que a população apresentasse reações adversas aparentes.

O controle do inseto é difícil, mas a associação de métodos de eliminação de criadouros e o combate às larvas e aos insetos adultos podem contribuir para a interrupção da transmissão da filariose linfática.

Obras de saneamento ambiental são fundamentais, mas também há necessidade de colaboração da população, pois apesar de os insetos possuírem um raio de voo superior a 2 quilômetros, a maioria dos criadouros é de águas poluídas peridomiciliares.

Contra insetos adultos e larvas podem-se usar inseticidas e larvicidas químicos, como organofosforados, carbamatos e piretroides. No entanto, o controle químico vem sendo abandonado, não só pelo alto custo operacional em razão da necessidade de aplicações frequentes, mas também pela possibilidade de indução de resistência e dos efeitos prejudiciais ao meio ambiente e ao ser humano. Uma alternativa são os métodos biológicos como, por exemplo, as bactérias entomopatogênicas (*Bacillus sphaericus* ou *B. thuringiensis)*. Essas bactérias, depois de ingeridas pelas larvas dos mosquitos, liberam uma toxina que afeta o tubo digestivo dessas formas imaturas do inseto, causando infecção generalizada e morte. Outra vantagem é que são seletivas, atuando apenas contra larvas de *Culex* e *Anopheles*. Para proteção individual, devem-se usar repelentes, dormir sob mosquiteiros ou telar as janelas e portas das residências. Em algumas regiões, utilizam-se mosquiteiros impregnados com inseticida para aumentar a proteção. No Capítulo 43 (Culicidae) são dados maiores detalhes sobre o transmissor e no Capítulo 53 sobre o controle. A aplicação de camadas de pérolas de poliestireno (bolinhas de isopor) em pequenos criadouros muito poluídos e sem drenagem (fossas) é útil para o controle, asfixiando as formas imaturas dos mosquitos (larvas) e dificultando a oviposição dos alados.

A educação em saúde e o saneamento ambiental constituem elementos importantes e permanentes para a redução de criadouros e do número de mosquitos, como também redução de várias parasitoses nas áreas urbanas. Drenagem de canais, recuperação de áreas degradadas, vedação de fossas concorrem para diminuir os possíveis criadouros do mosquito vetor, reduzindo o risco de aquisição da doença.

O controle da morbidade visa melhorar a qualidade de vida dos portadores de linfedema e de formas crônicas da bancroftose, minimizando o sofrimento e a incapacidade produzida pela doença.

É expectativa da OMS, a eliminação da filariose linfática como problema de saúde pública no mundo até o ano de 2030, com base em Programas regionais e multissetoriais que vêm sendo desenvolvidos nos países endêmicos. Nas Américas, a natureza focal da infecção e o compromisso dos países endêmicos com os programas em desenvolvimento sugerem que essa meta possa ser atingida antes do previsto para a eliminação global.

Tratamento

• Específico – Quimioterápico

O tratamento da filariose linfática é indicado para todos os indivíduos com infecção ativa, independente de apresentarem ou não manifestações clínicas relacionadas com a presença do parasito. Visa prevenir a morbidade, corrigir as alterações provenientes do parasitismo (linfangite, linfedema, hidrocele) e interromper a transmissão para novos hospedeiros.

Contra o parasito o medicamento utilizado é o citrato de dietilcarbamazina (DEC). A dose usual recomendada pela OMS para tratamento individual é 6 mg/kg de peso corporal/dia, via oral, durante 12 dias. Esse tratamento poderá ser repetido várias vezes, se necessário, até o desaparecimento da parasitemia. No tratamento em massa, realizado em áreas com elevada endemicidade, esse medicamento é usado em dose única de 6 mg/kg de 6 em 6 meses ou anualmente. A DEC é rapidamente absorvida pelo trato gastrointestinal, atingindo pico sérico 1 a 2 horas após a administração oral, mas seu mecanismo de ação ainda é desconhecido.

Durante o tratamento, principalmente nos primeiros 3 dias, o paciente pode apresentar reações adversas devidas à desintegração dos parasitos, como febre, cefaleia, dores no corpo e nas articulações, mal-estar, hematúria transitória, e reações locais, como linfangite, funiculite, orquite. Todas essas manifestações tendem a desaparecer espontaneamente, não sendo necessária a interrupção do tratamento. O fármaco induz um rápido e marcante desaparecimento das microfilárias da circulação sanguínea, e o efeito é observado já nas primeiras horas após o início do tratamento.

A DEC também possui considerável ação sobre os vermes adultos. Evidências diretas foram obtidas de pacientes que, após o tratamento, apresentavam reações nodulares locais nos linfáticos, com processo granulomatoso, encontro de eosinófilos e fibrose progressiva em volta dos vermes adultos mortos. Evidência indireta da ação sobre o verme adulto é o desaparecimento das microfilárias após o tratamento. No entanto, às vezes, nem todos os vermes são mortos, mesmo depois de repetidos tratamentos.

A DEC também é o medicamento de escolha para os casos de eosinofilia pulmonar tropical (EPT), na qual acentuada melhora clínica ocorre poucos dias após o início do tratamento e a função pulmonar retorna ao normal se os danos no órgão não foram extensos. No caso da EPT, o tratamento deve ser prolongado por até 30 dias.

O uso da DEC diminui significativamente os quadros agudos e reduz o desenvolvimento de lesões linfáticas (quando em fase inicial), mas pacientes com intensa hidrocele ou elefantíase não apresentam melhora após o tratamento.

Têm-se tentado novos fármacos e esquemas terapêuticos alternativos para o tratamento da parasitose, principalmente pelo uso combinado de DEC com ivermectina ou albendazol. A ivermectina, um fármaco semissintético de largo espectro, tem sido utilizado em diferentes regiões endêmicas para a filariose linfática. Esse medicamento é muito eficaz na redução da microfilaremia em dose única de 200 µg/kg, mas não atua sobre os vermes adultos, não eliminando completamente a infecção. Observa-se que meses após o tratamento com ivermectina, a microfilaremia reaparece em um grande número de pacientes.

Outro medicamento que tem sido estudado, o albendazol, não tem efeito microfilaricida. Independente do efeito sobre a *W. bancrofti,* o uso do albendazol associado à DEC é recomendado pelo seu largo espectro anti-helmíntico, uma vez que pacientes com filariose linfática frequentemente apresentam coinfecção com parasitos intestinais, presentes nas áreas onde predominam baixo nível socioeconômico e carência em saneamento. A OMS recomenda o tratamento do hospedeiro com associação de duas drogas (DEC + Ivermectina) ou três (DEC + Ivermectina + Albendazol).

Para o tratamento em massa, preconizado para áreas com elevada endemicidade (> 10% de microfilaremia), utiliza-se a DEC em dose única (6 mg/kg peso) de 6 em 6 meses ou anualmente a toda a população, sem se fazer previamente exames para indicação dos parasitados.

• Inespecífico – Controle da Morbidade

Para o tratamento do linfedema recomenda-se a higiene local com uso de água, sabão e, quando necessário, administração de antimicrobianos e antifúngicos tópicos ou antimicrobianos sistêmicos, para combater infecções secundárias bacterianas e/ou fúngicas que agravam o quadro. A higiene do membro afetado, o uso de compressas frias, fisioterapia ativa, drenagem postural e repouso, diminuem o edema linfático, mesmo aqueles avançados, reduzindo as chances de evolução para elefantíase. Deve-se regularmente exercitar o membro afetado pelo linfedema, para promover o fluxo da linfa, e melhorar o retorno linfático e venoso. O uso de meias elásticas, por compressão externa, auxilia na redução do edema. O tratamento de hidrocele e quilocele deve ser feito cirurgicamente. Nos casos avançados de elefantíase de membros, escroto ou mama, a correção cirúrgica é indicada, mas o resultado normalmente é insatisfatório.

36

Onchocerca volvulus e Outros Filarídeos Humanos

Gilberto Fontes
Eliana Maria Mauricio da Rocha

Onchocerca volvulus (Leuckart, 1893)

O filarídeo *Onchocerca volvulus* agente da oncocercose no ser humano é encontrado atualmente em 34 países: 31 na África (ao Sul do Saara), um na península Arábica (Iêmen) e dois nas Américas (Venezuela e Brasil). Colômbia, Equador, México e Guatemala que até há alguns anos eram países com transmissão ativa deste parasito nas Américas, foram entre 2013 e 2016, os primeiros países do mundo certificados pela Organização Mundial de Saúde (OMS) como livres da transmissão de oncocercose, após o sucesso de programas de eliminação implementados por décadas. Atualmente, o Programa de Eliminação da Oncocercose nas Américas (OEPA) tem concentrado esforços nos focos nos dois países remanescentes e a expectativa é de que a oncocercose esteja eliminada do continente nos próximos anos. Aproximadamente 121 milhões de pessoas vivem em áreas endêmicas, sob o risco da infecção. A oncocercose atinge cerca de 20,9 milhões de pessoas no mundo (mais de 99% na África), das quais 14,6 milhões têm doença de pele e aproximadamente 1,15 milhão apresentam graves problemas visuais ou são cegas devido ao parasitismo (Figura 36.1). Em vista disso, essa endemia é considerada pela OMS como um grave problema de saúde pública, sendo um obstáculo para o desenvolvimento socioeconômico.

A oncocercose é também conhecida como "cegueira dos rios", devido a sua mais séria manifestação clínica e porque, nas áreas endêmicas, o inseto vetor (borrachudo) é abundante nos leitos dos rios. Este filarídeo foi descrito em Gana na África, em 1875, e é conhecido nas Américas desde 1915, quando foi encontrado na Guatemala. Posteriormente, sua ocorrência foi também relatada no México, na Venezuela e, em 1970 foi descrito um foco na Colômbia. No Brasil, o primeiro caso autóctone foi relatado por Bearzoti e cols. (1967), no qual foram removidos dois nódulos contendo vermes adultos na cabeça de uma criança, filha de missionários americanos que viviam entre os índios Yanomami em Roraima, no norte do país.

Biologia

Os parasitos possuem sexos distintos e vivem enovelados em oncocercomas ou nódulos fibrosos no tecido subcutâneo humano. Há, geralmente, um casal de vermes adultos em cada nódulo, cuja localização é variável. Nos pacientes de algumas regiões os nódulos são encontrados principalmente no couro cabeludo; na Venezuela e em países da África são vistos no tronco, nas nádegas e nos cotovelos. No Brasil, a localização dos oncocercomas depende da região endêmica. Nas regiões montanhosas (Roraima), onde o vetor é o *Simulium guianense*, os nódulos são mais frequentes da cintura para baixo, local da picada dos insetos; nos vales do rio Toototobi (Amazonas), onde o vetor é o *S. oyapockense* que pica no tórax, no pescoço e na cabeça, os oncocercomas são mais frequentes nestas partes do corpo.

As fêmeas medem entre 30 e 50 cm e os machos entre 2 e 4 cm. As microfilárias não apresentam bainha de revestimento (Capítulo 35 – Figura 35.2), medem cerca de 300 µm de comprimento e circulam nos linfáticos superficiais e no tecido conjuntivo da pele, mas podem ser encontradas também na conjuntiva bulbar do hospedeiro humano. As microfilárias permanecem nesses locais por até 24 meses e podem, em alguns casos, alcançar o sangue, não apresentando periodicidade, sendo eventualmente encontradas no baço, nos rins e também no sedimento urinário.

O ciclo biológico do parasito (heteroxênico) ocorre entre humanos e dípteros fêmeas do gênero *Simulium*, popularmente conhecidos no Brasil como "borrachudos" ou "piuns". São quatro as espécies vetoras na Amazônia brasileira: *Simulium guianense* (principal responsável pela transmissão) e *S. incrustatum* nas regiões de elevadas altitudes; e *S. oyapockense* nas regiões mais baixas (Capítulo 44). O *S. exiguum*, com ampla distribuição geográfica, é considerado vetor da oncocercose nas regiões baixas e localidades hipoendêmicas. As fêmeas destes dípteros realizam suas atividades hematofágicas predominantemente durante o dia; suas picadas são indolores devido às propriedades anestési-

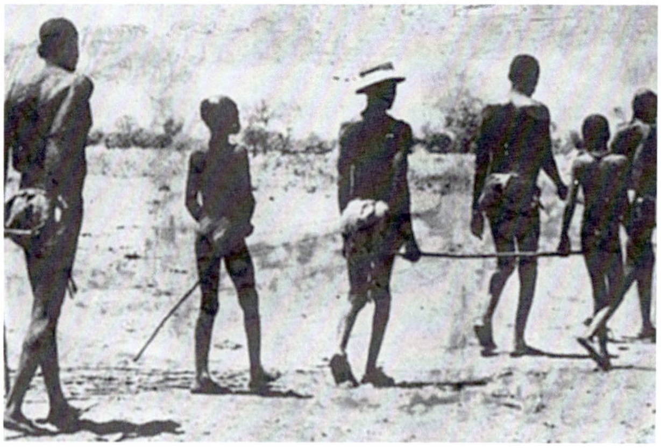

FIGURA 36.1. *Onchocerca volvulus*: crianças guiando adultos cegos em uma vila africana, mostrando o sério problema desta parasitose em algumas regiões (*Tropical Diseases* – WHO).

cas da saliva, mas em seguida provocam incômodos como: coceira, reações alérgicas, edema e febre. As fêmeas dos simulídeos, ao realizarem o hematofagismo, também sugam o líquido tissular, ingerindo as microfilárias que vão para o intestino e posteriormente para o tórax do inseto e transformam-se em larvas de primeiro estádio (L1). Em torno de 1 semana a L1 transforma-se em L2 e, depois de alguns dias, em L3 ou larva infectante. O desenvolvimento do parasito no hospedeiro invertebrado ocorre em cerca de 10 a 12 dias em condições adequadas de temperatura (25-30°C) e umidade relativa do ar em torno de 80%. As larvas infectantes alcançam a probóscida do vetor e, por ocasião de um repasto sanguíneo, irão penetrar em um novo hospedeiro, dando origem a vermes adultos no tecido subcutâneo, que iniciam a eliminação de microfilárias aproximadamente 1 ano após a infecção (período pré-patente longo). As microfilárias possuem grande capacidade de locomoção e espalham-se pela derme, podendo, muitas vezes invadir os tecidos oculares. Um casal de vermes adultos vive aproximadamente 10 a 12 anos e cada fêmea libera por dia em torno de 1.000 microfilárias, cuja longevidade é de até 24 meses.

Manifestações Clínicas

As alterações clínicas provocadas pela oncocercose, causadas principalmente pelas microfilárias, podem variar muito, ocorrendo desde portadores assintomáticos até pacientes com lesões cutâneas e oculares graves. As microfilárias deslocam-se pelo tecido subcutâneo e quando morrem causam manifestações como prurido intenso, irritação, erupção e despigmentação da pele. Uma das mais graves consequências da presença de microfilárias do verme ocorre nos olhos causando a cegueira. A morbidade é mais frequente em comunidades com elevada prevalência de parasitados. O período de incubação é longo, ou seja, as principais manifestações clínicas da oncocercose ocorrem de 1 a 3 anos após a infecção e são:

Oncocercomas

Os helmintos são envolvidos por uma cápsula de tecido fibroso, formando os nódulos oncocercóticos subcutâneos (oncocercomas), que medem desde alguns milímetros até 3 cm ou mais de diâmetro (Figura 36.2). São bem delimitados e geralmente móveis. Nos oncocercomas, em geral, é visto apenas um casal de vermes, mas podem ocorrer vários. Nos tecidos conjuntivo e subcutâneo adjacentes são encontradas também microfilárias. Localizam-se principalmente na região pélvica, no tórax e na cabeça (nuca, couro cabeludo e face). De forma esférica ou ovoide e não aderentes à pele, os nódulos geralmente são indolores (exceto os justa-articulares). Enquanto os parasitos estão vivos, o maior problema do oncocercoma é estético. Quando os vermes morrem, há intenso processo inflamatório, dor, calcificação e aparecimento de fibrose. O diagnóstico diferencial deve ser feito quando houver nódulos e lesões dermatológicas. Oncocercomas devem ser diferenciados das adenopatias.

Oncodermatite ou Dermatite Oncocercosa

É causada, principalmente, pela migração das microfilárias através do tecido conjuntivo da pele. É uma dermatite eczematoide extremamente pruriginosa seguida, às vezes, de liquenificação, perda de pigmento e atrofia da pele (Figuras 36.3 e 36.4A). As alterações cutâneas são características quando a pele perde elasticidade, atrofia-se e pode pender em pregas, com característica de velhice precoce. Segundo Moraes e cols. (1974), existe relação entre o número de microfilárias e o grau da reação cutânea, ou seja: as zonas de pele aparentemente normais contêm poucas ou nenhuma microfilária; as pápulas e zonas liquenificadas, um número maior, proporcional à intensidade das manifestações; e as lesões antigas, representadas por fibrose e despigmentação cutânea, um número novamente muito baixo. Essas manifestações cutâneas só ocorrem após a morte das microfilárias, pois enquanto estão vivas não há lesão de derme evidente.

Lesões Oculares

Constituem a mais séria manifestação clínica da oncocercose. São lesões irreversíveis dos segmentos anterior e

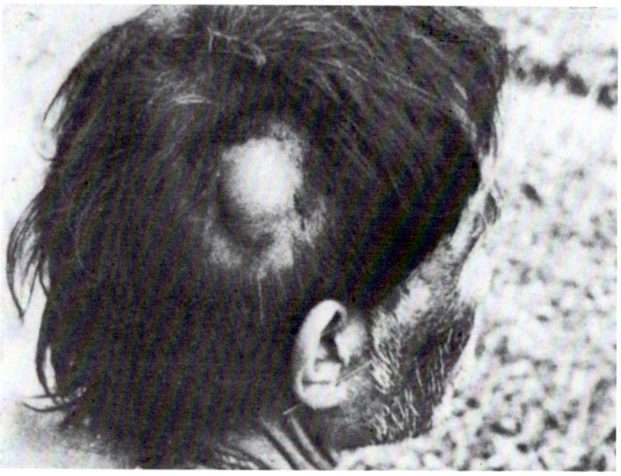

FIGURA 36.2. Índio Yanomami com oncocercoma na cabeça (original dos profs. Mário de Moraes, Habib Fraiha e Geovane Chaves).

posterior do olho, resultando em sério comprometimento da visão e podendo levar à cegueira completa. Antes da cegueira total, podem aparecer outros distúrbios como cegueira noturna, redução do campo visual periférico e diminuição da acuidade visual. Com exceção do cristalino, todos os tecidos do olho podem ser invadidos pelas microfilárias, que são encontradas também na câmara anterior. As microfilárias, ao morrer, determinam na córnea a alteração ocular mais comum e precoce na oncocercose, conhecida como ceratite *punctata* (caracterizada por diminutos pontos de opacificação), que se agrava, levando à ceratite esclerosante com a opacificação total da córnea e perda da visão. A princípio, apenas pontos esparsos, esbranquiçados, indicam o acometimento do órgão pelas microfilárias. Com o passar dos anos e a invasão de novas microfilárias, as lesões se expandem (Figura 36.4-B). As lesões oculares (deficiência visual parcial ou total) só aparecem em regiões de endemicidade alta e em pacientes com parasitismo intenso.

Lesões Linfáticas

Pode ocorrer infartamento dos linfonodos próximos das alterações cutâneas ricas em microfilárias, com adenopatias. Se a obstrução linfática for muito intensa e demorada, pode ocorrer edema linfático e fibrose nas áreas atingidas.

Disseminação

As microfilárias podem cair na corrente sanguínea via sistema linfático e disseminar-se para várias partes do corpo, sendo encontradas nos glomérulos renais (podendo ser eliminadas pela urina), líquido cerebroespinhal, atingindo a glândula pituitária, o nervo óptico e cerebelo. Talvez a corrente sanguínea seja a via por onde as microfilárias atinjam o globo ocular. As consequências da disseminação das microfilárias pelos diversos órgãos ainda não estão bem esclarecidas, mas poderiam estar relacionadas com as reações inesperadas após a terapêutica, como vertigens, desmaios, tosse com muco e urticária.

Diagnóstico

Clínico

Pelos sinais clínicos apresentados e pela sintomatologia do paciente e dados epidemiológicos pode-se suspeitar da oncocercose. É importante o diagnóstico diferencial dos nódulos oncocercóticos com as adenopatias, principalmente quando localizados nas regiões cervical, axilar e inguinal. É necessário também distingui-los de lipomas, cistos sebáceos ou epidérmicos e nódulos devido à cisticercose. Nestes

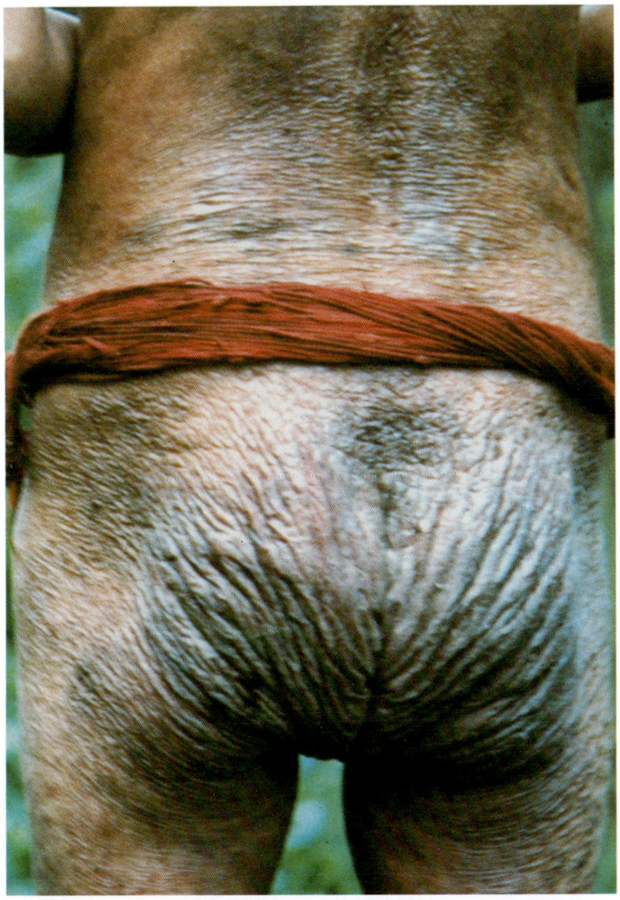

FIGURA 36.3. *Onchocerca volvulus*: Liquenificação cutânea em índio Yanomami, provocada pela presença de microfilárias (Original de Dr. Giovanini Evelim Coelho, Ministério da Saúde).

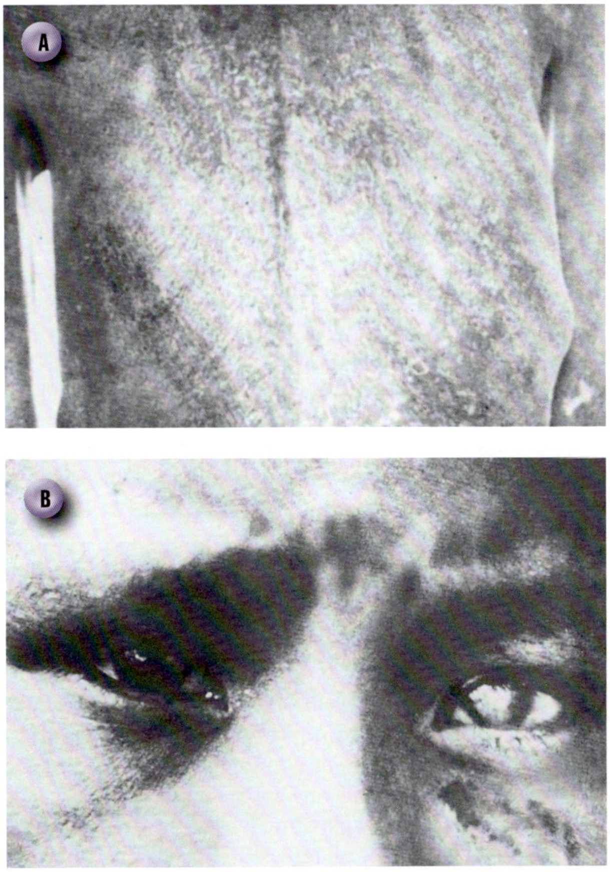

FIGURA 36.4. *Onchocerca volvulus*. **(A)** Liquenificação cutânea, provocada pela presença de microfilárias (WHO – Scientific Publication nº 298, 1974); **(B)** Opacificação da córnea (devido à microfilárias), causando cegueira (Rassi e cols., 1978).

casos, a definição do diagnóstico é por meio do exame histopatológico. As alterações da oncodermatite podem se confundir com as de outras dermatites associadas a prurido, edema, erupção papulosa, descamação, liquenificação e distúrbios de pigmentação. O diagnóstico laboratorial confirma a parasitose.

Laboratorial

Como a microfilária de *O. volvulus* não é rotineiramente encontrada na circulação sanguínea, o exame de sangue por gota espessa não é utilizado para o diagnóstico da oncocercose.

O diagnóstico laboratorial parasitológico baseia-se na identificação das microfilárias ou do verme adulto. A identificação das microfilárias é feita utilizando fragmentos de pele obtidos por biópsia. O melhor método é a retirada de um fragmento superficial da pele, com cerca de 2 mm de diâmetro ("retalho cutâneo") da região escapular e/ou quadril ou da região do corpo mais afetada. Esse fragmento, retirado com um esclerótomo, é incubado por 15 a 30 minutos com gotas de solução fisiológica sobre uma lâmina de vidro e coberto com lamínula. Em alguns minutos, as microfilárias abandonam o fragmento de pele, sendo vistas ao microscópio movimentando-se ativamente. Pode ser necessário retirar múltiplos fragmentos de pele de pacientes com infecções leves. Em áreas onde ocorrem infecções concomitantes com outras espécies de filarídeos, microfilárias de *Mansonella ozzardi* podem estar nos capilares sanguíneos do retalho cutâneo, dificultando o diagnóstico. Em caso de dúvida, deve-se corar as microfilárias pelo Giemsa e examinar as diferenças morfológicas (Capítulo 35 – Figuras 35.1 e 35.2). A identificação do verme adulto se dá através do estudo histopatológico realizado em material obtido por biópsia de nódulos. A ultrassonografia também pode ser usada para detecção dos nódulos de vermes de *O. volvulus* nos tecidos profundos.

Métodos de diagnóstico molecular (PCR) e imunológicos como os testes rápidos para detecção de anticorpos IgG4 contra antígeno Ov16 de *O. volvulus*, têm sido propostos, como alternativa ao doloroso exame parasitológico do "retalho cutâneo", ainda em uso. O teste rápido é útil para trabalhos de campo pela facilidade de execução e rapidez do resultado, que pode ser lido após 30 minutos, usando soro, plasma ou sangue humano.

- **Exames oftalmológicos:** são de grande valia para verificar a presença de lesões e microfilárias. Com auxílio de uma lâmpada de fenda pode-se identificar microfilárias no humor aquoso e na câmara anterior do olho.
- **Teste de Mazzotti:** utilizado quando não se consegue demonstrar o parasito por métodos convencionais. Este teste consiste em administrar, por via oral, 50 mg de Dietilcarbamazina ao paciente e verificar após algumas horas, o aparecimento de prurido, edema e dermatite, reações alérgicas do hospedeiro causadas pela morte de microfilárias de *Onchocerca* na pele. O teste não deve ser utilizado em indivíduos com parasitismo evidente e deve ser realizado com acompanhamento médico. O teste de Mazzotti está em desuso pela possibilidade de graves reações adversas na pele e nos olhos do paciente.

A metodologia do PCR-ELISA com base na sonda O-150 DNA para detecção de larvas de *O. volvulus* em simulídeos coletados em áreas endêmicas, tem sido empregada para estimar os níveis de transmissão do parasito no campo. É uma ferramenta útil para monitorar o progresso dos programas de controle da oncocercose nas diferentes áreas endêmicas do mundo.

Epidemiologia

A oncocercose tem uma ampla distribuição na África, onde se localizam mais de 99% dos casos mundiais. Nas Américas, é encontrada na atualidade nos focos isolados da Venezuela e norte do Brasil, estando próximo de se conseguir sua eliminação. A cegueira por oncocercose é considerada eliminada nas Américas desde 1995.

Na epidemiologia da parasitose existem três elos fundamentais: o ser humano parasitado, que é fonte de infecção, o *Simulium*, que é o transmissor, e o humano suscetível. Quanto ao ser humano parasitado, é sabido que apenas aquele que apresenta um índice de microfilariodermia superior a cinco microfilárias por miligrama de pele é considerado fonte de infecção eficiente. A oncocercose pode se instalar em qualquer indivíduo, independentemente de raça, idade e gênero. É mais rara antes do quarto ano de vida, e a prevalência eleva-se nas populações acima desta idade até os 30 anos, mantendo-se estacionária ou declinando lentamente entre os mais velhos. O grau de endemicidade numa região está relacionado com a proximidade de criadouros de *Simulium*, que são principalmente águas encachoeiradas (Capítulo 44). Na África, onde o principal vetor é o *S. damnosum, O. volvulus* já foi encontrada parasitando também gorilas e chimpanzés. No Brasil e demais países americanos este filarídeo só foi detectado em humanos.

No Brasil, o foco está restrito aos indígenas da etnia Yanomami no norte do Estado do Amazonas (vale do rio Toototobi e áreas adjacentes) e em Roraima (ao longo do rio Auaris e serra dos Surucucus), que se relaciona com os focos do sul da Venezuela (Figura 36.5). Em estudo realizado em 1973 por Moraes, Fraiha e Chaves, entre os Yanomami, na região do rio Toototobi (AM), foram encontrados 62,6% infectados entre 91 índios examinados pela biópsia de pele; 38,1% apresentavam oncocercomas e dois já apresentavam lesões oculares. Ao estudarem 57 índios na serra dos Surucucus (Roraima), empregando dupla biópsia de pele, 95% estavam parasitados. Esses e outros estudos, na época, comprovaram a existência da oncocercose no Brasil, na região Yanomami, principalmente em torno da serra do Parima, fronteira com a Venezuela. Com a criação do Distrito Sanitário Yanomami, o Ministério da Saúde implantou, em 1993, o Programa para eliminação da Oncocercose no Brasil, tratando (com ivermectina) e acompanhando os indígenas parasitados. Como parte deste Programa, Coelho e cols. (1998) examinaram 3.974 indígenas, nas 200 comunidades Yanomami existentes, encontrando 78 comunidades hiperendêmicas (prevalência > 60%); 37 comunidades mesoendêmicas; 57 comunidades hipoendêmicas; e 28 comunidades sem parasitados (Figura 36.5). As comunidades com maiores prevalências foram: Xitei (97,9% de exames positivos), Homoxi (88,7%), Tukuxim (85,3%), Surucucu (80,6%), Balawaú (76,6%) (Figura 36.5).

Nas últimas décadas existiu o risco da disseminação desta parasitose para outras regiões do Brasil, uma vez que, na área dos índios Yanomami, principalmente na serra dos Surucucus, há grandes jazidas minerais ricas em ouro, diamante e cassiterita, que são invadidas por garimpeiros que permanecem algum tempo, deslocando-se depois para diferentes partes do país. Como a microfilária da *O. volvulus* é capaz de sobreviver vários meses no hospedeiro, o parasito pode se dispersar, caso encontre um bom vetor em outras áreas.

Atualmente, o foco de oncocercose entre os Yanomami, compartilhado por Brasil e Venezuela, é o maior desafio para a eliminação da oncocercose nesses dois países e consequentemente nas Américas. Este foco apresenta dificuldades específicas: (a) uma população e área geográfica dividida por uma fronteira política; (b) difícil acesso físico em ambos os países (área de selva); e (c) as comunidades afetadas são nômades.

A intervenção mediante tratamentos coletivos, com altas coberturas em área endêmica da população Yanomami é a medida fundamental para se alcançar a meta de eliminação. Os resultados dos inquéritos recentes entre os Yanomami no Brasil mostram uma evolução notável e significativa quanto à redução da oncocercose, estando muito perto de ser alcançada a interrupção da transmissão.

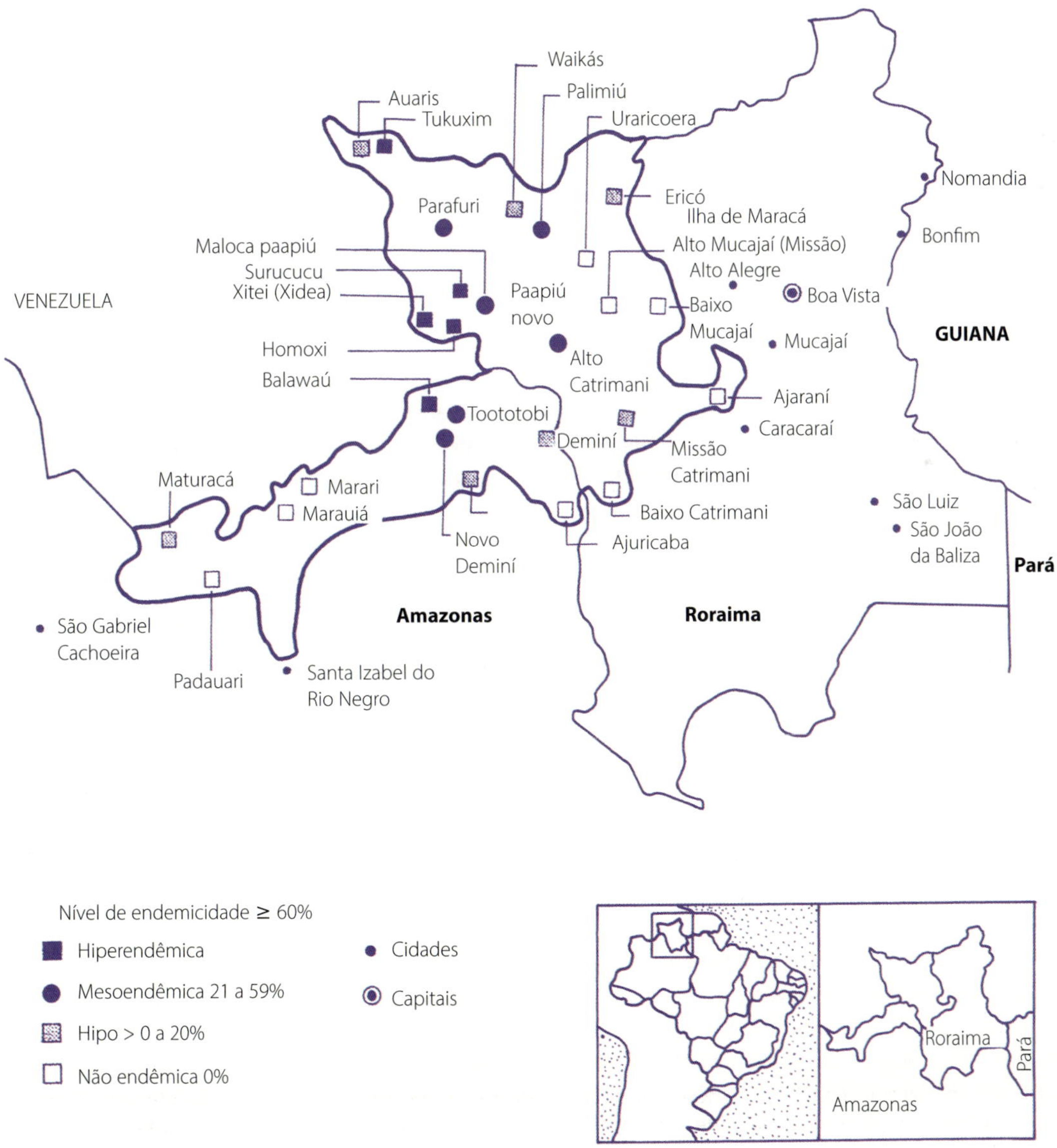

FIGURA 36.5. Distribuição geográfica da *Onchocerca volvulus* no Brasil (1999), Distrito Sanitário Yanomami: Norte do Amazonas e Roraima. Notar os diferentes níveis de endemicidade. (Gentilmente fornecida pelo Dr. Giovanini Evelim Coelho, Ministério da Saúde.)

Profilaxia

A profilaxia da oncocercose é extremamente difícil, trabalhosa e lenta. Consiste principalmente no tratamento dos parasitados com terapêutica adequada e combate ao inseto vetor "borrachudo" com o uso de larvicidas e inseticidas biodegradáveis, cuja aplicação é complicada devido aos tipos de criadouros, situados em áreas de difícil acesso representadas pelos rios com cachoeiras e corredeiras (Capítulo 44). Deve-se fazer a proteção dos humanos sadios com uso de repelentes e roupas adequadas, o que não é fácil devido às condições sociais e climáticas das regiões endêmicas. O controle baseia-se principalmente na redução da carga parasitária da população, sendo recomendado o tratamento em massa com ivermectina em dose única semestral ou anual em áreas com elevadas prevalências de parasitados.

Para se evitar a disseminação da parasitose, é necessário o exame de todo migrante que tenha permanecido por algum tempo em áreas endêmicas. Por exemplo, no Brasil, garimpeiros, soldados do exército, missionários, ou qualquer outra pessoa que tenha tido contato prolongado com os índios Yanomami.

Tratamento

Até o final da década de 1980 o tratamento da oncocercose em larga escala era impraticável, pois os compostos disponíveis (dietilcarbamazina, suramina) eram dispensados sob estrito controle médico, devido às sérias reações adversas que comprometiam inclusive a vida dos pacientes. A ivermectina, um antiparasitário pertencente à classe das lactonas macrocíclicas, inicialmente de uso exclusivo em parasitologia veterinária, foi liberada para uso em humanos em 1987. Desde então é o medicamento de escolha para o tratamento da oncocercose. A ivermectina estimula a liberação do ácido gama-aminobutírico (GABA) nas terminações nervosas dos parasitos, inibindo a transmissão de impulsos nervosos, provocando em consequência sua paralisia e morte. O tratamento recomendado pela OMS é dose única de 150 a 200 µg/kg de peso (via oral) administrada semestralmente ou anualmente para ser efetiva. Esta dose destrói as microfilárias, impedindo a ampliação das lesões cutâneas e também atenuando ou impedindo o acometimento do globo ocular. Quando há morte de microfilárias na pele, o paciente pode apresentar reações gerais (edemas, pruridos, febre, mialgia, cefaleia, vômito, dispneia), porém menos pronunciadas que as provocadas por outros medicamentos. Embora a ivermectina seja eficaz contra microfilárias, não tem efeito sobre os vermes adultos. O tratamento recomendado com dose única semestral de 150 a 200 µg/kg de peso é suficiente para prevenir o desenvolvimento de lesões oculares.

A ivermectina também tem sido recomendada em campanhas profiláticas, e seu emprego em tratamento em massa com doses únicas semestrais/anuais, juntamente com medidas de combate ao vetor, tem reduzido a prevalência e incidência da doença nas regiões endêmicas. Nas Américas, com o apoio do "Programa de Eliminação da Oncocercose nas Américas" (OEPA), uma estratégia de tratamento com ivermectina em duas doses anuais em pelo menos 85% das populações elegíveis em todas as comunidades endêmicas dos países endêmicos mostrou muito bons resultados, sendo efetiva na redução da transmissão ou mesmo eliminação dessa parasitose. A avaliação oftalmológica tem demonstrado que a enfermidade ocular (ceratite *punctata* e microfilárias na câmara anterior do olho) tem diminuído significativamente nesses focos, como também as prevalências de parasitados.

Apesar de as reações adversas observadas nos pacientes serem mais brandas que as causadas por outros medicamentos no tratamento da oncocercose, a ivermectina é contraindicada em gestantes e lactentes. Reações adversas graves podem eventualmente ocorrer em pessoas com elevada carga parasitária de *Loa loa* (filarídeo encontrado na África).

Em relação aos vermes adultos, na ausência de medicamento eficaz, pode-se fazer a remoção cirúrgica dos nódulos palpáveis.

Brugia malayi (Bucley e Edeson, 1956) e *Brugia timori* (Partono, 1977)

Brugia malayi e *Brugia timori*, assim como a *Wuchereria bancrofti* (capítulo anterior), também são causadoras da filariose linfática humana, mas não são encontradas no Brasil nem nas Américas e África.

A *Brugia malayi* é encontrada no Sul e Sudeste da Ásia, e no Pacífico Oriental, notadamente na Índia, Indonésia, Malásia, Filipinas e Tailândia. A *Brugia timori* é encontrada no Leste da Indonésia, nas ilhas de Timor e pequenas ilhas adjacentes. Dos aproximadamente 100 milhões de portadores de filariose linfática no mundo, em torno de 90% estão infectados por *W. bancrofti* e os remanescentes por *B. malayi* ou *B. timori* (minoria).

A *B. malayi* pode parasitar humanos, primatas, animais domésticos (principalmente gatos) e animais silvestres, enquanto a *B. timori* só infecta seres humanos. Os vermes adultos, de ambas as espécies, têm aspecto branco leitoso e são encontrados nos vasos linfáticos dos hospedeiros, com aspecto semelhante à *W. bancrofti* (mas são menores), os machos medem em torno de 2 cm e as fêmeas medem aproximadamente 5 cm. As microfilárias destas espécies também apresentam "bainha" de revestimento e são diferenciadas das de outros filarídeos de acordo com dimensões, espaços cefálicos e núcleos caudais (Capítulo 35 – Figura 35.2). As microfilárias de *B. malayi* medem em torno de 230 µm de comprimento, podem se apresentar no sangue periférico do hospedeiro sob a forma periódica noturna (maior frequência) ou sob as formas subperiódica ou aperiódica (menos comum), dependendo da área endêmica. Ambas as espécies de *Brugia* podem ser encontradas em áreas endêmicas para *W. bancrofti* e podem coinfectar o mesmo hospedeiro humano, mas são transmitidas por diferentes espécies de insetos vetores. *B. malayi* é transmitida primariamente por espécies de *Mansonia*, *Aedes* e *Anopheles,* embora mosquitos *Culex* também possam atuar como vetores. A forma periódica noturna é transmitida por mosquitos dos gêneros *Anopheles* e *Mansonia,* e a forma subperiódica ou aperiódica é transmitida principalmente por mosquitos do gênero *Mansonia.* Microfilárias de *B. timori* apresentam periodicidade noturna no sangue periférico do hospedeiro e são transmitidas exclusivamente por mosquitos do gênero *Anopheles*. O ciclo biológico destes parasitos é semelhante ao da *W. bancrofti*.

As manifestações clínicas causadas por essas duas espécies de parasitos em humanos são parecidas com aquelas causadas pela *W. bancrofti,* exceto que alterações genitais são muito raras e as renais não são verificadas no parasitismo pelo gênero *Brugia*. Os sintomas causados por *Brugia* aparecem mais cedo que aqueles causados por *W. bancrofti*.

O diagnóstico e o tratamento são realizados da mesma forma que os descritos para *W. bancrofti* (Capítulo 35). Um teste de imunocromatografia rápida usando antígeno recombinante BmR1 para a detecção de IgG4 foi desenvolvido para o diagnóstico de infecção por *Brugia malayi* e *B. timori* (*Brugia Rapid Test*).

A filariose devida a parasitos do gênero *Brugia*, assim como a filariose bancroftiana, também é alvo do Programa Global para Eliminação da Filariose Linfática desencadeado pela OMS.

Mansonella ozzardi (Manson, 1897)

A *Mansonella ozzardi* é o único filarídeo humano autóctone das Américas, com focos desde o México até a Argentina. Na América Central é encontrada no Panamá, Guatemala e grande número de ilhas do Caribe como Trinidad e Tobago, São Vicente, Santa Lúcia, Martinica, Dominica, Antígua, Barbados, Guadalupe, Haiti, República Dominicana e Porto Rico. Na América do Sul ocorre na Colômbia, Venezuela, Guiana, Suriname, Peru, Bolívia, Brasil e Norte da Argentina. Esse parasito foi descrito pela primeira vez no Brasil pela Dra. Maria Deane em 1949, em Manaus, Amazonas. No Brasil os focos estão no Amazonas (em comunidades ribeirinhas e indígenas), em Roraima (entre os indígenas Macuxi), Mato Grosso (entre os indígenas do Alto rio Xingu) e recentemente foram também identificados focos em comunidades ribeirinhas e indígenas no estado do Acre, na fronteira com o Amazonas. No estado do Amazonas detectam-se elevadas prevalências de microfilarêmicos (acima de 20%) em ribeirinhos no rio Purus, rio Ituxi, no alto rio Negro, ao longo do rio Solimões, em Pauini e Boca do Acre. A mansonelose afeta principalmente indivíduos do gênero masculino e mais idosos, que têm suas atividades diárias ligadas ao campo ou às margens dos rios (pescadores ou agricultores).

A fêmea do parasito mede entre 6 e 8 cm de comprimento, e o macho entre 2,5 e 3 cm. Pouco se sabe sobre seu tempo de vida, mas estima-se que tenham uma longevidade de 6 a 8 anos. Os vermes adultos são encontrados no mesentério, no tecido conjuntivo subperitoneal, e nas membranas serosas da cavidade abdominal do hospedeiro humano. As microfilárias são pequenas (aproximadamente 200 µm), não possuem "bainha" de revestimento, têm cauda fina sem núcleos no final (Figura 36.6) e são encontradas no sangue periférico do hospedeiro humano sem apresentar periodicidade. Como também podem ser encontradas em capilares no tecido subcutâneo de parasitados,

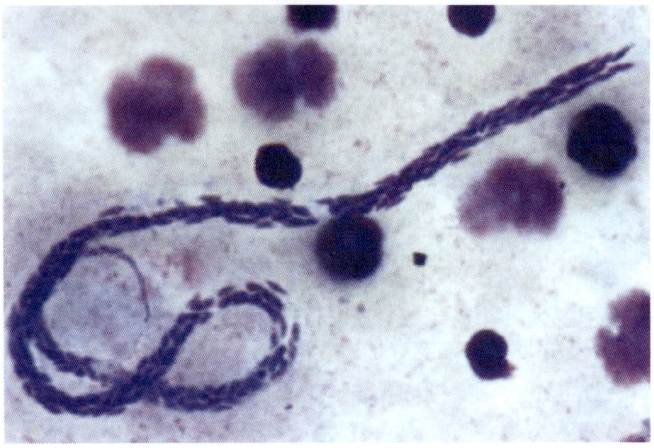

FIGURA 36.6. Microfilária de *Mansonella ozzardi* em gota espessa de sangue corada com Giemsa. Observar a ausência de "bainha" de revestimento. (Original dos Profs. Gilberto Fontes e Eliana Maria Mauricio da Rocha.)

deve-se fazer o diagnóstico diferencial com microfilárias de *O. volvulus*.

O ciclo biológico da *M. ozzardi* envolve humanos e insetos. A transmissão é feita por dípteros Ceratopogonidae do gênero *Culicoides* (maruim ou mosquito pólvora) na América Central e nas ilhas do Caribe. Na América do Sul, os transmissores são simulídeos (pium ou borrachudo). No Brasil, três espécies de simulídeos são incriminadas como transmissores de *M. ozzardi*: *Simulium amazonicum* e *S. argentiscutum* no Amazonas e *S. oyapockense* em Roraima. No Mato Grosso ainda não se sabe quais as espécies transmissoras. Nos hospedeiros invertebrados, as microfilárias ingeridas durante um repasto sanguíneo em um indivíduo parasitado desenvolvem-se entre 9 e 14 dias, até larvas L3 infectantes, que migram para a probóscida e irão atingir novo hospedeiro vertebrado em um próximo repasto sanguíneo. Ao penetrarem no hospedeiro humano, essas larvas irão se desenvolver até vermes adultos em período de aproximadamente 1 ano.

A patogenicidade da *M. ozzardi* ainda não é bem definida, sendo a maioria das pessoas infectadas, assintomáticas. Entretanto, o parasito pode causar no hospedeiro sintomas e sinais como febre, cefaleia, tontura, dores articulares (principalmente nos joelhos e tornozelos), frieza e formigamento nas pernas, linfadenopatia, adenite inguinocrural, placas eritematopruriginosas e edemas de membros inferiores. O paciente pode apresentar eosinofilia sanguínea, e os sinais e sintomas são mais evidentes em indivíduos com alta parasitemia. Estudos recentes tentam mostrar associação entre a ocorrência de alterações oculares com a mansonelose, mas isso ainda não está comprovado.

O diagnóstico parasitológico no indivíduo baseia-se na busca e identificação de microfilárias no sangue, coletado a qualquer hora do dia, utilizando as mesmas técnicas já descritas para detecção de microfilárias de *W. bancrofti*, como gota espessa de sangue ou esfregaço sanguíneo e filtração de sangue em membrana de policarbonato (Capítulo 35). Técnicas moleculares como a reação em cadeia da polimerase (PCR), e mais recentemente a técnica de amplificação isotérmica de DNA mediada por loop (LAMP), são alternativas para melhorar a sensibilidade do diagnóstico.

O tratamento recomendado é ivermectina em dose única de 150 a 200 µg/kg de peso (via oral), administrada semestralmente ou anualmente, como na oncocercose. Não se conhece medicamento que elimine os vermes adultos e, portanto, o tratamento disponível é eficaz na eliminação das microfilárias. Esta dosagem é suficiente para eliminar as microfilárias do sangue ou reduzir a microfilaremia em poucas horas. A dietilcarbamazina não é eficaz na eliminação das microfilárias de *M. ozzardi*.

Trabalhos realizados por Basano e cols. (2014; 2018) com ribeirinhos no Amazonas mostraram a eficácia da ivermectina em dose única de 150 µg/kg de peso para tratar infecções por *M. ozzardi*. Os 74 pacientes tratados tiveram redução total de microfilaremia nos primeiros dias, que persistiu até 360 dias após o tratamento, sem apresentarem reações adversas relevantes. A supressão prolongada de microfilaremia (12 meses) e ausência de reações adversas graves sugerem a possibilidade de usar esta medicação para controle da mansonelose.

Mansonella perstans (Manson, 1891)

A *Mansonella perstans*, conhecida anteriormente como *Dipetalonema perstans*, é encontrada na África tropical, onde tem ampla distribuição e elevadas prevalências em países como Zaire, Gana, Serra Leoa, Zâmbia, Nigéria, Uganda e Senegal. Em alguns países ocorrem juntamente com outros filarídeos como *Loa loa* e *Onchocerca volvulus*. Nas Américas é encontrada no México, Panamá, na Colômbia, Venezuela, Guiana, no Suriname e em Trinidad e Tobago. No Brasil, sua ocorrência foi assinalada, há poucos anos, na região do Alto Rio Negro, no Amazonas, na fronteira com a Colômbia, ocorrendo concomitantemente com a *M. ozzardi*. O macho mede em torno de 4 cm e a fêmea, aproximadamente 8 cm. Os vermes adultos vivem no mesentério e na cavidade peritoneal de humanos e algumas espécies de macacos. As microfilárias medem cerca de 200 µm, não possuem "bainha" de revestimento e são encontradas no sangue periférico sem exibir periodicidade. Diferem das microfilárias de *M. ozzardi*, pois estas apresentam os núcleos caudais em uma fileira e a *M. perstans* em duas fileiras atingindo a extremidade caudal, que é mais grossa (Capítulo 35 – Figura 35.2). Apresenta maiores prevalências nos indivíduos adultos do que nos mais jovens e é significativamente mais prevalente no gênero masculino em relação ao feminino.

Na África, a transmissão é feita por dípteros do gênero *Culicoides* de várias espécies. Na América Latina os vetores não são ainda bem definidos, mas também se acredita que sejam do gênero *Culicoides*. O ser humano é a principal fonte de infecção, ainda que alguns símios africanos sejam considerados reservatórios. A maioria das infecções é assintomática, mas em alguns casos, o portador pode apresentar febre, reações alérgicas, edemas, prurido cutâneo, dores no corpo e nas articulações e fadiga.

As microfilárias são encontradas no sangue e para o diagnóstico são utilizados exames semelhantes aos já descritos para *W. bancrofti* e *M. ozzardi*, com sangue colhido a qualquer hora do dia, já que as microfilárias são aperiódicas (Capítulo 35). Em áreas de ocorrência conjunta com *M. ozzardi*, ou ainda *O. volvulus* e *L. loa*, é necessário o diagnóstico diferencial e para isso é importante reconhecer as diferenças morfológicas interespecíficas entre as microfilárias (Capítulo 35 – Figura 35.2).

O medicamento comumente utilizado para o tratamento da *M. perstans* é a dietilcarbamazina (DEC) na dosagem de 6 mg/kg/dia durante 21 dias. Contudo, apresenta-se às vezes ineficaz, por isso são necessários repetidos ciclos de tratamento para eliminar a infecção.

Mansonella streptocerca (Macfie e Corson, 1922)

A *Mansonella streptocerca*, conhecida anteriormente como *Dipetalonema streptocerca*, é encontrada em áreas de florestas tropicais no oeste e centro da África, principalmente Gana, Congo e Zaire. Os vermes adultos fêmeas medem em torno de 2,5 cm de comprimento e os machos em torno de 1,7 cm, e vivem na derme e no tecido subcutâneo de macacos e humanos, de preferência no dorso. As microfilárias, sem bainha, medem em torno de 210 µm de comprimento (Capítulo 35 – Figura 35.2), não circulam no sangue e são encontradas no tecido subcutâneo, podendo ser confundidas com as de *O. volvulus*. Os vetores são Ceratopogonidae (Diptera) da espécie *Culicoides grahami*, conhecidos como maruins ou mosquitos pólvora.

O parasito é considerado em geral apatogênico, mas as manifestações clínicas, quando presentes são: dermatite com prurido intenso, progredindo com linfangites, adenopatia inguinal e linfedema, acometendo principalmente os membros inferiores.

Deve-se fazer o diagnóstico diferencial, principalmente com a *O. volvulus*, pois ambas são encontradas no tecido subcutâneo. Uma característica marcante é que a microfilária de *M. streptocerca* possui cauda grossa e encurvada, tipo gancho (Capítulo 35 – Figura 35.2). As técnicas de diagnóstico parasitológico são as mesmas utilizadas para o diagnóstico de microfilárias da *Onchocerca volvulus* (ver neste capítulo).

O tratamento com a dietilcarbamazina (DEC) é eficaz em indivíduos parasitados com idade acima de 10 anos em doses de 100 mg, três vezes ao dia durante 20 dias. A DEC é micro e macrofilaricida para esse parasito. A ivermectina em dose única de 200 µm/kg de peso mostra ação microfilaricida. A reação adversa mais comum no tratamento com a ivermectina ou a DEC é o prurido, que pode ser moderado ou intenso. O tratamento com DEC pode levar o paciente a apresentar pápulas cutâneas contendo vermes adultos mortos.

Dirofilaria immitis (Leidy, 1856)

A *Dirofilaria immitis* é um filarídeo encontrado em cães, lobos, raposas e felídeos, atingindo eventualmente humanos (hospedeiros acidentais). Quando o parasito

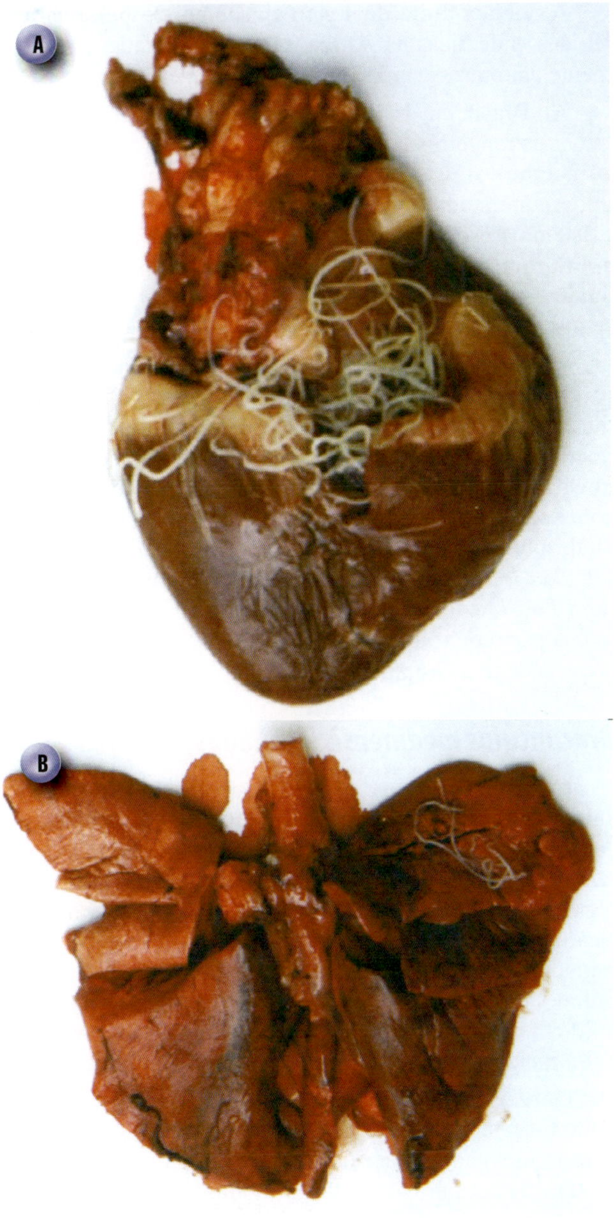

FIGURA 36.7. Coração e pulmão de cão com vermes adultos de *Dirofilaria immitis*. (Original de Wendell A. Pinheiro de Almeida.)

infecta canídeos e felídeos causa a doença dirofilariose. A *D. immitis* tem ampla distribuição geográfica, ocorrendo em áreas tropicais, subtropicais e temperadas, principalmente em regiões costeiras. Nos hospedeiros definitivos (canídeos e felídeos), os vermes adultos têm como hábitat o coração (ventrículo direito) e a artéria pulmonar (Figura 36.7). Os vermes adultos machos medem aproximadamente 16 cm de comprimento e as fêmeas, em torno de 30 cm. As microfilárias sem bainha medem entre 220-330 μm de comprimento, têm a cauda pontiaguda e são encontradas no sangue sem periodicidade circadiana. Os hospedeiros intermediários são mosquitos dos gêneros *Culex, Aedes, Anopheles, Mansonia* e *Psorophora,* os quais se infectam com microfilárias quando se alimentam em animais parasitados. No interior dos insetos vetores, as microfilárias se transformam em larvas, L1, L2 e atingem o estádio de larva L3 infectante, 10 a 15 dias após a infecção do mosquito vetor. Em um próximo repasto sanguíneo essas larvas L3 atingem o hospedeiro vertebrado e no sangue irão evoluir até vermes adultos.

O diagnóstico parasitológico em cães é realizado pela pesquisa de microfilárias no sangue utilizando as mesmas técnicas empregadas para detecção de microfilárias de *W. bancrofti*, como a gota espessa de sangue ou o esfregaço sanguíneo, e técnicas de concentração como o método de Knott ou a filtração de sangue em membrana de policarbonato (Capítulo 35). O sangue a ser examinado pode ser colhido a qualquer hora do dia, já que as microfilárias não apresentam periodicidade. Testes baseados na pesquisa de antígenos circulantes do parasito também estão disponíveis, como o ensaio imunoenzimático (ELISA) e a imunocromatografia rápida.

O tratamento dos cães é feito normalmente com a ivermectina para eliminação das microfilárias. O cloridrato de melarsomina é a medicação indicada para combate a vermes adultos de *D. immitis*. A morte de microfilárias e vermes adultos pode causar sérias complicações em cães com elevada carga parasitária.

A distribuição geográfica da enfermidade é mundial, com casos registrados na África, Ásia, Austrália, Europa e nas Américas. No Brasil, a dirofilariose canina é considerada uma endemia. A frequência da zoonose em cães no Brasil é pouco conhecida, no entanto, pesquisas mostraram prevalências de 13,6%, 24,8% e 2,1% em áreas das cidades do Rio de Janeiro, Niterói e Maceió, respectivamente. Trabalhos mostraram que nas regiões Nordeste, Sudeste, Centro-Oeste e Sul, as prevalências médias de microfilárias circulantes foram 10,6%, 17,2%, 5,8% e 12,0%, respectivamente, demonstrando a localização mais litorânea da infecção em cães.

No ser humano, o ciclo de vida do parasito não se completa até a fase adulta e os vermes imaturos ou larvas L4 que morrem no coração são carreados para os pulmões, através da artéria pulmonar, podendo produzir nódulos e sintomas de embolismo, causando a dirofilariose pulmonar humana. A característica mais comum é um nódulo pulmonar solitário que mimetiza câncer de pulmão. Esta infecção já foi descrita em alguns países do sul da Europa, Ásia e Américas, sendo que, dos mais de 250 casos reportados na literatura, 133 ocorreram nos EUA e 50 no Brasil, mas acredita-se que esta parasitose seja subdiagnosticada em nosso meio.

O diagnóstico diferencial entre dirofilariose pulmonar humana e outras patologias pulmonares severas como neoplasias é necessário. Exames de imagem mostrando nódulos isolados associada à biópsia da lesão granulomatosa em forma de moeda é conclusiva para o diagnóstico. O tratamento da dirofilariose pulmonar humana consiste na identificação e ressecção cirúrgica das larvas do parasito presentes nas lesões pulmonares, quando o diagnóstico é confirmado pelo exame histopatológico da amostra. A ressecção do nódulo não somente estabelece o diagnóstico como também a cura.

Loa loa (Cobbold, 1864)

A *Loa loa* é um filarídeo cujos vermes adultos têm como hábitat o tecido subcutâneo humano, sendo responsáveis pelo aparecimento de tumores temporários conhecidos como "tumores de Calabar". Os vermes adultos podem migrar e também instalar-se na conjuntiva ocular, razão pela qual a infecção é também conhecida na África como "verme do olho". O parasito é encontrado em áreas de floresta tropical no oeste e centro da África, ao sul do Saara.

Os vermes adultos machos medem em torno de 3 cm de comprimento e as fêmeas, entre 5 e 7 cm. As microfilárias possuem "bainha" de revestimento, apresentam periodicidade diurna no sangue periférico; medem entre 230 e 250 µm de comprimento e assemelham-se às de *W. bancrofti*, com a diferença que seus núcleos vão até a extremidade caudal (Capítulo 35 – Figura 35.2).

Os hospedeiros invertebrados são tabanídeos (mutucas) do gênero *Chrysops* (somente as fêmeas são hematófagas). As microfilárias ingeridas pelos insetos vetores desenvolvem-se até larvas de terceiro estádio (entre 10 a 12 dias), migram para a probóscida e são transmitidas a novos hospedeiros pela picada dos tabanídeos. O período pré-patente é em torno de 1 ano e os vermes adultos vivem até 10 anos.

Há pacientes que não desenvolvem sintomas ou estes demoram meses para aparecer. Os vermes adultos vivem livremente no espaço subcutâneo dos seres humanos (tronco, pernas, braços, mãos), podendo provocar coceira e inchaços não dolorosos no corpo, mais comumente próximo de articulações. Quando estão parados, provocam reação inflamatória localizada, edema e tumores dolorosos, que desaparecem quando os vermes se movem. Os tumores podem ser removidos cirurgicamente. Vermes adultos e microfilárias também podem migrar para a conjuntiva ocular, podem atingir a câmara anterior do olho e o tecido subcutâneo das pálpebras, produzindo sintomas exuberantes como dor ocular, prurido, lacrimejamento e sensação de corpo estranho. A remoção cirúrgica dos vermes localizados nos olhos fornece alívio imediato, no entanto, não cura a infecção, pois o parasito é frequentemente encontrado em outras partes do corpo.

O diagnóstico parasitológico é feito pelo encontro de microfilárias no sangue utilizando as mesmas técnicas empregadas para detecção de microfilárias de *W. bancrofti*, como a gota espessa de sangue, o esfregaço sanguíneo, o método de Knott e a filtração de sangue em membrana de policarbonato (Capítulo 35). O sangue a ser examinado pode ser colhido durante o dia, já que as microfilárias apresentam periodicidade diurna. O diagnóstico também pode ser feito através de exames oftalmológicos com encontro de microfilárias ou vermes adultos no globo ocular. O hemograma pode mostrar elevada eosinofilia. As microfilárias estão presentes em apenas 30% das infecções, e nem sempre se consegue comprovar a presença dos vermes adultos. Portanto é necessário o desenvolvimento de novos testes diagnósticos baseados no encontro de biomarcadores, com sensibilidade suficiente para evidenciar todos os casos de loíase.

A doença afeta dois a três milhões de pessoas nas regiões endêmicas na África, sendo encontrada eventualmente em outros continentes em imigrantes africanos.

No Brasil, em 1979, em Pirapora (MG), foram encontrados estrangeiros portando essa filária, mas nenhum caso autóctone foi diagnosticado. Esse dado mostra como é importante a adaptação do parasito ao vetor. Sabe-se que existem 64 espécies de *Chrysops* nas Américas e que aqui aportaram numerosos africanos portadores de *Loa loa* durante o tráfico de escravos, sem que a parasitose tenha se instalado.

O tratamento para *Loa loa* é semelhante ao utilizado para a filariose linfática. O medicamento de escolha é a dietilcarbamazina na dose de 6 mg/kg/dia, durante 12 dias. Há relatos de que o tratamento com ivermectina de pacientes infectados com *O. volvulus* ou *W. bancrofti* e coinfectados com *Loa loa*, pode ocasionar encefalopatia, ocasionalmente fatal, sobretudo em indivíduos com elevada microfilaremia por *Loa loa*. Esta reação adversa devido ao parasitismo com *Loa loa* tem sido um obstáculo ao tratamento em massa para controle da oncocercose e filariose linfática em áreas coendêmicas para *Loa loa*.

Dracunculus medinensis (Linnaeus, 1758)

O *Dracunculus medinensis* é um filarídeo do tecido subcutâneo humano, encontrado atualmente apenas na África. No Brasil, no tempo da escravidão ocorreu um foco em Feira de Santana (Bahia), extinto posteriormente. Este Nematoda, conhecido como verme de Guiné ou filária de Medina, é o maior dos parasitos teciduais que afeta o ser humano. A fêmea adulta, que pode carrear de um a três milhões de embriões ou microfilárias, mede em torno de 60 a 80 cm de comprimento e 2 mm de diâmetro e o macho, aproximadamente 5 cm de comprimento.

Os vermes adultos se localizam nas pernas, mas podem ser encontrados em outras partes do corpo que, com frequência, entram em contato com a água. Quando as fêmeas do parasito estão grávidas, deixam o tecido subcutâneo do hospedeiro e migram para a derme, onde formam uma pápula, que se torna vesiculada e finalmente se rompe, causando uma úlcera. Na ocasião em que o hospedeiro humano, com esta vesícula rompida, entra na água, a fêmea do parasito exterioriza a porção anterior do corpo, onde se encontra o útero que, em contato com a água, rompe-se e libera os embriões. Estes nadam e são ingeridos por pequenos crustáceos do gênero *Cyclops*, que medem entre 1 e 2 mm de comprimento e são os hospedeiros invertebrados do parasito. Os embriões do parasito perfuram a parede do trato digestivo do *Cyclops*, fixam-se nos músculos do abdome e transformam-se em larvas que atingem o terceiro estádio ou larvas infectantes 12 a 15 dias depois, em temperaturas em torno de 26°C. O ser humano se infecta somente ao ingerir água contendo *Cyclops* com larvas infectantes do *D. medinensis*. No estômago do ser humano, os *Cyclops* são destruídos e as larvas do parasito livres do vetor penetram na parede do intestino delgado, caem na circulação e alcançam o tecido subcutâneo, onde se desenvolvem em vermes adultos. Cerca de 1 ano após a infecção, as fêmeas grávidas, cheias de embriões, migram pelo tecido subcutâneo do hospedeiro, dando origem aos sintomas característicos da dracunculíase. Essas migrações causam dor severa, especialmente nas áreas ao redor das articulações. Frequentemente, antes da formação das vesículas, ocorre prurido local intenso, eritema, urticária e edema. Quando o verme emerge, na maioria das vezes dos pés, perfurando a pele, causa uma úlcera e uma dor intolerável é acompanhada de febre, náusea e vômitos. Se uma pessoa infectada caminha por uma fonte de água, uma sensação de queimadura, causada pela emergência do verme, é relatada.

Quando os vermes não conseguem alcançar a pele e morrem, há desintegração e calcificação dos mesmos, e o paciente apresenta sintomas alérgicos. Nas vesículas formadas na pele, os vermes liberam toxinas que provocam irritação e inflamação local. Severas infecções bacterianas secundárias podem ocorrer nos locais onde aparecem as úlceras causadas pela emergência dos vermes adultos.

Os nativos africanos retiram os parasitos adultos enrolando-os lentamente com pinças de pau. Não existe terapêutica específica, mas pode-se usar tiabendazol por via oral, que estimula a saída espontânea dos vermes ou permite que os mesmos sejam extraídos com maior facilidade.

Apenas os seres humanos são responsáveis pela manutenção do ciclo de transmissão deste parasito. É possível quebrar a transmissão aplicando medidas simples como filtração sistemática da água usada para beber, eliminando o *Cyclops*. Também se deve impedir que humanos parasitados se banhem ou mergulhem os pés em fontes de água usadas para beber pela comunidade.

Até 2020, a Organização Mundial de Saúde (OMS) havia conferido certificado de erradicação a 198 países e territórios que eram considerados endêmicos para dracunculíase. O "Programa Global de Erradicação da Dracunculíase" apresentou significante progresso nos últimos anos. Sete países ainda necessitam de certificação da erradicação, entre eles a República Democrática do Congo, sem casos recentes de dracunculíase. Sudão e Angola estão em fase de pré-certificação e juntamente com os demais quatro países (Chade, Etiópia, Sudão do Sul e Mali), apresentaram menos de 30 casos em 2020.

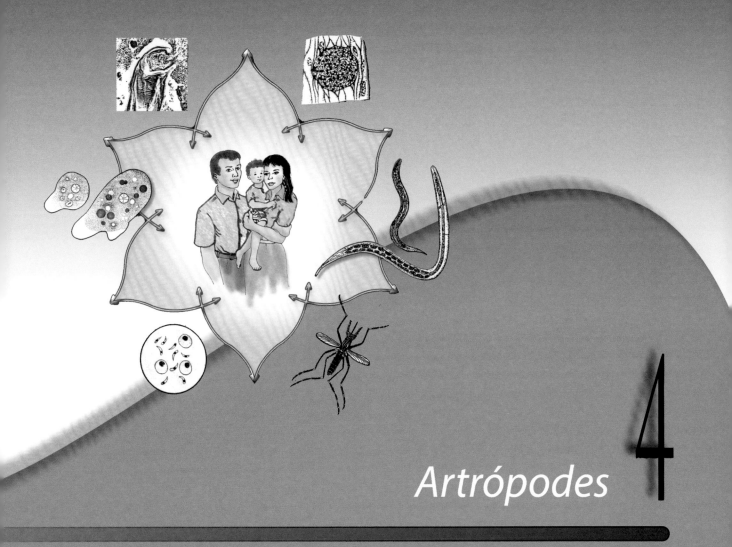

4 Artrópodes

37

Filo Arthropoda e Hematofagia

Nelder de Figueiredo Gontijo
David Pereira Neves

Introdução

O nome *Arthropoda* significa pés articulados (*podos* = pés; *arthro* = articulação). É o filo que apresenta o maior número de indivíduos do reino animal, possuindo hoje mais de 1.500.000 espécies já descritas. Possuem simetria bilateral, com esqueleto externo (exoesqueleto) formado pelo tegumento. Este, por sua vez, compreende a epiderme e a cutícula com três camadas. O tegumento, sendo a camada externa dos artrópodes, possui as funções de proteção, sustentação e impede a perda de água. A cutícula é secretada pela epiderme que, quando recente, é flexível, mole; entretanto, passado algum tempo após a secreção, pode tornar-se esclerotisada, isso é enrijecida. Um de seus principais componentes é a quitina, um carboidrato estrutural muito comum neste grupo de animais.

Em algumas articulações, a cutícula permanece flexível, por apresentar a resilina, uma proteína cuticular bastante flexível e elástica. A existência do exoesqueleto, que é rígido, impede o crescimento contínuo dos artrópodes; este crescimento ocorre somente durante as mudas ou ecdises e consiste na substituição do tegumento velho por um novo, durante as diferentes etapas do desenvolvimento do artrópode. Os apêndices locomotores ou alimentares são articulados e dispostos aos pares. O corpo é dividido em duas porções (cefalotórax e abdome, cabeça e tronco) ou três (cabeça, tórax e abdome). Internamente, os artrópodes apresentam uma cavidade geral, denominada hemocele, que se apresenta cheia de hemolinfa, um líquido que banha os órgãos internos: os aparelhos respiratório, circulatório, nervoso, digestivo, excretor e reprodutor. A superfície do corpo dos artrópodes é formada pela união de várias placas ou escleritos, unidos por suturas ou sulcos. Apresentam numerosas cerdas, acúleos, tubérculos e esporões, importantes na sistemática e com funções variadas: proteção, secreção, excreção etc. A união dos escleritos forma anéis ou metâmeros que possuem as seguintes denominações: os escleritos dorsais são chamados tergitos e compõem o tergo ou noto; os escleritos ventrais são chamados esternitos e compõem o esterno ou ventre; os escleritos laterais, chamados pleuritos, compõem a pleura. Outros aspectos morfológicos serão vistos durante o estudo de cada grupo ou espécie.

Classificação

O filo Arthropoda, segundo Grimaldi e Engel (2005), está subdividido nos seguintes subfilos e classes, conforme a Tabela 37.1.

Tabela 37.1
Classificação do Filo Arthropoda

Filo Arthropoda			
Subfilo Arachnomorpha			
	Superclasse Chelicerata		
		Classes:	Arachnida (escorpiões, aranhas, carrapatos)
			Xiphosura (límulos – caranguejos pata-de-cavalo)
Subfilo Mandibulata			
	Superclasse Crustacea (camarões, lagostas, pitus, caranguejos)		
		Classes:	Branchiopoda
			Remipedia
			Cephalocarida
			Maxillopoda
			Ostracoda
			Malacostraca
	Superclasse Panhexapoda (Epiclasse Hexapoda)		
		Classes:	Entognatha (hexápodes primitivos)
			Insecta (Ectognatha – moscas, pulgas, borboletas)
	Superclasse Myriapoda		
		Classes:	Chilopoda (centopeias)
			Symphyla (sínfilos de terra vegetal)
			Pauropoda (paurópodos de húmus)
			Diplopoda (milipés – piolhos-de-cobra)

As Tabelas 37.2 a 37.4 apresentam um resumo da importância que tem esse filo na parasitologia humana.

Tabela 37.2
Principais Grupos de Arthropoda de Importância na Parasitologia

Filo	*Classe*	*Ordem*	*Subordem*	*Família*
Arthropoda	Insecta	Diptera	Nematocera	Psychodidae Culicidae Ceratopogonidae Simuliidae
			Tabanomorpha	Tabanidae
			Muscomorpha	Calliphoridae Sarcophagidae Muscidae Oestridae
		Hemiptera	Heteroptera	Reduviidae Cimicidae
		Siphonaptera		Tungidae Pulicidae Rhopalopsyllidae
		Phthiraptera	Anoplura	Pediculidae Pthiridae
	Arachnida	Ixodida	Ixodides	Argasidae Ixodidae
			Sarcoptiformes	Sarcoptidae
			Trombidiformes	Pyroglyphidae Demodecidae Trombiculidae
		Scorpiones		
		Araneida		

Tabela 37.3
Principais Doenças Transmitidas por Artrópodes aos Humanos, em nosso Meio

Nome Comum	*Agente Etiológico/Transmissão*	*Reservatório*	*Espécie(s) Vetora(s)*	*Transmissão*
Tifo murino ou esporádico	*Rickettsia mooseri* (= *R. typhi*)	Ratos	*X. cheopis*	Fezes
Peste bubônica	*Yersinia pestis* (= *Pasteurella pestis*)	Roedores domésticos e silvestres	*X. cheopis*	Picada
Tifo exantemático ou epidêmico	*Rickettsia prowazeki*	Humanos	*P. humanus*	Fezes e esmagamento
Febre das trincheiras ou dos cinco dias	*Rochalimaea quintana* (doença em desaparecimento, antigamente vista na Europa)	Humanos	*P. humanus*	(Picada?) fezes
Febre recorrente	*Borrelia recurrentis*	Humanos	*P. humanus, P. capitis*	Esmagamento
Febre maculosa americana (Minas Gerais, São Paulo, Colômbia, México e Estados Unidos)	*Rickettsia rickettsi*	Roedores, cães e o próprio carrapato	*Amblyomma cajennense, Rhipicephalus sanguineus*	Picada
Doença de Chagas	*Trypanosoma cruzi*	Tatu, gambá, humanos, cão, gato etc.	*Triatoma infestans, Panstrongylus megistus*	Dejetos
Calazar	*L. infantum chagasi*	Raposa, cão	*Lutzomyia longipalpis*	Picada
Leishmaniose tegumentar americana	*Leishmania braziliensis, L. mexicana*	Roedores, cão, preguiça	Várias espécies de *Lutzomyia*	Picada
Malária	*Plasmodium vivax, P. falciparum, P. malariae*	Humanos	*Anopheles darlingi, A. aquasalis, A. cruzi, A. bellator*	Picada
Febre amarela	Vírus	Macacos e humanos	*Aedes aegypti, Haemagogus* sp.	Picada
Dengue	Vírus	Humanos	*Aedes aegypti*	Picada
Enterites	Bactérias	Humanos	*Musca domestica, Calliphoridae, Sarcophagidae*	Mecanicamente e regurgitação
Elefantíase	*Wuchereria bancrofti*	Humanos	*Culex quinquefasciatus*	Picada
Oncocercose	*Onchocerca volvulus*	Humanos	*Simulium guianense*	Picada
Mansonelose	*Mansonella ozzardi*	Humanos	*Simulium guianense*	Picada

Tabela 37.4 Artrópodes Venenosos mais Comuns no Brasil*				
Nome Vulgar	***Gênero ou Espécie***	***Modo de Agressão***	***Reação ou Sintomas***	***Tratamento***
Aranha armadeira	*Phoneutria* sp.	Picada	Dor forte; sudorese; distúrbios respiratórios	Analgésico; compressa de gelo no local
Tarântula (aranha de jardim)	*Lycosa* sp.	Picada	Dor forte; edema; necrose local da picada	Analgésico; soro antilicásico; gelo
Viúva-negra	*Latrodectus* sp.	Picada	Dor forte no corpo todo; sudorese; palpitação; calafrios; câimbras; convulsões; dispneia; morte	Analgésico; calmante, soro ***antilatrodectus***; compressa de gelo no local; injeção intravenosa de gluconato de cálcio
Aranha-marrom	*Loxosceles* sp.	Picada	Dor forte; necrose ou gangrena; hemoglobinúria	Analgésico; soro antilotoscílico; gelo no local; excisão cirúrgica da área picada
Escorpião-amarelo	*Tityus serrulatus*	Ferroada	Dor forte; contrações musculares; hiperestesia; agitação; mal-estar; angústia; vertigens; edema pulmonar; morte	Analgésico (ou anestésico local); enviar para o hospital para: controle das funções vitais, tratamento sintomático, aplicar soro antiescorpiônico
Escorpião-negro	*Tityus bahiensis*	Ferroada	Dor forte; sudorese; mal-estar	Analgésico; soro antiescorpiônico
Lacraia	*Scolopendra* sp.	Picada	Dor no local da picada	Analgésico
Abelhas	*Apis* sp.	Ferroada	Dor forte e edema no local da ferroada; em pessoas hipersensíveis pode ocorrer edema generalizado, inclusive da glote; manifestações urticariformes	Analgésico; quando presente, retirar a glândula de veneno do local da ferroada com pinça fina ou faca, forçando de baixo para cima (nunca tirar com os dedos pois aí haverá compressão do veneno); glândula e mais inoculação no caso de edema generalizado, anti-histamínicos potentes e rapidamente; injeção intravenosa de gluconato de cálcio
Marimbondos	*Polybia* sp.	Ferroada	Dor e edema no local da ferroada	Igual ao das abelhas
Formiga tocandira	*Paraponera clavata*	Ferroada	Dor e edema no local da ferroada	Igual ao das abelhas
Lagartas cabeludas	*Podalia* sp. *Megalopyge* sp.	Contato	Dor local ou todo o membro atingido; edema local; íngua; febre	Analgésico; friccionar no local folhas de dália ou de Wedelia ou aplicar "Andolba"

* *Há grande controvérsia quanto ao significado correto dos termos venenoso e peçonhento.*
Alguns autores dizem desta forma:
- *Venenoso: todo e qualquer animal que possui glândula produtora de veneno, podendo ser:*
  a) venenífero: quando é capaz de inocular o veneno (cascavel, abelha);
  b) peçonhento: quando não é capaz de inocular o veneno (sapo, taturanas).

Outros autores preferem assim:
- *Venenoso ou peçonhento: palavras sinônimas que se referem a todo e qualquer animal que possui veneno (zootoxina), podendo ser:*
  a) peçonhento vulnerante: cascavel, escorpião, abelha;
  b) peçonhento por contato: sapo;
  c) peçonhento por projeção: lança o veneno – Naja nigricolis e o potó (Paederus sp.*).*

Artrópodes Hematófagos e a Hematofagia

Em parasitologia, a importância de vários artrópodes está relacionada com o fato de exercerem hematofagia em hospedeiros vertebrados. Há muito que se sabe que os artrópodes hematófagos, para obterem um repasto sanguíneo satisfatório, precisam sobrepujar os mecanismos responsáveis pela hemostasia dos seus hospedeiros. Esses mecanismos envolvem basicamente a vasoconstrição no local lesado seguida de agregação plaquetária e finalmente da formação de um coágulo. Assim, para terem sucesso, esses artrópodes devem apresentar em sua saliva pelo menos um componente vasodilatador, outro inibidor de agregação plaquetária e outro anticoagulante. Nós poderíamos classificar essas três atividades como sendo as atividades primárias da saliva. Porém, várias outras atividades são também importantes quando consideramos todos os aspectos e desafios da hematofagia.

Componentes com atividades imunomoduladoras têm sido encontrados na saliva desses artrópodes. Esses componentes normalmente atuam deprimindo o sistema imune. É possível que esse tipo de atividade tenha evoluído para evitar que os hospedeiros desenvolvam rapidamente uma resposta imune contra componentes salivares essenciais ao processo hematofágico, como os que se contrapõem diretamente à hemostasia. Uma resposta imune que comprometesse a atividade anti-hemostática da saliva acabaria por prejudicar a ingestão de sangue, tornando o processo mais demorado e perigoso para o artrópode. De um modo geral, os anticorpos presentes no soro de vertebrados picados por alguma espécie hematófaga, reconhecem usualmente um número menor de proteínas salivares que aquelas normalmente encontradas na saliva dessa mesma espécie.

A presença de componentes imunomoduladores na saliva de vetores de doenças poderia exercer um papel relevante na transmissão de patógenos por esses vetores, uma vez que ela é liberada juntamente com os agentes infecciosos durante a picada. Isso é o que ocorre, por exemplo, na transmissão de *Leishmania* por fêmeas de flebotomíneos, que lançam sua saliva no local da picada onde formas metacíclicas, que habitavam seu intestino, são também regurgitadas.

Mesmo com a presença de substâncias imunomoduladoras na saliva, com o tempo os hospedeiros acabam por desenvolver alguma resposta contra pelo menos alguns dos componentes salivares. Essas reações geralmente provocam prurido, edema e em alguns casos até mesmo reações alérgicas mais sérias. O ato compulsivo de coçar os locais picados pode muitas vezes provocar feridas e consequentemente levar a uma infecção secundária.

Com relação ao modo de exercer a hematofagia, os artrópodes poderiam ser enquadrados entre dois extremos: Existem aqueles que possuem peças bucais relativamente longas e flexíveis capazes de penetrar na pele do hospedeiro e "delicadamente", sem lesar muito os tecidos, procurar por um vaso sanguíneo (vênula ou arteríola uma vez que os capilares são muito finos e por eles passa pouco sangue) de onde o sangue poderia ser bombeado para o intestino. Esse modo de picar é denominado de solenofagia e é observado nos triatomíneos, importantes vetores do *Trypanosoma cruzi*. Por outro lado, existem aqueles artrópodes hematófagos que possuem peças bucais relativamente curtas e rígidas de modo que não conseguem, após penetrarem as peças bucais na pele do hospedeiro, procurar por algum vaso sanguíneo. Desta maneira, para conseguirem se alimentar, esses artrópodes precisam lesar os tecidos e vasos com a movimentação de suas peças bucais no local da picada promovendo ali um acúmulo de sangue misturado a resíduos do tecido conjuntivo e suas células. É essa mistura de sangue com restos do tecido conjuntivo que acaba sendo ingerida. Essa maneira de picar é denominada de telmofagia e é o modo de picar dos flebotomíneos, vetores das leishmanioses; dos simulídeos, dos carrapatos e de outras importantes espécies hematófagas.

A maneira de picar (solenofagia ou telmofagia) pode estar intimamente relacionada com a transmissão de um patógeno do seu hospedeiro para o seu respectivo vetor. Sabe-se que algumas das formas evolutivas de alguns parasitos habitam a pele dos seus hospedeiros e vivem fora dos vasos sanguíneos no meio intracelular ou no interstício. É o que acontece com as formas amastigotas de *Leishmania*, que habitam células do sistema mononuclear fagocitário (macrófagos e células afins) e também com algumas filárias. Não é de se estranhar que os vetores desses parasitos exerçam a telmofagia como modo de obterem um repasto sanguíneo, pois com essa maneira de picar é possível que eles venham a ingerir esses parasitos num hospedeiro doente. Ao contrário da telmofagia, a solenofagia permite somente a ingestão de patógenos presentes no sangue circulante como alguns vírus, o *Trypanosoma cruzi*, os plasmódios etc. A Figura 37.1 mostra uma relação de artrópodes hematófagos e caracteriza sua maneira de picar.

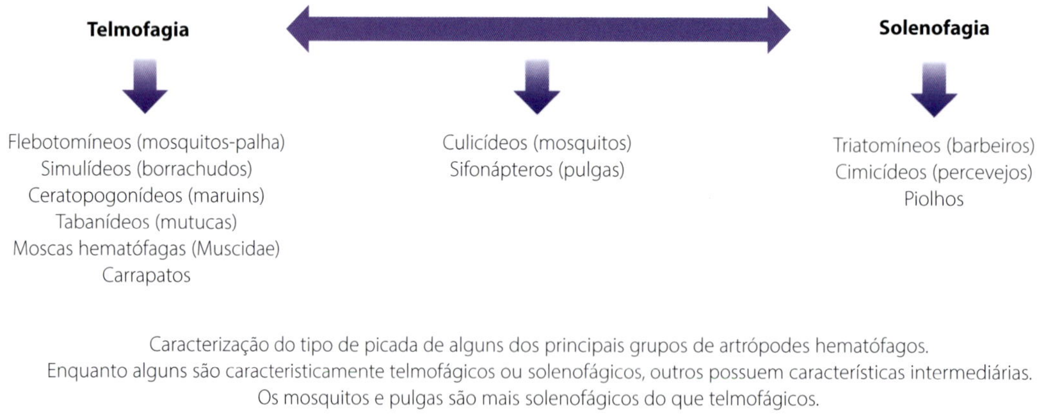

FIGURA 37.1. Formas de exercer a hematofagia em alguns artrópodes.

38

Classe Insecta

David Pereira Neves

Introdução

Esta classe é também conhecida por hexapoda ou Ectognatha (Capítulo 37 – Classificação). A ela pertencem todos os Arthropoda que apresentam o corpo dividido em cabeça, tórax e abdome e possuem três pares de patas. Podem ou não apresentar asas. Como em todo artrópode, o corpo dos insetos é formado pela justaposição de vários escleritos, formando anéis ou metâmeros: tergitos, esternitos e pleuritos. A cabeça, que está unida ao tórax pelo pescoço ou cérvice, apresenta numerosos escleritos, com considerável variação de forma, bem como um par de antenas.

A seguir, citaremos algumas peculiaridades morfológicas e biológicas dessa classe.

Morfologia

Externa

- Cabeça

Apresenta as seguintes estruturas:

- *olhos:* a maioria dos insetos possui um par de olhos compostos (formados pela união de centenas de omatídeos) e dois ou três olhos simples ou ocelos. Estes estão localizados atrás de cada olho ou agrupados no vértex da cabeça. Em alguns Diptera, pode-se distinguir o sexo pelo formato dos olhos compostos: no macho são holópticos (os olhos se tocam, dorsalmente), na fêmea são dicópticos (os olhos são separados, dorsalmente) (Figuras 44.1 e 46.1);
- *antenas:* são duas e apresentam formas e tamanhos variáveis; têm função sensorial e são implantadas junto e adiante dos olhos (Figuras 41.1 e 43.1);
- *peças bucais:* são muito variáveis em tamanho e forma, mas podem ter duas funções básicas: sugadora ou mastigadora. Apresentam os seguintes componentes básicos: labro ou lábio superior, epifaringe, mandíbulas, maxilas, lábio inferior, hipofaringe. Geralmente, as peças bucais estão apoiadas na ponta da cabeça, numa área chamada clípeo (Figuras 39.1, 39.3 e 43.2).

- Tórax

É formado por três metâmeros ou segmentos – protórax, mesotórax e metatórax. Frequentemente, o mesotórax é o mais desenvolvido, em detrimento dos outros dois. Cada segmento possui um par de pernas. Quando o inseto é alado, o par de asas anterior apoia-se no mesotórax e o posterior no metatórax (na ordem Diptera, o par posterior é atrofiado: chama-se balancim; tem função de equilíbrio durante o voo).

- *pernas:* formadas pelas seguintes partes – coxa, trocânter, fêmur, tíbia, tarsos (três a cinco) e garras (duas) (Figura 39.1);
- *asas:* são formadas por várias nervuras de sustentação e células. O formato e a posição das nervuras e células são extremamente importantes na classificação (Figuras 39.1, 42.1 e 43.4).

- Abdome

É formado pela união de oito a dez anéis, sendo o oitavo e o nono adaptados para a função reprodutora; o ânus abre-se no último segmento. Frequentemente, no macho, os anéis estão adaptados para apreensão da fêmea durante a cópula, formando uma genitália complexa; nas fêmeas, a genitália é mais simples, representada pelo ovipositor (Figuras 39.2, 42.2 e 45.1).

Interna

Apresenta os órgãos ou sistemas vitais, que são:

- Sistema Digestivo

Intestino anterior (estomodeu) e intestino posterior (proctodeu). O intestino anterior é formado por: boca, faringe, esôfago, papo e proventrículo. As glândulas salivares abrem-se na boca. O intestino posterior é formado pelo intestino delgado, intestino grosso e pelo reto. Ao iniciar-se o intestino posterior, notamos os tubos de Malpighi, que são órgãos excretores (Figura 38.1).

• Sistema Respiratório

É formado por um conjunto de tubos e traqueias que se ramificam por todo o inseto. Esta ramificação é tão intensa de modo a permitir que as trocas gasosas sejam no nível celular, sem auxílio da hemolinfa (sangue). As traqueias abrem-se para o exterior no nível da cutícula em diversos orifícios, denominados espiráculos. Estes apresentam um sistema de fechamento que regula a entrada de O_2, a saída de CO_2 e a perda de água. A respiração é controlada pelo sistema nervoso central; em insetos ou larvas aquáticas ou que vivem em ambiente úmido, além da respiração traqueal existem trocas gasosas através da cutícula, que é permeável. Os espiráculos respiratórios abrem-se lateralmente no tórax e no abdome podendo existir dois a dez pares, conforme a ordem do inseto.

• Sistema Circulatório

Apresenta um tubo dorsal chamado coração, localizado no abdome, seguido por um tubo dirigido para o tórax denominado aorta; o sistema circulatório é aberto (o coração apresenta orifícios), e o sangue (hemolinfa) circula do abdome para o tórax, através do bombeamento cardíaco, banhando todos os órgãos. O bombeamento cardíaco é feito pela contração de fibrilas musculares que formam o órgão pulsátil. A hemolinfa é constituída de plasma e hemócitos; os hemócitos possuem as funções de: fagocitose, secreção (formação de tecido conjuntivo), coagulação e cicatrização; o plasma é responsável pelo transporte de alimentos, armazenamento, dispersão de hormônios e transporte de resíduos aos tubos de Malpighi. A hemolinfa parece que não se envolve no processo respiratório do inseto (Figura 38.1).

• Sistema Nervoso

Próximo ao esôfago existe o gânglio supraesofagiano (cérebro), do qual partem duas cadeias de gânglios ventrais e, destes, numerosos filamentos nervosos que se ramificam por todo o corpo do inseto (Figura 38.1).

• Sistema Sensorial

Representado pelos olhos (simples e compostos), cerdas e antenas tácteis; apresentam também órgãos auditivos e quimioceptores, representados por cerdas e micro-orifícios.

• Sistema Reprodutor

Apesar de poder haver hemafroditismo e partenogênese, o método de reprodução usual é o cruzamento entre o macho e a fêmea. Os órgãos masculinos são: dois testículos, ductos eferentes, vesícula seminal, ducto ejaculatório e edeago (ou pênis). Os órgãos femininos são: dois ovários, ovidutos, vagina. Junto desta existe a espermateca, que é o reservatório de espermatozoides, após a cópula (Figura 44.2).

Ciclo Biológico

A maioria das espécies é ovípara; algumas poucas são larvíporas. O formato dos ovos e o local escolhido para a oviposição são tremendamente variáveis, podendo mesmo se dizer que em qualquer lugar que procurarmos acharemos ovo ou larva de algum inseto.

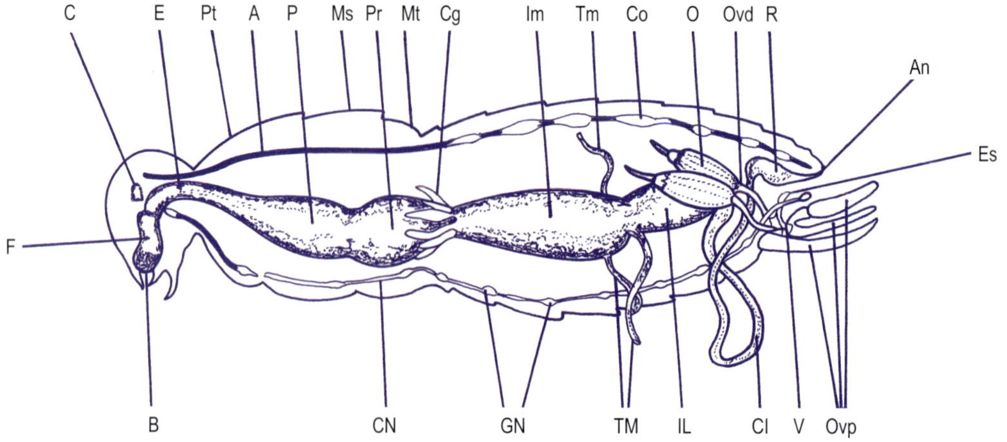

FIGURA 38.1. Morfologia interna de um inseto fêmea. B: boca; F: faringe; C: cérebro; E: esôfago; Pt: protórax; A: aorta dorsal; P: papo; Ms: mesotórax; Pr: proventrículo; Mt: metatórax; Cg: cecos gástricos; Im: intestino médio; Tm: túbulos de Malpighi; Co: coração; O: ovário; Ovd: oviduto; R: reto; An: ânus; Es: espermateca; Ovp: valvas do ovipositor; V: vagina; Cl: colo; Il: íleo; GN: gânglios; CN: cordão nervoso ventral. (Adaptado de Borror e DeLong. Introdução ao Estudo dos Insetos. Editora Edgard Blucher Ltda., São Paulo, 1969.)

Desde ovo até adulto, o inseto sofre várias modificações complexas, reguladas por hormônios. Os tipos de evolução são:

- *ametabolia:* quando os insetos não apresentam mudanças distintas nas formas entre os estágios de ovo até adultos. Isto é, as formas jovens são semelhantes aos adultos. Exemplo: os Thysanura – traças;
- *paurometabolia ou metamorfose gradual:* quando os insetos passam pelas formas de ovo, ninfa e adulto, porém as ninfas têm um desenvolvimento gradual, vivem no mesmo ambiente e têm o mesmo hábito alimentar do adulto. Exemplo: os Hemiptera – "barbeiros" (Figura 49.4);
- *hemimetabolia:* quando os insetos passam pelas formas de ovo, ninfa e adulto, mas as ninfas diferem dos adultos pelo ambiente e alimentação. Exemplo: os Odonata – libélulas (ninfas que vivem dentro d'água);
- *holometabolia ou metamorfose completa:* quando os insetos passam pelas fases de ovo, larva, pupa e adulto. Exemplo: os Diptera – moscas e mosquitos (Figuras 43.3 e 47.4); os Siphonaptera – pulgas (Figura 49.4).

Larvas

São completamente diferentes do adulto, tanto morfológica como biologicamente (p. ex., a lagarta, que é larva de borboleta).

Ninfas

São formas semelhantes ao adulto, mas não possuem órgãos genitais e as asas, quando presentes, são rudimentares (p. ex., as ninfas dos barbeiros).

Esse desenvolvimento por fases evolutivas e mudas é o recurso que os insetos usam para crescer. Exemplifiquemos: um barbeiro-fêmea faz a postura dos ovos, cada um medindo cerca de 1 mm. Ao eclodir, nasce uma ninfa mole, incapaz de se locomover apesar de possuir pernas. Ela é mole porque o seu esqueleto externo (exoesqueleto) é de quitina e demorará alguns minutos para enrijecer. Assim que o fizer, a ninfa pode andar, mas não poderá crescer mais, pois o esqueleto quitinoso que a envolve impede isto. Essa ninfa, 2 a 5 dias após o nascimento, fica em repouso e, por ação hormonal, rompe a quitina no nível do tórax e sai por essa fenda. Ao sair, estará mole e muito maior que a forma anterior. Em alguns minutos ela se tornará rígida e o processo será repetido mais cinco vezes até chegar à forma adulta. Essa forma não crescerá mais.

Chama-se muda ou ecdise ao processo de uma ninfa (ou larva) sair da quitina anterior e passar para uma forma seguinte maior.

Chama-se exúvia ao exoesqueleto quitinoso deixado pela ninfa que sofreu uma ecdise.

Sistemática

A classe Insecta é subdividida em 25 ordens: Protura, Collembola, Thysanura, Ephemeroptera, Odonata, Plecoptera, Embioptera, Orthoptera, Dermaptera, Isoptera, Corrodentia (= Psocoptera), Anoplura, Mallophaga, Thysanoptera, Hemiptera, Homoptera, Strepsiptera, Coleoptera, Neuroptera, Mecoptera, Diptera, Siphonaptera, Trichoptera, Lepidoptera e Hymenoptera. Alguns autores incluem os Diplura entre os Thysanura. Para outros, os Zoraptera estão compreendidos entre os Psocoptera.

Destas, serão estudadas neste livro apenas as que têm importância na parasitologia humana, quer como vetores quer como causadores de doenças: Hemiptera (barbeiros, percevejos), Diptera (moscas e mosquitos), Siphonaptera (pulgas), Phthiraptera – subordem Anoplura (piolhos e chatos).

Importância

Como foi dito acima, estudaremos neste livro apenas os insetos de importância médica. Entretanto, deve-se esclarecer que dentre as milhares de espécies existentes, talvez duas ou três centenas sejam nocivas. As demais são úteis. Muito úteis. E quais as utilidades? Podem ser citadas várias, como: polinização das flores, decomposição da matéria orgânica, participação ativa no equilíbrio biológico, produção de cera, mel, seda, fonte de alimento para peixes, anfíbios, répteis, pássaros etc. Assim, apesar de o número de insetos úteis ser muito maior, quase só se divulgam as espécies-praga. E o grande público só conhece piolho, mosca, mosquito, barbeiro etc. Por quê? Porque essas espécies estão próximas de nós e, especialmente nos países subdesenvolvidos, encontram ambiente propício para a sua reprodução: sujeira, promiscuidade, ignorância, uso inadequado de métodos de controle, submissão religiosa e política, desinformação permanente e intencional da imprensa (preste a atenção nos jornais e programações das TVs privadas: um horror de besteiras deseducativas). Enfim, os "insetos-pragas" proliferam como decorrência dessa "estrutura desordenada, dessa mediocridade redundante em que vive nossa sociedade alienada, assim construída graças à intenção vil e maquiavélica dos grupos econômicos dominantes, que não permitem nem a construção de uma democracia verdadeira" (José Saramago, entrevista, 26/3/04).

Aliás, pode-se afirmar que há identidade das causas responsáveis pelo aparecimento e pela proliferação das diversas pragas: insetos nocivos, ascaridíase, esquistossomíase, analfabetismo, subnutrição, pobreza, alienação, políticos corruptos, oligarquias dominadoras. A estrutura social vigente nos países subdesenvolvidos é mantida pelas duas últimas pragas, que, para se perpetuarem, fazem de tudo para a permanência de suas companheiras... Impedem, a todo custo, a educação e o esclarecimento do povo, pois se este souber distinguir inseto-praga de inseto útil, passará também a conhecer as verdadeiras pragas. E os métodos profiláticos!

39

Hemiptera

Liléia Gonçalves Diotaiuti
Marcos Horácio Pereira
Silvia Ermelinda Barbosa
Alessandra Aparecida Guarneri
Carlota Josefovicz Belisário

Introdução

Compreendem a Ordem Hemiptera os insetos com aparelho bucal (probóscida ou tromba) do tipo sugador pungitivo, que se origina anteriormente aos olhos, constituído por um par de mandíbulas e um de maxilas, envolvidos por um lábio tri ou tetrassegmentado e sem palpos (Figuras 39.1 e 39.2), e dois pares de asas que se sobrepõem horizontalmente no abdome. Apresentam mais de 50.000 espécies, conferindo-lhes o lugar de insetos de metamorfose incompleta mais abundante e com maior diversidade. Apresentam duas subordens, Homoptera e Heteroptera. Todos os homópteros são insetos exclusivamente sugadores de plantas. A maioria dos heterópteros alimenta-se de seiva de vegetais (fitófagos) enquanto certas famílias são constituídas por predadores (alimentam-se de insetos ou pequenos vertebrados) e outras alimentam-se do sangue de vertebrados, inclusive o homem (hematófagos).

Os heterópteros apresentam o primeiro par de asas, ou par anterior, com a metade basal rígida ou coriácea, e a metade distal membranosa, com nervuras, denominadas hemiélitros. O segundo par ou asas posteriores são membranosas, sem nenhuma característica especial que as distinga. São insetos paurometábolos, já que as ninfas apresentam o mesmo hábito dos insetos adultos. As dimensões dos adultos variam desde alguns milímetros até vários centímetros de comprimento.

Os membros da subordem Heteroptera são muito diversificados em relação à aparência e aos hábitos e, embora a maioria seja terrestre, existem muitos que vivem e reproduzem-se no meio aquático, sendo algumas espécies conhecidas como "baratas d'água" (Belostomatidae, Nepidae, Naucoridae). São hematófagos os hemípteros das famílias Polyctenidae (ectoparasitos de morcegos), Cimicidae (parasitos de muitas aves e mamíferos, incluindo os percevejos de cama que parasitam o homem) e os "barbeiros", insetos da família Reduviidae, pertencentes à subfamília Triatominae. Além dos triatomíneos hematófagos, a família Reduviidae possui aproximadamente 25 outras subfamílias, com aproximadamente 6.250 espécies de predadores ou entomófagos, agrupadas em 930 gêneros.

Morfologia Externa

Os heterópteros, incluindo os "barbeiros" ou triatomíneos, são mais ou menos achatados, principalmente aqueles que vivem abrigados em fendas. Em geral, apresentam 2 a 3 cm de comprimento, podendo, contudo, variar de 0,5 a 4,5 cm. O corpo apresenta variações morfológicas e cromáticas que auxiliam sua identificação. As características importantes na taxonomia são descritas a seguir.

Cabeça

Costuma ser alongada e subcônica na maioria das espécies. É dividida em duas partes: anteocular e pós-ocular. Entre elas encontra-se um par de olhos bem desenvolvidos, globosos e compostos (com vários omatídeos) e, na parte pós-ocular, um par de ocelos que em geral estão situados numa saliência. Na parte anteocular destacam-se: um par de antenas tetrassegmentadas (lateralmente), inseridas no tubérculo antenífero. Dorsalmente são reconhecidos o *tilo* ou *clípeo,* a *juga,* o *labro* e uma probóscida (ou rostro) que fica dobrada sob a cabeça, constituída externamente pelo lábio (trissegmentado) que envolve as peças bucais, um par de mandíbulas e um de maxilas que, justapostas, formam o canal salivar e o canal alimentar (Figuras 39.2A-B).

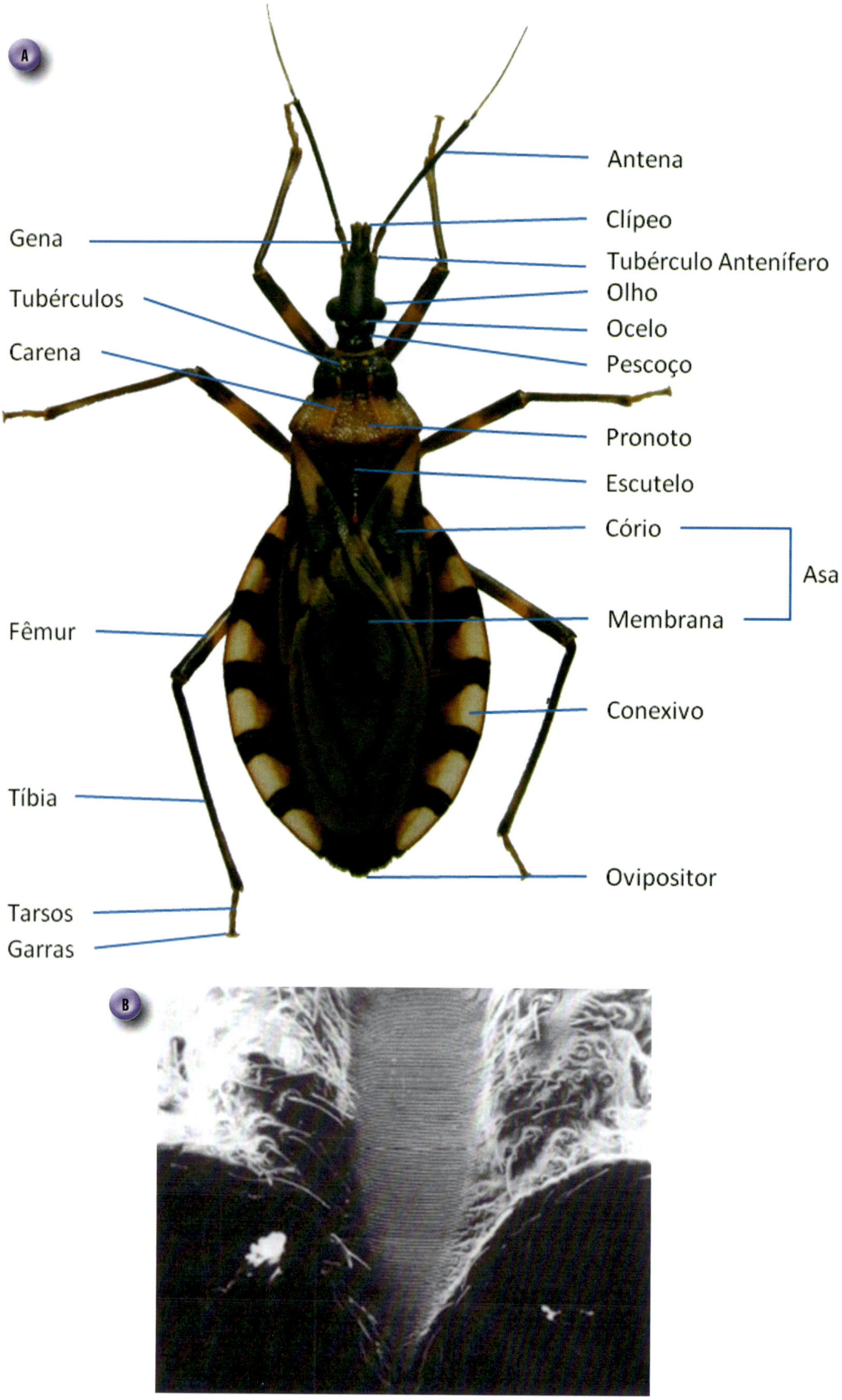

FIGURA 39.1. Hemiptera – *Triatoma infestans*: **(A)** detalhes da morfologia externa; **(B)** detalhe do sulco estridulatório, na base do esterno (Lent e Wygodzinsky. *T. rubrofasciata*, 1979).

Tórax

Dorsalmente, destaca-se o pronoto, dividido em lobo anterior e posterior, e um escutelo subtriangular, que se alonga por sobre os primeiros segmentos abdominais. Ventralmente, onde a probóscida se apoia no tórax (prosterno), encontra-se um sulco estridulatório, característica presente em quase todos os reduviídeos. Articuladas às partes ventrais do tórax, inserem-se as patas (uma em cada segmento), compostas de coxa ou quadril, fêmur, tíbia, tarsos e garras. Dos dois pares de asas, apenas os hemiélitros têm importância taxonômica. Nas membranas dos hemiélitros (Figura 39.2C). encontram-se duas células fechadas e uma aberta, o que, juntamente com o sulco estridulatório (Figura 39.1A), formam as características mais importantes da família Reduviidae.

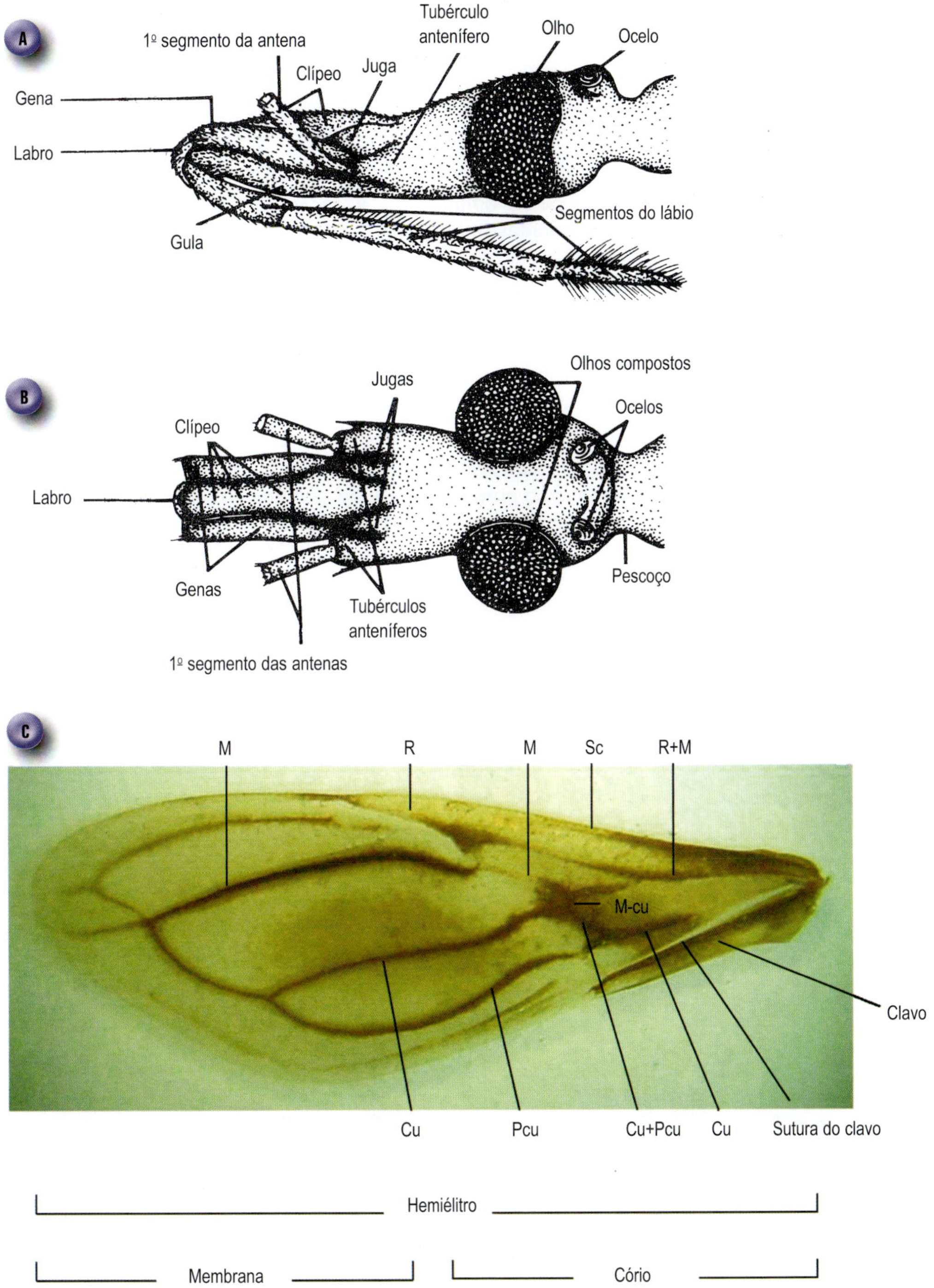

FIGURA 39.2. Detalhes de cabeça **(A-B)** e asas **(C)** de Triatominae, importantes para identificação específica. (Modificado de Ferraz DM et al. Rev Brasil Mal e Doenças Trop. 26 e 27, 1975.)

Abdome

Alongado e ovoide, é formado por escleritos transversais denominados tergitos (no dorso) e esternitos (ventrais). A parte lateral, denominada conexivo, é de grande importância para a identificação dos triatomíneos, devido às marcações com manchas claras e escuras que são características para cada espécie. Os dois últimos esternitos compõem a genitália do macho e da fêmea. Nas fêmeas, o conexivo é interrompido na extremidade posterior, sendo visto de cima, de forma pontiaguda ou irregular (ovipositor), enquanto nos machos o conexivo é sempre uma linha contínua e regular e os órgãos copuladores ficam recobertos por uma peça quitinizada do IX esternito.

Identificação dos Triatomíneos

Uma maneira prática de se identificar os triatomíneos de importância na transmissão do *T. cruzi* pode ser obtida através das seguintes características apresentadas pelos hemípteros terrestres:

- *Hemípteros fitófagos*: apresentam probóscida reta, constituída por quatro segmentos, sempre ultrapassando ventralmente o primeiro par de patas, às vezes atingindo o abdome e desprovidos de sulco estridulatório no prosterno. Apresentam grande importância em Entomologia Agrícola (Figura 39.3A).
- *Hemípteros (reduviídeos) predadores e hematófagos*: probóscida ventralmente não ultrapassando o primeiro par de patas e, quando em disfunção alimentar, repousando a extremidade distal no sulco estridulatório do prosterno (Figura 39.1A). Se essa probóscida for curva, trata-se de um *predador*, e se for reta, de um *hematófago* (triatomíneo) (Figuras 39.3B-C).

Subfamília Triatominae

Os triatomíneos são originalmente considerados um grupo monofilético com base em três características: hábito hematofágico, presença de conexão membranosa entre o 2º e 3º segmentos do rostro e ausência de glândulas abdominais nas ninfas.

Os triatomíneos ou "barbeiros" assumem grande destaque por serem vetores do *Trypanosoma cruzi* e do *T. rangeli*. Ainda sob o ponto de vista da Parasitologia, são vetores também do *Trypanosoma neotomae* e *Trypanosoma conorrihini*, parasitos de roedores silvestres e domésticos. Suas principais características morfológicas são:

- cabeça alongada, aparentemente fusiforme;
- pescoço nítido unindo a cabeça ao tórax;
- probóscida reta e trissegmentada, com a extremidade distal repousando no sulco estridulatório, exceto nos gêneros *Linshcosteus* e *Cavernicola*.

Com base em características morfológicas externas, da genitália masculina, e mais recentemente por métodos moleculares, são reconhecidas 148 espécies de triatomíneos, incluindo uma espécie fóssil. Essas estão incluídas em 18 gêneros, agrupados em cinco tribos (Tabela 39.1). As espécies mais importantes pertencem a duas tribos: Rhodniini (21 espécies) e Triatomini (110 espécies).

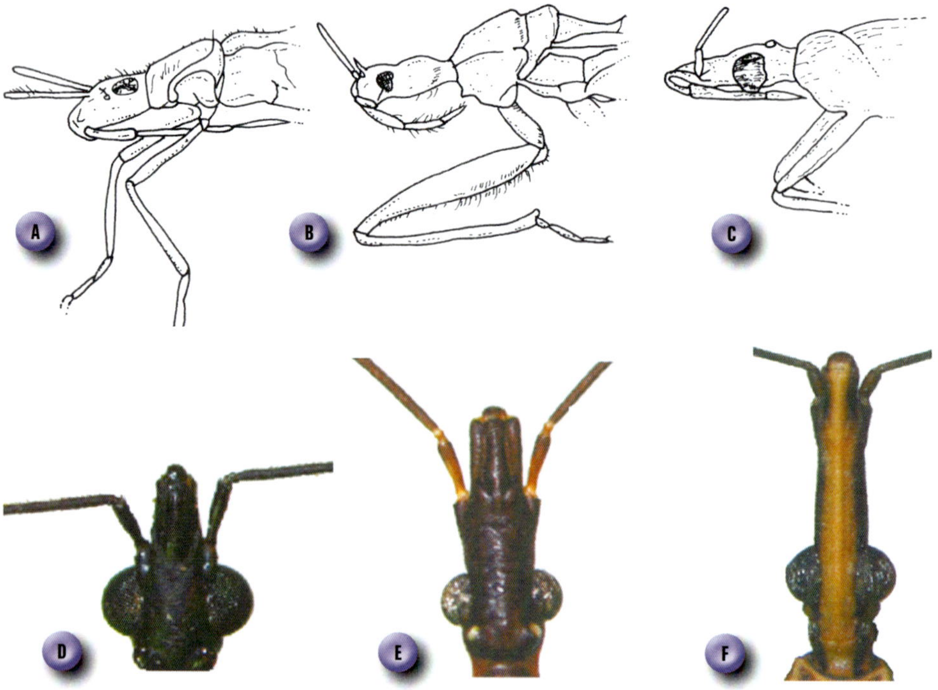

FIGURA 39.3. Hábitos alimentares dos Hemiptera e gêneros dos hematófagos: **(A)** fitófago; **(B)** predador; **(C)** hematófago: **(D)** *Panstrongylus*; **(E)** *Triatoma*; **(F)** *Rhodnius*.

Tabela 39.1
Número de Espécies por Tribos e Gêneros de Triatominae

Tribos	*Gêneros (Número de Espécies)*
Alberproseniini	*Alberprosenia* (2 spp.)
Bolboderini	*Belminus* (8) *Bolbodera* (1) *Microtriatoma* (2) *Parabelminus* (2)
Cavernicolini	*Cavernicola* (2)
Rhodniini	*Psammolestes* (3) *Rhodnius* (18)
Triatomini	*Dipetalogaster* (1) *Eratyrus* (2) *Hermanlentia* (1) *Linshcosteus* (6) *Meccus* (6) *Mepraia* (2) *Nesotriatoma (3)* *Panstrongylus* (15) *Paratriatoma* (1) *Triatoma* (73)*

**Inclui-se neste gênero a única espécie fóssil descrita:* Triatoma dominicana.

Dentre os gêneros de maior importância epidemiológica, três se destacam e são facilmente identificáveis:

- *Panstrongylus*: cabeça robusta, curta com relação ao tórax e subtriangular; antenas implantadas próximas aos olhos (Figura 39.3D);
- *Triatoma*: cabeça alongada e antenas implantadas num ponto médio entre os olhos e o clípeo (extremidade anterior da cabeça) (Figura 39.3E);
- *Rhodnius*: cabeça alongada e delgada, antenas implantadas bem próximas ao clípeo (Figura 39.3F).

A grande parte das espécies ocorre no continente americano, desde os Estados Unidos à Argentina, com exceção do gênero *Linshcosteus* e nove espécies de *Triatoma.* Estas espécies do gênero *Triatoma* são encontradas em regiões portuárias da Europa e leste da Ásia. O gênero *Linshcosteus* é encontrado na Índia e possui características morfológicas que o diferenciam dos demais grupos: corpo bastante achatado, probóscida reduzida não atingindo o prosterno e ausência do sulco estridulatório. A sua distribuição geográfica e características diferenciais sugerem que esse gênero tenha se originado de espécies de reduviídeos predadores diferentes dos triatomíneos da América. Este fato confronta a hipótese da origem monofilética da subfamília Triatominae e corrobora com estudos atuais. Análises ecológicas, biogeográficas, morfométricas e moleculares têm demonstrado diferenças entre as tribos Triatomini e Rhodniini que indicariam origem polifilética ou parafilética de Triatominae.

Biologia

Os triatomíneos, independentemente do sexo, em geral se desenvolvem e procriam realizando a hematofagia, desde a ninfa de primeiro estádio até o adulto. Daí, o estreito relacionamento desses insetos com os vertebrados – sobretudo aves, mamíferos e mais raramente, com animais ectotérmicos, como répteis e anfíbios. Algumas espécies podem estabelecer uma relação muito estreita com um hospedeiro vertebrado e viver no mesmo biótopo dele, em estreita dependência. Apesar de resistirem a jejuns prolongados (2 meses ou mais em ambiente com temperatura e umidade adequadas), só evoluirão depois de alimentados. São insetos noturnos, saindo dos seus abrigos para realizar o repasto sanguíneo geralmente quando a noite chega. Alguns exemplares adultos (alados), entretanto, podem ser atraídos pela luz, isto é: os "barbeiros", que vivem no peridomicílio ou em tocas de animais, podem voar até dentro de casa, atraídos por lâmpadas ou, mesmo, lampiões acesos. O interessante é que após chegarem dentro de casa, atraídos pela luz, escondem-se em alguma fresta ou atrás de móveis e quadros nas paredes (fototaxia negativa).

Ciclo Biológico

Como todo hemíptero, os triatomíneos são paurometábolos. Assim, o seu ciclo biológico, após a fase de ovo, passa por cinco fases imaturas (ninfas de primeiro a quinto estádio) antes de atingir o estádio adulto (Figura 39.4).

Os ovos dos triatomíneos são colocados soltos (maioria das espécies) ou aderidos ao substrato (*Alberprosenia, Cavernicola, Microtriatoma, Psammolestes, Rhodnius, Triatoma delpontei, Triatoma platensis, Triatoma protacta* e *Triatoma lecticularia*). Apresentam tamanho variado dependendo da espécie, são operculados, de cor branca leitosa após a postura e, à medida que seu embrião se desenvolve vão adquirindo cores rosadas cada vez mais escuras até a eclosão do ovo (Figura 39.4). Neste momento, o opérculo se solta do ovo, permitindo que a ninfa saia. A arquitetura do exocório mostra-se complexa, nas diferentes espécies, sendo, portanto utilizada como característica útil na taxonomia dos triatomíneos. A oviposição geralmente ocorre de 10 a 30 dias após a primeira cópula e ocorrem repetidas vezes durante sua vida (3-18 meses). A quantidade de ovos postos varia em torno de 100 a 600, dependendo da espécie e principalmente do grau de nutrição da fêmea. Para *Triatoma infestans*, por exemplo, uma fêmea é capaz de botar até 300 ovos durante sua vida, que pode durar cerca de um ano e meio. O período médio de incubação dos ovos é de 20 dias. Como as ninfas não possuem órgãos genitais desenvolvidos, somente os adultos são capazes de copular e o fazem várias vezes durante sua vida. Durante a cópula (em torno de 15 a 30 minutos) o macho fertiliza a fêmea depositando espermatóforos. Estes se rompem e liberam os espermatozoides que migram para a espermateca, onde permanecem protegidos até a passagem dos ovócitos. A fêmea uma vez fecundada permanece fértil por toda sua vida. As fêmeas virgens podem depositar alguns ovos, porém estes são inférteis.

As ninfas, como os demais insetos, possuem exoesqueleto que é trocado através da muda (processo de troca da cutícula) e ecdise (eliminação da cutícula velha ao final da muda), permitindo assim seu crescimento. As recém-emergidas são moles e apresentam cor rosada. À medida que sua cutícula vai endurecendo os insetos adquirem

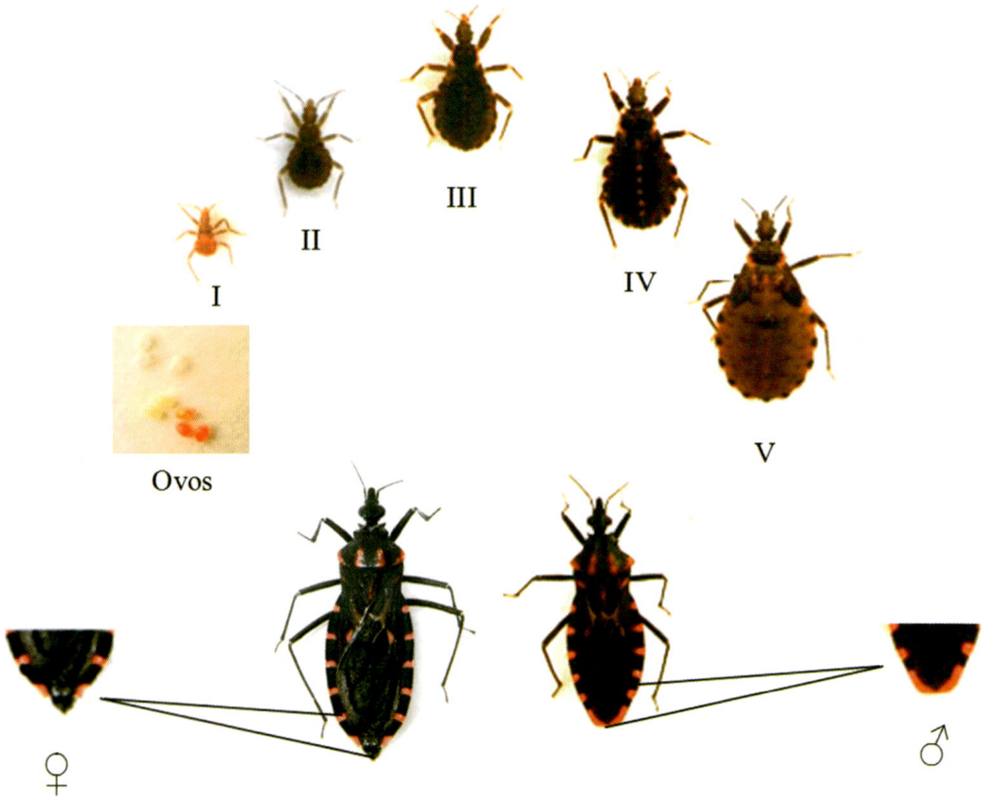

FIGURA 39.4. Ciclo biológico dos triatomíneos – *Panstrongylus megistus* (ovos, os cinco estádios ninfais, fêmea e macho – em separado, as extremidades do abdome, mostrando as diferenças entre os sexos).

cores mais escuras. As ninfas jovens são semelhantes aos adultos (excetuando-se asas e genitália, que não se apresentam totalmente desenvolvidas) e a diferenciação dos estádios ninfais é feita principalmente através do tamanho da cabeça e largura das patas. No terceiro e quarto estádios já podem ser observadas as futuras tecas alares, embora somente no quinto estádio esta seja facilmente visualizada, sendo bastante salientes e situadas sobre seu metatórax. O que diferencia as ninfas dos adultos é a ausência de ocelos, ausência de asas (exceto adultos de *Mepraia spinolai*, que apresenta um morfotipo áptero), genitália externa não desenvolvida, ausência de fosseta esponjosa (exceto em *Microtriatoma* e *Parabelminus*) e tarsos dímeros. As ninfas de quinto estádio apresentam caracteres que permitem sua precisa diferenciação quanto ao seu sexo. Machos e fêmeas podem ser diferenciados através da sua genitália, onde nas fêmeas de *Panstrongylus*, esta é projetada para o exterior; em *Triatoma* a genitália feminina parece picotada, e em *Rhodnius* termina de forma romba (Figura 39.4).

Entre uma fase e outra os triatomíneos precisam se alimentar de sangue. A distensão abdominal e os nutrientes oriundos da alimentação sanguínea ativam as células neurossecretoras que determinarão uma sequência de estímulos ao cérebro. Estes estímulos são responsáveis pela produção da ecdisona (hormônio da muda) e do hormônio juvenil (responsável pelo crescimento). As ninfas podem se alimentar entre 2 a 3 dias após a muda, porém sobrevivem por algumas semanas caso não encontrem alimento. Elas se alimentam dos mesmos hospedeiros que os adultos. Ocorrendo infecção da ninfa pelo *T. cruzi*, esta poderá permanecer infectada durante toda a sua vida. A quantidade de sangue ingerida em cada repasto irá depender da espécie, do estádio e das condições ambientais locais. Em boas condições, cada ninfa de *R. prolixus* é capaz de aumentar até nove vezes o seu próprio peso, já os adultos, de duas a quatro vezes. Nos estádios mais jovens (até terceiro estádio), um único repasto pode garantir a muda; a partir do quarto estádio o inseto normalmente se alimenta mais de uma vez para obter sangue suficiente para completar o seu desenvolvimento e mudar. Naturalmente este fato tem importância epidemiológica, uma vez que, quanto mais repastos ele realize, maior a chance do inseto se infectar ao contato com um hospedeiro parasitado, ou de transmitir o *T. cruzi*, caso ele próprio já albergue o parasito no seu trato digestivo. Em condições controladas de laboratório, para completar sua evolução de ovo a adulto, o triatomíneo gasta cerca de 4 a 6 meses, variando de acordo com a espécie. Na natureza, entretanto, este período é geralmente maior, influenciado pelas condições de temperatura, umidade e disponibilidade de alimento, podendo chegar a 2 anos em algumas espécies.

Dinâmica Populacional

Para a maioria das espécies, o tamanho da colônia dos triatomíneos associada ao homem é fator importante para que a espécie seja um transmissor eficiente da doença de

Chagas, já que a transmissão por meio de dejeções é pouco eficiente e exige uma série de coincidências para que ela ocorra: o inseto tem de estar infectado (as taxas de infecção variam, mas dificilmente são superiores a 30%); ele precisa defecar sobre a pele; nesta dejeção é necessária a presença de formas tripomastigotas metacíclicas (nem toda dejeção apresenta estas formas, podendo estar presentes apenas as epimastigotas não infectantes); o *T. cruzi* eliminado nas fezes precisa de solução de continuidade para sobreviver (descontinuidade da pele ou mucosas), uma vez que não há penetração ativa do parasita. Estima-se que a probabilidade média de que o contato do hospedeiro humano com um triatomíneo infectado produza uma nova infecção por *T. cruzi* seja de aproximadamente 1 em 1.000. *T. infestans* e *Rhodnius prolixus*, que são consideradas as duas principais espécies vetoras na América Latina, atingem altas densidades no intradomicílio, tendo sido relatados números surpreendentes, como 6.043 *T. infestans* no Brasil, e mais de 11.000 *R. prolixus* em Honduras.

De maneira geral, o tamanho da população de triatomíneos dentro do domicílio humano está relacionado com o número de hospedeiros disponíveis. Entretanto, o *status* nutricional da população depende do número de insetos por hospedeiro. Já foi demonstrado que a quantidade média de sangue de camundongo ingerido por *T. infestans*, *R. prolixus* e *Panstrongylus megistus* é inversamente proporcional à densidade do inseto. Um aumento na densidade de triatomíneos induz a uma maior percepção das picadas sofridas pelo hospedeiro, o que diminui a quantidade média de sangue ingerido por cada barbeiro, por ocasionar interrupções mais frequentes do repasto sanguíneo. Esta redução na tomada de sangue acarreta um prolongamento do estádio ninfal, redução da fecundidade das fêmeas e um aumento da probabilidade de dispersão pelo voo dos adultos, e estes mecanismos atuariam em conjunto na regulação da densidade populacional (Figura 39.5).

O desempenho alimentar do triatomíneo também está relacionado com a dinâmica de eliminação das dejeções e, consequentemente, com a transmissão do *T. cruzi*, uma vez que o momento da dejeção não só depende da espécie de triatomíneo mas também da quantidade de sangue ingerido, pois os barbeiros que tomam um repasto sanguíneo maior tendem a defecar muito mais rapidamente do que aqueles que fazem um repasto menor.

A ingestão de sangue induz a diurese e logo após a alimentação, os "barbeiros" começam a excretar o excesso de água do sangue recém-ingerido juntamente com os restos do repasto anterior acumulados na luz intestinal. Três tipos de dejeções são observadas nos triatomíneos: a) urina cristalina, emitida logo após cada repasto; b) urina amarelada, emitida cerca de 24 a 48 horas após o repasto e c) fezes escuras, emitidas logo após ou algumas horas depois da alimentação. Se o barbeiro estiver infectado, qualquer dos três tipos pode conter a forma infectante do *T. cruzi*, mas é a urina a que contém maior número dela. Parece que a urina dos triatomíneos tem um importante papel na diferenciação da forma epimastigota em tripomastigota metacíclica, que é eliminada com a urina. Sabe-se também que uma fêmea de triatomíneo infectada não transmite o *T. cruzi* para os seus ovos, com os insetos emergindo livres do parasito.

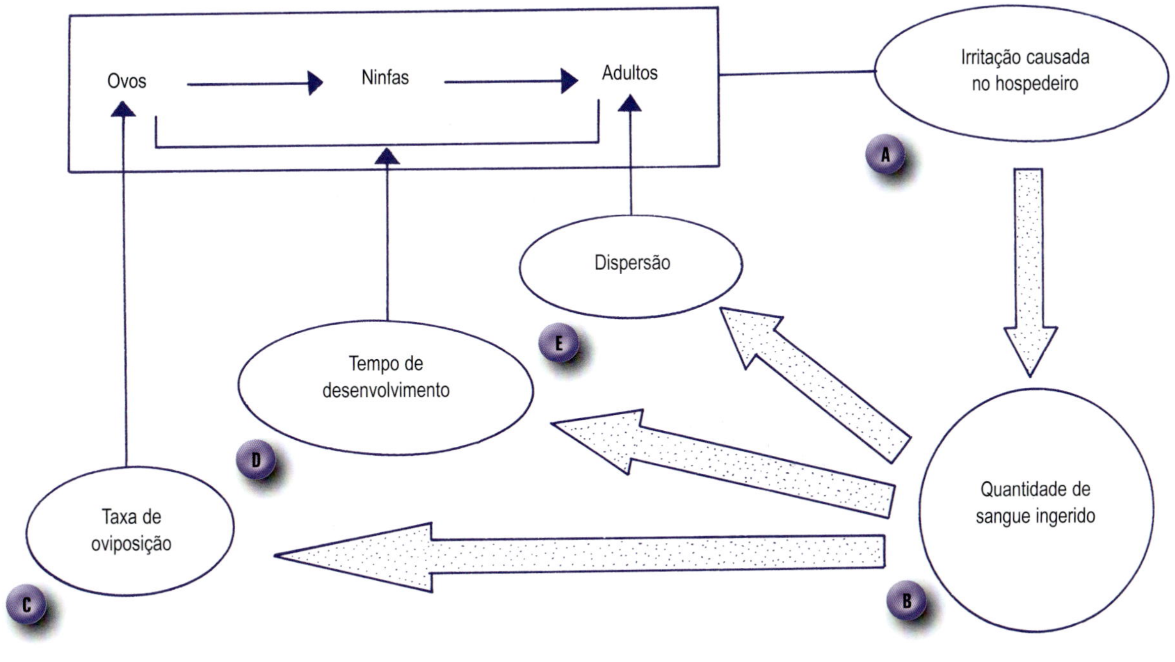

FIGURA 39.5. Representação esquemática de fatores relacionados com a regulação da densidade dos triatomíneos (baseada em Schofield, 1985). A densidade de barbeiros associada ao hospedeiro vai determinar o grau de irritação deste **(A)**. A irritação do hospedeiro vai modular a quantidade de sangue ingerido pelos insetos **(B)**. A quantidade de sangue ingerida vai influenciar a taxa de oviposição das fêmeas **(C)**. O tempo de desenvolvimento **(D)** e a dispersão pelo voo dos insetos adultos **(E)**.

Além dos fatores anteriormente citados, a dinâmica populacional dos triatomíneos pode ser afetada também por fatores climáticos, e outros associados à dispersão, predação e ao parasitismo, bem como através de medidas de controle.

Interações com Parasitos

- *Trypanosoma cruzi*

O desenvolvimento do *T. cruzi* no vetor dá-se exclusivamente no tubo digestivo, sendo os parasitos transmitidos pelas fezes do inseto. As formas tripomastigotas, ingeridas juntamente com o repasto sanguíneo, dão origem aos epimastigotas que se multiplicam e colonizam o trato intestinal do inseto. Na ampola retal, os epimastigotas darão origem aos tripomastigotas metacíclicos, que são as formas infectivas para os mamíferos. Quando chegam ao trato intestinal do inseto, os tripomastigotas sanguíneos são confrontados com profundas mudanças no microambiente, como componentes da saliva, enzimas digestivas, temperatura, osmolaridade e pH. Fatores produzidos pelo inseto, como lectinas e aglutininas, além da resposta imunológica desencadeada pela presença do parasito também podem interferir na sua capacidade de colonização. Hoje se sabe que existe também uma interação dos parasitos com a microbiota do inseto, modulada pela resposta imune do barbeiro. Além destes fatores, como os triatomíneos podem permanecer em jejum por vários meses, a falta de nutrientes no trato intestinal pode afetar as populações de *T. cruzi*, que podem inclusive ser eliminadas.

T. cruzi foi por muito tempo considerado como um parasito não patogênico ao hospedeiro invertebrado. Entretanto, estudos mais recentes avaliando a interação *T. cruzi-R. prolixus* têm mostrado diversos efeitos negativos no inseto promovidos pela presença do parasito, como prolongamento dos estádios ninfais, redução nas taxas de fecundidade e fertilidade e até mesmo aumento nas taxas de mortalidade dependendo da temperatura em que os insetos foram mantidos. Estes efeitos patogênicos para os triatomíneos variam de acordo com a cepa de *T. cruzi* utilizada na infecção.

- *Trypanosoma rangeli*

Diferentemente do *T. cruzi,* que é capaz de se desenvolver em diferentes gêneros de triatomíneos, o desenvolvimento completo do ciclo biológico do *T. rangeli* ocorre preferencialmente em triatomíneos do gênero *Rhodnius*. O *T. rangeli,* quando entra no tubo digestivo do inseto vetor via repasto sanguíneo, enfrenta as mesmas variações microambientais encontradas pelo *T. cruzi*. No trato digestivo, a diferenciação das formas tripomastigotas ingeridas durante o repasto sanguíneo dá origem a formas epimastigotas curtas e longas que se dividem, colonizam o intestino, e são as responsáveis pela invasão da hemocele do inseto.

O epitélio intestinal funciona como uma primeira barreira de defesa contra a invasão da hemolinfa, o que faz com que nem todos os insetos com infecções intestinais apresentem parasitos na hemolinfa ou glândulas salivares. Quando o *T. rangeli* consegue alcançar a hemolinfa, inicia-se um período de intensa multiplicação. Em infecções iniciadas através do inóculo de epimastigotas diretamente na hemocele do inseto, observa-se que as formas epimastigotas iniciais são predominantemente curtas, apresentando um alto grau de multiplicação (Figura 39.6). Estas vão dando lugar a formas longas que também se multiplicam intensamente e logo passam a predominar na hemolinfa (Figura 39.6B). Parasitos são encontrados dentro de hemócitos e a interiorização do *T. rangeli* está normalmente associada ao predomínio de formas epimastigotas curtas na hemolinfa (Figura 39.6C). Estudos avaliando a resposta do inseto frente à infecção mostraram que a presença do parasito desencadeia uma resposta imunológica preferencialmente direcionada para as formas curtas do parasito.

A transmissão do *T. rangeli* é feita através da saliva durante a picada do triatomíneo e para isso o tripanosoma precisa penetrar nas glândulas salivares do inseto. A entrada do parasito nas glândulas salivares do inseto vetor é mediada pela interação de lectinas/carboidratos presentes na superfície do parasito e na parede da glândula salivar. Uma vez dentro da glândula salivar, os epimastigotas diferenciam-se em tripomastigotas metacíclicos que nadam livremente na saliva. A colonização das glândulas salivares de *R. prolixus* pelo *T. rangeli* promove uma significativa redução das proteínas estocadas, que são provavelmente utilizadas pelo parasito como fonte nutricional. Isso afeta o comportamento alimentar do inseto, dificultando a ingestão de sangue e aumentando significativamente o número de picadas, o que em consequência eleva as chances de transmissão do *T. rangeli*. A patogenicidade do *T. rangeli* para o inseto vetor tem sido amplamente descrita na literatura. Já foram observados atrasos no desenvolvimento ninfal, aumento nas taxas de mortalidade, distúrbios na digestão e excreção e reduções do sistema traqueal, sendo que alguns desses efeitos têm sido relacionados com uma diminuição nas populações de simbiontes causada pela presença do parasito. *T. rangeli* também altera o comportamento de *R. prolixus*. Nesse caso, há uma diminuição da fototaxia negativa, que é bastante acentuada nos triatomíneos, e um incremento na atividade locomotora dos insetos infectados, o que aumenta a sua exposição a possíveis predadores.

Ecologia

A distribuição dos triatomíneos é, geralmente, do tipo focal e sua densidade é condicionada pela fonte de alimentação. Enquanto esta persistir num determinado ecótopo, os insetos, especialmente os imaturos, aí permanecem.

Quando o hospedeiro ou a fonte alimentar desaparece (é comum que o animal mude ou seja predado), os triatomíneos são forçados a emigrar em busca de novo hospedeiro, sejam eles adultos ou imaturos, o que caracteriza a maioria dos ecótopos silvestres como altamente instáveis.

As ninfas estão limitadas a um deslocamento ambulatório, ou dependentes de transporte passivo (serem transportadas em pelos, penas, ou pelos próprios humanos); embora sua capacidade dispersiva seja lenta, são capazes de resistir ao jejum prolongado; os adultos, ao contrário, dispondo de reduzida reserva alimentar, deslocam-se pelo voo, o que lhes permite migrações rápidas e a longas distâncias.

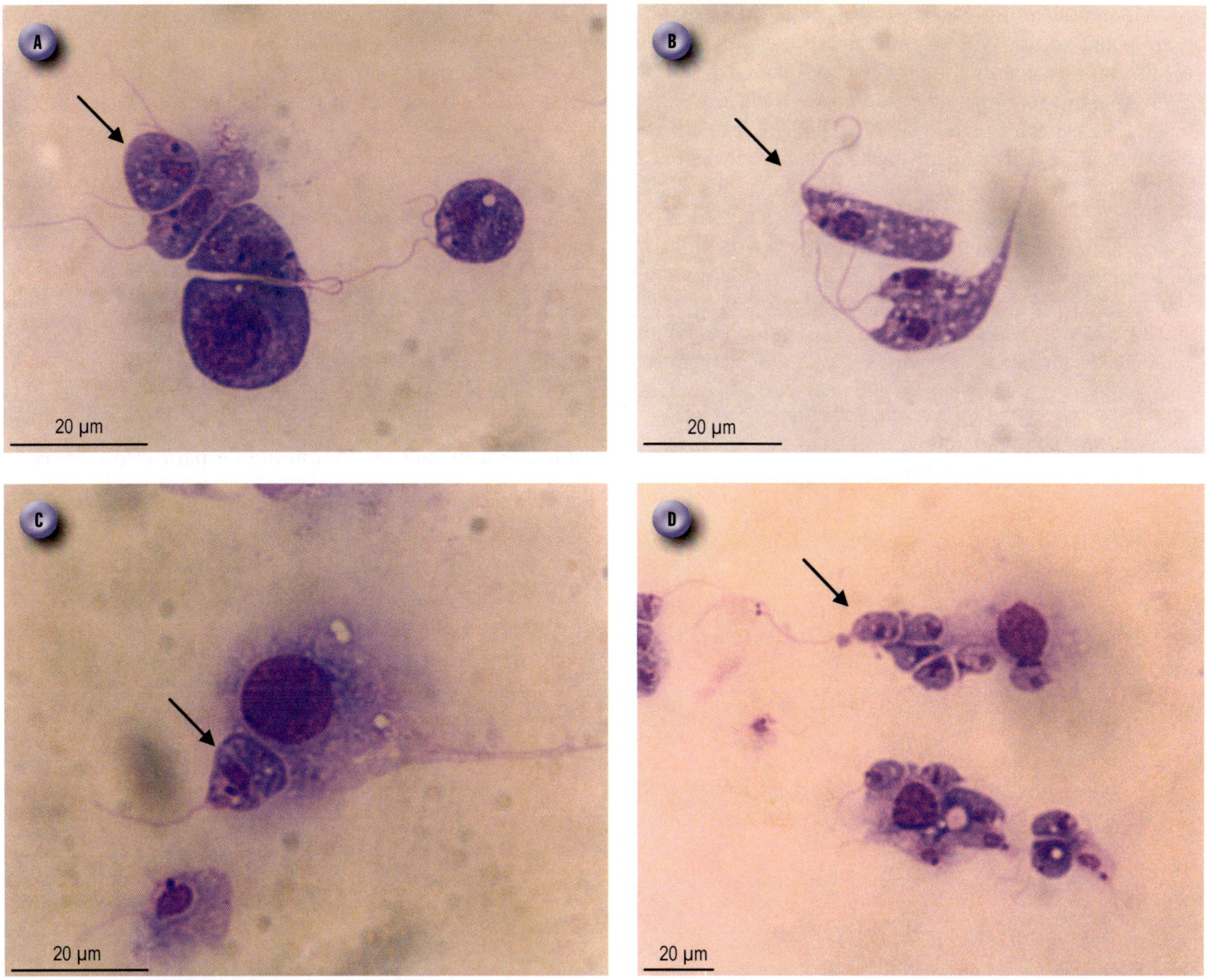

FIGURA 39.6. Microscopia de luz de diferentes estágios da infecção da hemolinfa de *Rhodnius prolixus* pelo *Trypanosoma rangeli*. **(A)** Formas epimastigotas curtas em divisão, 72 h p.i. **(B)** Formas epimastigotas longas em divisão, 96 h p.i. **(C-D)** Interiorização por hemócitos de formas epimastigotas curtas, 120 h p.i. Barras = 20 µm (setas, parasitos).

Assim, a colonização de novos ecótopos dependerá de uma série de fatores intrínsecos e extrínsecos. Como fatores intrínsecos, temos a natureza fisiológica determinada pela organização genética do indivíduo, ou da população. O maior ou menor grau de plasticidade genética da população facilitará a sua adaptabilidade aos fatores intrínsecos ambientais (temperatura, umidade, elevação, pressão etc.). Um excelente exemplo de adaptabilidade comportamental determinada por essa interação é observado entre as populações de *P. megistus* no Nordeste, Sudeste e Sul do Brasil. Na região de São Felipe, no Recôncavo Baiano, esta espécie somente foi encontrada no domicílio humano e em galinheiros anexos. Ao contrário, no Sul (Estados de Santa Catarina e Rio Grande do Sul), seu comportamento é quase exclusivamente silvestre; nesta região, na época quente do verão os adultos chegam a invadir os domicílios, porém sem colonizá-los, exceto em situações muito especiais, como associados a ninhos de gambás presentes nas casas ou no peridomicílio.

Numa situação intermediária, o *P. megistus* de Minas Gerais é silvestre, porém migra no verão e eficientemente coloniza o domicílio. Algumas espécies têm comportamento semelhante a esse do *P. megistus*, e sua valência ecológica e, por consequência, epidemiológica, é variável de um lugar para outro.

Por outro lado, o *T. infestans* é uma espécie altamente especializada em viver associada aos humanos e animais domésticos. A espécie somente foi encontrada em ecótopos silvestres na Bolívia, Argentina e no Paraguai, sendo considerado seu centro de endemismo a região andina, e sua dispersão pelos outros países da América se deu de forma passiva, ou seja, exemplares foram levados por viajantes em suas bagagens, convivendo estritamente no ambiente humano. Para as espécies que se alimentam de sangue humano ou de animais domésticos, a casa representa um ecótopo altamente estável, oferecendo diversos esconderijos e fartura alimentar durante o ano. Graças a esta estabilidade, as populações domiciliares de triatomíneos podem atingir grande número de indivíduos, ao contrário do que usualmente ocorre no ambiente silvestre.

É sabido que os triatomíneos são insetos primitivamente silvestres, tendo algumas espécies se adaptado aos ecótopos artificiais. Por sua vez, a capacidade de adaptação ao ambiente artificial difere entre as espécies, sendo então consideradas espécies de importância primária, secundária, ou até mesmo terciária na epidemiologia da doença de Chagas. As **espécies primárias** são aquelas especializadas em colonizar de maneira permanente as habitações humanas de uma determinada região, geralmente em altas densidades, com marcada antropofilia, e que apresentam significativas taxas e infecção natural pelo *T. cruzi*. **Espécies secundárias** são geralmente autóctones da região, capazes de invadir e colonizar as casas em pequenas densidades. Na presença de uma espécie primária, não são capazes de colonizar o intradomicílio. Sendo nativos e ubiquistas, em geral ocupam ecótopos naturais e artificiais próximos das casas, associados a reservatórios silvestres e peridomiciliares, apresentando diferentes graus de antropofilia. Em algumas situações particulares podem constituir grandes colônias.

Com base nos diferentes graus de adaptação aos vários ambientes, Barretto (1979) propôs a seguinte classificação ecológica para os triatomíneos:

1. *Tipicamente silvestres:* espécies encontradas unicamente em ecótopos silvestres: *Triatoma dispar* (Panamá) que vive junto com preguiças; *Psammolestes tertius* e *P. coreodes* que vivem em ninhos de joão-graveto e anu;
2. *Silvestres, cujos adultos invadem ecótopos artificiais*: *Panstrongylus diasi* (Sudeste e Centro-Oeste do Brasil) e *P. lutzi* (Nordeste), cujos ecótopos silvestres são desconhecidos, mas os adultos frequentemente invadem as casas, sem formar colônias; o mesmo para o *Rhodnius domesticus*, encontrado em ninhos de rato na baixada litorânea brasileira;
3. *Silvestres, cujos adultos invadem ecótopos artificiais e formam pequenas colônias*: *Rhodnius neglectus* (vale do Rio Grande, Brasil), que vive em palmeiras. *Triatoma platensis* (Argentina), que vive em ninhos de aves; *T. protacta* (Estados Unidos), que vive em ambientes silvestres, mas podem formar colônias em galinheiros, pombais e até domicílios humanos, indicando um início de adaptação aos ecótopos artificiais; *Panstrongylus geniculatus*, que vive em buracos de tatus, em toda a região neotropical, e recentemente tem sido encontrado colonizando chiqueiros no estado do Pará;
4. *Triatomíneos que se colonizam indiferentemente em ecótopos naturais e artificiais*: as espécies aqui envolvidas circulam frequentemente entre ambientes silvestre e peridomiciliar (galinheiros, chiqueiros, paióis) veiculando o *T. cruzi*; em alguns casos (*P. megistus*, *R. prolixus*), invadem domicílios e formam colônias permanentes. Exemplo: *P. megistus, R. prolixus, T. sordida, T. maculata, T. pseudomaculata, T. brasiliensis*;
5. *Triatomíneos bem adaptados aos ecótopos artificiais, mas ainda com focos residuais silvestres*: parece que a única espécie nestas condições é o *T. infestans*, uma espécie bem adaptada às habitações humanas, apresentando raramente colônias em ambientes silvestres, representados por tocas de roedores localizadas sob pedras;
6. *Triatomíneos completamente domiciliados*: a única espécie nessa condição é a *T. rubrofasciata*, encontrada em colônias no telhado de casas, em contato com ratos e morcegos na orla marítima de vários países do mundo. Na Índia e no Brasil (estado de Minas Gerais) já foram encontrados no interior, formando colônias populosas. Atualmente tem sido frequentemente encontrado em áreas urbanas do estado do Maranhão.

Essa classificação de Barretto (1979) hoje está sendo revista, pois de fato oferece uma indicação da capacidade de domiciliação das espécies de triatomíneos, mas por outro lado dá a ideia de etapas adaptativas e sequenciais dos triatomíneos ao domicílio. Acredita-se que os triatomíneos tenham características fisiológicas próprias que lhes permitem adaptar-se a situações muito diferentes (no caso, a casa e seus anexos) do seu ecótopo natural, ou seja, ao novo ambiente microclimático e às fontes de alimentação disponíveis na casa.

Para se verificar a presença de barbeiros dentro das habitações, podem ser usados os seguintes recursos:

- procura de sinais de dejetos (gotas escuras ou claras, dependendo da digestão do sangue, às vezes "escorridas" nas paredes), localizadas principalmente junto das camas;
- procura de insetos e exúvias nas paredes, frestas e nas camas (associados ao colchão);
- pulverização de desalojantes, como a pirisa (40 mL do produto em 1.000 mL de água) sobre as paredes e aguardar 15 minutos para verificar o efeito do piretro e o aparecimento de barbeiros fugindo das frestas;

Principais Espécies de Triatominae

Têm importância epidemiológica na transmissão do *T. cruzi* aos humanos apenas as espécies que colonizam no domicílio e peridomicílio. Porém "todas as espécies de triatomíneos são vetores em potencial do *T. cruzi*, mas apenas em alguns poucos casos todas as condições necessárias são preenchidas para transformar uma espécie de potencial em um real e efetivo transmissor da doença de Chagas humana" (Lent e Wigodzinsky, 1979). Essas condições são:

- adaptação à habitação humana;
- alto grau de antropofilia;
- curto espaço de tempo entre hematofagia e defecação.

No Brasil, pela ordem de importância, temos as seguintes espécies: *T. infestans*, *P. megistus*, *T. brasiliensis*, *T. pseudomaculata* e *T. sordida*. Com menor importância pode-se citar o *R. neglectus*, *T. vitticeps* e o *T. rubrofasciata* (Figura 39.7), cujas distribuições geográficas são apresentadas na Figura 39.8.

Triatoma infestans

Espécie de tamanho médio, variando o comprimento de 21-26 mm no macho e 26-29 mm na fêmea. Cor geral negra ou marrom-escura com marcações amarelo-pálido

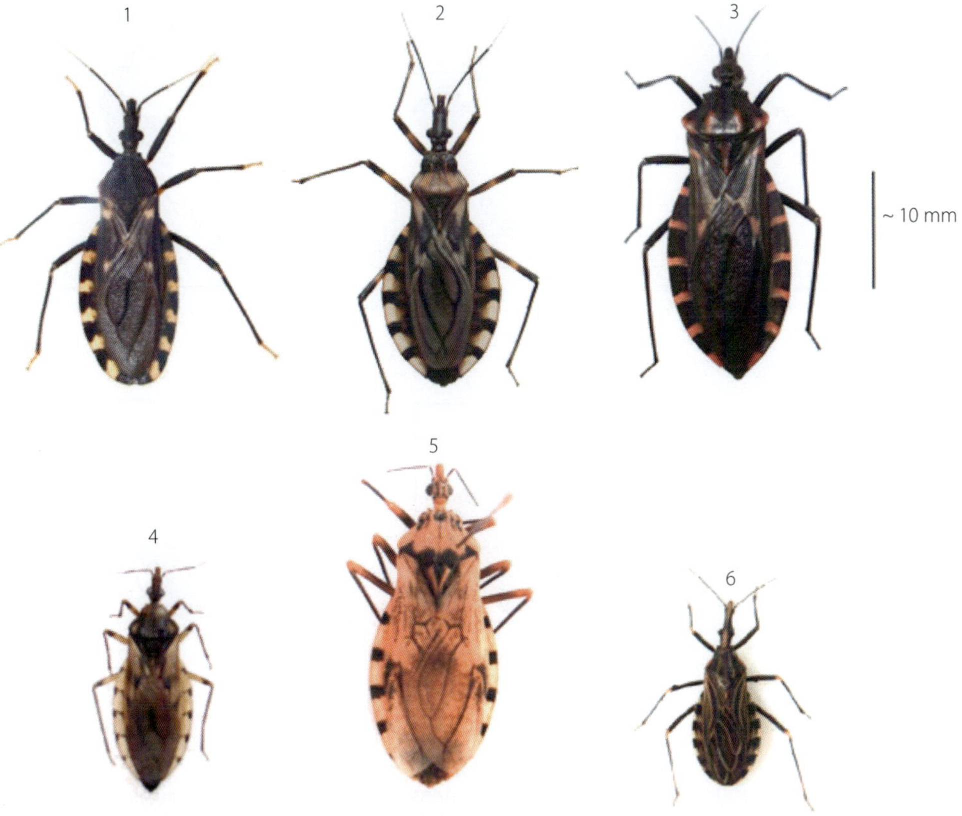

FIGURA 39.7. Principais espécies de triatomíneos (barbeiros) em nosso meio: (1) *Triatoma infestans* (cor geral negra com manchas amarelas no conexivo e nos trocânteres); (2) *Triatoma brasiliensis* (cor geral escura, trocânteres negros, anelações amarelas nas tíbias e manchas amarelas no conexivo e pronoto); (3) *Panstrongylus megistus* (cor geral negra com manchas vermelhas no conexivo e pronoto); (4) *Triatoma sordida* (cor geral amarelo-palha, tendo no conexivo manchas negras semelhantes a notas musicais); (5) *Panstrongylus geniculatus* (transmissor entre tatus: cor geral amarelada com faixa negra transversal na porção posterior do pronoto e lobos anteriores do pronoto sarapintados de preto); (6) *Rhodnius neglectus* (pouca importância epidemiológica, mas representa o gênero em nosso meio).

no cório, conexivo e patas (trocânter e base dos fêmures). Cabeça negra. Pronoto e escutelo homogeneamente escuros, negros ou marrons bem escuros. Abdome negro a marrom-escuro; conexivo igualmente escuro com manchas amarelo-claro, mais próximas da margem posterior das divisões segmentares, porém sem atingi-las.

É espécie predominantemente domiciliar, colonizando-se em grande quantidade nas frestas das cafuas de barro e pau-a-pique no Peru, na Bolívia, no Paraguai, Chile, Uruguai e Brasil. No Brasil é menos frequente no peridomicílio (galinheiros), mas nos demais países este ambiente tem grande importância no processo de recolonização das casas após o controle químico. Esta espécie foi encontrada no ambiente silvestre principalmente na Bolívia, mas também na Argentina, no Paraguai e Chile. Foi introduzido no Brasil através das migrações humanas, atingindo na década de 1960 sua expansão máxima, incluindo os estados do Rio Grande do Sul, Paraná, São Paulo, Rio de Janeiro, Minas Gerais, Goiás, Mato Grosso, Alagoas, Pernambuco, Paraíba e Piauí. Nas áreas onde não é combatido pode apresentar infestações em altíssimas densidades, não sendo raro o encontro de 3.000 ou mais insetos dentro de uma única casa. Esta característica conferiu-lhe o título de espécie mais importante no Brasil, apesar de não ser autóctone, sendo responsável por altas taxas de prevalência da doença de Chagas nas suas áreas de ocorrência. Com o programa de controle vetorial, iniciado ao nível nacional na década de 1970, a espécie foi eliminada de amplas áreas em nosso País, tendo sido declarada pela Organização Pan-americana de Saúde interrompida a transmissão por este vetor em 2006. Existem focos residuais na Bahia e o Rio Grande do Sul não associados à transmissão do *T. cruzi*, mas que representam o risco de se dispersarem para outras regiões onde a espécie foi eliminada.

Panstrongylys megistus

Espécie grande, medindo os machos de 26-34 mm e as fêmeas, 29-38 mm. Cor geral negra com manchas vermelhas ou avermelhadas no pescoço, pronoto, escutelo, cório e conexivo. Cabeça negra. Pronoto com o lobo anterior negro, raramente com duas pequenas manchas vermelhas; lobo posterior rugoso com quatro manchas vermelhas, sendo duas longas e duas mais curtas; patas totalmente negras. Abdome negro com manchas vermelhas do conexivo atingindo a margem posterior dos segmentos.

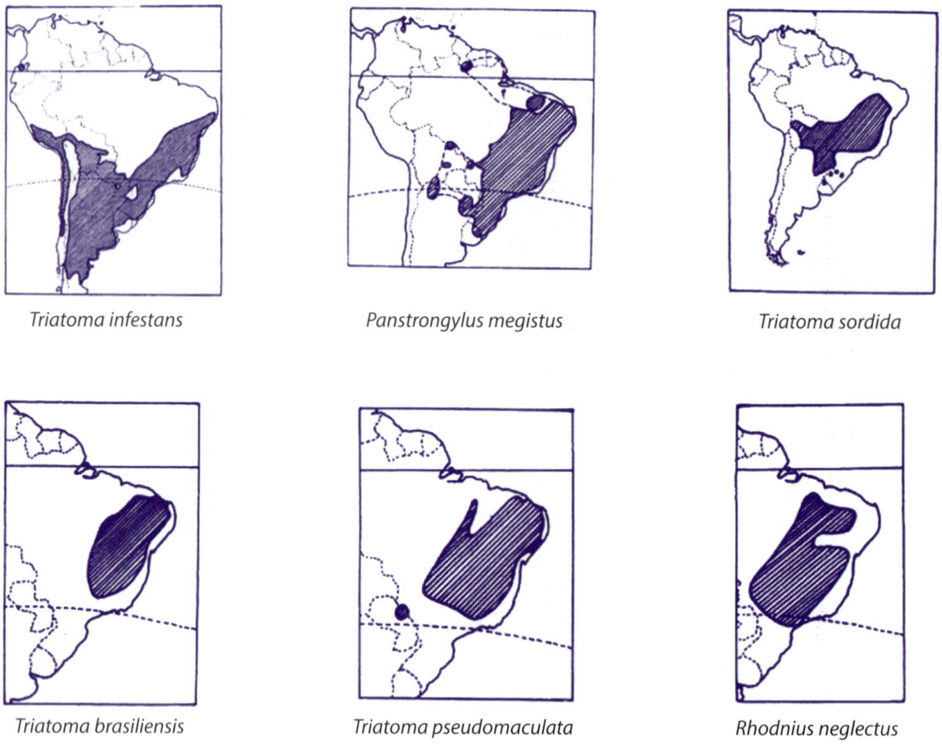

FIGURA 39.8. Distribuição geográfica das principais espécies de triatomíneos brasileiros. (Fonte: Carcavallo et al. Distribuição geográfica e dispersão altilatitudinal dos triatomíneos. Atlas dos Vetores da Doença de Chagas nas Américas. Lent, Herman (org). Rio de Janeiro, Fiocruz, 1999;17(3):747-792.)

É uma espécie de grande importância na transmissão da doença de Chagas ao homem no Brasil, sem, no entanto, produzir colônias tão grandes como as de *T. infestans*. Também tem grande significado histórico, uma vez que foi dissecando um exemplar desta espécie que Carlos Chagas verificou pela primeira vez a presença de formas evolutivas de *T. cruzi* em barbeiros, fechando assim o ciclo da doença de Chagas. Especialmente associada a regiões de clima mais úmido, é encontrada nos seguintes Estados: Pará, Piauí, Ceará, Rio Grande do Norte, Paraíba, Pernambuco, Alagoas, Sergipe, Bahia, Espírito Santo, Rio de Janeiro, São Paulo, Paraná, Santa Catarina, Rio Grande do Sul, Minas Gerais, Goiás e Mato Grosso do Sul. De São Paulo para a Região Sul diminui sua densidade intradomiciliar e sua importância vetorial. Em Minas Gerais, Bahia, Alagoas e Pernambuco é a principal espécie autóctone transmissora. Também já foi encontrada na Argentina, no Paraguai e na Bolívia.

Triatoma brasiliensis

Espécie de porte médio, medindo os machos 22-25 mm e as fêmeas, 23-26 mm. Cor geral variando de marrom-escuro a negro. Cabeça rugosa e ligeiramente granulosa, negra com manchas marrom-claro ou amareladas no pescoço. Pronoto negro com duas faixas longitudinais que se estendem desde a parte mediana do lobo anterior até a margem do lobo posterior. Escutelo triangular, de coloração marrom, sendo a ponta do processo, amarelo-palha. Patas negras ou marrom-escuras com manchas claras nos trocânteres, meio dos fêmures e extremidades das tíbias. Hemiélitos com o cório amarelo-claro, com manchas escuras. Abdome negro ou marrom-escuro com manchas claras subtriangulares ou retangulares no conexivo, não atingindo os limites dos segmentos.

É a principal espécie vetora do *T. cruzi* no Nordeste, sendo encontrada no meio silvestre (sob pedras, em associação com roedores e lagartos), peridomiciliar e domiciliar. Seu centro de dispersão corresponde ao domínio paisagístico da caatinga. Espécie extremamente voraz, os insetos chegam a atacar o homem e os animais, mesmo durante o dia.

Triatoma pseudomaculata

Espécie de porte médio, medindo os machos 17-19 mm de comprimento e as fêmeas, 19-20 mm. Cor geral negra ou marrom-escura com manchas alaranjadas ou amareladas. Cabeça negra. Pronoto marrom-escuro ou negro com quatro manchas alaranjadas, sendo as duas centrais menores e próximas das bordas posteriores, enquanto as duas laterais alongam-se entre a borda posterior do pronoto e o lobo anterior. Escutelo homogeneamente escuro. Hemiélitros de cor geral escura ou negra, com manchas sub-basais e subapicais de cor alaranjada. Patas homogeneamente escuras. Conexivo alaranjado ou amarelo-palha com faixas transversais largas e negras ao longo do segmento, na sutura intersegmental.

Juntamente com o *T. brasiliensis*, é muito frequente nos peridomicílios do Nordeste brasileiro, mais raramente formando colônias intradomiciliares. No início dos anos 2000 foi encontrado um extenso foco de colonização em uma área da periferia de Sobral, estado do Ceará, demonstrando, no entanto, um potencial biológico até então desconhecido. Apesar das ações de controle, esta infestação persiste e está associada à produção de um caso agudo humano nos anos mais recentes.

Durante muito tempo, essa espécie foi confundida com o *Triatoma maculata*; distingue-se dela não só pelas características morfológicas, fisiológicas e genéticas, como pela distribuição geográfica. *T. maculata* é espécie restrita a Roraima, Venezuela, Suriname e Guiana.

Triatoma sordida

Espécie também de porte médio, medindo os machos 14-19 mm e as fêmeas, 15-20 mm. Cor geral variando entre marrom-claro e escuro, com manchas amarelo-palha na cabeça, no pronoto, escutelo, em hemélitros, patas e conexivo. Cabeça marrom com área anteocular amarelada, rugosa e granulosa. Pronoto marrom, com processos e áreas elevadas do lobo anterior amarelos, bem como duas pequenas manchas amareladas, lateralmente, no lobo posterior. Pernas com coxa, trocânter e fêmur amarelo-palha, tendo este último um anel escuro subapical; tíbias gradativamente escurecendo da base para o ápice. Escutelo com extremidade clara. Cor geral de hemélitros variando de marrom-claro a escuro. Cório com manchas na base e no ápice. Conexivo claro com manchas escuras que se assemelham a notas musicais.

No ambiente natural tem no cerrado o seu centro de dispersão. Assim como o *T. pseudomaculata*, é predominantemente peridomiciliar, sendo frequente seu encontro em galinheiros, pombais, paióis etc., sendo, portanto, nestas situações, um transmissor secundário. É a espécie mais capturada no Brasil; em Minas Gerais, Goiás e Tocantins é frequentemente encontrada no intradomicílio formando pequenas colônias.

Rhodnius neglectus

Espécie de porte médio, medindo os machos de 17-19 mm, e as fêmeas, de 18-21 mm. Cor geral marrom-clara, com manchas marrons na cabeça, no pronoto, escutelo, cório e conexivo; áreas amareladas no conexivo, em coxas, trocânteres e ventralmente no abdome. Cabeça muito alongada, maior que o comprimento do pronoto e com uma elevação na linha mediana de sua superfície dorsal. Pronoto com lobo anterior quase totalmente liso, e o posterior rugoso-granuloso; ângulos anterolaterais salientes (colar). Escutelo com duas formações bifurcadas, unidas na base e formando um único tronco, ao atingir o processo apical.

No ambiente silvestre habita diversos ninhos de animais em palmeiras (macaúba, buriti e babaçu, entre outras). É encontrado colonizando galinheiros e pombais e, às vezes, invadindo domicílios. No Brasil, é visto nos estados de Minas Gerais, Bahia, Goiás, Mato Grosso, Tocantins, Maranhão e São Paulo.

Triatoma vitticeps

É uma das maiores espécies conhecidas, medindo os machos 27-33 mm e as fêmeas, 28-38 mm. Cor geral marrom-escura a negra com manchas claras alaranjadas. Cabeça marrom-escura com uma mancha longitudinal avermelhada ou alaranjada que se estende do nível dos ocelos ao clípeo. Pronoto igualmente escuro com seis manchas longitudinais no lobo posterior. Escutelo escuro, com depressão central larga e alaranjada. Hemélitro marrom-escuro, mais escuro no centro do cório e na base das células da membrana. Cório com manchas claras basais e subapicais e, em muitos casos, com uma faixa estreita ao longo da nervura costal. Pernas uniformemente escuras. Conexivo marrom-escuro com manchas amareladas ou vermelho-alaranjadas claras transversais, menores que a marcação escura, mais próximas da margem posterior do segmento do que da sutura anterior.

Espécie silvestre mas que invade as casas com frequência. No Espírito Santo, esta espécie foi encontrada em 19 municípios do estado, em domicílios e anexos, sem contudo formar colônias numerosas. O mesmo pode ser observado em municípios do leste de Minas Gerais e no Vale do Jequitinhonha. Uma vez que apresenta altos índices de infecção, há risco de contaminação humana por esta espécie.

Triatoma rubrofasciata

Comprimento do macho é de 19-24 mm e o da fêmea, de 20-25 mm. Cor geral marrom-escura e negra, com marcações mais claras de cor laranja ou avermelhada. Cabeça muito granulosa no dorso e homogeneamente escura, tendo o pescoço amarelado na parte dorsal. Pronoto negro ou marrom-escuro, com uma faixa avermelhada acompanhando a margem do pronoto. Escutelo escuro com o ápice avermelhado-claro. Hemélitro granuloso, escuro, tendo na margem externa do cório uma faixa laranja-avermelhada. Conexivo com segmentos escuros, tendo as margens externas e as suturas intersegmentais de coloração laranja-avermelhado.

Provavelmente originária da Índia, distribui-se pelas regiões costeiras de todo o trópico. Foi a primeira espécie descrita; é intimamente associada ao rato doméstico (*Rattus rattus rattus*), transmitindo-lhe o *Trypanosoma conorrhini*. Com relação ao *T. cruzi*, infecta-se facilmente, mas deve ser considerado um vetor secundário. Em São Luís, Maranhão, é encontrado ingurgitado com sangue humano, com relativa frequência. Tem surpreendido moradores no Vietnã infestando as habitações, mas sem a infecção pelo *T. cruzi*. Pode ser considerada a única espécie estritamente domiciliar.

Rhodnius prolixus

Espécie de tamanho médio, apresentando os machos de 17-20 mm de comprimento e as fêmeas, de 19-22 mm. Espécie muito semelhante ao *R. neglectus*, dela se diferenciando pelas seguintes características: ligeiramente maior; desprovida de uma faixa longitudinal amarela no abdome; ângulos anterolaterais do colar (pronoto) pouco salientes.

É o principal vetor da doença de Chagas na Venezuela, Colômbia e Guiana, tendo sido também importante no México, na Nicarágua, Guatemala, em Honduras, El Salvador, Costa Rica e norte do Panamá. Estudos genéticos demonstraram que a espécie foi passivamente introduzida na América Central no início do século XX, como consequência do escape acidental de exemplares utilizados para o exame do xenodiagnóstico. Foi eliminado da América Central através das atividades de controle organizadas por meio de uma iniciativa intergovernamental. É na Venezuela e na Colômbia espécie de elevadíssima valência epidemiológica, visto que se alimenta do sangue de praticamente qualquer vertebrado terrestre e é extremamente ativa, deslocando-se constantemente entre o hábitat silvestre (palmeiras), peridomiciliar e domiciliar.

Triatoma dimidiata

Espécie grande, medindo os machos 24-32 mm e as fêmeas, 24-35 mm. Cor geral marrom-escura (pícea) a negra, com manchas de cor laranja no cório e conexivo. É espécie com grande variação cromática.

É importante transmissor de *T. cruzi* nas zonas de menor elevação em vários países da América Central, Peru e Equador.

Controle

Das cerca de 148 espécies de triatomíneos existentes, menos de metade pode conviver com o homem, assumindo maior ou menor importância epidemiológica conforme o seu potencial de colonização domiciliar (formação de colônias dentro das casas, que significa o encontro de formas imaturas de barbeiros). A maioria dos triatomíneos conserva seu hábitat primitivo, representado pelos seus ecótopos silvestres. As intervenções no ambiente natural pelo homem destroem estes ecótopos e desfaz-se o equilíbrio biológico que controla o número de exemplares existentes nestas populações. Neste processo, alguns animais podem desaparecer, e outros passam a buscar novas alternativas de sobrevivência. No Estado de São Paulo foi demonstrado que em regiões preservadas, o *T. sordida* silvestre vive em equilíbrio com seus predadores naturais. Como resultado da implantação de áreas de pastagem nestes locais, as árvores derrubadas e mortas transformam-se em novos ecótopos, e o desaparecimento de seus predadores permite o aumento da população deste triatomíneo, com maior risco de invasão de ecótopos silvestres e domiciliares.

A implantação, neste ambiente modificado, de habitações de má qualidade, muitas vezes utilizando barro e paus roliços, oferece aos triatomíneos as condições necessárias para a sua sobrevivência: temperatura e umidade adequadas, esconderijos (principalmente as frestas das paredes) e alimentação (animais domésticos e o próprio homem).

O trabalho de controle dos triatomíneos deve levar em consideração esse ambiente no qual a doença de Chagas é transmitida. A casa deve ser compreendida dentro do contexto de injustiça social e desvalorização do homem do campo, refletindo o papel marginal das populações rurais. A destruição do meio ambiente, por sua vez, reflete, por um lado, o despreparo deste homem rural, ainda utilizando técnicas agrícolas ultrapassadas e prredatórias, e por outro lado, a falta de uma política de conservação da natureza.

Importante ainda considerar que a ocorrência do ciclo silvestre do *T. cruzi* e a existência de pessoas já infectadas limitam a intervenção dos órgãos de saúde pública ao controle da sua transmissão, não sendo possível a sua erradicação.

Métodos de Controle

Os triatomíneos são responsáveis por mais de 80% dos casos da doença de Chagas humana, e por isso são considerados o principal alvo para a transmissão e o controle desta doença. Apesar de existirem algumas possibilidades de controle naturais, como os hormônios juvenilizantes, inibidores ou estimuladores de crescimento e controle biológico através de fungos, vírus, micro-himenópteros e outros artrópodes, todos apresentam muito baixo impacto sobre as populações de triatomíneos, que seguem convivendo com suas fontes de alimentação (inclusive o homem) e mantendo o risco de transmissão do *T. cruzi.* A aplicação de inseticidas de ação residual nos focos de triatomíneos presentes nas construções humanas (ambiente artificial), a melhoria habitacional e a educação em saúde são, indiscutivelmente, os métodos mais indicados para o controle dos barbeiros, especialmente de maneira integrada.

• Melhoria Habitacional e Educação em Saúde

Os benefícios da melhoria habitacional transcendem o objetivo único de controle da transmissão da doença de Chagas. A melhoria do padrão sanitário também evitará doenças como a tuberculose, hanseníase, verminoses etc., e a colonização da casa por outros insetos e aracnídeos, trazendo como consequência mais saúde para os seus moradores. Várias técnicas de construção simples e baratas têm sido desenvolvidas, na busca de alternativas aplicáveis a programas que visem a melhoria ou substituição de habitações rurais, como a obtenção de massas e tijolos mais resistentes que o adobe e barro normalmente utilizados. Nos últimos anos, amplas áreas do território brasileiro passaram por uma profunda modificação no padrão das casas rurais, onde se destaca a disponibilização de energia elétrica. Muitas regiões, entretanto, ainda não tiveram acesso a estes benefícios, e continuam apresentando casas com padrão inadequado como moradia humana, mas muito adequado às exigências dos triatomíneos.

Não se pode perder de vista, no entanto, que a melhoria habitacional pode também representar uma medida paliativa no controle da doença de Chagas, desde que não seja acompanhada de mudanças de comportamento do morador. Algumas experiências mostram que casas de alvenaria recém-construídas podem ser rapidamente povoadas por triatomíneos, desde que seja mantida a desorganização (sujeira) interna e os esconderijos necessários para alojamento dos barbeiros. Além disso, é preciso que os programas governamentais para construção de novas casas sejam adequados à população para possíveis reformas posteriores (baixo custo; utilização de matéria-prima disponível na região; repasse de tecnologia de construção). Caso contrário, estas modificações serão feitas da mesma maneira de antes, facilitando a recolonização das casas por triatomíneos silvestres ou procedentes de habitações próximas infestadas.

Tendo em vista a importância do peridomicílio na manutenção de grandes populações de triatomíneos muito próximas às moradias, a melhoria habitacional deve estender-se ainda aos seus anexos (galinheiros, chiqueiros, paióis, currais etc.), entendendo-se *domicílio + peridomicílio* (chamado "unidade domiciliar") como uma unidade epidemiológica onde convivem as pessoas e os barbeiros.

Importante ressaltar que programas deste tipo não podem apresentar um caráter vertical, impondo à população um padrão de casa que não respeite seus hábitos, necessidades e cultura. Lembrando a educadora sanitária Hortência de Hollanda: "a morada do homem não se restringe às quatro paredes de uma casa: é onde se preparam os alimentos que se come, onde se repousa de um dia de trabalho, onde se fazem os filhos e onde eles crescem".

• Inseticidas

Os inseticidas correspondem ao método mais barato e rápido de controle dos triatomíneos. Sua aplicação faz com que a população intradomiciliar caia rapidamente, obtendo-se a negativação das casas em pouco tempo e a interrupção da transmissão vetorial da doença de Chagas.

Até a década de 1980 eram utilizados contra os triatomíneos os inseticidas organoclorados (BHC e Dieldrin), alguns organofosforados (malathion) e carbanatos (Propoxur). O BHC era o inseticida de escolha, pois era barato, fácil de aplicar e com efeito residual considerado adequado (até 4 meses). Entretanto, como não é biodegradável, o seu uso continuado na agricultura levou a casos de intoxicação animal e humana (hemorragia capilar cerebral, hepática e renal) e ao desequilíbrio biológico, que culminou na suspensão da sua fabricação. Em nosso meio, o BHC era utilizado na concentração de 30% de isômero gama/0,5 g por metro quadrado, em duas pulverizações anuais, unicamente nas unidades domiciliares e por pessoal treinado. Os organofosforados foram mais raramente utilizados em programas de saúde pública, por apresentarem pequeno poder residual e serem altamente tóxicos para o homem (inibem a acetilcolinesterase). O malathion já foi utilizado no Programa de Controle da Doença de Chagas como inseticida alternativo, na falta de outro produto que pudesse substituir o BHC.

Na falta do BHC, outros inseticidas já vinham sendo testados contra triatomíneos, e o controle dos triatomíneos passou a utilizar aqueles com comprovada ação sobre os barbeiros. São eles os piretroides, ésteres do ácido crisantêmico, substâncias sintéticas análogas ao piretro, inseticida natural extraído de uma planta (*Chrysanthemum cinenariaefolium*). Atualmente os mais utilizados são a deltametrina (25 mg/m^2), cipermetrina (125 mg/m^2), lambdaciolotrina (30 mg/m^2), e a alfacipermetrina (40 mg/m^2), complexas moléculas semelhantes às piretrinas naturais, caracterizadas por: a) alto poder inseticida; b) degradação rápida no solo, minimizando problemas de contaminação ambiental; c) longo efeito residual (acima de 12 meses); d) baixa toxicidade; e) efeito repelente; f) sem odor.

Infelizmente, nos últimos anos observou-se o desenvolvimento de resistência de triatomíneos a piretroides, principalmente na Bolívia e Argentina. Este fato é muito grave, e desafia as autoridades ao desenvolvimento de métodos e produtos alternativos, e à manutenção de um sistema de monitoramento do fenômeno da resistência para adequação dos métodos de controle. A partir do ano 2000, com a implantação do Sistema Único de Saúde no Brasil (publicação da Portaria Normativa do Ministério da Saúde 13.99, de dezembro de 1999), a execução de toda atividade de controle de vetores passou à responsabilidade dos municípios. Desta forma, todo o planejamento e execução (definição de prioridades, orçamento, metodologias de intervenção e avaliação) são atividades a serem desenvolvidas pelas Secretarias Municipais de Saúde, com o apoio e a normatização das Secretarias Estaduais de Saúde e do Ministério da Saúde. A metodologia de controle dos triatomíneos inclui a pesquisa de infestação das casas e seus arredores (unidade domiciliar) e borrifação das unidades infestadas, em paralelo a atividades de orientação e educação em saúde para prevenção da reinfestação.

• Iniciativa dos Países do Cone Sul para Eliminação da Transmissão pelo *T. infestans*

Com base, principalmente, nos bons resultados obtidos com o trabalho de borrifação das casas infestadas, especialmente em relação ao *T. infestans*, utilizando-se inseticida de ação residual, a partir de 1991 deu-se abertura a uma iniciativa conjunta contra esta espécie pelos países que integram o Cone Sul (Argentina, Uruguai, Paraguai e Brasil), além do Chile e, posteriormente e de maneira mais limitada, a Bolívia e o Peru. Desde então, tem-se obtido grande impulso na direção de eliminação continental da transmissão humana do *T. cruzi* por este vetor, trazendo grande impacto sobre as taxas de transmissão domiciliar.

Passados os primeiros momentos de comemoração por esta irrefutável vitória, o Ministério da Saúde movimenta-se para a reestruturação das atividades de controle dos triatomíneos, considerando-se um novo panorama epidemiológico e ambiental, sobre o qual pesam as modificações climáticas recentes, modificações antrópicas da paisagem, e outros aspectos, como a melhoria do padrão de construção das casas em amplas áreas do País, ampliação da rede elétrica, esvaziamento do campo pela migração das pessoas para as cidades, entre outros. Além disso, a nova estrutura configurada pelo SUS exige a capacitação de profissionais das diferentes áreas nos níveis regional e municipal, para o desenvolvimento de um programa integrado de ações. O SUS ainda é muito frágil em muitas regiões e demanda muitos esforços para a sua consolidação. Os municípios devem ser estimulados e apoiados a implementarem ou manterem o controle dos triatomíneos, sob o risco de perda do trabalho realizado nas décadas anteriores, mantido por praticamente 30 anos com muito sucesso.

Apesar da quase eliminação do *T. infestans* do território brasileiro, espécies autóctones de triatomíneos, como *P. megistus* e *T. brasiliensis*, seguem na tentativa de colonização das casas. Nesta perspectiva, trabalham hoje as Secretarias Estaduais de Saúde, na montagem de um sistema de vigilância epidemiológica calcada na detecção precoce de triatomíneos no ambiente domiciliar pelos próprios moradores, que notificarão o encontro do inseto à instância municipal responsável pelo controle de vetores, culminando com uma investigação na busca de focos triatomínicos a serem combatidos (borrifação com inseticidas adequados e rigor técnico). Este procedimento depende da participação dos moradores, que deverão estar motivados e instruídos por equipes de educação em saúde para o reconhecimento dos triatomíneos e notificação do encontro, e também para outros desdobramentos esperados que incluem proceder mudanças no espaço físico que evitem a recolonização por triatomíneos (organização da casa e do peridomicílio, afastamento dos animais que servem de fontes de alimentação, uso de materiais inadequados à instalação de triatomíneos nos ecótopos peridomiciliares etc.).

Merece destaque a Amazônia, onde já foram assinaladas 18 espécies de triatomíneos, e relatados inúmeros casos de doença de Chagas humana. Nesta região, as casas são frequentemente invadidas por triatomíneos adultos mas não se evidencia a colonização das habitações, sendo a transmissão oral, em especial pela ingestão de suco de açaí e bacaba, a principal via de infecção humana. Esta situação se repete em diferentes países amazônicos, inclusive o Brasil, podendo configurar um distinto modelo de transmissão, para o qual o controle através da borrifação com inseticidas não parece adequado.

Finalmente, considerando o caráter enzoótico da infecção pelo *T. cruzi* e as diferentes situações geradas pelas especificidades locais, o conhecimento da ecologia, biologia, do comportamento e da sistemática dos triatomíneos seria de grande importância para a adequação do controle a estas diferentes situações.

40

Cimicidae

Mariana de Carvalho Capistrano Cunha
David Pereira Neves

Introdução

Na ordem Hemiptera, temos a família Cimicidae cujas espécies não possuem asas. Na subfamília Cimicinae encontramos vários gêneros, dos quais apenas *Cimex* e *Ornithocoris* ocorrem no Brasil. A espécie *Ornithocoris toledoi* (Pinto, 1927) é encontrada em galinheiros de má qualidade sugando as aves. O gênero *Cimex* possui 22 espécies encontradas em ninhos de morcegos e pássaros e em residências humanas em várias partes do mundo. As espécies *C. lectularius* (Lineu, 1758) e *C. hemipterus* (Fabricius, 1803) são denominadas "percevejos de cama", exercendo a hematofagia em humanos e vistos no mundo todo. Essas duas espécies podem também ser encontradas em ninhos de morcegos e pássaros (pardais, andorinhas). Acredita-se que, quando os humanos se estabeleceram nas cavernas, os percevejos que parasitavam morcegos se adaptaram como ectoparasitos humanos. Foram muito comuns em diversas partes do mundo até o final da década de 1940. Após o final da Segunda Guerra Mundial, e com desenvolvimento de inseticidas sintéticos com efeito residual como o DDT e o BHC, juntamente com a melhora de hábitos de higiene doméstica, os casos de infestação se tornaram raros. Atualmente, devido à resistência a inseticidas, aumento da densidade populacional e aumento do fluxo de pessoas, os casos de infestações estão sendo reportados em maior número em cidades do Brasil e de outros países. Os casos acontecem principalmente em favelas, alojamentos de operários em canteiros de obras e quartéis. Mas, nos últimos anos, aumentou muito o número de ocorrências em hotéis nos Estados Unidos e Europa. Nessas regiões, especialmente nos Estados Unidos, a infestação de percevejos de cama tem sido tratada como problema de saúde pública.

Portanto, faz-se necessário aumentar os estudos epidemiológicos dessa espécie entre nós, com objetivo de controle. Ao menos 27 patógenos já foram encontrados em percevejo de cama, mas nunca foi comprovado que eles podem ser transmitidos aos humanos. Entretanto, infecções secundárias podem ocorrer se fezes contaminadas ou sangue não digerido tiverem contato com lesões cutâneas. Há estudos que mostram que, em laboratório, os percevejos de cama podem transmitir *T. cruzi, Borrelis recurrentis* e *Yersinia pestis*; porém, naturalmente, não são capazes de transmissão e a importância médica tem a ver com espoliação sanguínea, infecções secundárias, incômodos do repouso noturno (interrupção do sono) e alergias em humanos (Capítulo 37 – Hematofagia). Outra reclamação frequente é a "parasitose ilusória", quando o paciente "sente" que seu corpo está infestado mas não é encontrado nenhum inseto nele ou no quarto, e alega ter visto os insetos. Muitos indivíduos não reagem à primeira picada ou podem apresentar uma reação tardia, e outros nem reagem às picadas.

Morfologia

A Figura 40.1 dá a morfologia geral de um cimicídeo. Esses insetos são achatados dorsoventralmente e têm a cor marrom-avermelhada; medem entre 5 e 6 mm, com pernas

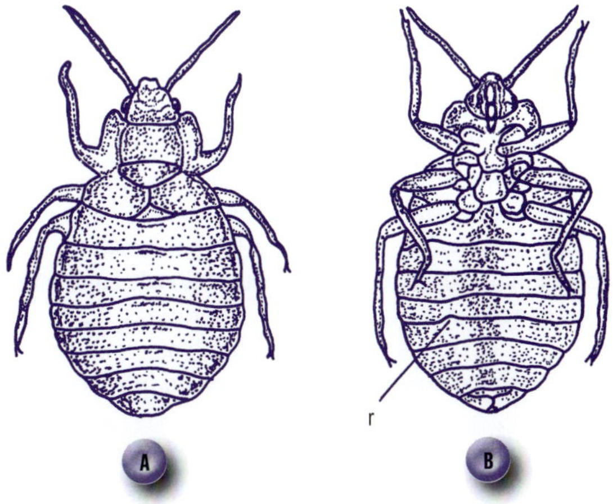

FIGURA 40.1. *Cimex lectularius.* **(A)** Macho (dorsal); **(B)** fêmea (ventral) mostrando (r) órgão copulador de Ribaga.

curtas, mas que lhes permitem correr. Nas fêmeas, encontra-se na parte ventral do bordo posterior do 5º esternito uma reentrância denominada "órgão de Ribaga", o qual permite a penetração do pênis do macho. Salientamos que as formas jovens e adultas são ápteras, possuindo apenas dois rudimentos de asas anteriores, em forma de escama. Glândulas odoríferas se abrem no 3º somito torácico, liberando uma substância oleosa com odor desagradável.

Classificação

Compreende seis subfamílias, das quais apenas a Cimicinae possui espécies de interesse médico. O gênero mais importante é o *Cimex*, com várias espécies, sendo dois ectoparasitos humanos: *C. lectularius* e *C. hemipterus*.

- *Cimex lectularius*. São percevejos pequenos (cerca de 5 mm de comprimento); apresentam cor marrom-avermelhada. São encontrados em todo o mundo, tanto nas zonas temperadas como tropicais. Podem ser capturados em casa (camas ou abrigos de morcegos) e galinheiros.
- *Cimex hemipterus*. São percevejos um pouco maiores que a espécie anterior (cerca de 6,5 mm de comprimento). Possuem a mesma cor. O diagnóstico diferencial entre essas duas espécies é feito pela morfologia do protórax e das cerdas nele presentes:
  - *C. hemipterus*: protórax duas vezes mais largo do que alto e cerdas lisas;
  - *C. lectularius*: protórax quatro vezes mais largo do que alto e cerdas com rebarbas em um dos lados.

Parece mesmo que os morcegos sejam hospedeiros importantes do gênero *Cimex*, uma vez que nos *Chiroptera* são encontradas inúmeras espécies desses insetos. Além disso, morcegos frugívoros e insetívoros urbanos estão sendo apontados como disseminadores ou fontes de infestação de surtos recentes de *C. lectularius* e *C. hemipterus*, que têm ocorrido em casas, apartamentos e hotéis. Nesse caso, quando se for realizar o controle dos percevejos domésticos, é importante identificar algum possível esconderijo de morcegos, fazendo-se o controle desses. Após a remoção dos morcegos, sem o controle correto dos percevejos no esconderijo, pode ser que os insetos procurem um novo ambiente e acabem picando humanos.

Ninhos de pardais e de andorinhas, localizados nos telhados de casas, podem abrigar colônias de percevejos que, eventualmente, migram para picar humanos, durante a noite.

Se não houver relação da infestação com morcegos ou pássaros, é necessário avaliar se algum usuário (moradores, hóspedes e trabalhadores) esteve em local infestado e trouxe consigo, ou nos seus pertences, os percevejos de cama. Nesse caso, é necessário o controle com inseticidas de maneira pontual ou com outras técnicas alternativas, como aquecimento e resfriamento com gás carbônico ou nitrogênio.

Biologia

São hematófagos de hábito noturno, picando as pessoas durante o sono, permanecendo escondidos em frestas durante o dia. Demoram de 8 a 10 minutos para exercer a hematofagia e, caso não encontrem um hospedeiro, podem ficar mais de três meses sem se alimentar.

Uma fêmea é capaz de botar até 540 ovos durante a vida (cerca de um ano), dependendo das condições do ambiente e disponibilidade de hospedeiros. Aqueles alimentados em laboratório, sete vezes por semana, são capazes de botar até 33 ovos no mesmo período. E também são paurometábolos, com o ciclo evolutivo passando pelas seguintes fases: ovo – eclosão – ninfa 1 – muda – ninfa 2 – muda – ninfa 3 – muda – ninfa 4 – muda – ninfa 5 – muda – adulto. A fecundação da fêmea é traumática, pois o macho necessita perfurar com o pênis o "órgão de Ribaga" para ali depositar os espermatozoides.

O período de incubação dura cerca de dez dias; de ninfa 1 até adulto, o ciclo pode demorar de dois a três meses, em ambientes com 75 a 80% de umidade e temperatura entre 28° e 30°C.

Controle

Medidas usuais de higiene doméstica (trocar e lavar roupas de cama semanalmente, varrer a casa diariamente etc.) são eficazes em impedir o estabelecimento da infestação de percevejo de cama. Entretanto, no caso de hotéis, que recebem grande número de hóspedes e, especialmente, se esses vêm de países onde há maior incidência de infestações, outras medidas de controle, citadas abaixo, são necessárias.

O controle de percevejo, assim como das demais pragas, pressupõe conhecimento da sua biologia e dos seus hábitos de vida. Os percevejos tendem a habitar locais onde as pessoas descansam ou dormem por longos períodos. Têm preferência em se abrigar em frestas e buracos nas estruturas do imóvel ou no mobiliário, pois apresentam aversão à luz. A dispersão desses insetos geralmente é passiva, mas pode ser ativa em hotéis, alojamentos e outros imóveis de uso coletivo, quando a infestação está muito alta.

Caso a infestação já esteja estabelecida, o ideal é que se aplique inseticidas com baixo poder residual, isto é, que não permaneçam no ambiente por muito tempo. Além da cama e colchões, outros móveis devem ser inspecionados, como sofás, poltronas, rodapés, trincas no piso etc.

Dependendo do grau e do local de infestação, podem ser usados métodos de controle não químicos:

1. Exposição a temperaturas extremas: os insetos adultos, ninfas e ovos morrem após exposição por, pelo menos, 2 horas a temperaturas extremas.
2. Aspiração: é efetiva em grandes infestações. Deve ser realizada com equipamentos profissionais e o saco do aspirador deve ser descartado a cada uso, para evitar dispersão passiva dos insetos.
3. Lavagem a quente: lavar roupas, enxovais de cama e banho, e outros tecidos infestados com água quente mostrou-se bastante efetivo. Assim como a aspiração, também deve ser realizada com equipamentos profissionais.

41

Diptera

David Pereira Neves

Introdução

Pertencem a essa ordem os insetos que, na forma adulta, possuem um par de asas funcionais e um par de asas vestigiais – os alteres ou balancins. A evolução é do tipo holometabólica, isto é, obrigatoriamente passam pelas fases de ovo, larva, pupa e adulto. É uma das maiores ordens de insetos, com cerca de 100 famílias descritas e 85.000 espécies conhecidas.

Morfologia

- **Cabeça:** geralmente subesférica, possuindo dois olhos compostos e três ocelos (que podem faltar). Antenas podem ser tri ou plurissegmentadas (seis a 18). O aparelho bucal pode ser do tipo picador sugador pungitivo (hematófagos) ou sugador não pungitivo (lambedores). Os tipos de antenas estão mostrados na Figura 41.1 e de aparelho bucal nas Figuras 43.2 e 47.3.
- **Tórax:** é formado quase exclusivamente pelo mesotórax, uma vez que o pró e o metatórax são reduzidos. Dorsalmente, só se nota o mesonoto. As asas têm origem no mesotórax e são providas de várias nervuras e células importantes na classificação. Os balancins correspondem às asas metatorácicas, atrofiadas. As patas, em número de três pares, são compostas por: coxa, trocânter, fêmur, tíbia, tarsos (cinco) e garras (duas).
- **Abdome:** composto de 10 a 11 segmentos, sendo visíveis apenas quatro ou cinco. Os últimos segmentos abdominais estão modificados, compondo a genitália masculina ou feminina.

Ciclo Biológico

Sendo insetos holometabólicos, sua evolução é completa, passando pelas fases de ovo, larva, pupa e adulto. É variadíssimo o meio escolhido por cada espécie para fazer a postura e o desenvolvimento da larva. Assim, temos vários tipos de matéria orgânica em decomposição (folhas e paus podres), fezes animais ou humanas, cadáveres, lama, água parada ou corrente etc. Algumas espécies de larvas são parasitos vegetais (larvas minadoras) ou animais (alimentando-se de insetos ou em tecidos de animais e humanos, vivos) (Capítulo 38 – Ciclo Biológico).

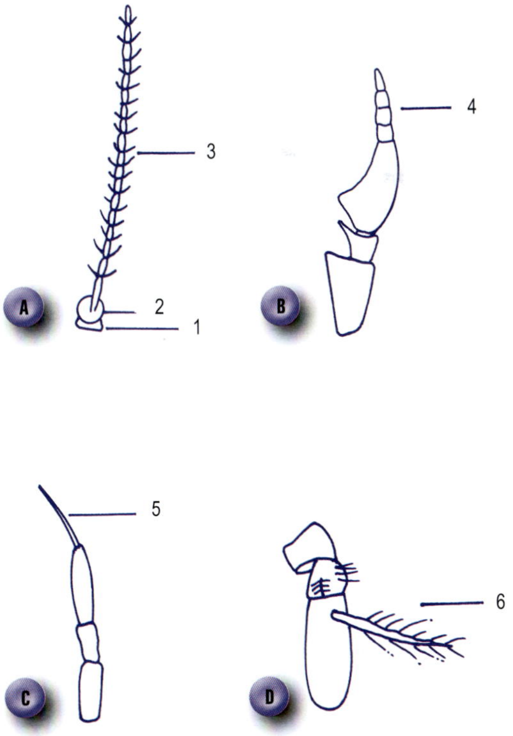

FIGURA 41.1. Tipos fundamentais de antenas de Diptera, que caracterizam as subordens. **(A)** Nematocera: (1) escapo; (2) pedicelo; (3) flagelo. **(B-D)** Brachyera: (4) anelações; (5) estilo (B e C aparecem na infraordem Tabanomorpha); (6) arista (D aparece na infraordem Muscomorpha).

Classificação

A classificação dessa ordem tem sofrido grandes modificações nos últimos anos, tendo sido apresentadas várias propostas. Dentre essas, a que tem sido mais aceita é a seguinte, conforme MacAlpine, 1989:

Essa classificação é bastante lógica, pois agrupa os dípteros conforme sua morfologia, biologia e até formas de atingir os hospedeiros ou as formas de vida no meio ambiente. Quando se fala em "sutura frontal" nos referimos a uma sutura existente em torno das antenas e representa a cicatriz formada pela retração da ampola frontal (ou ptilineal); "calíptera" é uma dobra da asa, usualmente escura ou leitosa, localizada na inserção da asa, cobrindo o balancim e bem visível nos dípteros caliptratos (moscas verdadeiras) (Figura 47.1).

- Ordem Díptera
  - Subordem
    - Nematocera (antenas longas, mais de seis segmentos)
      - Infraordens
        - Psychodomorpha
          - Superfamília
            - Psychodoidea: família Psychodidae
        - Culicomorpha
          - Superfamílias
            - Culicoidea: família Culicidae
            - Chironomoidea: famílias Simuliidae e Ceratopogonidae
  - Subordem
    - Brachycera (antenas curtas, três segmentos)
      - Infraordens
        - Tabanomorpha
          - Superfamílias
        - Tabanoidea: família Tabanidae
        - Stratiomyoidea: família Stratiomyidae
        - Muscomorpha
          - Seção
            - Aschiza (sem sutura frontal)
          - Superfamília
        - Syrphoidea: família Syrphidae
            - Schizophora (com sutura frontal)
          - Subseção
            - Acalytratae (sem calípteras)
          - Superfamília
        - Tephritoidea: família Tephritidae
          - Calyptratae (com calípteras)
          - Superfamílias
        - Hippoboscoidea: famílias Glossinidae, Hippoboscidae
        - Muscoidea: família Muscidae
        - Oestroidea: Calliphoridae, Sarcophagidae, Oestridae.

42

Psychodidae

Edelberto Santos Dias

Introdução

Essa família apresenta seis subfamílias Bruchomyiinae, Trichomyiinae, Horaiellinae e Psychodinae que não têm importância médica, e duas outras, Phlebotominae e Sycoracinae, nas quais as fêmeas são hematófagas. Nos sicoracíneos, as fêmeas exercem a hematofagia sobre vertebrados de sangue frio, e nos flebotomíneos as fêmeas se alimentam em anfíbios, répteis, aves e mamíferos, inclusive humanos. Os últimos são vetores de várias doenças em diversos continentes. Nos vales andinos do Peru, da Colômbia e do Equador, são os transmissores da doença de Carrión, causada pela *Bartonella bacilliformes*; em várias partes do mundo são os únicos transmissores naturais de *Leishmania.*

Os flebotomíneos apresentam ampla distribuição geográfica, sendo vistos sob as mais diversas condições climáticas e de altitude e em ambientes silvestres, rurais e até urbanos. No Brasil, são popularmente denominados: asa-branca, birigui, cangalhinha, flebótomo (ou freboti), mosquito-palha e tatuquira. Isso indica que as pessoas leigas distinguem esses insetos dos outros hematófagos.

Subfamília Phlebotominae

Os flebotomíneos de importâncias médica e veterinária pertencem, portanto, à subfamília Phlebotominae. Medem 2 a 4 mm de comprimento; o corpo é densamente coberto de cerdas finas, às vezes, apresentando escamas intermescladas sobre as asas e esternitos abdominais. Outras características são: posição da cabeça formando ângulo de 90 graus com o eixo longitudinal do tórax (Figura 42.1); quando vivos e em repouso, as asas são mantidas divergentes em posição semiereta (Figura 42.1); as pernas são compridas e esbeltas, e a extremidade posterior do abdome é bem diferenciada – nos machos é bifurcada (Figura 42.1A) e nas fêmeas é pontuda ou ligeiramente arredondada (Figura 42.1B).

Morfologia

Adultos

• Cabeça

Os olhos apresentam tamanhos e aparência semelhantes em ambos os sexos. As antenas são longas, assentam-se entre os olhos e são formadas por um escapo e um pedicelo globosos, seguidos por 14 flagelômeros cilíndricos. As peças bucais são do tipo sugador pungitivo, constituídas de labro, um par de mandíbulas, hipofaringe, um par de maxilas e lábio; são alongadas e, com exceção do lábio, apresentam uma armadura distal de dentes finos.

Os machos têm mandíbulas rudimentares, não sendo capazes de penetrar a pele dos vertebrados nem de alimentar-se de sangue.

Certas estruturas da cabeça são de considerável valor taxonômico:

- o cibário, a continuação da hipofaringe, apresenta dentes posteriores nas fêmeas; os machos, às vezes, têm dentes vestigiais;
- a armadura cibarial das fêmeas apresenta caracteres específicos;
- a faringe e a armadura faríngea têm aspectos, ausência, presença ou disposição de espinhos importantes na identificação específica;
- os palpos com seus cinco segmentos variam de tamanho dependendo do subgênero (fórmula palpal).

• Tórax e Seus Apêndices

A coloração do tórax, presença ou ausência de cerdas no tórax e presença ou ausência de espinhos no fêmur posterior auxiliam muito a identificação. Já as nervuras (venação) das asas têm pouca utilidade para identificação das espécies; são importantes no reconhecimento da família e dos gêneros.

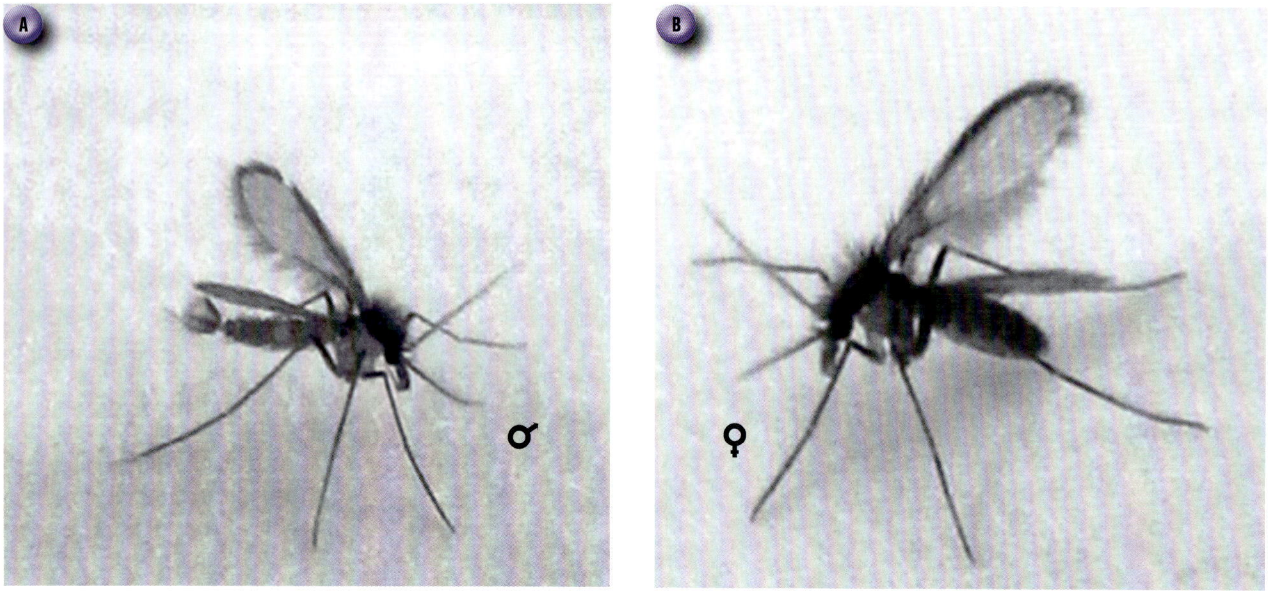

FIGURA 42.1. Flebotomíneos adultos (família Psychodidae, subfamília Phlebotominae, gênero *Lutzomyia*, espécie *Lutzomyia longipalpis*) em posições de repouso. Notar a cobertura hirsuta do corpo, a posição da cabeça em relação ao restante do corpo, a postura das asas e o comprimento das pernas. **(A)** Macho: observar a terminália abdominal bifurcada; **(B)** fêmea: notar a extremidade arredondada do abdome.

• Abdome

É formado por 10 segmentos, com os três últimos modificados para formar a genitália externa. Nas fêmeas, os segmentos abdominais (oito a 10) encontram-se telescopados para dentro do sétimo segmento. Internamente, há um par de espermatecas, cujo aspecto (e de seus dutos) tem considerável importância taxonômica (Figura 42.2E). A genitália masculina externa deriva do nono segmento abdominal (Figura 42.2F). O braço dorsal é composto pelo dististilo e pelo basistilo, e o elemento ventral é constituído por um par de parâmeros. Internamente, é formada por uma bomba genital e um par de filamentos genitais (cujo comprimento coincide com o duto das espermatecas das fêmeas). As partes ventrais da terminália masculina compõem-se de um par de lobos laterais e um par de cercos, que não fazem parte da genitália, mas protegem o ânus do inseto. Todos os detalhes da terminália masculina são importantes para a identificação das espécies.

Formas Imaturas

• Ovos

São alongados, elípticos, ligeiramente recurvados e esbranquiçados (Figura 42.3A). Medem 300 a 500 μm, dependendo da espécie, apresentando uma escultura coriônica (desenhos) com cinco tipos diferentes.

• Larvas

Existem quatro estádios larvais (Figura 42.3B-C), apresentando uma cabeça bem definida, escura, e o restante do corpo. Este é vermiforme, com três segmentos torácicos e nove abdominais, os quais apresentam pseudópodos que permitem a locomoção das larvas no substrato.

• Pupas

São mais ou menos cilíndricas (Figura 42.3D), medindo cerca de 2 mm. Consistem em um cefalotórax sem segmentação nítida e um abdome com nove segmentos. A extremidade posterior do abdome da pupa é envolvida pela exúvia do quarto estádio larvar.

Classificação da Subfamília Phlebotominae

A classificação sistemática dos seres vivos está sempre evoluindo com o objetivo principal de refletir as afinidades entre os táxons e auxiliar as interações e identificações dos seres vivos. A taxonomia clássica, isto é, a identificação por meio de caracteres morfológicos e morfométricos das espécies de flebotomíneos, é o primeiro passo para a definição de quais espécies, em uma determinada área, são ou não vetores de doenças transmitidas ao homem. Somente após correta identificação é possível direcionar esforços cujo objetivo é o monitoramento ou o controle desses insetos naquela área específica.

Neste capítulo, serão adotadas as classificações de Martins e cols. (1978), bem como a de Young e Duncan (1994). Atualmente, uma classificação que está sendo bem aceita é a de Galati (1995), que propôs uma classificação de Phlebotominae com ênfase para as espécies americanas, utilizando uma abordagem filogenética. A mesma autora (2003a, b) reformulou e publicou no livro *Flebotomíneos do Brasil* (Rangel e Lainson, 2003) essa nova classificação dos flebotomíneos das Américas, incluindo a América do Norte. Essa classificação inclui 995 táxons do grupo das espécies (espécies ou subespécies) descritos no mundo (966 atuais e 29 fósseis), com ênfase para os das Américas, que somam 532 (515 atuais e 17 fósseis).

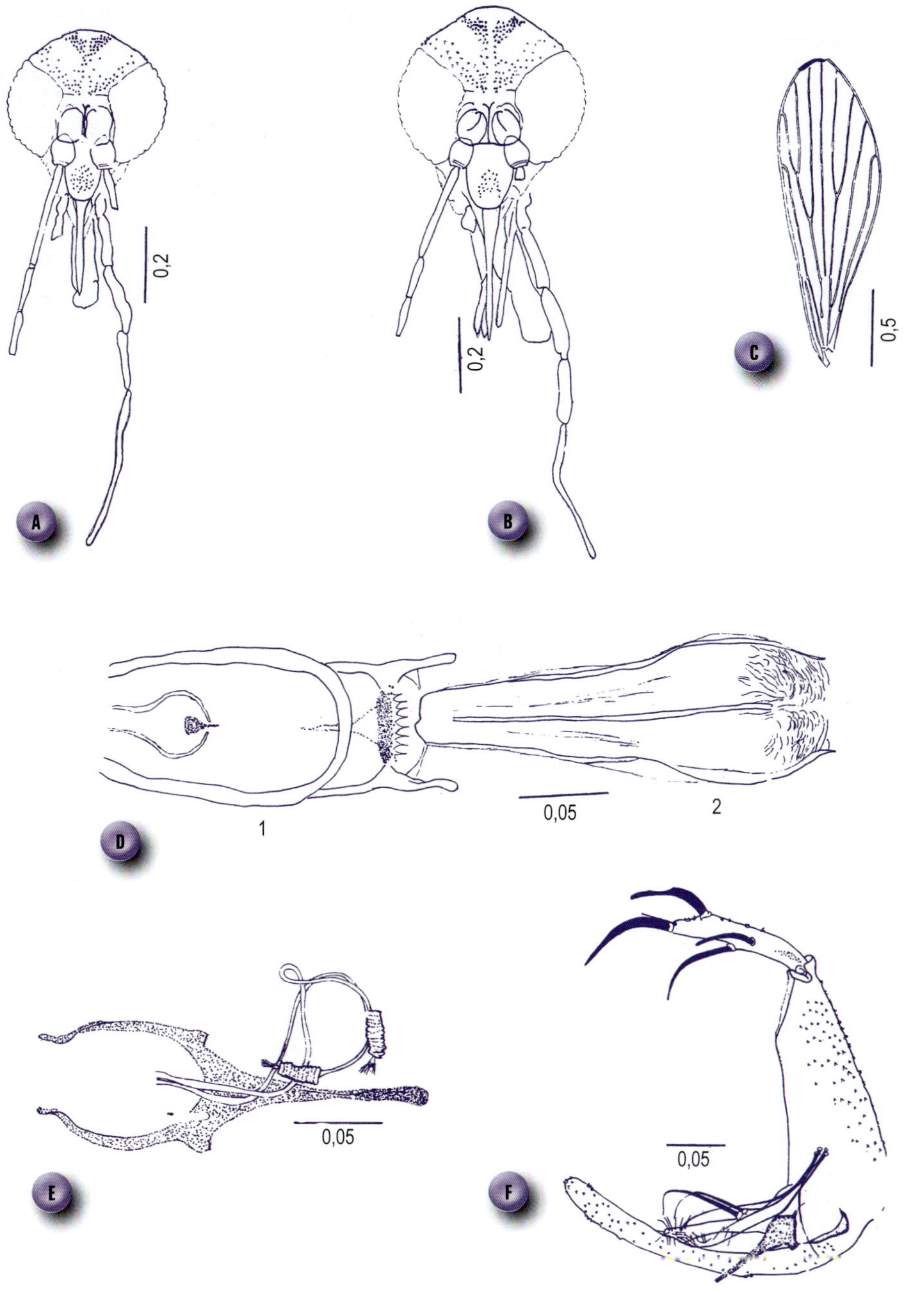

FIGURA 42.2. Aspectos morfológicos de *Lutzomyia (Lutzomyia) longipalpis* (Lutz e Neiva, 1912). **(A)** Cabeça de macho; **(B)** cabeça de fêmea; **(C)** bomba salivar, cibário e faringe da fêmea; **(D)** asa; **(E)** fêmea: espermatecas, ductos espermatecais, forquilha genital; **(F)** terminália do macho (escala em milímetros).

Gêneros do Velho Mundo

Australophlebotomus, *Chinius*, *Grassomyia*, *Idiophlebotomus*, *Parvidens*, *Phlebotomus*, *Sergentomyia*, *Spelaeomyia* e *Spelaephlebotomus*. Apenas o gênero *Phlebotomus* apresenta espécies transmissoras de *Leishmania* no Velho Mundo.

Gêneros do Novo Mundo

Brumptomyia, *Lutzomyia* e *Warileya*. Desses três gêneros, apenas *Lutzomyia* apresenta inúmeras espécies transmissoras de leishmanioses nas Américas. O gênero *Warileya* tem seis espécies, distribuídas ao longo de uma estreita faixa próxima do Equador (Bolívia, Colômbia, Costa Rica, Equador, Guiana Francesa, Panamá e Peru). Apenas duas espécies são capazes de picar o homem, mas sem transmitir doenças; as demais são zoofílicas. O gênero *Brumptomyia* apresenta 22 espécies e nenhuma se alimenta no homem. Ocorre desde o sul do México até o norte da Argentina. O grande gênero *Lutzomyia* é formado por 15 subgêneros, 11 grupos de espécies e 17 espécies não agrupadas. Grupos de espécies podem ser considerados subgêneros, porém sem uma espécie-tipo designada.

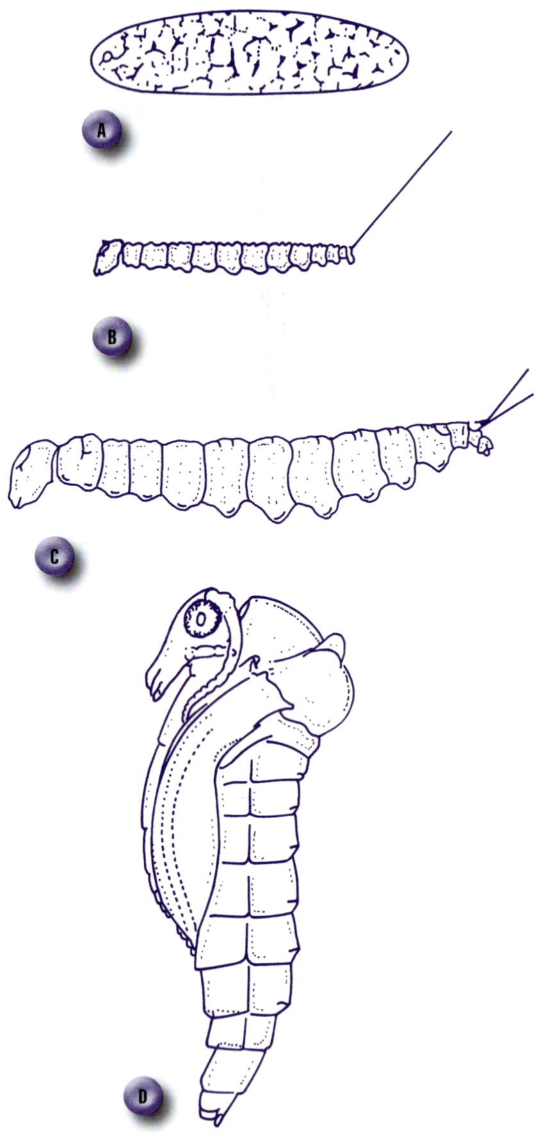

FIGURA 42.3. Ciclo biológico de um flebótomíneo. **(A)** Ovo; **(B)** larva de primeiro instar em vista lateral: observar um único par de setas caudais; **(C)** larva de quarto instar em vista lateral; notar dois pares de setas caudais; **(D)** pupa: normalmente a extremidade posterior da pupa está envolvida pela exúvia da larva de quarto instar, mas isso não aparece nesta figura.

No gênero *Lutzomyia* graças à grande quantidade de espécies crípticas-semelhantes (indistinguíveis morfologicamente), vários pesquisadores têm utilizado de métodos bioquímicos e moleculares na tentativa de acrescentar novos caracteres que possam colaborar na distinção e na classificação das espécies que pertencem a esse gênero.

Biologia

Ciclo Biológico

Em comparação com outras famílias de Nematocera de importância médica, muito pouco se conhece sobre os locais do desenvolvimento dos flebotomíneos.

Flebotomíneos imaturos foram encontrados pela primeira vez em 1908 no porão de uma casa na Itália. Trata-se de uma descoberta infeliz, por ter relacionado o desenvolvimento dos flebotomíneos com habitações humanas. Tal associação, pelo menos no Novo Mundo, é rara.

Apesar de um esforço considerável para descobrir os locais de desenvolvimento dos flebotomíneos do Novo Mundo, temos poucas informações concretas. Flebotomíneos imaturos têm sido encontrados, quase sempre em número muito pequeno, nos detritos das fendas rochosas, no chão das cavernas, no solo entre as raízes de árvores, por debaixo de folhas mortas e úmidas da cobertura de florestas e até mesmo dentro dos detritos acumulados nas forquilhas de árvores das florestas tropicais. A única afirmativa segura é a de que os flebotomíneos se desenvolvem no solo úmido, mas não molhado, ou em detritos ricos em matéria orgânica em decomposição.

O conhecimento específico dos sítios de criação pode facilitar o controle destes insetos. Em estudo realizado em Cavunge, região semiárida da Bahia, a ocorrência de criadouros em microambientes específicos foi pesquisada em amostras de solo coletadas de casas que também foram utilizadas para a amostragem de adultos. Todos os microambientes amostrados no estudo foram identificados como criadouros naturais. As formas imaturas de flebotomíneos foram encontradas nos seguintes locais: solo coberto com fezes de galinha, tronco caído e entre raízes de árvores, solo acumulado entre cavidades rochosas e em rachaduras em torno de tanques de água e no interior das residências. Flebotomíneos adultos também foram coletados nos mesmos locais, no intra e no peridomicílio.

Em razão da dificuldade de encontrar os locais de desenvolvimento natural, a maior parte da informação sobre os estágios imaturos provém das observações das criações em laboratório. A progênie das fêmeas capturadas no campo, de várias espécies, foi mantida em laboratório por apenas uma geração. Poucas espécies foram realmente colonizadas. De fato, a manutenção de colônias de flebotomíneos em laboratório demanda tempo e é cara. Os detalhes do ciclo biológico da *L. longipalpis* são fundamentados na manutenção de uma colônia fechada por um período de 10 anos.

O insetário apresenta condições atmosféricas controladas para 25°C e 80% de umidade relativa. O alimento larval consiste em uma mistura de *Daphnia* seca, extrato aquoso liofilizado de fígado de galinha e pólen, contendo 23 dos 25 aminoácidos essenciais. Os adultos têm acesso constante a uma solução de sacarose a 10%. As fêmeas adultas alimentam-se em *hamsters*.

Nessas condições, as fêmeas produzem, em média, 46 a 47 ovos por postura. O período médio de incubação é de 6,7 dias. O período larval médio (os quatro estágios larvais combinados) é de 18,3 dias. A fase pupal tem duração média de 10,6 dias. O ciclo biológico total, da oviposição à eclosão dos adultos da geração seguinte, leva cerca de 36 dias.

O número de gerações em condições naturais difere daquele observado em laboratório. A evidência de campo sugere que os flebotomíneos neotropicais produzem três ou quatro gerações por ano. Os flebótomos norte-americanos (no sul do Canadá e no norte dos EUA) produzem uma única geração anual e permanecem em diapausa durante os meses de inverno.

• Necessidade de Açúcar dos Flebotomíneos Adultos

Ambos os sexos precisam de carboidratos como fonte de energia. Por muito tempo pensou-se que o néctar das flores fosse à fonte de açúcar. Se, porém, os flebotomíneos visitassem flores, os grãos de pólen aderiríam prontamente à densa cobertura de pelos do corpo. Mas nunca se observou pólen em espécimes montados em lâminas. Sugeriu-se também que os frutos em decomposição atuassem como fontes de carboidratos. Isso também é improvável, uma vez que, estando em fermentação, os álcoois neles contidos seriam nocivos aos flebotomíneos. No Velho Mundo observaram-se flebotomíneos movimentando-se ativamente nas folhas e nos caules de plantas, mas não ficou claro se essa atividade é relacionada com a alimentação com açúcar.

Estudos sobre flebotomíneos capturados no campo revelaram melesitose e seu produto de hidrólise (a tiranose) no seu trato digestivo. A melesitose é um constituinte da substância pegajosa excretada pelos afídios (pulgões) e depositada sobre a superfície das folhas e caules de plantas. A melesitose não está presente nos líquidos provenientes de plantas ingeridas pelos afídios, mas é produzida dentro do sistema digestivo desses insetos. Outro açúcar encontrado na substância pegajosa é a frutomaltose, cujos produtos de decomposição (maltose, sacarose, glucose, frutose) são os açúcares mais comuns encontrados nos flebotomíneos capturados no campo.

As formas promastigotas de *Leishmania* necessitam de açúcares para desenvolver-se e multiplicar-se no trato digestivo dos flebotomíneos. A distribuição geográfica das leishmanioses poderia depender da disponibilidade de fontes naturais de carboidratos.

• Hábitos Hematofágicos

Os flebotomíneos machos não são hematófagos. Apenas as fêmeas se alimentam de sangue, o qual é a fonte de proteínas e de aminoácidos, necessários ao desenvolvimento dos ovos.

Como as doenças transmitidas pelos flebotomíneos do Novo Mundo constituem zoonoses, os hábitos hematofágicos das fêmeas das espécies envolvidas na transmissão de doenças não podem ser descritos pelo adjetivo "antropofílicos" (do grego *anthropos* = ser humano; *philos* = amigo). Se qualquer dos flebotomíneos do Novo Mundo fosse "amigo do homem", as doenças transmitidas por eles teriam pouca ou nenhuma importância para a saúde pública. O uso da palavra "antropofílico" é inadequado, e, do ponto de vista epidemiológico, conduz a um erro. O adjetivo correto para os flebotomíneos americanos que se alimentam de sangue humano é "oportunista" (alimentam-se do sangue humano e de outros animais).

Das espécies de *Lutzomyia* conhecidas, talvez menos de 12 estejam adaptadas a situações domésticas e peridomésticas. Em todos os casos de tal adaptação, cada uma das espécies em questão também existe em ambiente silvestre, às vezes, com densidade maior.

Os flebotomíneos costumam abrigar-se em troncos de árvores, tocas de animais, folhas caídas no solo, copa de árvores, frestas em rochas que apresentam características peculiares, como pequenas variações de temperatura e umidade, as quais favorecem a presença desses insetos. Entretanto, com a destruição das matas nativas, o hábitat natural foi alterado, havendo então uma restrição de ambientes utilizáveis por eles. Desse modo, as espécies que, de algum modo, resistem às condições adversas, conseguem explorar novos ambientes, aproximando-se cada vez mais dos peridomicílios. Geralmente correspondem ao ambiente no qual as fêmeas encontram hospedeiros vertebrados, nos quais podem realizar seu repasto sanguíneo.

As espécies de flebotomíneos americanos, cujas fêmeas frequentemente se alimentam de sangue humano, pertencem a sete subgêneros e três grupos de espécies do gênero *Lutzomyia*: *Lutzomyia s. str.*, *Pintomyia*, *Barrettomya*, *Pifanomyia*, *Nyssomyia*, *Psychodopygus* e *Helcocyrtomyia*, e alguns membros dos grupos *lichyi*, *cruciata* e *migonei*.

Importância Médica

Reações às Picadas

No Oriente Médio, a picada de *Phlebotomus papatasi* representa uma praga, causando uma reação alérgica conhecida como "*harara*", em Israel. Tais reações graves da pele não foram registradas no Novo Mundo, mas as picadas de muitos flebotomíneos americanos podem ser extremamente dolorosas. As respostas às picadas têm significado epidemiológico. Um indivíduo, ao ser picado pelo flebotomíneo, provavelmente irá reagir rapidamente e desfechar um tapa no inseto que está se alimentando do seu sangue. Assim, ele espalha o conteúdo das vísceras (que possivelmente pode conter alguns patógenos) sobre a pele na perfuração feita pelas peças bucais do inseto.

Flebotomíneos Americanos e Infecções Viróticas

A doença do Velho Mundo, conhecida por "febre de três dias", já era sabidamente transmitida por flebotomíneos desde o início do século XX. Essa doença ocorre na região do Mediterrâneo, estendendo-se para o leste, até a Índia e o Paquistão. Curiosamente, ela também foi registrada na América Central.

O organismo que causa essa "febre de três dias" é um *Phlebovirus*, e diversos organismos com ele relacionados foram isolados no Novo Mundo. Embora sejam de curta duração, essas doenças podem ter importância econômica quando os surtos ocorrem na época de semeadura ou de colheita.

Os *Vesiculovirus* também têm sido associados aos flebotomíneos. As doenças causadas por esse vírus têm, primeiramente, importância veterinária, mas podem causar encefalite no homem.

Flebotomíneos Americanos e Doenças Bacterianas

A febre Oroya, também conhecida como doença de Carrión ou *verruga peruana*, pode ser uma doença grave e frequentemente fatal. Ela é causada pela *Bartonella bacilliformis* e ocorre a altitudes de 750 a 2.700 m acima do nível do mar, em vales a oeste dos Andes, no Peru, na Colômbia e no Equador. Desde 1914, o *L. (Pifanomyia) verrucarum* era o inseto apontado como hospedeiro invertebrado da bactéria. Em 1940, foi sugerido que um flebotomíneo intimamente relacionado, *L. (P.) colombiana,* seria o inseto hospedeiro na Colômbia.

A *Bartonella bacilliformis* tem sido detectada no trato digestivo e nas peças bucais do *L. verrucarum.* Não há evidência de que o organismo apresente um ciclo de desenvolvimento no interior dos flebotomíneos. A transmissão mecânica é a mais provável.

Flebotomíneos Americanos e Protozoários Parasitos

Até há 30-40 anos, acreditava-se que todos os promastigotas encontradas nos flebotomíneos apanhados no campo pertenciam ao gênero *Leishmania* e que todas elas eram infectantes para humanos. Tal conceito já não é aceitável. Sabe-se agora que certos flebotomíneos americanos são suscetíveis à infecção por tripanosomatídeos monogenéticos. Presumivelmente, tais infecções ocorrem com igual frequência, tanto em insetos machos como em fêmeas. Em certas áreas, as fêmeas de flebotomíneos são os insetos hospedeiros de espécies primitivas de *Trypanosoma.* Alguns parasitos passam por um estágio de promastigota e, durante essa fase, os parasitos são indistinguíveis das promastigotas da *Leishmania.* As fêmeas de flebomíneos são também os insetos hospedeiros das espécies de *Endotrypanum*, que parasitam as hemácias de preguiça e se desenvolvem em forma de promastigota no trato digestivo do flebotomíneo. Como algumas espécies de preguiça são também hospedeiras para *Leishmania* infecciosas para humanos, é essencial identificar os promastigotas do *Endotrypanum* nas fêmeas dos flebotomíneos "oportunistas". Algumas espécies de *Leishmania* não infecciosas para os humanos, como *L. deanei, L. herreri* e *L. hertigi* (parasitos do porco-espinho) e *L. enriettii* (parasito conhecido unicamente em cobaias de laboratório), presumivelmente também passam por uma fase de promastigotas no trato digestivo dos flebotomíneos (Capítulo 58 – Exame de Vetores). Além disso, alguns aspectos devem ser considerados em relação à sobrevivência do parasito no flebotomíneo, após a ingestão do repasto sanguíneo infectado. No interior do inseto, o parasito deverá resistir à atividade das enzimas digestivas presentes no intestino médio; escapar da matriz peritrófica que irá se formar em torno do bolo alimentar; aderir ao epitélio intestinal para não ser excretado com os restos alimentares; completar seu desenvolvimento e diferenciação e, somente então, o parasito estará na forma infectante para o hospedeiro vertebrado.

Pelas considerações expostas, deve ficar claro que é necessário muito cuidado antes de designar alguma espécie de flebotomíneo americano como inseto hospedeiro de uma espécie de *Leishmania* infectante para humanos.

Várias "espécies" de flebótomos são agora conhecidas como "complexos de espécies"; em outras palavras, existem espécies irmãs que não podem ser identificadas pelos métodos morfológicos tradicionais.

Infecções naturais por *Leishmania* foram detectadas em nove subgêneros e dois grupos de espécies do gênero *Lutzomyia.* Entretanto, novos avanços têm surgido com a utilização de técnicas bioquímicas (isoenzimas e hidrocarbonetos cuticulares) e moleculares (RAPD-PCR, DNA ribossômico e mitocondrial), principalmente nos estudos dos complexos e/ou espécies gêmeas e suas relações com os parasitos. Além disso, novas abordagens estão sendo utilizadas como a filogenia (associação entre o parasito, vetor e hospedeiro), o geoprocessamento (influência do ambiente) e a utilização da informática, que há cerca de dez anos iniciou um programa específico de identificação auxiliada por computador visando produzir um sistema especializado para a identificação informatizada dos flebotomíneos americanos. Esses avanços certamente estão contribuindo para um melhor conhecimento da biossistemática e dos flebotomíneos e da ecoepidemiologia das leishmanioses.

Os métodos clássicos utilizados para detecção de *Leishmania* spp. em flebotomíneos vetores são o parasitológico após dissecção do trato digestivo do vetor e identificação dos parasitos *in situ* pela cultura do parasito, ou inoculação em animais de laboratório. Os fatores limitantes dessas técnicas são: demora, dificuldade de processar um grande número de amostras e baixa especificidade, pois as fêmeas de flebotomíneos também albergam outros tipos de parasitos, como algumas espécies de *Trypanosoma* e *Endotrypanum*, que passam por um estágio de promastigota indistinguível de *Leishmania*, dificultando o diagnóstico da doença. Assim, o uso de técnicas moleculares são mais rápidas e eficientes.

Subgênero *Lutzomyia S. STR.*

Conforme Martins e cols. (1978), nove entre as dez espécies incluídas nesse subgênero são restritas ao Brasil, estando associadas a rochas calcárias e cavernas. As fêmeas são "oportunistas" e alimentam-se de sangue, atacando avidamente o homem. A *L. longipalpis*, encontrada em abundância nas cavernas do sudeste do Brasil, é o único membro do subgênero que se adaptou às condições domésticas e peridomésticas. Em virtude dessa adaptação, e graças aos hábitos "oportunistas" de alimentação sanguínea, a *L. longipalpis* é o inseto hospedeiro mais importante de *L. infantum chagasi*, agente etiológico da leishmaniose visceral no Novo Mundo.

A transmissão de, *L. infantum chagasi* ocorre, principalmente, através da picada de fêmeas de *L. longipalpis.* Trabalhos têm demonstrado a possibilidade de *L. evansi* estar agindo como vetor na Colômbia, e o achado de fêmeas de *L. cruzi* infectadas em área endêmica para leishmaniose visceral em Corumbá, Mato Grosso do Sul, aponta a possibilidade de essa espécie ser a transmissora da doença nessa área. Outras espécies podem abrigar, mesmo que experimentalmente, *L. infantum chagasi*, mas sem efeito sobre a transmissão da doença, pois acredita-se na existência de certa especificidade do vetor para as leishmânias.

Nas Américas, a espécie *L. longipalpis* é considerada a principal transmissora do agente etiológico causador da leishmaniose visceral e cumpre todos os critérios estabelecidos para ser considerado um vetor competente, chamando a atenção para os essenciais, como antropofilia, distribuição espacial coincidente com os casos humanos da doença e achado de exemplares naturalmente infectados por *L. infantum chagasi*.

No Brasil essa espécie ocorre nas cinco regiões geográficas, sendo o primeiro registro na região Sul de 2008. Observações realizadas na região Amazônica do Brasil apontaram que a espécie *L. longipalpis* é primariamente silvestre, sendo ainda encontrada em florestas remotas, distante das habitações humanas. No entanto, a maior parte dos estudos iniciais sobre a leishmaniose visceral no Brasil foi realizada em estados pouco arborizados, como consequência do desmatamento, e com isso houve a tendência de se pensar na leishmaniose visceral como uma doença que circulava somente entre o cão e essa espécie de flebotomíneo em um ambiente essencialmente doméstico.

A espécie *L. longipalpis* gradualmente foi colonizando o ambiente rural e no final da década de 1980 começou a invadir o ambiente urbano, instalando-se principalmente na periferia das cidades, onde passou a ser capturada no intra e peridomicílio. Alguns aspectos comportamentais dessa espécie têm papel fundamental no contexto da urbanização da leishmaniose visceral, principalmente por seus hábitos ecléticos de alimentação e fácil adaptação ao ambiente doméstico, sendo o elo de transmissão entre animais domésticos e o homem.

As fêmeas de *L. longipalpis* invadem com bastante rapidez as habitações e, no domicílio e peridomicílio, alimentam-se de sangue do homem, de cão, galinha, equídeos, suínos e caprinos. Observa-se que as fêmeas de *L. longipalpis* se concentram principalmente em galinheiros, o que tem considerável importância epidemiológica, já que esses ambientes não são comumente borrifados, principal medida de controle da leishmaniose visceral.

Estudos realizados em áreas endêmicas para leishmaniose visceral em Minas Gerais mostraram que a espécie *L. longipalpis* é a mais abundante. Algumas características como a baixa condição socioeconômica, o ambiente propício para a reprodução do flebotomíneo com acúmulo de matéria orgânica e a presença de animais domésticos foram fatores determinantes para o alto número de espécimes de *L. longipalpis*. A maior parte desses exemplares foi encontrada no peridomicílio, mas é importante salientar o considerável número de flebotomíneos no interior das residências, ilustrando o caráter endofílico dessa espécie, podendo a transmissão da leishmaniose visceral estar ocorrendo, também, em ambiente intradomiciliar.

Grupo *Cruciata*

Esse grupo inclui oito espécies. As fêmeas de algumas delas picam o homemse houver oportunidade para tal. Embora a *L. gomezi* tenha sido registrada com infecção natural por *L. panamensis*, ela, provavelmente, não tem papel importante na disseminação desse parasito para os humanos, porque muitas das fêmeas são autógenas. As fêmeas de *L. cruciata*, em condições experimentais, são insetos hospedeiros para *L. mexicana*, podendo transmiti-la ao homem por picada. Entretanto, as fêmeas dessa espécie têm alta taxa (96%) de autogenia, sendo pouco provável que transmitam o parasito na natureza. Em contraposição, as fêmeas de *L. diabolica*, sendo anautógenas, poderiam servir de hospedeiros naturais de um dos parasitos do complexo de *L. mexicana*, tal como verificado no sul do Texas e em áreas adjacentes do norte do México.

Subgênero *Pintomyia*

O registro da infecção de *L. pessoai* por *L. braziliensis* ainda precisa de confirmação por métodos modernos de identificação da *Leishmania*.

Grupo *Migonei*

Os dados obtidos no Ceará deixam poucas dúvidas de que a fêmea da *L. migonei* constitui um hospedeiro importante de *L. braziliensis* nesse Estado do Nordeste. A importância médica dessa espécie deve ser criteriosamente examinada. Ela tem sido frequentemente associada a situações domésticas e peridomésticas, mas usualmente em densidades muito baixas. Outras duas espécies desse grupo – *L. sallesi* e *L. cortelezzii* – foram encontradas albergando a espécie *L. infantum chagasi*. Entretanto, novos estudos necessitam ser realizados para verificar a competência vetorial dessas espécies.

Subgênero *Barrettomyia*

Esse pequeno subgênero, com apenas cinco espécies, limita-se ao leste do Brasil. As fêmeas não podem ser identificadas em nível de espécie. Com base na identificação de machos, uma certa fêmea encontrada na Bahia, infectada por *L. braziliensis*, poderia pertencer a qualquer das três espécies, facilmente distinguíveis pelos respectivos machos. Espécimes de *Barrettomyia*, em geral, são coletadas em quantidade muito pequena. Umas poucas fêmeas, algumas alimentadas com sangue, têm sido obtidas em armadilhas dotadas de pequenos roedores como isca. Ocasionalmente, embora raro, há registro de fêmeas de *Barrettomyia* atacando humanos.

Subgênero *Pifanomyia*

Esse extenso táxon ocorre nas áreas andinas da Bolívia, da Colômbia e da Venezuela, mas uma espécie importante ocorre em floresta tropical de baixa altitude, entre o sul do México e a Venezuela. Quatro das espécies são hospedeiras de *L. braziliensis*. Uma quinta, *L. evansi*, foi relatada como hospedeiro de *L. infantum chagasi* na Colômbia. Ecologicamente, *L. evansi* tem hábitos muito semelhantes aos de *L. longipalpis*, inseto hospedeiro com maior dispersão infectados por *L. infantum chagasi*.

Subgênero *Helcocyrtomyia*

O nome subgenérico sugere uma relação com as úlceras da pele. Entre as espécies incluídas nesse subgênero, apenas quatro foram encontradas com infecções naturais por *Leishmania*. Essas três espécies têm faixas geográficas limitadas. Duas das espécies de *Leishmania* associadas apresentam, também, distribuições geográficas limitadas.

Subgênero *Dampfomyia*

L. anthophora parece ser o inseto hospedeiro de um dos membros do complexo *L. mexicana* no Texas. *L. permira* poderia ser a hospedeira de *L. mexicana*, em Belize, por ser, em geral, atraída pelo sangue de pequenos mamíferos. No entanto, em certas épocas do ano, ela é observada alimentando-se do sangue de indivíduos que trabalham nas copas da floresta ao final da tarde (15:30 a 17:30).

Subgênero *Trichophoromyia*

Pouco se conhece sobre os hábitos de alimentação sanguínea das fêmeas desse extenso subgênero, mas elas raramente picam o homem. Entretanto, a *L. ubiquitalis* foi encontrada naturalmente infectada pela *L. lainsoni* (Ilha de Marajó, no Pará).

Subgênero *Nyssomyia*

Esse é o subgênero de maior importância para a compreensão da epidemiologia das leishmanioses cutâneas/mucocutâneas americanas. As espécies pertencentes ao subgênero *Nyssomyia* têm sido implicadas como hospedeiros de pelo menos 13 espécies de *Leishmania* distinguíveis por métodos taxonômicos modernos e causadores de condições clínicas diversas. As fêmeas do "complexo *flaviscutellata*" (*L. flaviscutellata, L. nociva, L. olmeca, L. reducta*) são flebótomos habitantes do solo atraídos pelo sangue de pequenos mamíferos, especialmente roedores e pequenos marsupiais, e raramente atacam o homem. Isso explica por que o homem é raramente infectado por parasitos do complexo da *L. mexicana.*

Em contraposição, aquilo que pode ser denominado, muito convenientemente, "complexo *trapidoi*" (*L. anduzei, L. trapidoi, L. umbratilis, L. ylephiletor*) compreende flebótomos escansoriais. As fêmeas tendem a alimentar-se do sangue de mamíferos arborícolas, mas descem ao solo, na floresta, para depositar seus ovos. Para os flebotomíneos, a oviposição constitui um processo árduo. (Em condições de laboratório, a maioria das fêmeas morre durante este processo ou logo após.) Na natureza, deve-se presumir que as fêmeas que acabaram de ovipor precisam de repouso antes de subir de volta à copa. Se forem perturbados durante o repouso, as fêmeas arriscam a alimentar-se de sangue. Isso explica como uma infecção parasitária de mamíferos arborícolas alcança o solo para infectar humanos que invadem um ambiente florestal.

Há um terceiro grupo dentro do subgênero *Nyssomyia*. Ele é representado pelo que se pode chamar de complexo *intermedia* (*L. whitmani* e *L. intermedia*). Até 1939, as duas espécies eram confundidas, e as referências a *Phlebotomus intermedius* certamente incorporavam as duas espécies. Hoje, ambas podem ser consideradas complexos de espécies. A característica biológica comum desses dois complexos é que ambos compreendem populações adaptadas a condições silvestres, bem como às situações domésticas e peridomésticas.

Subgênero *Psychodopygus*

Esse extenso subgênero apresenta distribuição geográfica muito ampla, e algumas espécies são largamente distribuídas. Existem vários complexos dentro do subgênero. As fêmeas são de identificação extremamente difícil e, em vários casos, apenas podem ser identificadas especificamente quando os machos associados são capturados ao mesmo tempo. Os machos de muitas espécies de *Psychodopygus* são esquivos, sendo raramente capturados. Muitos membros do subgênero são arborícolas e os machos tendem a permanecer nas copas das árvores. Por isso, muitas vezes, é impossível identificar fêmeas até a espécie. Esse subgênero pode ser separado em quatro complexos.

O "complexo *squamiventris*" é o mais difícil. As fêmeas não podem ser distinguidas por métodos morfológicos, mesmo utilizando análises multivariadas de discriminação. As fêmeas de algumas espécies têm sido identificadas por estudos de isoenzimas. A cromatografia de gás fornece bons resultados com exemplares secos, mas tem pouca utilidade com tegumentos de espécimes dissecados em meio salino para descobrir infecções naturais por *Leishmania*. As fêmeas de duas espécies irmãs somente podem ser reconhecidas por métodos de biologia molecular. O complexo *squamiventris* é de considerável importância epidemiológica. Fêmeas de quatro espécies (*L. infantum chagasi, L. maripaensis, L. squamiventris, L. wellcomei*) foram encontradas infectadas por parasitos do complexo *L. braziliensis*, notadamente no Norte do Brasil.

As fêmeas do complexo *panamensis* são também extremamente difíceis de identificar, mas na maioria dos casos isso pode ser feito pelos métodos morfológicos tradicionais. Em um caso, porém, duas espécies foram diferenciadas por estudos de isoenzimas antes que qualquer diferença morfológica fosse detectada. Dois membros do complexo *panamensis* (fêmeas de *L. ayrozai* e de *L. paraensis*) têm sido encontradas com infecção natural por *L. naiffi* no norte e oeste do Brasil. No Panamá, a *L. panamensis* foi assinalada com infecção natural pela *L. panamensis*. Sete outros membros do complexo *panamensis (L. amazonensis, L. carrerai, L. hirsuta, L. llanosmartinsi, L. panamensis, L. paraensis, L. yucamensis*) foram encontrados com infecção pelo complexo da *L. braziliensis* em várias partes do Brasil e da Bolívia e, possivelmente, em Belize, na América Central.

Todas as espécies do subgênero *Psychodopygus* encontram-se confinadas à floresta ou à mata, e, mesmo quando habitações humanas estão situadas próximas a tais ambientes silvestres, os membros desse subgênero raramente são coletados em situações peridomésticas e/ou domésticas.

As fêmeas da maioria das espécies do subgênero *Psychodopygus* têm hábitos hematofágicos crepusculares ou ao início da noite, porém as fêmeas de *L. wellcomei* atacam prontamente o homem na floresta, em pleno dia.

Proteção contra as Picadas de Fêmeas de Flebotomíneos

Já foi mencionada a dor que alguns flebotomíneos podem provocar na hematofagia. Como a maioria das fêmeas alimenta-se à noite, um mosquiteiro impregnado de inseticida ou de repelente poderia proteger contra as poucas espécies de flebotomíneos americanos adaptados às situações domésticas. O mosquiteiro-padrão fornece pouca proteção contra os flebotomíneos muito pequenos, devendo ser usada a "rede contra flebótomos", de preço mais elevado.

Graças aos hábitos pungitivos noturnos da maioria das fêmeas dos flebotomíneos americanos e à sua restrição à floresta, os caçadores que vão a tais lugares de noite deveriam ser avisados para usar roupas protetoras: camisas abotoadas até o pescoço, com mangas compridas e calças compridas, mas a maioria dos caçadores noturnos rejeitaria tais roupas por serem desconfortáveis.

Repelentes químicos aplicados à roupa podem fornecer proteção por algumas horas. Aplicados diretamente à pele, o valor protetor de tais substâncias será reduzido por causa da transpiração. Os repelentes têm pouco valor para um soldado submetido a treinamento de guerra na selva, na floresta tropical úmida. Nos climas tropicais, os trabalhadores rurais e os construtores de estradas prontamente perdem os repelentes químicos pelo suor. Na maioria das vezes, os trabalhadores braçais, em áreas rurais da América tropical, não têm condições de comprar repelentes.

Controle dos Flebotomíneos Americanos em Relação às Leishmanioses

Em muitos países do Velho Mundo, o controle dos flebotomíneos tem sido um subproduto dos programas de controle antimalárico, dirigidos contra mosquitos de hábitos hematofágicos, antropofílicos e endofílicos. Tais medidas de controle têm pouca utilidade no Novo Mundo.

A leishmaniose visceral americana pode ser controlada, mas não erradicada, tratando-se todos os casos humanos, eliminando todos os cães infectados, e aplicando inseticida às construções domésticas e peridomésticas em um foco da doença. Em ambientes silvestres, as leishmanioses circulam entre os reservatórios e os vetores naturalmente e não existem medidas específicas para interromper os ciclos de transmissão do parasito.

Em áreas urbanas, as medidas preventivas devem ser feitas conforme preconizado pelo Manual de Controle da Leishmaniose Visceral do Ministério da Saúde. As medidas de proteção dirigidas à população humana devem ser voltadas para evitar o risco de transmissão, como uso de mosquiteiros (malha fina), telagem de portas e janelas, evitar exposição nos horários de atividade do vetor (crepúsculo e noite) nos ambientes em que este habitualmente pode ser encontrado, e o uso de repelentes em casos específicos. Com relação ao vetor, as medidas mais importantes são: manejo ambiental, ou seja, limpeza de quintais, terrenos e praças públicas, objetivando modificar as condições do meio favoráveis ao desenvolvimento do ciclo de vida do vetor; evitar animais domésticos próximos a residências humanas, principalmente galinheiros, pois, apesar de refratárias à infecção, as galinhas podem servir de fonte alimentar para os flebotomíneos e, na maioria das vezes, favorecem a colonização da espécie vetora *L. longipalpis*.

Além dessas medidas, pode ser citada a utilização de controle químico (borrifação de inseticidas), que deverá ser realizado apenas pelos órgãos de saúde pública em casos específicos. Com relação ao reservatório urbano (cães), existe uma vacina registrada no Ministério da Agricultura, Pecuária e Abastecimento (MAPA), porém sem constatação de seu custo-benefício e efetividade para o controle desse reservatório em Programas de Saúde Pública. É possível, também, encontrar no comércio coleiras impregnadas com deltametrina 4% como medida de proteção canina individual contra picadas de flebotomíneos. Outra maneira de evitar o contato com o vetor é telar os canis residenciais com telas do tipo malha finapara impedir a entrada de flebotomíneos e, consequentemente, reduzir o contato com os cães.

A educação sanitária e a participação da comunidade constituem, também, fatores fundamentais nos programas de controle. Este deve ser amplamente divulgado, motivando, assim, a população a adotar atitudes que propiciem maior nível de consciência sobre a transmissão da doença, as principais causas e sintomatologia. A população deve ainda, diante do reconhecimento dos sintomas da doença, humana ou canina, procurar os órgãos de saúde competentes para as devidas providências. A população também é responsável pela colaboração com os agentes de saúde na identificação dos cães infectados, permitindo sua eliminação, bem como pelo apoio às atividades de controle vetorial que estejam sendo implementadas na área.

Atualmente, não existem medidas de controle contra a maioria dos insetos hospedeiros de espécies de *Leishmania* causadores de leishmaniose tegumentar americana em ambientes silvestres. Entretanto, a maioria dos casos de leishmaniose tegumentar americana é adquirida na floresta ou na mata. A aplicação de inseticida em tais ambientes não pode ser recomendada e, de fato, deve ser evitada.

Estudos recentes têm demonstrado a possibilidade de se utilizarem nematódeos entomoparasitos no controle biológico de flebotomíneos, mais especificamente no controle de *L. longipalpis*. Esses nematódeos parasitam a cavidade abdominal dos insetos adultos, diminuindo consideravelmente sua sobrevida. Contudo, novos estudos deverão ser conduzidos para avaliar a possibilidade real de sua utilização em condições de campo. Outra abordagem que vem obtendo destaque na literatura é o estudo da microbiota intestinal dos flebotomíneos que, segundo alguns autores, pode alterar a capacidade de infecção desses insetos e, assim, interferir diretamente na sua competência vetorial.

43

Culicidae

Álvaro Eduardo Eiras

Introdução

A família Culicidae (do latim *culex* = mosquitos) é de grande interesse em parasitologia médica, em vista de nela serem encontrados o maior número e os mais importantes insetos hematófagos entre todos os Arthropoda. As inúmeras espécies de culicídeos apresentam grande adaptabilidade biológica, variabilidade genética e ampla valência ecológica. Possuem enorme dispersão, encontrando-se espécies desde as regiões árticas até as equatoriais. Durante o hematofagismo, realizado somente pelas fêmeas, o inseto perturba o repouso do hospedeiro, espolia o sangue e, mais grave, pode transmitir agentes causadores de doenças como viroses (Dengue, febre amarela, Chikungunya, Zika e encefalites), protozooses (malária) e helmintoses (elefantíase).

Popularmente, são conhecidos por mosquitos, pernilongos, muriçocas, mossorongos, sovelas, mosquitos-prego, carapanãs entre outros. Em alguns estados brasileiros, a *Musca domestica* é erroneamente denominada mosquito, entretanto mosquito são os dípteros nematóceros, especialmente os Culicidae.

Os mosquitos estão na Terra antes que o homem – há cerca de 30-54 milhões de anos – e a maioria dos fósseis de mosquitos encontrados é do período Oligoceno (26-38 milhões de anos) e pertencentes aos gêneros *Aedes*, *Culex* e *Mansonia*.

É uma família com grande número de espécies (cerca de 3.600), distribuídas por todas as regiões do globo. No Brasil, existem cerca de 500 espécies descritas, das quais pouco mais de 20 têm importância médico-veterinária, e neste capítulo serão citadas as dez principais.

Convém salientar que a partir de 1967, quando houve a reintrodução do *Aedes aegypti*, e de 1986, quando foi detectado o *Aedes albopictus* pela primeira vez no Brasil (Minas Gerais, Rio de Janeiro e Espírito Santo, simultaneamente) o estudo dos Culicidae tornou-se ainda mais necessário graças à capacidade dessas duas espécies de transmitir o vírus da dengue e da febre amarela. Após 1998, a dengue vem assolando o país com epidemias anuais praticamente ocorrendo em todo o território nacional, exceto a Região Sul. Os quatro sorotipos da dengue (DENV-1, 2, 3 e 4) estão presentes no país e o aumento de dengue hemorrágico é inevitável, pois ainda não há vacina disponível. A vacina está disponível somente para febre amarela. O recrudescimento da malária e os surtos frequentes de arboviroses transmitidas especialmente por mosquitos das tribos Sabethini e Culicini evidenciaram a necessidade de aumentar o número de entomologistas especializados não só no Brasil, como em outros países.

Recentemente, órgãos de fomento à pesquisa do Brasil têm investido muitos recursos para desenvolver pesquisas e solucionar problemas das doenças reemergentes transmitidas por artrópodes em particular (p. ex., malária, dengue, febre amarela e leishmaniose), estimulando não somente a formação de entomologistas, como também desenvolvendo novas metodologias de amostragem, monitoramento e controle de insetos vetores. Por outro lado, os órgãos encarregados de controle ainda utilizam prioritariamente os inseticidas químicos como forma mais efetiva de combate, esquecendo-se dos inseticidas biológicos, da educação sanitária e ambiental, da imprescindível participação da população e, principalmente, do monitoramento dos mosquitos vetores periodicamente.

Morfologia

Algumas características morfológicas importantes na diagnose dos adultos são:

- comprimento de cerca de 3-6 mm;
- antenas com 15 a 16 segmentos, plumosas no macho e pilosas na fêmea;
- ausência de ocelos;
- fêmeas apresentam aparelho bucal picador (sugador-pungitivo) e machos do tipo sifonador-sugador;
- palpos nítidos, com tamanho variável nas diversas tribos e espécies;
- tórax, pernas, asas e abdome revestidos de escamas;
- pernas longas.

Os caracteres que identificam essa família são: corpo e asas cobertos por escamas; existência da terceira veia longitudinal (R4 + 5) reta e colocada entre duas veias forquilhadas. Escamas de tonalidades uniformes ou diferentes, formando manchas, são importantes na diagnose específica.

As Figuras 43.1 a 43.4 ilustram os detalhes para identificação dos sexos e das subfamílias Anophelinae e Culicinae.

Biologia

Ciclo Biológico e Bioecologia

Os mosquitos também são holometábolos, isto é, passam pelas fases de ovo, larva (quatro estádios: L1, L2, L3 e L4), pupa e adulto (Figura 43.5). O ciclo de vida consiste em vidas terrestre (adultos) e aquática (todas as formas imaturas). A duração de cada uma das fases e estádios é variável, dependendo essencialmente das condições climáticas e da disponibilidade de alimento. A duração do ciclo de vida desde o ovo ao adulto pode variar entre 7 dias a 31°C e 20 dias a 20°C. Cada espécie tem o seu intervalo ótimo de temperatura. Há espécies que fazem diapausa no ovo, outras na larva, outras no adulto, não se conhecendo diapausa na fase de pupa.

O número de ovos é bastante variável para cada espécie, mas usualmente uma fêmea ovipõe de 70 a 120 ovos por postura. Esta é feita aproximadamente três dias após o repasto sanguíneo, variando de duas a oito posturas por fêmea. O *Culex quinquefasciatus* coloca, em média, 120 ovos por postura enquanto o *Aedes aegypti* coloca de 1 a 50 ovos em cada criadouro e cerca de 80 a 110 ovos em um ciclo gonotrófico. A oviposição pode ser feita de maneiras variáveis:

- isolados sobre a água. Exemplo: *Anopheles* sp. (Figura 43.3);
- isolados e fora d'água, na parede do recipiente. Exemplo: *Aedes aegypti* (Figura 43.3);
- unidos, formando "jangada" sobre a água. Exemplo: *Culex quinquefasciatus* (Figuras 43.3 e 43.6).

Os ovos, após um período médio de um a três dias, em temperatura média de 26°C, dão origem às larvas. As larvas movimentam-se ativamente e podem ser necrófagas ou predadoras (chegando ao canibalismo), alimentam-se, no fundo, de detritos ou podem ser filtradoras de fitoplâncton, zooplâncton e matéria orgânica em suspensão, na superfície ou não. A respiração usual das larvas é direta, através dos espiráculos (Anophelinae) ou sifão respiratório (Culicinae) situado no último segmento abdominal, e indireta, através do tegumento, quando estão submersas. Algumas espécies

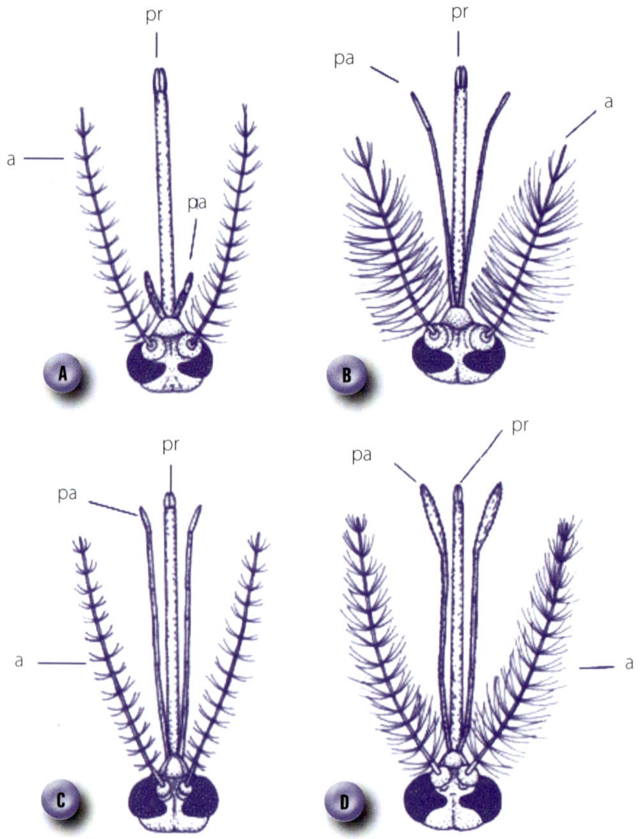

FIGURA 43.1. Cabeças de Culicidae. **(A)** Fêmea de Culicinae; **(B)** macho de Culicinae; **(C)** fêmea de Anophelinae; **(D)** macho de Anophelinae; a: antena; pr: probóscida; pa: palpo.

possuem larvas predadoras (achegando ao canibalismo), como os gêneros *Toxorhynchites, Psorophora, Sabethes* e *Culex* (*Lutzia*).

O período de desenvolvimento larval (L1 a L4) é de aproximadamente 6 a 8 dias a 27ºC e transforma em pupa. A pupa não se alimenta, mas respira e movimenta-se ativamente. Permanece nessa fase por um período de dois a três dias, nos quais ocorre posteriormente a emergência do adulto. Este emerge pelo cefalotórax da pupa, através de uma fenda em "T". O alado permanece em repouso sobre a exúvia (que faz o papel de boia) por alguns minutos, suficientes para o enrijecimento da quitina e dos músculos, permitindo ao inseto forças para voar e andar. É uma fase extremamente delicada na vida do mosquito. Os machos emergem 24 horas antes que as fêmeas e as aguardam para o acasalamento no próprio criadouro. Esse tempo é para a terminália do macho sofrer uma rotação de 180 graus, período de maturação sexual dos machos. Geralmente, as fêmeas podem copular com poucas horas de vida no próprio criadouro. Ambos os sexos recém-emergidos voam até um abrigo (buracos, troncos de árvores, pontes, galeria de esgotos), com pouca luz, ausência de ventos e umidade relativa no ar elevada. Do abrigo, os mosquitos dispersam a fim de alimentar-se e/ou copular. A primeira alimentação dos adultos (macho e fêmea) é de açúcares ou néctar de plantas. Em algumas espécies (p. ex., *Anopheles*) o acasalamento ocorre em enxames (*eurigamia*), em que os machos permanecem voando próximos a uma silhueta, como arbustos, animais e montículos. Em outras espécies o acasalamento ocorre sem enxame, geralmente em ambientes confinados ou sobre superfícies (*estenogamia*). Geralmente os machos respondem aos sons produzidos pelo batimento das asas das fêmeas (p. ex., *Aedes aegypti*), porém estudos recentes demonstraram que existem feromônios sexuais e de agregação que atuam na atração e comportamento de cópula. Após 48 a 72 horas de vida, a fêmea procura animais vertebrados para a hematofagia (alimentação de sangue) uma ou mais vezes e procura fazer a postura no mesmo tipo de criadouro em que emergiu.

Os criadouros podem ser permanentes ou temporários, naturais ou artificiais e, ainda, no solo ou em recipientes. Há uma grande diversidade de tipos de hábitats utilizados pelas várias espécies, o que está relacionado com os fatores envolvidos na seleção do local de oviposição pela fêmea. Estes dizem respeito a características físicas como a exposição à luz solar, temperatura, agitação da água; características químicas como o teor de gases dissolvidos, oxigênio e dióxido de carbono, pH, salinidade, teor de matéria orgânica; características biológicas como microrganismos que servem de fonte alimentar, vegetação, mas também parasitas, predadores e outros. As fêmeas possuem quimiorreceptores tarsais que detectam e medem os níveis

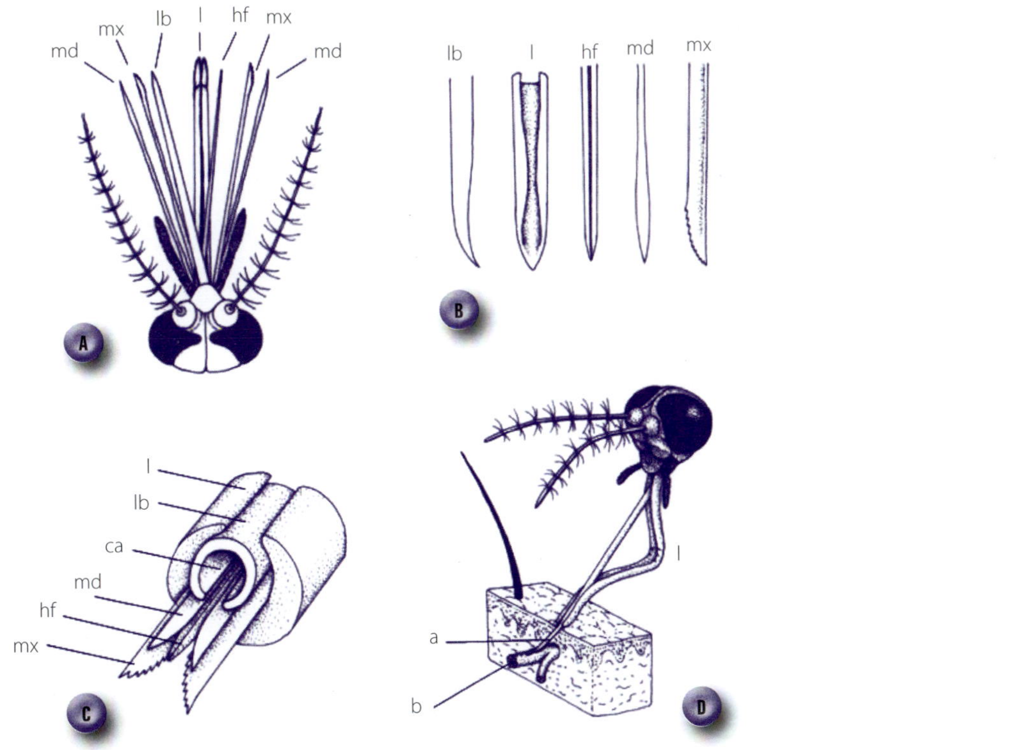

FIGURA 43.2. **(A-C)** Aparelho bucal de Culicidae; lb: labro; md: mandíbulas; hf: hipofaringe; mx: maxilas; l: lábio; pa: palpo; ca: canal alimentar; **(D)** posição do aparelho bucal durante a hematofagia; l: lábio retraído; a: demais estruturas do aparelho bucal, penetrando o capilar (b).

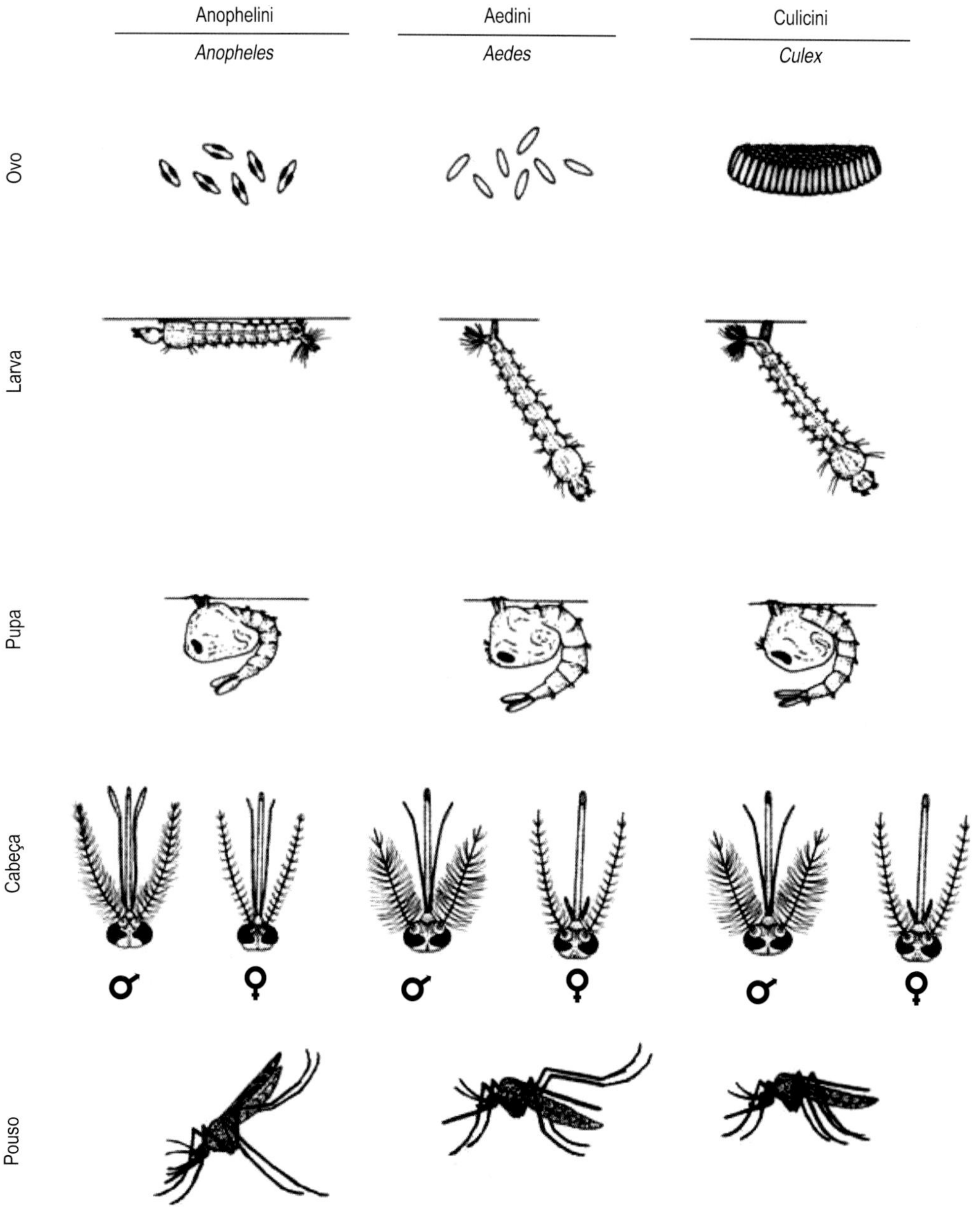

FIGURA 43.3. As várias fases de desenvolvimento da família Culicidae e as diferenças entre as tribos Anophelini, Culicini e Aedini.

de salinidade e poluição das águas. Há os mais variados tipos de coleção de água:

- lagoas, remansos de rios, pantanais, açudes, represas, cisternas, cacimbas etc.;
- buracos de árvores, internódios de bambus, cascas de frutas, axilas de Bromeliaceae, caixas d'água, latas e pneus velhos etc.

A longevidade do mosquito adulto depende das suas características intrínsecas, tal como o grande vigor de certas espécies, e também de fatores externos tais como temperatura, umidade e existência de inimigos naturais ou predadores. Várias espécies hibernam com as baixas temperaturas, quer parcialmente, continuando a alimentar-se, mas não fazendo posturas (dissociação gonotrófica) ou totalmente, cessando as refeições sanguíneas. Quando a temperatura média ultrapassa os 35°C, ou a umidade é menor que 50%, a longevidade é drasticamente reduzida, a não ser que encontrem condições mais favoráveis nos microclimas dos seus locais de repouso, podendo também entrar em estivação.

A duração média de uma fêmea em condições climáticas favoráveis é de quatro a oito semanas e ocasionalmente vários meses, e essa sobrevida pode ser diminuída quando o mosquito está infectado (hospedeiro intermediário) por filária, vírus e plasmódios, enquanto os machos vivem menos.

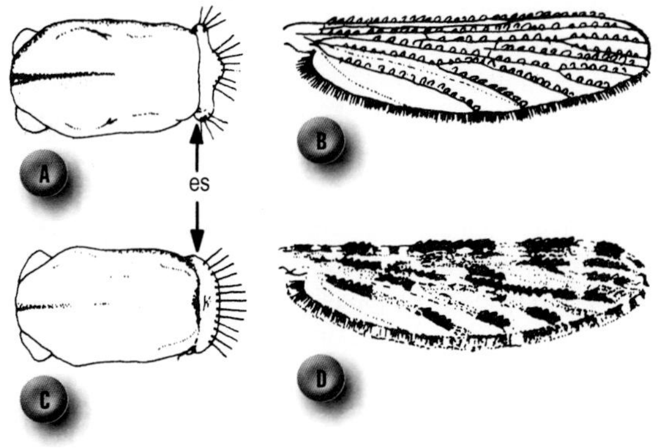

FIGURA 43.4. Mesonoto e asa de Culicidae. **(A)** Mesonoto de Culicini e Aedini, com estutelo trilobado; **(B)** asa de Culicini e Aedini, com escamas sem manchas; **(C)** mesonoto de Anophelini, com escutelo simples; **(D)** asa de Anophelini com escamas claras e escuras formando manchas características. es: escutelo.

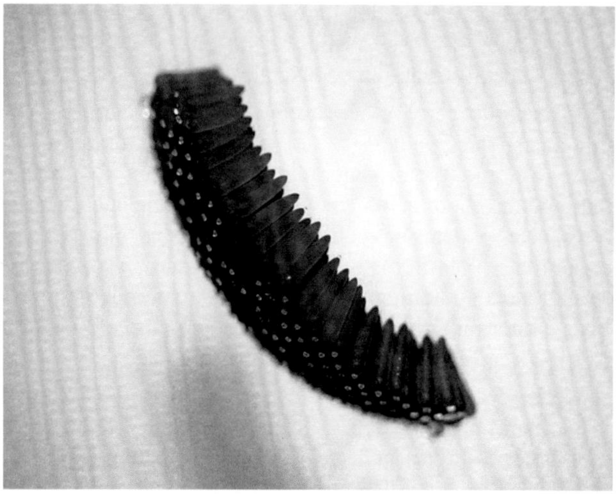

FIGURA 43.6. "Jangada" vista lateralmente, formada pelo conjunto de ovos de *Culex quinquefasciatus*. (Foto original de Laila Heringer.)

Hábitos

Fora do horário de atividades alimentar e sexual, os mosquitos permanecem nos abrigos. De modo geral, os culicídeos voam bastante e apresentam boa capacidade de dispersão, que pode ser ativa (realizada pelo próprio voo) ou passiva (através do vento e de veículos – ônibus, avião, navio etc.). Na dispersão ativa, para a realização da hematofagia, as fêmeas são capazes de alcançar distâncias variadas: *Aedes aegypti* (2.500 m); *Anopheles aquasalis* (4.800 m); *An. bellator* e *An. cruzi* (1.500 m); *An. darlingi* (2.000 m) e *Culex quinquefasciatus* (22.000 m). A determinação dessas distâncias é feita principalmente pela técnica de marcação-liberação-recaptura usando radioisótopos ou pó fluorescente.

Todas as fêmeas de mosquitos de importância parasitológica são hematófagas obrigatórias. No entanto, algumas espécies de mosquitos hematófagos têm a capacidade de produzir uma ou mais desovas iniciais sem haver a ingestão de sangue (autogenia). O sangue ingerido tem função de maturação dos ovários, bem como auxilia na nutrição delas, pois sabe-se que mosquitos sem alimentação sanguínea apresentam sobrevida menor. Além do sangue, as fêmeas se alimentam de substâncias açucaradas (glicose, frutose e maltose) enquanto os machos só possuem esse último tipo de alimento, pois não são hematófagos. A fonte desses açúcares para fêmeas e machos provém de néctar de flores e de nectários, o orvalho e gotículas secretadas por afídeos e frutas. No entanto, observações recentes (também notadas em flebótomos) indicam que a fonte de açúcares é

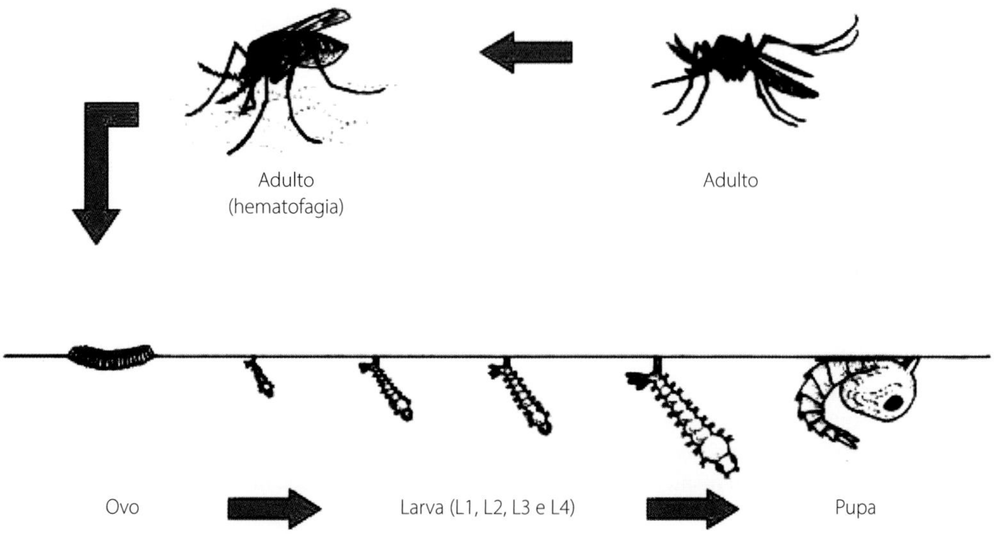

FIGURA 43.5. Ciclo biológico dos Culicidae.

a secreção açucarada de pulgões, cochonilhas ou cigarras, depositada em folhas. Assim, os mosquitos abrigados em certos vegetais estão também se alimentando de açúcares.

De modo geral, a hematofagia é crepuscular, mas algumas espécies podem fazê-lo preferentemente durante a noite (noturnos), outros durante o dia (diurnos) ou, ainda, tanto de dia como de noite. Quanto à preferência alimentar, as espécies podem ser zoófilas, isto é, preferência para picar os animais (mamíferos ou aves); outras são antropofílicas (preferência ao homem); e ainda existem as espécies ecléticas e oportunistas, que podem picar homens e animais.

Por outro lado, a refeição sanguínea dos mosquitos pode ser feita dentro (domésticos = endofagia) ou fora (silvestres = exofagia) das habitações, ou indiferentemente. As espécies silvestres ainda podem picar preferentemente no nível do solo ou no nível da copa das árvores (acrodendrofilia). Após a refeição sanguínea a fêmea passa por um período de inatividade relativa em que se dá a digestão e maturação dos ovos. Esse repouso pode também ser fora (exofílicas) ou dentro (endofílicas) das habitações humanas, independentemente do local onde se deu a refeição sanguínea.

Os mosquitos são atraídos pelos hospedeiros vertebrados por meio de combinação de estímulos, como visual (silhueta), olfativo (ácido láctico, CO_2, octenol, amônia e ácidos carboxilílicos), correntes de convecção (temperatura e umidade). No entanto, o estímulo olfativo do CO_2, detectado pelas antenas e pelos palpos maxilares, é o responsável pela atração a longa distância. A combinação do CO_2 e os voláteis são excelentes atraentes para serem usados em armadilhas para mosquitos. A temperatura e umidade (convenções de correntes) tem efeito somente a curta distância. Após pousar no seu hospedeiro, as fêmeas introduzem as peças bucais no tecido graças à ação das maxilas perfurantes e dos demais estiletes (mandíbulas, labro e hipofaringe), sendo que apenas o lábio permanece fora da pele (Figura 43.2).

Os órgãos do mosquito encontram-se na cavidade geral ou cavidade celômica, preenchida por um líquido denominado hemolinfa, que circula pela ação de um coração com a forma de bomba tubular aberta.

As peças bucais dos mosquitos, ou probóscida, é do tipo perfurante e sugadora, constituída pelo *labrum*-epifaringe que é um tubo aberto de concavidade para baixo, à qual se justapõe, fechando-o e formando o canal alimentar, a hipofaringe em cujo interior corre o canal salivar. A esse conjunto juntam-se um par de mandíbulas e um par de maxilas em forma de estilete, sendo, por fim, essas peças englobadas por um canal aberto de concavidade para cima: o *labium* ou bainha do probóscida, que termina distalmente por duas dilatações os labelos, e que no ato da picada, fica apoiado na pele do hospedeiro não penetrando a pele.

As peças bucais penetram o interior do vaso capilar (solenofagia) para sugar o sangue por meio de uma pressão negativa produzida pela ação coordenada das bombas cibarial e faríngea. Durante a hematofagia, a saliva bombeada durante a alimentação sanguínea contém vasodilatadores para melhor localização dos vasos sanguíneos e aporte de sangue, bem como anticoagulantes, aglutininas e da enzima apirase, cuja função é impedir a agregação plaquetária e aumentar a vasodilatação no ponto da picada, facilitando a hemorragia local e, consequentemente, alimentação mais rápida.

As glândulas salivares, situadas na parte anteroventral do tórax, são um par de glândulas trilobadas, cada lobo com a forma de dedo de luva formado por uma camada de células epiteliais e um canal interno. Neste momento conhecem-se mais de uma centena de proteínas da saliva de mosquitos e respectivos transcriptomas. A glândula salivar é também o local onde os parasitos (p. ex., vírus, plasmódios) se alojam para novamente infectar um novo hospedeiro. É durante a picada que o mosquito, injetando a saliva infectada com parasitos, transmite doenças como dengue e malária ao hospedeiro (Capítulo 58 – Exame de Vetores).

A quantidade de sangue ingerida pela fêmea depende do seu tamanho e varia entre 2-10 μL, aproximando-se do seu peso. O sangue vai para o estômago provocando-lhe uma grande dilatação e constituindo uma sobrecarga, da qual se liberta mediante a excreção de gotículas de líquido enquanto ainda se alimenta. Após a ingestão de uma refeição sanguínea, forma-se no estômago a matriz peritrófica que é uma camada acelular constituída por uma matriz de glicoproteinas, ao redor da refeição sanguínea. Acredita-se que a matriz peritrófica tem como função proteger o epitélio intestinal contra os cristais de hematina, bactérias, e obstrução das microvilosidades, ou seja, uma espécie de substituto do muco do intestino dos vertebrados, e também delimitar um espaço endo e ectoperitrófico que aumenta a eficiência das enzimas digestivas.

Classificação

Antigamente, a família Culicidae era composta por três subfamílias: Culicinae, Anophelinae e Toxorhynchitinae, sendo que somente nas duas primeiras as fêmeas apresentam comportamento hematofágico devido seu aparelho bucal picador (sugador-pungitivo). Atualmente a família Culicidae apresenta apenas duas subfamílias: Anophelinae e Culicinae. A Subfamília Anophelinae apresenta somente a tribo Anophelini, enquanto que a subfamília Culicinae apresenta as tribos Culicini, Aedini, Mansoniini, Sabethini e Toxorhynchitini. A tribo Toxorhynchitini não tem interesse médico, uma vez que seus representantes possuem a probóscide recurvada (tanto os machos, quanto as fêmeas), não sendo hematófagos. Como vemos na Tabela 43.1, a família Culicidae apresenta 15 gêneros no Brasil. Destes, não são todos os que possuem espécies de importância médica; em sua maioria, são zoófilas estritas. As poucas antropofílicas que têm importância médica serão comentadas adiante.

Espécies Principais

Os transmissores da malária nas Américas (gênero *Anopheles*) estão incluídos dentro de dois subgêneros: *Nyssorhynchus* e *Kerteszia*. No primeiro, estão os vetores que se criam em grandes coleções de água localizadas no solo e, no segundo, estão os vetores que têm como criadouros as águas coletadas no imbricamento de folhas de bromeliáceas. Para o subgênero *Nyssorhynchus*, alguns especialistas ainda o dividem em duas seções:

Tabela 43.1 Família Culicidae					
Família	***Subfamília***	***Tribos***	***Gêneros***	***Subgêneros***	***Espécies***
Culicidae	Anophelinae	Anophelini	*Anopheles**	*Nyssorhynchus*	*A. darlingi*
					A. aquasalis
					A. albitarsis
				Kerteszia	*A. cruzii*
					A. bellator
			Chagasia		
	Culicinae	Culicini	*Culex**		*C. quinquefasciatus*
			Deinocerites		
		Aedini	*Aedes**		*A. aegypti* e *A. albopictus.*
			Psorophora		
			*Haemagogus**		*H. capricornii*
		Sabethini	*Sabethes**		
			Wyeomyia		
			Trichoprosopon		
			Phoniomyia		
			Limatus		
		Mansonini	*Mansonia*		
			Cuquillettidia		
		Toxorhynchitini	*Toxorhynchites*		

* Gêneros que apresentam importância parasitológica.

Tabela 43.2 Principais Diferenças entre as Subfamílias Anophelinae e Culicinae		
Detalhe	**Anophelinae**	**Culicinae (Gêneros *Culex* e *Aedes*)**
Ovos	Isolados	Unidos (jangada) ou separados
Larvas	Sem sifão; paralelas à superfície d'água	Com sifão; perpendiculares à superfície d'água
Pupas	Sifão em "funil"	Sifão cilíndrico
Adultos		
Escutelo	Meia-lua	Trilobado
Machos	Antenas plumosas, palpos em clava	Antenas plumosas, palpos cilíndricos
Fêmeas	Antenas pilosas, palpos longos	Antenas pilosas, palpos curtos
Asas	Manchadas	Sem manchas
Pouso	Perpendicular ao apoio (mosquito-prego)	Paralelo ao apoio

- seção *argyritarsis*: apresenta os três últimos segmentos do tarso posterior totalmente brancos, como, por exemplo: *Anopheles darlingi, A. albitarsis* e *A. argyritarsis* (este não é transmissor);
- seção *albimanus*: apresenta um anel negro no último segmento tarsal posterior, tendo, entre outras, duas espécies importantes: *A. aquasalis* e *A. albimanus* (este é o principal transmissor da malária nas Antilhas, América Central e importante na zona costeira da Venezuela, Colômbia e Equador; não ocorre no Brasil).

A malária em nosso país tem apresentado numerosos focos novos, quase todos tendo como transmissor o *A. darlingi* que é favorecido pelo desmatamento e pela formação de garimpo.

Em seguida serão apresentadas algumas anotações sobre as principais espécies de Culicidae implicadas na transmissão de malária, filariose e arboviroses.

- *Anopheles (Nyssorhynchus) darlingi* (Figura 43.7): é a mais importante espécie transmissora de malária no Brasil e o anofelino mais frequente no domicílio. Isto é devido à sua acentuada antropofilia, domesticidade, suscetibilidade ao plasmódio e densidade (número de exemplares). Pode picar fora das habitações, mas prefere fazê-lo dentro e principalmente aos crepúsculos vespertino e matutino. Tem como criadouros grandes coleções de água (represas, remansos de rios), desde que sejam límpidas e ensolaradas ou parcialmente sombreadas.

É encontrado desde o México até a Argentina. No Brasil, é visto em todos os Estados, com exceção das regiões secas e áridas do Nordeste (entretanto, está presente nas demais áreas dos Estados dessa região) e nos Estados sulinos do Paraná, Santa Catarina e Rio Grande do Sul (Figura 43.8).

- *Anopheles (Nyssorhynchus) aquasalis*: é a principal espécie transmissora de malária na região costeira do Brasil e considerado vetor secundário de filariose bancroftiana em Belém (PA). Pode picar tanto dentro como fora das habitações e prefere fazê-lo ao anoitecer. Pode picar vários animais, além do homem. Tem como criadouro pequenas ou grandes coleções de água com ligeiro teor de salinidade (NaCl), daí sua distribuição costeira. É encontrado desde o México até a Argentina (norte). No Brasil, é uma espécie importante na transmissão da malária na região costeira, desde o Amazonas até São Paulo e também nas zonas áridas do Nordeste. Não é visto nos Estados sulinos (Figura 43.7).
- *Anopheles (Nyssorhynchus) albitarsis:* esta espécie possui duas subespécies, *A.* (*N.*) *albitarsis albitarsis* e *A.* (*N.*) *albitarsis domesticus*. A primeira é de hábitos estritamente silvestres e encontrada desde a América Central até o norte da Argentina. A segunda subespécie já foi capturada no Pará, Rio Grande do Norte, Bahia, Espírito Santo e Rio de Janeiro, invadindo em grande quantidade as habitações humanas.

Essa capacidade de invadir domicílios e sua elevada antropofilia fez com que se incriminasse essa espécie como responsável pela transmissão da malária humana, principalmente nas cidades de Natal, Salvador, Vitória e Baixada Fluminense. Entretanto, a maioria das infecções encontradas nestes anofelinos tratava-se apenas de oocistos, indicando ser ela um vetor secundário ou no máximo local da malária, mas não de grande importância epidemiológica (Figura 43.8).

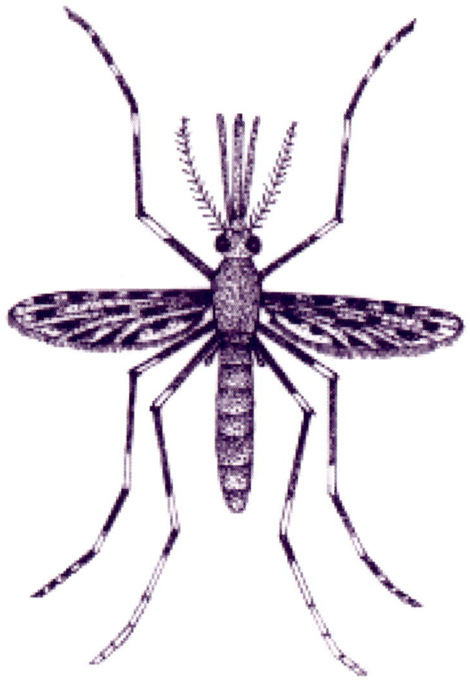

FIGURA 43.7 — *Anopheles darlingi:* o principal transmissor da malária no Brasil (segundo *Programa Nacional de Prevenção e Controle da Malária* - PNCM - Ministério da Saúde, 2010).

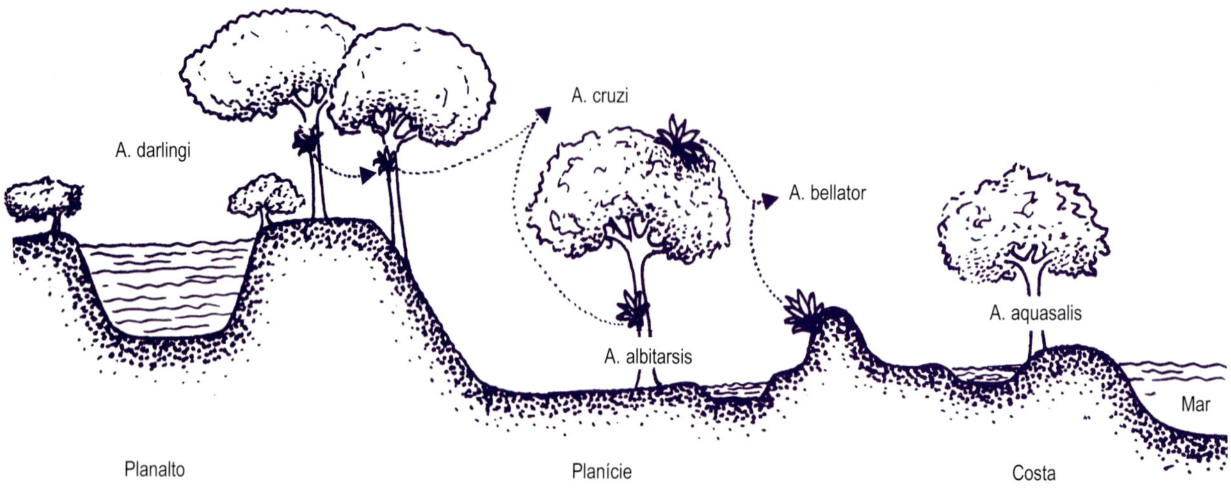

FIGURA 43.8. Tipos de criadouros dos transmissores da malária no Brasil. *A. aquasalis*: criadouros terrestres, próximos ao mar; *A. albitarsis*: criadouros longe da costa, em zona de planície; *A. bellator*: criadouros em bromélias expostas ao sol, na região da planície; *A. cruzi*: criadouros em bromélias abrigadas do sol, em regiões de planícies e de planalto; *A. darlingi*: criadouros terrestres, sombreados e na região de planalto (segundo L.M. Deane).

- *Anopheles (Kerteszia) cruzii***: é, juntamente com a espécie seguinte, a principal espécie transmissora da malária no sul do país. É uma espécie silvestre, mas pode picar tanto fora como dentro das habitações e também durante o dia ou à noite, entretanto, mostra-se mais ativa durante o crepúsculo vespertino. Tem como criadouros águas coletadas no embricamento de folhas de *Bromeliaceae* (Figura 43.8). Essas plantas, que vivem enraizadas nos galhos de árvores, são extremamente abundantes nas florestas do sul do país, devido à alta umidade relativa do ar na região. As águas das chuvas permanecem nas axilas das folhas e, como a evaporação é pequena, os insetos se criam facilmente. Preferem as bromélias protegidas da luz solar. É encontrada no Panamá, Costa Rica, Venezuela, Equador, Peru, Guianas e Brasil (Amazonas, Acre, Pará, Sergipe, Minas Gerais e Espírito Santo, Rio de Janeiro, São Paulo, Paraná, Santa Catarina e Rio Grande do Sul). Em nosso país tem grande importância na transmissão da malária nos Estados de São Paulo para o sul, tanto no planalto como nas planícies (Figura 43.9).

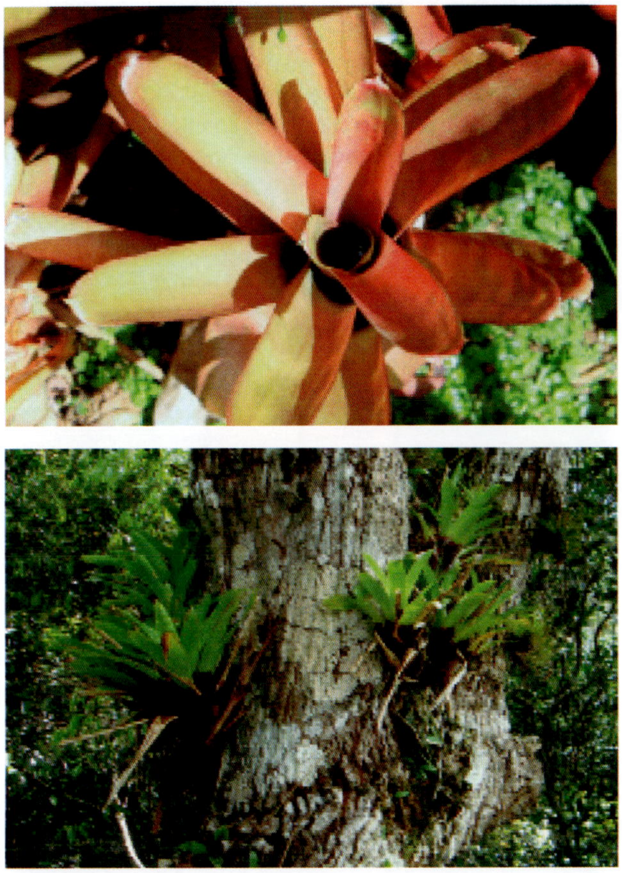

FIGURA 43.9. Bromélias em cujo embricamento das folhas existe pequeno acúmulo de água que serve de criadouro para os *Anopheles (Kerteszia) cruzii* ou *A. (K.) bellator* (Fotos originais Álvaro Eduardo Eiras e Carlos Brisola Marcondes).

- *Anopheles (Kerteszia) bellator:* é muito semelhante à espécie anterior, entretanto, prefere para criadouro as bromélias expostas à luz solar, presas em pedras ou nos galhos externos das árvores (Figura 43.8). É mais comum nas planícies do que no planalto (Figura 43.7). É encontrada na Venezuela, Trinidad e no Brasil (Paraíba, Espírito Santo, Rio de Janeiro, São Paulo, Paraná, Santa Catarina e Rio Grande do Sul). Em nosso país é considerada como espécie importante na transmissão da malária nos Estados de São Paulo até o Rio Grande do Sul.
- *Culex quinquefasciatus*: é a espécie de mosquito endófilo, antropofílico apesar de se alimentar também em outros mamíferos e aves, de hábitos hematofágicos noturnos, presente nos trópicos de todo o mundo. O *Culex quinquefasciatus* é o principal transmissor da filariose bancroftiana e o maior perturbador do repouso noturno humano em nosso país. Seu hábito hematofágico noturno e sua predileção pelo sangue do homem facilitam muito o contato das microfilárias com este mosquito, o tornado mais eficiente que outros mosquitos suscetíveis. Embora a incidência da elefantíase no Brasil tenha reduzido muito nos últimos 30 anos, algumas cidades brasileiras como Maceió (AL), Recife, Olinda e Jaboatão dos Guararapes (PE) ainda apresentam elevados índices de casos. Belém (PA) e São Luis (MA) possuem evidências de interrupção recente da transmissão. *Culex. quinquefasciatus* é também considerado eventual veiculador do vírus Oropouche no Estado do Pará e febre de Saint Louis. Sua voracidade e zumbidos desagradáveis tornam quase impossível um sono reparador em algumas cidades de vários países tropicais. Pica só dentro de casa e durante a noite. Tem como criadouros água paradas, altamente poluídas por matéria orgânica, de aspecto sujo e malcheiroso, nas proximidades das casas e vilas. Nas grandes cidades, em que há dificuldade de escoamento dos esgotos, a densidade desses insetos é alta, pelo número e pela extensão dos criadouros existentes.

• *Aedes aegypti*

No Brasil, a espécie é transmissora de Dengue, febre amarela urbana, Chikungunya e Zika vírus (Figura 43.10). O *Ae. aegypti* em nosso país tem como criadouros preferenciais os mais variados recipientes de água domiciliares e peridomiciliares: pneus sem uso, latas, garrafas, pratos com vasos de samambaia, caixas d'água descobertas, piscinas sem uso etc. A hematofagia e a cópula são diurnas, enquanto a oviposição ocorre no crepúsculo vespertino. Acreditava-se que este mosquito possuía a dispersão ativa pequena, raramente excedendo os 200 m, mas trabalhos recentes demonstram que a capacidade de voo de fêmeas grávidas para oviposição ultrapassam 700 m/dia. Os adultos vivem cerca de 15 a 20 dias em campo e em laboratório podem chegar até 30 a 45 dias. Exerce a hematofagia, tanto dentro como fora das casas, principalmente entre 7 e 10 horas e depois entre 16 e 19 horas. Prefere sugar o homem, principalmente nos pés ou nas partes inferiores das pernas, mas se alimenta também em cães, roedores e aves. Por causa de seu hábito alimentar ser diurno e antropofílico, essa espécie dotou-se de certa habilidade de escapar de ser

* *Apesar de essa espécie ter sido descrita com dois ii (cruzii), o correto, pelas regras de nomenclatura, é com um i só (cruzi)!*

morto pela vítima durante o repasto sanguíneo pelos voos rápidos e retornando a atacá-la ou procurar outra vítima. Esse comportamento tem grande importância epidemiológica, pois uma fêmea infectada pode ter várias alimentações sanguíneas curtas em diferentes hospedeiros, disseminando assim o vírus da dengue ou da febre amarela. Ao exercer a hematofagia, inocula com a saliva as partículas virais. Pelos hábitos domiciliares, antropofilia e suscetibilidade, é o principal transmissor do Dengue e da febre amarela urbana (Figura 43.10). Existe a possibilidade de as fêmeas grávidas infectadas com o vírus da dengue contaminarem os seus ovos (transmissão transovariana); tal fato foi evidenciado em Belo Horizonte-MG. Uma fêmea de *Ae. aegypti* é capaz de colocar os ovos em vários criadouros (máximo de 10) e o número de ovos depositados por criadouro varia de 1 a 50. Os ovos são muito resistentes à dessecação, podendo permanecer por mais de um ano. Após o contato com a água (p. ex., chuva) os ovos podem eclodir nos primeiros 15 minutos. A capacidade de dessecação dos ovos é considerada um dos principais obstáculos para o seu controle, pois essa condição possibilita que o ovo seja transportado a grandes distâncias em ambiente seco. Daí, o motivo da alta população de *Aedes aegypti* durante o período de chuvas. Estas características facilitam, assim, a sua sobrevivência e dispersão e dificultam o seu controle, tornando este culicídeo um dos mais eficazes na transmissão de vírus aos humanos.

Conforme mostrado na Figura 43.10, é facilmente reconhecida pela cor geral marrom-escura ou preta, apresentando uma nítida faixa curva, branco-prateada de cada lado do tórax (mesonoto) e outra mais fina, reta, longitudinal, central, as quais formam a figura de uma lira.

NOTA: Segundo as Regras Internacionais de Nomenclatura Zoológica (Capítulo 4), para se abreviar o gênero, escreve-se apenas a primeira letra: *Balantidium coli* = *B. coli*, mas, segundo Reinert (2009), para Culicidae é preferível usar duas letras: *Aedes aegypti* =*Ae. aegypti*; *Anofeles darlingi* = *An..darlingi*.

• *Aedes albopictus*

Espécie transmissora de Dengue, febre amarela urbana e silvestre e encefalite nos países asiáticos (Figura 43.11). Embora existam vários relatos de exemplares (larvas e adultos) naturalmente infectados por vírus no Brasil, esta espécie ainda não é considerada como vetor do Dengue ou da febre amarela urbana no país. As populações de *Ae. albopictus* existentes no Brasil demonstraram ser suscetíveis e capazes de transmitir o vírus da dengue. Recentemente, foi comprovada a transmissão da dengue por *Ae. albopictus* no México. Convém destacar que essa espécie pode tornar-se, em poucos anos, tão importante vetor da dengue no Brasil, como o *Ae. aegypti*. Foi trazido provavelmente do Japão em 1985 ou 1986 por navios que vieram importar minério de ferro no porto de Vitória-ES. Daí se disseminou para os Estados de Minas Gerais, Rio de Janeiro e São Paulo, por trem, caminhões, comércio de pneus usados etc. É considerada silvestre, alimentando-se de animais, como equinos, bovinos, cães, macacos, aves e roedores, porém vem apresentando comportamento antropofílico. Tem atividade diurna (hematofagia, cópula e oviposição); deposita ovos isolados sobre a água ou na parede dos criadouros, que podem ser os mais variados: pneus,

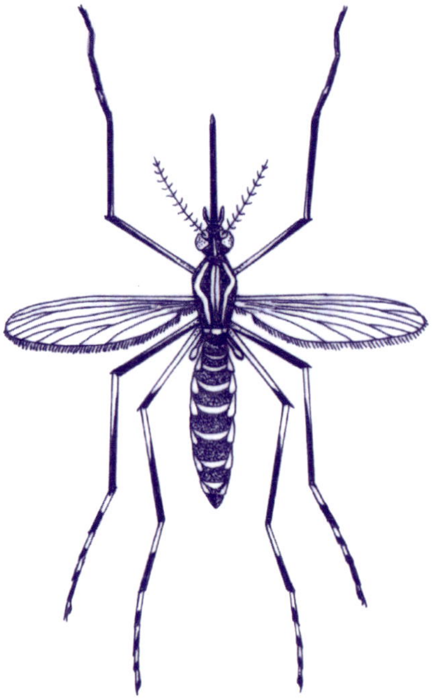

FIGURA 43.10. *Aedes aegypti*: mosquito de cor escura, com nítida marcação prateada no tórax em forma de "lira". Transmissor de febre amarela, dengue e outras arboviroses.

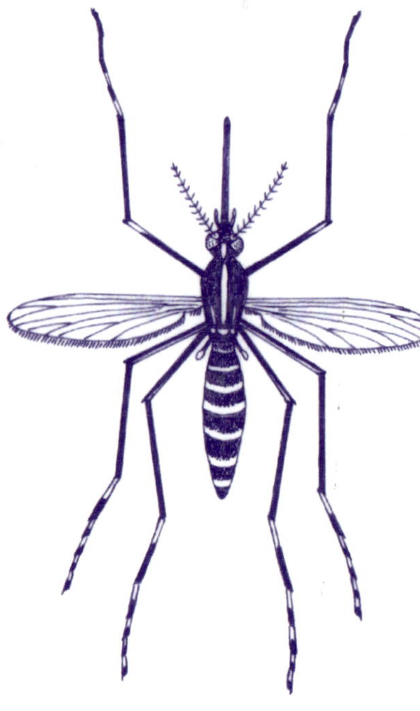

FIGURA 43.11. *Aedes albopictus*: mosquito de cor escura, com nítida faixa prateada longitudinal no mesonoto, abdome com faixas transversas prateadas e pernas com manchas prateadas (original). Transmissor potencial de febre amarela, dengue e outras arboviroses.

latas, caixas d'água, buracos no chão, em árvores etc. Desenvolve-se bem em temperaturas variadas (de 15 até 30ºC). Pode ser vista em ambientes silvestre, rural, periurbano e urbano. Esse fato, aliado à sua alta suscetibilidade a vírus, torna-o um inseto perigoso, pois pode veicular várias arboviroses naqueles ambientes e dificulta o seu controle pelas técnicas anti-*Aedes* tradicionalmente utilizadas.

O adulto é facilmente reconhecível: é um mosquito de tamanho normal, porém de cor negra, com uma faixa estreita, longitudinal, mediana, branco-prateada, que vai do occipício (cabeça) até o escutelo; abdome com faixas basais brancas; pleuras com manchas prateadas e pernas marcadas de branco e preto. Graças a essa coloração, é denominado "tigre asiático" (Figura 43.11).

- ***Haemagogus janthinomys***

É a principal espécie vetora da febre amarela silvestre e eficiente vetor do vírus Mayaro. É considerado importante transmissor de epizootias e enzootias florestais nos primatas e marsupiais. Vive no nível da copa das árvores (acentuada acrodendrofilia), tendo como criadouro buracos em tronco de árvores (Figura 43.12). É espécie eclética quanto ao hábito alimentar, picando homens e animais; já foi vista invadindo habitações humanas próximas de matas, o que, aliás, também ocorre com o *H. leucocelaenus*. Sua distribuição geográfica é ampla, indo desde Honduras e Ilhas do Trinidad e Tobago até a Argentina, sempre em matas de grande ou pequeno porte.

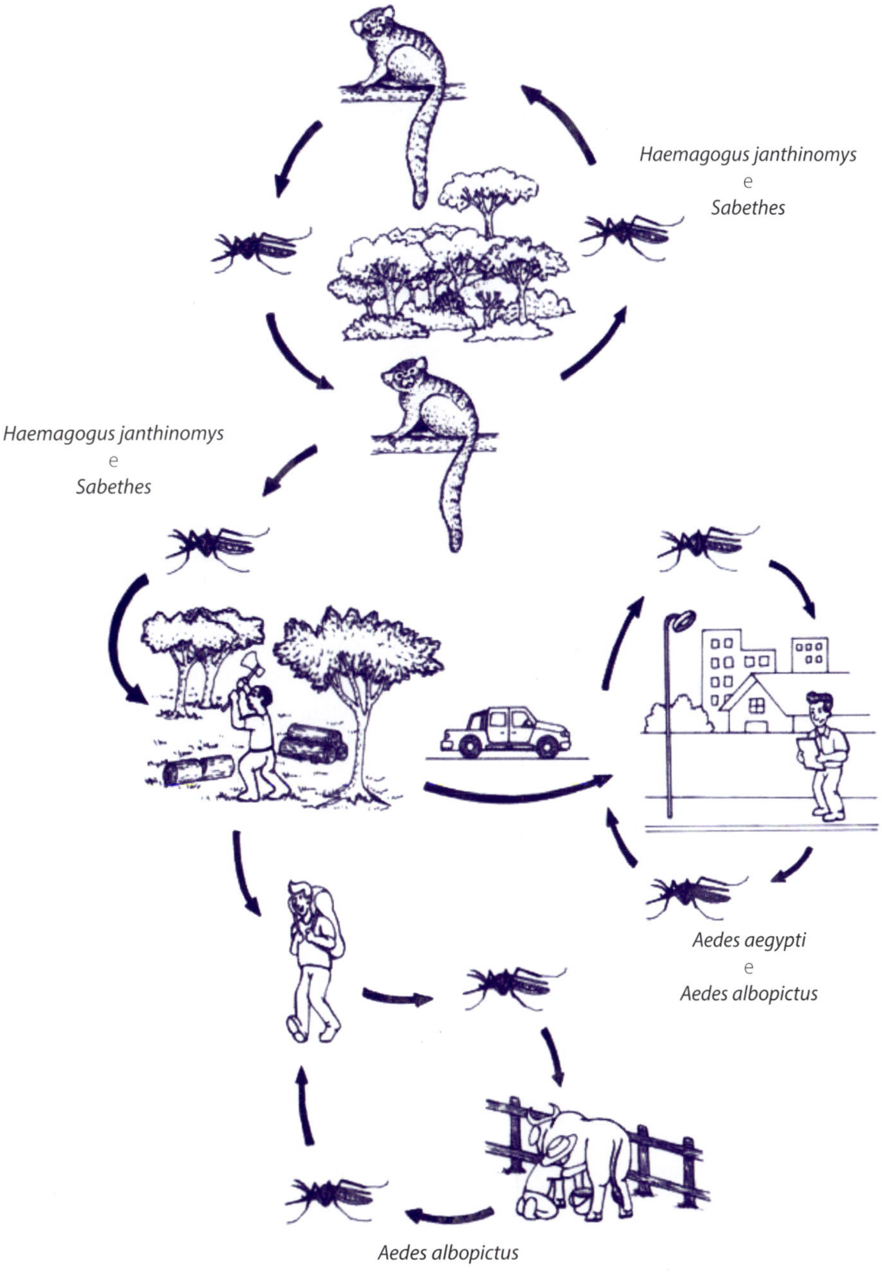

FIGURA 43.9. Ciclo epidemiológico da febre amarela silvestre rural e urbana. (Adaptada de Service MW. Medical Entomology, 1996.)

• *Aedes fluviatilis*

Espécie muito interessante, pois há pouco mais de 50 anos era considerada como estritamente silvestre, mas apresenta atualmente alto grau de domiciliação. Possui criadouros naturais e artificiais, todos expostos à luz solar, presentes no peridomicílio (latas, pneus velhos, caixas d'água abertas, piscinas) e buracos em rochas próximas das margens de rios e do mar. Os ovos não são resistentes à dessecação (máximo de 30 dias). Os adultos invadem o domicílio à tarde (entre 17 e 20 horas), onde picam o homem avidamente, mesmo nos bairros centrais de grandes cidades como Belo Horizonte, Manaus, Londrina . Pica também vários mamíferos e aves. Apresenta ampla distribuição geográfica, sendo encontrada desde a América Central até o sul da Argentina. Suspeita-se de sua possibilidade de veicular o vírus da febre amarela na natureza e, experimentalmente, é capaz de transmitir o *Plasmodium gallinaceum* e a *Dirofilaria immitis*.

• *Aedes scapularis*

É uma espécie essencialmente neotropical e está presente em todos os Estados do Brasil. Vive em matas secundárias, plantações e outros ambientes modificados pelo homem. As larvas desenvolvem-se apenas em criadouros no solo, poças d'água e alagados, impressões de pneus e patas de animais no solo e raramente em recipientes. Sua população aumenta bruscamente durante o período de chuvas. O seu hábito hematofágico é crepuscular vespertino, porém pode picar também durante a noite. Apresenta competência vetora para várias arboviroses (Melão, Ilhéus, encefalite equina venezuelense e Rocio). Na década de 1950, em Santa Catarina, foi considerada vetora da *Wuchereria bancrofti* por causa das larvas infectantes encontradas, mas tratava-se de uma área de elevada endemicidade de elefantíase pelo vetor primário (*Culex quinquefasciatus*). Em 1976, foi responsável pela transmissão de encefalites no Estado de São Paulo (Figura 43.12).

• Sabethini *Sabethes* (como Vetor de Febre Amarela Silvestre)

Essa tribo apresenta inúmeras espécies, sendo considerado o grupo mais morfológica e biologicamente diverso entre todos os mosquitos. Várias são responsáveis pela transmissão de arboviroses, principalmente a febre amarela silvestre. Todas são silvestres, com exceção do *Limatus durhami* que ocorre em ambientes urbanos e periurbanos. Picam durante o dia e à noite e são acentuadamente zoófilas. Têm como criadouros águas coletadas em buracos de árvores e bambus, em folhas caídas etc. São vistas em todos os tipos de matas do Brasil (e de outros países).

Controle

O controle dos Culicidae, como de quase todos os insetos, é um problema ainda a ser resolvido pela argúcia e inteligência humanas. No Brasil, existem apenas programas nacionais para o controle de mosquitos vetores: o Programa Nacional de Controle da Dengue (PNCD) e o da Malária (PNCM).

Culicídeos são mosquitos de grande plasticidade genética, o que faz adquirirem rapidamente resistência aos inseticidas usados. As espécies que mais importunam os humanos, sendo constantemente combatidas por um único inseticida, desenvolvem gerações resistentes. Isto é, ao se aplicar sucessivas vezes o mesmo inseticida em dosagem letal, a grande maioria dos mosquitos morre. Entretanto, alguns poucos que já eram geneticamente resistentes, em pouco tempo repovoam o ambiente. Essa geração já é resistente ao inseticida e este, para ser letal, deverá ser aplicado em dosagem maior, o que se torna impraticável em vista da toxicidade para humanos e animais além do custo aumentado. Aí há necessidade de se aplicar outro inseticida, com formulação diferente. O Capítulo 53 aborda a evolução dos métodos de controle dos insetos em geral.

O combate aos culicídeos pode ser feito nas fases de larva e adulto, porém esse combate difere muito se o mosquito apresenta criadouros e hábitos urbanos ou silvestres. Em seguida, são descritos os métodos que podem ser utilizados.

Combate à Larva

As modalidades de controle químico com uso de inseticidas para o controle de vetores empregadas nos programas de controle desde a década de 1980 são tratamento focal que consiste no tratamento de recipientes contendo água que se constituem focos pela presença de larvas de culicídeos no seu interior e/ou em condições para se tornarem focos. O tratamento perifocal é o tratamento de superfícies ao redor de focos larvários, em especial em locais de acúmulo de potenciais criadouros como em cemitérios, borracharias, depósitos de materiais para construção e a nebulização com aplicação espacial de inseticida por meio de máquinas acopladas a viaturas ou portáteis.

Existem quatro métodos básicos para o controle das larvas de culicídeos: controle físico, químico, biológico e integrado.

• Controle Químico

Antigamente, usavam-se substâncias oleosas (óleo queimado) na superfície da água, matando asfixiadas as larvas de mosquitos. Outro método antigo de controle químico foi o "verde-paris" (arseniacal) e na década de 1940 passou-se a usar DDT (clorado). Outras classes de inseticidas surgiram e os atuais, recomendados como larvicidas, são os organofosforados (p. ex., temephos malathion e fenitrothion), carbamatos (p. ex., propoxur) e piretroides (p. ex., deltrametrina e permetrina). O inseticida temephos apresenta baixa toxicidade aos mamíferos, podendo ser colocado em água potável para o controle de *Aedes aegypti*, porém a comunidade (com razão) o recusa por considerá-lo uma contaminação ambiental.

Em 1999 foi estabelecida no Brasil a Rede Nacional de Monitoramento da Resistência de *Ae. aegypti* a Inseticidas

(MoReNAa) com a proposta de agregar laboratórios para realização das provas biológicas da suscetibilidade das populações de *Ae. aegypti* a inseticidas, de avaliações da eficácia de análogos de hormônio juvenil, de bactérias entomopatogênicas e de outros inseticidas alternativos. Essa iniciativa é importante para conhecer as populações resistentes em diferentes áreas do país, visando definir novas estratégias racionais de controle do vetor.

Existem também outros produtos químicos que inibem o desenvolvimento dos mosquitos, como o hormônio juvenil (methoprene) que interferem no desenvolvimento larval e na emergência de adultos e os inibidores de formação de quitinas (diflubenzuron). Esses produtos são colocados na água, e o methoprene pode ser colocado em água potável. No entanto, esse método não é utilizado nos programas de controle de culicídeos.

A resistência dos mosquitos aos inseticidas químicos tem sido preocupante devido ao uso em diversas partes do mundo. Populações de insetos resistentes surgem através da seleção exercida pela pressão do uso de inseticidas, os quais matam os insetos suscetíveis, favorecendo o aumento da frequência de genes resistentes. Deste modo, a escolha dos inseticidas nos programas de controle, o tempo de uso, e a sequência de classes dos produtos são parâmetros importantes que devem ser considerados na avaliação de suscetibilidade a inseticidas. Assim, é importante que os programas de controle tenham uma rotatividade de inseticidas para evitar a resistência de populações a uma determinada classe de inseticida.

• Controle Físico

Consiste em modificar ou remover os criadouros de larvas visando interromper o ciclo biológico dos mosquitos. Nos casos de criadouros volumosos (brejos, pântanos etc.) perto de cidades ou vilas, é recomendável a sua destruição por obras de engenharia sanitária (aterro, drenagem) ou preparo da área para lavoura controlada. Em campanhas contra o *Aedes aegypti* é comum a remoção de recipientes contendo água parada (p. ex., pneus, latas, recipientes descartáveis etc.) ou o cuidado constante para não haver o desenvolvimento de larvas (p. ex., pratinhos de vaso de plantas, caixa d'água, vasilhames etc.). O extermínio de bromélias, pelo arrancamento manual ou pela aplicação de herbicidas mostrou-se totalmente inexequível (isto é, nesses casos não funciona o combate às larvas de *Anopheles* [*Kerteszia*] e sim o combate aos adultos).

• Controle Integrado

Consiste em integrar dois ou mais métodos de controle simultaneamente ou sequencialmente, visando reduzir os custos e aumentar os resultados.

Em criadouros menos volumosos, o uso de inseticida é indicado formalmente. Se esses criadouros forem domiciliares ou peridomiciliares (especialmente para *Cx. quinquefasciatus*, *Ae. aegypti*, *Ae. albopictus* e *Ae. fluviatilis*) as medidas recomendadas são:

- Campanha por jornais, rádio, TV, cartazes de rua, padres, pastores, professores etc., para orientar a população a destruir ou proteger em suas casas todos os possíveis criadouros: cobrir caixas e potes de água, esvaziar latas e garrafas (mantendo-as de boca para baixo), encher de areia buracos com água ou pratos com vasos de samambaia, proteger com lona todo e qualquer pneu que estiver ao relento. Em epidemias de dengue, a participação da comunidade tem apresentado resultados positivos em várias cidades brasileiras.
- Aplicação de inseticida – piretroide, fosforado ou carbamato – por guardas sanitários em todos os criadouros fora do alcance da população.
- Especialmente para o *Culex quinquefasciatus*, que pode ter criadouros em córregos poluídos por esgoto domiciliar nas pequenas cidades e vilas, o uso de lagoas de oxidação, conforme indicado a seguir, seria tecnicamente factível.
- Sabe-se que em água altamente poluída por matéria orgânica, o oxigênio dissolvido é baixíssimo. Isso impede a vida de animais, com exceção daqueles que conseguem respirar o ar através de sifão respiratório. É o caso de *Culex quinquefasciatus, Chironomidae, Eristalis* etc. Desse modo, baseando-se em princípios ecológicos, podem-se fazer lagoas de oxidação com a água dos esgotos, de tal maneira que ocorra a autodepuração. Nessa autodepuração haverá, por ação de bactérias, a transformação da matéria orgânica em substâncias mais simples; essas serão utilizadas por algas, que, pela fotossíntese, iniciarão a reoxigenação do meio; nesse ponto aparecerão novos habitantes da água – protozoários, pequenos artrópodes, crustáceos e peixes. Esses animais aparecem em uma sucessão cíclica, um se alimentando do outro. Nessa cadeia alimentar, os *Culex* serão destruídos e, como produto final, haverá uma lagoa piscosa e de agradável efeito paisagístico.

• Controle Biológico

Consiste em utilizar organismos biológicos capazes de parasitar ou predar os mosquitos. Dos vários agentes etiológicos estudados, os que se mostraram mais efetivos são descritos a seguir.

Predadores

Existem mais de 250 predadores invertebrados de larvas de mosquitos destacando-se as planárias (p. ex., *Dugesia dorotocephala*), microcrustáceos (*Mesocyclops*), baratas d'água (Hemiptera: Belostomatidae), larvas de mosquitos (p. ex., *Toxorhynchites, Psorophora, Sabethes* e *Culex (Lutzia)*. Entre os vertebrados destacam-se os peixes larvíporos (p. ex., *Oreochromis* = tilápia; *Poecilia reticulata* = guppy). No Brasil, um experimento-piloto conduzido em Canindé-CE utilizou peixes larvófagos (*Betta splendens*) em tanques de cimento, localizados ao nível do solo, como forma de controle biológico para larvas de *Ae. aegypti*. Os resultados demonstraram que a infestação de larvas reduziu de 70,4% dos tanques examinados para 7,4%. Apesar de o método ser eficiente, necessita de mais estudos para a sua aplicação em diferentes regiões do país.

Helmintos

Vários nematódeos da família Mermithidae têm sido estudados para o controle de larvas de culicídeos, destacando-se *Romanomermis culicivorax*, cujos estudos de campo na Colômbia indicaram redução na população de *Anopheles albimanus*. Entre os fatores limitantes do uso desse agente para o controle está a dificuldade de produção em massa *in vitro*.

Protozoários

Diversos microsporídeos têm sido estudados, porém não há perspectivas de sua utilização prática, com exceção de *Edhazardia aedis*, que é específico para o mosquito *Aedes aegypti*. Essa espécie de microsporídeo foi capaz de eliminar 100% da população de *Ae. aegypti* em testes de laboratório, porém não há relatos dessa espécie controlando larvas de *Ae. aegypti* no Brasil. Em 2000, houve uma tentativa de introduzir esta espécie no Brasil como agente de um método alternativo de controle do mosquito transmissor da dengue. No entanto, apesar dos esforços bilaterais entre o Brasil e os EUA, a introdução desse protozoário no país não ocorreu.

Fungos

Vários fungos têm sido pesquisados para o controle de mosquitos, destacando-se *Metharhysium anisopliae* e *Lagenidium giganteum*, que são muito eficientes contra larvas de Culicidae (*Anopheles*, *Culex*, *Aedes*) e Chironomidae. Essa eficiência se dá somente em água límpida, onde os esporos atuam por mais de 30 dias; em água poluída por matéria orgânica (criadouros de *Culex quinquefasciatus*), a sua eficácia é muito baixa. Os fungos *Metarhizium anisopliae* e *Beauveria bassiana* foram avaliados em laboratório por meio de inoculação de suspensão de fungos e panos pretos impregnados com o fungo em gaiolas de semicampo para medir a taxa de mortalidade de adultos de *Aedes aegypti*. Apesar de os resultados serem promissores e 70 a 89% de mortalidade ter ocorrido em sete dias, a baixa especificidade, as dificuldades de cultivo *in vitro* de fungos e sua dispersão no ambiente ainda são os fatores limitantes para o seu uso em programas de controle.

Bactérias

As duas espécies de bactérias entomopatogênicas mais estudadas, eficientes e utilizadas mundialmente para o controle de larvas de mosquitos são *Bacillus thuringiensis israelensis* (H-14) e *Bacillus sphaericus*. A primeira espécie é eficiente no combate de mosquitos (*Aedes*, *Culex* e *Anopheles*) e borrachudos; já a segunda espécie demonstra ser eficiente contra larvas de *Culex*. Sua ação letal se dá pela atividade de duas toxinas (endo e hexotoxina) produzidas nos insetos infectados, porém são inócuas para grande número de vertebrados e invertebrados. Atualmente existem várias formulações comerciais no mercado nacional e internacional, com ambas as espécies de bactérias. As formulações de bactérias entomopatogênicas produzidas no Brasil são eficientes e eficazes em campo, demonstrado que nosso país é capaz de produzir para ser empregado em várias regiões. No entanto, a preferência por produtos importados desmotiva consideravelmente a produção nacional. No Brasil, vários programas de controle de mosquitos e borrachudos foram realizados utilizando esses entomopatógenos. *B. thuringiensis* e *B. sphaericus* apresentam grande potencial para o controle de mosquitos, pois até o presente não foi observado desenvolvimento de resistência a esses inseticidas biológicos.

Atualmente o controle biológico de mosquitos não é considerado apenas um objeto de pesquisas, e sim como uma realidade. De todos os "inseticidas biológicos" citados, *B. thuringensis* variedade *israelensis* e *B. sphaericus* têm sido utilizados em campo com resultados experimentais muito bons (Capítulo 53). São bactérias de eisfác produção, armazenamento, distribuição e aplicação, além do baixo custo. Portanto, sempre que possível, deve ser indicado em vez dos larvicidas químicos.

Combate ao Adulto

O controle de mosquitos adultos consiste em medidas como base na proteção pessoal ou por meio de inseticidas.

• Proteção Pessoal

Em escala doméstica, podem-se evitar os mosquitos adultos telando as janelas, usando mosquiteiros de filó para dormir, impregnados ou não de repelentes (p. ex., Piretro) como recomendado para *Anopheles gambie*, principal vetor da malária no continente Africano. Existem no comércio aparelhos elétricos com pequena resistência que aquece uma pomada ou pastilha à base de aletrina (piretroide), cujos vapores são eficientes repelentes de mosquitos, com odor discreto. Esses produtos devem ser usados em quartos com janelas abertas, pois em ambiente fechado e com uso prolongado podem provocar irritação da mucosa nasal, principalmente às pessoas alérgicas. A aplicação de repelentes na pele é muito frequente em áreas de alta população de mosquitos ou borrachudos (p. ex., praias). O mais utilizado é à base de DEET (dietil toluamida) que apresenta baixa toxicidade aos mamíferos e pode manter sua repelência eficiente por cerca de 6-13 horas.

O uso de repelentes sonoros é ineficiente, apesar de ser amplamente comercializado no Brasil,e as autoridades não atuam de modo eficiente para retirar esses produtos do mercado.

• Inseticidas

Existem várias formas de aplicação de inseticidas, destacando-se residual, fumacê e ultrabaixo volume. Em escala maior, o residual é usado com aplicações de inseticidas nas paredes internas e externas das casas e nos abrigos de animais domésticos, considerados locais de repouso dos mosquitos domiciliares. Há cerca de 30 anos o inseticida de escolha era o DDT, em vista de seu baixo custo e alto efeito inseticida, mas em decorrência dos efeitos ambientais nocivos, a Organização Mundial de Saúde e a Fundação Nacional de Saúde não utilizam mais o DDT em suas atividades antianofélicos. A recomendação atual é de se usar piretroides, que, apesar do preço elevado, apresentam ótima ação inseticida e nocividade ambiental irrelevante. Outros inseticidas sintéticos à base de organofosforados e carbanatos também são utilizados, porém necessitam de aplicações mais frequentes (cada dois a três meses).

O tratamento por aspersão (fumacê) é usado principalmente em epidemias para matar rapidamente os mosquitos adultos que estão infectados, evitando assim a disseminação de doenças. Somente pode ser usado em casos bem especiais. Os inseticidas são vaporizados nos dispersores em altas temperaturas (superiores a 200°C) e podem ser aplicados por veículos ou por uma pessoa. Os aerossóis de ultrabaixo volume, também produzidos por máquinas, podem usar os inseticidas malathion, fenitrothion ou permetrina e ser aplicados por veículos de modo que possam cobrir uma área grande em um tempo curto.

• Bactérias

A bactéria gram-negativa *Wolbachia*, obrigatoriamente intracelular, é encontrada naturalmente em diversas espécies de insetos. Num experimento iniciado na Austrália, uma cepa de *Wolbachia* se mostrou capaz de impedir o desenvolvimento de alguns vírus em *Ae. aegypti.* Essa bactéria, desde 2014, está sendo estudada na Fiocruz e os experimentos de campo têm se mostrado eficientes para impedir a evolução dos vírus Dengue e Zika nas fêmeas de *Ae. aegypti*. Para isso, mosquitos criados em laboratório são infectados com a *Wolbachia* e soltos em regiões onde ocorre grande número de *Aedes*. Os mosquitos infectados (machos e fêmeas) ao copularem com os mosquitos nativos, passam a bactéria para aqueles, dificultando a transmissão dos vírus. É um processo em estudo, com resultados animadores, que poderia ser usado como uma nova ferramenta em regiões epidêmicas.

• Transgenia

Uma nova tecnologia para o combate ao *Ae. aegypti* é o uso de machos transgênicos, que são potentes, mas ao cruzar com as fêmeas nativas, promove a mortalidade das larvas. Ou seja, as fêmeas fecundadas pelos machos transgênicos ovipoem normalmente, mas os ovos produzem larvas que morrem rapidamente. Essa nova técnica já está sendo usada experimentalmente em Piracicaba (SP), com resultados muito bons. Pode ser mais uma ferramenta para controlar o *Ae. aegypti*, cujo combate mais eficiente ainda é a eliminação dos criadouros pela população. Mas isso depende da consciência cidadã...

• Controle Etológico ou Comportamental

É um método que se baseia no estudo fisiológico e comportamental dos insetos visando ao seu controle mediante seu hábito ou comportamento. Esse método consiste em atrair e capturar os insetos em armadilhas, reduzindo a população de insetos a níveis toleráveis.

O uso de semioquímicos, em especial os feromônios (servem para comunicação de indivíduos da mesma espécie), tem sido bem mais difundido e utilizado no controle de pragas agrícolas do que com vetores. Em função disso, essas técnicas são pouco mencionadas em classificações como método de controle de vetores. No entanto, foi comprovada a redução de populações de *Aedes aegypti* por meio de armadilhas BG-Sentinela no Brasil (Manaus-MG e Sete Lagoas-MG) e Itália.

Em Belo Horizonte (na Universidade Federal de Minas Gerais), foi desenvolvido um método para monitorar fêmeas grávidas de *Aedes aegypti* em áreas urbanas por meio de armadilhas adesivas (MosquiTRAP) para de fêmeas grávidas. No interior da armadilha é colocado um atraente de oviposição sintético (Atr*Aedes*) identificado a partir de voláteis de infusões de matéria orgânica (p. ex., gramíneas) que aumenta a eficiência da armadilha. A armadilha permite capturar o vetor *Ae. aegypti* e identificar em campo durante a inspeção da armadilha, agilizando assim a informação, portanto não necessita de infraestrutura de laboratório. As armadilhas são colocadas no peridomicílio usando GPS e distribuídas em toda a área do município. Durante a vistoria semanal, o número de *Aedes aegypti* capturados é registrado em um celular que envia os dados após a vistoria para uma central, na qual os resultados são colocados em mapas e dispostos na internet em tempo real (Figura 43.13). Assim, o controle do vetor da dengue é direcionado, rápido, eficiente e economiza recursos humanos e a aplicação de larvividas e adulticidas é usado racionalmente somente em áreas infestadas. Os resultados foram promissores na redução da população do vetor e do número de casos de dengue registrados.

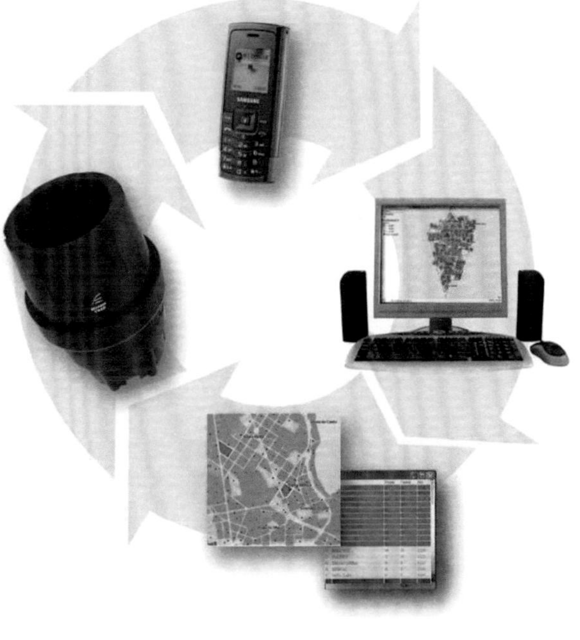

FIGURA 43.13. Armadilha adesiva MosquiTRAP e a tecnologia de monitoramento do mosquito *Aedes aegypti* em tempo real via internet. (Adaptada de Eiras e Resende, 2009.)

Existem outros atraentes que apresentam grande potencial para capturar mosquitos adultos são originados dos voláteis do odor humano, que atraem fêmeas para o repasto sanguíneo (p. ex., CO_2, octenol, ácido láctico, ácidos carboxílicos e outros voláteis). As armadilhas luminosas são utilizadas principalmente para capturar mosquitos em áreas silvestres somente para os insetos de hábitos noturnos, enquanto o efeito visual do contraste preto-branco é utilizado para os culicídeos de hábito diurnos.

Assim, observa-se que o controle de mosquitos é uma tarefa difícil e contínua e que, nas épocas de surtos, tem de haver uma grande e perfeita integração entre as atividades próprias e exclusivas do Ministério da Saúde (SVS-MS) com as Secretarias Estaduais e Municipais de Saúde na aplicação de inseticidas e a colaboração imprescindível da população na destruição dos focos domiciliares e peridomiciliares. Convém destacar que, para se controlar os mosquitos urbanos, especialmente o *Ae. aegypti* e o *Cx. quinquefasciatus*, é fundamental a destruição dos criadouros domésticos e peridomésticos pela população motivada, organizada e treinada para isso. No início da década de 1990, quando a dengue se tornou a arbovirose mais importante do mundo (milhões de casos a cada ano e 2 bilhões de pessoas residentes em áreas de risco), o método de aplicação espacial de inseticida foi criticado pelas autoridades internacionais, especialmente porque, após 20 anos de uso, demonstrou-se que as populações humana e animal é que sofreram as maiores consequências do inseticida e que o *Ae. aegypti* e a dengue se expandiram. Nos países que adotaram a técnica de combate aos criadouros, mediante participação da população, o mosquito foi controlado a um custo financeiro e ambiental muito menor. Não é possível sempre sobrepor o interesse econômico ao interesse sanitário, ambiental e social. Até quando os humanos serão tão insensatos?

44

Simuliidae

Herbet Tadeu de Almeida Andrade
Jansen Fernandes de Medeiros

Introdução

Os simulídeos (família Simuliidae) são insetos pertencentes à ordem Diptera, subordem Nematocera. São cosmopolitas e recebem várias denominações, dependendo do local. No Brasil, são conhecidos como piuns na região Norte e borrachudos nas outras regiões do país. São insetos diminutos, medindo de 1 a 5 mm de comprimento. Antenas formadas por 11 artículos, os quais lembram um chocalho de cascavel. Corpo robusto, normalmente de cor escura (negro, marrom ou cinza). Apresenta tórax arqueado com asas membranosas com veias evidentes concentradas na parte anterior da asa. A diferenciação sexual entre os adultos dá-se através da disposição dos olhos compostos. Nos machos, os olhos são holóticos, isto é, são juntos, unidos, e nas fêmeas, são dicópticos, ou seja, separados (Figura 44.1).

Duas características biológicas são típicas das espécies de simulídeos: a) ter como criadouros águas encachoeiradas ou correntes (ambiente lótico), onde se passam os estágios de ovo, larva e pupa; b) no local da picada das fêmeas, forma-se um hematoma punctiforme (Figura 44.2).

Importância

A importância das espécies desta família está principalmente relacionada com dois fatores: a) pela voracidade (espoliação sanguínea) em humanos e animais; b) como transmissores de patógenos, tais como: vírus, protozoários e filárias: *Onchocerca volvulus* e *Mansonella ozzardi*. A hematofagia pelas fêmeas dos "borrachudos" é usualmente grave, não só pela espoliação sanguínea, como pelas reações alérgicas que podem provocar. Essas alterações podem ocasionar problemas diversos, tais como: internamentos de pessoas, afastamento de profissionais da agricultura, e no gado, causar estresse, emagrecimento e redução na produção de leite e carne do gado. Além disso, os intensos ataques de simulídeos aos humanos podem promover prejuízos no turismo, especialmente nos estados do Sul e Sudeste: Rio Grande do Sul, Paraná, Santa Catarina, Rio de Janeiro e São Paulo.

A partir da década de 1970, foi descrita em imigrantes colonizadores da região de Altamira, Pará, a "síndrome hemorrágica de Altamira". É uma doença endêmica, com presença de hemorragias cutâneas localizadas ou disseminadas, formando petéquias múltiplas e equimoses ao redor do local das picadas. Alguns pacientes podem apresentar sangramento da mucosa oral. Atribui-se essa síndrome a uma reação de hipersensibilidade dos pacientes às substâncias químicas presentes na saliva das fêmeas.

Outra importância desses insetos no Brasil está relacionada com a transmissão da onconcercose. Até o presente, o único foco brasileiro oficialmente descrito dessa filariose situa-se nas montanhas no extremo norte do país (estados de Roraima e Amazonas), onde a doença acomete principalmente os índios das etnias Yanomami e Ye'Kuana. Esse foco

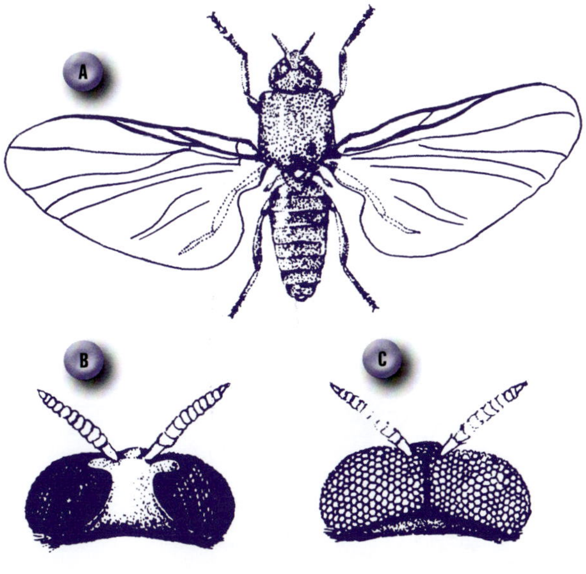

FIGURA 44.1. Simuliidae ou "borrachudo". **(A)** Forma alada característica; **(B)** cabeça de fêmea (dicóptico); **(C)** cabeça de macho (holóptico). Notar as antenas curtas (semelhantes a um chocalho de cascavel), com 11 segmentos.

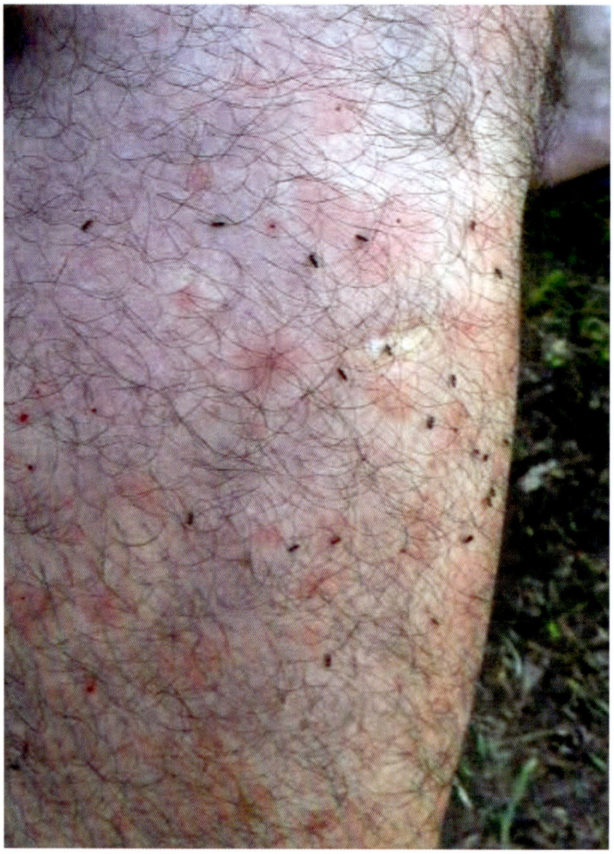

FIGURA 44.2. Fêmeas de simulídeos durante a hematofagia na perna de um homem. Se uma picada já pode promover uma forte reação alérgica na pele do hospedeiro, imagine em um ataque numeroso como esse. (Foto de Andrezza C. Chagas.)

encontra-se em processo de tratamento com uma previsão de ser eliminada nos próximos anos. A oncocercose é originária do continente africano e acredita-se que tenha sido introduzida no Brasil a partir de focos venezuelanos. Registra-se também um caso autóctone na região Centro-Oeste do país, ocorrido em 1986, no município de Minaçu, GO.

Os simulídeos também são vetores de *Mansonella ozzardi*, que apresenta ampla distribuição no estado do Amazonas, ao longo dos grandes rios e seus afluentes, mantendo uma transmissão contínua.

Apesar de a oncocercose ser uma doença razoavelmente conhecida, o mesmo não ocorre com relação às espécies transmissoras. As espécies envolvidas na transmissão variam de lugar para lugar, e a área de distribuição das espécies é frequentemente maior que as áreas em que elas atuam como transmissoras.

Além disso, a distribuição e a transmissão da oncocercose estão determinadas por vários fatores que envolvem tanto o parasito quanto o vetor, influenciando, portanto, a gravidade da oncocercose na América latina.

Quanto ao vetor, os fatores que afetam a eficiência das espécies de simulídeos, na transmissão da oncocercose, podem ser divididos em dois grupos: primeiro quanto à capacidade hospedeira e segundo quanto à capacidade vetorial.

Capacidade Hospedeira

Aqui são encontrados os fatores que influenciam a habilidade do simulídeo. São basicamente três: a morfologia do aparelho bucal; a quantidade de microfilárias ingeridas; e o tempo de formação da membrana peritrófica.

Algumas espécies de simulídeos podem apresentar o cibário (uma organela do aparelho bucal) dotado de dentes. As espécies que apresentam o cibário são consideradas como de capacidade hospedeira baixa, porque os dentes cibariais danificam muitas microfilárias ao serem ingeridas durante o repasto sanguíneo do simulídeo, pois dificultam o desenvolvimento de larvas L3 infectantes. Na outra situação, a alta capacidade hospedeira é encontrada em espécies sem essa armadura cibarial.

Quanto ao número de microfilárias ingeridas, são considerados dois fatores: a densidade do parasito na pele do hospedeiro e o efeito da concentração relativa produzida por diferentes espécies. Este efeito da concentração foi demonstrado por alguns autores, sugerindo que a substância inoculada pela saliva das fêmeas, durante o repasto, é responsável por atrair microfilárias ao local da picada e que este efeito varia com as espécies.

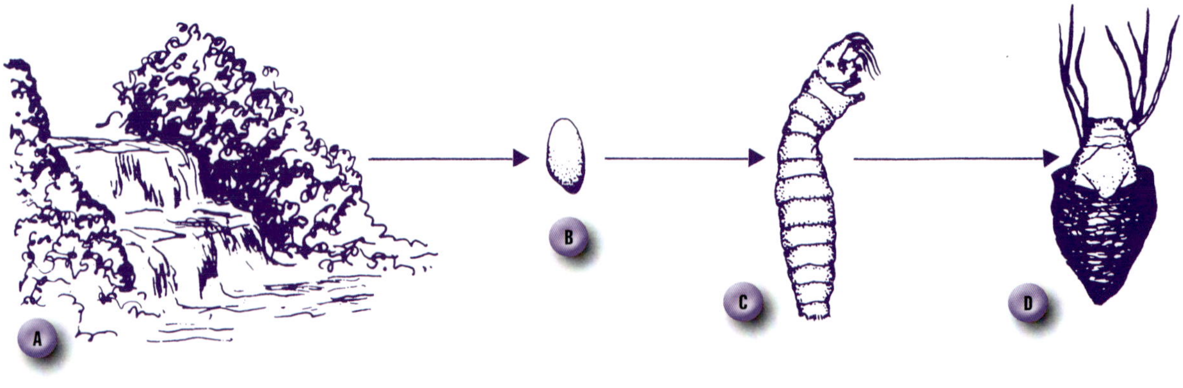

FIGURA 44.3. Ciclo de Simuliidae. **(A)** Água encachoeirada servindo como criadouro; **(B)** ovo irregular, característico; **(C)** larva; **(D)** pupa, dentro de um casulo.

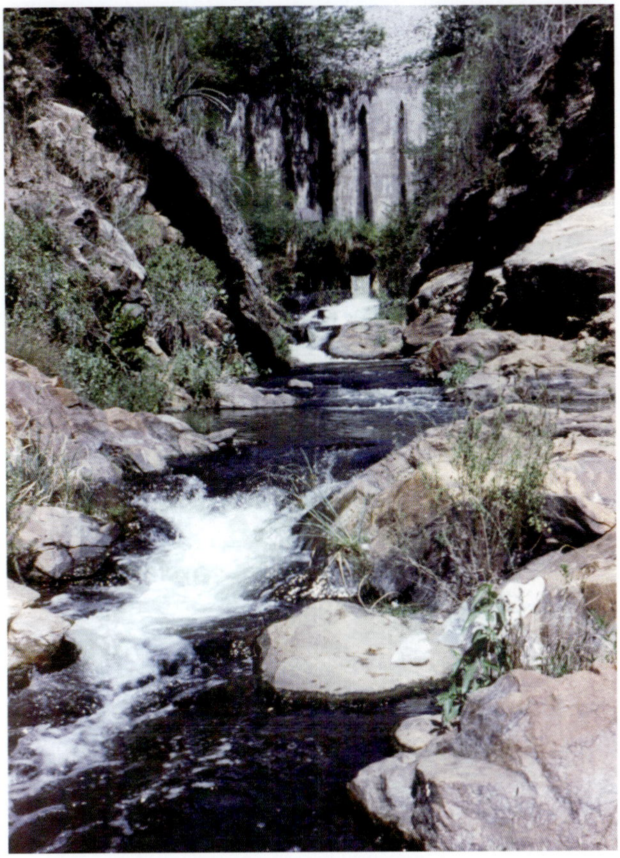

FIGURA 44.4. Criadouro típico de simulídeo: água encachoeirada, vertente da Barragem Poço Branco, Rio Ceará-Mirim (RN).

A membrana peritrófica (estrutura formada no epitélio gástrico dos insetos e que impede o contato do alimento com o estômago dos insetos) é formada durante o repasto sanguíneo em um tempo que varia de 2 minutos a 24 horas. Entre 12 e 24 horas após o repasto, a membrana peritrófica está mais organizada e formada em distintas camadas, forçando as microfilárias ingeridas a atravessar a parede antes de haver essa formação; após esse período, a sua migração torna-se dificultada, não só pela organização da membrana, mas também pelo aumento de tamanho e espessamento da microfilária.

Capacidade Vetorial

A capacidade vetorial pode ser representada pelo "potencial de transmissão anual" (PTA), que teoricamente representa o número de larvas metacíclicas (L3) que podem ser transmitidas a uma pessoa exposta ao vetor no período de 1 ano, sendo determinada pela interação de uma série de fatores envolvendo o parasito e a biologia do vetor. Entre os fatores podemos relacionar: o estado de desenvolvimento dos ovários das fêmeas que influenciam na habilidade de uma espécie transmitir o parasito, a densidade de picadas diárias e mensal e o número de larvas metacíclicas. O PTA é o índice mais frequente para quantificar a transmissão da oncocercose.

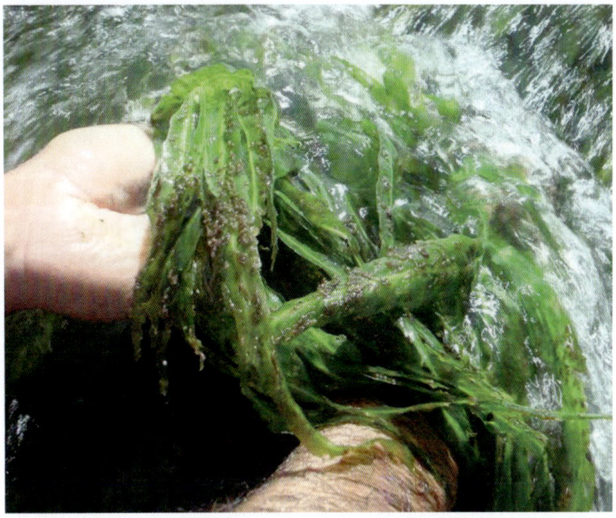

FIGURA 44.5. Substrato retirado da água de um criadouro de rios amazônicos, repleto de larvas e pupas. (Foto de Andrezza C. Chagas.)

Biologia

Os simulídeos são holometábolos, apresentando os estágios de ovo, larva, pupa e adulto. Completam seu ciclo biológico em meio terrestre (formas adultas: fêmeas e machos) e aquático (formas imaturas: ovos, larvas e pupas). Os ovos apresentam uma forma oval irregular, são postos pelas fêmeas durante o dia, principalmente ao entardecer. As fêmeas colocam entre 200 e 500 ovos e algumas espécies distribuem seus ovos livremente na superfície da água ou depositados em massa sobre a vegetação aquática e/ou pedras na superfície da água, tais como galhos de plantas, folhas de árvores, troncos e pedaços de madeiras (Figuras 44.4 e 44.5). O período de incubação dos ovos,varia de 4 a 30 dias até a eclosão das larvas. Porém, se as condições físicas e químicas do ambiente aquático forem adversas, poderá este estágio entrar em diapausa.

- **Estágio de larva:** as larvas são filtradoras não seletivas incluindo na sua alimentação elementos orgânicos, como algas e bactérias a restos de partículas orgânicas. Vivem ligadas a diferentes substratos (p. ex., vegetação, folhas, rochas e raízes) utilizando seda secretada pelas suas glândulas salivares. Nesta fase do ciclo há uma diferenciação morfofisiológica, denominada de instares (ou estádios). Assim, após a eclosão, tem-se a larva de primeiro instar (ou primeiro estádio), após alguns dias, segundo instar (ou segundo estádio), e sucessivamente até chegar ao último instar (último estádio). As espécies de simulídeos podem ter de quatro a nove instares, porém a maioria delas apresenta sete. A determinação dos instares larvais e a dinâmica de população dos imaturos são considerados como pré-requisitos para estudos de biologia alimentar e planejamento de controle.
- **Estágio de pupa:** após o último estádio larval, há uma diferenciação para o último estágio imaturo, denominado pupa. Esse estágio dura de 7 a 20 dias, depen-

dendo, entre outros fatores, da temperatura da água. Durante este período, sofrem uma metamorfose para a fase adulta. Ela apresenta um invólucro em forma de trama ou rede (casulo), que pode cobri-la total ou parcialmente. A pupa apresenta, anteriormente, dois tufos de filamentos branquiais, órgãos responsáveis pela respiração (Figura 44.6). Estes filamentos, importantes na sistemática do grupo, são em número par, mas o número de filamentos por tufo é variável, assim como o seu comprimento. Na Figura 44.3, mostramos as fases de ovo, larva e pupa, correspondendo ao desenvolvimento imaturo do Simuliidae.

- **Estágio adulto:** os simulídeos adultos são principalmente diurnos. Ambos os sexos se alimentam de néctar de plantas ou flores; mas as fêmeas de algumas espécies são hematófagas. De acordo com as suas preferências hematofágicas, podem ser reconhecidos como zoofílicos (alimentando-se de animais), ornitofílicos (em aves), mamofílicos (em mamíferos) e antropofílicos (ou antropófilos), em humanos (Figura 44.2). Também existem algumas espécies que são autógenas (isto é, eles não sugam sangue) e utilizam as reservas alimentares acumuladas no estágio de larva para maturar seus ovos. Terminada a reserva alimentar, posteriormente, ocorre o repasto sanguíneo. Os simulídeos podem dispersar-se por um raio de voo de aproximadamente 40 km de distância a partir dos seus locais de reprodução, entretanto existem relatos na África que esses insetos atinge uma distância de voo até 400 km. O tempo de vida dos adultos na natureza é estimado entre 3 e 4 semanas.

Em outras regiões, esses insetos também são comuns. No nordeste do país, onde predomina a caatinga, existem cerca de 18 espécies distribuídas nas regiões do sertão, incluindo áreas serranas, agreste e nas faixas litorâneas. Os criadouros que se localizam no interior do Nordeste em geral estão nas proximidades dos vertedouros de açudes e barragens (Figura 44.4). Dentre estas espécies, apenas *Simulium incrustatum* [= *Psaroniocompsa incrustata* (Lutz, 1910)] tem o hábito antropófilo. A distribuição geográfica de *S. incrustatum* nesta região do país se encontra quase exclusivamente nas faixas litorâneas, mais marcadamente, nos estados do Rio Grande do Norte, Paraíba, Pernambuco e Bahia.

Classificação

Na revisão mais recente são listadas 2.189 espécies, das quais aproximadamente 340 são neotropicais e, entre estas, algumas apresentam hábitos antropofílicos, portanto, de importância médica.

Nos últimos anos, alguns especialistas que tratam dos estudos de sistemática desta família admitem a elevação do subgênero para gênero. Porém, ainda não é de todo aceita a nova posição sistemática. Em todo caso, neste capítulo tratar-se-á das duas nomenclaturas, vindo em primeiro plano a posição clássica.

Na África, o vetor primário de *O. volvulus* é o *Simulium damnosum* [= *Edwardsellum damnosum* (Theobald, 1903)], havendo outras espécies (consideradas como componentes locais do complexo *S. damnosum*) e apontadas como vetoras secundárias.

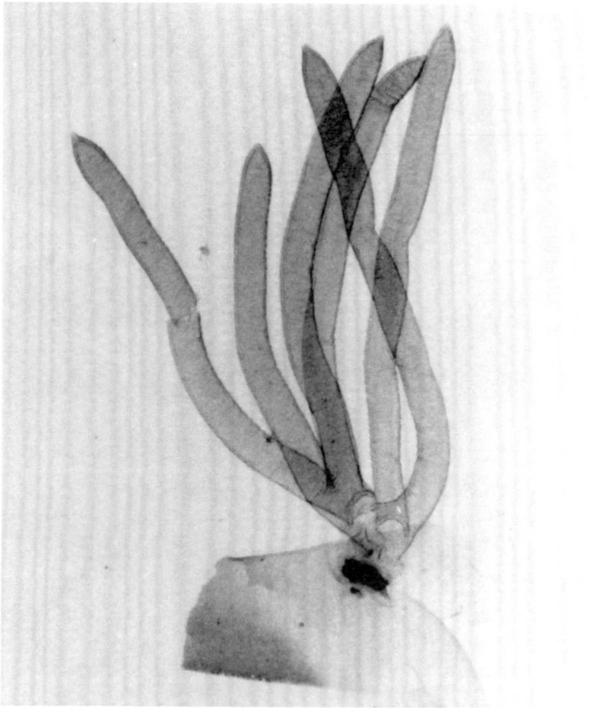

FIGURA 44.6. Filamentos branquiais de pupa de simulídeo.

Na América Latina os vetores são diferentes conforme a localização dos focos: no México e na Guatemala o vetor primário é *S. ochraceum* [= *Ectemnaspis ochracea* (Walker, 1861)] sendo vetores secundários *S. metallicum*[= *Aspathia metallicum* (Bellardi, 1859)] e *S. callidum* [= *Ectemnaspis callida* (Dyar e Shannon, 1927)].

Na Colômbia e no Equador, o vetor primário é *S. exiguum* [= *Notolepria exiguua* (Roubaud, 1906)] e o vetor secundário é *S. quadrivittatum* [= *Ectemnaspis quadrivittata* (Loew, 1862)].

Na Venezuela, *S. metallicum* é o vetor primário nos focos costeiros. Na região do alto Rio Orinoco, na área Yanomami contígua ao Brasil os vetores são *S. guianense* [= *Thyrsopelma guianense* (Wise, 1911)] e *S. incrustatum* [= *Psaroniocompsa incrustata* (Lutz, 1910)] nas regiões montanhosas, *S. oyapockense* [= *Cerqueirellum oyapockense* (Flock e Abonnenc, 1946)] e *S. exiguum* (= *Notolepria exiguua*) nas partes baixas.

No Brasil, os estudos dos vetores da oncocercose e da simulidofauna amazônica, realizados dentro do Programa Eliminação da Oncocercose do Brasil, apontaram para área Yanomami/Ye'Kuana, cinco espécies antropófilas: *Simulium guianense* (= *Thyrsopelma guianense*), *S. incrustatum* (= *Psaroniocompsa incrustata*) *S .oyapockense* (= *Cerqueirellum oyapockense*), *S. exiguum* (= *Notolepria exiguua*) e *S. bipunctatum* [= *Ectemnaspisbi punctata* (Malloch,1912)]. Destas, as quatro primeiras estão envolvidas na transmissão da oncocercose.

Simulium guianense (= *Thyrsopelma guianense*) é uma espécie relativamente bem estudada no Brasil por ser considerada vetor primário de *O. volvulus* nas áreas montanhosas do foco da Amazônia. A ausência de dentes no cibário é um dos fatores que contribuem para a eficiência dessa espécie como vetor. Possui larga distribuição no Brasil e devido a isso pode ter um papel importante para a disseminação da oncocercose da área endêmica para outras regiões, fato já constatado para o estado de Goiás, onde na década de 1980 foi diagnosticado um caso autóctone de oncocercose.

Simulium incrustatum (= *Psaroniocompsa incrustata*) é um secundário vetor de *O. volvulus* nas áreas montanhosas do foco de oncocercose do Brasil e da Venezuela.Tem ampla distribuição pelo Brasil, ocorrendo nas áreas das Guianas, na região amazônica; nas áreas do Brasil Central e na região litorânea do Nordeste até o Rio Grande do Sul.

No Brasil, até o momento, somente os simulídeos são assinalados como vetores de *M. ozzardi*. No Amazonas a transmissão é mantida por *Simulium amazonicum* [= *Cerqueirellum amazonicum* (Goeldi 1905)], e *Simulium argentiscutum*[= *Cerqueirellum argentiscutum* (Shelley e Luna Dias 1980)], ao longo dos grandes rios e afluentes onde vivem comunidades ribeirinhas e indígenas; e em Roraima, *Simuliumoyapockense* (= *Cerqueirellum oyapockense*), foi incriminado como vetor entre comunidades indígenas. Em alguns países, como Colômbia, Venezuela e Argentina, além dos simulídeos, os ceratopogonídeos (maruins) também estão envolvidos na transmissão de *M. ozzardi*.

Controle

O controle dos simulídeos é muito difícil em decorrência de sua biologia: as intervenções só são feitas contra os estágios imaturos – larvas e pupas – e essas se encontram em criadouros de difícil acesso. Contra os adultos podem ser usados repelentes que, quando aplicados na pele e nas roupas afugentam as fêmeas, evitando as picadas por algum tempo apenas.

No Brasil, o controle tem sido feito nas regiões Sul e Sudeste na tentativa de proteger os humanos contra as picadas, isto é, objetivando "limpar" uma área com finalidade turística ou agrícola. Não tem sido ainda feito o controle na Amazônia, onde ocorre a transmissão de patógenos (*Onchocerca* e *Mansonella*). Na realidade, as técnicas de controle foram desenvolvidas e aperfeiçoadas nos estados do Rio Grande do Sul, Santa Catarina, Paraná, São Paulo, Rio de Janeiro e Espírito Santo, tendo como objetivo o controle do *Simulium pertinax* [= *Chirostilbia pertinax* (Kollar, 1832)], borrachudo extremamente frequente na região e muito importuno. Em outras regiões do mundo, o controle dos simulídeos visa ações profiláticas contra as picadas desses dípteros ou proteção de regiões turísticas e/ou agropecuárias.

O controle pode ser mecânico (raspando-se pedras e troncos "forrados" de larvas e pupas), químico e biológico. No controle químico, empregam-se o abate e o metoxicloro, por meio de gotejamento do produto armazenado em tonéis e colocado em pontos estratégicos dos criadouros; o gotejamento é graduado de acordo com o volume e a velocidade da vazão da água. Esses produtos são biodegradáveis, mas podem atingir outros insetos aquáticos. A partir de 1992 passou-se a usar o *Bacillus thuringiensis* var.*israelensis*, como eficiente arma biológica. Essa bactéria produz um esporo que ao ser ingerido pelas larvas (as pupas não são atingidas, pois não se alimentam) mata as mesmas pela ação de uma toxina que atua em sua parede intestinal. Em algumas regiões faz-se o controle integrado, usando-se medidas mecânicas, químicas e biológicas. Outras possibilidades de controle biológico, ainda em fase de estudos, são o emprego de vírus, fungos e outros inimigos naturais: peixes, crustáceos, moluscos, insetos (Odonata, Trichoptera, Plecoptera etc.), helmintos (Mermitidae), que ao parasitar formas imaturas podem ser utilizadas como componentes do controle integrado. O cultivo de citronela às margens dos criadouros também tem sido recomendado (porém com resultados fracos e limitados), pois essa gramínea exala um odor que repele as fêmeas para a oviposição.

45

Ceratopogonidae (maruins)

Carlos Brisola Marcondes

Introdução

Os insetos pertencentes à família Ceratopogonidae são conhecidos vulgarmente como mosquitos-pólvora, maruins, mosquitinhos de mangue, porvinhas, jejenes, polvorines etc. São dípteros nematóceros extremamente pequenos, com 1 a 4 mm de comprimento. As antenas têm o último segmento dividido em 12 a 13 artículos, e são pilosas nas fêmeas e plumosas nos machos. O corpo é escuro e pequeno. O aparelho bucal é do tipo picador-sugador, e as picadas são muito dolorosas porque a saliva, mesmo sendo injetada em quantidade muito pequena, é muito alergênica e provoca grande irritação na pele. As asas são em geral manchadas, e as veias anteriores são mais desenvolvidas que as posteriores. O abdome é curto, com a genitália externa pouco desenvolvida nas fêmeas e bem evidente nos machos (Figura 45.1).

A família inclui cerca de 5.500 espécies descritas, distribuídas em 125 gêneros, em quatro subfamílias: Ceratopogonidae, Dasyheleinae, Forcipomyiinae e Leptoconopinae, além de uma subfamília só com espécies fósseis. Os gêneros *Culicoides*, *Leptoconops* e *Forcipomyia* (*Lasiohelea*) (e *Austroconops*, na Austrália) incluem espécies hematófagas no Brasil. Está em *Culicoides* a maioria das espécies de maior interesse médico-veterinário, por sugarem sangue e transmitirem agentes patogênicos. Ceratopogonídeos de outros gêneros são predadores ou parasitos de insetos; alguns têm importância na polinização de plantas cultivadas, como a seringueira, o cacaueiro e o abacateiro.

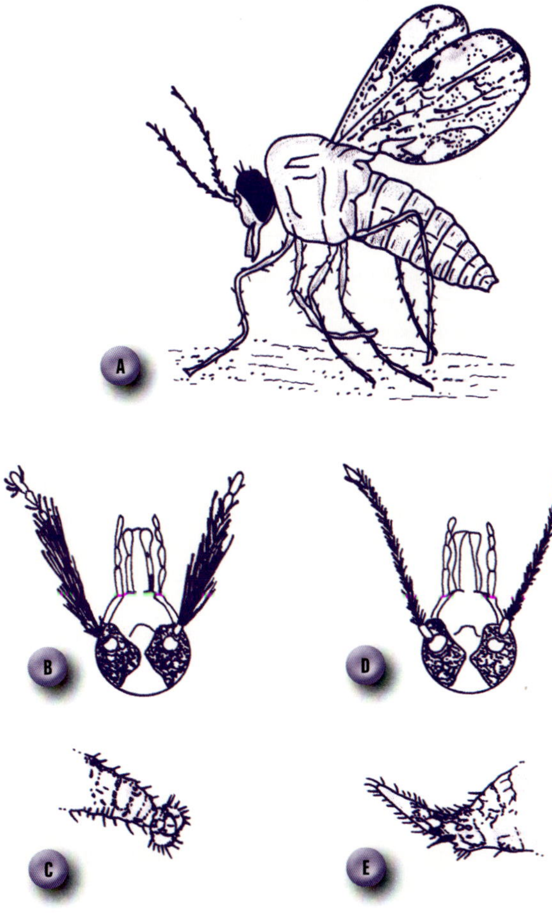

FIGURA 45.1. *Culicoides* ou mosquito-pólvora: **(A)** Fêmea, mostrando o aspecto geral do corpo e das asas; **(B)** cabeça de macho apresentando as antenas com pelos e os três últimos segmentos mais longos; **(C)** detalhe do abdome do macho; **(D)** cabeça da fêmea apresentando as antenas pouco pilosas e com o último segmento longo; **(E)** detalhe do abdome da fêmea.

Espécies Principais

O gênero *Culicoides* tem cerca de 1.000 espécies no mundo, sendo conhecidas no Brasil cerca de 75. As espécies brasileiras mais importantes são: *C. acatylus*, *C. amazonicus*, *C. debilipalpis*, *C. insignis*, *C. maruim*, *C. paraensis* e *C. reticulatus*. A mais comum e mais bem estudada é *C. paraensis*; tem distribuição geográfica dos Estados Unidos até a Argentina e é incriminada como vetor do vírus da febre Oropouche e de helmintos de *Mansonella* (ver a seguir). Em estudo sobre maruins realizado em Salvador (Bahia), foi a espécie mais comum e irritante. Têm sido descritas espécies próximas a *C. paraensis*, de importância médica a ser estudada. É um grupo de difícil estudo pelas pequenas dimensões dos insetos, e há poucos pesquisadores dedicados a ele.

O vírus Oropouche provavelmente infectou, de 1961 a 1996, mais de 500.000 pessoas na Amazônia brasileira, e ocorre também no Peru e no Panamá. A infecção por este vírus pode causar dor de cabeça, muscular e nas articulações; pode ocorrer meningite asséptica, sem óbitos ou sequelas. A incidência é maior na época chuvosa (primeiro semestre). Apesar dos maruins, seus principais vetores, serem encontrados infectados em proporções muito baixas no Pará (1:12.500), seu grande número em certas épocas pode levar a uma transmissão muito alta; por exemplo, em Serra Pelada, atingiu em pouco tempo 4.000 dos 6.000 habitantes. Além disso, *C. paraensis* foi incriminado como transmissor de *Mansonella ozzardi* e *M. perstans*. O vetor de *M. ozzardi* pode ser de Simuliidae ou de Ceratopogonidae; no norte da Argentina, insetos de ambas as famílias são vetores. A eficiência dos dípteros de cada família na transmissão depende da suscetibilidade das espécies.

Em outros continentes e na região do Caribe, maruins transmitem vírus como o de Blue Tongue e Akabane, de grande importância veterinária, além da Rift Valley Fever, que ocorre na África, atingindo o gado e o homem, e que recentemente surgiu na Arábia Saudita, neste caso com suspeita de transmissão por culicídeos. No Brasil, o vírus BT parece ter ampla distribuição, sendo comum no semiárido de Minas Gerais, ocorrendo também no Paraná e em São Paulo. Na Ásia e na África, têm sido incriminados como vetores de vários *Orthobunyavirus*. No mundo, os maruins transmitem dezenas de arbovírus (alfavírus, bunyavírus, flavivírus, nairovírus, orbivírus e outros), alguns dos quais de grande importância médica e veterinária. Vários protozoários de potencial importância veterinária, como *Haemoproteus*, *Leucocytozoon* e *Hepatocystis*, além de várias filárias, como espécies de *Onchocerca*, podem ser transmitidos por maruins. Recentemente, têm sido encontrados maruins infectados com *Leishmania* de cangurus e com *L. enrietti*; no entanto, a positividade por PCR indica presença do protozoário nos maruins, mas ainda não foi complementada por experimentos que comprovem transmissão efetiva.

A maior importância dos maruins está ligada ao ataque maciço ao homem e aos animais domésticos, às vezes em "nuvens", que tornam inviável a vida em certas regiões, especialmente próximo a mangues, praias e de certas plantações, com grande riqueza em matéria orgânica no solo. Por exemplo, na região de Jaraguá do Sul e Corupá, no leste de Santa Catarina, eles constituem sério incômodo, estando provavelmente relacionados com o plantio intensivo de bananeiras. Imóveis podem sofrer forte desvalorização quando situados em áreas com maruins, como constatado em estudo feito na Austrália (e no Brasil?).

A picada de *Culicoides*, assim como de insetos de outros gêneros, é muito dolorosa, e pode provocar reações cutâneas graves, semelhantes a eczema. Na Polinésia Francesa, foram observados numerosos casos de infecção cutânea generalizada e linfadenopatia, em consequência das picadas de maruins de *Leptoconops*.

Animais domésticos, especialmente bezerros e cavalos, podem sofrer muito com as picadas muito numerosas; elas podem levar os bezerros a óbito. Uma dermatite estacional (*sweet itch* ou eczema de verão), causada por picadas de maruins, tem sido observada em cavalos em vários países; no Brasil, tem sido constatado problema similar em carneiros e em cavalos, com grandes áreas de pele sem pelos. Há relatos de quadros asmatiformes, sem aumento de IgE. Com a repetição das picadas, podem ocorrer hipersensibilidade ou dessensibilização.

A dispersão de vírus perigosos, como o de Blue Tongue em nosso país, aumenta a importância do estudo e controle desses insetos. Suspeita-se de papel vetorial de *C. insignis* e *C. pusillus* no Brasil; nos Estados Unidos, é transmitida por maruins do complexo de espécies *C. variipennis* e outras espécies.

Biologia

Somente as fêmeas são hematófagas, e ambos os sexos alimentam-se de substâncias açucaradas diversas, provenientes de flores e, possivelmente, de frutos maduros, secreções de pulgões etc. O horário de picada é variável de acordo com a espécie e com o clima, sendo mais comum ao anoitecer e em épocas mais quentes e úmidas do ano. Costumam picar mais ativamente quando está ameaçando chuva e na lua cheia. A atividade hematofágica é mais comum fora dos domicílios, mas podem também invadi-los.

As fêmeas, após a cópula, exercem a hematofagia sobre mamíferos ou aves. Dois a três dias após, efetuam postura; cada fêmea pode fazer sete oviposições, cada uma com 30 a 120 ovos. Podem viver até 40 dias, pondo um total de 700 a 800 ovos. A postura é feita sempre em locais muito úmidos e ricos em matéria orgânica, tais como: lama, cacau e bananeira em decomposição, solo com estrume, areia, mangue, ocos de árvores, bromélias. O período de incubação é de dois a sete dias, dependendo da temperatura ambiente. A larva é muito ativa e se alimenta de plâncton; as de algumas espécies podem ser predadoras até de larvas de culicídeos muito maiores. A larva sofre três mudas em três semanas. As larvas de quarto instar mudam então para pupas, deslocando-se para ambientes menos úmidos ou, no caso de estarem em água, para a sua superfície.

As pupas possuem dois sifões respiratórios evidentes. Cerca de três dias depois, emergem os adultos que, após endurecerem a cutícula por cerca de uma hora, voam para a cópula e a hematofagia. Não têm capacidade muito grande de voo, mas por seu tamanho muito pequeno podem ser transportadas pelo vento para grandes distâncias.

Controle

Apesar dos maruins serem bastante sensíveis aos inseticidas, é muito difícil atingi-los devido a seus hábitos. Os adultos raramente entram em contato com paredes e outras superfícies que podem ser tratadas com inseticidas. Os criadouros são amplos e de fauna complexa e pouco conhecida, o que torna inviável seu tratamento com inseticidas, devido à poluição e ao custo. Nas épocas e horários em que eles estão mais ativos, é possível aplicar inseticidas em nebulização, de modo a evitar ataques muito intensos à população. Para *C. paraensis*, por exemplo, o horário da tarde seria o mais conveniente. É preciso um estudo prévio em cada área para identificar as espécies mais irritantes e a sua biologia, com especial realce para as épocas, locais e horários de maior atividade de hematofagia no homem e em animais de interesse econômico. Pode-se usar malation nos criadouros que restarem após a modificação, e piretroides para a nebulização.

A aplicação de telas em janelas e portas que sejam fechadas a ponto de impedir a entrada dos maruins prejudicaria a circulação de ar. Telas comuns, impregnadas periodicamente com inseticidas, atrapalham a sua entrada nos domicílios. Os repelentes em pele e roupas podem ser úteis, mas sua utilização é pouco viável devido ao custo, à eliminação pelo suor e à possível irritação de pele e mucosas, não podendo ser utilizados em crianças pequenas. A permanência em ambientes com muito vento, o deslocamento pelo ambiente e a utilização de roupas claras reduzem a quantidade de picadas.

Após definir os criadouros das espécies economicamente importantes, pode-se modificá-los por meio de aterro, drenagem ou alagamento súbito, para matar as formas imaturas. Essas modificações precisam ser feitas com muito cuidado. Por exemplo, na Jamaica, o aterro de grande área de mangue com areia de praia, para controlar maruins de uma espécie, fez proliferar outra, ainda mais irritante que aquela. O problema só foi solucionado pela cobertura do terreno com grama, plantada pelo menos um metro acima do nível da água.

Como os turistas são muito mais exigentes que pessoas em outras atividades, os maruins, assim como os borrachudos, devem ser levados em conta no planejamento de novos empreendimentos turísticos, para evitar prejuízos posteriores. O enterramento frequente de frutos de cacau e de talos de bananeira, se viável, é útil para o controle de *C. paraensis*.

Em espécies que também se alimentam em animais domésticos, pode-se tentar a aplicação de ivermectina ou inseticidas de uso tópico, mas já foi relatada resistência a piretroides utilizados em brincos colocados nos animais.

Os dípteros da família Chironomidae são filogeneticamente próximos dos maruins; são parecidos com os culicídeos, mas não são hematófagos. Há numerosas espécies, cujas formas imaturas vivem principalmente em coleções de água de vários tipos. Em alguns casos, os adultos podem emergir em números muito grandes, podendo causar incômodo e reações alérgicas; a hemoglobina que certas larvas contêm costuma ser importante para causar alergia. Em algumas regiões do Sudão, suas formas imaturas, muito numerosas, têm sido usadas como alimento.

46

Tabanomorpha

David Pereira Neves

Introdução

Conforme mostrado no Capítulo 41, a classificação dos dípteros em geral e das moscas em particular foi bastante modificada. Assim, entre os Brachycera estão incluídas todas as moscas, isto é, dípteros com antenas apresentando três segmentos (*Brachycera* significa "antena curta": *brachy* = curta; *cera* = antena), podendo se dividir em duas infraordens: Tabanomorpha e Muscomorpha. Em Tabanomorpha, o terceiro segmento da antena é "anelado" ou em forma de "estilete" (= estilo); em Muscomorpha, na base do terceiro segmento antenal encontra-se a "arista" (Figura 41.1).

Neste capítulo estudaremos as moscas tabanomorfas mais importantes para nós, devendo ser destacadas as da família Tabanidae ou "mutucas". São hematófagas e encontradas no mundo todo. Além da família Tabanidae, três outras famílias serão comentadas em seguida: Asilidae, Stratiomyidae e Rhagionidae.

Asilidae

São moscas médias a grandes, muito comuns em nosso meio. São importantes, pois, sendo predadoras vorazes e atacando diversos insetos, desempenham um papel especial no equilíbrio biológico.

Stratiomyidae

É uma família interessante, pois nela encontramos moscas quase sempre escuras, mas algumas com belas cores metálicas. Apresenta uma espécie denominada *Hermetia illucens*, com ampla distribuição geográfica (Américas, Austrália), muito comum entre nós, responsável por numerosos casos de miíase intestinal humana. Essa mosca é grande, escura, algo semelhante a uma vespa, possuindo duas áreas claras e transparentes na base do abdome. É vista sobre montes de lixo e cadáveres em decomposição, bem como dentro de casa, procurando lixo orgânico para se alimentar e ovipor. A larva se desenvolve em frutos apodrecidos, cadáveres etc. e, nos casos de miíase intestinal humana, há relato dos pacientes terem ingerido frutas estragadas. As larvas são grandes, achatadas dorsoventralmente, escuras e, ao se desenvolverem no intestino, provocam dor e diarreia. As larvas podem ser eliminadas espontaneamente ou após medicação com laxativo ou qualquer anti-helmíntico.

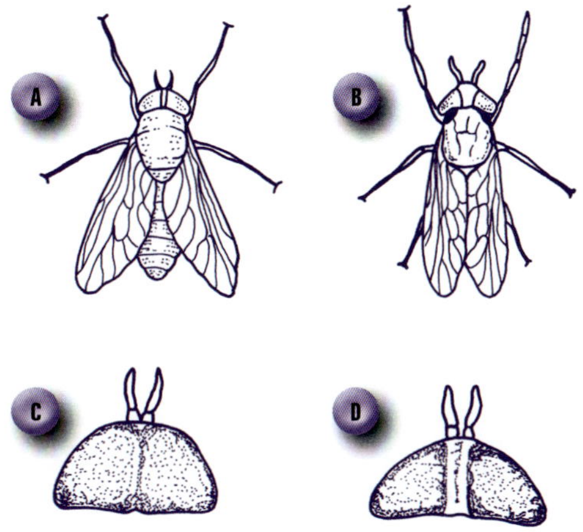

FIGURA 46.1. Tabanidae ou mutuca: **(A)** aspecto geral de um macho; **(B)** aspecto geral de uma fêmea; **(C)** cabeça de macho (holóptico: olhos juntos); **(D)** cabeça de fêmea (dicóptico: olhos separados).

Rhagionidae

Moscas médias a grandes, com algumas espécies hematófagas; não existem em nosso meio, mas são importantes na América do Norte, Europa e Austrália.

Tabanidae

É a família mais importante desta infraordem e por isto será estudada com mais detalhe neste capítulo. São moscas com tamanho variável, de pequenas (0,5 cm) a grandes (1,5 cm), com distribuição geográfica mundial e essencialmente hematófagas. A importância das Tabanidae (também denominadas "mutucas") está relacionada com:

- transmissão mecânica da anemia infecciosa dos equinos (vírus);
- transmissão mecânica do *Trypanosoma equinum* (protozoário, agente do mal das cadeiras, em cavalos);
- veiculação de ovos de *Dermatobia hominis* (berne);
- hematofagia das fêmeas, atacando vorazmente equinos, bovinos, cães e, às vezes, humanos;
- hospedeiro intermediário da filária *Loa loa* na África (gen. *Chrysops*).

Sua picada é bastante dolorosa e a saliva possui ação anticoagulante. Como mudam frequentemente de ponto de sucção, em cada local abandonado escorre um filete de sangue. Os machos de todas as espécies são fitófagos, alimentando-se de néctar e seiva de plantas. As fêmeas também possuem esse hábito alimentar mas, para maturação dos ovários, exercem a hematofagia. Uma exceção é a espécie *Scepsis nivalis* (litoral sul do Brasil), que é exclusivamente fitófaga (machos e fêmeas). Como família Tabanidae é a mais importante das moscas tabanomorfas, faremos mais comentários sobre ela.

Morfologia

Cabeça mais larga que o tórax, semelhante a um capacete. Olhos grandes, dicópticos nas fêmeas e holópticos nos machos. Antenas com três artículos, sendo o último anelado. A tromba é adaptada para picar e sugar, sendo curta em algumas espécies e longa em outras. Tórax apresentando as asas com ou sem manchas, com nervuras dispostas em posições características. Abdome mais largo que o tórax, com sete segmentos. Genitália inconspícua (Figuras 46.1 e 41.1B).

Classificação

A família Tabanidae apresenta mais de 3.000 espécies disseminadas no mundo inteiro. No Brasil, são conhecidas cerca de 961 espécies distribuídas em três subfamílias (com o respectivo número de espécies em cada uma delas): Pongoninae, 107; Chrysopsinae, 22 e Tabaninae, 832. Os gêneros mais comuns de cada subfamília são:

Fidena

Moscas grandes; asas escuras (fumê); antenas curtas; aparelho bucal longo.

Chrysops

Moscas pequenas; asas manchadas e antenas relativamente longas; aparelho bucal curto.

Tabanus

Moscas de médias a grandes; asas claras, com pequenas manchas; antenas curtas; aparelho bucal curto.

Biologia

Cada espécie possui um horário e um local preferencial para picar. Assim, algumas espécies picam somente pela manhã, a maioria durante as horas quentes do dia, outras à tarde e poucas ao crepúsculo. Quanto ao local frequentado, algumas espécies preferem picar animais presentes dentro da mata e outras o fazem a céu aberto. Raramente invadem casas ou estábulos. As fêmeas fazem a oviposição sobre pedras ou folhas de plantas aquáticas (ou capins) existentes em água parada ou lama. Pousam no substrato escolhido e colocam os ovos, aglomerados, no ponto mais próximo da superfície aquática. Três a sete dias depois emergem as larvas, que caminham para a água, permanecendo ligeiramente mergulhadas na lama. As larvas alimentam-se de minhocas e de larvas de outros dípteros e de vegetais, isto é, algumas espécies são predadoras (carnívoras), outras são vegetativas ou onívoras. As larvas apresentam uma cabeça pequena, escura e retrátil munida de um par de fortes mandíbulas (capazes de provocar dor quando picam pés e mãos de plantadores de arroz nos pântanos); o corpo possui três segmentos torácicos e oito abdominais, e o último apresenta um sifão respiratório. O desenvolvimento larvar é lento, demorando de um a três anos, conforme a espécie; quando a larva está madura, ela migra para ambientes mais secos, transformando-se em pupa. Esta fase tem uma duração curta, isto é, uma a duas semanas. Abre-se então uma fenda em Y no cefalotórax da pupa e emerge o adulto. A emergência do adulto ocorre sempre nas mesmas estações do ano, havendo, assim, uma nítida variação estacional das espécies, mas com predominância de espécies e do número de exemplares nos meses quentes e chuvosos. O adulto recém-emergido permanece no solo cerca de uma hora até o enrijecimento de suas asas, quando então voa para um abrigo. Em geral, vivem próximos dos criadouros, abrigando-se em matas, capoeiras e vegetações, mas podem voar a grandes distâncias à procura de um hospedeiro.

Em geral, alimentam-se sobre qualquer hospedeiro (exceto aves); por possuírem peças bucais grossas, a picada das "mutucas" é dolorosa, o que provoca reação do hospedeiro, interrompendo a hematofagia; as moscas, ao abandonarem o ponto de sucção, deixam um pequeno orifício do qual saem gotículas de sangue. Logo em seguida, as "mutucas" voltam a atacar o hospedeiro para completar o repasto sanguíneo, aumentando a irritação do mamífero. É, portanto, durante a hematofagia que as moscas transmitem agentes etiológicos e perturbam intensamente o hospedeiro.

Combate

Não existe ainda um método eficaz para o combate a esses insetos. Em alguns países, tentou-se a limpeza de córregos, aterros ou drenagem de pântanos e aplicação de inseticidas sobre os mesmos. Essas medidas são de efeito reduzido e extremamente caras. Nas localidades e nos meses em que os tabanídeos atacam as pessoas, pode-se aplicar repelentes nas partes descobertas do corpo. Em animais, o uso de inseticidas sistêmicos provoca a morte das fêmeas que os picam, reduzindo posteriormente o número desses insetos.

Além desses métodos, nas áreas de alta infestação por essas moscas, nos estados do sul dos Estados Unidos, tem sido feito um controle parcial com auxílio de armadilhas. Os Tabanidae são moscas que enxergam bem e são atraídas pelas cores verde, vermelha, azul e preta; dessa forma, são espalhadas pelas áreas infestadas grande número de armadilhas cujas iscas são balões de borracha coloridos: as "mutucas" são atraídas pelos balões ficando aprisionadas nas armadilhas, o que tem controlado sua população durante os meses em que ocorrem as altas infestações.

O emprego de controle biológico tem sido especulado, uma vez que existem numerosos inimigos naturais desse díptero; de todos eles, o mais promissor é o uso de pequenos himenópteros parasitoides do gênero *Telenomus*, que atacam os ovos dos Tabanidae. Esses microimenópteros, sendo criados em laboratório, poderiam danificar grande número de ovos das mutucas. Esse método biológico, relativamente simples, tem sido empregado com sucesso em numerosas pragas agrícolas, mas para os Tabanidae ainda não apresentou resultados aplicáveis no campo.

47

Muscomorpha

David Pereira Neves

Introdução

A infraordem Muscomorpha engloba os Diptera considerados superiores, caracterizados por apresentarem uma antena trissegmentada, e na base do terceiro segmento encontra-se uma estrutura cerdiforme denominada "arista" (que pode ser nua ou munida de pequenos pelos). Têm olhos grandes, separados, nas fêmeas (dicópticos), e geralmente unidos dorsalmente nos machos (holópticos). Os adultos emergem do pupário por uma fenda circular (daí o antigo ciclorrafa). As larvas são cilíndricas (à exceção do gênero *Fannia*, cujas larvas apresentam projeções laterais), com extremidade cefálica (anterior) afilada, munida de dentes, e a posterior romba ou truncada, munida de espiráculos respiratórios; o corpo, em geral, apresenta 12 segmentos, sem pés, e a larva locomove-se por movimentos ondulatórios.

Em decorrência da retomada dos estudos sobre os insetos, incluindo agora pesquisas bioquímicas e filogenéticas, novas classificações estão sendo propostas para substituir as antigas, com base quase exclusivamente na morfologia. Assim, no Capítulo 41 está apresentada a classificação geral da ordem Diptera e na Tabela 47.1, a seguir, a classificação das moscas adotada neste livro.

Os Diptera Muscomorpha têm grande importância para nós, quer sob o ponto de vista biológico, quer sob o ponto de vista médico-veterinário. Sob o primeiro ângulo, muitas moscas são extremamente úteis como polinizadoras, como decompositoras de matéria orgânica, como fonte de alimentos para vários animais e como predadoras de larvas de borboletas e besouros (e, por isso, utilizadas em controle biológico – ver família Tachinidae, adiante).

Tabela 47.1
Classificação da Subordem Muscomorpha Citando apenas as Famílias de Interesse Médico-veterinário

Ordem	*Infraordem*	*Seção*	*Subseção*	*Superfamília*	*Família*
Diptera	Muscomorpha	Aschiza (sem sutura frontal)		Syrphoidea	Syrphidae
		Schizophora (com sutura frontal)	Acalyptratae (sem calípteras)	Tephritoidea	Tephritidae
				Carnoidea	Piophilidae Chloropidae
				Ephydroidea	Drosophilidae
			Calyptratae (com calípteras)	Hippoboiscoidea	Glossinidae Hippoboscidae Strebilidae Nycteribiidae
				Muscoidea	Anthomyidae Muscidae
				Oestroidea	Calliphoridae Oestridae Sarcophagidae Tachinidae

Nota: Nesta nova classificação, a família Oestridae apresenta três subfamílias: Oestrinae, Gasterophilinae e Cuterebrinae, esta com a espécie Dermatobia hominis *(berne).*

Sob o ponto de vista médico-veterinário, sua importância está relacionada com:

- sinantropia: capacidade que algumas moscas têm de frequentar ambientes rural, urbano e silvestre;
- importunação de humanos e animais, não só pela deambulação, mas, especialmente, pela hematofagia, às vezes intensa e dolorosa;
- agentes de miíases, assunto do próximo capítulo.

São conhecidas 62 famílias na subordem Muscomorpha, com milhares de espécies. As particularidades morfológicas usadas para caracterizar as categorias citadas anteriormente são:

- sutura frontal ou sutura ptilineal: linha localizada na cabeça do inseto, com a forma de U invertido, envolvendo a base das antenas; representa a cicatriz deixada pela retração do saco ou ampola ptilineal após a emergência do pupário (Figuras 47.1 e 47.4);
- calíptera ou esquâmula é uma dobra de asa, em sua base, em geral de cor leitosa ou transparente, formada por duas porções: uma alar, outra torácica, recobrindo o balancim.

Em seguida será feito um estudo de cada família apresentada, deixando-se para o capítulo seguinte as que são incriminadas como reais agentes de miíases: Calliphoridae, Sarcophagidae, Cuterebridae, Oestridae e Gasterophilidae. A Tabela 47.1 apresenta a classificação dessa subordem no que diz respeito à parasitologia humana.

Syrphidae

São moscas médias ou grandes que apresentam duas peculiaridades que as distinguem das demais: têm na asa uma "nervura espúria" atravessando a nervura "rm" e, em geral, permanecem "paradas no ar, voando".

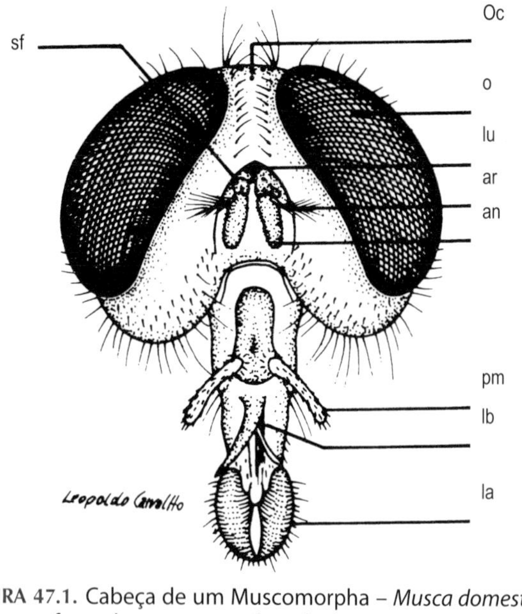

FIGURA 47.1. Cabeça de um Muscomorpha – *Musca domestica*. sf: sutura frontal ou sutura ptilineal; oc: ocelos; o: olho composto; lu: lúnula; ar: arista; na: terceiro segmento da antena; pm: palpo maxilar; lb: lábio; la: labela (área de sucção alimentar).

As Syrphidae se criam em matéria orgânica em decomposição, semiliquefeito (lixo ou lama de chiqueiro) e frutos podres. Os adultos se alimentam de néctar de flores e, às vezes, suor. Uma espécie grande, medindo cerca de 15 mm, com reflexos verdes ou azuis, denominada *Ornidia obesa*, é popularmente confundida com a mosca varejeira.

Em geral, os sirfídeos são úteis na polinização das flores e na degradação da matéria orgânica. Uma espécie, a *Eristalis tenax*, que se cria em grandes quantidades em lama de chiqueiros, estábulos etc., pode, raramente, causar miíase intestinal no homem. As larvas são típicas, pois apresentam os espiráculos na extremidade de um longo tubo respiratório retrátil.

Tephritidae

Moscas das frutas: algumas são conhecidas como "bicho de goiaba" (gênero *Anastrepha*). A mosca-do-mediterrâneo, espécie cosmopolita que ataca muitas frutas, é a *Ceratitis capitata*. Acidentalmente, podem causar miíase intestinal quando larvas são ingeridas com as frutas.

Piophilidae

São moscas escuras, com menos de 5 mm de comprimento. As larvas vivem de matéria orgânica em decomposição, mas algumas alimentam-se de queijo e carne curada (salame, presunto etc.). A espécie *Piophila casei* é uma conhecida praga de queijos e carnes. Pode ser ingerida acidentalmente, causando miíase intestinal.

Chloropidae

Moscas diminutas, medindo cerca de 1 a 2 mm, apresentando como característica um grande e nítido triângulo ocelar de cor escura afastando os olhos. Nesta família existe um gênero unicamente encontrado nas Américas – *Hippelates*, denominado popularmente "lambe-olhos". A importância desta mosca é relacionada com seus hábitos alimentares (lambedor) e mudanças constantes de hospedeiros, tornando-se um sério disseminador de bactérias, vírus etc. Insistente, pousa e alimenta-se constantemente nas feridas, cantos dos olhos, órgãos genitais de animais, secreções sudoríparas etc. à procura de dieta proteica para desenvolvimento ovariano. Com este hábito, além de importunar infernalmente o hospedeiro (principalmente junto de gramados e pastos), veicula agentes etiológicos diversos. Entre os humanos é considerada como um dos vetores de tracoma, conjuntivites, mamites e úlceras cutâneas (Figura 47.2).

As larvas se criam em vegetais em decomposição (húmus), principalmente em restos de gramados e pastos; os ovos eclodem em dois dias e as larvas transformam-se em pupas em cerca de 10 a 12 dias; a eclosão das pupas ocorre cerca de 5 a 6 dias após; em geral, cada fêmea é capaz de produzir 50 a 100 ovos. Os adultos voam muito, chegando até 1,5 km de distância, mas, em geral, atacam homens e animais próximos de seus criadouros. O controle de *Hippelates* não é fácil, mas, em algumas situações de alta prevalência, Mulla e cols. (1974) recomendam:

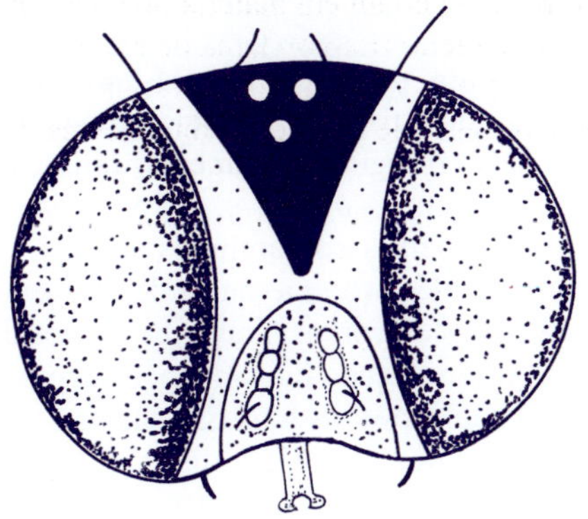

FIGURA 47.2. Cabeça de Chloropidae – note o típico e grande triângulo ocelar escuro e quitinoso.

- colocar armadilhas especiais, com iscas feitas à base de ovo fermentado;
- uso de inimigos naturais, especialmente o microimenoptera *Spalangia drosophilae*;
- aração de pastos ou mesmo uso de inseticidas em gramados restritos.

Muscidae

- *Muscidae*: nesta família encontramos dípteros de tamanho médio, em geral de cor escura, com pequenos ornamentos no mesonoto e abdome, calípteras desenvolvidas, hipopleura sem cerdas, apresentando peças bucais lambedouras ou picadoras, sendo machos e fêmeas dicópticos, porém as fêmeas apresentam maior afastamento entre os olhos. Esta família é subdividida em duas subfamílias, conforme o aspecto do aparelho bucal (Figura 47.3).
- *Muscinae*: moscas com aparelho bucal lambedor; apresenta numerosas espécies, como *Muscina stabulans* e *Musca domestica;* por ser a mais importante, será estudada em seguida.
- *Stomoxydinae*: moscas com aparelho bucal picador-sugador; nela encontramos as seguintes espécies importantes: *Stomoxys calcitrans, Neivamyia lutzi, Haematobia irritans* e *Glossina palpalis*.

Musca domestica

O gênero *Musca* apresenta cerca de 26 espécies, das quais, sob o ponto de vista médico, as mais importantes são: *Musca domestica* (Lineu, 1758 – (cosmopolita), *M. sorbens* (Wiedemann, 1830 – região oriental e etiópica) e *M. automnalis* (De Geer, 1776 – EUA e região oriental). As numerosas outras espécies têm hábitos silvestres. A *M. domestica* tem distribuição geográfica mundial, com alto índice de sinantropia e endofilia, ou seja, é um frequentador constante de residências, tanto em ambientes urbanos quanto rurais. Invade também em grandes quantidades chiqueiros, galinheiros, currais etc. Aliás, o número desta espécie é muito dependente das condições sanitárias vigentes, ocorrendo milhares delas quando há deficiência

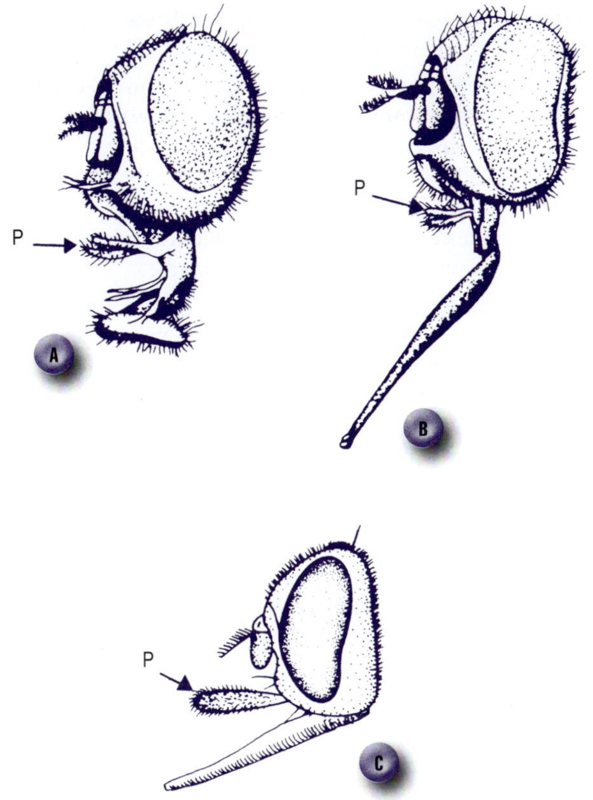

FIGURA 47.3. Cabeças de moscas (Muscidae). **(A)** *Musca domestica* – lambedora; **(B)** *Stomoxys calcitrans* – hematófaga (note palpos pequenos e arista pectinada); **(C)** *Haematobia irritans* – hematófaga (note palpos [p] grandes e arista pectinada).

no serviço de coleta de lixo urbano ou tratamento do esterco dos animais.

A *M. domestica* mede cerca de 6 a 8 mm, tem cor geral acinzentada com quatro faixas longitudinais negras no mesonoto; abdome com reflexos amarelados e uma faixa mediana longitudinal dorsal, também negra. Probóscida robusta, flexível, do tipo lambedor; arista plumosa, com cerdas longas dorsais e ventrais (Figura 47.3).

• Biologia

Como todo Diptera, a *M. domestica* é holometábola. Os ovos são brancos, alongados, medindo menos de 1 mm. São colocados em massas de 75 a 170 ovos de cada vez, num total de 500 a 800, depositados em qualquer matéria orgânica fermentável, como lixo, fezes etc., cuja fermentação produz uma elevação da temperatura do substrato. No caso de a matéria orgânica ter completado a fermentação, ela torna-se imprópria como criadouro, pois há o resfriamento do material, diminuição do cheiro atrativo (amônia, especialmente) e da população de bactérias. As fêmeas localizam os criadouros através de órgãos olfativos existentes nas antenas e distendem o ovipositor de tal forma que os ovos são colocados nas porções úmidas e sombreadas (frestas) do substrato. Em 24 horas, as larvas eclodem (à temperatura de 25°C a incubação leva apenas 8 a 12 horas), saindo do interior dos ovos; as larvas passam por três estádios, que, em geral, duram um total de 5 a 8 dias.

Durante o inverno, o desenvolvimento larvar pode prolongar-se por várias semanas. O primeiro estágio mede cerca de 2 mm de comprimento e o terceiro, 10 a 14 mm. As larvas são claras e movimentam-se ativamente. Alimentam-se de substâncias solubilizadas e bactérias. Aliás, a riqueza de bactérias nos criadouros possibilita um melhor desenvolvimento da *M. domestica*.

Quando estão prestes a pupar, deslocam-se para ambientes mais secos (vão para partes mais altas do esterco ou penetram debaixo de folhas, capim, terra fofa etc.). Então permanecem imóveis, iniciando o processo de pupação. Tomam a forma de um pequeno barril de cor clara e, pela quitinização progressiva, cerca de algumas horas depois já estão de cor castanho-escura. A fase de pupa dura cerca de 4 a 6 dias no verão e no inverno prolonga-se por várias semanas. As moscas emergem do pupário por uma fenda circular, isto é, com auxílio da "ampola ptilineal" levantam a extremidade anterior (calota) do pupário e deslocam-se para fora, ainda com as patas moles dobradas. Em poucos minutos, as patas enrijecem e as asas desdobram-se pela insuflação de ar nas nervuras alares; durante este período há retração da ampola ptilineal, ficando apenas sua cicatriz em forma de U invertido no ponto de inserção das antenas. Os adultos vivem cerca de 30 dias.

As moscas adultas voam muito (cerca 1.000 a 3.000 m em 24 horas), sendo atraídas por diversos odores. Alimentam-se de uma grande variedade de substâncias animais e vegetais, principalmente as açucaradas. Antes de ingerir o alimento depositam uma gota de saliva sobre ele para amolecê-lo e, em seguida, o absorvem. Alimentam-se constantemente e defecam a intervalos frequentes, às vezes, de cinco minutos. A regurgitação de alimentos e a deposição de fezes deixam marcas características em paredes, tabelas, fios etc.

• Importância

Os mecanismos pelos quais a *M. domestica* (e as demais moscas sinantrópicas) veicula patógenos são os seguintes: a) pela regurgitação alimentar (alimenta-se em fezes, feridas ou animais mortos e, depois, voando a distância, deposita a saliva contaminada sobre o alimento humano); b) pela veiculação mecânica de patógenos aderidos às patas e cerdas do corpo. Através de dejetos da mosca dificilmente ocorre infecção humana, pois, apesar de suas fezes conterem patógenos, as moscas usualmente defecam em paredes, tetos, fios etc. Além disso, a *M. domestica* pode exercer o papel de hospedeiro intermediário de alguns helmintos de importância veterinária (*Habronema, Raillietina*).

Na Tabela 47.3 citamos algumas moscas sinantrópicas e a grande diversidade de patógenos veiculados.

Stomoxys calcitrans

O gênero *Stomoxys* apresenta 17 espécies, e a única que ocorre nas Américas é a *S. calcitrans* (Lineu, 1758). Além do Novo Mundo, a *S. calcitrans* é encontrada nas mais diferentes regiões do globo e, em nosso meio, depois da *M. domestica* é a espécie mais importante da família Muscidae. A *S. calcitrans* é popularmente conhecida como "mosca dos estábulos" (Figura 47.3).

Esta espécie se assemelha muito à *M. domestica*, dela diferindo pelas seguintes características:

- tem a probóscida rígida, adaptada para a hematofagia (machos e fêmeas);
- arista pectinada, isto é, apenas com cerdas dorsais;
- abdome com três manchas escuras, dorsais;
- raramente invade os domicílios, sendo vista frequentemente pousada nas paredes dos estábulos, moirões

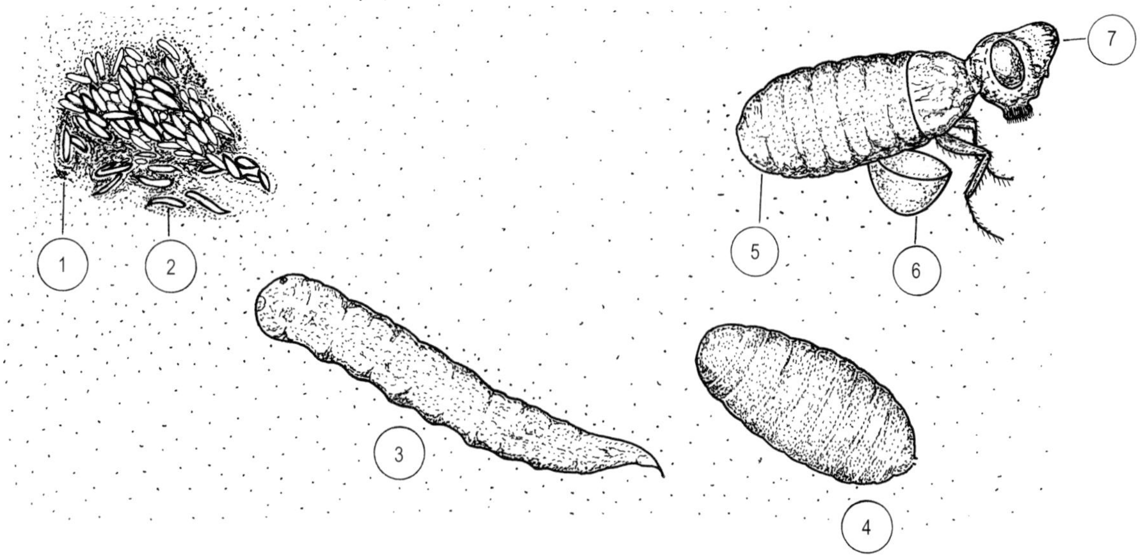

FIGURA 47.4. Fases de desenvolvimento de um Muscomorpha – *Musca domestica*. (1) Ovos; (2) larvas de primeiro estádio; (3) larva de terceiro estádio; (4) pupa; (5) adulto emergindo do pupário; (6) calota do pupário deslocada; (7) ampola ptilineal ou frontal distendida pela hemolinfa para deslocar a calota do pupário. (Adaptada de Greenberg, 1965.)

Tabela 47.2 Duração das Fases de Desenvolvimento da *M. domestica* conforme Variação da Temperatura						
Estágio	***Temperatura***					
	35°C	***30°C***	***25°C***	***20°C***	***16°C***	***12°C***
Ovo incubação	6h	8h	12h	24h	40h	Nao ocorre
Larva	4 dias	5 dias	6 dias	9 dias	19 dias	Não ocorre
Pupa	4 dias	5 dias	7 dias	11 dias	19 dias	Não ocorre

Tabela 47.3 Moscas Sinantrópicas e Transmissão de Patógenos	
Moscas	***Patógenos***
• *Musca domestica* • *Chrysomya albiceps* • *Chrysomya megacephala* • *Chrysomya putoria* • Sarcophagidae	• 64 espécies de vírus (poliomelite, gastroenterite etc.) • 112 espécies de bactérias 29 espécies de fungos • 60 espécies de protozoários 50 espécies de helmintos

(Capítulo 58 – Exame de Vetores, item 6 – Moscas.)

e fios de cerda com o abdome apoiado na superfície e a probóscida afastada, numa posição inclinada típica.

• Biologia

A biologia da *S. calcitrans* é muito semelhante à da *M. domestica*, dela diferindo pelos seguintes aspectos:

- alimentação dos adultos: exclusivamente hematófagos, ambos os sexos;
- tem como criadouros preferenciais fezes de equino ou de bovino quando misturados com palha de arroz e urina e "cama" de galinheiro de granjas, umedecida; cria-se com frequência no campo em palhadas de arroz, café, soja, feijão e restos de silagem para alimentação de gado. (A *M. domestica* algumas vezes também utiliza esse criadouro.)

As fêmeas colocam cerca de 25 a 50 ovos de cada vez, num total de 800 por fêmea. A incubação em geral dura 1 a 4 dias no verão; com 11 a 20 dias, as larvas de terceiro estágio transformam-se em pupas; estas medem cerca de 5 a 6 mm de comprimento e o período pupal é de 6 a 20 dias. Nos meses de inverno, os períodos vitais são bem mais alongados. Nove dias após a emergência, as fêmeas iniciam a oviposição. A longevidade dos adultos varia entre 20 e 60 dias. Nos países de clima temperado, as larvas e pupas hibernam durante o inverno. A hematofagia é feita principalmente de manhã e à tarde e dura 3 a 4 minutos, mas a mosca muda de lugar constantemente para completar o repasto. Pode picar humanos também. Voa bastante (mais de 1 km), mas prefere permanecer próxima dos criadouros.

• Importância

A *S. calcitrans* é hospedeira intermediária de alguns helmintos de animais domésticos (*Setaria, Habronema*), transmite mecanicamente o *Trypanosoma evansi* (agente da "surra", que é uma doença que ocorre em equinos, camelos e cães na Ásia, África e América do Sul), o *Bacillus anthracis* etc., mas é sua hematofagia que realmente é grave. A introdução da probóscida da *Stomoxys* na pele é bastante dolorosa e, após sua retirada, deixa um pequeno orifício, do qual emerge uma gotícula de sangue. Durante os meses quentes e chuvosos (novembro a março), ocorrem ataques de milhares destas moscas picando animais, como bovinos, equinos, suínos, cães e o homem. O traumatismo provocado pelas picadas sucessivas e próximas causa feridas enormes nas pernas, no corpo e nas orelhas dos animais. Além disso, incomodados pelas picadas, os animais deixam de comer, emagrecendo, diminuindo a lactação, e os mais jovens chegam a morrer, com grande prejuízo para os fazendeiros. Em áreas próximas de granjas avícolas, nos últimos anos, têm surgido "nuvens" dessa mosca atacando humanos e animais da região durante os meses chuvosos e quentes (novembro a março), causando grande alarme entre os criadores. Em muitas regiões costeiras do país constitui praga, picando banhistas. Nessas áreas, costuma criar-se nos acúmulos orgânicos existentes nas praias e formados por algas e vegetais em decomposição.

Haematobia irritans

É uma mosca da família Muscidae bastante semelhante à *S. calcitrans*, muito comum na Europa, Ásia, África, Estados Unidos e América Central, sendo uma séria praga na criação de gado bovino. Os adultos são hematófagos e ectoparasitos permanentes do gado, atacando os animais vorazmente. A hematofagia é exercida tanto pelos machos quanto pelas fêmeas, e o repasto completo leva 10 a 20 minutos. Pode sugar mais de 30 vezes em 24 horas (noite e dia). Em regiões de alta infestação, costuma-se encontrar até 4.000 moscas alimentando-se simultaneamente sobre um só animal, disseminadas por todo o corpo, e não apenas na base dos chifres. Outra espécie semelhante – *H. irritans exigua* – exerce a hematofagia em búfalos e se cria nas fezes desses animais. Ainda não foi encontrada em nosso país.

A *H. irritans* foi introduzida no Brasil em 1978, em Roraima. Atualmente, está disseminada por todos os Estados brasileiros, e também no Uruguai, Paraguai e na Argentina. É uma mosca muito semelhante à *S. calcitrans*, dela diferindo por ser menor e apresentar os palpos do tamanho da probóscida (Figura 47.3).

Ciclo biológico: a *H. irritans* vive em torno de 30 dias, acompanhando o gado, pousadas nos animais e ausentando-se deles quase exclusivamente para ovipor nas fezes recentes depositadas e disseminadas pelo pasto. Ovipõe exclusivamente sobre fezes frescas de bovinos. Cada fêmea coloca de 4 a 24 ovos por postura, num total de 400 por mês. O período de incubação é de 24 horas sob a temperatura de 24 a 26°C e umidade de 100%; as três fases larvais se desenvolvem em 4 a 8 dias e o período de pupa é de 6 a 8 dias. A dispersão dessa mosca é principalmente passiva, isto é, pousada sobre os animais. Entretanto, quando a densidade populacional é muito alta e a temperatura ambiente está acima de 30°C, pode voar até 10 km.

Controle: em vista de seu criadouro serem fezes frescas de bovinos, o controle dessa mosca é bastante difícil. Inseticidas sistêmicos, aplicados sobre os bovinos de todas as fazendas de uma região, conseguem minimizar o número de moscas. No Triângulo Mineiro, um trabalho realizado com esta técnica conseguiu controlar essa mosca numa área enorme e impedir sua dispersão. O uso do *Bacillus thuringiensis* no pasto tem dado resultados parcialmente bons. Nos EUA e na Austrália e, recentemente, no Brasil, tem sido estimulado o emprego de porcos e de besouros coprófagos que, ao revolverem as fezes, as tornam mais secas e impróprias para o desenvolvimento das larvas. Atualmente estão sendo iniciadas as pesquisas para se usar o fungo *Empusa muscae*; após cultivado em massa, seus esporos seriam aspergidos nos pastos, atingindo as larvas presentes nas fezes frescas dos bovinos. Trabalhos feitos em Mato Grosso detectaram os primeiros parasitoides – microimenópteros – controladores naturais dessa mosca, os quais poderão futuramente ser utilizados no controle biológico dessa espécie (ver Controle).

Glossina

O gênero *Glossina* (*Glossinidae*) é exclusivo da África, ao sul do deserto de Saara, sendo popularmente conhecido como tsé-tsé. Atualmente são descritas 22 espécies de *Glossina*, sendo talvez todas elas capazes de transmitir tripanosomas entre diferentes hospedeiros. As espécies mais importantes na transmissão da doença do sono (*Trypanosoma gambiense, T. rhodesiense*) são *G. palpalis, G. morsitans* e *G. pallidipes*.

As glossinas são moscas de hábitos hematofágicos diurnos (ambos os sexos). As fêmeas não são ovíparas e sim larvíparas, pois as larvas se desenvolvem numa estrutura semelhante ao útero e, quando estão prestes a se transformar em pupas, são eliminadas para o exterior. É possível que cada fêmea produza 8 a 20 larvas em toda a sua vida, que é de cerca de 45 dias. A fase de pupa dura cerca de 2 a 4 semanas.

Tachinidae

A família Tachinidae tem distribuição cosmopolita, sendo a que apresenta maior número de espécies entre os Muscomorpha; somente no Novo Mundo são assinaladas cerca de 2.864 espécies em 944 gêneros. A importância desta família está relacionada com seus hábitos parasitários, pois as fêmeas fazem a postura sobre larvas de diversos outros insetos (Lepidoptera, Coleoptera etc.), o que a torna de considerável interesse no equilíbrio natural ou no controle biológico.

Os Tachinidae são moscas que variam desde 2 mm até mais de 20 mm de tamanho, e são vistas visitando flores e secreções vegetais. São caracteristicamente recobertas de fortes cerdas mesonotais e abdominais e com o pós-escutelo muito desenvolvido. Entre nós, uma espécie amazônica (*Metagonistylum minense*) está sendo criada em laboratório e liberada nas plantações de cana para controlar a broca provocada pela *Diatraea saccharalis* (Lepidoptera). Em São Paulo, no Município de Araras, na Usina São João, o controle desta praga é feito produzindo-se 40.000 moscas mensalmente e soltando-as nos canaviais, em pontos estratégicos.

Hippoboscidae

Esta família (com espécies ectoparasitos de pombas e carneiros), Nycteribiidae e Streblidae (ectoparasitos de morcegos) e Braulidae (parasitos de colmeias), pertenciam à seção Pupipara. Atualmente essa seção desapareceu e esses dípteros estão agora incluídos na seção Calyptratae, superfamília Hippoboscoidea, como as demais famílias citadas na Tabela 47.1. As espécies dessas famílias não fazem postura de ovos: eles permanecem dentro de uma estrutura semelhante ao útero, onde as larvas eclodem e se desenvolvem à custa de glândulas acessórias; quando estão prestes a pupar, são eliminadas para o exterior, onde ocorre a pupação.

A família Hippoboscidae apresenta três espécies de interesse:

- *Pseudolynchia canariensis*: moscas aladas, ectoparasitos habituais de pombos. Raramente podem picar os humanos, e a picada é dolorosa. São responsáveis pela transmissão do *Haemoproteus columbae*, hematozoário muito comum entre nossos pombos. Nos casos de alta infestação, em decorrência da hematofagia, essas moscas provocam anemia e mesmo morte de filhotes.
- *Microlynchia pusilla*: é uma mosca pequena, parecida com a *P. canariensis*, encontrada em rolinhas.
- *Melophagus ovinus*: moscas ápteras, ectoparasitos habituais de carneiros. Raramente picam os humanos. A infestação maciça dessa mosca danifica o couro e a lã dos carneiros. Esta espécie é transmissora do *Trypanosoma melophagium*, encontrado em carneiros em diversas partes do mundo.

Controle

O controle dos Muscomorpha não é de fácil realização, muitas vezes exigindo medidas diferentes para cada espécie. Em geral, só se utilizam medidas de controle quando a população daqueles Diptera alcança um número alto, capaz de provocar distúrbios ou transmitir doenças. Para se avaliar a eficácia das medidas de controle usadas, muitas vezes é necessário fazer uma estimativa da população existente. Essa estimativa pode ser realizada com bastante segurança e eficiência realizando-se coletas semanais de adultos e larvas, com armadilhas e iscas apropriadas, durante um ano consecutivo. A estimativa assim feita nos dá uma informação do número, dos tipos e da localização dos criadouros, bem como a variação estacional das larvas e adultos, com indicação das épocas mais adequadas para se fazer uso das medidas de controle. A curto prazo e com informações menos precisas, pode-se avaliar a população das moscas observando-se locais de pouso dos adultos, número de formas larvares nos criadouros ou captura de adultos com armadilhas próprias apenas alguns dias antes de se utilizar as medidas de controle.

Em geral, pode-se afirmar que o maior número de moscas sinantrópicas depende da menor qualidade dos serviços sanitários. Ou seja, a deficiência nos serviços de coleta e depósito de lixo, o manejo inadequado do esterco de animais, o acúmulo de animais mortos ou vísceras provenientes de matadouros favorecem a multiplicação intensa das moscas.

Portanto, as medidas adequadas para o controle seriam:

- realizar um correto sistema de coleta e tratamento do lixo urbano, transformando-o em adubo agrícola;
- recolher o esterco de animais (galinhas, bovinos, suínos) em esterqueiras adequadas ou espalhar as fezes de animais em camadas delgadas sobre o solo, permitindo a insolação direta e assim matando os ovos e as larvas. Outro sistema de controle muito útil para se tratar fezes de animais e controlar dípteros ciclorrafos (além de helmintos e protozoários) é o uso de esterqueiras apropriadas para a produção de gás. Embora o sistema de produção de biogás já seja antigo e largamente usado em vários países, agora é que está sendo incentivado entre nós. É um processo relativamente simples, que consiste na fermentação anaeróbica de dejetos animais, tendo como produto um esterco de alta qualidade e o gás metano, muito útil para aquecimento e iluminação;
- uso de processo biotérmico: consiste em formar montes de esterco ao ar livre pelo acúmulo do esterco de um só dia ou de até três dias, dependendo do número de animais; compactá-los e deixar expostos por 3 a 4 dias para que as moscas aí oviponham; findo esse tempo, cobrir bem com uma folha (lona) de plástico preta para aumentar a fermentação e o calor (processo biotérmico); deixar coberto por cerca de dez dias, quando os ovos e as larvas já estarão mortos e o esterco não funcionará mais como criadouro. Com algumas poucas lonas de plástico, é possível fazer um rodízio permanente nos montes formados. Esse processo é barato, eficiente e produz um adubo de ótima qualidade.
- em certas criações de caprinos, ovinos, suínos e galinhas poedeiras, o uso do marreco tem se mostrado como uma solução simples, viável e espetacular. Os marrecos revolvem o esterco permanentemente à procura de larvas, eliminando praticamente todos eles, sem trazer nenhum inconveniente para os demais animais criados nos cercados ou nas gaiolas.

Ainda outra medida aplicável com cautela e nem sempre eficiente é o emprego de inseticidas (fosforados, clorados ou piretroides) nos criadouros ou nos locais frequentados pelos adultos. Em geral, o uso de inseticidas é caro, as moscas rapidamente desenvolvem resistência e, ao ser utilizado nos criadouros, elimina grande número de inimigos naturais. O uso de inseticidas teria uma indicação formal no caso de surtos violentos de moscas ou ainda no caso de granjas avícolas com grande produção de esterco, difícil de ser tratado por outro sistema e capaz de produzir grande quantidade de moscas, principalmente nos meses quentes e chuvosos. Nestes casos, o inseticida seria aplicado nas "camas" dos galinheiros (ainda dentro dos galpões) logo após a retirada das aves. Dois dias depois, o esterco seria removido e empilhado para fermentação, já que pela ação inseticida não serviria como criadouro. A aplicação de inseticidas em barbante é um recurso bastante eficaz e muito útil para granjas, estábulos e mesmo domicílios humanos. Como as moscas gostam de pousar em fios, deve-se proceder assim: preparar uma solução de inseticida líquido (p. ex., Lanate) e açúcar; embeber barbantes e distendê-los próximos dos tetos; as moscas que aí pousarem morrerão. Deve-se substituir o barbante (ou reembebê-lo) a cada 10 a 15 dias ou quando o inseticida perder o efeito.

As medidas citadas costumam funcionar quando utilizadas simultaneamente ou integradas. Assim sendo, as moscas serão atacadas por processos químicos (inseticidas) e por processos biológicos que interferem na quebra do ciclo.

Em países do Primeiro Mundo, em que a *M. domestica* e a *S. calcitrans* têm provocado sérios danos à saúde e à economia urbana ou rural, está sendo usado com relativo sucesso o chamado "controle biológico". Este controle consiste no uso de algum parasitoide ou patógeno capaz de matar as pupas ou os adultos em seu ambiente natural. O controle biológico, para ser eficiente, requer um estudo detalhado da biologia da mosca naquele ambiente e ser utilizado juntamente (integrado) com outra técnica de controle. Até o momento, os agentes mais utilizados no controle biológico daquelas moscas são:

- parasitoides: os microimenópteros *Spalangia endius, S. nigroaenea* e *Muscidifurax raptor*. Esses parasitoides atacam pupas recém-formadas das moscas de tal forma que das pupas atacadas não nascerão moscas (mas sim parasitoides que atacarão outras pupas.);
- fungos: *Empusa muscae*, cujos esporos atingem formas adultas e as matam; vários tipos de predadores de formas imaturas (ovos, larvas), como ácaros – *Macrocheles musca domestica, Fusaropoda vegetans*;
- coleópteros das famílias Dermestidae, Histeridae e Staphylinidae, cujos adultos ou larvas predam ovos. Foi descrito recentemente que as larvas do pequeno coleóptero da família Tenebrionidae, *Alphitobius piceus*, são ótimas predadoras de ovos e larvas de *Musca domestica* encontradas em acúmulos de dejetos de galinhas poedeiras criadas em gaiolas. Entretanto, o uso desse inimigo natural precisa ser feito com cuidado, pois esses besouros, apesar de não subirem nas gaiolas das aves, podem funcionar como hospedeiros intermediários de alguns cestódeos. Já outra espécie de Tenebrionidae –

Alphitobius diaperinus – apresenta hábitos de subir nas gaiolas das aves, podendo exercer o papel de hospedeiro intermediário de alguns Cestoda, razão pela qual não convém ser usado no controle biológico de ovos e larvas de *M. domestica.* Deve-se salientar que todas as espécies controladoras citadas são muito comuns entre nós, ficando demonstrado o quão importante é a pesquisa para promover o desenvolvimento de novas tecnologias e o bem-estar da comunidade.

48

Miíases, Entomologia Forense e Terapia Larval

Arício Xavier Linhares
Patricia Jacqueline Thyssen

Introdução

Entende-se por miíase "a infestação de vertebrados vivos por larvas de dípteros que, pelo menos durante certo período, se alimentam dos tecidos vivos ou mortos do hospedeiro, de suas substâncias corporais líquidas ou do alimento por ele ingerido". Assim, larvas de moscas que completam seu ciclo, ou pelo menos parte do seu desenvolvimento normal dentro ou sobre o corpo de um hospedeiro vertebrado, podem ser classificadas como causadoras de miíases. A incidência de miíases humanas em nosso meio não é muito elevada, mas em algumas regiões podem provocar sérios danos aos humanos e animais domésticos. O termo miíase tem essa etimologia: *myia* = moscas; *íase* = doença. No meio mais popular, as infestações por miíases são conhecidas como "bicheiras".

O estudo dos dípteros muscoides está novamente tomando grande impulso, tendo em vista não somente a capacidade de algumas larvas de causar miíases e dos adultos de veicular inúmeros patógenos para humanos e animais domésticos. Dentre os estudos atuais, ainda destacam-se os que focam a dispersão e a sinantropia (associação entre humanos, outros animais e meio ambiente), emergindo um interesse progressivo também no uso de dípteros para atender a questões dentro dos âmbitos forense e terapêutico (esta última denominada terapia larval), com especial ênfase às espécies pertencentes às famílias Calliphoridae, Sarcophagidae, Muscidae e Fanniidae. Neste capítulo veremos algumas das espécies de moscas das famílias citadas que mais se destacam em termos de abundância, frequência e relevância em suas respectivas áreas de atuação.

Origem e Evolução

Do ponto de vista biológico e evolutivo, aquilo que chamamos coletivamente de miíases pode ter sido originado de pelo menos duas raízes diferentes, uma culminando nas miíases *furunculares* (p. ex., berne) e a outra, nas miíases *traumáticas* (p. ex., bicheiras).

Raiz Saprofágica

Espécies que normalmente se alimentavam de matéria orgânica em decomposição passaram a ser atraídas por tecido animal em decomposição, como, p. ex., carcaças de animais. Num estágio posterior, essas espécies passaram a depositar seus ovos em tecidos necrosados de animais vivos, onde as larvas se alimentavam, produzindo o que agora chamamos miíases facultativas (ou secundárias). Finalmente, algumas espécies adquiriram a capacidade de se alimentar de tecidos vivos, produzindo as chamadas miíases obrigatórias (ou primárias). Em ambos os casos e considerando os aspectos comportamentais evolutivos aqui descritos, há muitas espécies cujas larvas *não são capazes de penetrar na pele íntegra*, necessitando de uma lesão inicial para estabelecer o parasitismo (= miíase secundária), e poucas espécies cujas larvas *são capazes de iniciar a lesão* (= miíase primária). São denominadas miíases traumáticas devido à grande extensão que a lesão pode alcançar, em certos casos levando ao óbito. Como exemplos, para o Brasil, temos a *Cochliomyia macellaria* e espécies dos gêneros *Lucilia* e *Chrysomya* causadoras de miíases facultativas e *Cochliomyia hominivorax* como causadora de miíase obrigatória.

Raiz Sanguinívora

Os hábitos sanguinívoros (hematófagos) de certas larvas observados, raras vezes, entre algumas espécies, podem ter sido derivados do comportamento predatório facultativo que larvas saprofágicas podem exibir diante de determinadas situações, tal como a escassez de alimento. Exemplos de larvas predadoras facultativas no terceiro estádio ou instar são: *Muscina stabulans, Ophyra* spp. (Muscidae), *Chrysomya albiceps* (Calliphoridae). Uma vez que tais larvas são capazes de perfurar o tegumento de outras larvas para se alimentar de seu conteúdo corpóreo, no passo seguinte torna-se mais fácil a larva passar habilmente a perfurar a pele de aves e mamíferos para sugar sangue. Como exemplo de larvas hematófagas há espécies de *Philornis*, cujas larvas vivem em ninhos de aves e atacam os filhotes para sugar sangue. Na África e em Cabo Verde, larvas do califorídeo *Auchmeromyia luteola* alimentam-se de sangue humano durante a noite, escondendo-se em frestas ou debaixo de objetos domésticos durante o dia. O passo final seria a penetração da larva através da pele, indo se alojar no tecido subcutâneo do hospedeiro, tornando-se um parasito obrigatório. Ocasionam as miíases furunculares, em que não há necessidade de lesão prévia do tegumento para o início do parasitismo. Como exemplo, podemos citar a *Dermatobia hominis* (berne), embora haja muitas outras espécies que exibam esse comportamento em animais domésticos e, sobretudo, em silvestres. Na África, a mosca *Cordilobya antropophaga* (Calliphoridae), também conhecida como "mosca de Tumbu" (= *tumbu fly*), causa miíases furunculares em humanos e cães (semelhante ao berne). As moscas fêmeas são atraídas por odores de urina ou fezes podendo depositar seus ovos no solo ou em roupas secando ao ar livre. Nesses casos, todos são parasitos obrigatórios, causando as miíases primárias.

Classificação

Existem várias classificações para miíases, conforme seja a localização, a biologia da mosca e o tipo do tecido em que ocorre.

Quanto ao local de ocorrência, elas podem ser: cutânea, subcutânea, cavitárias (nariz, boca, seios paranasais), ocular, anal, vaginal etc. Esta classificação, por agrupar espécies biologicamente distintas sob o mesmo termo e por não levar em conta o diagnóstico do agente causador da miíase, tem sido pouco usada, mais recorrente na rotina clínica.

Já a classificação com base nas características biológicas da mosca é mais aceita atualmente. É apresentada a seguir.

Obrigatórias

Também conhecidas por miíases primárias. São as miíases causadas por larvas de dípteros que naturalmente se desenvolvem sobre ou dentro de vertebrados vivos. Neste grupo estão incluídas as seguintes famílias de moscas no Brasil: Calliphoridae (gêneros *Cochliomyia* e *Lucilia* – as quais podem ser encontradas nos tecidos cutâneo e subcutâneo de vários mamíferos), Muscidae (gênero *Philornis* – as larvas podem ser vistas nos tecidos cutâneo e subcutâneo de aves, ou ainda raras espécies hematófagas) e Oestridae (gêneros *Cuterebra, Dermatobia, Gasterophilus* e *Oestrus* – nos dois primeiros gêneros as larvas são encontradas nos tecidos cutâneo e subcutâneo de vários mamíferos, em *Gasterophilus* as larvas estão comumente associadas ao aparelho digestório de cavalos e outros mamíferos, e em *Oestrus* as larvas são vistas desenvolvendo-se nas cavidades nasofaríngeas de vários mamíferos). Antes eram denominadas moscas biontófagas.

Facultativas

Também conhecidas por miíases secundárias. São as miíases causadas por larvas de dípteros que, em geral, desenvolvem-se em matéria orgânica em decomposição (vida livre), mas eventual e oportunamente podem atingir tecidos necrosados de um hospedeiro vivo. Nessa situação atuam como parasitos, podendo completar o seu ciclo biológico. Neste grupo estão várias espécies das famílias Calliphoridae e Sarcophagidae. Essas moscas eram chamadas de necrobiontófagas anteriormente.

Pseudomiíases

São as ocasionadas por larvas de dípteros ingeridos com alimentos, e em raras circunstâncias por larvas de algumas espécies que penetram cavidades geniturinárias ou anais, que passam pelo tubo digestório ou se abrigam nas demais cavidades sem se desenvolver, contudo podem ocasionar distúrbios de maior ou menor gravidade dependendo da localização e da densidade larval. Dentre as espécies mais comuns têm sido relatadas: *Psychoda* sp. (Psychodidae, conhecido como mosquitinho do banheiro), *Eristalis tenax* e *Ornidia obesa* (Syrphidae, larvas que apresentam um tipo de "cauda" característica), *Hermetia illuscens* (Stratiomyidae, "larva da laranja" usada para pesca) e *Musca domestica* (Muscidae), entre outros. A lista de espécies e famílias envolvidas nestes casos pode ser inesgotável. Essa também é habitualmente denominada como do tipo "acidental".

Na Tabela 48.1 apresentamos uma listagem com os tipos de miíases e as respectivas moscas responsáveis na maioria dos casos.

Principais Espécies

A seguir apresentamos aspectos da morfologia e da biologia das moscas mais frequentes e relevantes do ponto de vista clínico.

Família Calliphoridae

Apresenta grande número de gêneros e espécies causadoras de miíases. As espécies mais importantes são as pertencentes aos gêneros *Cochliomyia, Lucilia* e *Chrysomya* (Figura 48.7).

- *Cochliomyia hominivorax*

Morfologia

Esta mosca ainda hoje é erroneamente mencionada na literatura especializada por sua sinonímia: *Callitroga americana*. Popularmente, é chamada de mosca-varejeira, embora outras moscas da família Calliphoridae também recebam a mesma denominação. É a mais importante mosca causadora de miíase obrigatória, desde o sul dos EUA até o norte do Chile e Argentina. É uma mosca robusta, medindo cerca de 8 mm de comprimento. É de cor verde com reflexos azuis-metálicos por todo o tórax e abdome. O mesonoto (tórax) apresenta três faixas negras longitudinais bem distintas. Os olhos são de cor avermelhada e o resto da cabeça, amarelo-brilhante. Pernas alaranjadas (Figura 48.1). As larvas no terceiro instar, isto é, próximas da pupariação, medem cerca de 15 mm de comprimento. Têm cor branco-amarelada, dois estigmas

Tabela 48.1
Moscas Causadoras de Miíases no Brasil e nas Américas

Tipos de Miíases	*Famílias de Moscas*	*Gênero*	*Espécie*	*Hospedeiro/Criadouro Usual*	*Ocorrência em Humanos*
Obrigatórias	Calliphoridae	*Cochliomyia*	*C. hominivorax*	Mamíferos	Frequente
		Lucilia	*L. eximia*	Mamíferos	Não
	Oestridae	*Cuterebra*	*Cuterebra* spp.	Mamíferos	Não
		Dermatobia	*D. hominis*	Mamíferos	Frequente
		Gasterophilus	*G. nasalis*	Equídeos	Rara
		Metacuterebra	*M. baeri*	Macacos	Rara
		Oestrus	*O. ovis*	Ovelhas	Rara
	Muscidae	*Philornis*	*Philornis* spp.	Aves	Não
Facultativas	Calliphoridae	*Cochliomyia*	*C. macellaria*	Carcaças	Rara
		Chrysomya	*C. albiceps*	Carcaças	Rara
			C. megacephala	Carcaças, esterco de aves	Rara
	Sarcophagidae	*Peckia*	*Peckia* spp.	Carcaças	Rara
		Sarcophaga	*Sarcophaga* spp.	Carcaças	Rara
Pseudomiíases	Fanniidae	*Fannia*	*Fannia* spp.	Fezes, esgoto	Rara
	Muscidae	*Musca*	*M. domestica*	Fezes	Não
	Psychodidae	*Psychoda*	*Psychoda* spp.	Vazadouros, ralos	Rara
	Stratiomyidae	*Hermetia*	*H. illuscens*	Lixo, material fermentado	Rara
	Syrphidae	*Eristalis*	*E. tenax*	Esterco, lama	Rara
		Ornidia	*O. obesa*	Esterco, carcaças	Rara

respiratórios na extremidade posterior, cada um com três espiráculos aproximados na base. Dos espiráculos posteriores partem as traqueias, que são bem pigmentadas, perfeita característica diagnóstica, estendendo-se até o nível do terceiro ou quarto segmento larval considerando da porção posterior à anterior (Figura 48.2). Na Figura 48.3 veem-se lesões provocadas pelas larvas dessa mosca.

Biologia

As moscas adultas são excelentes voadoras, perfazendo uma distância de até 15 quilômetros em 24 horas. São mais abundantes nos climas quentes e úmidos, e sua densidade é maior nos meses chuvosos e no verão. Não são vistas em climas com temperatura abaixo de 6ºC. Os adultos só copulam uma vez, cinco dias após nascerem. Após a cópula, iniciam a postura nas aberturas naturais do corpo (narinas, vulva, ânus) ou em alguma solução de continuidade da pele (tais como feridas recentes, crônicas, incisão cirúrgica). Põem de 10 a 300 ovos em cada local, agregados uns aos outros. A cada quatro dias podem ovipor, num total de até 2.800 ovos em sua vida (vivem aproximadamente 60 dias em laboratório). O período de incubação dos ovos leva 12 a 20 horas; após a eclosão, as larvas alimentam-se vorazmente, vão destruindo os tecidos rapidamente e permanecem com a extremidade anterior (parte oral)

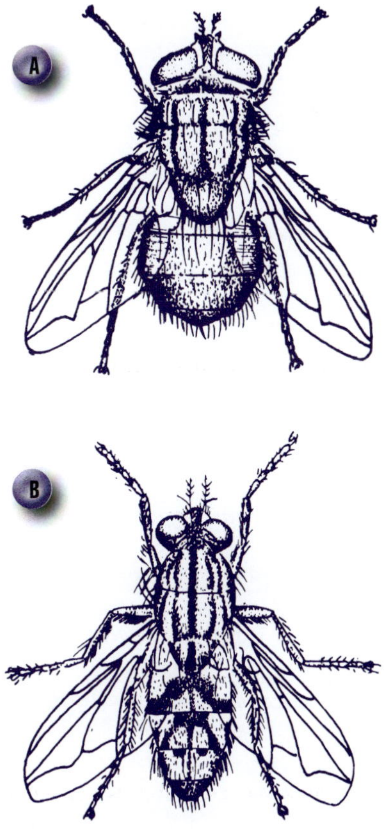

FIGURA 48.1. **(A)** *Cochliomyia* sp.; **(B)** Sarcophagidae.

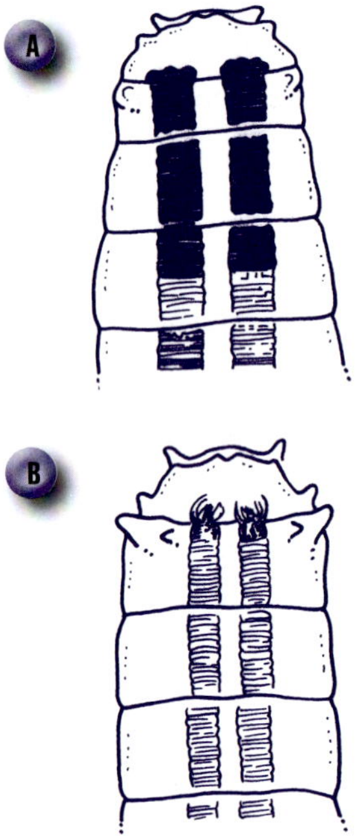

FIGURA 48.2. **(A)** Larva de *Cochliomyia hominivorax* mostrando traqueia pigmentada atingindo até quase três segmentos do corpo da larva, da região posterior para a anterior; **(B)** Larva de *C. macellaria* mostrando que a pigmentação mais pronunciada da traqueia não ultrapassa dois segmentos larvais da região posterior para a anterior.

mergulhada nos tecidos, enquanto a extremidade posterior (espiráculos respiratórios) fica em contato com o ambiente. Quatro a oito dias depois, as larvas atingem a última fase de crescimento larval. Nesse período sofrem duas mudas. Espontaneamente caem no solo, enterram-se na terra fofa ou debaixo de folhas e transformam-se em pupas. Destas, cerca de oito dias após, emergirão os adultos (isto no verão, pois no inverno a fase de pupa pode levar mais tempo).

Os adultos alimentam-se de néctar, sucos de frutas, secreções de feridas e quaisquer outras fontes de matéria orgânica disponíveis.

Distribuição geográfica. Tanto *Cochliomyia hominivorax* quanto *C. macellaria* são encontradas nos EUA, nas Antilhas e em quase toda a América do Sul.

Controle

Esta espécie era, no sul dos Estados Unidos, um fator limitante na criação de ovinos. Por isso, foi feito um amplo trabalho de controle que consistiu na criação, em laboratório, de milhares de moscas, com esterilização dos machos por irradiação. Eles eram soltos na natureza e, como eram potentes (mas inférteis), copulavam com as fêmeas presentes na região. Como as fêmeas copulam apenas uma vez na vida, resultava em ovos inférteis. Assim, *C. hominivorax* foi com grande sucesso erradicada da Flórida e de outras regiões vizinhas.

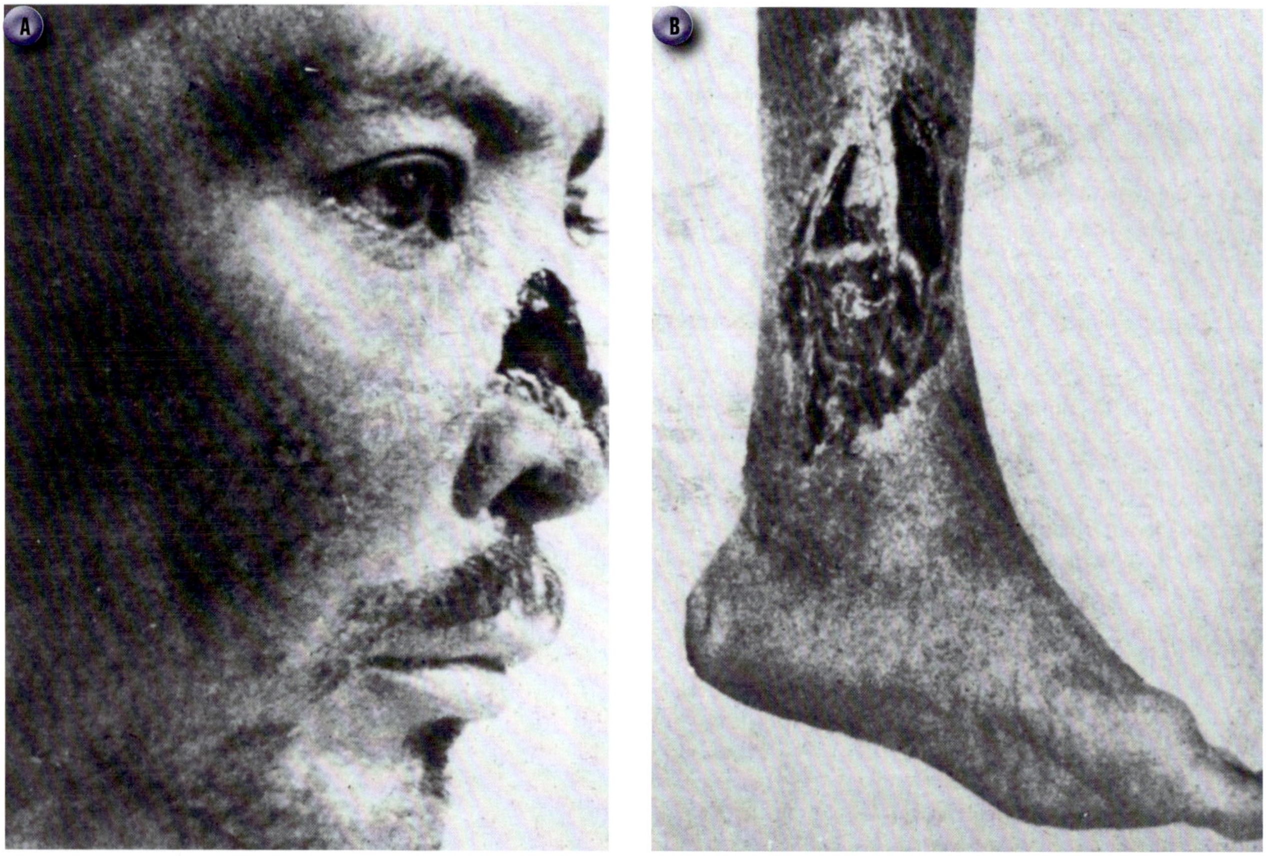

FIGURA 48.3. Miíase nasal e na perna provocada por larvas de *Cochliomyia hominivorax*. (Segundo Mazza, 1939.)

• *Cochliomyia macellaria*

Morfologia

Também é inapropriadamente conhecida por *Callitroga macellaria*. É muito semelhante à espécie anterior, mas um pouco menor. Pode ser diferenciada de *C. hominivorax* pelos seguintes detalhes:

- adultos: um esclerito chamado basicosta (na base da asa) é de cor clara, enquanto em *C. hominivorax* apresenta a cor negra;
- larvas de último instar: a pigmentação das traqueias estende-se por no máximo dois segmentos larvais, enquanto em *C. hominivorax* a pigmentação é visível por mais de três segmentos do corpo da larva (Figura 48.2);
- são encontradas em tecidos necrosados ou cadáveres, enquanto as larvas de *C. hominivorax* são vistas somente em tecido vivo (Figura 48.7).

Essa espécie hoje é pouco frequente em várias localidades do país, redução essa talvez decorrente de competição com as moscas *Chrysomya*.

Biologia

Semelhante em vários aspectos à *C. hominivorax*, exceto pela oviposição, que é feita somente sobre feridas necrosadas ou cadáveres.

• *Lucilia*

As moscas pertencentes a este gênero eram classificadas em dois gêneros distintos levando-se em conta unicamente a sua distribuição geográfica: *Phaenicia*, para aquelas do Novo Mundo; e *Lucilia*, para aquelas do Velho Mundo. Atualmente, o gênero *Lucilia* é o único designado para identificar as espécies provenientes de todas as regiões do mundo.

São moscas de tamanho médio com o corpo todo verde-metálico, ora acobreado ou com reflexos azuis. No Brasil, diferentemente do que ocorre em outras partes do planeta, são com mais frequência agentes de miíases facultativas, embora existam alguns relatos de miíases obrigatórias em animais domésticos (coelhos, gatos) ocasionados por *Lucilia eximia*. Eram moscas muito predominantes no ambiente urbano, mas o número delas tem diminuído, talvez pelo domínio das espécies de *Chrysomya* que foram introduzidas em nosso país em meados da década de 1970. Entre as espécies de *Lucilia* registradas para o Brasil estão:

- *L. cuprina*: espécie de ampla distribuição, ocorrendo nos trópicos e nas regiões temperadas mais quentes em todo o mundo. É de cor verde-acobreada; muito comum em terrenos baldios das cidades ou próximos a matadouros.
- *L. eximia*: ocorre desde o sul dos Estados Unidos até a Argentina e o Chile. Sua cor varia entre um intenso verde-metálico (em localidades que registram menor umidade relativa do ar) e azul-metálico (em localidades que apresentam maior umidade relativa do ar). São endofílicas, isto é, entram nas residências e habitualmente as fêmeas ovipõem sobre alimentos mal protegidos, em particular ricos em proteínas.
- *L. sericata*: espécie cosmopolita, também de cor verde-metálica intensa. Associada a locais de maior altitude ou clima mais ameno, por isso não são vistas em todas as regiões do país.

• *Chrysomya*

Morfologia

As moscas deste gênero são robustas, com aproximadamente 8 mm de comprimento, de cor metálica, variando desde o verde-brilhante, com tons amarelados, até o azulado. As cerdas mesonotais (no tórax), ao contrário do gênero *Lucilia*, são pouco desenvolvidas. Apresentam duas faixas transversais escuras no mesonoto e três no dorso do abdome.

Biologia

Há mais de quatro décadas, espécies deste gênero eram restritas às regiões tropicais e subtropicais do Velho Mundo, onde são consideradas as espécies de Calliphoridae mais abundantes e economicamente importantes.

Aproximadamente em 1976, quatro espécies do gênero se estabeleceram no Novo Mundo: *Chrysomya putoria* (naquela ocasião identificada equivocadamente como *Chrysomya chloropyga*) foi encontrada em Curitiba, Paraná. Logo após, *C. putoria, C. megacephala* e *C. albiceps* foram também encontradas em Campinas e Santos, ambos municípios do Estado de São Paulo. As três espécies foram provavelmente introduzidas por refugiados das ex-colônias portuguesas da África. Atualmente estão distribuídas por toda a América do Sul.

Uma quarta espécie, *C. rufifacies,* foi também encontrada nas Américas Central e do Norte, por volta de 1978, mas nunca registrada no Brasil até o momento.

Entretanto, as quatro espécies introduzidas no Novo Mundo são agentes eventuais de miíases facultativas em mamíferos. Devido aos hábitos de se alimentarem de fezes humanas e de outros animais e ao seu alto grau de sinantropia, são também importantes vetores potenciais de patógenos intestinais para o homem. Além disso, graças à sua alta capacidade reprodutiva e agressividade das larvas, suplantou em muito (em número) outras espécies de moscas, especialmente *Cochliomyia macellaria* e *Lucilia eximia*.

Outra espécie, *C. bezziana*, a principal responsável por miíases obrigatórias em mamíferos no Velho Mundo devido aos danos provocados em seus hospedeiros e às perdas econômicas associadas, em particular ao gado, deve ser considerada potencialmente perigosa. Uma introdução acidental em nosso continente seria desastrosa.

Família Sarcophagidae

Esta família apresenta um grande número de espécies. É bastante laboriosa a identificação uma vez que para fins diagnósticos são levados em conta apenas os caracteres morfológicos da genitália masculina, requerendo conhecimentos especializados. Por outro lado, a identificação da família é fácil, como será mostrada em seguida. Trabalhos recentes, desenvolvidos em nosso meio, indicam que na zona urbana a espécie mais comum é a *Peckia* (*Pattonella*) *intermutans*; já no pasto e área de mata, os gêneros predominantes são: *Oxysarcodexia, Peckia* e *Sarcophaga.*

Morfologia

São moscas em geral de médias a grandes com cerca de 6 a 10 mm de comprimento, algumas espécies sendo um pouco maior ou menor do que o tamanho geral mais comumente observado. Apresentam cor acinzentada, sendo que o mesotórax possui três faixas negras longitudinais juntamente com um abdome axadrezado. As larvas de último instar medem cerca de 18 mm e possuem cor branco-amarelada; os estigmas respiratórios estão dispostos em uma depressão. Cada espiráculo respiratório na porção posterior apresenta três fendas mais ou menos retas e quase paralelas (Figuras 48.1 e 48.7).

Biologia

De modo geral, os Sarcophagidae desenvolvem-se a partir de larvas, e não de ovos, isto é, as fêmeas são larvíporas. Preferem depositar as larvas em cadáveres e em uma grande variedade de matéria orgânica putrefeita (de origem vegetal ou animal tais como lixo, fezes etc), e por isso posturas também podem ocorrer sobre feridas necrosadas. Podem depositar até 50 larvas de uma única vez sobre uma ferida.

As larvas invadem os tecidos e alimentam-se vorazmente. Dependendo da temperatura e volume de alimento, atingindo o último instar larval em cerca de dez dias. Caem no chão e enterram-se na terra fofa ou sob as folhas para empuparem. No verão, os adultos saem das pupas cerca de 10 a 15 dias depois.

Tratamento

Todas essas miíases, considerando as espécies até agora citadas, podem ser tratadas do seguinte modo:

- limpar a ferida;
- anestesiar localmente a área (conforme a lesão, não há necessidade de anestésico);
- com o auxílio de uma pinça, retirar larva por larva;
- tratar a ferida, com bacteriostático local ou, conforme o caso, antibiótico de largo espectro.

Nota: o tratamento deve ser instituído o mais cedo possível, pois a lesão pode estender-se em poucos dias devido à voracidade das larvas. Muitas vezes, quando o tratamento não é feito a tempo, há necessidade de cirurgia plástica para recompor a área destruída. No caso de não se conseguir retirar todas as larvas, é recomendável o uso de ivermectina sistêmica (200 mcg/kg em dose única ou aproximadamente um comprimido para cada 35 kg/peso corporal).

Família Oestridae, Subfamília Cuterebrinae

A subfamília Cuterebrinae reúne um fascinante grupo de moscas que apresenta uma biologia interessantíssima, a qual intrigou os entomologistas por mais de três séculos. Somente entre os anos 1911 e 1918 é que vários aspectos de seu peculiar modo de vida se tornaram conhecidos. Os adultos, de modo geral, são pouco vistos, pois têm uma vida curta (5 a 20 dias, apenas suficiente para o acasalamento e a oviposição) e vivem em ambientes florestais. As larvas, denominadas como "berne", "ura" ou "tórsalo", é que são amplamente bem conhecidas.

A subfamília Cuterebrinae é exclusiva do Novo Mundo. Apresenta seis gêneros com 63 espécies (*Andinocuterebra* – uma espécie; *Cuterebra* – 40 espécies; *Dermatobia* – uma espécie; *Metacuterebra* – 14 espécies; *Rogenhofera* – cinco espécies; e *Pseudogametes* – duas espécies). As espécies dos dois gêneros mais numerosos (*Cuterebra* e *Metacuterebra*) parasitam roedores e logomorfos (coelhos), enquanto a do gênero *Dermatobia* ocorre em vários animais, principalmente bovinos, cães e humanos.

Metacuterebra baeri é um parasito habitual de macacos Cebidae (guariba) na região neotropical. Em 1982 e 1983, foram registrados em três casos humanos na Amazônia (Rondônia, Manaus e Tucuruí-Pará). Não se conhece bem o mecanismo de infestação desta espécie, mas nos pacientes vistos as larvas estavam presentes na faringe, provocando tosses, ânsia de vômito e forte irritação na garganta. Um dos pacientes eliminou a larva espontaneamente e outro após tratamento pelo tiabendazol. No caso relatado no Pará, o paciente apresentava lesões pulmonares, tendo eliminado a larva durante um forte acesso de tosse. As larvas são grandes (1,5 a 2,5 cm de comprimento), segmentadas em gomos, como uma granada de mão, e escuras. Estudos feitos em macacos permitiram verificar que larvas mais jovens fixam-se na faringe e, quando mais desenvolvidas, penetram profundamente nos tecidos até alcançarem a região subcutânea, formando cistos. Assim que amadurecem, rompem os cistos e caem no chão para empupar. As moscas adultas também são grandes e escuras.

Os demais gêneros e espécies não apresentam interesse médico.

Os Cuterebrinae, em geral, são moscas grandes, robustas e com aparelho bucal atrofiado, uma vez que a alimentação e a formação de reservas nutritivas ocorrem na fase larval.

Sem dúvida, a espécie de maior interesse é a *Dermatobia hominis*, por provocar miíase humana com relativa frequência.

• *Dermatobia hominis*

É vulgarmente conhecida como mosca-berneira. Ocorre desde o México até a Argentina. No Brasil, é vista em todos os Estados da federação, com exceção das áreas secas do Nordeste. Prefere áreas úmidas e montanhosas, mas não acima de 1.000 m de altitude. Os adultos apresentam uma biologia muito peculiar e, em geral, permanecem escondidos em capoeiras e pequenas matas (mesmo as de eucaliptos).

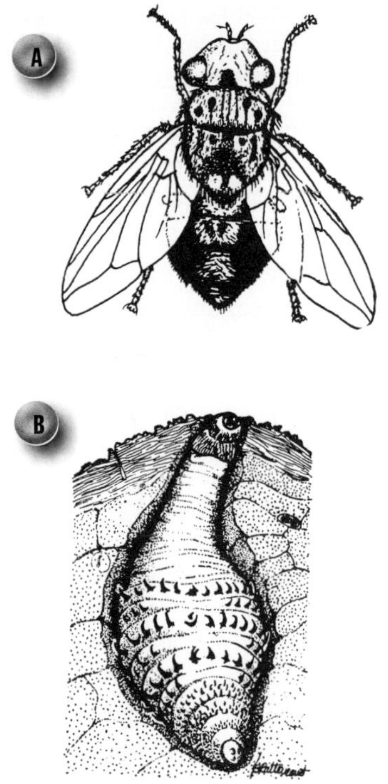

FIGURA 48.4. *Dermatobia hominis*: **(A)** mosca adulta; **(B)** berne (larva) dentro do tecido. (Adaptada de Faust e Craig, 1970.)

Morfologia

É uma mosca robusta, que mede cerca de 12 mm de comprimento. Adultos têm aparelho bucal atrofiado (não funcional). A cabeça apresenta a parte superior e os olhos marrons, enquanto a parte ventral é castanha, com fronte bem proeminente conferindo-lhe um aspecto triangulado (Figura 48.4). Tórax cinza-amarronzado, com manchas longitudinais, indistintas e de cor escura. Abdome azul-metálico. Asas grandes e castanhas. A larva de último instar (berne) mede cerca de 2 cm de comprimento por 0,5 cm de diâmetro na parte mais volumosa. Tem a figura grosseira de um "pingo d'água", e na parte mais afilada (posterior) estão situados os espiráculos respiratórios (que ficam em contato com o ambiente para que a larva respire), e na porção mais volumosa (anterior) encontramos as peças bucais que ficam mergulhadas nos tecidos enquanto o inseto se alimenta. Existem várias fileiras de espinhos curvos por todo o corpo da larva, com as pontas voltadas para fora.

Biologia

Os adultos não se alimentam. Logo após o nascimento, ocorre a cópula. A fêmea, estando fecundada, fica em locais protegidos, onde também se abrigam vários insetos hematófagos. Em voos rápidos, a mosca-berneira captura um inseto (hematófago ou saprófago, preferencialmente) e deposita sobre o seu abdome 15 a 20 ovos. Esses ficam aderidos ao abdome do inseto e apresentam um opérculo voltado para trás. Uma fêmea pode ovipor de 400 a 800 ovos durante sua curta vida, que dura cerca de dez dias (Figura 48.5).

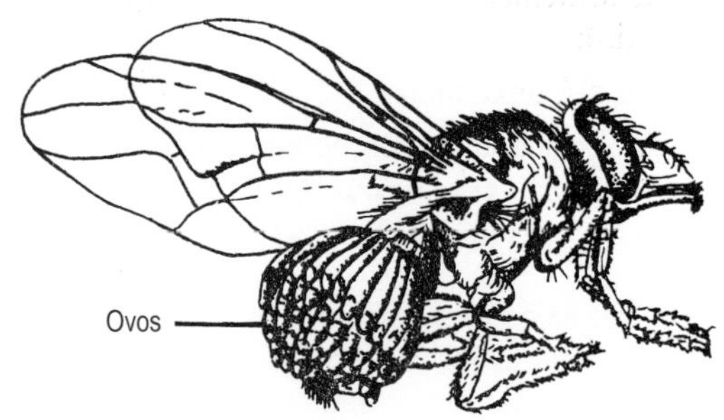

FIGURA 48.5. Mosca hematófaga (veiculando ovos de *Dermatobia hominis* sobre o abdome).

Cerca de seis dias depois, as larvas contidas no interior destes ovos já estão desenvolvidas e, quando o inseto veiculador vai alimentar-se, estimulado pelo calor do hospedeiro (humano ou de outro animal), a larva sai rapidamente do ovo e alcança a pele do hospedeiro. A larva mede 1,5 mm e em dez minutos penetra na pele sã ou lesada (p. ex., em casos em que haja a picada de insetos hematófagos.). Permanece com os espiráculos respiratórios voltados para fora (nível da pele) e a extremidade anterior (parte oral) voltada para dentro. Começa a alimentar-se ativamente e, após sofrer duas mudas ou ecdises, já está madura, após 40 ou 60 dias. Nesta fase, mede cerca de 2 cm de comprimento por 0,5 cm de diâmetro na parte mais volumosa. Em seguida, abandona o hospedeiro e cai no chão. Enterra-se na terra fofa, transforma-se em pupa e permanece nesta fase por 30 dias (nos meses de verão) até abandonar o pupário. Vinte e quatro horas depois entra em cópula, que se repete em dias sucessivos. Três dias após a primeira cópula, inicia a oviposição.

As principais espécies de insetos veiculadores de ovos de *D. hominis* são moscas não hematófagas: *Sarcopromusca pruna* (Muscidae), *Fannia* spp. (Fanniidae) e *Sarcophagula* spp. (Sarcophagidae). Dípteros hematófagos parecem ser menos importantes do que se pensava: *Neyvamyia lutzi, Stomoxys calcitrans, Aedes* spp., *Psorophora* spp. etc.

Tratamento

Para os animais, existe uma série de produtos fosforados que são neles aplicados preventivamente. As larvas, ao saírem dos ovos transportados pelos insetos veiculadores e entrarem em contato com a pele do animal tratado, morrem rapidamente.

Na espécie humana recomenda-se tirar o berne logo que seja percebido. O berne provoca um prurido intenso e depois dor. O orifício aberto possibilita a entrada de larvas de outras moscas, assim como de várias bactérias que podem complicar o quadro.

A melhor maneira de se retirar o berne é matando-o por asfixia:

- raspar os pelos da região (no caso de animais domésticos ou da cabeça em humanos);

- colar firmemente um pedaço de esparadrapo (3 cm^2 de lado);
- deixar por uma hora;
- retirar o esparadrapo: o berne deverá estar aderido a ele. Caso não esteja, com ligeira compressão sairá;
- tratar a ferida com bacteriostático local.

Caso não se consiga retirá-lo assim, pode-se proceder de outra maneira. Colocar um pequeno pedaço de fumo de rolo em água filtrada, ferver durante 15 minutos. Depois de fria, colocar algumas gotas no orifício do berne. A nicotina matará o berne rapidamente, facilitando sua extirpação por compressão manual. O berne, ou os bernes presentes cada qual em um orifício deverão ser retirados íntegros, para facilitar a cicatrização. De outra forma, poderá haver proliferação bacteriana, evoluindo para um abscesso.

Nota: deve-se matar o berne antes de tentar retirá-lo. Estando vivo, mantém os seus espinhos firmemente aderidos aos tecidos do hospedeiro, dificultando sua extirpação. Dependendo da área, só sairá do orifício após ligeira anestesia local, com neotutocaína ou xilocaína, seguida de incisão na pele com bisturi ou tesoura.

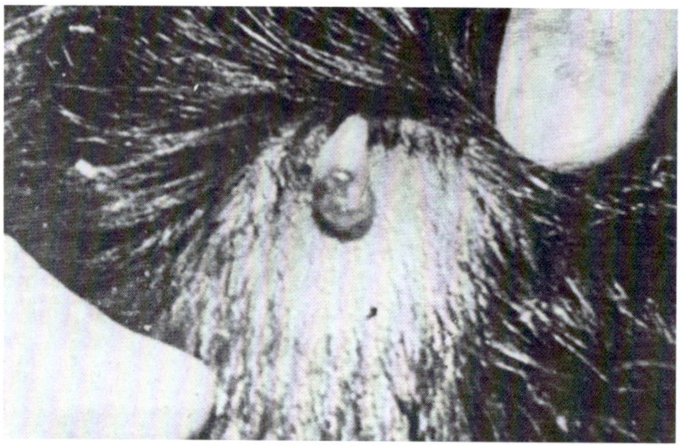

FIGURA 48.6. Miíase provocada pela larva de *Dermatobia hominis*; note que o "berne" está sendo expulso por compressão manual, após ter sido morto por tamponação do orifício com esparadrapo ou vaselina (Segundo Atlas Schering das Dermatoses Tropicais, nº 3, Doenças Parasitárias).

Quanto ao tratamento de miíase acidental, tanto para aquelas em que as larvas podem estar presentes na cavidade gastrointestinal quanto em outras cavidades, recomenda-se o emprego de ivermectina oral na dosagem de 300 μg/kg.

Para facilitar o estudante ou o profissional da área cujo interesse seja miíase, questões relativas sobre como alcançar o reconhecimento e diagnóstico das moscas aqui citadas, será apresentada a seguir uma chave simplificada, baseada apenas em características macroscópicas:

1.	Moscas de pequenas a grandes, de cor cinza, com três faixas negras no tórax e abdome axadrezado	*Sarcophagidae*
2.	Moscas grandes, tórax cinza-amarronzado e abdome azul metálico, cabeça com fronte proeminente triangulada	*Dermatobia hominis*
3.	Moscas médias, de cor verde ou azul-metálico	*Calliphoridae*
4.	Moscas médias, de cor verde ou azul-metálico com três faixas negras no tórax	*Cochliomyia*
5.	Moscas médias, de cor verde ou azul-metálico com faixas escuras transversais no abdome	*Chrysomya*
6.	Moscas médias, de cor verde ou azul-metálico intenso, algumas espécies com tom acobreado, muitas cerdas no tórax	*Lucilia*

Família Oestridae, Subfamília Oestrinae

Esta subfamília apresenta um gênero – *Oestrus* – com a espécie *O. ovis*, cujas larvas desenvolvem-se habitualmente nas mucosas e nos seios frontais de ovinos. Pode parasitar também caprinos, equinos e raramente os humanos. Tem distribuição mundial, sendo no Brasil comum nas regiões onde se criam carneiros (especialmente Região Sul do Brasil e sul de Minas Gerais). As moscas são grandes,

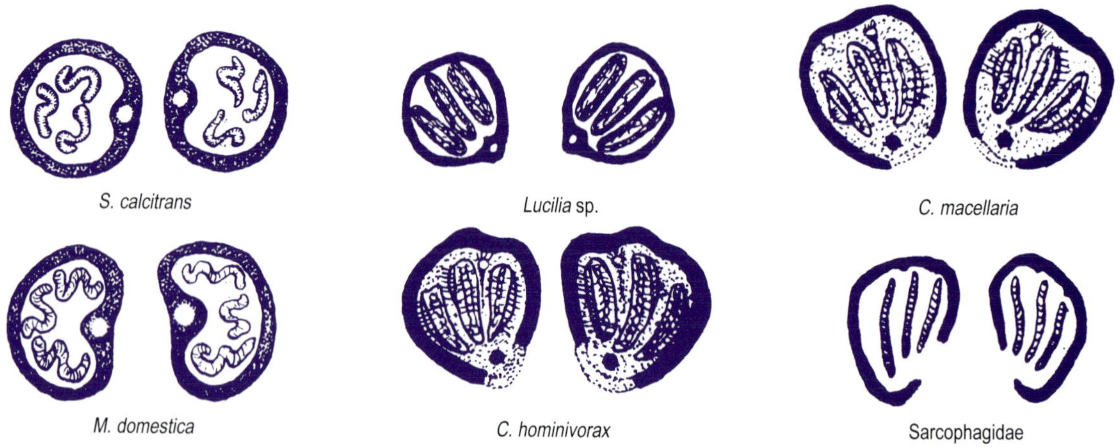

FIGURA 48.7. Placas estigmáticas e respectivos espiráculos respiratórios de larvas maduras de alguns muscoides importantes. Para observar tais estruturas, deve-se fazer o seguinte: cortar com tesoura o último segmento larvar; colocar esse fragmento sobre uma lâmina; observar em microscópio, com aumento de 10× (pode-se, ou não, utilizar lamínula).

robustas, com aparelho bucal atrofiado. As larvas são claras, chegando a atingir 2,5 cm de comprimento. Cada mosca é larvípora e durante sua vida (em torno de 30 dias) faz várias posturas, depositando nas narinas dos carneiros um total de até 500 larvas, em voos rápidos. O período larval é de 30 a 60 dias; quando atingem o máximo crescimento, as larvas caem no solo e enterram-se para empupar, e 30 dias após (meses quentes) emerge o adulto.

Os casos humanos relatados ocorrem na conjuntiva, produzindo forte irritação ocular. Em geral, nos humanos, as larvas não se desenvolvem além do primeiro instar. Na Europa e África do Norte os humanos são frequentemente infestados por esta larva, atingindo não só a conjuntiva como também as fossas nasais.

Família Oestridae, Subfamília Gasterophilinae

Esta subfamília tem quatro gêneros, dos quais o mais importante é *Gasterophilus*. Das três espécies (*G. nasalis, G. intestinalis* e *G. haemorrhoidalis*) que parasitam o tubo digestório de equídeos na região Neotropical, apenas *G. nasalis* tem sido registrada no Brasil.

Os adultos são moscas grandes, densamente pilosas, semelhantes a abelhas (inclusive no zumbido). Apresentam aparelho bucal atrofiado. As fêmeas depositam os ovos nos pelos dos animais, onde seis dias depois eclodem larvas diminutas que alcançam a boca deles; aí chegando, formam túneis no tecido subepitelial da língua e mucosa bucal, atingem a faringe cerca de 30 dias depois, sendo então transportadas ao estômago, fixando-se no piloro e duodeno. Aí permanecem durante 10 a 12 meses, quando atingem cerca de 2 cm de comprimento. São expelidas com as fezes. Caem no solo e empupam.

Os raros casos humanos assinalados apresentam apenas larvas de primeiro instar provocando um quadro de larva migrans cutânea (Capítulo 31).

Moscas e Entomologia Forense

A Entomologia Forense é a aplicação do estudo de insetos e outros artrópodes para uso legal, como em processos que envolvem crimes, suicídios ou mortes acidentais, com o intuito de se determinar o intervalo pós-morte, bem como as circunstâncias durante e após o óbito, como, p. ex., movimentos sofridos pelo cadáver, maneira e causas da morte (se natural, acidental, por negligência etc.). Na grande maioria dos casos, larvas de certas espécies de moscas, principalmente das famílias Calliphoridae e Sarcophagidae, são de fundamental importância para a Entomologia Forense, pois são as mais abundantes e as primeiras a colonizarem o corpo, desenvolvendo-se então neste tipo de recurso (cadáver).

Histórico

O potencial de contribuição da entomologia para as investigações legais é conhecido por pelo menos 700 anos, mas apenas recentemente a entomologia foi reconhecida definitivamente como um campo da ciência forense. O primeiro caso documentado de entomologia forense é reportado na China pelo advogado e investigador Sung Tzu no século 13, num livro intitulado *The washing away of wrongs*. Ele descreve o caso de uma morte por golpes de foice perto de um campo de arroz. No dia seguinte ao assassinato, o investigador pediu que todos os trabalhadores colocassem suas foices no chão. As moscas foram atraídas para apenas uma foice, que continha traços de sangue. O proprietário confessou o crime.

Durante exumações realizadas na França e Alemanha nos séculos 18 e 19, legistas observaram que corpos enterrados eram colonizados por várias espécies de artrópodes. Em 1831, o famoso médico francês Orfila verificou também em exumações que os insetos desempenhavam grande papel na decomposição dos corpos. O relato do primeiro caso moderno de entomologia forense para estimar o tempo de morte foi feito pelo médico francês Bergeret em 1855. O primeiro estudo sistemático de entomologia forense foi feito em 1881 pelo alemão Reinhard, mas 1894 foi um ano histórico, com a publicação de Mégnin *La faune des cadavres*, considerado o marco de nascimento da entomologia forense como ciência. A partir de 1960 a entomologia forense tomou novo fôlego na era moderna, principalmente pela atividade do médico belga Marcel Leclercq e do biólogo finlandês Pekka Nuorteva. Desde então, a aplicação da entomologia em investigações legais tem se tornado rotineira em países como os Estados Unidos, Canadá, França, Japão, Inglaterra, entre outros.

No Brasil, os primeiros trabalhos foram publicados na primeira metade do século 20. Em 1908, Oscar Freire apresentou uma coleção de insetos necrófagos para a sociedade Médica da Bahia e Roquette-Pinto foi o primeiro brasileiro a testar as ideias de Mégnin. Este tema reaparece na década de 1980 quando Monteiro-Filho e Penereiro, mais precisamente em 1987, publicaram um artigo sobre o estudo de decomposição e sucessão sobre uma carcaça animal numa área do Estado de São Paulo. Pesquisas sistemáticas com início em 1991 na UNICAMP, com várias teses sobre o assunto, focaram a sucessão ecológica, o efeito da altitude, tamanho da carcaça, drogas e tipo de vegetação na entomofauna associada a carcaças. Vários outros centros no país também passaram a desenvolver pesquisas sobre insetos de interesse forense no Rio de Janeiro, Paraná, Pernambuco, Amazonas, Paraíba, Pará e no Distrito Federal..

O conjunto desses estudos aponta as seguintes espécies como as mais importantes: *Chrysomya albiceps, C. putoria, C. megacephala, C. macellaria, Lucilia eximia, L. cuprina, Hemilucilia segmentaria, Hemilucilia semidiaphana, Paralucilia* spp. e *Sarconesia chlorogaster* (presente somente na Região Sul do Brasil), pertencentes à família Calliphoridae; *Peckia (Pattonela) intermutans, Peckia (Peckia) chrysostoma, Microcerella halli* e *Sarcophaga (Liopygia) ruficornis* pertencentes à família Sarcophagidae. Todas elas utilizam carcaças de animais de médio e grande porte para seu desenvolvimento larval. O entendimento do processo de decomposição cadavérica é de suma importância para a aplicação da entomologia nos casos forenses que envolvem a investigação do tempo de morte ou mesmo a associação de suspeitos com a autoria do crime.

Entomologia Forense e Drogas

Outro aspecto a ser ressaltado é que os insetos também podem ser utilizados na detecção de drogas, lícitas ou ilícitas, presentes no corpo, tais como estimulantes e/ou depressores do SNC, antidepressivos etc., consumidos pela vítima antes de sua morte. Nas últimas décadas, tem sido registrado um aumento no número de mortes relacionadas a drogas em vários países, o que mostra quão pertinente é esta área de estudo.

E, quando não há elementos necessários para a realização da análise toxicológica, ou o cadáver se encontra em estágio de decomposição avançada, os insetos necrófagos podem ser usados na detecção de substâncias tóxicas ou de seus metabólitos nos tecidos do morto, pois elas são incorporadas pelos insetos durante a alimentação. Com isso, a análise dos insetos, especialmente larvas e pupários de dípteros encontrados num corpo em decomposição, ou em suas proximidades, pode servir não só para a identificação qualitativa e quantitativa de substâncias ou drogas, mas para melhorar a acurácia na estimativa do intervalo pós-morte, uma vez que muitos elementos químicos podem interferir diretamente no ciclo biológico de insetos, gerando uma super ou subestimativa de tempo.

A vantagem de se usar a larva, ao invés dos tecidos do cadáver, são os resultados encontrados na cromatografia, pois as larvas apresentam menos contaminantes do que os tecidos animais, além de ser de fácil coleta e manutenção. Pupários íntegros podem ser coletados anos após o cadáver ter sido inteiramente consumido e substâncias eventualmente incorporadas no passado pelas larvas podem ser então detectadas no pupário, através da cromatografia ou ressonância magnética nuclear, produzindo uma série de informações que podem auxiliar na montagem do processo histórico sobre a morte e possíveis fatores concorrentes.

Em outras regiões do mundo alguns pesquisadores, principalmente aqueles ligados a órgãos de investigação de crimes, como o FBI nos EUA, vêm desenvolvendo trabalhos com larvas utilizando várias drogas e técnicas diferentes, e muitas vezes solucionando casos que envolvem homicídios, suicídios, sequestros, entre outros. No Brasil, todavia, a aplicação rotineira ainda é incipiente, pois as técnicas a serem utilizadas ainda estão sendo estudadas, aprimoradas e padronizadas.

Houve um grande salto no início da década de 1970 em relação ao desenvolvimento de equipamentos e técnicas mais eficazes para a detecção de drogas, sobretudo em cromatografia, que se destaca pela sua facilidade em efetuar a separação, identificação de substâncias químicas, juntamente com o auxílio da espectrometria de massas. Dentre as técnicas de cromatografia, a gasosa tem sido a mais utilizada, pois apresenta um poder de resolução e sensibilidade bastante elevados, o que torna possível a análise de várias substâncias de uma mesma amostra. Isso faz com que haja a necessidade de apenas pequenas quantidades de amostra o que, muitas vezes, é um fator crítico que limita a utilização de outras técnicas.

A partir do final da década de 1980 e na década de 1990, multiplicaram-se os artigos com estudos sobre detecção, mas igualmente cresceu o interesse por avaliar os efeitos de várias drogas sobre o desenvolvimento de insetos necrófagos diante de cocaína, organofosforados, heroína, antidepressivos tricíclicos, barbitúricos e analgésicos, entre outros. No Brasil, o primeiro artigo sobre o tema foi publicado em 2001, com o efeito de benzodiazepínicos sobre o desenvolvimento de varejeiras necrófagas. Atualmente, vários estudos têm sido conduzidos no país testando o efeito de várias drogas sobre espécies de moscas de interesse forense, incluindo o fenobarbital, testosterona e outros esteroides anabolizantes, objetivando criar um banco de dados de consulta pública que possa ser útil para a rotina judicial.

Moscas e Terapia Larval

Há muito tempo se sabe que ferimentos necrosados e infectados têm seu processo de cicatrização acelerado quando são infestados por larvas de determinadas espécies de moscas. Tais observações iniciais foram feitas, de modo empírico, e registradas por médicos-cirurgiões militares que atendiam aos soldados com ferimentos graves e necrosados nos campos de guerra. Nessas ocasiões, soldados cujas feridas se encontravam infestadas por larvas de moscas tinham um processo de cicatrização muito mais acelerado quando comparados aos que não tinham a presença de larvas em suas feridas, contribuindo também para a redução de risco de amputação de membros. Esse tipo de bioterapia tem sido usada inclusive, há tempos, por populações nativas da Austrália, América Central e Birmânia.

Os mecanismos de atuação das larvas usadas para fins terapêuticos podem ser assim resumidos:

- remoção mecânica de tecido desvitalizado, com o auxílio do aparato bucal das larvas durante o seu processo de alimentação;
- proliferação rápida do tecido de granulação, resultante do estímulo constante produzido pela movimentação das larvas sobre o tecido sadio e por substâncias por elas secretadas;
- liquefação enzimática do tecido necrosado pelas enzimas produzidas pelas larvas durante o seu processo de alimentação;
- destruição de bactérias no tubo digestório das larvas;
- destruição de bactérias no leito da ferida devido à presença de alantoína e peptídeos, substâncias com ação antimicrobiana produzidas pelas larvas;
- alcalinização do meio devido à liberação de amônia e carbonato de cálcio pelas larvas, o que inibe a proliferação bacteriana.

Com o advento dos antibióticos, esse método de limpeza e tratamento de feridas foi abandonado. Entretanto, com o aparecimento de resistência generalizada de bactérias a antibióticos, associado ao fato de que a antibioticoterapia tem eficácia muito comprometida nos casos de osteomielite crônica, tumores necrosados e em outros tipos de úlceras crônicas associadas a doenças que comprometem a eficiência da resposta imune (como o diabetes), larvas de califorídeos têm sido novamente usadas no tratamento dessas afecções.

No mundo a espécie mais comumente utilizada é a *Lucilia sericata,* e embora possa ser encontrada em território brasileiro, sua distribuição geográfica é bastante restrita. Por essa razão, estudos foram e têm sido conduzidos no Estado de São Paulo buscando selecionar novas candidatas com potencial para esse tipo de utilização, como *Cochliomyia macellaria, Chrysomya megacephala* e *Chrysomya putoria*. Questões relativas ao entendimento sobre os mecanismos da resposta imune do vertebrado modulados ante a presença das larvas e testes com diferentes densidades larvais objetivando avaliar a eficiência no processo de cicatrização e aplicação em humanos, após amplos testes em animais de laboratório, estão ganhando espaço e deverão ser promissores, se aplicados em grande escala, para garantir o bem-estar de pacientes no tratamento de feridas crônicas de difícil cicatrização e/ou infectadas com bactérias multirresistentes, na redução de riscos de amputação de membros ou de morte por septicemia, cada vez mais comum entre pessoas diabéticas.

49

Siphonaptera

Pedro Marcos Linardi
Daniel Moreira de Avelar

Introdução

A ordem Siphonaptera (*siphon* = tubo; *aptera* = sem asas) compreende insetos hematófagos de ambos os sexos, vulgarmente conhecidos como pulgas e bichos-de-pé. Esses insetos são encontrados em todo o mundo, com aproximadamente 3.000 espécies conhecidas, incluídas em quase 240 gêneros e 15 famílias. Dessas, pouco mais de 250 ocorrem na América do Sul, e no Brasil já foram assinaladas pouco mais de 60 espécies e/ou subespécies. Estudos filogenéticos apontam a ordem Mecoptera como a mais próxima de Siphonaptera, embora as larvas de pulgas sejam semelhantes às larvas dos dípteros. Suctoria e Aphaniptera são nomes que anteriormente foram dados à ordem das pulgas.

As pulgas na fase adulta são ectoparasitos de aves e mamíferos, em especial destes últimos, enquanto, na fase larvária, apresentam vida livre e aparelho bucal do tipo mastigador. Algumas espécies apresentam especificidades de hospedeiro. Quase todas as ordens de mamíferos já foram encontradas parasitadas por sifonápteros, embora as mais frequentes sejam Rodentia, Insectivora, Marsupialia, Chiroptera, Carnivora, Lagomorpha e Edentata. Entre os primatas, apenas o homem é hospedeiro habitual. Do ponto de vista epidemiológico, os roedores são os hospedeiros mais importantes, pelo fato de suas espécies serem incriminadas como reservatórios de várias infecções (peste, tularemia, tifo murino) e, ecologicamente, ocuparem diversos nichos em diferentes ecótopos, além de incluírem o maior número de espécies parasitadas e geograficamente apresentarem maior distribuição. No Brasil, cerca de 200 espécies têm sido relacionadas como hospedeiras de pulgas.

Com relação à duração do parasitismo ou ao tempo de associação com o hospedeiro, as pulgas podem viver sobre um determinado hospedeiro ou então, fora dele, geralmente em seu ninho. A maioria das espécies de pulgas enquadra-se no primeiro tipo, vivendo sobre a pelagem dos hospedeiros e neles alimentam-se intermitentemente (*Xenopsylla* spp., *Ctenocephalides* spp., *Polygenis* spp. etc.) ou então, penetrando sob a pele dos hospedeiros, aí se alimentando permanentemente (fêmeas fertilizadas de *Tunga* spp.). Outras espécies não vivem sobre o hospedeiro, só o procurando para exercer a hematofagia, como, por exemplo, *Pulex irritans*.

Importância

As pulgas ocupam um lugar de destaque em parasitologia pelos diversos nichos que desempenham na interação entre organismos, atuando como parasitos, como transmissores (vetores) ou como hospedeiros intermediários.

Como Parasitos

- São agentes espoliadores sanguíneos (machos e fêmeas), com várias espécies continuando a exercer a hematofagia, mesmo após repletas;
- Provocam irritação da pele devido à picada, ocasionando dermatite e reações alérgicas de intensidade variada (p. ex., prurigo de Hebra, com reações generalizadas pelo corpo, a partir de uma única picada) e dermatite alérgica em cães e gatos;
- Causam lesões cutâneas nos locais de parasitismo por *Tunga penetrans* (bicho-de-pé), quadro clínico este denominado tungíase, com a possível veiculação mecânica do tétano (*Clostridium tetani*), de gangrenas gasosas (*Clostridium perfrigens*) e de esporos de fungos (*Paracoccidioides brasiliensis*).

Em altas infestações, alguns animais de pequeno porte podem apresentar-se anêmicos, pelas sucessivas hematofagias.

Antígenos preparados de pulgas podem induzir hipossensibilidade ao hospedeiro, quando injetados intradermicamente em concentrações graduais. Reações cruzadas entre antígenos de *Ctenocephalides* e *Pulex* ou entre os de *Xenopsylla* e *Nosopsyllus* (pulgas de roedores sinantrópicos mas que picam o homem) podem ocorrer.

A tungíase apresenta alta prevalência no Brasil, especialmente nos meses quentes e secos, ocasionando, entre os portadores, dificuldades de postura e locomoção, necrose óssea e tendinosa e até perda de dedos dos pés.

Como Transmissores ou Vetores

- **Viroses** (*Mixoma mollitor*, agente da mixomatose em coelhos);
- **Doenças bacterianas:** *Yersinia pestis* (anteriormente denominada *Pasteurella pestis*), agente da peste bubônica; *Francisella tularensis*, agente da tularemia; *Salmonella enteritidis* e *Salmonella typhimurium*, agentes de salmoneloses; *Bartonella henselae*, agente da doença da esfoladura do gato; *Rickettsia typhi (= mooseri)*, agente do tifo murino, que atingem humanos também e cuja transmissão é realizada pelas fezes das pulgas de roedores, ou quando são elas esmagadas entre os dedos. Nos últimos anos, alguns casos de tifo murino foram notificados no Japão e na Argélia. Também, usando-se técnicas moleculares, uma outra espécie de riquétsia, *Rickettsia felis* foi diagnosticada em pulgas *Ctenocephalides*, em Minas Gerais. Esta bactéria é agente etiológico de uma nova riquetsiose que infecta humanos no México, EUA, Brasil e Espanha e também transmitida pela picada ou pulgas esmagadas. A técnica da PCR tem também permitido reconhecer DNA de *Leishmania infantum chagasi* em *Ctenocephalides*, retiradas de cães naturalmente infectadas, levantando, assim, a possibilidade da transmissão mecânica do calazar canino por meio de pulgas.

Como Hospedeiros Invertebrados (Intermediários)

- **Protozoa:** *Trypanosoma lewisi*, com evolução em roedores sinantrópicos; outros tripanosomatídeos monoxênicos de pulgas podem causar infecções oportunistas em indivíduos imunodeficientes;
- **Cestoda:** *Dipylidium caninum*, com evolução no cão (ou acidental no homem); *Hymenolepis nana* e *Hymenolepis diminuta*, que se desenvolvem posteriormente no homem e/ou roedores;
- **Nematoda:** *Acanthocheilonema reconditum,* verme filarial com posterior desenvolvimento em cães (Capítulo 58 – Exame de Vetores).

De todos esses fatores, o mais importante é a transmissão da peste bubônica. Essa é uma doença grave, conhecida desde a Antiguidade, tendo sido responsabilizada por grandes pandemias, com milhões de mortes, na Europa e na Ásia, principalmente nos séculos VI e XIV. Nessa época, a doença era conhecida como "peste negra". Atualmente, com exceção da Oceania, existem certos focos isolados em várias partes do mundo, principalmente na Ásia, na África e nas Américas (sudoeste dos EUA, Venezuela, Peru, Equador, Bolívia, Argentina e Brasil). Alguns destes focos são considerados persistentes, pois a ocorrência dos surtos da doença é cíclica. A partir da década de 1990 está havendo uma expansão pela África, em detrimento da Ásia.

Em 2017, a peste irrompeu drasticamente em Madagascar. Apenas em 2018 o número de casos de peste e óbitos reportados pela OMS foram os seguintes: na África 239 casos com 39 óbitos, sendo 104 em Madagascar com 34 óbitos e 135 no Congo com 5 óbitos. Casos recentes de peste foram também notificados em 2019 na China.

Apenas em 1983 registraram-se 40 casos de peste humana no sudoeste dos EUA, o maior número desde 1920.

Em nosso país, a peste bubônica entrou pelo porto de Santos em 1899, após ter sido introduzida na América do Sul através do porto fluvial de Assunção. Posteriormente, a peste se disseminou para várias cidades litorâneas e do interior. Passou a ser uma enzootia urbana, rural e silvestre. Com os combates sistemáticos feitos contra as pulgas *(Xenopsylla cheopis)* e contra os ratos reservatórios (*Rattus norvegicus* – rato de esgoto; *Rattus rattus* – rato de telhados; *Mus musculus* – camundongos), a peste hoje se encontra no Brasil restrita a certos focos silvestres do Piauí, Ceará, Pernambuco, Bahia, Alagoas, norte de Minas e Rio de Janeiro (Teresópolis-Friburgo), correspondendo a uma área de 240.000 km^2. Um total de 716 casos foram notificados nos anos de 1974 e 1975.

Ainda que no Brasil, no período de 1980/1993, tenham sido registrados 736 casos, com predominância para os estados do Ceará (393), Bahia (274) e Paraíba (54), cumpre salientar que, desde 2005, nenhum caso de peste foi assinalado em humanos, a despeito de alguns animais com sorologia positiva em certos estados do Nordeste.

A *Yersinia pestis* é um bacilo Gram-negativo, extremamente patogênico para ratos, camundongos, cobaias, coelhos, macacos e homem. É capaz de sobreviver e conservar sua infectividade em fezes dessecadas de pulga, no solo e no ninho de animais por longo tempo (5 a 16 meses). Pulgas infectadas podem sobreviver até 11 dias.

Há evidências de que animais de estimação atuem também na transmissão, pelas pulgas de roedores infectados que eventualmente possam albergar. Em felinos, a doença também pode ser contraída por ingestão de roedores e coelhos infectados.

Em geral, a doença humana ocorre após um surto da doença entre os ratos. O aparecimento de numerosos ratos mortos é o primeiro sinal de peste, que deve ser tomado como alarma. Após a mortalidade dos ratos, as pulgas, necessitando de alimentos, procuram outros hospedeiros. Em certas regiões rurais do Nordeste, hospedeiros silvestres são atraídos para o interior ou proximidades das residências (paióis abertos, casas de farinha), que abrigam algum cereal colhido e armazenado sob a forma de grãos. Desta forma, os roedores silvestres e/ou campestres, bem como suas pulgas, são postos em contato íntimo com os moradores. Todavia, mais frequentemente, as pulgas de roedores silvestres (*Polygenis* spp.), intercambiando de hospedeiros, podem trazer a peste do meio rural ou silvestre para roedores domiciliares. Estes, com suas pulgas próprias (*Xenopsylla cheopis*), mantêm a peste na zona urbana e/ou periurbana. Atingindo o homem, a pulga pode infectá-lo pela picada; isto é, pela inoculação do bacilo após sua reprodução e consequente bloqueio do proventrículo do inseto, o que provoca um aumento significativo das picadas, já que nessas condições as pulgas não conseguem se alimentar (Figura 49.1). Alcançando a via linfática, os bacilos são levados até os linfonodos regionais onde produzem uma inflamação dolorosa, denominada bubão – forma bubônica. Deste ponto, os bacilos podem cair na corrente sanguínea, atingindo vários órgãos (pulmões,

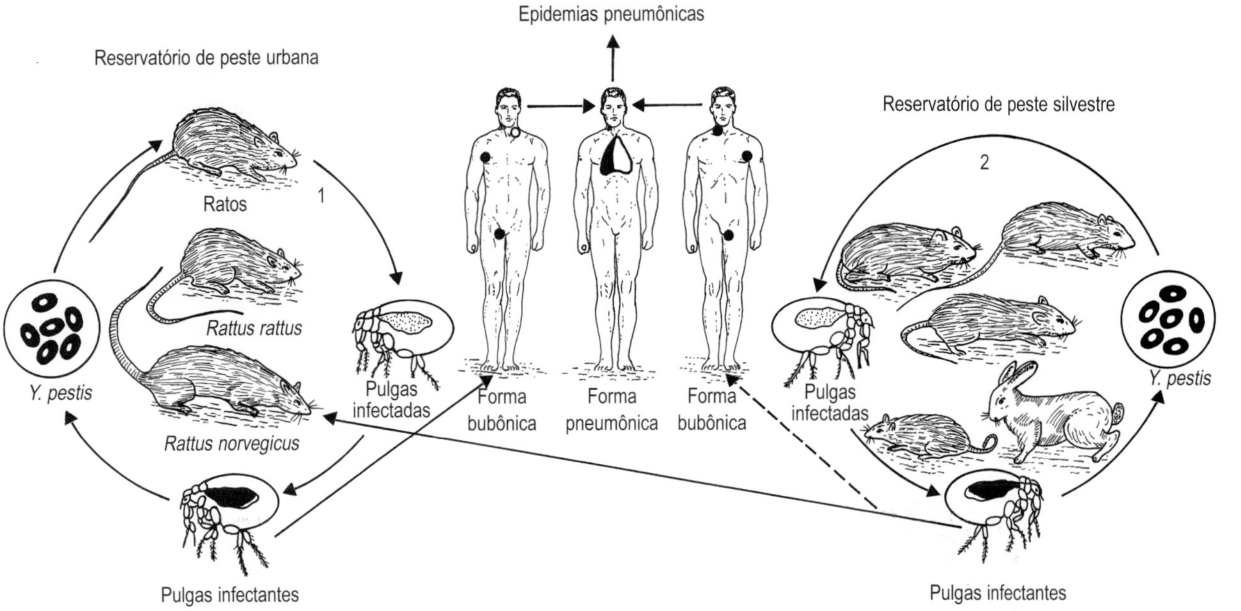

FIGURA 49.1. Cadeia epidemiológia da peste. (1) peste urbana: transmissão da *Yersinia pestis* ao homem pela picada de *Xenopsylla cheopis*; (2) peste rural ou silvestre: manutenção da *Y. pestis* entre roedores silvestres (comum) e transmissão do bacilo ao homem pela picada de *Polygenis* spp. (ocasional, seta pontilhada); (3) transmissão da peste de roedores silvestres e domésticos. A passagem de *Polygenis* spp. para roedores domésticos é mais frequente do que a passagem de *X. cheopis* para roedores silvestrês. (Modificado de Endemias Rurais - métodos de trabalho adotados pelo DNERU - Rio de Janeiro, 1968).

fígado, baço, meninges etc.). A forma pneumônica pode ser adquirida dessa maneira ou por inalação de perdigotos e esputos provenientes de um paciente já com lesões pulmonares. A forma pulmonar é a mais grave, com letalidade próxima dos 100%. Outras formas clínicas conhecidas são: a forma septicêmica – menos frequente, ocorrendo na fase terminal da peste bubônica ou pulmonar, com as bactérias reproduzindo-se rapidamente no sangue ou em órgãos internos, gerando o quadro conhecido como "peste negra", desde tempos históricos; forma ambulatória – também denominada "peste minor" –, que é uma forma abortiva da bubônica, com adenopatia mais discreta e pouco dolorosa, tendendo à cura completa.

Uma razoável estimativa da infectibilidade pestosa em determinadas regiões poderá ser proporcionada com a observação da relação pulga/rato – índices pulicidianos. O índice pulicidiano global diz respeito à quantidade de pulgas em ratos, enquanto o índice pulicidiano específico trata da qualidade das pulgas capturadas. Geralmente, o índice específico mais utilizado é o *cheopis*, enquanto o número máximo de pulgas tolerado em ratos (p. ex., média mensal durante o período de 1 ano) é cinco. Desta forma, toda vez que a média de pulgas em ratos for superior a *cinco*, e a pulga prevalente for *X. cheopis*, a coletividade estará altamente exposta à infecção. Ultimamente, tem-se admitido um índice *cheopis* crítico de um (total de *X. cheopis*/total de ratos), segundo o qual, medidas de controle, em especial desinsetização, devem ser implementadas.

A profilaxia consiste no combate sistemático aos ratos e ao transmissor habitual, isto é, a *Xenopsylla cheopis*, por medidas como desratização e despulização. A antirratização pode ser também empregada, tendo-se em vista o afastamento dos roedores da habitação humana ou tornando-a inadequada para a colonização dos mesmos (impermeabilização dos pisos e rodapés, blindagem de embarcações e de prédios, limpeza e queima do lixo, acondicionamento dos gêneros alimentícios etc.). Além disso, em caso de surtos, pode-se empregar a vacinação em massa.

Quanto ao tratamento, o bacilo da peste é sensível aos aminoglicosídeos (estreptomicina, kanamicina, gentamicina), cloranfenicol, tetraciclinas, sulfonamidas e quinolonas.

Morfologia

As pulgas são insetos pequenos – 1 a 3 mm –, de cor castanho-escuro e corpo achatado lateralmente (para facilitar a locomoção entre os pelos). São ápteras; o último par de pernas é adaptado para saltar, o que lhes permite dar pulos extraordinários, de várias vezes o seu tamanho. Apresentam aparelho bucal do tipo picador-sugador. O dimorfismo sexual é pronunciado. Os machos, além de serem menores que as fêmeas, diferenciam-se destas pela morfologia dos órgãos genitais: enquanto neles a extremidade posterior que alberga o órgão copulador espiralado é pontuda e voltada para cima, nas fêmeas a extremidade posterior é arredondada, exibindo uma estrutura visível após clarificação entre os segmentos VII e VIII do abdome – espermateca – de paredes quitinizadas e com função de reservatório de espermatozoides (Figura 49.2B). As pulgas possuem numerosas cerdas, de grande importância taxonômica. Dessas, as mais úteis para nós são as localizadas na cabeça, atrás das antenas, e as mais espessas, em forma de pente – ctenídio –, presentes junto do aparelho bucal (gena) e no pronoto, cuja função destina-se à fixação e à locomoção rápida do inseto no corpo de seus hospedeiros. Entre as estruturas internas, o proventrículo merece destaque, funcionando como uma válvula que impede a regurgitação do sangue durante o repasto sanguíneo. Nas Figuras 49.2 e 49.3 são mostrados os detalhes mais importantes da morfologia desses insetos.

Biologia

As pulgas adultas são hematófagas obrigatórias, alimentando-se diretamente nos capilares. As larvas, que vivem no solo (frestas de assoalho) ou ninhos de animais, alimentam-se de dejeções ressecadas (sangue e fezes semidigeridas) das pulgas adultas. Cada espécie de pulga tem um hospedeiro próprio, mas pode sugar outro animal, caso falte o seu preferido. Daí a possibilidade de transmissão de peste e outras doenças ao homem. A longevidade das pulgas é muito variável, dependendo da espécie, da atividade, da temperatura e da umidade ambiente e do estado alimentar. Assim, certos experimentos sobre longevidade de algumas pulgas, alimentadas ou sem alimento, proporcionaram os seguintes resultados: *X. cheopis* (pulga do rato): alimentada, vive 100 dias; sem alimento, 38 dias; *Pulex irritans* (pulga do homem): alimentada, 513 dias; sem alimento, 125 dias; *Ctenocephalides canis* (pulga do cão e do gato): alimentada, 234 dias; sem alimento, 58 dias. A resistência ao jejum é explicada pelo fato de a pulga permanecer imóvel (sem gastar energia) junto ao local em que emergiu da pupa, até que passe perto dela um hospedeiro descuidado.

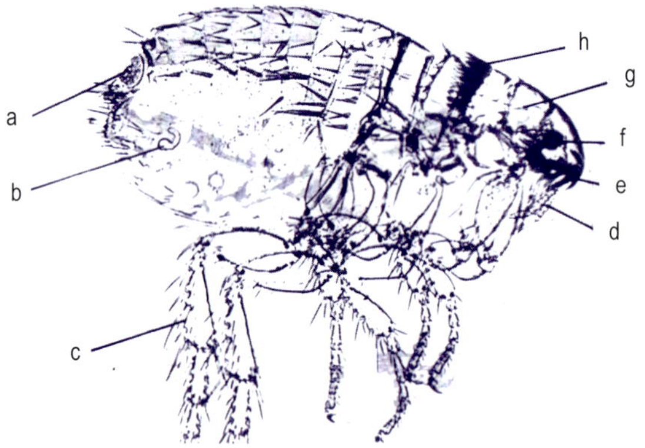

FIGURA 49.2. *Ctenocephalides felis felis* – fêmea. (a) *Sensilium*; (b) espermateca; (c) tíbia posterior; (d) peças bucais (palpos maxilares); (e) ctenídio genal; (f) olho; (g) cerdas pós-antenais; (H) ctenídio pronotal.

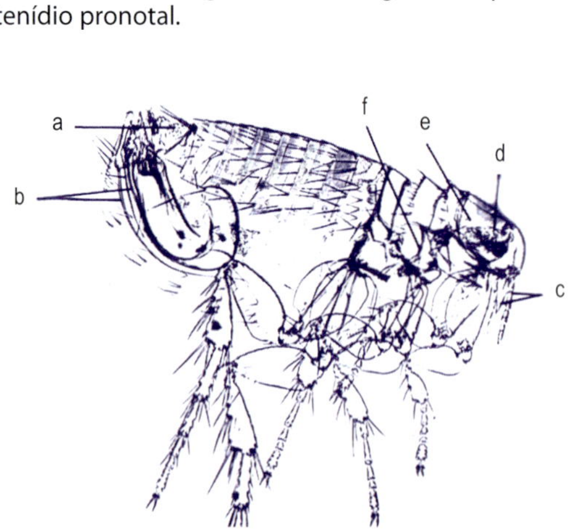

FIGURA 49.3. *Xenopsylla cheopis* – macho. (a) *Sensilium*; (b) órgão copulador (pênis ou edeago); (c) pecas bucais (palpos maxilares e maxilas); (d) antena; (e) cerdas pós-antenais; (f) sutura mesopleural.

Cada refeição da pulga demora cerca de 10 minutos, alimentando-se duas a três vezes por dia. A hematofagia é exercida tanto de dia quanto de noite, e é fundamental para a oviposição das fêmeas, cujo peso corpóreo após a ingestão é maior que o dos machos, já que necessitam de sangue para a maturação de seus ovos. Após o repasto, a pulga expele gotículas de sangue pelo ânus, muitas vezes misturado com fezes (essas gotículas ressecadas na roupa ou nos pelos de animais são indicativas da presença desses insetos). Interessante que o sangue ingerido pelas pulgas do hospedeiro normal é digerido mais depressa que o dos não usuais. Os estímulos responsáveis para que as pulgas encontrem seus hospedeiros são, principalmente, os visuais, os térmicos e os olfatórios.

Ciclo Biológico

Em geral, a cópula é realizada pouco depois que os insetos emergem dos pupários, e a fêmea é que cavalga o macho. Após a fecundação, a fêmea necessita de repasto sanguíneo para começar a ovipor. Em *T. penetrans*, segundo alguns autores, a cópula realiza-se após a fêmea penetrar em seu hospedeiro. As fases evolutivas das pulgas são: ovo, larva I, larva II, larva III, pupa e adulto (Figuras 49.4 e 49.5), exceto no gênero *Tunga* com apenas dois estádios larvários. São, portanto, insetos que têm metamorfose completa – holometábolos.

Cada pulga, dependendo da espécie, põe parceladamente seis ou mais ovos, perfazendo 400 a 1.800 em toda a sua vida. Eles são ovoides ou elipsoidais, esbranquiçados e são depositados nos ninhos, trilhas e abrigos dos hospedeiros. Em temperatura de 23-26°C e umidade relativa do ar elevada, a eclosão do ovo ocorre dentro de 1-3 dias. As larvas são vermiformes, ápodas, esbranquiçadas e eucéfalas. A larva I possui uma estrutura dorsal na cabeça destinada a romper os ovos no momento da eclosão. A larva III tece um casulo em volta de si, após imobilização e esvaziamento dos intestinos (pré-pupa) para transformar-se em pupa. A emergência dos adultos é estimulada por pressão mecânica. O ciclo completo de ovo a adulto é em torno de 25-30 dias, dependendo das condições de temperatura, umidade e nutrição das larvas.

Classificação

Das oito famílias de pulgas existentes no Brasil, apenas três apresentam espécies de importância médica (Tabela 49.1).

Espécies Principais

Alguns caracteres morfológicos e biológicos que permitem a diferenciação das espécies de importância médica são dados a seguir:

Tabela 49.1
Principais Famílias, Gêneros e Espécies de Siphonaptera de Importância Médica

Ordem	*Famílias*	*Gêneros*	*Espécies*
Siphonaptera	Pulicidae	*Pulex*	*P. irritans*
		Xenopsylla	*X. cheopis* *X. brasiliensis*
		Ctenocephalides	*C. canis* *C. felis*
	Rhopalopsyllidae	*Polygenis*	*P. bohlsi* *P. tripus*
	Tungidae	*Tunga*	*T. penetrans*
			T. trimamillata

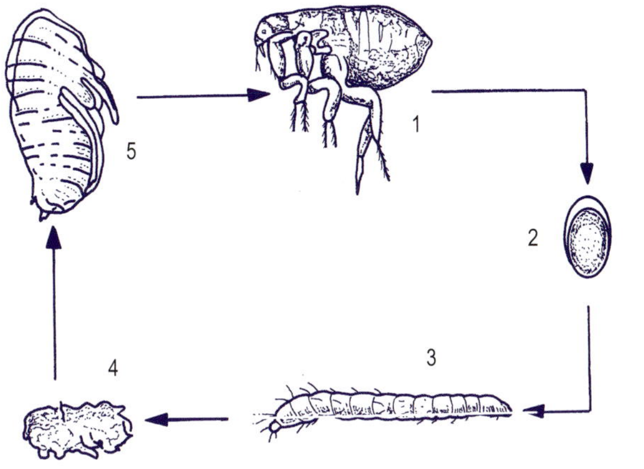

FIGURA 49.4. Ciclo de uma pulga. (1) Fêmea grávida faz oviposição no solo; (2) ovo; (3) larva; (4) larva alimenta-se de detritos orgânicos; (5) pupa. (Adaptado de Brown, 1964.)

- *Pulex irritans*: é a pulga que mais frequentemente ataca o homem, embora também se alimente de outros hospedeiros; é cosmopolita e muito encontradiça em casas velhas e antigos cinemas. Não é boa transmissora da peste bubônica. Sua picada pode causar em pessoas mais sensíveis uma reação dérmica generalizada – pulicose. É muito semelhante às duas espécies seguintes, diferenciando-se delas por:
  - apresentar uma única cerda no occipício (parte posterior da cabeça) (Figura 49.6B);
  - mesopleura não dividida (Figura 49.6B);
  - forma da espermateca, nos exemplares fêmeas (Figura 49.7A).
- *Xenopsylla cheopis*: é a pulga dos ratos domiciliares e comensais. É cosmopolita e a principal espécie transmissora da peste bubônica e do tifo murino entre roedores domiciliares, podendo depois passar destes para os humanos. É também hospedeira intermediária de *Hymenolepis* spp. *X. cheopis* é espécie prevalente sobre *X. brasiliensis*, em todo o Brasil, com exceção do estado de São Paulo. As duas espécies de *Xenopsylla* podem ser diferenciadas entre si pela forma das espermatecas (fêmeas) (Figuras 49.7B e C) e implantação das cerdas próximas a um órgão característico – *sensilium* – (machos). A *X. cheopis* apresenta as seguintes características que a diferenciam da *P. irritans*:
  - duas fileiras divergentes de cerdas no occipício (parte posterior da cabeça), cujos pontos de inserção formam a figura de um V (Figura 49.6C);
  - mesopleura dividida por uma sutura (Figuras 49.3F e 49.6C);
  - morfologia e pigmentação das espermatecas (fêmeas) (Figura 49.7).

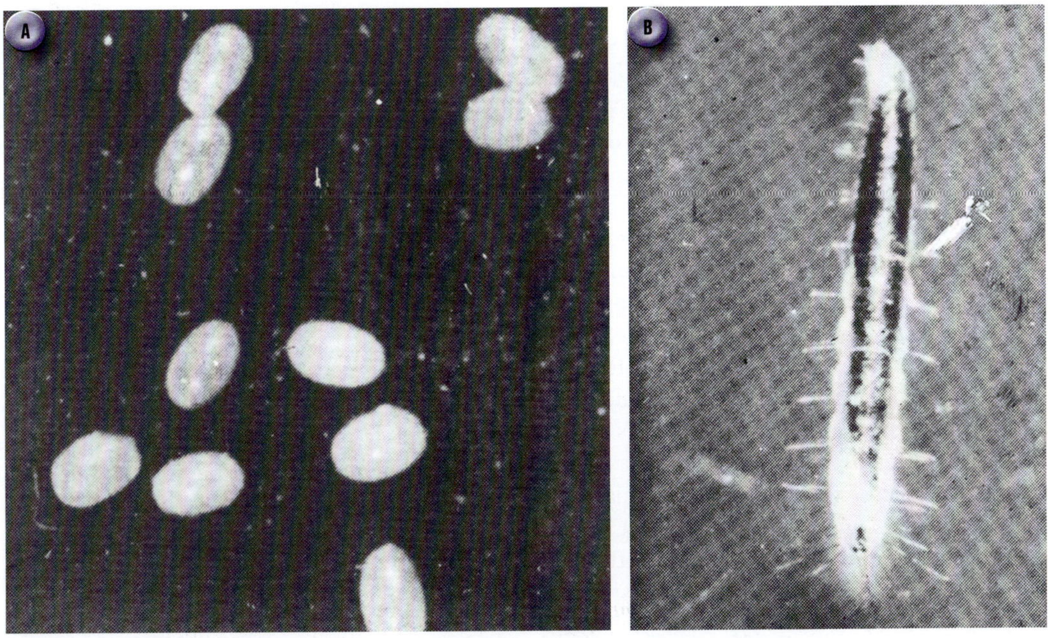

FIGURA 49.5. *Ctenocephalides felis felis*: ovos **(A)** e larva **(B)** de 2º estádio (aumento 133,2×). (Fotos gentilmente cedidas pelo Prof. Mário De Maria.)

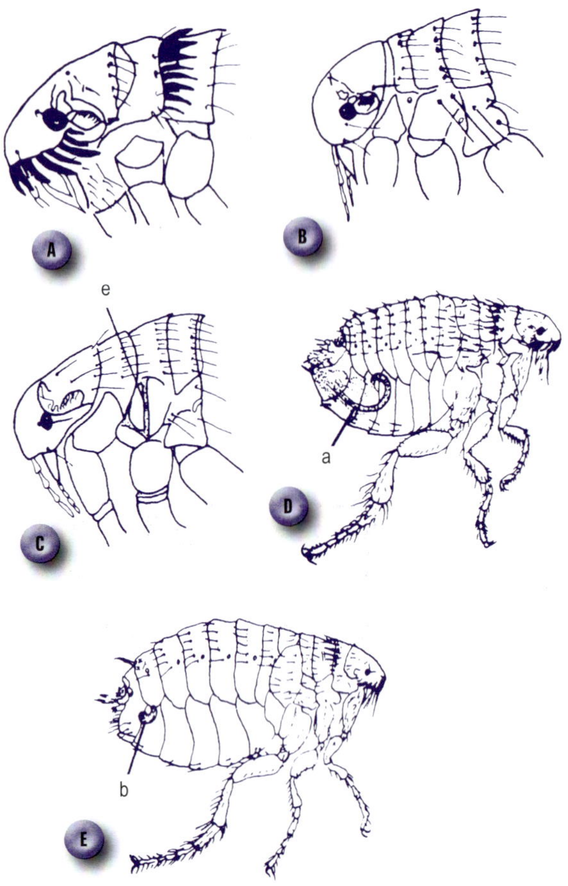

FIGURA 49.6. **(A)** *Ctenocephalides* sp.; **(B)** *Pulex irritans* (com apenas uma cerda no occipício); **(C)** *Xenopsylla cheopis* (com cerdas no occipício formando um V); (e) espessamento da mesopleura; **(D)** macho de *Ctenocephalides* sp.; (a) pênis ou edeago; **(E)** fêmea de *Ctenocephalides* sp.; (b) espermateca.

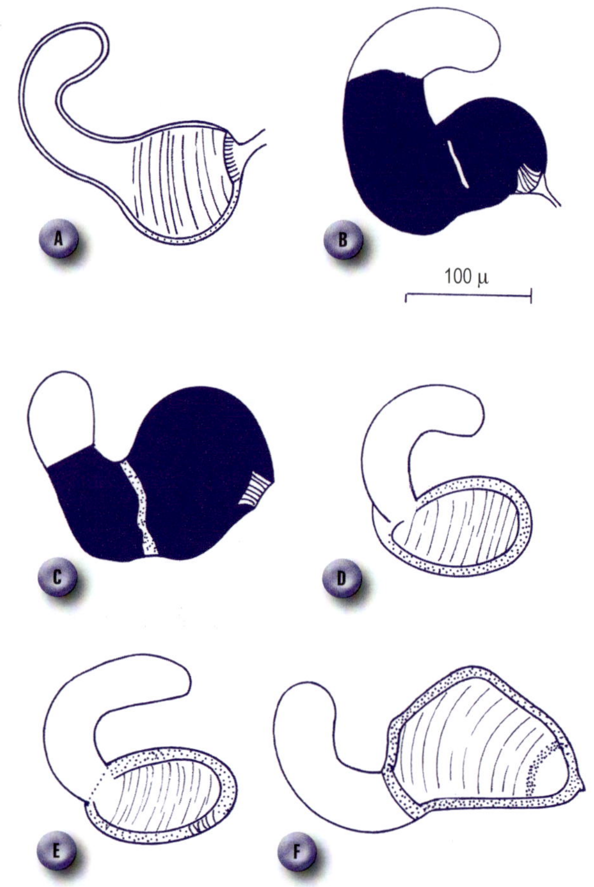

FIGURA 49.7. Espermatecas das fêmeas de algumas espécies de pulgas: **(A)** *Pulex irritans*; **(B)** *Xenopsylla cheopis*; **(C)** *Xenopsylla brasiliensis*; **(D)** *Ctenocephalides felis felis*; **(E)** *Ctenocephalides canis*; **(F)** *Polygenis tripus*.

- *Ctenocephalides felis* e *Ctenocephalides canis*. São as pulgas de carnívoros, e frequentemente podem ser encontradas parasitando indiferentemente cães e gatos. Apresentam dois ctenídios evidentes: genal e pronotal. Em certas regiões do Brasil, *C. felis* é a principal espécie de pulga que parasita cães. Ambas as espécies podem, não raro, picar o homem. Em algumas regiões do mundo, *C. felis* é também a pulga mais encontrada no interior de certas habitações. A diferenciação entre as duas espécies pode ser feita pelo ctenídio genal: o primeiro dente é bem menor que o segundo, em fêmeas de *C. canis*, e um pouco menor que o segundo, em fêmeas de *C. felis*. Todavia, as diferenças mais notáveis entre as duas espécies são proporcionadas pela quetotaxia do metepisterno (metapleura) e da tíbia posterior (Figura 49.8). Das quatro subespécies de *C. felis* existentes no mundo, apenas uma ocorre no Brasil: *C. felis felis*. Epidemiologicamente, as duas espécies de *Ctenocephalides* atuam como hospedeiras intermediárias de *Dipylidium caninum* e *Acanthocheilonema reconditum*, vetoras de *Bartonella henselae* e *Rickettsia felis*, além de se infectarem com *Leishmania infantum chagasi*.
- *Polygenis* spp. São as pulgas de roedores silvestres, mantenedoras da peste silvestre nas Américas. Quase 50% das pulgas existentes no Brasil pertencem ao gênero *Polygenis*. As espécies mais frequentes na zona de peste endêmica do Brasil, isto é, região Nordeste e parte da Sudeste, são *P. bohlsi* e *P. tripus*. As várias espécies de *Polygenis* podem ser diagnosticadas pela morfologia das genitálias; porém, todas elas apresentam em comum as seguintes características que as diferenciam das demais espécies de pulgas citadas neste trabalho (sobretudo as desprovidas de ctenídios):
  - três fileiras de cerdas no occipício;
  - duas fileiras de cerdas no abdome;
  - pênis ou edeago bastante característico pelo fato de ser enrolado e exibindo várias voltas (machos);
  - formas das espermatecas (fêmeas) (Figura 49.7F).
- *Tunga penetrans*. É o "bicho-de-pé", também chamado de "bicho-de-porco" e "bicho-de-cachorro". Apesar de

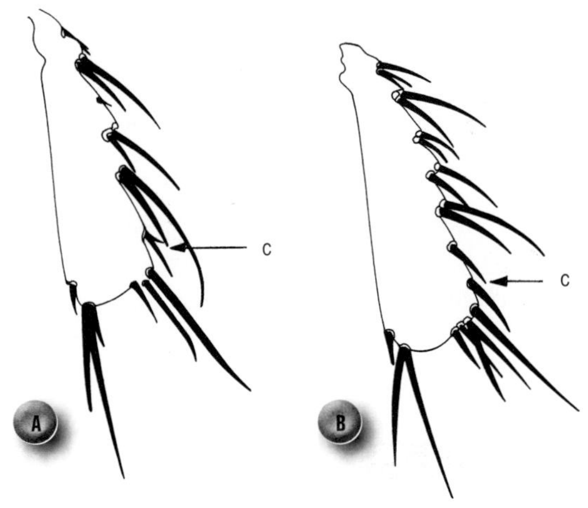

FIGURA 49.8. Quetotaxia da tíbia posterior das espécies de *Ctenocephalides*: **(A)** *Ctenocephalides felis felis*; (c) uma única cerda dorsal forte, entre os entalhes mediano e apical; **(B)** *Ctenocephalides canis*; (c) duas cerdas dorsais fortes, entre os entalhes mediano e apical. (Adaptado de Hopkins e Rothschild, 1953; as cerdas da face externa não estão representadas.)

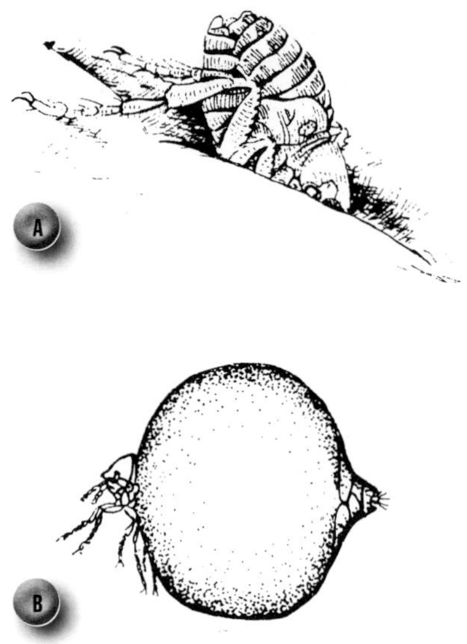

FIGURA 49.9. *Tunga penetrans*. **(A)** Fêmea penetrando na pele; **(B)** fêmea grávida, repleta de ovos.

ambos os sexos serem hematófagos, apenas a fêmea é que penetra a cabeça, o tórax e parte do abdome nos tecidos do hospedeiro, alimentando-se de líquido tissular e sangue e se enchendo de ovos, tomando uma forma hipertrofiada, denominada neossoma. É a menor espécie de pulga conhecida (1 mm). Tudo indica que essa espécie é originária da América, tendo posteriormente atingido a África. Atualmente, a tungíase ocorre de forma endêmica em cerca de 90 países. No Brasil, a tungíase apresenta alta prevalência, sobretudo nos meses mais quentes e secos. O ciclo de ovo a adulto completa-se em 17-25 dias. Os hospedeiros atacados mais frequentemente são: porco, homem, cão e gato. No homem, prefere penetrar principalmente na sola plantar, calcanhar, cantos dos dedos (dos pés e mãos) e raramente no escroto, ânus e pálpebras. Quando as lesões cutâneas são numerosas, próximas entre si e localizadas na borda do calcanhar, recebem a denominação "favo de mel". Machos e fêmeas permanecem em locais secos, próximos de chiqueiros, montes de esterco e no peridomicílio (jardins, hortas). Em geral, a disseminação desta espécie é feita por dois mecanismos principais: 1) ovos, larvas, pupas ou adultos são disseminados com o esterco oriundo de sítios e fazendas, comprado com a finalidade de se adubar hortas e jardins; o esterco, ao chegar no domicílio e contendo as diversas formas da pulga, passa a ser um novo foco da mesma; 2) cães vadios (ou mesmo gatos) parasitados por fêmeas grávidas de *T. penetrans* durante suas andanças podem disseminar ovos da pulga que, se caírem em ambiente propício, darão origem a formas adultas.

Para alguns autores, após a cópula, a fêmea procura um hospedeiro e penetra ativamente no local escolhido. Permanece com a cabeça e o corpo mergulhados nos tecidos, deixando para fora apenas a extremidade posterior que contém a abertura genital, o ânus e os estigmas respiratórios (Figura 49.9). Em alguns dias, começa a aumentar o abdome despropositadamente: é que ele está repleto de ovos (cerca de 100), eliminando-os como balas de canhão. Ao fim de alguns dias (15, mais ou menos), todos os ovos estão eliminados e a fêmea morre e sai ou é destruída pela reação do hospedeiro. Os ovos no chão úmido e sombreado darão origem às larvas que passam por apenas dois estádios (as demais espécies de pulgas passam por três estádios larvares). As larvas dão origem às pupas e, essas, aos adultos. Cerca de 20 a 30 dias após a oviposição, já surgem os adultos.

As fêmeas, ao penetrarem, provocam um prurido intenso. Depois de grávidas, continua o prurido e, às vezes, dor. Em infestações múltiplas pode dificultar a movimentação do hospedeiro. O maior perigo da tungíase deve-se às infecções secundárias causadas por *Staphylococcus aureus* e bactérias Gram-negativas que levam à formação de pústulas, supuração, úlceras e à veiculação mecânica de tétano (*Clostridium tetani*), micoses (*Paracoccidioides brasiliensis*), gangrena gasosa (*Clostridium perfringens*). As lesões iniciais podem servir também como porta de entrada para outros agentes bacterianos.

Outra espécie que pode parasitar o ser humano é *T. trimamillata*, embora no Brasil tenha ela sido registrada apenas parasitando bovinos. Considerando que o Brasil possui o segundo maior rebanho bovino mundial e o alto número de indivíduos expostos ao risco de tungíase, o número de casos atribuídos a essa espécie de pulga poderá aumentar ao longo dos anos.

Morfologicamente, machos e fêmeas não hipertrofiadas podem ser diferenciados das demais espécies de pulgas por:

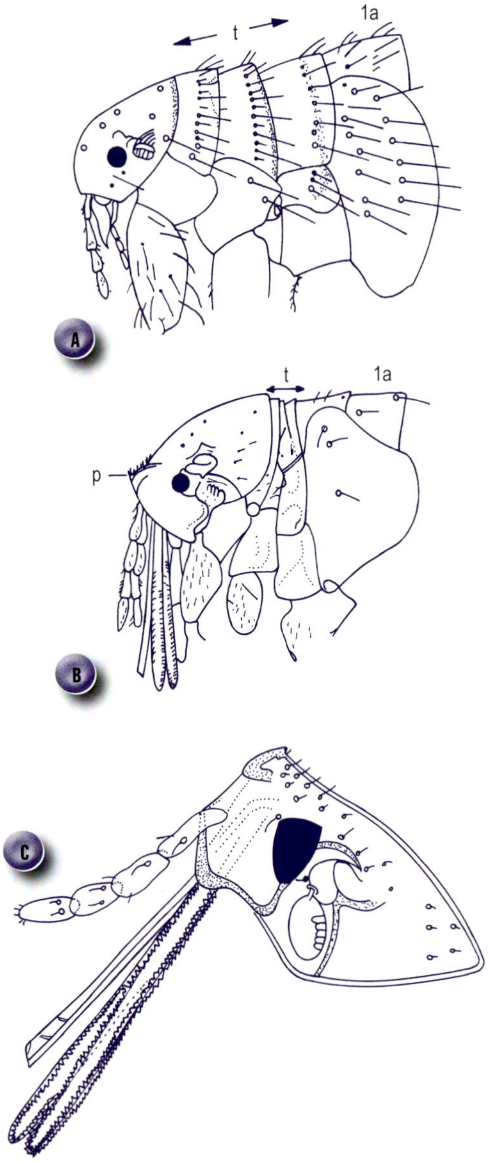

FIGURA 49.10. Diferenciação morfológica entre Pulicidae e Tungidae. **(A)** *Pulex irritans*; (t) tórax; (1a) primeiro segmento abdominal; **(B)** *Tunga penetrans*; (t) tórax; (1a) primeiro segmento abdominal; (p) tubérculo frontal; **(C)** *Tunga penetrans*: cabeça com peças bucais apresentando lacínias serrilhadas.

- apresentarem o conjunto formado pelos três segmentos torácicos mais curtos que o primeiro segmento abdominal (Figura 49.10B);
- lacínias serrilhadas, situadas ântero-inferiormente na cabeça (Figura 49.10C);
- fêmeas não hipertrofiadas apresentam ainda os últimos quatro pares de espiráculos abdominais bem desenvolvidos;
- fronte com tubérculo pronunciado (Figura 49.10B-C).

Tratamento

Após a desinfecção local com álcool iodado, com uma agulha previamente esterilizada, fazer pequenas dilacerações na pele, circundando a tumoração. É necessário muito cuidado para não aprofundar a agulha, o que iria provocar dor e romper a pulga. Após a incisão completa da pele, retirar o bicho-de-pé, puxando-o com os dedos polegar e indicador, que funcionam como pinça. Esta não deve ser usada, para não romper o parasito. Depois de retirado, o mesmo é colocado no fogo ou em álcool (para destruir os ovos); faz-se a aplicação de bacteriostático oxidante no orifício deixado (mertiolato).

Antimicrobianos de uso tópico como mupirocina (2%) podem ser usados, aplicando-se duas vezes ao dia, durante 7 a 10 dias. Quando as lesões são muito numerosas e com pústulas, recomenda-se a utilização de um antimicrobiano sistêmico. O uso tópico de ivermectina, tiabendazol e metrifonato, todos sob a foma de loção, pode reduzir o número de lesões, ainda que pouco eficazes para combater a pulga na fase de penetração. Ressalte-se que, até o momento, nenhuma droga disponível no mercado apresenta eficácia comprovada.

Profilaxia

Andar calçado e, ao trabalhar com esterco, usar luvas. Aplicação de malathion e piretroides (K-othrine) em chiqueiros destrói o principal foco. Em caso da fonte de *Tunga* ser o esterco (comprado para jardinagem ou amontoado para posterior utilização), recomenda-se pulverizar inseticida (malathion ou piretroide) sobre o mesmo e em sua periferia.

Para pessoas que lidam em áreas infestadas, recomenda-se a vacinação antitetânica.

No ambiente peridoméstico pode-se usar fogo direcionado à terra amontoada após varredura e revolvimento. O trânsito de veículos com areia, leivas de grama e esterco deve ser limitado em áreas indenes.

Controle

Na ordem Siphonaptera, nenhuma das espécies é exclusiva do homem. As que dele se alimentam exercem, também a hematofagia sobre outros animais, domésticos ou silvestres. Consequentemente, o combate às pulgas deve ser efetuado em três diferentes níveis ou hábitats: sobre os animais domésticos parasitados, no interior das habitações infestadas e no ambiente peridomiciliar (quintais, lotes vagos, canis, abrigos de animais, terrenos baldios etc.).

Em todos esses ambientes, o controle pode ser efetuado por métodos mecânicos (ou naturais) e químicos.

Métodos Mecânicos

• Sobre Animais Domésticos (Cães e Gatos)

- *Catação manual do ectoparasito:* após inspeção da pelagem e consequente reconhecimento de adultos, ovos e fezes. O prurido incessante, acompanhado ou não de dermatite alérgica, é um meio auxiliar de diagnóstico da pulicose. O exame de fezes também pode evidenciar a infestação, uma vez que, pelo hábito de *grooming* (catação), as pulgas ingeridas por tais animais não são por eles digeridas;

- *Lavagem da pelagem:* sobretudo quando realizada através de jato forte ou quando se mergulha o animal em recipiente adequado. As lavagens com óleos imobilizam as pulgas, retendo-as na pelagem do hospedeiro, o que facilita o processo de catação manual, se realizado logo em seguida;
- *Escovação ou penteação frequente:* as espécies *C. felis* e *C. canis*, por apresentarem ctenídios, aderem firmemente à pelagem dos hospedeiros. O processo torna-se mais eficaz quando um pente fino (32 dentes por polegada) for utilizado posteriormente à untura da pelagem. Recomendado para animais de pelos curtos ou médios.

• No Interior das Habitações

- Varreção cuidadosa da casa e posterior incineração da varredura: quando efetuada repetidamente (se possível, diariamente), promove um controle relativo;
- Uso de aspiradores de pó: recolhem não apenas ovos, larvas e pupas, mas, também, fezes de pulgas e outros nutrientes orgânicos necessários à alimentação das larvas;
- Lavagem do piso dos domicílios: mais eficaz se realizada com água quente e xampu que, em se tratando de carpete, limpa melhor as fibras, facilitando a penetração de inseticidas, caso algum destes venha a ser empregado posteriormente;
- Lavagem frequente da "cama" do animal: representada por panos, trapos, esteiras e similares que o animal utiliza para dormir ou repousar.
- Uso de armadilhas luminosas: a fototaxia positiva para os adultos de algumas espécies constitui a base para o emprego desses artefatos, cujo alcance se estende a quase 10 metros.

• No Ambiente Peridomiciliar

- Varreção frequente do canil e outros abrigos, com posterior incineração da varredura;
- Impedir a veiculação de esterco e matéria orgânica para adubo;
- Manejo da vegetação: através de poda e retirada de ervas e arbustos localizados nas proximidades das casas dos animais ou ao longo de suas trilhas incluídas no percurso de rotina;
- Manejo do solo: através da rotação e revolvimento de terra, de modo a interferir nas condições habituais de temperatura e umidade, essenciais ao desenvolvimento das larvas;
- Impedir o contato ou intercâmbio do animal com outros externos ao domicílio: animais vadios de mesma espécie ou itinerantes de outras espécies (roedores sinantrópicos e campestres, marsupiais etc.).

Métodos Químicos

Para o combate às pulgas, vários inseticidas, pertencentes a diferentes grupos químicos, encontram-se atualmente em uso, por todo o mundo: organoclorados, organofosforados, carbamatos, produtos naturais (piretrina, rotenona), piretroides sintéticos, fenilpirazóis, cloronicotinil nitroguanidina, lactonas macrocíclicas, oxadiazina, semicarbazonas e isoxazolina. Outros produtos, os reguladores de crescimento (IGRs = *insect growth regulators*) e os inibidores de desenvolvimento, embora não classificados propriamente como inseticidas, atuam com a mesma finalidade (Tabela 49.2). Nem todos os inseticidas e similares estão, todavia, disponíveis no mercado brasileiro, em face das restrições de uso, limitações de custo e período de testes experimentais.

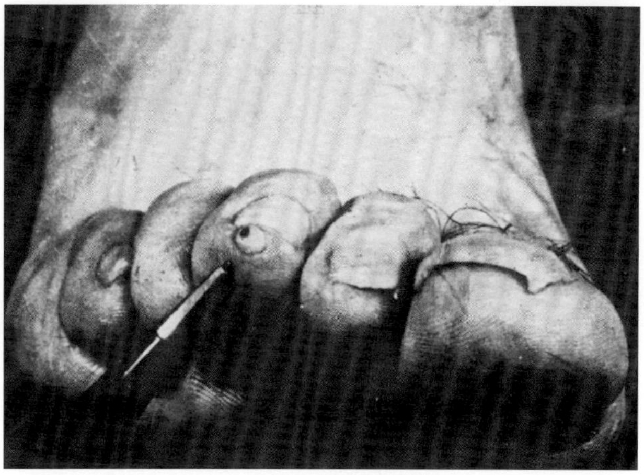

FIGURA 49.11. *Tunga penetrans* grávida (bicho-de-pé) no dedo; notar os últimos segmentos abdominais exteriorizados que é a porção enegrecida no centro.

Organoclorados como o DDT e o lindane, embora até recentemente preconizados pela OMS para o controle de pulgas, já estão ultrapassados, em virtude do efeito relativo advindo da resistência adquirida e das restrições atuais de toxicidade.

Os organofosforados podem ser utilizados para o controle de pulgas, tanto no interior dos domicílios quanto no ambiente peridomiciliar, destacando-se entre eles o malathion, o chlorpyrifos, o diazinon e o propetamphos, este último com considerável atividade residual e fotoestabilidade, sendo, portanto, o mais recomendado para aplicações extradomiciliares. Quando aplicados diretamente sobre animais domésticos, a operação deve ser cuidadosa, uma vez que atuam como inibidores da enzima acetilcolinesterase.

Embora disponíveis comercialmente sob várias formulações (talco, xampu, sabão) para tratamento de animais domésticos (coumaphos, metriphonato), o uso mais frequente tem sido através de coleiras impregnadas, com o inseticida agindo por via sistêmica em caráter preventivo: fenthion, chlorpyrifos, dichlorvos (este último, atualmente proibido nos EUA para uso direto em animais e em caráter restrito para utilização em residências).

Na categoria dos carbamatos incluem-se o carbaryl (Neocid), o propoxur e o bendiocarb, os dois últimos determinando efeitos mais tóxicos, embora apresentando uma boa ação residual. Disponíveis no mercado sob a forma de pó ou talco, xampu e sabão, não obstante algumas coleiras antipulgas apresentarem o propoxur como princípio ativo.

Tabela 49.2 Produtos Utilizados no Controle Químico de Pulgas com Importância Médico-veterinária					
Grupo Químico	***Moléculas***	***Modo de Ação***	***Modo de Aplicação***	***Tempo de Duração (Grupo Químico)***	***Indício de Resistência****
Adulticidas					
Organoclorados ciclodienos	Lindane	Fixa-se sobre os canais de sódio. Estimula a entrada de íons Na^+ nas células nervosas. Ocorre hiperexcitação	Loção. Não é mais comercializado no Brasil, na Europa e na América do Norte	Não é mais comercializado no Brasil, na Europa e na América do Norte	Sim
Organofosforados	Diazinon, fenthion, malathion, chlorpyrifos, propetamphos, dichlorvos, cythioate	Inibidores de colinesterase. Estimula as células nervosas	Colar impregnado. Disponível comercialmente na forma de pó, concentrado emulsionável, líquido ou granulado	Dependente da estrutura química do composto (p. ex., dichlorvos, que é altamente volátil; enquanto diazinona pode permanecer ativo por meses)	Sim
Carbamatos	Carbaryl, propoxur, bendiocarb	Inibidores de colinesterase. Estimula as células nervosas	Disponível como pó, coleira impregnada ou *spray*	Longo efeito residual.	Sim
Piretroides	Permetrina, deltametrina, flumetrina, piretrina	Fixa-se sobre os canais de sódio. Estimula a entrada de íons Na^+ nas células nervosas. Ocorre hiperexcitação.	*Spray,* uso tópico, colar impregnado, xampu, nebulizador, pulverizador ambiental	Geralmente com baixa atividade residual. Prolongamento da atividade com técnicas de microencapsulação	Sim
Fenilpirazóis	Fipronil, piriprol	Fixa-se nos canais de íons cloreto controlados por GABA e glutamato no sistema nervoso do inseto. Bloqueio da transmissão nervosa inibitória. Hiperexcitação das células nervosas	*Spray*, uso tópico	Longo efeito residual	Sim
Cloronicotinil Nitroguanidina	Imidacloprid, dinotefuran, nitenpiram	Estimulação de receptores de acetilcolina nicotínica. Estimulo de neurônios pós-sinápticos	Colar impregnado. Uso tópico	Promove proteção contra infestação por até 5 semanas	Não. Existem registros de redução da suscetibilidade ao imidacloprid
Lactonas macrocíclicas derivada de espinosina	Espinosina, espinetoram	Estimulação de receptores de acetilcolina nicotínica. Estimulo de neurônios pós-sinática	Uso oral. Uso tópico	Promove proteção contra infestação por aproximadamente 25 dias	Não. Existem registros de redução da suscetibilidade à espinosina
Oxadiazina	Indoxacarb	Antagonista de canal de sódio. Paralisia e morte	Uso tópico	Promove proteção contra infestação por até 6 semanas	Não
Semicarbazonas	Metaflumizone	Antagonista de canal de sódio. Paralisia e morte	Uso tópico	Promove proteção contra infestação por até 7 semanas	Não
Lactonas macrocíclicas (avermectina/milbemicina)	Selamectina	Fixação nos receptores de glutamato. Estímulo da entrada de Cl-, inibição da atividade das células nervosa	Uso tópico	Promove proteção contra reinfestação por até 30 dias	Não
Isoxazolina	Afoxolaner, fluralaner	Fixa-se nos canais de íons cloreto controlados por GABA e glutamato nas sinapses dos insetos. Bloqueio da entrada de Cl^-. Hiperexcitação das células nervosas	Uso oral	Promove proteção contra infestação por aproximadamente 40 dias	Não

Continua

Tabela 49.2 (Cont.) Produtos Utilizados no Controle Químico de Pulgas com Importância Médico-veterinária					
Grupo Químico	***Moléculas***	***Modo de Ação***	***Modo de Aplicação***	***Tempo de Duração (Grupo Químico)***	***Indício de Resistência****
Reguladores de Crescimento de insetos (IGR)					
Análogos de hormônio juvenil	(S)-metopreno, piriproxifeno	Atividades ovicida, embriocida e larvicida. Diminuição da capacidade reprodutiva. Redução na taxa de eclosão das larvas. Mortalidade na última muda de larva para o estágio de pupa	Uso tópico. Nebulizador. Pulverizador ambiental	Variável. (S)-metopreno é rapidamente degradado quando exposto aos raios UV, enquanto o piriproxifeno pode persistir por mais de 6 meses no ambiente	Não
Benzoilureia	Lufenuron, flufenoxuron	Inibidor da síntese de quitina. Tem ação ovicida e larvicida. Inibe a eclosão de ovos. Induz a mortalidade durante a muda	Uso oral. Nebulizador. Pulverizador ambiental	Longo efeito residual, mantendo os cães livres ou com pequeno número de pulgas	Não
Carbamatos	Fenoxicarbe	Efeito sobre a ovogênese, embriogênese, metamorfose, fecundidade e a fertilidade. Provoca a ruptura do intestino médio, além de inibir a muda das larvas	Disponível sob a forma de pó. *Spray*	Efeito residual por aproximadamente 60 dias em solo superficial	Não

**Relativo a* Ctenocephalides felis.

Entre os compostos sulfurados, inclui-se o monossulfeto de tetraetiltiuram, usado sob a forma de sabão ou loção para controle exclusivo de pulgas e outros ectoparasitos em animais infestados.

As piretrinas e piretroides, embora apresentando um bom efeito letal (*knock down*), conferem menor poder residual. No Brasil, não apenas as piretrinas, mas sobretudo a deltametrina e a permetrina, entre os sintéticos (sabão, loção, xampu e *spray*), têm sido empregadas para o controle de pulgas em animais domésticos. Para o controle no interior dos domicílios, o K-othrine é o piretroide de eleição. A ação dos piretroides sintéticos é mais eficaz quando associada a outros inseticidas (efeito sinérgico), em geral organofosfados ou IGRs, conforme demonstrado em estudos recentes.

Ainda, recentemente, vários inseticidas para o controle de pulgas têm sido fabricados e empregados em diversos países, sob a forma de microencapsulados. O produto, geralmente uma piretrina ou um fosforado (diazinon, chlorpyrifos), sendo armazenado em microcápsulas de náilon ou poliureia, garante uma liberação gradual e progressiva de seu princípio ativo, o que determina uma efetiva ação residual. Pode ser utilizado tanto no ambiente, quanto diretamente sobre o animal infestado, graças à relativa segurança do modo de elaboração.

Os reguladores de crescimento (IGRs), sendo substâncias análogas aos hormônios juvenis, atuam de modo a reproduzir os efeitos hormonais, podendo interromper ou inibir a metamorfose dos insetos, desde que aplicados em dosagens específicas a intervalos de tempo regulares. O tratamento das larvas e pupas de pulgas com IGRs provoca o desenvolvimento anormal do adulto, acarretando sua mortalidade. Nos EUA, duas dessas substâncias, o metopreno e o fenoxycarb, já se encontram disponíveis para uso, enquanto outras como o hidropreno encontram-se em fase experimental. Desde que os IGRs são fotodegradáveis, a sua utilização é limitada ao controle das infestações intradomiciliares. Apesar de não exercerem efeito direto sobre os adultos, apresentam boa eficácia sobre ovos, larvas e pupas, além de não serem tóxicos aos mamíferos.

Os inibidores de desenvolvimento têm no lufenuron o seu princípio ativo. Esta substância impede a formação de quitina nas larvas de primeiro estádio (apêndice cefálico rompedor de ovos), inviabilizando-as de eclosão. Administrado mensalmente por via oral em cães e gatos, e atuando como produto sistêmico, interrompe as infestações nos animais e no ambiente. Desde que seu efeito será observado apenas a partir da próxima geração de pulgas, ele tem sido, por isso, denominado vulgar e incorretamente "anticoncepcional de pulgas". O produto foi introduzido pela Ciba-Geigy (= Novartis) no mercado brasileiro, sob o nome "Program". Outros produtos empregados no controle de pulgas em cães e gatos são o Frontline (fipronil), e o Advantage (imidacloprid + cloronicotinil + nitroguanidina sintética), ambos com efeito residual além de 30 dias e o Revolution (selamectina). O uso de boratos em carpetes apresenta bom resultado, pois alteram o processo alimentar das larvas.

Embora atualmente comercializados em certos países, os colares e outros artefatos ultrassônicos não provaram ser eficazes para controle de pulgas. Desde que as pulgas são capazes de detectar o som na faixa de 100 a 10.000 quilohertz e que tais artefatos são fabricados para operar na frequência de 40-50 kHz, eles não repelem pulgas nem tampouco afetam o seu salto ou mesmo alteram a sua reprodução ou o seu desenvolvimento, conforme demonstrado em várias publicações. Diante disso, a sua comercialização tem sido considerada ilegal em vários estados norte-americanos.

Um programa de controle de pulgas, para ser qualificado como de boa qualidade, deverá envolver diferentes estratégias, através da utilização simultânea de métodos mecânicos e químicos. Atualmente, o controle integrado associando um inseticida + um inibidor de desenvolvimento, ou um inseticida + um regulador de crescimento com um método mecânico nas residências constitui uma das melhores estratégias. O tratamento das infestações nos animais domésticos deverá ser estendido ao ambiente e vice-versa. Seria, também, de fundamental importância saber que espécie(s) de pulga(s) constitui(em) o foco de infestação, tendo em vista as particularidades do ciclo biológico, longevidade, preferência e intercâmbio de hospedeiros, e veiculação de doenças. Assim, no caso de infestação por *X. cheopis*, medidas de vigilância e combate aos roedores (antirratização e desratização) devem ser tomadas paralelamente.

O controle químico requer cuidados, em face da toxicidade dos inseticidas. As formulações em uso para combate de pulgas em animais domésticos incluem sabão, xampu, pó, talco, loção e coleiras impregnadas. Desde que a maior parte dos inseticidas não atua sobre ovos e pupas de pulgas – não apenas devido à ação do princípio ativo, mas também em virtude da formulação empregada –, a aplicação deve ser repetida duas vezes, com um intervalo de 1 semana. Quando polvilhado sobre o corpo do animal, o inseticida deverá ser mantido por meia hora; em seguida, lavar bem todo o pelo do animal com água e sabão. O pó (talco) ou *spray*, quando aplicado na pelagem, deve ser aspergido rente à pele do animal, o que facilmente se consegue com o deslizamento de um pente fino no sentido inverso ao da implantação dos pelos.

No interior dos domicílios, a aplicação do inseticida (polvilhamento, bombeamento) deverá ser direcionada às frestas do assoalho, cantos de paredes, carpetes, tapetes, panos e trapos onde habitualmente repousam os animais domésticos. A aplicação intradomiciliar envolve as seguintes medidas de segurança:

- retirar, previamente, as crianças e os animais de estimação (peixes, pássaros etc.) dos locais-alvo de tratamento;
- cobrir adequadamente todos os alimentos e utensílios de cozinha;
- retornar ao domicílio somente após completa ventilação.

O uso indiscriminado de inseticidas no interior do domicílio e no ambiente peridomiciliar requer experiência e cuidados. Consequentemente, uma boa medida poderá ser a prestação de serviços por parte de empresas profissionais de reconhecida competência.

Pesquisas relacionadas com o desenvolvimento de uma vacina antipulga (*C. felis felis*) encontram-se em andamento, porém com resultados conflitantes. O seu princípio baseia-se no emprego de antígenos da membrana do intestino de pulgas adultas como elemento imunizante.

50

Anoplura

Pedro Marcos Linardi
Júlio Vianna Barbosa

Introdução

A ordem Phthiraptera inclui quatro subordens, respectivamente, Rhynchophthirina, Amblycera, Ischnocera e Anoplura, das quais as três primeiras apresentando aparelho bucal mastigador foram, durante muito tempo, consideradas como Mallophaga, em contraposição aos Anoplura, de aparelho bucal sugador-pungitivo e, consequentemente, hematófagos nas fases imatura e adulta. São vulgarmente conhecidos como piolhos sugadores, apresentando metamorfose gradual – paurometábolos (Capítulo 38 – Ciclo Biológico) – e parasitos exclusivos de mamíferos.

Os anopluros compreendem 532 espécies distribuídas em 15 famílias, das quais apenas duas apresentam espécies que parasitam os humanos: a) Pediculidae, com as espécies *Pediculus capitis* De Geer, 1778 (= *Pediculus humanus capitis)*, que é o piolho da cabeça, e *Pediculus humanus* Lineu, 1758 (= *Pediculus humanus humanus*), que é o piolho do corpo ou "muquirana"; b) Pthiridae, com a espécie *Pthirus pubis* Lineu, 1758 (= *Phthirus pubis*), vulgarmente conhecida como "chato". Ainda que para alguns autores essas duas formas de *Pediculus* sejam subespécies, antes que propriamente espécies, atualmente, com base em estudos moleculares, há uma tendência em se considerar ambas como uma única espécie, nomeada *Pediculus humanus*.

Esses insetos antigamente pululavam na espécie humana. Depois, com o progresso, higiene individual, troca diária de roupa para dormir, advento de inseticidas eficazes, os piolhos do corpo e da região pubiana tornaram-se bastante raros, sendo então mais encontrados nos mendigos e favelados.

Atualmente, existe novo surto do piolho da cabeça, em todo o mundo, atacando grande número de crianças em idade escolar e, às vezes, adultos de todas as classes sociais. Parece que os principais fatores que levaram ao aparecimento dessa epidemia tenham sido os seguintes: resistência do *P. capitis* aos inseticidas usuais, aumento da população humana e modificação dos hábitos sociais e afetivos, favorecendo o maior contato entre as pessoas (salas de aula cheias, transportes coletivos repletos e beijos faciais para cumprimentos), indiferença das autoridades com relação à infestação (ignorando-a ou considerando-a passivamente como inofensiva) e a falta de inspeção em determinados grupos, como, por exemplo, o de idade pré-escolar, que funcionariam como reservatórios. Já com o piolho do corpo, a explicação que justifica o não aparecimento de novos surtos é que com o hábito de se trocar as roupas para dormir, os ovos do *P. humanus* presentes nas dobras das roupas resfriam e morrem.

Importância

Chama-se pediculose à infestação por piolhos sugadores: pediculose do couro cabeludo e pediculose do corpo. A infestação determinada pelos "chatos" é denominada pitiríase, pitirose, fitiríase, fitirose, ou, impropriamente, "pediculose do púbis". Elas são caracterizadas por prurido, irritação da pele ou do couro cabeludo e infecções estafilocócicas secundárias (impetigo), podendo, também, determinar inflamação ganglionar satélite e alopecia. Quando infestações graves por piolho da cabeça estão associadas a más condições sociais e dietas inadequadas, as crianças parasitadas podem apresentar-se anêmicas pela deficiência de ferro subtraído pela hematofagia.

A pediculose do couro cabeludo é uma das principais parasitoses infantis, sendo a mais frequente entre as ectoparasitoses. Suas consequências se fazem sentir sobre a criança, os pais e os professores. A criança sente-se psicologicamente mal pela condição de parasitada, não raro escondendo a infestação em um sentimento de vergonha. Esta ocultação da parasitose – por parte da criança, da família ou de escolas e comunidades – tem garantido a sobrevivência dos piolhos através dos tempos, realimentando a infestação. Os pais são também atingidos por este estigma, que pode dar ideia de falta de higiene em casa. Os educadores enfrentam o problema de evitar a transmissão da moléstia a outros alunos, isolando as crianças infestadas, enfrentando a situação desagradável de comunicar o fato aos pais e, até, em certos casos, serem levados a suspender as atividades escolares por alguns dias. Contudo, é a criança quem paga o tributo mais alto aos piolhos, por meio da hematofagia contínua, perturbação do sono pelo prurido incessante e, consequentemente, pela diminuição do rendimento escolar. Em altas infestações, a população de piolhos pode ultrapassar 1.000 indivíduos.

A picada do inseto ocasiona, ainda, uma dermatite, causada pela reação do hospedeiro à saliva injetada ao início da hematofagia. O prurido leva o paciente a arranhar a pele, abrindo a porta de entrada para patógenos (ver o tópico Hematofagia, no Capítulo 37). Também pode facilitar a instalação de miíases no couro cabeludo.

Além do prurido intenso, o piolho do corpo pode veicular o tifo exantemático (*Rickettsia prowazeki*), a febre das trincheiras (*Bartonella quintana* = *Rochalimaea quintana*) e a febre recorrente (*Borrelia recurrentis*). O tifo exantemático é transmitido pelas fezes e esmagamento dos piolhos e alguns surtos têm ocorrido recentemente em Burundi. A forma mais branda deste tifo é chamada de doença de Brill-Zinsser, que ocorre na Europa, a despeito de sua persistência na Etiópia, Ruanda e Américas Central e do Sul (Andes). A febre recorrente é transmitida pelo esmagamento dos insetos entre os dedos ou entre os dentes, sendo ainda uma doença comum na África Central e Oriental, especialmente entre as pessoas mais pobres e refugiados provenientes da Etiópia, podendo, assim, disseminar-se em virtude de futuros conflitos. A febre das trincheiras, também conhecida como febre dos cinco dias ou febre wolhínica, é uma infecção emergente, que se pensava ter desaparecido após as Guerras Mundiais. Essa doença tem sido recentemente identificada em cidades da França (Paris), EUA (Seattle) e Japão (Tóquio). A sua transmissão ocorre pelas fezes de piolhos do corpo. Já o tifo murino (tifo endêmico) entre os roedores é mantida por piolhos, mas entre os roedores e o homem a transmissão é feita por pulgas.

Como os piolhos são insetos altamente específicos aos seus hospedeiros, e por ocuparem diferentes territórios no corpo dos mesmos, o seu estudo abre importantes perspectivas para o esclarecimento da coevolução hospedeiro/parasito, afinidades taxonômicas, geográficas e antropológicas e consequentemente da incessante busca às origens do homem (paleoparasitologia)! O registro mais antigo da infestação dos piolhos na cabeça de humanos data de mais de 10.000 anos, tendo sido encontrado em um sítio arqueológico do Nordeste brasileiro.

O uso da infestação de piolhos em Entomologia Forense tem sido preconizado como um meio para estimar o tempo de morte em humanos, devido ao fato de os piolhos adultos abandonarem o corpo dos hospedeiros logo após a morte, ao contrário das lêndeas que neles permanecem aderidas.

Morfologia

São insetos pequenos, sem asas, achatados dorsoventralmente e com o aparelho bucal picador-sugador. A cabeça é mais estreita que o tórax, diferenciando-os dos outros piolhos mastigadores incluídos na ordem Phthiraptera. As pernas são fortes e no tarso nota-se uma forte garra que se opõe a um processo na tíbia; esse conjunto (garra e processo tibial) forma uma pinça, com a qual o inseto fica firmemente "abraçado" ao pelo ou fibra (Figura 50.2).

Em *Pediculus*, o corpo é aproximadamente 2-3 vezes mais longo do que largo e os três pares de pernas são de mesmo comprimento e largura, em contraposição à *Pthirus*, em que o corpo é pouco mais longo do que largo (1,5 vez e assemelhando-se a um caranguejo) e o primeiro par de pernas é mais curto e mais estreito com relação aos posteriores, de mesmas dimensões.

Nos dois gêneros, machos e fêmeas podem ser diferenciados pela extremidade abdominal que é arredondada nos machos e provida de uma reentrância nas fêmeas. Não raro, a genitália do macho evidencia-se pela face ventral (Figuras 50.5 e 50.6). Uma outra característica diferencial bem marcante é que em *Pediculus* os espiráculos abdominais situam-se lateralmente, um em cada segmento (Figuras 50.1B e 50.5), enquanto em *Pthirus* os três primeiros espiráculos abdominais ocorrem em linha transversa no primeiro segmento (Figura 50.1C).

Os ovos são colocados aderidos aos pelos ou às fibras e são conhecidos por lêndeas (Figuras 50.1, 50.3, 50.4 e 50.7). Eles são ovais e operculados na parte mais larga, de coloração branco-amarelada, medindo, aproximadamente, 1 mm de comprimento em *Pediculus* e 0,5 mm em *Pthirus*.

Na Figura 50.1, poderemos ver os aspectos gerais desses insetos.

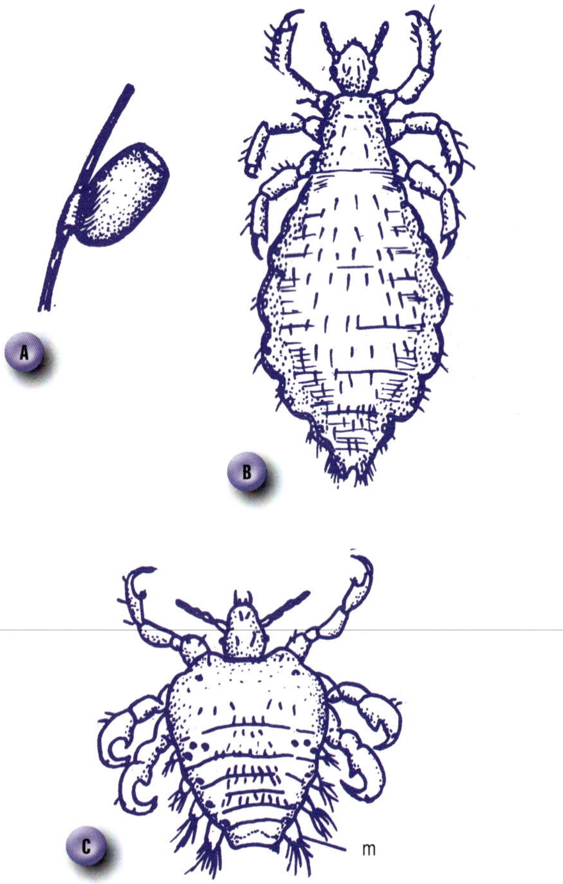

FIGURA 50.1. **(A)** Ovo (lêndea); **(B)** *"Pediculus capitis"* fêmea; **(C)** *Pthirus pubis* fêmea; (m) metapódios (quatro de cada lado).

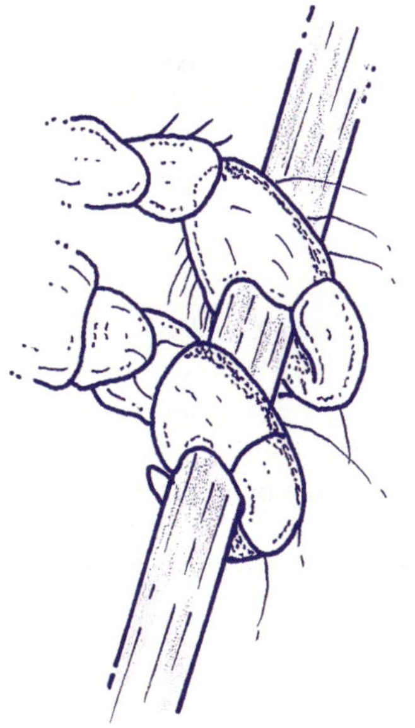

FIGURA 50.2. Detalhe de um "*Pediculus capitis*" fixando-se a um pelo.

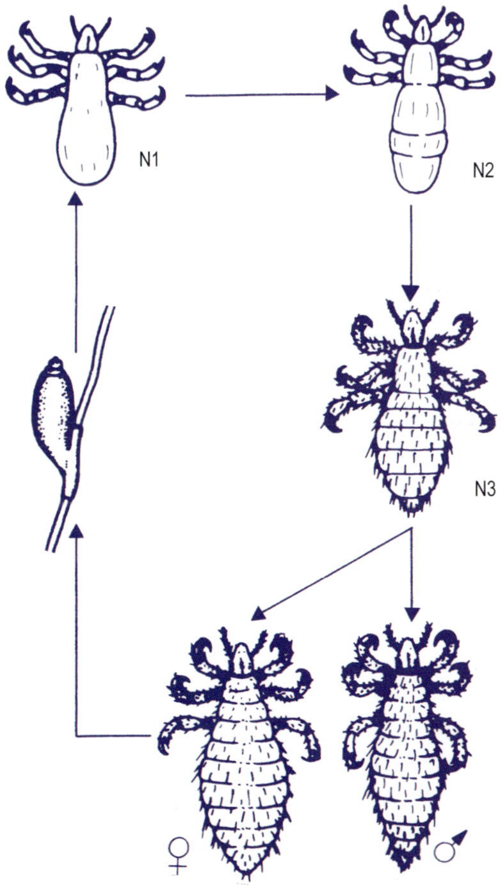

FIGURA 50.3. Ciclo biológico do *Pediculus capitis*: incubação do ovo – 8 a 9 dias; de ninfa 1 até adulto – mais 15 dias. N1, N2, N3: ninfas de 1º, 2º e 3º estádios.

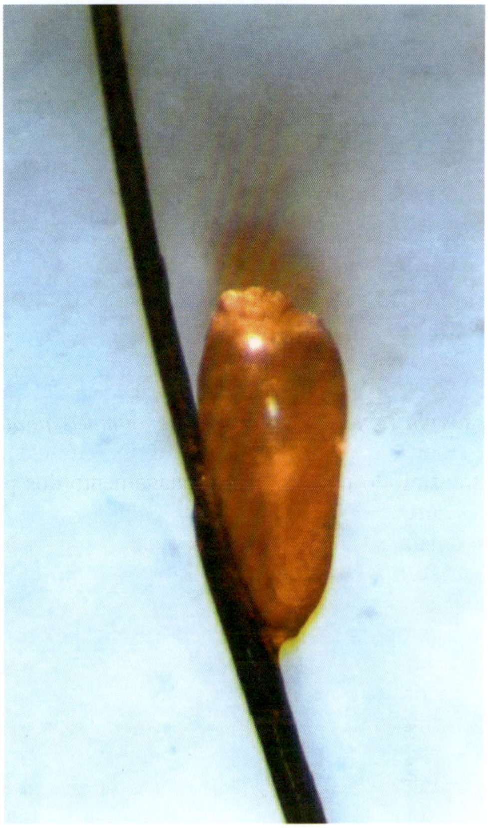

FIGURA 50.4. *P. capitis* – lêndea. (Foto de J. V. Barbosa.)

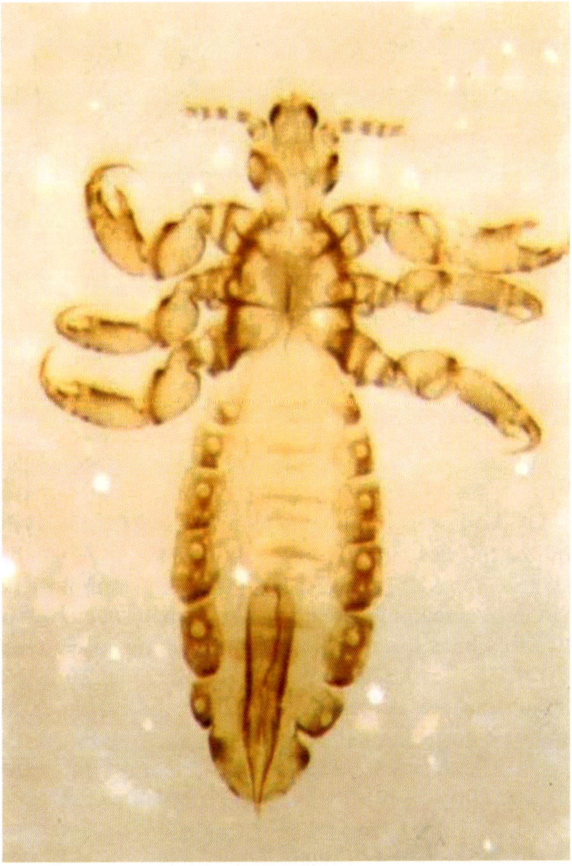

FIGURA 50.5. *P. capitis* – macho. (Foto de J. V. Barbosa.)

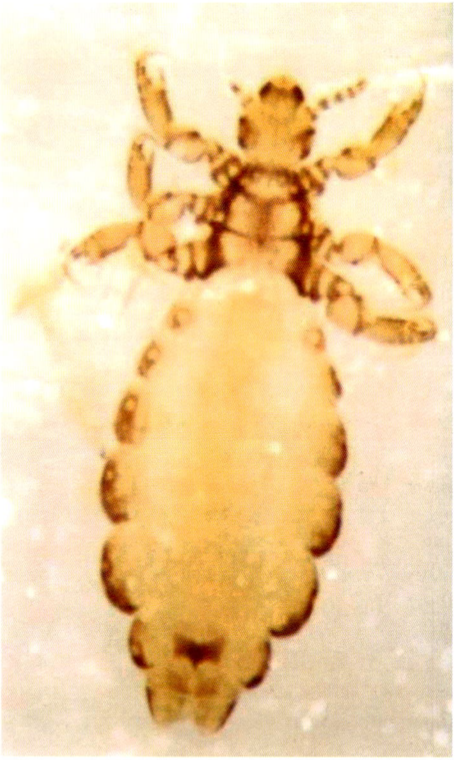

FIGURA 50.6. *P. capitis* – fêmea. (Foto de J. V. Barbosa.)

Biologia

Existem dois morfotipos da mesma espécie de *Pediculus*, diferenciados por estudos genéticos, comportamentais, ecológicos e certas inconsistências morfológicas. Uma das formas, ligeiramente maior (3,5 mm de comprimento), aqui tratada como *P. humanus* vive no corpo, e outra, menor (3 mm), aqui considerada *P. capitis*, vive na cabeça do homem. Além disso, enquanto a forma que vive no corpo bota os ovos nas dobras das roupas, a outra bota-os na base dos pelos da cabeça, graças a uma substância produzida pela fêmea que garante sua fixação. À medida que os cabelos crescem, as lêndeas a eles aderidas vão também se afastando cada vez mais para a extremidade, de modo que as situadas além de 0,7cm da base do cabelo seriam lêndeas mortas ou já eclodidas, uma vez que os ovos necessitam do calor da cabeça para eclodir.

P. pubis mede 1,5-2 mm de comprimento e deposita os ovos nos pelos pubianos.

Os piolhos são insetos hematófagos obrigatórios em todos os estádios ninfais e sexos. Alimentam-se, em média, três vezes ao dia, cada repasto durando 15 minutos, por meio de um aparelho bucal sugador-picador que é retrátil na cabeça, mas que se exterioriza no momento da hematofagia. Esta realiza-se com auxílio de enzimas digestivas e anticoagulantes secretadas junto com a saliva do inseto, sem que o hospedeiro a perceba.

Ciclo Biológico

Ovo-eclosão-ninfa 1-muda-ninfa 2-muda-ninfa 3-muda-adulto. São, portanto, paurometábolos.

Cada fêmea de *P. capitis* bota cerca de 7-8 ovos diariamente e cerca de 100-200 ovos durante toda a vida; pode viver até 40 dias; fora do hospedeiro, pode sobreviver até 2 dias e a viabilidade das lêndeas é também afetada. Já o *P. humanus*, em toda sua vida (2 meses) bota cerca de 300 ovos, com média de 10 ovos por dia. *P. pubis* deposita três ovos diariamente. O ciclo completo passa pelas fases de ovo, ninfas I, II, III e adulto (paurometabolia, Capítulo 38 – Ciclo Biológico).

O período de incubação é de 8 a 9 dias. A incubação é feita pelo calor do corpo humano: de ninfa I até adulto, o ciclo demora cerca de 3 a 4 semanas variando em função da temperatura e umidade do sítio parasitado.

Prevalência

Enquanto *P. humanus* é mais frequente na população adulta, sobretudo aquela com estilo de vida gregário e em caráter de promiscuidade (prostitutas, mendigos, prisioneiros, asilos, manicômios), *P. capitis* é mais prevalente em crianças e jovens, sendo a principal forma ou espécie que causa pediculose no Brasil e em vários outros países. A faixa etária predileta, em quase todo o mundo é de 6 a 13 anos, embora em Belo Horizonte o maior pico tenha sido observado entre 1 e 5 anos, seguido de outro pico secundário aos 8 anos. *P. pubis* é infestante de pessoas com atividade sexual promíscua.

Quando o hospedeiro troca de roupa, ou corta o cabelo rente, haverá esfriamento dos ovos que, então, morrerão. Por isso *P. humanus* é mais comum nos países de clima frio ou em soldados durante a guerra, quando a troca de roupas é menos frequente.

Para *P. capitis*, o sexo feminino é o mais afetado, em todas as faixas etárias (Figura 50.8). Os índices de infestação são variáveis por raça humana, podendo estar relacionados não apenas com aspectos genéticos dos cabelos (forma e tipo), como também com hábitos culturais e *status* socioeconômico das comunidades (uso de óleos e cremes nos cabelos, catação e *pediculofagia*). Em Belo Horizonte, MG, a prevalência de *P. capitis* na população foi estimada entre 5 e 10%, a partir do estudo de amostras de cabelos contendo piolhos (adultos e lêndeas), recolhidas do chão de barbearias e salões de beleza. A infestação é mais prevalente no período de abril a setembro, com os maiores picos, respectivamente, em agosto e abril, concordantes com o início ou o reinício das atividades letivas, logo após o período de férias de cada semestre. Nos EUA, a infestação em negros é rara, enquanto na Malásia, os indianos são mais parasitados que os malaios e estes, mais que os europeus lá residentes; nos chineses, a infestação também é baixa.

Segundo alguns autores, a pediculose do couro cabeludo parece não estar relacionada com o tamanho dos cabelos, mais sim com o diâmetro e o espaçamento entre os fios de cabelo, preferindo os mais espessos e os mais densamente implantados. A pediculose do couro cabeludo também não estaria relacionada com a diminuição de higiene como causa e efeito: ambas seriam consequências de uma só causa, a negligência, que afeta, sobretudo, classes sociais menos favorecidas.

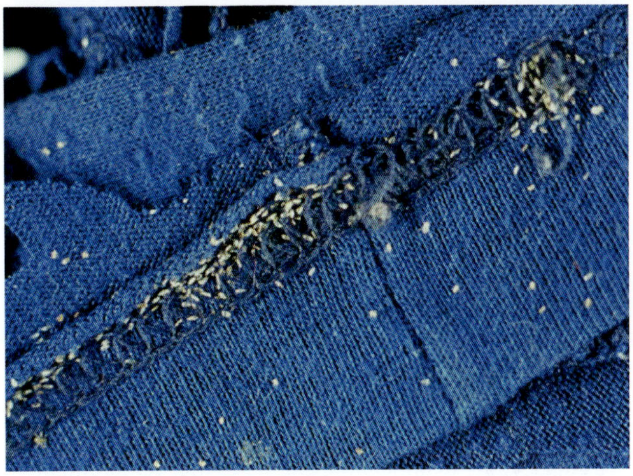

FIGURA 50.7. Lêndeas do piolho do corpo aderidas à vestimenta. (Foto de J. V. Barbosa.)

Relativamente ao *P. pubis*, essa espécie tem biologia semelhante ao *P. capitis*, e vive nos pelos da região pubiana. Em infestações maciças, podem ser encontrados em pelos axilares, sobrancelhas e barba, e até mesmo em cabelos da cabeça. Em um levantamento na Inglaterra, *P. pubis* foi diagnosticado em 1% nas cabeças de crianças examinadas. Tal fato tem sua importância, pois pode estar relacionado a abuso sexual, por ser considerada uma doença sexualmente transmitida (DST).

Transmissão

Os piolhos são transmitidos principalmente por contato. A coabitação em locais apertados, os transportes coletivos, abraços e brincadeiras infantis etc. facilitam a transmissão. Outros meios de transmissão menos frequentes seriam pelo compartilhamento de objetos pessoais, tais como capacete de moto e *selfs* (pelo contato direto de cabeça com cabeça). Os "chatos" são transtimidos por contato sexual.

Os estímulos para que os piolhos mudem de hospedeiro são: temperatura, umidade e odor.

A transmissão de *P. capitis* e *Pthirus pubis* por meio de ovos seria um evento pouco provável, enquanto a transmissão indireta dos adultos e ninfas via fômites (pentes, escovas, gorros, bonés, toucas, fronhas etc.), bastante limitada, tendo-se em vista a curta sobrevivência do inseto fora da cabeça ou do sítio de parasitismo. Entretanto, ambos os meios são válidos, em se tratando de *P. humanus* (vestes).

Tratamento

Uma vez que os piolhos são ectoparasitos específicos, infestando diferentes sítios no corpo humano, as medidas de controle requerem diferentes estratégias.

Para a pediculose do corpo, recomenda-se retirar a roupa parasitada e mergulhá-la por 2 horas em água fria contendo formol ou Lysoform. Esta operação deve ser repetida a cada 4 dias e em toda a família. Havendo lesões cutâneas, estas devem ser tratadas com pomadas próprias, à base de corticoide. Caso essas lesões estejam infeccionadas, podem-se usar pomadas à base de antibióticos.

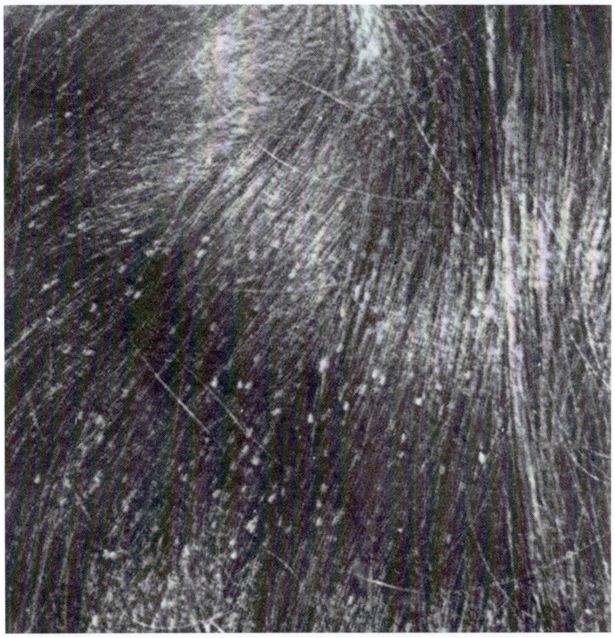

FIGURA 50.8. Pediculose do couro cabeludo provocada pelo *Pediculus capitis*, notando-se grande quantidade de lêndeas (ovos). (Segundo Atlas Schering das Dermatoses Tropicais, nº 3 – Doenças Parasitárias.)

O aquecimento das roupas de corpo e de cama a 70ºC, durante uma hora, mata todos os piolhos encontrados. Para *P. humanus*, o inseticida de escolha é ainda o DDT a 10% polvilhado nas vestes, sendo eficaz naquelas populações de insetos ainda suscetíveis ao inseticida. O malathion e o lindane podem também ser utilizados como alternativos.

Para *P. capitis*, há sérias controvérsias sobre o uso de medicamentos no seu controle, porque as drogas utilizadas, sendo quase todas elas tóxicas, terão que ser direcionadas a uma área do corpo altamente vascularizada que é a cabeça. Na clientela-alvo, constituída principalmente por público infantil (que coça instintiva e frequentemente a cabeça e ainda leva os dedos à boca), poderá provocar ferimentos no couro cabeludo, facilitando ainda mais a absorção de inseticidas. Desde que no Brasil a automedicação costuma ser uma prática em larga escala, ela tem ocasionado – pelo fato de ser, por vezes, excessiva, incorreta, tóxica – alguns acidentes fatais. Além do mais, para um determinado grupo de drogas, os piolhos já desenvolveram resistência apresentando, portanto, valor relativo e induzindo as pessoas a uma falsa sensação, tornando-as descuidadas com relação às práticas higiênicas pessoais.

Para outra corrente de pesquisadores, não se pode curar esta pediculose sem piolhicidas, principalmente em se tratando de infestações maciças ou de sucessivas reinfestações em ambientes promíscuos. Neste caso, havendo lesões na pele, a aplicação de piolhicidas só deverá ser feita após a remoção dos insetos e o tratamento germicida. O tratamento da pediculose do couro cabeludo deve se iniciar por métodos naturais de controle e, mesmo fazendo-se uso de piolhicidas, devem ser estes empregados simultaneamente com aqueles.

Entre os métodos de controle natural poderiam ser citados:

1. Catação manual: com a destruição do inseto em seguida (preferencialmente ao fogo ou em imersão em frascos com álcool). Não é recomendável matá-los entre os dedos, pelos motivos anteriormente expostos com relação à transmissão de doenças. Esta atividade, quando realizada em mutirão, em escolas ou comunidades, apresenta-se altamente eficiente.
2. Penteação ou escovação frequentes: com o objetivo de se retirar principalmente adultos e ninfas. Este método torna-se mais eficaz quando utilizado um pente especial, o pente-fino, que não apenas retira adultos e jovens, mas também mutila grande parte desses ectoparasitos. Quando utilizado para a retirada das lêndeas, deve ser movimentado no sentido da extremidade para a base dos cabelos. Age também injuriando as lêndeas, impedindo-as de desenvolvimento.
3. Ar quente: proveniente de secador de cabelo e aplicado por alguns minutos, diariamente. Seu efeito é maior contra as lêndeas que quanto aos adultos e jovens, já que aquelas são estacionárias nos cabelos.
4. Raspagens de cabeça: embora atuando eficazmente e causando sentimento de vergonha e hostilidade aos parasitados, é um método ainda empregado em certas comunidade e de alto valor.
5. Corte curto dos cabelos: só apresentando valor se cortado até 8 mm a partir do couro cabeludo, considerando a média de crescimento dos cabelos e o período de incubação dos ovos.
6. Óleos, cremes, vaselina: quando usados nos cabelos, dificultam a sobrevivência do inseto, porque os fios de cabelo tornam-se escorregadios, agindo como obstáculo à aderência por parte das garras de adultos e ninfas ou dos cementos dos ovos. Quando o pente-fino for utilizado em cabelos previamente massageados em óleos e azeites, a eficácia será aumentada, porque tais substâncias imobilizam os insetos.
7. Solução salina: a aplicação de água + sal nos cabelos de indivíduos infestados, favorece a ocorrência de exosmose nas lêndeas e, consequentemente, sua morte.

A lavagem da cabeça é de baixa eficiência, dado o tempo em que adultos e ninfas podem permanecer imersos em água e o fato de os piolhos poderem cerrar seus espiráculos.

Nenhuma substância conhecida é capaz de dissolver o cemento que liga os ovos ao cabelo sem prejuízos aos cabelos. Para alguns autores, a ideia de se utilizar ácido acético ou vinagre para esta finalidade é, portanto, falsa. Outros, contudo, destacam o uso do vinagre diluído em água como medida caseira para controle.

Ao se fazer uso de medicamento, para tratamento individual ou em massa, deve-se ter em mente que quanto mais antigo o emprego de um piolhicida, maior a probabilidade de se ter induzido alguma "resistência", em consequência de seleção natural. Alguns deles, depositando-se nos tecidos dos hospedeiros, exercem efeitos cumulativos consideráveis. O fator tempo é, portanto, importante para a avaliação dos riscos de um piolhicida.

Independentemente do seu valor terapêutico há, atualmente, as seguintes drogas disponíveis para tratamento:

1. Benzoato de benzila (acarsan, escabiol, miticoçan, pruridol): desaconselhado em caso de infecções secundárias no couro cabeludo, seu mecanismo de ação é desconhecido.
2. Organoclorados (lindane, hexaclorocicloexano): é o isômero gama do BHC, cuja maior restrição é acumular-se nos tecidos adiposos e circular pelos diversos componentes das cadeias alimentares. Para alguns autores, pode causar ainda irritabilidade, inquietação, nervosismo, insônia, convulsões e apoplexia em crianças. Grande parte dos piolhicidas encontrados no mercado brasileiro apresenta o lindane como princípio ativo.
3. Compostos sulfurados: monossulfiram ou monossulfeto de tetraetiltiuram (tetmosol).
4. Produtos de ervas medicinas (piolendes): ainda que sem estudos científicos detalhados sobre o efeito de seu uso.
5. Piretroides sintéticos: produtos mais recentes análogos ao piretro da flor do crisântemo e com pouca absorção pela pele: a) deltametrina (deltacid); b) permetrina (kwell); c) bioaletrina (vapio).
6. Produtos usados em tratamentos sistêmicos: a) sulfametoxazol-trimetropina, atuando apenas sobre ninfas e adultos, não sendo, todavia, aprovado pela *Food and Drug Administration* (FDA) para tratamento em humanos; b) ivermectina, altamente efetiva contra os adultos e ninfas, não sendo eficaz contra as lêndeas. Embora este medicamento esteja sendo utilizado em grande escala em pediatria, não é também aprovado pelo FDA para tratamento em humanos.

Recentemente, ainda que realizada apenas em ensaios *ex-vivo*, alguma resistência a piretroides tem sido assinalada em alguns países (Reino Unido, Israel, República Tcheca e Argentina), sobretudo com relação à permetrina.

Esses mesmos medicamentos associados à catação manual, ar quente e raspagens podem ser utilizados também para o controle de *P. pubis*.

Atualmente os seguintes medicamentos de uso tópico foram aprovados pelo FDA para o tratamento da pediculose do couro cabeludo: ivermectina loção 0,5%, natroba e ulesfia (álcool benzílico) loção 5%.

Qualquer que seja a droga utilizada, a sua formulação líquida (loção) será sempre mais vantajosa do que a de xampu ou sabão. Ela deve ser utilizada na seguinte sequência:

- aplicar o produto nas áreas afetadas;
- cobrir com toalha durante 30 minutos; em se tratando de piretroides, massagear com a ponta dos

dedos, podendo deixar permanecer por um tempo mais longo;

- cobrir a cabeça das crianças com gorros ou toucas e proteger as suas mãos com luvas, especialmente quando se pretender deixar o produto agir pela noite inteira, assim evitando-se coçaduras, arranhões de pele e o habitual ato de se levar os dedos à boca;
- em seguida, lavar bem (sem arranhar a pele), com água e sabão.

O tempo de 20 a 30 minutos é suficiente para matar o inseto (*knock down*), mas não é suficiente para ser absorvido pela pele e intoxicar o hospedeiro.

Esta operação deve ser repetida até três vezes, com intervalo de 5 a 7 dias, pois os ovos não sofrem ação do inseticida; nas aplicações seguintes, as ninfas perecerão. É necessário bastante cuidado ao usar-se o inseticida, pois são tóxicos e algumas pessoas podem apresentar reações alérgicas.

Finalmente, deve ser ressaltado que um programa profilático só logrará êxito se acompanhado de inspeções periódicas da cabeça dos infestados, notificação à família quando alguma criança for encontrada infestada na escola, extensão do tratamento a todo o grupo familiar e orientação aos familiares sobre os modos de transmissão e de controle da parasitose.

51

Classe Arachnida

Ricardo Nascimento Araújo
José Oswaldo Costa
José Ramiro Botelho

Introdução

Os aracnídeos são artrópodes com o corpo fundido, com quatro pares de patas e sem antenas. Na parte anterior, chamada de gnatossoma (Figura 51.1), localizam-se as peças bucais: quelíceras, além dos palpos ou dos pedipalpos. As quelíceras apresentam "pinças" em suas extremidades, utilizadas para cortar ou perfurar os tecidos. Nas aranhas, cada quelícera possui uma glândula peçonhenta e uma garra terminal. Os palpos são órgãos que auxiliam na alimentação. Nos escorpiões, os palpos terminam em fortes pinças (quelas), cuja função é segurar a presa. Em alguns ácaros, como nos carrapatos, existe ainda um órgão relacionado com os palpos e as quelíceras – o hipóstomo, que auxilia na fixação do acarino aos tecidos do hospedeiro e faz parte do canal alimentar. Na parte posterior do corpo, chamada de idiossoma (Figura 51.1), estão inseridas as patas e podem ser vistos os orifícios genital e anal, os estigmas respiratórios, as placas, os sulcos etc. O idiossoma é dividido em podossoma (região onde estão inseridas as patas dos aracnídeos e equivale ao tórax) e opistossoma (região equivalente ao abdome). O conjunto formado por gnatossoma e podossoma é chamado de prossoma e contém os segmentos que correspondem à cabeça e ao tórax dos organismos, respectivamente (Figura 51.1).

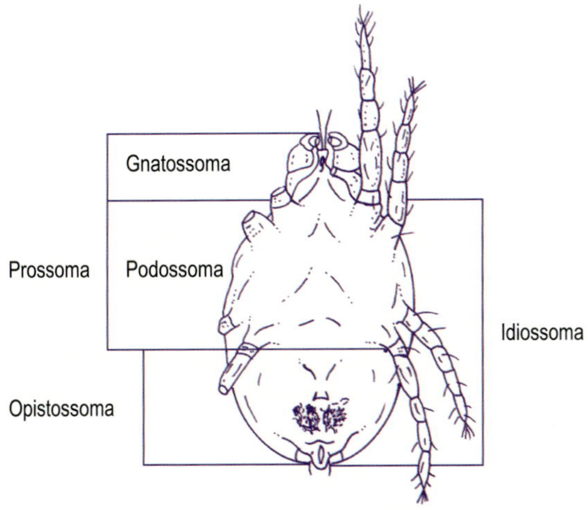

FIGURA 51.1. Divisões do corpo de um Arachnida.

Classificação

A classe Arachnida compreende os seguintes grupos de interesses médico e veterinário (Tabela 51.1):

- *Ordem Scorpionida:* corpo alongado, com os segmentos anteriores mais longos do que os posteriores, cuja extremidade termina em um aguilhão curvo para inoculação de veneno. Compreende os escorpiões verdadeiros.
- *Ordem Araneae:* prossoma separado nitidamente do opistossoma por uma constrição; quelíceras com um dente e glândulas de secreção venenosa. São as aranhas.
- *Subclasse Acari:* corpo fundido, de formato globular e achatado dorsoventralmente. Inclui os carrapatos, os ácaros das sarnas, dos grãos e do pó domiciliar e, ainda, "micuins" e "piolhinhos" de ninhos de aves.

Aranhas

No Brasil, somente três gêneros de aranhas têm interesse médico: *Phoneutria*, *Loxosceles* e *Latrodectus*. Esses artrópodes são apresentados a seguir.

Phoneutria (Armadeira)

De tamanho médio, com 3 a 5 cm de comprimento; quando ameaçadas, colocam-se em posição de ataque. O seu casulo é branco e achatado e não faz teia. É de distribuição cosmopolita e vive em arbustos, árvores, paredes rústicas, sob as cascas desprendidas de troncos de árvores, em locas de pedras, refugiando-se da luz. Nos meses de maio a julho, época do acasalamento, machos e fêmeas penetram os jardins, quintais, garagens e mesmo nas casas e se escondem durante o dia em sapatos, cortinas, atrás de móveis. A peçonha da armadeira é um complexo de diversas substâncias tóxicas agindo no homem principalmente sobre o sistema nervoso periférico e, secundariamente, sobre o sistema nervoso central. A sua picada é extremamente dolorosa e persiste durante algumas horas, irradiando-se por toda a região adjacente. Entre os sintomas observados, destacam-se: hipotensão, prostração, tontura, vômito, dispneia, sudorese abundante, principalmente na região da nuca, aumento das secreções glandulares e espasmos. Crianças sempre correm grande risco de morte, sendo necessário tratamento nas primeiras horas. O tratamento é feito com soro antiaracnídico polivalente (cinco a 10 ampolas), em dose única, por via endovenosa. A armadeira ocupa o primeiro lugar em agressividade entre todas as aranhas do mundo e cerca de 90% dos acidentes ocorrem no interior das residências.

Loxosceles (Aranha-marrom)

Aranha pequena, com 1 a 4 cm de comprimento, e sedentária que constrói casulos semitransparentes; suas teias são construídas em ambientes escuros, tais como atrás de móveis, porões, quartos de despejo etc. Tem hábitos noturnos. É, possivelmente, a forma mais grave de araneísmo no Brasil. Os estados do sul são os que possuem as maiores incidências de acidentes loxoscélicos, especialmente Paraná e Santa Catarina. A peçonha da *Loxosceles* é do tipo proteolítico e hemolítico e é extremamente ativa sobre o organismo humano, produzindo sintomatologias cutânea e renal. A picada provoca um processo inflamatório local que, muitas vezes, evolui para necrose. Dores intensas logo após o acidente são pouco frequentes, mas costumam tornar-se muito fortes, às vezes lancinantes, depois de algumas horas ou no decorrer do primeiro dia. Uma única picada pode determinar a morte de uma criança ou mesmo de um adulto.

O tratamento é feito com a aplicação de soro antiloxoscélico ou soro antiaracnídico e corticoterapia, além de suporte com analgésicos (dipirona), compressas frias e limpeza da ferida. A remoção de escaras deve ser feita após a delimitação da área de necrose. Se houver infecção secundária, usar antibióticos sistêmicos.

Latrodectus (Viúva-negra)

Aranha pequena, com o corpo de cerca de 1 cm de comprimento, produz um a quatro casulos brancos e teia irregular. É cosmopolita e sedentária, anda pouco, arrastando o abdome. Vive em tocas, principalmente em campos de cultura. A peçonha da viúva-negra é uma neurotoxina de ação difusa sobre o sistema nervoso central, a medula, os nervos e os músculos lisos. O latrodectismo caracteriza-se por dor aguda, sensação de queimadura, tremores e contrações na região da picada. Em seguida, as manifestações se generalizam com rigidez abdominal e torácica, irritabilidade, delírio, alucinações, sudorese, lacrimejamento, reflexos exagerados, taquicardia, uremia, albuminúria, paralisia visceral, priapismo etc. O tratamento é à base de medicações analgésicas e sedativas. Os sinais de recuperação aparecem depois de alguns dias, em geral com grande fadiga, desânimo e prostração. Nos casos graves, emprega-se a soroterapia.

Escorpiões

Os escorpiões são alongados, com palpos grandes terminados em pinça e abdome delgado, com 12 segmentos, contendo um aguilhão de veneno terminal, aguçado. Vivem em regiões quentes e secas, escondendo-se sob pedras ou em buracos rasos durante o dia, saindo à noite à procura de alimentos (principalmente baratas, mas também outros insetos, aranhas e os próprios escorpiões). A presa é agarrada pelos palpos e rasgada lentamente pelas quelíceras; animais maiores são paralisados pela peçonha. O acasalamento é precedido de uma dança de cortejamento. A fêmea

Tabela 51.1
Principais Grupos de Interesse Médico-veterinário da Classe Arachnida

Classe	*Subclasse*	*Ordem*	*Família*	*Gênero*
Arachnida		Scorpionida		
		Araneae		
	Acari	Mesostigmata	Macronyssidae	*Ornithonyssus*
			Dermanyssidae	*Dermanyssus*
		Trombidiformes	Demodecidae	*Demodex*
			Trombiculidae	*Trombicula*
		Ixodida	Argasidae	*Argas* *Ornithodoros*
			Ixodidae	*Amblyomma* *Dermacentor* *Rhipicephalus*
		Sarcoptiformes	Sarcoptidae	*Sarcoptes*
			Pyroglyphidae	*Dermatophagoides*

é vivípara e os filhotes permanecem alguns dias sobre seu abdome. Na ordem Scorpionida existem 13 famílias descritas, das quais a Buthidae tem distribuição mundial. Nela está presente o gênero *Tityus*, com as seguintes espécies de maior importância no Brasil: *Tityus serrulatus* mais importante devido ao maior número de acidentes graves relatados, presente em todos os estados do Sudeste, na Bahia, em Goiás e no Paraná; *Tityus bahiensis* com relatos de acidentes em todos os estados do Sudeste e do Sul, além de Goiás e Mato Grosso do Sul; *Tityus stigmurus*, presente no Nordeste, e *Tityus cambridgei* e *Tityus metuendus* com relatos de acidentes na região da Amazônia. A picada dessas quatro últimas espécies provoca muita dor, mas raramente há maiores complicações.

O *Tityus serrulatus* caracteriza-se pela cor amarelada do corpo e pela existência de serrilha nas bordas dorsais dos segmentos anteriores ao ferrão. Sua peçonha é uma mistura de proteínas contendo vários componentes enzimáticos e estimuladores da musculatura lisa e da permeabilidade capilar. Age sobre o sistema nervoso e as junções neuromusculares. Nos acidentes de pouca gravidade, a sintomatologia caracteriza-se por dor no local da picada, ligeiro rubor e parestesia em alguns casos. Nos casos graves, a dor no local da picada é mais intensa e pode ocorrer tontura, sialorreia, náusea, sudorese, vômito, cefaleia intensa, delírio leve, poliúria, bradicardia, dispneia pronunciada e morte por complicações como edema pulmonar agudo e choque. Menores de 15 anos são as grandes vítimas. A maioria dos acidentes acontece no domicílio ou no peridomicílio.

Durante o tratamento, os objetivos principais são neutralizar o mais rápido possível a toxina circulante, combater os sintomas de envenenamento e dar suporte à condições vitais do paciente. Em vista disso, todas as vítimas devem ficar em observação hospitalar, especialmente as crianças. A dor é tratada com analgésicos, e o soro antiescorpiônico é recomendado para crianças em casos graves.

O combate aos escorpiões é um dos grandes problemas dos serviços de controle de artrópodes, pois são resistentes a todos os "inseticidas" conhecidos. Antigamente eram combatidos pelo BHC, porém até hoje não surgiu outro produto eficaz. Assim, o controle se baseia em modificar o ambiente para torná-lo desfavorável a ocorrência, permanência e proliferação destes animais. Entre as medidas preconizadas, destaca-se o combate às baratas (alimento preferido dos escorpiões), limpeza permanente do peridomicílio, telagem de ralos, bocas-de-lobo e proteção de frestas em portas e janelas. Além disso, em áreas ou bairros infestados por escorpiões recomenda-se examinar as roupas e sapatos antes de usá-los. A presença de inimigos naturais dos escorpiões, como aves de hábitos noturnos (corujas, joão-bobo) lagartos, sapos e gansos, também auxilia no controle.

Subclasse Acari

A subclasse Acari compreende quatro ordens de interesses médico e veterinário: Mesostigmata, Trombidiformes, Ixodida e Sarcoptiformes.

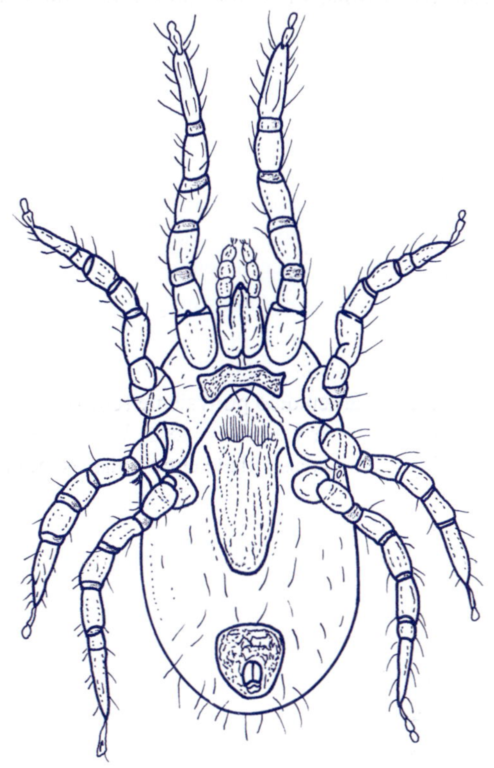

FIGURA 51.2. Mesostigmata. Face ventral de um Macronyssidae ("piolhinho" de galinha).

Ordem Mesostigmata

Acari com um par de estigmas laterais às coxas do terceiro par de patas, escudo dorsal e placas ventrais. Nessa ordem interessam em parasitologia as famílias Macronyssidae e Dermanyssidae, cujos representantes são conhecidos como "piolhinhos" de ninhos de galinhas (Figura 51.2).

• Famílias Macronyssidae e Dermanyssidae

São ácaros cujos adultos apresentam o corpo ovalado com aproximadamente 1 mm de comprimento com quelíceras alongadas. As principais espécies de importância em parasitologia são: família Macronyssidae – *Ornithonyssus bursa* e *Ornithonyssus silviarum*; família Dermanyssidae – *Dermanyssus gallinae*. São parasitos de aves domésticas e silvestres, dentre elas galinhas, pombos e canários. São encontrados sobre as aves, nos ninhos ou em esconderijos próximos a estes. Podem parasitar os humanos, sugando sangue e provocando dermatite, muitas vezes com prurido intenso. Seu controle tem sido feito atualmente com inseticidas piretroides aplicados nos hospedeiros ou locais onde são encontrados.

Ordem Trombidiformes (= Prostigmata)

Acari com escudo esternal sempre ausente e estigmas respiratórios, quando presentes, situados na região anterior do corpo. Nessa ordem, as espécies de interesse em medicina estão incluídas nas famílias Demodecidae e Trombiculidae.

• Família Demodecidae

Corpo vermiforme, anelado, medindo 0,1 a 0,4 mm de comprimento, patas curtas, localizadas na região anterior do corpo (Figura 51.3). São parasitas dos folículos pilosos e das glândulas sudoríparas de mamíferos. Existem várias espécies adaptadas a diferentes hospedeiros como *Demodex canis* (cães), *Demodex bovis* (bovinos), *Demodex cati* (gatos) etc. Eventualmente, a espécie *D. canis* pode infectar os humanos, causando doença benigna e de curta duração.

Nos humanos ocorrem duas espécies de *Demodex*: o *D. folliculorum*, de maior prevalência e que habita os folículos pilosos, e o *D. brevis*, de baixa prevalência, que habita as glândulas sebáceas. São encontrados principalmente no rosto, no dorso e no tórax dos humanos. No passado, essas espécies foram responsabilizadas como causadoras da acne e do cravo cutâneo. Entretanto, novos estudos indicam que eles não são os causadores, mas a existência dos ácaros, principalmente em altas populações, pode contribuir para o agravamento do quadro. Altas densidades dos ácaros também foram associadas à patogenia de casos de blefarite, foliculite e dermatites periorais.

Durante o ciclo biológico, a cópula ocorre na abertura dos folículos pilosos. As fêmeas grávidas migram para as glândulas sebáceas, onde depositam os ovos; cerca de 60 horas após, há eclosão de larvas que, em seis dias, transformam-se em ninfas e depois em adultos. Os adultos migram pela pele, principalmente durante a noite, quando os machos fecundam as fêmeas. É nessa fase (antes da cópula) que ocorre a transmissão para os novos hospedeiros por meios do contato direto.

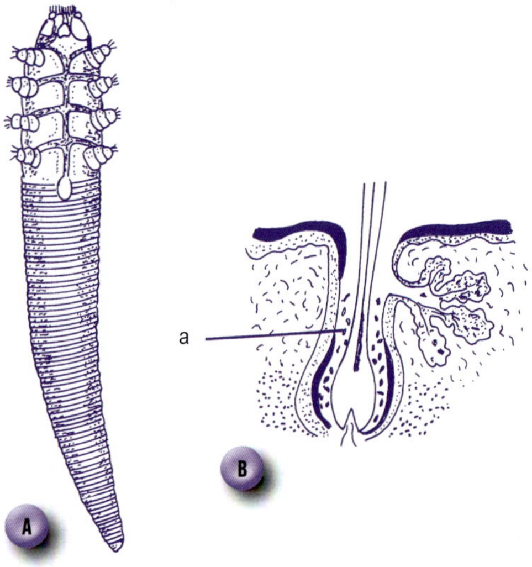

FIGURA 51.3. *Demodex folliculorum.* **(A)** Aspecto geral de um acarino adulto; **(B)** folículo piloso; a: local em que vive o *D. folliculorum.*

• Família Trombiculidae

Adultos medem 1 mm de comprimento e apresentam o corpo densamente piloso. Adultos e ninfas são de vida livre e encontrados em matéria orgânica no solo, onde as fêmeas depositam seus ovos. As larvas são atraídas pelo CO_2 eliminado de algum vertebrado ao qual se aderem, pois não têm especificidade parasitária, e se alimentam de linfa. Após alimentarem-se, caem no solo, onde realizam mudas para ninfas e adultos. Algumas espécies dessa família podem parasitar o homem causando dermatite pruriginosa: *Leptotrombidium* spp., *Trombicula autumnalis*, *Schoengastia* sp. e *Euchoengastia* sp. No Brasil, parece que as espécies mais frequentes são: *Eutrombicola alfredugesi*, *Eutrombicula batatas* e *Apolonia tigipioensis*. No Nordeste, os trombiculídeos são conhecidos por "micuins"; causam um prurido intenso que pode desenvolver dermatites e podem transmitir *Rickettsia.*

Ordem Ixodida

Os membros da ordem Ixodida, conhecidos como carrapatos, são ácaros de porte relativamente grande, comuns na maior parte das regiões tropicais e temperadas do planeta. Têm importância médica e veterinária por serem ectoparasitos sugadores de sangue de vertebrados e por transmitir os agentes etiológicos de uma série de doenças para o homem e os animais.

A picada dos carrapatos pode levar a respostas alérgicas, reações toxicológicas e, em algumas situações, paralisia (*Tick paralysis*). Infestações graves são comuns em animais de produção e de companhia, levando a problemas de pele e feridas que podem desenvolver infecções secundárias, além de provocar perda de peso, redução na produção de leite e abortos nos hospedeiros. Na maioria das regiões tropicais, a pecuária seria impossível sem o investimento em medidas de controle de carrapatos. Altas infestações em ambientes naturais podem impactar a recreação em parques, áreas de acampamento e até mesmo quintais de propriedades particulares.

Além da espoliação sanguínea, os carrapatos superam todos os outros artrópodes em número e variedade de patógenos que podem ser transmitidos aos animais e são, depois dos mosquitos, os mais importantes vetores de doenças humanas. Dentre os agentes infecciosos veiculados por carrapatos, estão protozoários, bactérias, espiroquetas, riquétsias, vírus e filárias. Alguns destes patógenos podem ser transmitidos transovarianamente à sua progênie, fazendo com que os carrapatos funcionem simultaneamente como vetores e reservatórios.

Apesar dos enormes avanços obtidos no controle de populações e transmissão de patógenos por carrapatos, estes parasitos ainda são uma ameaça para a saúde humana e animal em todo o mundo.

• Classificação

A ordem Ixodida tem duas famílias de interesse médico veterinário:

- *Família Ixodidae:* são chamados de "carrapatos duros" por possuírem uma placa esclerotizada na região dorsal (chamada de escudo) que proporciona uma consistência mais rígida ao corpo.
- *Família Argasidae:* são conhecidos popularmente como "carrapatos moles", uma vez que não apresentam escudo na região dorsal.

Em referência às famílias, também podem ser chamados de ixodídeos ou argasídeos.

• Morfologia Externa

Os carrapatos possuem corpo fundido, de aspecto globoso, sendo a porção anterior chamada de gnatossoma e a posterior de idiossoma. Caracterizam-se pela presença de um par de estigmas respiratórios, abrindo-se em peritremas, entre o terceiro e o quarto par de patas nos argasídeos e após o quarto par de patas nos ixodídeos (Figura 51.4).

O gnatossoma, também chamado de capítulo, é composto por: base, peças bucais (duas quelíceras e hipóstomo) e dois palpos. As quelíceras são estruturas cortantes móveis que abrem uma incisão na pele do hospedeiro para permitir a entrada do rostro, conjunto das quelíceras e hipóstomo. O canal alimentar é constituído pelo hipóstomo (na parte ventral) e as quelíceras (na parte dorsal) e serve para ingestão de sangue e fluidos tissulares do hospedeiro e para a secreção de saliva. A superfície externa do hipóstomo é recoberta por dentes recurrentes que auxiliam na fixação à pele do hospedeiro. Os palpos são estruturas ancoradouras enquanto o carrapato está fixado ao hospedeiro e possuem quatro artículos com receptores gustativos, olfativos e neurônios mecanorreceptivos.

O idiossoma é achatado dorsoventralmente e de contorno oval ou elíptico. Na face dorsal dos ixodídeos encontra-se o escudo que nos machos cobre quase todo o idiossoma e nas larvas, ninfas e fêmeas cobre aproximadamente um terço da região anterior. O escudo pode apresentar-se ornamentado por manchas, faixas etc. Os argasídeos não possuem escudo. Os olhos simples, quando presentes, encontram-se situados nas margens laterais anteriores dos escudos. Na margem posterior do dorso encontram-se, em algumas espécies, áreas retangulares denominadas festões.

Na face ventral do idiossoma implantam-se as patas, sendo que ninfas e adultos possuem quatro pares, enquanto as larvas apenas três pares (Figura 51.5). No primeiro par de patas localiza-se o órgão de Haller, que apresenta células olfatórias receptoras que detectam umidade, odores estimulantes, CO_2 e feromônios. Na linha mediana da face ventral encontram-se, respectivamente, nos terços anterior e posterior, os orifícios genital (ou abertura genital) e anal (ânus). Larvas e ninfas, que ainda não possuem o sistema reprodutor desenvolvido, não apresentam o orifício genital.

Os ovos são pequenos, esféricos, de coloração castanha e são postos isoladamente (argasídeos) ou unidos por uma substância colante (ixodídeos) (Figura 51.5).

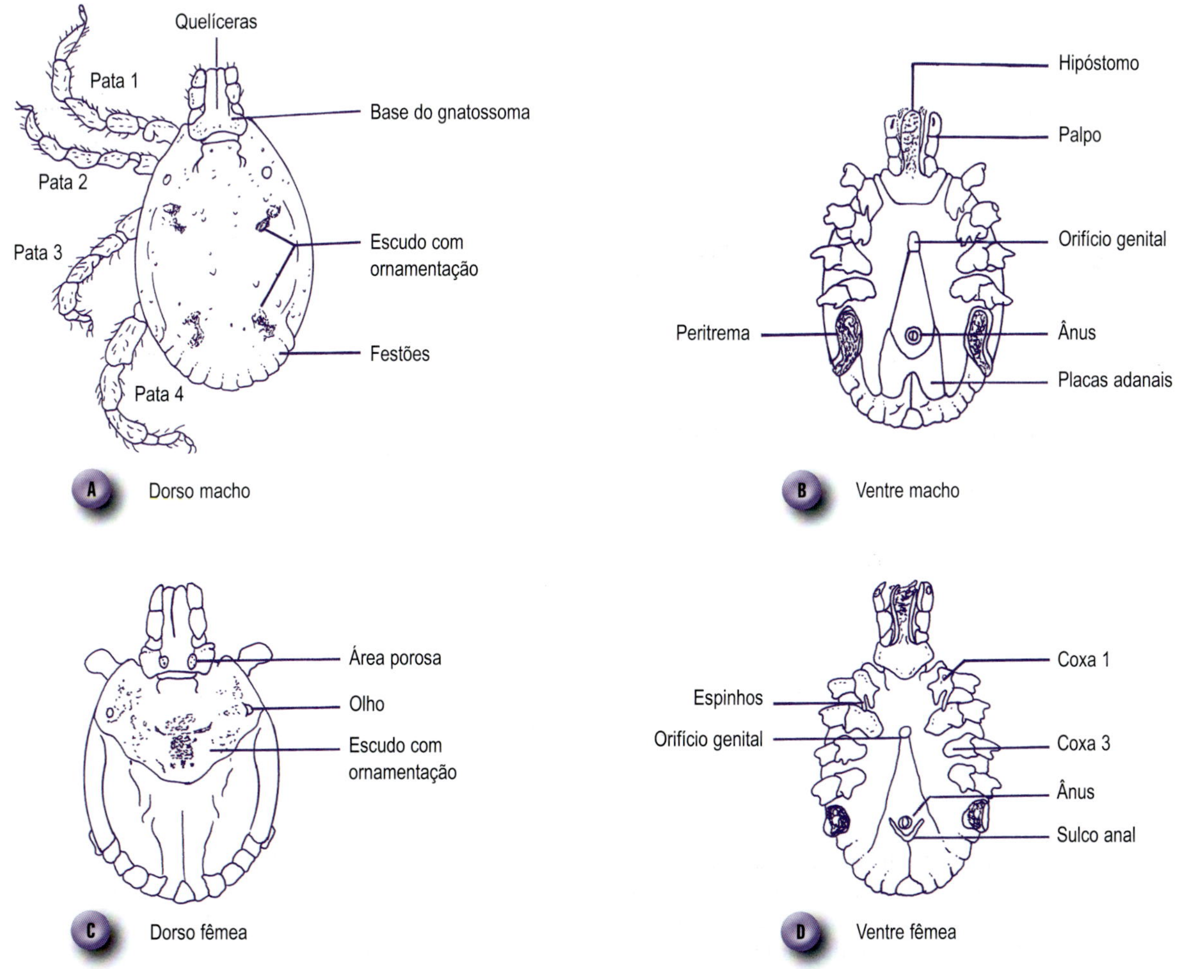

FIGURA 51.4. Morfologia externa dos carrapatos da família Ixodidae.

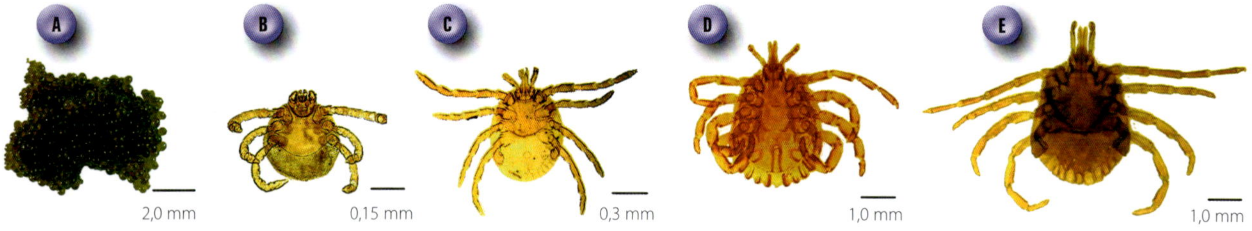

FIGURA 51.5. Estádios de desenvolvimento do ixodídeo *Amblyomma cajennense*. **(A)** Ovos; **(B)** Larva; **(C)** Ninfa; **(D)** Adulto macho; **(E)** Adulto fêmea. (Imagens gentilmente cedidas por Ricardo N. Araujo e Gabriel C. A. Costa.)

• Morfologia Interna

Os órgãos internos estão localizados, em sua maioria, no idiossoma. O sistema circulatório é composto por um coração que bombeia a hemolinfa, um fluido complexo com células e outros compostos, para a cavidade geral.

No sistema digestivo, o canal alimentar é seguido de uma faringe muscular que funciona como órgão de sucção, um esôfago em S e glândulas salivares com importantes funções. O intestino médio é provido de inúmeros divertículos, que vão aumentando de volume durante a sucção sanguínea. O intestino posterior é formado pelo reto e pela vesícula retal.

O sistema excretor é constituído de um par de tubos de Malpighi que terminam na junção dos intestinos médio e posterior. Os argasídeos possuem glândulas coxais, que eliminam excessos de líquidos ingeridos durante a alimentação, enquanto nos ixodídeos essa função é desempenhada pelas glândulas salivares.

O sistema reprodutor masculino é constituído de dois testículos que partem de canais deferentes que se unem para originar a vesícula seminal. Não há órgão copulador. O macho, com auxílio do rostro, introduz o espermatóforo, contendo os espermatozoides, no orifício genital da fêmea. O sistema reprodutor feminino é constituído de um ovário com um par de ovidutos que se unem formando um útero. Este se comunica com o receptáculo seminal através da vagina e esta com o orifício genital feminino.

• Família Argasidae

Os argasídeos têm aspecto coriáceo, praticamente sem dimorfismo sexual. Diferem-se dos ixodídeos pela ausência de escudo dorsal, pela localização do peritrema (entre o terceiro e o quarto par de patas) e por apresentarem o gnatossoma ancorado na região ventral do idiossoma (Figura 51.6).

Durante seu desenvolvimento, passam pelos estádios de larva, dois a vários estádios ninfais e adulto. Machos, fêmeas e ninfas permanecem em esconderijos no solo, construções ou vegetação e entram em contato com o hospedeiro somente durante a sucção sanguínea que dura de 5 a 60 minutos e normalmente acontece durante a noite. Realizam hematofagia várias vezes durante sua vida. De três a cinco dias após cada repasto sanguíneo, as fêmeas fazem uma postura de aproximadamente 100 a 150 ovos.

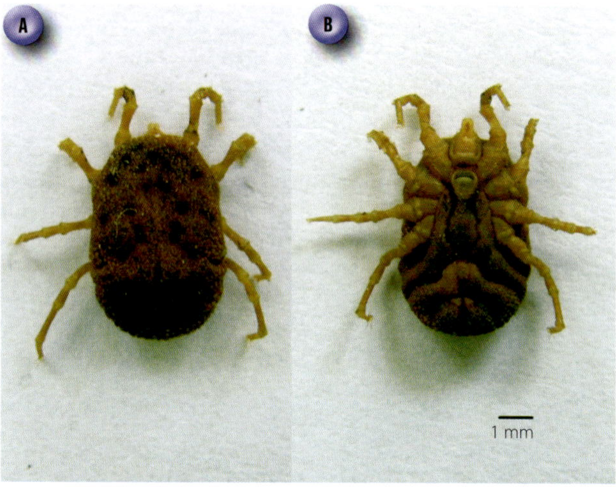

FIGURA 51.6. Faces dorsal **(A)** e ventral **(B)** de uma fêmea do argasídeo *Ornithodoros rostratus* (notar ausência de escudo e gnatossoma ancorado na região ventral). (Imagens gentilmente cedidas por Ricardo N. Araujo e Gabriel C. A. Costa.)

Cada fêmea pode pôr mais de 800 ovos durante sua vida. Dos ovos eclodem as larvas cujo hábito alimentar é dividido em três grupos de acordo com a espécie: larvas que se alimentam lentamente (períodos que variam de 2 a 7 dias); larvas que se alimentam rapidamente (períodos que variam de 5 a 50 minutos); e larvas que mudam para ninfas sem se alimentarem. As larvas dão origem às ninfas que, após um novo repasto sanguíneo, mudam para o segundo estádio ninfal. O segundo estádio ninfal pode dar origem a outro estádio ninfal ou a adultos, e as mudas são sempre precedidas de repastos sanguíneos. Algumas espécies podem passar por mais de seis estádios ninfais antes de se tornarem adultos.

No Brasil, os principais gêneros de importância parasitológica são *Argas* e *Ornithodoros*.

Gênero *Argas*

Os espécimes desse gênero se diferenciam de outros argasídeos por possuírem uma borda lateral nítida delimitando as regiões ventral e dorsal do corpo. A principal espécie encontrada no Brasil, *Argas miniatus*, é conhecida como "carrapato dos galinheiros". É muito comum em meio rural e suga sangue de galinhas e de outras aves. Não ataca seres humanos.

Gênero *Ornithodoros*

Argasídeos do gênero *Ornithodoros* caracterizam-se por possuir hipóstomo bem desenvolvido e corpo sem delimitação entre as porções dorsal e ventral. No Brasil, foram encontradas as seguintes espécies: *O. rostratus* (Figura 51.6), *O. braziliensis*, *O. turicata*, *O. talaje*, *O. hasei*, *O. shulze*, *O. marinkellei*, *O. mimom*, *O. nattereri* e *O. stageri*. As espécies *O. rostratus*, *O. braziliensis* e *O. marinkellei* são conhecidas como "carrapatos do chão" por causa de seu hábito de viverem escondidos em buracos no chão de casas, ranchos e abrigos de animais. À noite saem dos esconderijos para sugar o sangue de diversos hospedeiros, incluindo o homem e animais domésticos. As picadas dessas espécies podem provocar no homem forte prurido, eritema, ferimentos de cura demorada e, às vezes, febre. Carrapatos desse gênero são muito resistentes ao jejum prolongado, que pode chegar a mais de 5 anos para algumas espécies.

As espécies *O. turicata*, *O. talaje*, *O. hasei*, *O. mimom* e *O. stageri* vivem em forros e telhado de residências humanas onde os morcegos se abrigam. Atacam, além dos quirópteros, humanos e outros animais, provocando edema, prurido e feridas de caráter rebelde.

• Família Ixodidae

Os carrapatos ixodídeos têm como principais características o gnatossoma ancorado na região anterior do corpo, peritrema localizado após o quarto par de patas e a presença de escudo dorsal. Apresentam dimorfismo sexual acentuado: os machos, menores em tamanho, possuem escudo recobrindo quase toda a área dorsal; nas fêmeas, o escudo é limitado ao terço anterior do dorso. Essa é a família com a maior quantidade de carrapatos de importância médica e veterinária no Brasil, principalmente por apresentar espécies de alta prevalência, ampla distribuição geográfica e por serem vetores de doenças graves para os seres humanos e animais.

Ciclo Biológico

O ciclo biológico dos ixodídeos apresenta uma fase parasitária, quando os carrapatos estão em contato com o hospedeiro, e uma não parasitária, quando estão no ambiente realizando a muda ou a postura (Figura 51.7). Durante o seu desenvolvimento, os ixodídeos passam pelos estádios de ovo, larva, ninfa e adulto (Figura 51.5). As mudas de estádio são precedidas de repastos sanguíneos que duram de 5 a 14 dias e podem ser realizadas no solo ou sobre o hospedeiro (Figura 51.7). As fêmeas, depois de fecundadas e repletas de sangue, desprendem dos hospedeiros e caem no solo, onde procuram um abrigo para fazer a postura de milhares de ovos. A ovipostura dura vários dias e, quando terminada, as fêmeas morrem. As fêmeas dos ixodídeos são extraordinárias na produção de ovos, cujo número varia de acordo com a espécie de carrapato e a quantidade de sangue ingerida, podendo chegar a mais de 20 mil. O desenvolvimento durante a fase não parasitária (de ovo até larva e mudas no solo) depende

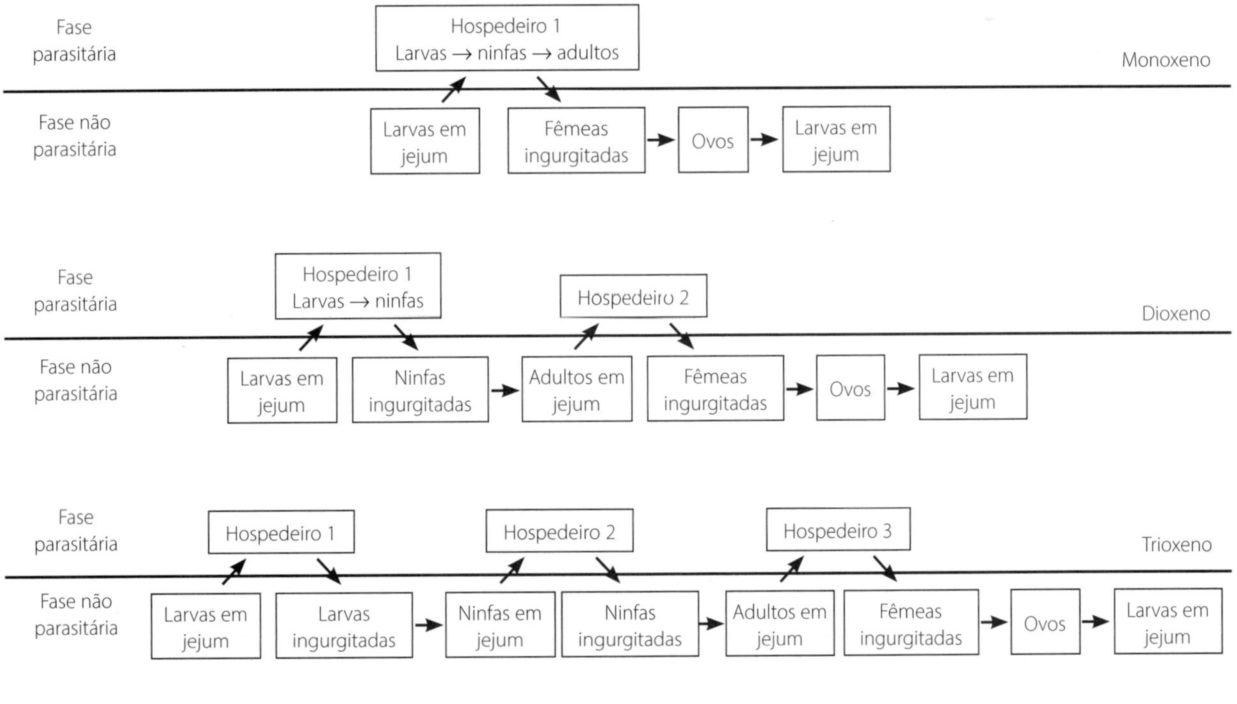

FIGURA 51.7. Tipos de desenvolvimento dos carrapatos ixodídeos de acordo com o número de hospedeiros utilizados para completar seu ciclo.

muito das condições ambientais e pode prolongar-se consideravelmente em baixas temperaturas.

Os carrapatos ixodídeos são classificados em três grupos de acordo com o número de hospedeiros utilizados para completar o ciclo (Figura 51.7):

- *Carrapatos de um só hospedeiro:* quando todos os três estádios alimentam-se no mesmo hospedeiro sobre os quais realizam as mudas (monoxenos).
- *Carrapatos de dois hospedeiros:* quando, nos estádios de larva e ninfa, alimentam-se no mesmo hospedeiro sobre os quais realizam a primeira muda; a segunda muda (ninfa para adulto) é realizada no solo e o adulto procura um segundo hospedeiro para alimentar-se (dioxeno).
- *Carrapatos de três hospedeiros:* cada estádio se alimenta em um hospedeiro diferente e todas as mudas são realizadas no solo (trioxeno).

Importância

Agente Infestante

Para se alimentar, os carrapatos penetram as peças bucais (hipóstomo e quelíceras) na pele do hospedeiro e, em seguida, dilaceram os tecidos a fim de formar um poço alimentar, contendo sangue e células teciduais, que serão ingeridos. Durante a alimentação, os palpos ficam dispostos lateralmente, paralelos à superfície da pele (Figura 51.8).

A glândula salivar é um dos principais órgãos envolvidos na hematofagia e desempenha diversas funções durante o período alimentar. Após a penetração das peças bucais na pele, as glândulas salivares secretam uma substância leitosa (chamada de cemento) que endurece em volta do hipóstomo facilitando a fixação do carrapato (Figura 51.8). Além do cemento, as glândulas salivares secretam vários compostos farmacológicos (anti-hemostáticos, anti-inflamatórios e imunossupressores) durante a alimentação e tem como objetivo inibir as respostas desencadeadas no hospedeiro e garantir o extravasamento de sangue dos tecidos para o poço alimentar.

O volume de sangue ingerido pelos carrapatos ixodídeos varia de acordo com o estádio de desenvolvimento e a espécie. Estima-se que adultos de algumas espécies cheguem a ingerir mais de 5 mL durante um único repasto sanguíneo, uma vez que a fase sólida do sangue é concentrada no intestino médio e o excesso de líquidos é secretado pela saliva. Entretanto, a perda de sangue somente será problemática para o hospedeiro em infestações muito altas. Em criações de bovinos e em cães, é comum observar infestações de milhares de carrapatos em um mesmo animal. Esse quadro pode causar perda significativa de sangue com debilidade geral do organismo e predisposição a outras doenças. Em humanos, esse tipo de situação não é observada e a perda de sangue causada pela hematofagia não gera maiores problemas.

Os principais inconvenientes causados pelo parasitismo são as reações cutâneas resultantes do dano mecânico causado pelas peças bucais em conjunto com a inflamação induzida pelos componentes salivares. Em consequência, ocorrem prurido, formação de eritema, edema e vesículas cuja gravidade e extensão variam de acordo com as características individuais do hospedeiro e constituição salivar do carrapato. Algumas espécies de carrapatos, como *Ixodes holocyclus*, *Dermacentor andersoni* e *Dermacentor variabilis*, também possuem em sua saliva toxinas debilitantes e paralisantes que causam um quadro conhecido como *tick paralisis*, às vezes fatal ao hospedeiro, inclusive o homem. Entretanto, essas espécies ainda não foram descritas no Brasil.

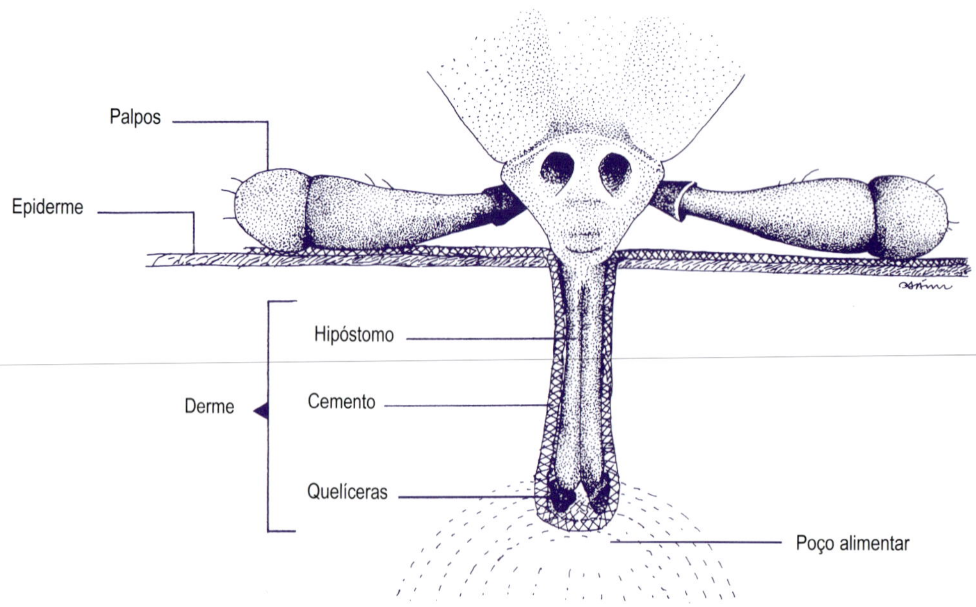

FIGURA 51.8. Desenho esquemático da fixação do carrapato ao hospedeiro.

Transmissão de Doenças

Em 1893, Smith e Kilborne observaram que o *Rhipicephalus (Boophilus) annulatus*, carrapato de bovinos, era o transmissor da "febre do Texas", cujo agente etiológico é o protozoário *Babesia bigemina*. Esse foi um marco na história da parasitologia: a demonstração de uma doença transmitida por um artrópode. Posteriormente, numerosas pesquisas demonstraram a importância dos ixodídeos na transmissão não apenas de protozoários, mas também de vírus, riquétsias, filárias e espiroquetas aos humanos e aos animais. Dentre os principais patógenos incluem espécies dos gêneros *Rickettsia*, *Borrelia*, *Anaplasma*, *Theileria*, *Babesia*, *Ehrlichia*, *Coxiella* e *Hepatozoon*, além de pelo menos 15 espécies de vírus. No Brasil, as principais doenças que têm carrapatos como vetores são a febre maculosa e as borrelioses em humanos e as babesioses e anaplasmoses causadoras do complexo da "tristeza parasitária animal".

Principais Espécies

A família Ixodidae está representada no Brasil pelos gêneros: *Dermacentor*, com uma espécie; *Rhipicephalus*, com duas espécies; *Ixodes*, com oito espécies; *Haemaphysalis*, com três espécies; e *Amblyomma*, com 30 espécies.

A chave adiante indica algumas características desses gêneros (Figuras 51.4 e 51.9).

• Chave para os Gêneros e Subgêneros mais Comuns da Família Ixodidae

1.	Sulco anal passando adiante do ânus	*Ixodes*
	Sulco anal passando atrás do ânus	2
2.	Rostro longo; segundo segmento do palpo ≥ que duas vezes a largura	*Amblyomma*
	Rostro curto; segundo segmento do palpo < que duas vezes a largura	3
3.	Sem olhos; segundo segmento do palpo com projeção lateral	*Haemaphysalis*
	Com olhos	4
4.	Base do gnatossoma retangular dorsalmente	*Dermacentor*
	Base do gnatossoma hexagonal dorsalmente	5
5.	Coxa I bifurcada; macho com um par de placas adanais	*Rhipicephalus*
	Coxa I com dois espinhos curtos; machos com dois pares de placas adanais	*R.* (*Boophilus*)

• Principais Espécies

Amblyomma cajennense sensu lato

Essa é a espécie de maior importância médica no Brasil, onde parasita diversas espécies de animais e é o principal carrapato associado aos humanos. Seus estádios imaturos são conhecidos por "micuins" ou "carrapatinhos", enquanto os adultos são chamados de "carrapato-estrela", "rodoleiro" etc.

Tem como principais características morfológicas o rostro longo, escudo ornamentado, presença de 11 festões na extremidade posterior do corpo, ausência de placas adanais e peritrema triangular. Os adultos medem cerca de 4 mm de comprimento (Figura 51.5).

Exigem três hospedeiros para completar seu ciclo (trioxeno). As larvas se fixam a um hospedeiro e iniciam a hematofagia. Em seguida, desprendem-se do hospedeiro, procuram um abrigo (frestas no solo etc.) e mudam para ninfas. Estas procuram um novo hospedeiro, no qual fazem a sucção sanguínea e caem novamente no solo, onde mudam para adultos machos e fêmeas. Os adultos procuram um novo hospedeiro, copulam e se alimentam. As fêmeas desprendem-se do hospedeiro, caem no solo, onde se abrigam, fazem a postura de milhares de ovos e morrem. Em aproximadamente 25 dias nascem as larvas, fechando o ciclo. Cada estádio permanece em torno de cinco a 12 dias em contato com o hospedeiro realizando o repasto sanguíneo, com exceção dos machos, que permanecem no hospedeiro durante toda a sua vida em busca de fêmeas para acasalar. As mudas duram cerca de 20 a 30 dias, mas temperaturas baixas podem estender esse período. As fêmeas apresentam alta capacidade reprodutiva e fazem posturas que variam de 4 a 18 mil ovos. O ciclo biológico é de longa duração e pode apresentar sazonalidade. Na região Sudeste, por exemplo, ocorre apenas uma geração por ano e maiores níveis populacionais de larvas são encontrados de abril a outubro, enquanto ninfas e adultos são mais comuns de abril a dezembro e de setembro a abril, respectivamente.

Os adultos têm preferência por parasitar equídeos, porém larvas e ninfas são de baixa especificidade parasitária e são encontradas em diversos mamíferos e, mais raramente, em aves. Essa baixa especificidade de larvas e ninfas faz com que essa seja a principal espécie brasileira associada a seres humanos e estes os principais estádios que parasitam o homem.

A. cajennense s.l. apresenta ampla distribuição nas Américas – do sul dos EUA até o norte da Argentina. No Brasil, ele está presente em quase todo o território, exceto regiões áridas do nordeste e regiões de clima frio da região sul. Estudos nos últimos anos evidenciaram diferenças genéticas, morfológicas e fisiológicas entre espécimes coletados em diferentes regiões que sugerem que *A. cajennense s.l.* seja um complexo de seis espécies crípticas. Pelo menos duas estão presentes no Brasil: *Amblyomma cajennense sensu stricto* (descrito nas regiões Norte, Nordeste e Centro-Oeste) e *Amblyomma sculptum* (presente no Centro-Oeste, no Nordeste, no Sudeste e no Sul).

Sua importância está relacionada com as picadas, que provocam eritema, edema, prurido intenso podendo acarretar ferimentos, às vezes, de cura demorada. Além disso, *A. cajennense s.l.* é o principal vetor da febre maculosa brasileira, causada pela *Rickettsia rickettsi*. Essa riquétsia pode ser mantida em reservatórios silvestres e domésticos, bem como no próprio carrapato, onde ocorre transmissão transovariana.

O *A. cajennense s.l.* é também o vetor de uma doença infecciosa com manifestações clínicas semelhantes às da doença de Lyme do hemisfério norte, causada pela bactéria *Borrelia burgdorferi*. No Brasil, esses casos vêm sendo chamados de doença de Lyme-Símile ou Síndrome Baggio-Yoshinari e foram relatados em pelo menos sete estados

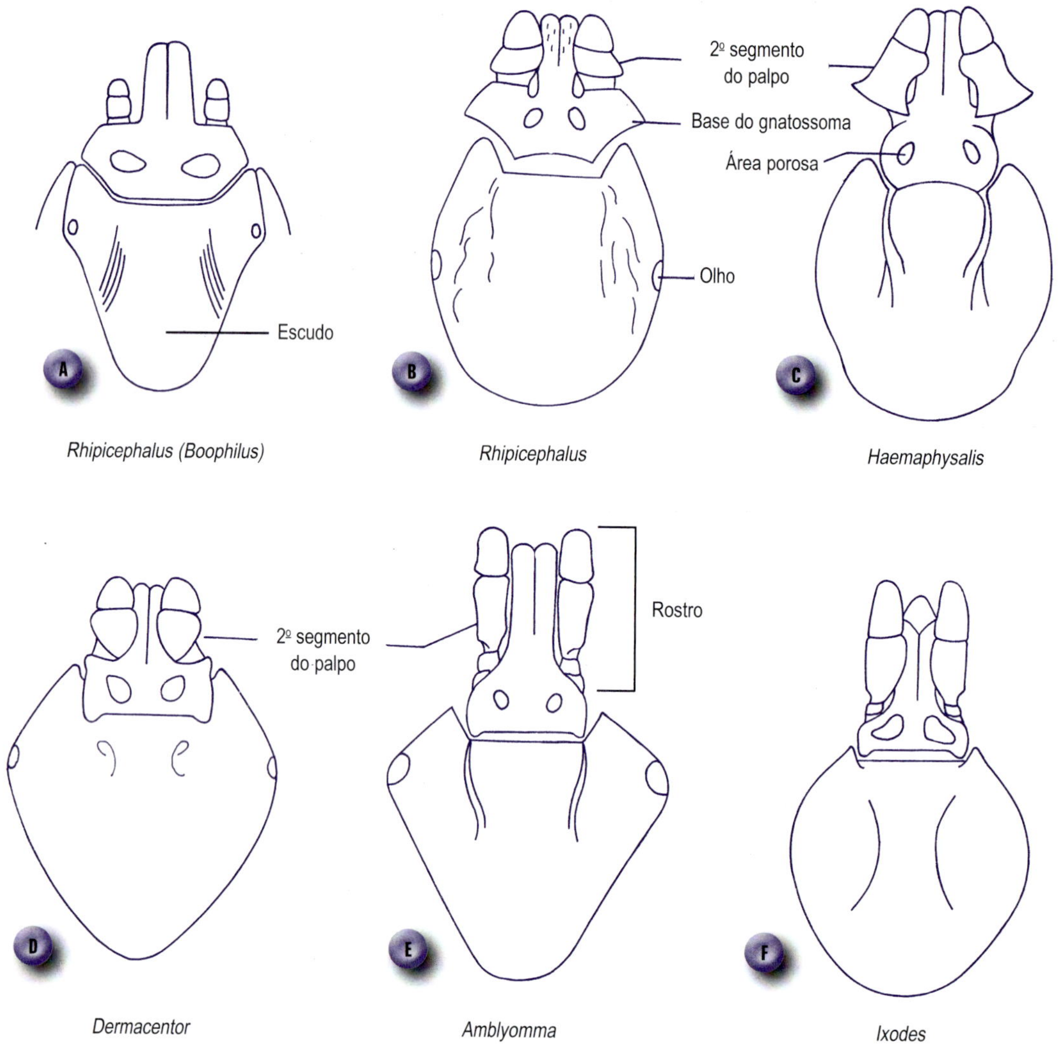

FIGURA 51.9. Vista dorsal de escudos e gnatossomas de alguns gêneros da família Ixodidae.

(AM, MS, PA, RN, RJ, SC e SP). Acredita-se que este carrapato também possa transmitir espécies de arbovírus causadores de febres hemorrágicas pouco conhecidas no Brasil.

Amblyomma spp.

Além do *A. cajennense s.l.*, existem outras 29 espécies do gênero *Amblyomma* descritas no Brasil. Todas apresentam certa especificidade parasitária e ocasionalmente são encontradas parasitando humanos. Sua principal importância está relacionada à manutenção de patógenos no ambiente silvestre e no transporte desses patógenos do ambiente silvestre para o ambiente urbano e periurbano. Dentre as espécies de maior importância, destacam-se *A. aureolatum* (comum em carnívoros silvestres e cães), *A. dubitatum* (comum em capivaras), além de *A. ovale*, *A. parvum* e *A. oblongoguttatum* (que parasitam diferentes hospedeiros).

Dermacentor nitens (= *Anocentor nitens*)

Essa espécie possui como hospedeiros preferenciais equinos, muares e asininos e, eventualmente, pode ser encontrada em outros animais. É uma espécie de ciclo monoxeno e parasita, habitualmente, determinadas regiões do corpo do hospedeiro como o pavilhão interno da orelha, divertículo nasal, região perianal, crina e cauda. É uma das espécies de maior incidência no Brasil. Apesar de pouco importante na área médica, pode causar prejuízos em criações de equinos devido à espoliação sanguínea e é o principal transmissor de *Babesia caballi*.

Rhipicephalus sanguineus

É conhecido como "carrapato vermelho" do cão, o seu principal hospedeiro. Essa espécie apresenta a mais ampla distribuição geográfica no mundo. É muito comum no Brasil, incluindo áreas urbanas e rurais onde pode ocasionar infestações maciças. Pode transmitir a *Babesia canis* e *Ehrlichia canis* que provocam anemias graves e, às vezes, a morte de cães. É uma espécie de três hospedeiros. Já foi encontrada parasitando humanos, mas os relatos são raros.

Rhipicephalus (Boophilus) microplus (= *Boophilus microplus*)

Rhipicephalus (Boophilus) microplus é o mais importante e comum ectoparasito de bovinos na América do Sul. Pode, eventualmente, ser também encontrado em outros hospedeiros domésticos e silvestres e em humanos, principalmente quando em proximidade a bovinos. É um carrapato monoxeno que causa enorme prejuízo à pecuária pela espoliação sanguínea, gastos com acaricidas e transmissão de patógenos, entre eles os protozoários do gênero *Babesia* e as bactérias do gênero *Anaplasma*, agentes da "tristeza parasitária bovina".

Controle

A luta de humanos contra os carrapatos se iniciou há pelo menos 100 anos e, mesmo com todo conhecimento adquirido e técnicas desenvolvidas nas últimas décadas, a eliminação total só é possível em situações particulares que, normalmente, se estendem a pequenas áreas delimitadas (como quintais, parques de menor extensão etc.). Em grandes áreas infestadas por carrapatos, o principal objetivo é reduzir os níveis populacionais a taxas que minimizem o contato entre carrapatos e hospedeiros e previnam a transmissão de patógenos. Além da aplicação de medidas contra os ácaros, as pessoas sob risco de parasitismo também devem se precaver com ações de proteção individual. Adiante são descritas as principais estratégias utilizadas, porém é importante alertar que a escolha das medidas a serem aplicadas deve levar em consideração cada situação em questão, com especial atenção ao hospedeiro, às características do ambiente e à espécie de carrapato.

- **Manejo da vegetação:** a vegetação serve de abrigo aos carrapatos, mantendo um microclima (principalmente na região próxima ao solo) com umidade, temperatura e abrigo da luz solar que pode prolongar sua sobrevivência. A alteração dessas condições pode levar a maior mortalidade, sobretudo de larvas, os estádios mais sensíveis. As medidas a serem utilizadas são gradagem, limpeza e corte de arbustos e gramíneas que possam servir de abrigo. A queima da vegetação também pode ser indicada, porém, pelos impactos ambientais que pode gerar, deve ser utilizada somente em casos extremos e sob constante monitoramento.
- **Aplicação de acaricidas:** método bastante utilizado hoje em dia, serve para controle tanto nos hospedeiros quanto no ambiente. Há diversas bases e formulações acaricidas no mercado com diferentes formas de aplicação (imersão, aspersão, ingestão, injeção, *pour on*, talcos, sabonetes etc.). O efeito residual desses produtos também varia muito. Para uso no ambiente, os mais comuns são as formulação a serem diluídas em soluções aquosas e aplicadas por aspersão em pequenas áreas como pisos cimentados, quintais, canis etc. Deve-se ter extrema cautela com seu uso no ambiente, pois os acaricidas podem atuar também em outros organismos, causando problemas ambientais indesejáveis.
- **Controle de hospedeiros:** carrapatos são hematófagos obrigatórios e precisam de sangue para desenvolver-se. Os níveis populacionais estão diretamente relacionados com a disponibilidade de hospedeiros. Assim, a redução do número de hospedeiros em determinado local certamente vai impactar a população de carrapatos, e pode-se indicar a remoção de animais errantes em ruas ou parques a fim de reduzir a infestação ambiental por carrapatos.
- **Vacinas:** atualmente existem vacinas comerciais apenas para o controle do *R. (B.) microplus*. Os antígenos disponíveis ainda apresentam eficácia variada de acordo com a população de carrapatos de cada região. Estudos vêm sendo conduzidos para identificar novos antígenos que possam ser utilizados como vacinas para o controle do *R. (B.) microplus* e de outras espécies como o *R. sanguineus* e o *A. cajennense s.l.*
- **Proteção individual:** as medidas a serem recomendadas aos indivíduos têm como objetivo evitar que sejam picados ou que se infectem com patógenos transmitidos por carrapatos. Primeiramente, recomenda-se evitar áreas de risco, sobretudo aquelas sabidamente infestadas por carrapatos e com histórico de transmissão de febre maculosa ou outras doenças. Caso frequente alguma área infestada, recomenda-se a adoção de medidas que evitem ou minimizem o acesso dos carrapatos ou corpo, sendo elas a aplicação de repelentes e o uso de vestimentas adequadas como calças compridas, botas, meias, blusas de manga comprida etc. Além dessas medidas, ao retornar de áreas de risco, é importante realizar uma busca ativa no corpo por carrapatos e, caso encontre, remover imediatamente. Quanto menor o tempo de contato com o carrapato, menos saliva será secretada na pele do hospedeiro, o que também reduzirá a chance de transmissão de patógenos.

Ordem Sarcoptiformes

Os membros de importância parasitológica da ordem Sarcoptiformes serão apresentados em mais detalhes no Capítulo 52.

52

Ordem Sarcoptiformes

Ricardo Nascimento Araújo
José Ramiro Botelho
Mauricio Roberto Viana Sant'Anna

Introdução

Na ordem Sarcoptiformes são encontradas algumas espécies de Acari muito importantes nas parasitologias humana e veterinária. Caracterizam-se por apresentar cutícula delgada, sem estigmas respiratórios; quelíceras em geral em forma de tesoura; palpos simples; macho normalmente com ventosas copuladoras. As famílias mais importantes são:

- Sarcoptidae, com a espécie *Sarcoptes scabiei*, agente da sarna sarcóptica ou escabiose.
- Pyroglyphidae, principalmente com as espécies *Dermatophagoides farinae* e *Dermatophagoides pteronyssinus*, responsáveis por manifestações alérgicas do aparelho respiratório.

Sarcoptidae – *Sarcoptes scabiei*

Existem várias espécies de Acari, pertencentes a diferentes famílias, responsáveis por sarnas nos animais. Já no homem, apenas uma espécie – *Sarcoptes scabiei* – provoca uma doença inflamatória da pele conhecida como sarna sarcóptica ou escabiose. O parasitismo do homem por outras espécies acontece somente de forma acidental.

Os ácaros da família Sarcoptidae são pequenos (no limite de serem vistos a olho nu) e escavadores. Durante o parasitismo, fazem galerias na pele do hospedeiro, na qual penetram profundamente, produzindo prurido, dermatites e espessamento da pele. A escabiose foi uma das primeiras doenças humanas que teve sua causa conhecida.

Morfologia

Sarcoptes scabiei apresenta corpo globoso, os adultos medem cerca de 400 µm de comprimento por 300 µm de largura; gnatossoma (formado por base, um par de palpos e um par de quelíceras) curto e largo; pernas curtas e grossas, sem garras e agrupadas em dois pares anteriores e dois pares posteriores (Figura 52.1). A cutícula é marcada por estrias finas, frequentemente interrompidas por áreas com cerdas finas e flexíveis e escamas de forma triangular. Os machos possuem ventosas nas patas I, II e IV, enquanto as fêmeas nas patas I e II. Fêmeas também têm longas cerdas nas patas III e IV. Possuem pedicelos longos e não segmentados.

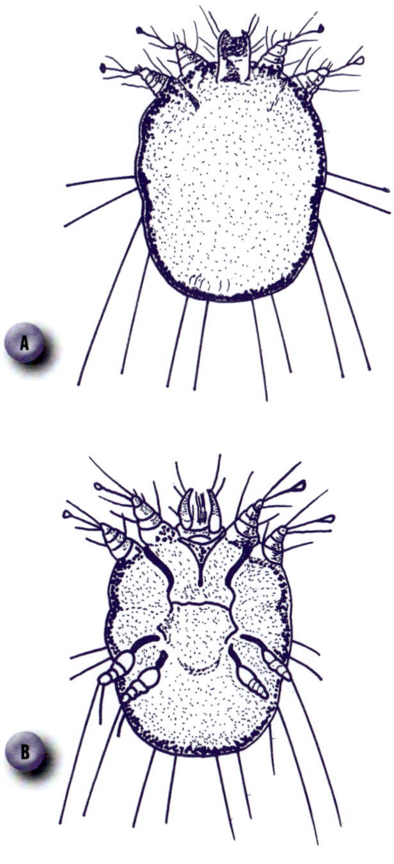

FIGURA 52.1. *Sarcoptes scabiei*. **(A)** Superfície dorsal; **(B)** superfície ventral.

Ciclo Biológico

Durante seu desenvolvimento, *S. scabiei* passa pelos estádios de ovo, larva, ninfa e adulto. Os organismos ficam na superfície da pele, abrigados sob as crostas oriundas do parasitismo, ou nas galerias escavadas pelas fêmeas. Adultos machos e fêmeas realizam a cópula. As fêmeas que já copularam perfuram túneis ou galerias na epiderme (Figura 52.2) e vão deixando atrás de si um rastro de ovos. Ovipõem três a quatro ovos por dia, num total de 40 a 50 durante toda a sua vida de três a quatro semanas, aproximadamente. O período de incubação dura três a cinco dias, quando eclodem as larvas, que são hexápodas. Estas saem para a superfície da pele ou permanecem nas regiões mais superficiais das galerias, onde se alimentam, sofrem mudas para ninfas (que são octópodas) as quais, oito a 10 dias após, mudam para adultos machos ou fêmeas. Ocorre novamente a cópula e as fêmeas iniciam a escavação de novas galerias.

Todos os estádios, com exceção dos ovos, alimentam-se de células da epiderme e do material extravasado no local de parasitismo. O ciclo completo demora cerca de 20 dias.

Transmissão

A principal forma de transmissão é por contato direto. Caracteriza-se, portanto, por ser uma enfermidade de aglomerações. Também ocorre transmissão por meio de fômites, principalmente mediante compartilhamento de objetos de uso pessoal (roupas, chapéus, pentes etc.) ou contato com locais de uso comum (maçanetas de portas, cadeiras, corrimões etc.).

Além da transferência de organismos, para que o indivíduo desenvolva a doença, é necessário que o ácaro consiga estabelecer-se na pele do novo hospedeiro e produza descendentes que vão aumentar os níveis populacionais no local parasitado e gerar os sinais clínicos característicos da escabiose. Esse é um período crítico do ponto de vista do parasito, uma vez que nem sempre ele consegue estabelecer-se no hospedeiro, e atitudes simples, como lavar ou higienizar as mãos, podem dificultar ou até mesmo inviabilizar seu estabelecimento.

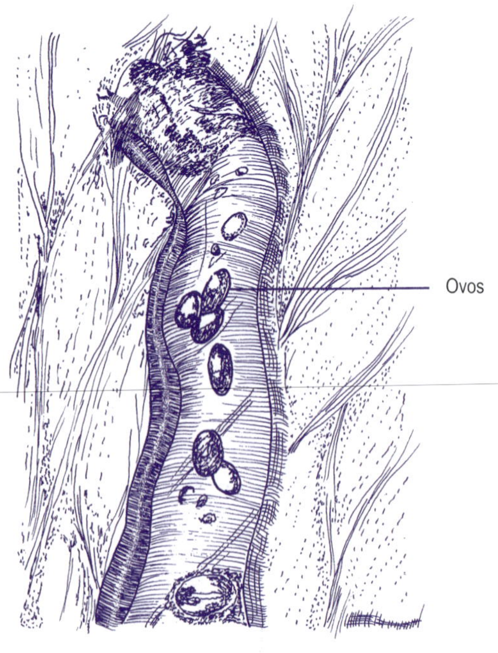

FIGURA 52.2. Fêmea de *Sarcoptes scabiei* perfurando uma "galeria" na pele e realizando oviposição. (Segundo Brumpt, 1941.)

Patogenia e Sinais Clínicos

A patogenia da doença está relacionada principalmente com a escavação das galerias na epiderme. Durante a perfuração, as fêmeas provocam um dano mecânico nos tecidos e liberam sua saliva com proteases e outros compostos que vão auxiliar na escavação dos túneis e contrapor reações reparatórias do hospedeiro. Além disso, as galerias da epiderme também receberão produtos de excreção do parasito e os ovos. A presença dos ácaros e de todo o material liberado por eles, somada ao dano tecidual causado, vão gerar uma resposta inflamatória que resulta na descamação da pele e exsudação de linfa.

O período de incubação varia de um dia a seis semanas. Os principais sinais clínicos da doença são pápulas e lesões eritematosas em regiões delimitadas. Com o avançar da doença, as lesões vão acometendo áreas maiores e outras regiões do corpo, normalmente devido à distribuição do ácaro pelas mãos contaminadas. Em fases mais avançadas são observadas regiões com espessamento de pele e lesões com limites irregulares, caracterizadas por crostas na região central circundadas por regiões eritematosas (Figura 52.3). O prurido é intenso em todas as fases da doença e é mais evidente e irritante à noite, quando o hospedeiro está aquecido pelas cobertas e os ácaros estão mais ativos. As principais regiões afetadas no corpo são dedos, pregas interdigitais, mãos, punhos, cotovelos, axilas, virilhas, região mamária, ao redor do umbigo e nádegas.

A extensão das lesões pode variar desde pequenas regiões delimitadas até grandes áreas, como observado em uma variedade da doença chamada de "sarna crostosa" ou "sarna norueguesa". Nessa variedade de sarna sarcóptica, o parasito é encontrado em grande quantidade e produz crostas salientes com acometimento de extensões maiores, podendo invadir a palma da mão, planta dos pés, cabeça etc. Antigamente, pensava-se que o quadro clínico era provocado por uma espécie diferente ou variedade do *S. scabiei*. Atualmente, sabe-se que a causa não esta relacionada com a variedade do parasito, mas sim com uma manifestação exuberante da sintomatologia causada por uma hipersensibilidade do paciente ou pela infestação de *S. scabiei* em indivíduos imunossuprimidos.

O prurido intenso pode levar o hospedeiro a se coçar fortemente, abrindo portas de entrada para infecções microbianas secundárias. Crianças podem apresentar algumas complicações, como quadros urticariformes, infecções secundárias por bactérias, especialmente dos gêneros *Staphylococcus* e *Streptococcus*. Em regiões tropicais, pioderma causado por *Staphylococcus aureus* e *Streptococcus pyogenes* usualmente coincide com altas infestações por *S. scabiei*. Infecções de pele por essas bactérias, se não

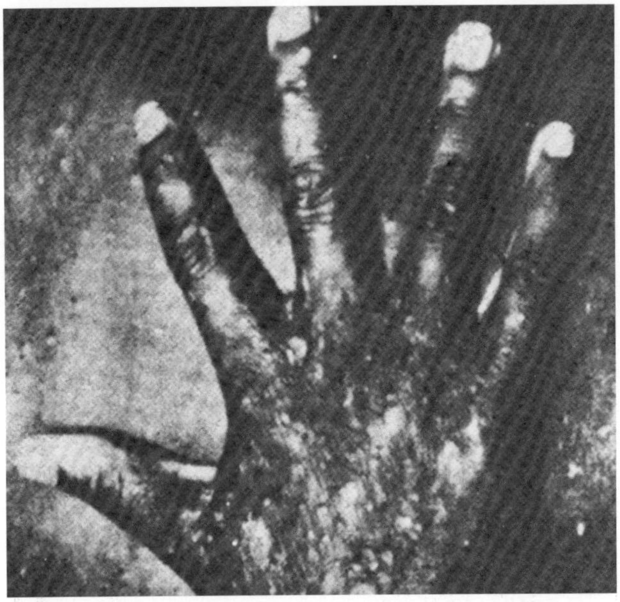

FIGURA 52.3. Lesões típicas provocadas por *Sarcoptes scabiei*; notar complicações causadas pelo hábito de coçar e invasão bacteriana secundária. (Foto gentilmente cedida por Mosby Co., Medical Parasitology, 1981.)

tratadas, podem se espalhar da pele para tecidos mais profundos, podendo causar infecções sistêmicas mais graves.

Biologia

Existem diversas variedades de *S. scabiei*, conforme o hospedeiro a que cada variedade se adaptou durante sua evolução. Assim, há *S. scabiei* variedade *hominis* (parasito do homem); *S. scabiei* variedade *canis* (parasito do cão); *S. scabiei* variedade *suis* (parasito dos suínos); *S. scabiei* variedade *bovis* (parasito dos bovinos) etc. Dentre os animais, cães e suínos são os mais frequentemente acometidos e podem apresentar casos mais graves de sarna sarcóptica, com lesões acometendo grandes extensões do corpo.

As variedades são morfologicamente semelhantes, porém genética e fisiologicamente diferentes. De modo geral, a sarna de uma espécie de hospedeiro somente consegue estabelecer-se e gerar sinais clínicos na espécie hospedeira em que está adaptada. Quando, por exemplo, o homem manuseia um cão com sarna sarcóptica, pode adquirir o ácaro, mas, na maior parte das vezes, o parasitismo será frustro e com sinais clínicos leves e cura espontânea, que ocorrerá em alguns dias ou semanas. Em alguns casos, o parasito pode conseguir estabelecer e gerar sinais clínicos que exigem o tratamento com substâncias acaricidas. Graças a proximidade e contato dos humanos com os cães, problemas em pessoas por *S. scabiei* variedade *canis* são a situação mais comum de transmissão da escabiose de animais para humanos.

Epidemiologia

As ectoparasitoses humanas mais comuns (pediculoses e sarnas) acompanham nossa espécie desde épocas imemoriais e sempre apresentam surtos epidêmicos, seguidos por períodos de menor prevalência. O desenvolvimento de medicamentos eficazes para o tratamento da escabiose promoveu declínio no número de casos a partir das décadas de 1950 e 1960. Atualmente, a escabiose é observada em casos isolados ou surtos localizados, isto é, surtos em locais cujos indivíduos estão mais expostos ao risco como creches, asilos, casas de prostituição, hospitais, presídios ou pessoas que dividem a mesma moradia (famílias, repúblicas de estudantes etc.).

A escabiose pode acometer qualquer pessoa, independente da idade, raça ou classe social. Entretanto, é mais comum na parcela da população com baixa renda e baixos níveis nutricional e higiênico. Convém destacar que indivíduos com estilo de vida gregário e que vivem em aglomerações estão sob maior risco de serem parasitados. Nos últimos anos houve um ligeiro aumento no número de casos, e como a principal forma de transmissão da escabiose é por contato direto, a explicação para tal aumento está relacionada com os seguintes fatores:

- *Tamanho da população:* aumento considerável da população, facilitando um maior contato das pessoas em meios de transporte públicos, elevadores, salas de aulas etc.
- *Hábitos:* modificação dos hábitos e costumes das pessoas, com maior contato físico (se abraçam, cumprimentam-se com beijos na face etc.), e promiscuidade e liberalização sexual.
- *Migração:* crises sociais acentuadas, promovendo correntes migratórias, movimentos de contestação como os movimentos *hippie e punk*, movimentos sociais etc. facilitam a dispersão do agente.
- *Resistência a substâncias:* relatos de resistência dos ectoparasitos aos medicamentos tradicionais.
- *Desinformação:* da população em geral, dos pacientes e também dos profissionais da área de saúde responsáveis pelo diagnóstico, pelo tratamento e pelo controle.
- *Condições socioeconômicas:* condições precárias e suas consequências (falta de higiene, moradias inadequadas, falta de acesso a tratamento médico etc.).
- *Erros de diagnóstico:* por ter se tornado mais rara, vários profissionais da saúde não estão preparados para diagnosticar escabiose, especialmente em casos atípicos (sarna norueguesa, urticária, sarna em hansenianos, pacientes HIV positivos etc.).

Imunologia

Os estudos clássicos sobre a imunologia da escabiose humana iniciaram-se a partir de 1944, mediante a implantação de *Sarcoptes scabiei* var. *hominis* em voluntários. A observação, após 30 dias da inoculação, evidenciou pequeno eritema local na epiderme de pacientes inoculados e, apesar de clinicamente assintomáticos, os parasitos podiam ser isolados de galerias cutâneas desses pacientes que conseguiam controlar a infestação primária à medida que as reações imunológicas do hospedeiro se iniciam. Entretanto, alguns indivíduos apresentam sintomatologia bem mais grave, com extensa formação de crostas na pele e uma quantidade bem maior de ácaros sendo recuperados dos túneis da epiderme, apresentando também elevados níveis de anticorpos e eosinofilia. O mecanismos de suscetibilidade ou resistência à infecção por *S. scabiei* está provavelmente ligado à presença de uma resposta do tipo Th-2 com produção de IgE em indivíduos mais suscetíveis à infestação, contrapondo-se a uma resposta do tipo Th-1 baseada na produção de IFN-γ em indivíduos que conseguem conter a infestação.

S. scabiei é um ácaro que se alimenta de fragmentos da epiderme e de linfa de indivíduos parasitados, estando expostos ao sistema imune inato de seus hospedeiros. Vários artigos na literatura comprovam que artrópodes que se alimentam de linfa selecionaram durante a sua evolução mecanismos que visam promover a infestação, desenvolvendo resistência aos fenômenos que constituem a primeira linha de defesa de hospedeiros vertebrados contra a espoliação, como o sistema complemento. Várias espécies de ácaros, inclusive carrapatos, possuem em sua saliva moléculas que atuam inibindo o sistema complemento de seus hospedeiros vertebrados. A ativação dessa cascata proteolítica presente no sangue de vertebrados, cuja finalidade é formar poros e danificar organismos invasores, poderia ser prejudicial para ectoparasitos que se alimentam de sangue, pois poderia gerar danos físicos em suas células intestinais. Recentemente, identificou-se um conjunto de moléculas de *S. scabiei* denominadas SMIPP-S (*scabies mite inactivated proteases paralogues*) que possuem atividade anticomplemento. Além de estarem presentes no intestino de *S. scabiei*, essas proteínas foram também identificadas nos túneis feitos por esses ácaros, juntamente com suas fezes. Esse fato levantou também a hipótese de que a presença de moléculas que atuam inibindo o complemento humano em lesões de pele poderia indiretamente facilitar o estabelecimento de infecções cutâneas secundárias causadas por bactérias.

Diagnóstico

O diagnóstico deve ser fundamentado nas informações coletadas na anamnese, no exame clínico e nos exames parasitológicos. Quando as lesões de pele provocadas pelo *S. scabiei* estão características, apenas a anamnese e o exame clínico são suficientes para chegar ao diagnóstico da escabiose com certa segurança. Entretanto, o diagnóstico de certeza somente pode ser estabelecido com a identificação do ácaro mediante exames parasitológicos, principalmente nas fases iniciais do parasitismo e em situações nas quais as lesões podem ser confundidas com outras patologias como alergias, urticárias, picadas de insetos ou lesões de pele de outras etiologias.

Clínico

O diagnóstico clínico tem como base a anamnese e o exame clínico. Durante a anamnese, as principais informações sugestivas de escabiose são as queixas de prurido (mais intenso no período noturno), o caráter evolutivo das lesões (eritema na fase inicial com subsequente espessamento da pele e desenvolvimento de crostas) e o histórico de contágio de pessoas próximas.

No exame clínico é importante observar o aspecto, a extensão e a localização das lesões.

Parasitológico

Os dois principais exames indicados para o diagnóstico parasitológico da escabiose são:

- *Exame da fita gomada:* aderindo-se uma fita gomada sobre as crostas; as formas aí presentes ficarão presas na fita; esta é colocada depois sobre uma lâmina (como se fosse uma lamínula) e examinada em microscópio com aumento de 10 a 40 vezes.
- *Exame do raspado de pele:* raspar profundamente a epiderme no limite das lesões e pele sã; coletar o raspado em lâmina; colocar algumas gotas de NaOH ou lactofenol (para clarificar); deixar em repouso por 5 a 10 minutos e examinar em microscópio com aumento de 10 a 40 vezes.

Tratamento e Profilaxia

Atualmente existem no mercado diversos medicamentos acaricidas que podem ser utilizados no tratamento da escabiose. Esses acaricidas estão em formulações a serem aplicadas de forma sistêmica (por via oral) ou tópica (como pomadas, sabonetes, loções etc.).

Nos casos de tratamento com medicação tópica, recomenda-se submeter o paciente a um banho morno, demorado, para amolecer e retirar as crostas e facilitar o contato do medicamento com os ácaros na pele. Em seguida, aplicar localmente algum dos medicamentos indicados: benzoato de benzila (Acarsan, Escabiol), deltametrina (Deltacid, loção), tiabendazol (Foldan), monossulfeto de tetratiltiuram (Tetmosol) etc. durante pelo menos três dias.

Para o tratamento utilizando medicação sistêmica, os mais utilizados são os comprimidos à base de ivermectina. Lançado no Brasil em 1999, é um medicamento eficaz, por via oral, cuja eficiência é demonstrada tanto nos pacientes comuns, como nos imunodeprimidos.

Em ambos os casos, como os ovos não são afetados pelos medicamentos, indica-se fazer um novo tratamento após sete a 10 dias para atingir os ácaros que eclodiram dos ovos após o primeiro tratamento. Todos os indivíduos próximos dos acometidos pela parasitose devem ser tratados simultaneamente. Medicamentos para aliviar o prurido podem ser indicados. Em casos de contaminação bacteriana, antibióticos tópicos ou sistêmicos devem ser incluídos no tratamento.

Além do tratamento de todos os doentes, medidas profiláticas devem ser aplicadas para evitar novos contágios. Os procedimentos vão depender de cada situação específica. Alguns exemplos de medidas que se aplicam a várias situações são:

- Evitar contato íntimo com pessoas doentes ou com seus pertences e utensílios.
- Boa higiene pessoal (lavar as mãos com frequência, trocar roupas pessoais e de cama com frequência).

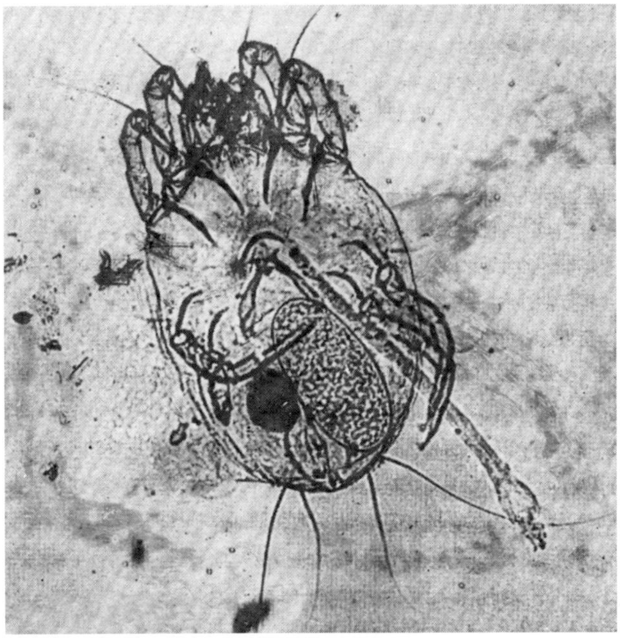

FIGURA 52.4. *Dermatophagoides farinae*: fêmea grávida (aumento de 100×). (Foto gentilmente cedida pela Profª Neyde S. Moreira.)

- Tratar fômites, isto é, quaisquer objetos ou superfícies que possam estar contaminados devem ser submetidos a tratamento por calor, frio ou produtos acaricidas.

O *S. scabiei* é um ácaro relativamente sensível quando no ambiente, e estima-se que sobreviva apenas 24 horas fora do hospedeiro. Condições de baixa umidade, calor intenso e luz solar direta podem reduzir significativamente a sobrevivência do ácaro no ambiente.

Pyroglyphidae – *Dermatophagoides farinae* e *Dermatophagoides pteronyssinus*

Dermatites humanas e asma são manifestações comuns em crianças e adultos em quase todo o mundo e podem ser provocadas por pequenos ácaros presentes em poeira doméstica. Tais ácaros pertencem à família Pyroglyphidae, cujas espécies conhecidas foram agrupadas em duas subfamílias: Pyroglyphinae, com espécies encontradas em ninhos de roedores, aves e substratos contendo farinha de peixe, carne ou torta de caroço de algodão e cereais; e Dermatophagoidinae, com espécies encontradas em poeira doméstica.

Na subfamília Dermatophagoidinae encontram-se cerca de 15 espécies de pequenos acarinos (em geral medindo menos de 1 mm de comprimento), das quais quatro são usualmente vistas no Brasil: *Dermatophagoides farinae*, *Dermatophagoides pteronyssinus*, *Euroglyphus maynei* e *Sturmophagoides brasiliensis* (Figuras 52.4 e 52.5). As duas primeiras são cosmopolitas e vivem na poeira doméstica, em depósitos de panos, alimentos, rações etc.; *D. pteronyssinus* é mais comum em regiões úmidas; e *D. farinae* vivem em regiões secas. Sabe-se que não apenas os ácaros,

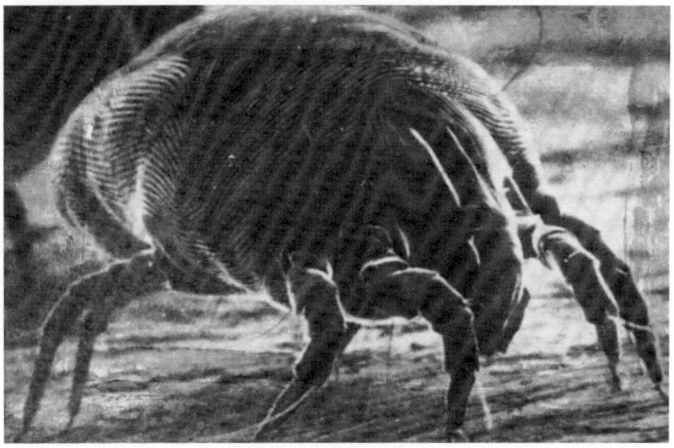

FIGURA 52.5. *Dermatophagoides* sp.: microfotografia de varredura; ácaro frequentemente encontrado na poeira doméstica capaz de provocar sintomas alérgicos nas vias respiratórias do homem (aumento de 300×). (Segundo Wharton, 1970.)

mas especialmente fragmentos e dejetos deles (antígenos e alérgenos) são responsáveis por diversas manifestações alérgicas do aparelho respiratório humano, inclusive a asma.

Desde 1921 havia uma associação entre a inalação de poeira doméstica e asma, mas somente em 1935, na Europa, foi aventada a possibilidade de que pequenos acarinos encontrados na poeira seriam a origem desses alérgenos. Somente durante a década de 1960 é que se comprovou que as manifestações alérgicas respiratórias causadas pela poeira doméstica tinham como principais alérgenos os ácaros (*Dermatophagoides*) e seus dejetos. Atualmente, os estudos sobre esses ácaros têm se tornado intensos sob os pontos de vista biológico, ecológico, patológico (imunogênico) e profilático.

Sabe-se que os *Dermatophagoides* passam pelos estádios de ovo, larva hexápoda, ninfa octópoda e adultos octópodos, demorando 20 a 30 dias para completar o seu ciclo. Cada fêmea deposita cerca de 25 a 50 ovos durante sua vida (cerca de 20/30 dias), necessitando de umidade relativa do ar de 70-80%, temperatura entre 22° e 28°C e detritos de pele (descamação), de cereais ou de pano para se alimentarem e procriarem. Vivem, pois, aos milhares em frestas de assoalhos, camas, móveis estofados, cortinas, roupas guardadas etc. Esses locais, repletos de descamação da pele, sem utilização nem limpeza frequentes (casas, hotéis, imóveis pouco frequentados), tornam-se focos ricos em acarinos que, ao serem inalados, provocarão sérias crises de asma, rinite ou tosse em pessoas sensíveis.

Em Belo Horizonte-MG, Moreira (1975) fez um interessante estudo sobre esses ácaros. A grande maioria pertencia à espécie *D. farinae* e foi encontrada tanto em residências de higiene aprimorada como nas de condições precárias.

Sugere-se como medida profilática fazer a higiene de casa com pano pouco úmido (para não umidificar o ambiente nem espalhar a poeira), aspirador de pó e incinerar a poeira retirada, usar colchão e travesseiro de espuma, expor a roupa de cama diariamente ao sol e aplicar o fungicida Nipagim (metil-hidroxibenzoato) em solução a 5% nos móveis e assoalhos. Esse fungicida impede a pré-digestão das descamações de pele feita por fungos e que seriam utilizadas pelos ácaros, matando-os por inanição. Muitas vezes há necessidade de remoção das pessoas sensíveis para ambientes mais secos e frios, nos quais a proliferação do ácaro é mais reduzida.

Casos de dermatite foram relatados fora do Brasil, tendo como agente causal *Dermatophagoides scheremetewsky*. Esse ácaro ataca inicialmente o couro cabeludo, provocando seborreia, e, quando não tratado, podem disseminar-se pelo corpo, causando neurodermatites difusas, caracterizadas por coceiras constantes. O ácaro invade os folículos pilosos, promovendo irritação das terminações nervosas e gerando prurido, mais intenso à noite. O tratamento consiste em aplicação de sarnicidas usuais (Deltacid, Acarsan, Tetmosol etc.) e limpeza correta do domicílio.

Nos domicílios, os ácaros podem ser controlados pela combinação de métodos biológicos e físicos. O aparelho *Sterilair*, disponível no mercado brasileiro, atua de modo a ressecar o ar, eliminando, consequentemente, os fungos responsáveis pela pré-digestão dos nutrientes dos ácaros. Pela interferência na cadeia alimentar, os ácaros morrem por inanição.

53

Controle de Insetos

Mariana de Carvalho Capistrano Cunha

Introdução

A imensa maioria das espécies de insetos não causa problema algum aos humanos. Entretanto, um pequeno grupo de espécies sinantrópicas, isto é, que convive no mesmo ambiente e se adaptaram a viver junto de nós, podem nos causar prejuízos econômicos ou promover agravos à saúde humana, animal e agrícola. Essa ação pode ser a contaminação de alimentos com fezes ou pedaços de insetos, danos estruturais em residências, danos a bens do patrimônio artístico e cultural, transmissão de doenças etc. Pela ação frequente, ampla e contínua esses insetos são denominados "praga".

A atividade das pragas está intimamente ligada à atividade humana, ou seja, a proliferação das pragas depende das condições de higiene predominantes. Isso é tão verdade que em ambientes bem cuidados ou longe da atividade humana, a sobrevivência de muitas espécies de praga é reduzida.

Como será mostrado a seguir, as maneiras para reduzir a população de pragas em ambientes urbanos são: a melhoria das condições sociais e sanitárias, a aplicação de inseticidas, o uso de controle biológico e o manejo integrado.

As Pragas

Não há dúvida que a grande maioria das espécies de insetos e outros artrópodes é extremamente útil, pois interfere na cadeia alimentar, na degradação do carbono, na polinização das flores, no controle de outras espécies. A minoria, mais conhecida pelos habitantes das cidades, é que representa algum problema para a saúde pública e a agropecuária. Mas por que essa minoria se transformou em praga? Vários fatores estão envolvidos aqui, mas, seguramente, os mais importantes são:

- comportamento e hábito alimentar da espécie do inseto;
- potencial biótico (capacidade reprodutiva) elevado;
- interferência dos humanos que, alterando o meio ambiente, provocaram um desequilíbrio biológico (ou ecológico), favorecendo a reprodução e a propagação das espécies que possuem aquelas duas características anteriores.

Assim, o desmatamento, a monocultura, a criação intensiva de animais, a superpopulação humana, as condições inadequadas de escoamento de águas servidas, de remoção de dejetos e do lixo, precárias condições de moradia, de alimentação e de higiene. Ou seja, as "pragas" são uma consequência da insensatez humana. Mas é preciso que se diga que essa insensatez humana é manipulada por pessoas inescrupulosas, que, com poder de mando e de domínio, impedem a organização social, impedem a democracia verdadeira, impedem o crescimento das pessoas e da sociedade. Ou seja, esses grupos dominantes de hoje são os mesmos que a tempos atrás eram defensores da escravidão. Para o controle dessas "pragas" os métodos eficientes passam pela educação e conscientização das pessoas votantes...

Pesticidas

Segundo o Decreto nº 4.074, de 4 de janeiro de 2002 (Brasil, Decreto nº 4074, 2002), agrotóxicos e afins são "produtos e agentes de processos físicos, químicos ou biológicos, destinados ao uso nos setores de produção, no armazenamento e no beneficiamento de produtos agrícolas, nas pastagens, na proteção de florestas, nativas ou plantadas, e de outros ecossistemas e de ambientes urbanos, hídricos e industriais, cuja finalidade seja alterar a composição da flora ou da fauna, a fim de preservá-las da ação danosa de seres vivos considerados nocivos, bem como as substâncias e produtos empregados como desfolhantes, dessecantes, estimuladores e inibidores de crescimento".

Segundo Mallis (2011), os inseticidas podem ser agrupados de diferentes maneiras, mas aqui adotaremos a forma mais frequente, separando-os em quatro grandes grupos: inorgânicos, botânicos, orgânicos sintéticos e outros.

Inseticidas Inorgânicos

Os inseticidas inorgânicos se diferenciam dos orgânicos e botânicos por não apresentarem carbono em suas moléculas. Antes da II Guerra Mundial, a maioria dos inseticidas disponíveis para uso profissional era inorgânico: arsênico, compostos de boro e mercúrio.

Os inseticidas inorgânicos mais comuns são:

- Ácido bórico: um dos mais conhecidos e utilizados. É refinado a partir da boracita, da kernita, borato e outros minerais. O inseticida pode ser encontrado em formulação pó seco e isca. Sua ação se dá após a ingestão ou contato com a praga. As vantagens do uso deste composto são o longo efeito residual, baixa toxicidade para mamíferos e a baixa ação repelente para os insetos.
- A sílica e a terra de diatomáceas são substâncias inseticidas e são produzidas a partir da areia e dos depósitos de diatomito, respectivamente. Da mesma forma que o ácido bórico, podem ser utilizadas isoladamente, apresentando ação lenta e baixa toxicidade. Por outro lado, podem ser combinados com piretrinas e sinergistas para aumentar a velocidade de ação.

Inseticidas de Origem Vegetal

Esse grupo de inseticidas ocorre naturalmente na natureza e são derivados de plantas. A substância mais utilizada é a piretrina. Neste grupo também estão os óleos essenciais.

A piretrina ou piretro é extraída de algumas variedades de crisântemos. Apresenta baixa toxicidade para mamíferos e pouco ou nenhum efeito residual, sendo facilmente degradada quando exposta à luz. É um inseticida sabidamente muito seguro que vem sendo usado em ambientes sensíveis ao uso de outros inseticidas. Há muito tempo o Quênia é o maior produtor de piretrinas.

Dentre os óleos essenciais, os mais conhecidos são:

- óleo de quenopódio;
- óleo limoneno;
- linalol;
- óleo de alecrim;
- óleo de Neem;
- óleo de citronela;
- óleo de andiroba.

A maioria desses inseticidas extraídos de vegetais apresenta baixa toxicidade para mamíferos, mas outros são extremamente tóxicos. Além disso, é importante lembrar que alguns óleos (como o de alecrim) podem ser mais irritantes para seres humanos e animais domésticos do que os inseticidas sintéticos.

Inseticidas Orgânicos Sintéticos

É o grupo com maior número de inseticidas disponível. Com o grande desenvolvimento da indústria química após a 2ª Guerra Mundial, eles se tornaram mais utilizados no mercado.

O DDT (sigla de diclorodifeniltricloroetano) foi sintetizado em 1874, mas sua ação inseticida só foi descoberta, por Müller, em 1938. O seu grande poder inseticida, a sua estabilidade elevada e o seu baixo custo fizeram com que, em pouco tempo, ele se tornasse o inseticida mais largamente usado no mundo todo, tanto na agropecuária, como em saúde pública. O BHC foi isolado e descrito em 1912 por Linden, mas sua capacidade inseticida só foi descoberta durante a Segunda Guerra Mundial, independentemente, na França (1941), Inglaterra (1942), Espanha e Hungria (1943). O isômero do BHC – lindane – é o que possui ação inseticida, tendo sido também largamente usado. Na década de 1980 o uso do lindane sofreu restrições de uso no Brasil e desde 1998 é proibido o uso da substância em campanhas de saúde pública.

Os inseticidas clorados têm como característica uma ação letal lenta e um efeito residual longo – de 3 meses até acima de 1 ano. Os inseticidas fosforados também começaram a ser produzidos a partir de 1945, principalmente na Inglaterra e nos EUA. Por volta de 1960, entraram no comércio os carbamatos. Esses dois últimos grupos de inseticidas, fosforados e carbamatos, possuem como característica uma ação letal rápida sobre o inseto e um poder residual mais curto – 5 a 30 dias.

Na época da introdução desses inseticidas sintéticos houve grande descaso pela entomologia; não havia nenhum interesse em se estudar a biologia, a ecologia e o comportamento dos insetos, pois era só aplicar um organoclorado e o problema da praga já estava resolvido. Apenas alguns poucos entomólogos vislumbraram a possibilidade de surgir alguma ineficiência nesta modalidade de controle e persistiam em seus estudos. Acontece que, 20 anos depois da introdução daqueles inseticidas, das 204 espécies de pragas conhecidas, 137 já apresentavam algum tipo de resistência! Os diferentes tipos de resistência (comportamental: fuga ao inseticida; bioquímica: decomposição do produto por enzimas do inseto; genética: substituição de populações sensíveis) obrigaram a se fazer grandes investimentos na pesquisa de novos inseticidas e reiniciar os estudos entomológicos, visando ao melhor conhecimento da biologia, da etologia e da ecologia das espécies de importância sanitária e agropecuária.

• Tipos de Inseticidas Sintéticos

- **Organofosforados:** agem no sistema nervoso dos insetos. As moléculas de organofosforados inibem a ação da acetilcolinesterase nos insetos e apresentam efeito acumulativo. Este segundo efeito pode ser observado em aplicadores e outros animais não alvo quando expostos frequentemente a esse grupo de inseticidas. Restrições e proibições do uso deste tipo de inseticida vêm sendo observadas desde 2006 nos Estados Unidos e na Europa. Dentre os organofosforados o mais utilizado no Brasil é o diclorvós (DDVP).
- **Carbamatos:** agem de maneira semelhante aos organofosforados. O seu uso também já foi revisto e restringido em diversos países.
- **Piretroides:** na década de 1970, na busca por produtos menos tóxicos e com um maior espectro de pragas-alvo, foram desenvolvidos os primeiros piretroides sintéticos, que são análogos aos piretros. As principais características desses produtos são:

- pouco cheiro;
- uma dose pequena já é suficiente para matar insetos;
- baixa toxicidade para mamíferos;
- maior efeito residual;
- baixa solubilidade em água;
- dependendo da formulação, também apresentam ação repelente aos insetos.

Os piretroides agem estimulando as células nervosas repetidamente, causando paralisia e a morte dos insetos ao fechar os canais de sódio no nervo axônio, resultando na alteração de concentração de sódio dentro das células. Os piretroides mais usados no Brasil são: deltametrina, cipermetrinas, lambda-cialotrina, permetrina e bifentrina.

Inibidores de Crescimento

Os inibidores de crescimento de insetos ou IGR (*insect growth regulators*) são o único grupo de inseticidas que afeta apenas os processos metabólicos dos insetos.

Os IGR são considerados, segundo alguns autores, a "terceira geração de inseticidas" e podem ser divididos em três categorias de acordo com seu modo de ação: 1) análogos ao hormônio juvenil; 2) inibidores da síntese e/ou deposição de quitina; 3) derivados do composto orgânico triazina que também interferem na muda e na pupação.

- *Juvenoides:* quando é análogo ao hormônio juvenil e interfere no crescimento e no desenvolvimento normal dos insetos podendo causar efeitos como: atraso no desenvolvimento, mudança de coloração ou impedindo a eclosão dos ovos.
- *Inibidores de síntese de quitina:* a quitina é um polissacarídeo encontrado no exoesqueleto dos insetos. Esse grupo de IGR interfere na ação enzima quitina sintetase, necessária para a formação de nova cutícula que ocorre a cada mudança de fase (ecdise) do inseto. Resulta uma quitina mal formada, incapaz de suportar a pressão interna durante a muda e de sustentar a musculatura do inseto.

Ambos os grupos de IGR apresentam baixa toxicidade para mamíferos, pássaros e peixes. Além disso, por serem específicos para o controle de algumas espécies, os IGR não contaminam o meio ambiente, não interferem no metabolismo dos inimigos naturais e possuem ação prolongada no ambiente.

Os IGR mais comercializados no Brasil são: hexaflumuron, flufenoxuron, diflubenzuron, methoprene e pyriproxyfen.

Inseticidas Neonicotinoides

É um grupo novo de inseticida, cujo sucesso é devido a seu amplo espectro de ação, baixas dosagens necessárias e baixa toxicidade a mamíferos. Eles agem sobre os receptores de nicotina dos nervos dos insetos, impedindo que a acetilcolina se ligue ao receptor causando a morte do inseto. Atualmente há quatro tipos de neonicotinoide disponíveis no mercado: imidacloprido, tiometoxan, acetamiprida e difenotefurano, sendo os dois primeiros os mais comuns.

Recentemente, os inseticidas neonicotinoides vem sendo apontados como responsáveis pelo desaparecimento de espécies de abelhas. Como as abelhas são insetos responsáveis pela polinização de várias espécies de plantas, observa-se um efeito cascata na reprodução e na sobrevivência de vários seres vivos, razão pela qual seu uso deve ser evitado.

Em 8 de janeiro de 2015, a Agência Nacional de Vigilância Sanitária (Brasil, 2015) publicou uma resolução que exclui o uso da substância sulfluramida da fabricação de produtos domissanitários*. Esta resolução está em acordo com a Convenção de Estocolmo, que trata dos Poluentes Orgânicos Persistentes, da qual o Brasil é signatário. Segundo alguns estudos, substâncias derivadas da sulfluramida foram encontradas em amostras de leite materno

Controle de Pragas

Após conhecermos os principais grupos de inseticidas, seu mecanismo de ação e implicações, podemos discutir de maneira mais completa o controle de pragas.

Considerando o efeito dos inseticidas (e demais agrotóxicos) sobre o meio ambiente, o caso já é discutido entre os especialistas desde o final dos anos 1950. Entretanto, foi um livro escrito em 1962 pela jornalista americana Rachel Carson – *Primavera Silenciosa* – que chamou a atenção do grande público para esse sério problema. A partir daí ocorreu no mundo todo a conscientização dos malefícios do uso indiscriminado e incorreto dos inseticidas. Vários países, acatando orientação da OMS, desenvolveram severa regulamentação no seu uso, chegando alguns a proibi-lo; no Brasil, a Portaria Ministerial nº 356 de 14/10/71 proibiu o uso de inseticidas clorados na agropecuária, inclusive o BHC. Os inseticidas devem ser usados com cautela e por pessoal treinado, unicamente dentro das habitações para controle de vetores de doenças humanas. Isso nem sempre ocorre, havendo, inclusive, aplicação de vários inseticidas por diferentes órgãos ou entidades (Ministério da Saúde, Secretaria da Saúde, Ministério da Agricultura, empresas especializadas), com superdosagens, que põe em risco a vida humana e animal e provocam o desequilíbrio biológico. Por outro lado, a aplicação correta dos desinfestantes é útil, necessária e com pouco risco para as pessoas envolvidas e o meio ambiente atingido (esses produtos quando bem aplicados podem ser denominados "defensivos", de outra forma transformam-se em "agrotóxicos"...). Aliás, gostaria de enfatizar aqui que apesar da grande periculosidade dos inseticidas, os mesmos são uma arma muito útil para os humanos. Sem sombra de dúvida, as vacinas, os antibiócitos e os inseticidas podem ser considerados como os três produtos que mais deram força para que atingíssemos o atual estágio de desenvolvimento na área de saúde e alimentação. Entretanto, como tudo na vida, quando malempregados (em sub ou superdosagens), o efeito, ao invés de ser benéfico, é maléfico.

*A Anvisa manteve a permissão do uso da sulfluramida em iscas granuladas para controle de algumas espécies de formigas para a jardinagem amadora.

Em vista desses problemas de resistência e desequilíbrios ecológicos, muitas vezes irreversíveis, novos produtos vêm sendo estudados e novas técnicas de controle biológico vêm sendo desenvolvidas e aplicadas. Dos novos produtos testados, os que estão mais em uso hoje em dia são inseticidas sintéticos análogos aos produtos vegetais. Entre esses se destacam os "piretroides", que apresentam alto poder letal sobre os insetos, efeito residual de cerca de 30 a 90 dias, inodoros, de baixa toxicidade para mamíferos e aves (porém muito tóxicos para peixes e anfíbios) e altamente eficientes contra moscas, mosquitos, baratas, formigas, triatomíneos e carrapatos.

O controle biológico, isto é, uso de inimigos naturais (predadores ou parasitos) já era conhecido desde longa data. O primeiro controle biológico sistemático parece ter sido feito em 1888, quando a cochonilha, que era praga dos laranjais da Califórnia, foi controlada pela introdução de uma joaninha (Coccinellidae) importada da Austrália. Atualmente, numerosos inimigos naturais são utilizados para controlar milhares de hectares da agricultura nos Estados Unidos, Europa e Rússia. Dentre esses inimigos, os mais usados são microimenópteros (*Trichogramma* sp.) que parasitam ovos de lagartas. Como predadores (parasitoides) de pupa de *Musca domestica* e *Stomoxyscalcitrans* (que são pragas sérias em granjas, fazendas e cidades com baixo nível sanitário) estão sendo usados nos Estados Unidos duas espécies de microimenópteros da família Pteromalidae: a *Spalangiaendius* e *Muscidifurax raptor*. Esses dois parasitoides, criados em laboratório, são liberados aos milhares nas áreas afetadas em épocas e pontos estratégicos, funcionando como um valioso mecanismo auxiliar de controle daquelas moscas. Diversos patógenos, como fungos (*Beauveria bassiana, Metarrhyziumani sopliae*) e bactérias (*Bacillus thurigiensis* e *B. sphaericus*), estão sendo produzidos e vendidos em larga escala como "inseticidas biológicos". Esses agentes são cultivados e os esporos vendidos em embalagens que, quando aplicados nos locais apropriados, provocam doença e morte nas pragas (lagartas, cigarrinha, moscas, mosquitos etc.).

A limitação do controle biológico é que nem sempre é possível ou aconselhável usar um controlador importado. Isto é, o uso de uma bactéria entomófaga oriunda de outro país poderia alterar o equilíbrio ecológico também, atingindo não só a espécie praga, mas também outros elementos componentes da cadeia natural. Dessa forma, o uso de controle biológico requer cuidados especiais, sendo mais indicada, em algumas situações, a pesquisa sobre patógenos entomófagos naturais da região, desenvolvendo-os e aplicando-os na mesma área.

Já há algum tempo vêm sendo estudadas técnicas com base avançadas de controle biológico específico, com base no comportamento, fisiologia e bioquímica dos insetos. Essas pesquisas permitiram a descoberta da existência de semioquímicos (feromônios) de atração social, sexual, alimentar e de repelência, bem como hormônios juvenilizantes (juvabiona), de muda (ecdisona) e esterilizantes. Esses semioquímicos e hormônios são denominados inseticidas de terceira geração e alguns deles já foram sintetizados. Apesar de ainda não estarem sendo utilizados em larga escala, algumas aplicações experimentais na agricultura e na silvicultura demonstraram sua grande potencialidade, especialmente o feromônio de atração sexual de certas borboletas, que é capaz de atrair machos de longas distâncias e que terminam aprisionados em armadilhas próprias.

Em razão de pesquisas que vêm sendo realizadas em controle biológico, numerosas inovações têm ocorrido nesses últimos anos. Os avanços têm sido enormes, tanto no exterior quanto no Brasil, quer na agricultura, quer em saúde pública. No que concerne à saúde pública, duas linhas de pesquisas vêm se desenvolvendo rapidamente em nosso país: o controle de larvas de Culicidae e Simuliidae por bactérias patogênicas (*Bacilus thuringiensis* var. *israelensis*e *B. sphaericus*) e o controle de larvas e pupas de moscas por microimenópteros parasitoides (abelhinhas) (*Spalangiaendius, S. nigroanea, Muscidifurax* sp. etc.)

O *B. thuringiensis* Berliner, 1915, apresenta 22 variedades que atacam larvas ou insetos adultos de várias espécies e são mais ou menos patogênicas para eles. De todas as variedades conhecidas, a mais patogênica e mais estudada é a *israelensis*, isolada em 1978 de larvas mortas de mosquitos em criadouros naturais, em Israel. Posteriormente, esta cepa foi isolada em várias partes do mundo, inclusive no Brasil (em Campinas, 1983). A ação tóxica dessa bactéria é a seguinte: da esporulação resultam esporos e cristais ligados, que produzem uma protoxina; as larvas de culicídeos ingerem os cristais, e as proteases digestivas dissolvem a protoxina, originando peptídeos tóxicos (deltatoxina) que agem sobre o epitélio intestinal, promovendo a imediata interrupção da alimentação e morte da larva.

O ingrediente ativo da cultura do *B. thuringiensis* var. *israelensis* é quantificado e preparado em formulações comerciais (pó ou emulsão) por laboratórios particulares e comercializados pelos nomes de Teknar, Vectobac e Bactimos.

Apresenta boa eficiência contra larvas de *Anopheles, Culex, Aedes* e de *Simulium*.

O *B. sphaericus* Smith, 1952, foi isolado também de larvas de mosquitos. Possui cerca de 26 cepas, das quais três são eficientes larvicidas: SSII-1, 1593 e 2013. A primeira foi isolada da Índia, a segunda da Indonésia e a terceira da Romênia. Atuam com bastante eficiência contra larvas de *Culex* e *Anopheles* e reduzida em *Aedes*. Após a ingestão do esporo, há liberação da toxina no tubo digestivo e morte da larva. A vantagem do *B. sphaericus* é que em larvas mortas ou no próprio criadouro pode haver colonização do bacilo com grande produção de esporos (reciclagem), atingindo outras larvas. Em geral, esses bacilos não atingem outras espécies de insetos, répteis, aves ou mamíferos.

Os parasitoides citados têm sido estudados em vários países desde longa data e já em 1968 foram utilizados no controle de moscas nos Estados Unidos. No nosso país, entretanto, apenas em 1984 é que se iniciaram os estudos com os mesmos. Esses microimenópteros têm sido mantidos em laboratório e matam as pupas (ou larvas) ao ovipor nas mesmas para perpetuação de sua descendência. As espécies mais eficientes serão criadas em larga escala e liberadas, no campo, nos meses quentes e úmidos, quando a população de moscas é maior.

Outras modalidades de controle biológico já empregado na prática (Capítulo 44 – Controle) são o uso de processo biotérmico que pode ser aplicado em dejetos de animais ou lixo urbano para eliminar larvas de *Musca domestica* e o emprego do *Alphitobiuspiceus*. A larva desse pequeno besouro mostrou ser muito comum e ótima predadora de ovos e larvas de *M. domestica*, encontradas em dejetos acumulados de galinhas poedeiras criadas em gaiolas.

Também nessa linha de novos produtos para controle de insetos destacam-se os atrativos de postura para serem usados em armadilhas (MosquiTrap) para monitoramento e controle do *Aedes aegypti* (Capítulo 43). Esse processo, denominado "Monitoramento Inteligente do *Aedes*", acoplado à internet e desenvolvido no ICB/UFMG (2009), agiliza o encontro dos focos do *A. aegypti* e a adoção das medidas de controle. Nos Estados Unidos, também foi lançada uma armadilha que alia larvicida e uma tipo de fungo para controlar mosquitos do gênero *Aedes*. O larvicida colocado na água dentro da armadilha mata os estágios jovens do mosquito. Além disso, o larvicida fica aderido ao corpo do inseto que contamina outras coleções de água. Os esporos do fungo penetram do corpo do inseto por contato e causa uma infecção que o levará a morte. Apesar de todos esses recursos disponíveis, devemos enfatizar que para se realizar um controle efetivo do dengue e de outras doenças transmitas pelos mosquitos do gênero *Aedes*, isto é, a eliminação dos focos domiciliares do mosquito, é fundamental uma grande e insistente campanha de esclarecimento e conscientização da população, inclusive impondo pesadas multas aos moradores de casas com criadouros.

Manejo Integrado de Pragas

Atualmente, todos os especialistas afirmam que é o manejo integrado a conduta correta para se combater insetos nocivos à saúde pública ou à agropecuária. Na realidade, o manejo integrado consta da associação de alguns métodos já citados que, empregados simultânea ou sequencial e periodicamente resultam em menor quantidade de produto químico aplicado e com resultado mais duradouro. Consta das seguintes etapas:

- identificação e estudo pormenorizado da ecologia e etologia (comportamento) da praga alvo;
- eliminação de pontos de acesso e condições que favoreçam a proliferação (reprodução e desenvolvimento) das pragas no imóvel;
- aplicação de um inseticida para redução imediata da população nociva (optando por produtos mais específicos para cada tipo de pragas e aplicações pontuais) quando necessário;
- emprego de um método biológico indicado para aquele ambiente, fazendo com que a população de insetos nocivos se mantenha baixa e sob controle por longo tempo;
- participação ativa das pessoas envolvidas com controle do inseto em questão (equipes de manutenção e limpeza além do profissional controlador de pragas).

Em saúde pública, o manejo integrado é altamente eficiente, mas deve-se enfatizar que o controle efetivo de insetos domésticos fundamenta-se principalmente em:

- ampla e insistente campanha de esclarecimento e conscientização da população,especialmente nas escolas de crianças e adolescentes;
- higiene e limpeza permanente do domicílio e no seu entorno;
- participação ativa, lúcida e consciente dos usuários do imóvel;
- melhora das condições sociais, sanitárias e culturais da população;

Com relação ao crescimento da epidemia de dengue, deve ser enfatizado que se o esclarecimento da população não atingir os resultados necessários, é imprescindível a criação de leis que permitam aos órgãos públicos a aplicação de multas elevadas aos cidadãos que descuidarem de sua própria moradia ou local de trabalho. É sabido que o bem-estar coletivo depende da penalidade dos infratores, pois cabe ao Estado zelar pela segurança e bem-estar dos cidadãos (como ocorre na regulação do trânsito ou das relações pessoais).

Em 2014, registros de doentes com febre Chikungunya e com infecções pelo vírus da Zyka começaram a ser registrados no Brasil. Estas duas doenças também são transmitidas pelo mosquito *Aedes aegypti,* o que torna o controle dessa espécie de mosquito ainda mais importante.

Além de diminuir os riscos envolvidos na aplicação de inseticidas (intoxicações e eliminação de espécies não alvo), pode retardar os mecanismos de resistência.

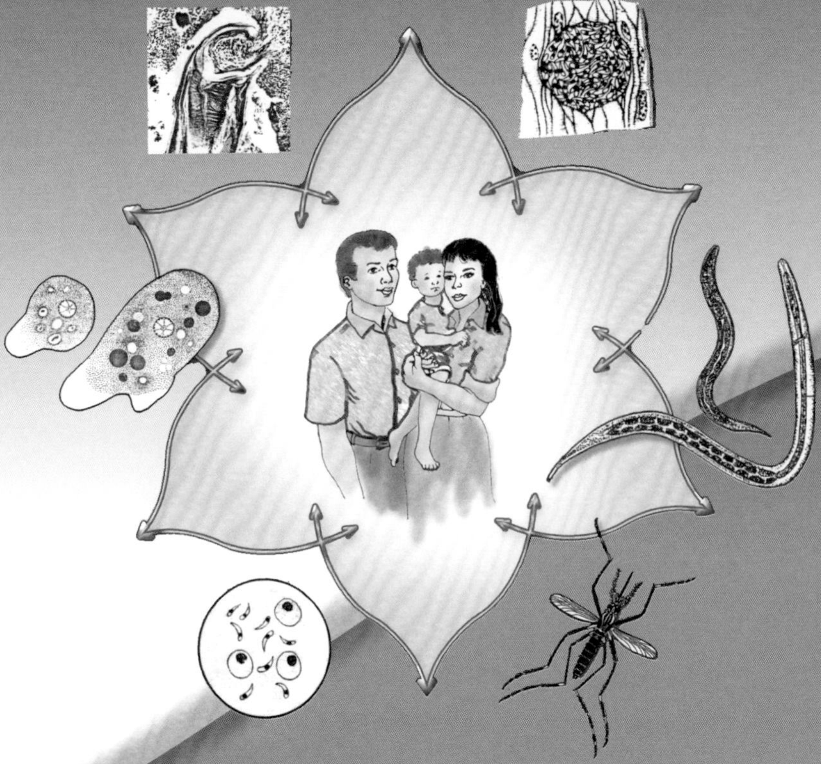

5

Parasitoses Emergentes

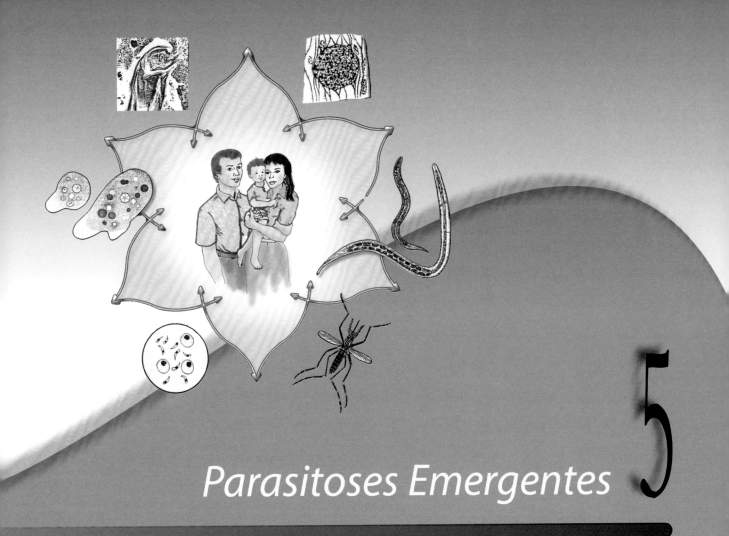

54

Parasitoses Emergentes

Explicação

Decidimos colocar nesse capítulo alguns parasitos comuns entre animais, mas que têm sido assinalados com certa frequência entre nós humanos. Algumas delas são próprias de animais silvestres e outras de animais domésticos, sendo, portanto, zoonoses típicas. As que ocorrem em animais silvestres são ainda pouco conhecidas, necessitando, como veremos, estudos biológicos e epidemiológicos para melhor entendimento. Já as que acometem animais domésticos, são bem conhecidas do ponto de vista veterinário, mas incipientes sob o ponto de vista médico.

Por motivos diversos – alteração do meio ambiente, melhoria das técnicas de diagnóstico e dos serviços médicos, difusão das descobertas recentes, aumento populacional – essas parasitoses têm sido assinaladas de forma crescente. Assim sendo, achamos melhor agrupá-las neste capítulo.

Angiostrongiloses

Omar dos Santos Carvalho
Cristiane Lafeta F. G. Mendonça
Roberta Lima Caldeira
Ester Maria Mota
Henrique Leonel Lenzi (*in memoriam*)

Introdução

As espécies da família Angiostrongilylidae são parasitos de marsupiais, insetívoros, roedores e carnívoros e têm moluscos gastrópodes como hospedeiros intermediários. Esta família se caracteriza pela presença de bursa típica na bolsa copuladora do macho e vulva posterior na fêmea.

As espécies do gênero *Angiostrongylus* parasitam artérias pulmonares, mesentéricas ou cardíaca de seu hospedeiro definitivo. Entre as 19 espécies existentes, duas se destacam por terem o ser humano como hospedeiro acidental: *Angiostrongylus cantonensis* (Chen, 1935), causador da meningoencefalite esosinofílica ou angiostrongilose meningoencefálica (Alicata, 1962) e *A. costaricensis,* Moreira & Céspédes, 1971, agente etiológico da angiostrongilose abdominal.

Morfologia

Os vermes adultos possuem corpo filiforme, cutícula transparente e lisa. Suas extremidades são cônicas, espessas e ligeiramente estriadas com a caudal ventralmente curvada em ambos os sexos (Figuras 54.1A-B). A abertura oral é simples, circular e rodeada por seis papilas sensoriais, não possuindo cápsula bucal (Figura 54.1C). O poro excretor se encontra na junção do esôfago com o intestino.

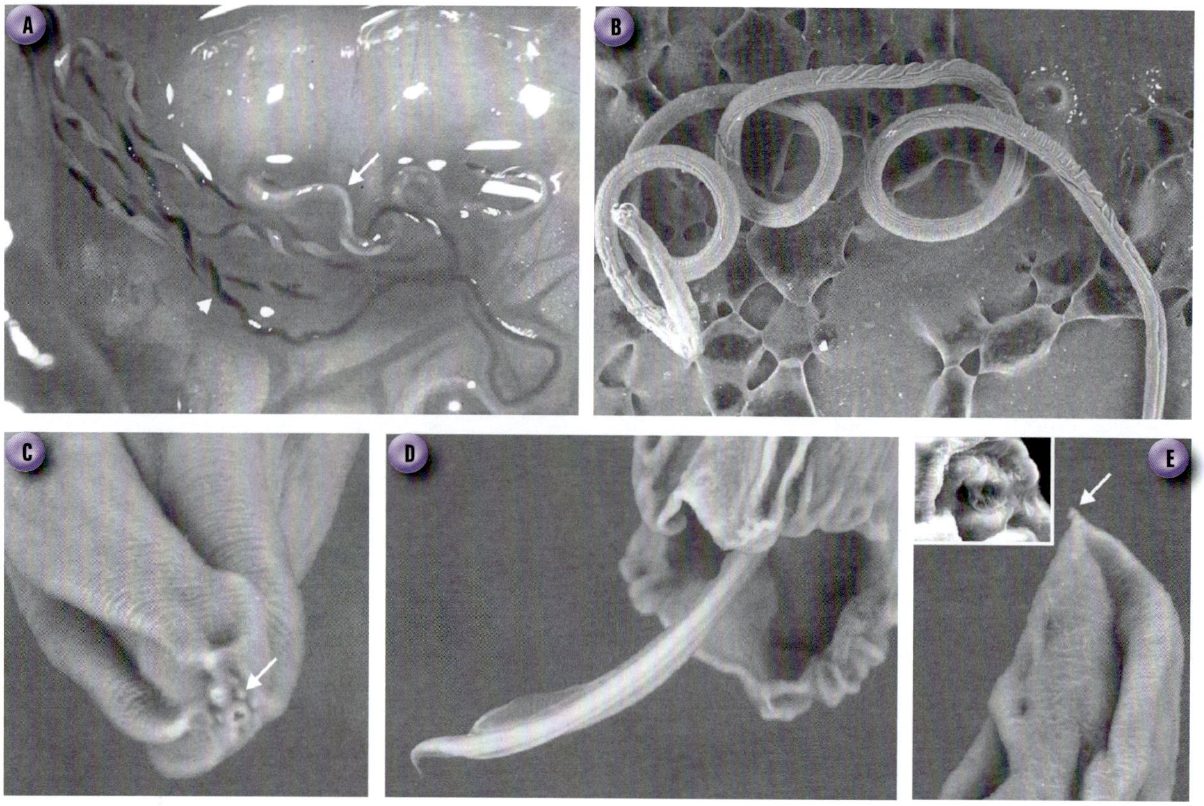

FIGURA 54.1. **(A)** Vermes adultos com aspecto filiforme recém-isolados de artéria ileocecal de *Sigmodon hispidus*. As fêmeas estão repletas de material sanguíneo em seu intestino (cabeça da seta), enquanto os machos apresentam-se com aspecto mais esbranquiçado (seta). **(B)** Verme adulto macho filiforme mostrando a extremidade distal com bolsa copulatória (lado esquerdo da figura) (microscópio eletrônico de varredura a baixo vácuo. **(C)** Extremidade anterior de verme adulto macho apresentando a abertura oral, rodeada por seis papilas sensoriais (seta). **(D)** Bolsa copulatória com uma das espículas exteriorizada. **(E)** Extremidade distal de fêmea com projeção apical. Em detalhe, orifício vulvar, envolto por prega circular.

Macho

O macho mede entre 12 a 23 mm de comprimento e 0,16 a 0,31 mm de diâmetro. As extremidades são delgadas e estriadas, com a anterior arredondada e a distal afilada. O esôfago é claviforme. O testículo origina-se posteriormente à junção esôfago-intestino. A cloaca possui abertura em forma de crescente, apresentando três papilas atrás de sua abertura. A extremidade caudal termina em estrutura pontuda e com espículas para o acasalamento (dimorfismo sexual) (Figura 54.1D). As espículas se projetam pela abertura da cloaca. A bolsa copulatória é simétrica e bem desenvolvida. Os raios ventroventral e ventrolateral nascem de um mesmo tronco, assim como o anterolateral e o mediolateral, todos separando-se quase no mesmo nível. O raio dorsal externo tem aproximadamente o mesmo tamanho do lateral posterior e o dorsal é curto com pequenas projeções papilares.

Fêmea

A fêmea possui um comprimento variando de 22,5 a 34 mm, com diâmetro médio de 0,22 a 0,35 mm. Os tubos uterinos originam-se posteriormente à junção do esôfago claviforme com o intestino, e continuam até a região posterior, espiralando-se ao redor do intestino até terminar em uma curta vagina, bem próximo à vulva. A vulva e o ânus abrem-se no terço final do corpo. A extremidade caudal da fêmea é cônica, diferenciando-se assim do macho, com pequena projeção no ápice (Figura 54.1E).

Larvas

Como todo Nematoda, *Angiostrongylus* sofre quatro mudas, duas (L1 → L2 → L3) no hospedeiro invertebrado e duas (L3 → L4 → adulto) no vertebrado. As larvas são cilíndricas, apresentando a extremidade anterior arredondada e posterior, gradualmente atenuada com extremidade distal pontiaguda.

As L1, eliminadas nas fezes do roedor, medem cerca de 0,22 a 0,29 mm de comprimento por 0,01 a 0,02 mm de diâmetro. Possuem esôfago claviforme fino e delgado. O intestino é tubular, repleto de material granular e, no meio de sua extensão, situa-se o primórdio genital. O ânus está localizado na extremidade final que possui, no lado dorsal, um estreitamento (Figura 54.2A).

As L2 possuem entre 0,28 e 0,37 mm de comprimento por 0,04 mm de diâmetro. A morfologia interna é comprometida pela dificuldade de visualização, em decorrência dos grânulos de reserva nutricional, predominantemente lipídeos, que impedem seu estudo (Figuras 54.2C-D).

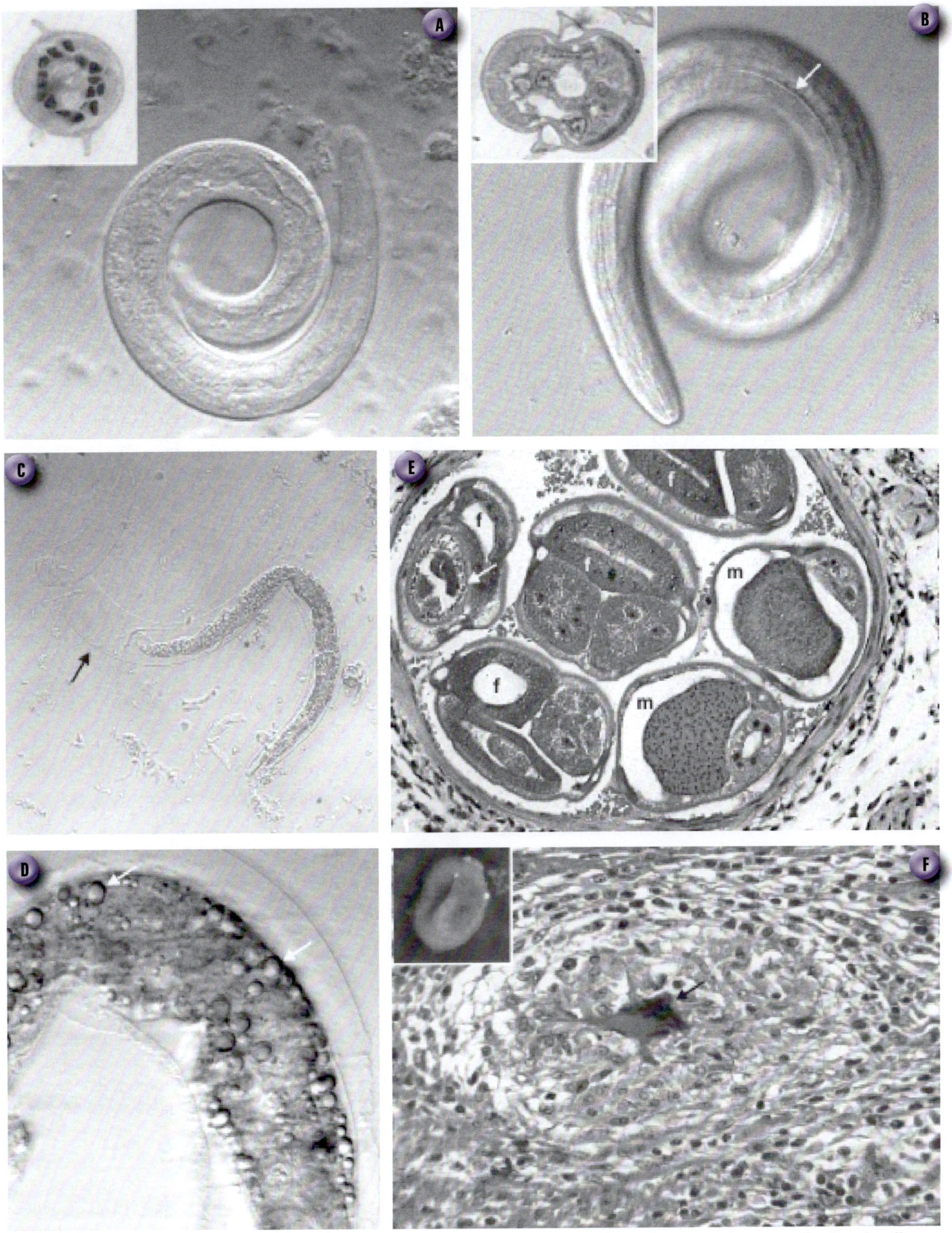

FIGURA 54.2. **(A)** Larva L1 vista em microscopia confocal, com contraste de fase diferencial de Nomarski. Em detalhe, corte transversal corado em hematoxilina-eosina, mostrando núcleos do epitélio intestinal e alas ou cristas laterais, em ambos os lados, dividindo o corpo larval nas porções ventral e dorsal. **(B)** L1 em microscopia confocal (contraste diferencial de Nomarski), mostrando uma das alas laterais em toda a extensão do corpo larval (seta). Em detalhe, as alas ou cristas laterais estão exemplificadas em corte transversal, mostrando-se mais espessas que nas L1. **(C)** L2 em processo de muda, com perda da cutícula (seta). **(D)** L2 repleta de gotículas de lipídeos (setas) e envolta por cutícula e fase anterior (microscopia confocal-contraste diferencial de Nomarski). **(E)** Corte transversal de artéria mesentérica de *Sigmodon hispidus* repleta de vermes adultos machos (m) e fêmeas (f), notando-se inclusive a presença de espermatozoides (seta) fecundando ovos no útero. **(F)** Granuloma em parede intestinal de paciente constituído essencialmente por células epitelioides, centrado por célula gigante (seta). Em detalhe, ovo isolado, visto em microscopia eletrônica de varredura a baixo vácuo.

As L3 medem de 0,40 a 0,54 mm de comprimento por 0,02 a 0,03 de diâmetro. É nesta fase que a larva se torna infectante para o hospedeiro vertebrado. O esôfago é claviforme, e como na L1 apresenta um nervo ou anel. O poro excretor localiza-se no terço médio do corpo da larva, enquanto o ânus abre-se no terço final (Figura 54.2B).

Nas larvas L4 o dimorfismo sexual já pode ser observado pela diferença de tamanho, o macho medindo 0,875 mm e a fêmea 0,925 mm de comprimento.

Biologia

Hábitat

Os vermes adultos de *A. costaricensis* têm como hábitat final os ramos ileocecais das artérias mesentéricas superiores e, às vezes, os ramos venosos intra-hepáticos (Figura 54.2E). No homem, uma intensa reação inflamatória inviabiliza a eliminação de ovos (Figura 54.2F) e não costuma ocorrer larvogênese.

Angiostrongylus cantonensis, no hospedeiro natural (roedores), são encontrados inicialmente nas meninges (vermes juvenis) (Figura 54.3A) e posteriormente os vermes migram para a artéria pulmonar onde amadurecem (Figura 54.3B) e liberam grande quantidade de ovos para os pulmões (Figura. 54.3C). No homem, hospedeiro acidental, a migração das formas juvenis é interrompida pela reação inflamatória no cérebro (meninges, parênquima medular e cerebelo), ou raramente nos pulmões, onde os vermes finalmente morrem.

Ciclo Biológico

- *Angiostrongylus costaricensis*

As L1 de *A. costaricensis* ao serem eliminadas nas fezes do roedor podem infectar moluscos pelas vias oral e/ou cutânea (Figura 54.4). Quando ingeridas, as larvas penetram a parede do trato digestivo em diferentes níveis, não ocorrendo preferência por nenhum destes segmentos, e a rota migratória das larvas para o hábitat final (camada fibromuscular) é através do rim, do reto e/ou por embolização vascular. Quando a infecção é pela via cutânea, as L1 penetram preferencialmente através de ductos excretores de células mucosas e migram para a camada fibromuscular.

No tecido fibromuscular do molusco as larvas sofrem duas mudas (L1 → L2 → L3) sendo a primeira no quarto dia e a segunda a partir do 11º até o 19º dia. A infecção no molusco provoca mobilização sistêmica amebocitária e formação de granulomas (Figura 54.5A). As larvas ficam aprisionadas pela reação celular (granuloma) nesse tecido e em vasos, provocando embolia vascular com espessamento das paredes e dilatação destes nos moluscos (Figura 54.5B). Com as contrações musculares do hospedeiro, os granulomas se rompem e as larvas aprisionadas próximas aos ductos excretores são eliminadas juntamente com a secreção mucosa, contaminando alimentos e/ou água. As larvas que continuam aprisionadas localmente são importantes para a manutenção do ciclo do parasita, uma vez que os roedores se infectam, principalmente, através da ingestão dos moluscos infectados.

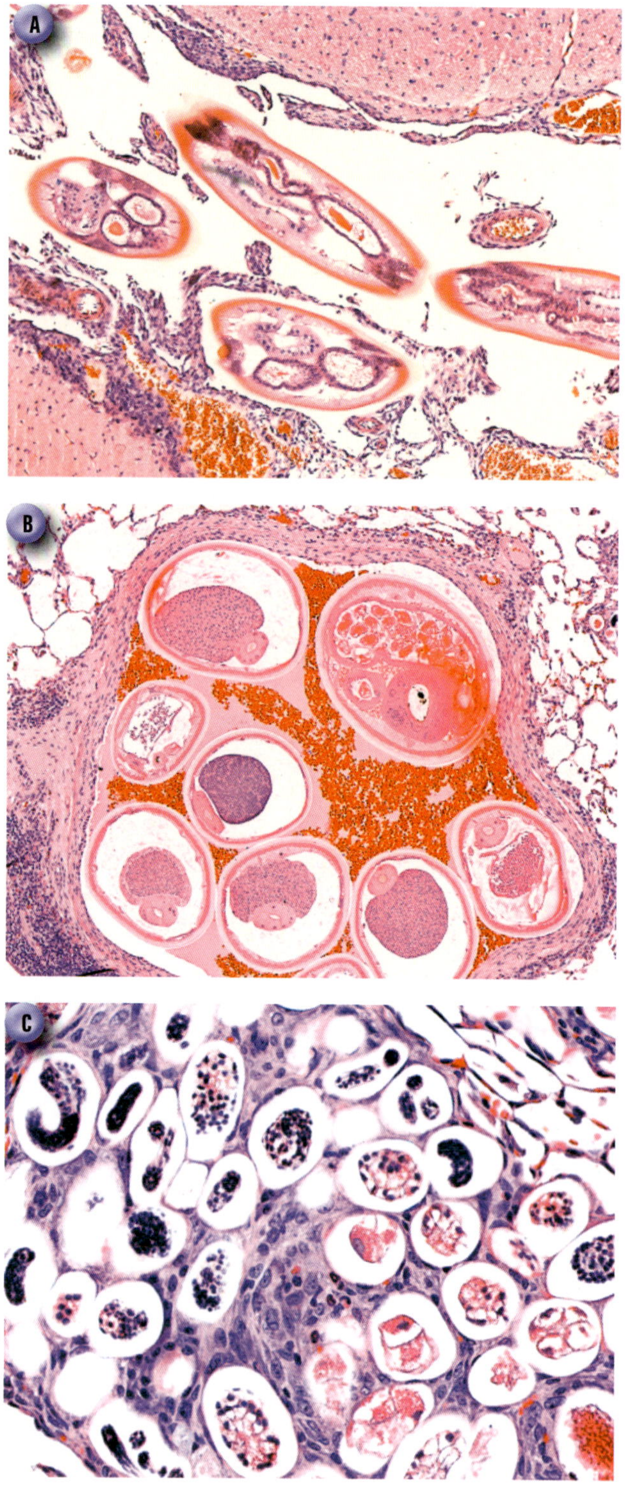

FIGURA 54.3. **(A)** Vermes juvenis de *Angiostrongylus cantonensis* em meninge de roedor. **(B)** Vermes adultos em artéria pulmonar de roedor. **(C)** Nódulo pulmonar com larvogênese no roedor.

No hospedeiro definitivo, o parasito utiliza os três sistemas vasculares: via linfático/arterial (principal) e venosa (secundária) (Figura 54.6). Após a penetração na parede intestinal, a maioria das larvas alcança os vasos linfáticos das vilosidades, enquanto outras caem em vênulas da parede intestinal.

As larvas que penetram os vasos linfáticos atravessam os linfonodos mesentéricos, onde, no 3º dia (via linfática), ocorre a terceira muda (L3 → L4). Saem pelos vasos linfáticos eferentes e caem na circulação linfática. Chegam ao sangue venoso pelo ducto torácico, passando rapidamente pelo coração, e daí para a circulação pulmonar. Ao retornarem ao coração, os parasitos ganham a circulação arterial, onde ocorre a quarta muda (7º ao 9º dia), e podem ser encontrados em artérias de vários órgãos, até se instalarem nos ramos ileocecais da artéria mesentérica superior, seu hábitat final.

As L1, infectantes para o hospedeiro invertebrado, são eliminadas pelas fezes do roedor por movimentos ativos ou junto com material necrótico, devido, principalmente, à necrose da mucosa intestinal.

As larvas que alcançam as vênulas intestinais dirigem-se ao fígado pela veia porta e permanecem em seus ramos intra-hepáticos, onde se transformam em vermes adultos e depositam seus ovos. Esses vermes intra-hepáticos posteriormente desaparecem, migrando, aparentemente contracorrente para as veias mesentéricas. As alterações patológicas nesse órgão são decorrentes da liberação intra-hepática de ovos, com desenvolvimento de L1, indicando que o fígado é um sítio alternativo na maturação e no desenvolvimento do *A. costaricensis*.

- ***Angiostrongylus cantonensis***

As L1 do *A. cantonensis*, depois de eliminadas nas fezes do roedor, podem infectar moluscos pelas vias oral e/ou cutânea (Figura 54.4). No tecido fibromuscular do molusco as L1 sofrem duas mudas (L1 → L2 → L3), e as L3, formas infectantes para o hospedeiro vertebrado, já podem ser observadas a partir do 17º dia.

O hospedeiro definitivo adquire a parasitose ao ingerir moluscos infectados, alimentos e/ou água contaminados com L3. As larvas de terceiro estágio atravessam a parede intestinal do hospedeiro definitivo, entram em vênulas ou linfáticos abdominais, são carreadas para o lado direito do coração e, através do circuito pulmonar, atingem o lado esquerdo do coração, e daí para as vísceras através da circulação sistêmica. Dentro de 4 dias, a maioria das L3 concentra-se no sistema nervoso central (especialmente na medula espinhal, diencéfalo e cerebelo). No cérebro, as larvas realizam duas mudas L3 → L4 → L5) entre o sexto e o 13º dia, convertendo-se em vermes adultos juvenis. Esses vermes abandonam, então, o sistema vascular e se alojam nos espaços extracelulares (Figura 54.3A). Após o 28º dia, os vermes migram para o espaço subaracnoide, entram em veias cerebrais e passam a ser carreados para as artérias pulmonares, onde ocorre o amadurecimento sexual e a oviposição (Figura 54.3B). Muitas L1, após a eclosão

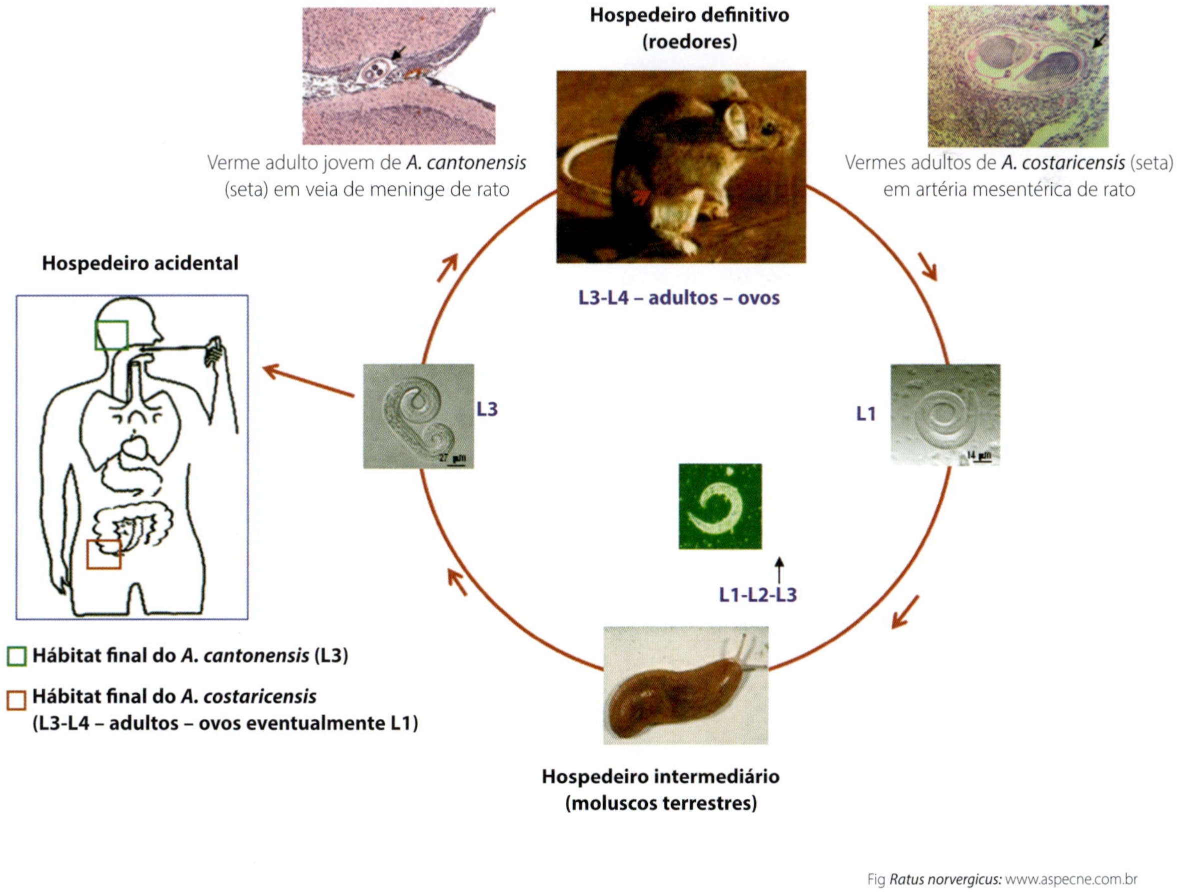

FIGURA 54.4. Ciclo biológico de *Angiostrongylus cantonensis* e *Angiostrongylus costaricensis*.

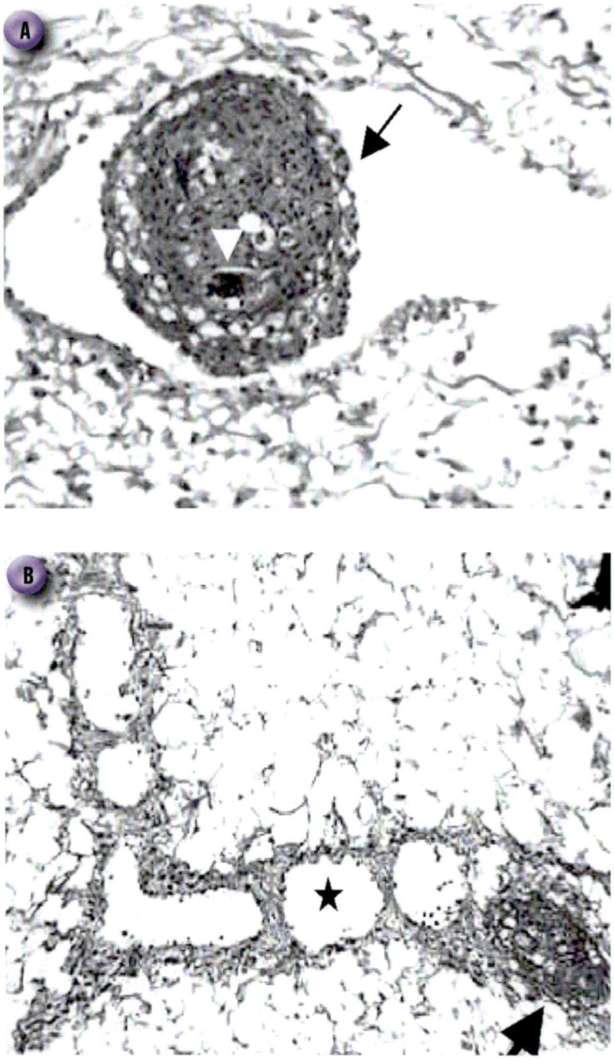

FIGURA 54.5. *Sarasinula marginata* infectada com *Angiostrongylus costaricensis* (tempo de infecção: 30 dias) (HE, 200×, Bar = 50 µm). **(A)** Granuloma esférico intravascular (seta) constituído por duas camadas contendo larva (cabeça de seta). **(B)** Granuloma aderido à parede de uma das câmaras de uma meta-arteríodola (estrela), a qual mostra espessamento difuso de sua parede.

(aproximadamente 45 dias) nos ramos terminais das artérias pulmonares e/ou em vários nódulos reacionais dispersos pelos pulmões (Figura 54.3C), caem nos alvéolos, e, através da árvore brônquica e traqueia, chegam até a faringe, sendo deglutidas e eliminadas com as fezes do roedor, sem provocar alterações intestinais. O desenvolvimento, no rato, desde a ingestão de L3 até a excreção de L1, infectante para os hospedeiros intermediários, requer em torno de 6 semanas.

Patogenia

• *Angiostrongylus costaricensis*

O ser humano é um hospedeiro acidental. Uma intensa reação inflamatória retém os ovos do parasito na parede intestinal, principalmente nas camadas muscular e submucosa. Como a larvogênese (ovo → L1) é um fenômeno infrequente, o ciclo do parasito é interrompido. Alguns ovos podem evoluir até a fase de mórula.

Tanto os ovos quanto as larvas e os vermes adultos participam na patogenia das lesões. Ocorrem comprometimentos vasculares segmentares, predominantemente nos vasos mesentéricos, caracterizados por linfangites, flebites e arterites eosinofílicas, essas com vermes adultos no seu interior. As arterites são centrípetas (o infiltrado inflamatório começa na adventícia) e podem se complicar por trombose, ocasionando necrose dos órgãos comprometidos. Eosinofilia tecidual intensa, estimulada pela eliminação de antígeno das fases ovular, larvar e adulta do parasito é frequente, bem como o encontro de granulomas periovulares, no homem, e periovulares e perilarvares nos roedores. As lesões anatômicas localizam-se geralmente no apêndice cecal, íleo terminal e *cecum* e podem ser classificadas como pseudoneoplásicas, com acentuado espessamento na parede intestinal, e/ou isquêmico-congestivas, mostrando áreas segmentares de congestão e necrose. Ambos os tipos de lesões intestinais podem ser perfurantes, determinando quadro grave de abdome agudo com peritonite e sepse, responsáveis por um índice de letalidade que varia de 1,7% na Costa Rica a 7,4% no Brasil. Há evidências indiretas, em regiões endêmicas, da possibilidade de regressão espontânea das lesões, em alguns indivíduos.

• *Angiostrongylus cantonensis*

Poucos pacientes com essa doença têm sido necropsiados. Macroscopicamente, as meninges da face basal e cerebelar apresentavam-se enevoadas, com escassas hemorragias subdurais ou subaracnóideas ou mesmo hematomas do córtex adjacente. Vermes foram recuperados dos espaços subdural e subaracnoide. A superfície de corte do cérebro revelou necroses focais e hemorragias, decorrentes de trajetos percorridos pelos parasitos. Microscopicamente, as meninges afetadas estavam infiltradas por eosinófilos, linfócitos e monócitos, com ocasionais células gigantes. A identificação de vermes requereu várias secções e cortes seriados. Embora os vermes vivos induzissem pouca ou nenhuma resposta inflamatória, os vermes mortos ou seus fragmentos provocaram reação granulomatosa em torno, com eosinófilos e células gigantes. Quando os vermes não eram encontrados, cicatrizes gliais contendo hemossiderina, eosinófilos e cristais de Charcot-Leyden sugeriam o diagnóstico.

Diagnóstico

Para auxiliar o diagnóstico das angiostrongiloses, deve-se levar em consideração um conjunto de dados epidemiológicos, clínicos, laboratoriais e anatomopatológicos.

• Angiostrongilose Abdominal

Na angiostrongilose abdominal, em decorrência de intensa reação inflamatória nos tecidos, os ovos imaturos ficam retidos, inviabilizando sua eliminação ou desenvolvimento (sem larvogênese), impossibilitando o diagnóstico parasitológico pelo exame de fezes.

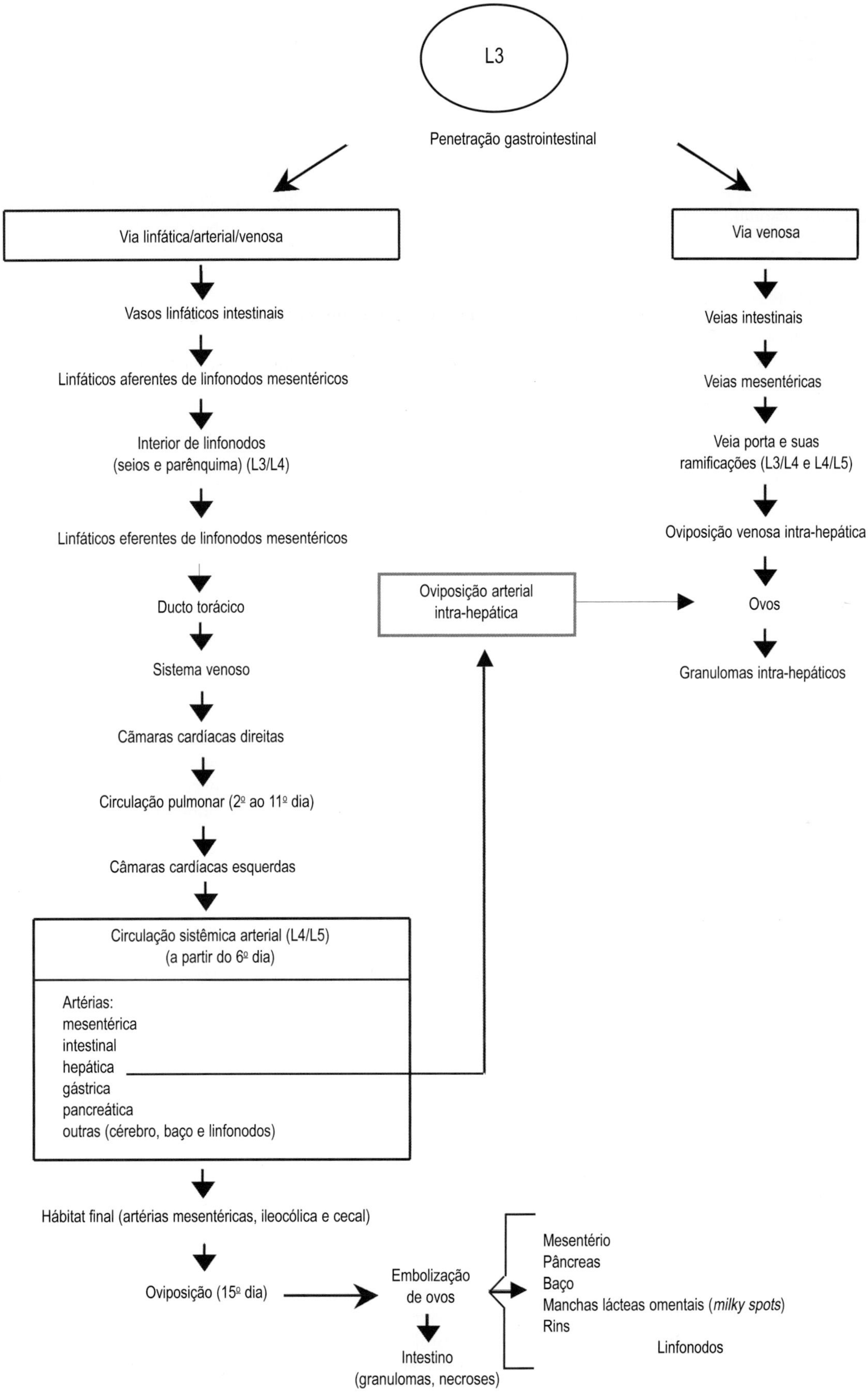

FIGURA 54.6. Vias migratórias do *Angiostrongylus costaricensis* no hospedeiro definitivo (*Sigmodon hispidus*).

O diagnóstico só pode ser feito após a intervenção cirúrgica, quando vermes adultos associados a infiltrado eosinofílico, arterite eosinofílica, granuloma e presença de ovos forem identificados nas arteríolas do mesentério ou da parede intestinal. Às vezes, a detecção, em tecido, de ovos característicos é suficiente para confirmar o quadro patológico.

Para agravar a situação, esta parasitose além de ser de difícil diagnóstico, pode ser confundida com neoplasia (especialmente linfomas em crianças), apendicite de outras etiologias, tuberculose intestinal, doença de Crohn e enterite regional.

- Meningoencefalite Eosinofílica

História de exposição, em áreas endêmicas, a moluscos, associada a manifestações clínicas compatíveis com meningite e presença de eosinofilia no fluido cerebroespinhal (FCE), indicam a possibilidade de diagnóstico de meningoencefalite eosinofílica. Larvas raramente são encontradas no FCE.

Esta parasitose pode ser confundida com meningites de diversas etiologias infecciosas (outros helmintos, bactérias, fungos e vírus) e não infecciosas (reação a medicamentos e associação a outras doenças).

Clínico

- Angiostrongilose Abdominal

O principal sintoma é dor abdominal, localizada na fossa ilíaca direita ou difusa e algumas vezes no hipocôndrio direito, mesogástrio e epigástrio. A angiostrongilose também se manifesta com febre, acompanhada ou não por anorexia, náuseas e vômitos, tumoração abdominal palpável, obstrução intestinal e sinais de abdome agudo.

As alterações intestinais como edema da parede, distensão gasosa das alças e formação de níveis hidroaéreos extensos na parte superior do abdome podem ser observadas em exames radiológicos quando em posição vertical. Pneumoperitônio é infrequente.

- Meningoencefalite Eosinofílica

A angiostrongilose cerebral tem usualmente um período de incubação em torno de 2 semanas, podendo variar de 2 a 35 dias. Há três formas clínicas de angiostrongilose cerebral: meningite eosinofílica, encefalite eosinofílica e angiostrongilose ocular. Cefaleia, às vezes associada com febre baixa, é a queixa principal e usualmente está associada a rigidez de nuca, fotofobia, vertigem, náusea e vômito. Pode ocorrer uma leucocitose (10-15.000 células/mm^3). Eosinofilia costuma estar presente em 75% dos pacientes e pode ser muito acentuada. Eventualmente ocorrem parestesias de extremidades, tronco ou face, que podem persistir por semanas a meses. Menos frequente são delírio, convulsão e disfunção cognitiva persistente. Na angiostrongilose ocular ocorrem distúrbios visuais, podendo ocasionar paralisia do nervo ótico. Larvas podem migrar para os olhos, causando deslocamento de retina ou hemorragia intra-ocular. A encefalite eosinofílica é rara, mas fatal, provoca coma e não tem tratamento efetivo.

Laboratorial

- Angiostrongilose Abdominal

Durante a infecção, a leucocitose pode variar de 8.000 a 52.000 leocócitos/mm^3 e a eosinofilia sanguínea periférica de 4 a 70%, diminuindo gradativamente após a intervenção cirúrgica.

Até o momento, testes sorológicos mostraram pouca sensibilidade e especificidade. O diagnóstico baseado em PCR mostrou-se eficiente, porém não foi estudado com outros parasitos humanos.

- Meningoencefalite Eosinofílica

Na meningoencefalite, a quantidade de leucócitos no FCE é frequentemente de 150 a 2.000 células/µl e a pleocitose eosinofílica excede 10% na maioria dos pacientes. O FCE é normalmente claro ou ligeiramente turvo, com concentração proteica elevada.

A ausência de lesões focais nas imagens por tomografia computadorizada ou ressonância magnética do cérebro distingue *A. cantonensis* de outras infecções helmínticas do sistema nervoso central.

A confirmação do diagnóstico presuntivo pode ser feita por meio de testes imunológicos como as técnicas de *Western blot*, *dot-blot* ELISA e imuno-PCR.

Diagnóstico de Larvas em Moluscos

A identificação molecular de larvas de *A. costaricensis* e *A. cantonensis*, obtidas por digestão do molusco, é eficiente, tornando-se uma importante ferramenta para o registro da ocorrência destes helmintos.

Tratamento

Não existe tratamento específico e os anti-helmínticos como thiabendazole, dietilcarbamazina e levamisole são contraindicados, uma vez que podem induzir migração errática dos vermes e agravamento das lesões. Em áreas endêmicas das angiostrongiloses é imperativo investigar com profundidade a causa da eosinofilia sanguínea e do FCE antes da prescrição de anti-helmínticos.

Na angiostrongilose abdominal, nos casos mais graves é necessário recorrer à intervenção cirúrgica com ressecção das regiões afetadas. A evolução após a cirurgia costuma ser boa, levando o paciente à cura, pois é comum os casais de vermes adultos serem comumente encontrados agrupados, exclusivamente na área afetada.

Na meningoencefalite eosinofílica, a maioria dos pacientes não necessita de tratamento específico, com recuperação completa entre 3 a 6 semanas. O alívio dos sintomas foi relatado com o uso de analgésicos, corticoides, manitol e remoção do FCE em frequentes intervalos de tempo, em caso de edema cerebral.

A fase crônica é mais rara, sendo caracterizada por sintomas neurológicos. A taxa de mortalidade é inferior a 3%.

Epidemiologia

Espécies do gênero *Angiostrongylus* têm demonstrado certo grau de inespecificidade, quanto a seus hospedeiros definitivos e intermediários. Estes helmintos têm sido observados, tanto na natureza quanto em infecções experimentais, parasitando várias espécies de roedores e moluscos.

As angiostrongiloses foram diagnosticadas em pessoas de diferentes idades, gênero, cor e grupos socioeconômicos de áreas urbanas e rurais. Entretanto, as crianças apresentam-se mais infectadas, provavelmente, pelo hábito de levar à boca objetos ou alimentos, que podem estar contaminados.

Temperatura, umidade e precipitação pluviométrica podem interferir na epidemiologia dessas doenças. O frio pode inibir o desenvolvimento larvar do parasita enquanto condições ideais de temperatura e umidade favorecem a locomoção e a reprodução do molusco, aumentando a chance de contato, do molusco ou de suas secreções, com o homem.

O desequilíbrio ecológico, como o uso indiscriminado de agrotóxicos, também pode interferir no ciclo biológico, uma vez que elimina predadores e parasitos naturais dos moluscos, com consequente aumento populacional destes e a possibilidade de infecção humana.

Distribuição Geográfica

- *A. costaricensis*

É encontrado desde o sul dos EUA até o norte da Argentina, ocorrendo com maior frequência na América Central, principalmente na Costa Rica. Casos de angiostrongilose abdominal foram notificados nos Estados Unidos da América, México, Guatemala, El Salvador, Nicarágua, Panamá, Guadalupe, Martinica, Venezuela, Argentina e Zaire. Além desses países, a ocorrência do parasito, sem evidência de infecção humana, já foi observada na Colômbia, no Equador e no Peru.

No Brasil, esta doença concentra-se nas regiões Sul e Sudeste. A maioria dos casos localiza-se no noroeste do Rio Grande do Sul e sudoeste de Santa Catarina, enquanto outros casos já foram relatados no Paraná, em São Paulo, no Distrito Federal, em Minas Gerais e no Espírito Santo.

- *A. cantonensis*

É relatado principalmente no sudeste da Ásia, no Pacífico e na Austrália, embora a meningoencefalite eosinofílica tenha sido descrita também em outras regiões, incluindo África, Caribe, Américas do Norte, Central e Sul. O primeiro registro da presença de *A. cantonensis* na América do Sul foi em 2007, após a notificação de casos suspeitos de meningoencefalite eosinofílica no Espírito Santo. Foi identificada a presença de larvas L3 em moluscos terrestres originários deste estado e de São Paulo, Brasil. O primeiro caso humano comprovado da América do Sul foi relatado, no Equador, em 2009. Foram estudados 26 casos de meningoencefalite eosinofílica, descrevendo o primeiro caso de *A. cantonensis*, em material obtido de necropsia de um dos pacientes. Foi relatado, em 2009, um caso de meningoencefalite por *A. cantonensis*, em Recife, e *Achatina fulica* infectadas foram encontradas, recentemente, em duas localidades do estado do Rio de Janeiro e em Joinville, Santa Catarina. Em decorrência destes achados foram pesquisados o entorno de 32 portos de 27 cidades de 16 estados brasileiros. Desses, foram encontrados moluscos com larvas de *A. cantonensis* em onze portos de oito Estados. Larvas de *A. cantonensis* foram observadas nos seguintes moluscos: *Subulina octona* (Pará, Pernambuco, Bahia, São Paulo), *Sarasinula marginata* (Pará, Bahia, Espírito Santo, Rio de Janeiro, São Paulo), *A. fulica* (Bahia, Rio de Janeiro, Paraná, Santa Catarina) e *Bradybaena similaris* (Bahia, Santa Catarina, São Paulo).

Acredita-se que, devido às limitações diagnósticas, essas enfermidades, provavelmente, têm sua prevalência subestimada.

Profilaxia

O esclarecimento da população com relação ao cuidado na alimentação com verduras, frutas e o perigo da ingestão de moluscos crus são as melhores medidas profiláticas. A utilização de substâncias de baixo custo, acessíveis à população e com ação deletéria sobre as larvas, como o vinagre puro, a solução de sal de cozinha saturado e o hipoclorito de sódio (1,5%) são recomendados nas áreas endêmicas.

Mammomonogamus laryngeus – Singamose

Alan Lane de Melo
David Pereira Neves

Introdução

A família Syngamidae contém os gêneros *Stephanurus* (*S. dentatus*, parasito de suínos), *Boydinema*, *Cyathostoma* e *Syngamus* (parasitos de aves), *Mammomonogamus* e *Rodentogamus* (parasitos de várias espécies de mamíferos. Destes, *Cyathostoma, Mammomonogamus, Stephanurus* e *Syngamus* apresentam maior interesse médico-veterinário

Syngamus trachea Montagu, 1811, é parasito de sistema respiratório (traqueia) de aves. *Mammomonogamus* com várias espécies encontradas em laringe e brônquios de vários animais silvestres e domésticos, entre eles, bovinos, caprinos, roedores, alguns carnívoros, primatas e ocasionalmente do ser humano. Numerosos casos humanos (cerca de uma centena relatados para o Brasil, países do Caribe, continente asiático), causados por *Mammomonogamus laringeus* Ryzhikovk, 1948 (também denominado *Syngamus laryngeus* Railliet, 1899, por causa de sua semelhança com *S. trachea*), foram diagnosticados nos mais diversos países. No Brasil, até o presente, foram assinalados cerca de 25 casos sendo desde o segundo relato mundial, em 1920, a associação inequívoca com bovinos. Em vista de sua grande disseminação entre os animais e a dificuldade de diagnóstico no paciente, é provável que o número de pessoas parasitadas em nosso meio seja muito maior. Os pacientes que apresentam o parasito (singamose ou mammomonogamose) queixam-se de tosse crônica (4 a 6 meses), muitas vezes com fortes acessos de tosse e eliminação de catarro sanguinolento, principalmente à noite. Ao exame rinolaringológico, a laringe apresenta-se muito irritada. Há relatos de manifestações asmáticas também, e algumas queixas podem levar a um erro de diagnóstico, sugerindo tratar-se de pacientes psiquiátricos.

Morfologia

O *M. laringeus* é um helminto de sexos separados; o macho mede cerca de 3 mm e a fêmea de 8 a 9 mm. Têm cor avermelhada e vivem permanentemente acasalados, pois, por ser menor, o macho "segura" a fêmea com auxílio de uma forte bolsa copuladora na região da vulva que se situa no terço anterior do corpo da fêmea, assumido o casal a forma de um Y. A cápsula bucal é bem desenvolvida, munida de oito dentes em sua base. Ovos são semelhantes aos dos ancilostomídeos, porém com membrana dupla.

Ciclo Biológico

O ciclo evolutivo de *M. laringeus* ainda não está de todo elucidado. Acredita-se que, tal como ocorre em *S. trachea*, fêmeas fecundadas colocam ovos com uma massa de células que podem ser eliminados juntamente com as secreções do sistema respiratório ou então deglutidos, chegando ao exterior nas fezes, onde se embrionam e, em poucos dias, ocorre a eclosão da larva infectante. Essa, para continuar o ciclo, deve ser ingerida pelo hospedeiro, com algum alimento ou dentro de algum invertebrado (artrópode, molusco) que pode ter ingerido anteriormente (hospedeiro paratênico). Chega ao tubo digestivo, atravessa a mucosa passando então à corrente sanguínea e alcança, em seguida, pulmões e laringe, hábitat natural, onde então completam a maturidade. Em *S. trachea* o ciclo se processa em cerca de 3 semanas. Para seres humanos o tempo de evolução ainda não é conhecido (inclusive há hipótese de que o ser humano pode ser infectado pelo adulto), mas em relatos de pacientes os primeiros sintomas parecem ter ocorrido entre 1 a 2 semanas após a infecção.

Sintomatologia

Pouco se conhece sobre a patogenia causada pelo parasito. Na maioria dos casos humanos em que se identificou o parasito, foi a presença de tosse seca crônica que pode ser mais exacerbada durante a noite e febre. Relatos de expectoração, hemoptise, dor acompanhada de sensação de corpo estranho se movendo e irritação no local onde se encontram os parasitos, leucocitose e eosinofilia são ocasionais.

Diagnóstico

Pelas dificuldades de se estabelecer uma suspeita clínica, até o momento, o diagnóstico humano foi feito pela eliminação do helminto durante um forte acesso de tosse ou remoção do verme durante o exame rinolaringológico. Por ser acidental, normalmente um ou dois casais podem ser encontrados no ser humano. O exame de fezes pode revelar, ocasionalmente, a presença do parasito pelo encontro do ovo característico.

Tratamento

Não se conhece o tratamento por quimioterápicos, mas é provável que o tiabendazol, além de outros medicamentos (cambendazol, febendazol, ivermectina, levamisol) que atualmente são utilizados para tratamento específico de aves parasitadas pelo *S. trachea*, possam surtir algum efeito em seres humanos, entretanto, na maioria dos casos, quando há remoção do helminto, o quadro clínico desaparece não havendo necessidade de se fazer tratamento com anti-helmíntico.

Epidemiologia

Não se conhece bem, mas em todos os casos os pacientes relatam ter contato frequente com os hospedeiros usuais. Como ainda o ciclo não é bem conhecido é possível que a transmissão seja pela via fecal-oral, ou seja, a ingestão de água ou alimento contaminado por fezes contendo ovos embrionados ou larvas recém-eclodidas. Também existe a possibilidade de hospedeiros de transporte (moluscos, insetos) atuarem na transmissão do parasito.

Lagochilascaris e Lagochilascariose

Dulcinea Maria Barbosa Campos
Alverne Passos Barbosa

Introdução

Robert T. Leiper, helmintologista da Escola de Medicina Tropical de Londres recebeu, em 1909, exemplares de um Nematoda da família Ascarididae colhidos de abscessos subcutâneos de dois pacientes naturais de Trinidad. Ao observar o material recebido supôs tratar-se de formas imaturas de *Ascaris lumbricoides*. Todavia, ao encontrar ovos no útero e observar um espessamento cuticular logo após os lábios além da presença de interlábios na extremidade anterior do verme verificou tratar-se de uma nova espécie. A configuração dessas estruturas à semelhança de lábios leporinos originou a descrição da espécie *Lagochilascaris minor* Leiper, 1909.

Naquela oportunidade, Leiper considerou que o canal alimentar, provavelmente de um carnívoro, fosse o hábitat deste parasito; segundo este autor, o encontro do parasito em abscessos subcutâneos dos pacientes de Trinidad seria uma evidência de que outro animal, e não o homem, fosse o hospedeiro natural deste helminto.

Após a descrição original de *L. minor*, outros casos da infecção humana por este parasito foram relatados em Trinidad, Tobago, Suriname, Venezuela, Colômbia, Costa Rica, Bolívia, Paraguai, México e Brasil.

Até hoje, não se conhece o hospedeiro natural deste helminto. O primeiro caso humano brasileiro foi registrado por Artigas e cols. (1968). A partir desta época, vários casos de abscessos purulentos na região do pescoço, ouvido, seios nasais, mastoide, tecidos de rino e orofaringe, região sacra, pulmões, sistema nervoso central, globo ocular e alvéolo dentário do homem foram relatados. Hoje, o Brasil detém cerca de 90% dos registros de lagochilascariose humana mundial.

Poucos são os registros de infecção por *L. minor* em animais; há um relato em cão pastor alemão no Brasil. Em gatos, há um registro de infecção natural associada a um caso humano; ambos, homem e gato doméstico, eram procedentes de uma área rural no Estado do Pará - Brasil.

No gênero *Lagochilascaris*, além de *L. minor* são conhecidas quatro espécies: *L.major* Leiper, 1910, e *L. buckley* Sprent, 1971, parasitos de felídeos silvestres que eventualmente infectam cão e gato doméstico. *L. turgida* (Stossich, 1902) e *L. sprenti* Bowman e cols., 1983, parasitos de marsupiais.

Do ponto de vista médico sanitário, *L. minor* é a espécie mais importante por ser o agente etiológico da lagochilascariose humana.

Morfologia

Como outros ascarídeos, os vermes adultos de *L. minor* apresentam na extremidade anterior três lábios distintos sendo dois subventrais e um subdorsal; os três lábios encontram-se separados do restante do corpo por um espessamento cuticular à semelhança de um anel denominado sulco pós-labial; nessa região originam-se os interlábios (Figura 54.7). O tubo digestivo é constituído por esôfago, intestino, reto e ânus ou cloaca. O esôfago tem início na abertura oral, é simples e de natureza muscular, alargando-se em direção ao intestino. O intestino, representado por um tubo de parede fina, termina na extremidade posterior, diferenciando-se em reto e ânus. A cutícula, delicadamente estriada e guarnecida por duas asas laterais, tem início na região do anel nervoso, estreita-se em direção à extremidade posterior do corpo do helminto.

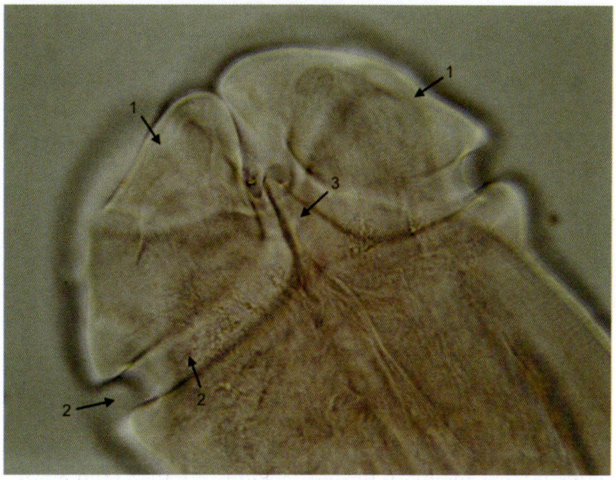

FIGURA 54.7. Extremidade anterior de verme adulto de *Lagochilascaris minor* em preparação corada pelo carmim. Nas setas em destaque observar os lábios (1), o sulco pós-labial (2) e o interlábios (3).

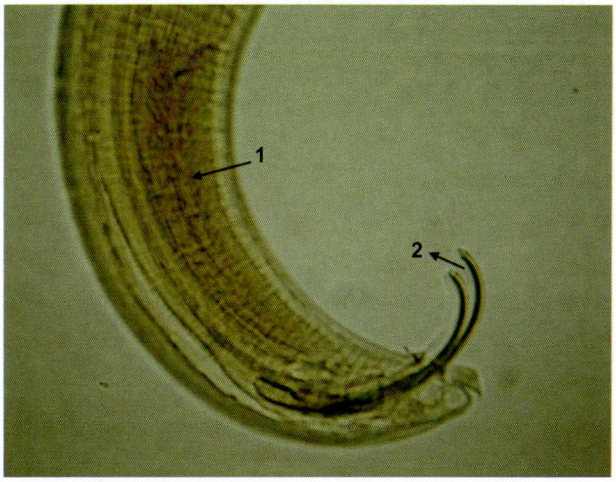

FIGURA 54.8. Extremidade posterior de verme adulto macho de *Lagochilascaris minor*. Notar o aspecto recurvado e nas indicações das setas observar o ducto ejaculador (1) e o par de espículos exteriorizados (2).

Machos

Medem cerca de 6,4 a 11,5 mm de comprimento e apresentam a extremidade posterior recurvada ventralmente. O aparelho genital é constituído por testículos enovelados, vaso deferente, vesícula seminal, ducto ejaculador e dois espículos de tamanho semelhante, dotados de membrana alar, conjunto este que desemboca na cloaca; ducto ejaculador cerca de duas ou três vezes maior que os espículos (Figura 54.8). Na extremidade posterior, observam-se ainda cerca de 30 pares de papilas pós-cloacais e 5 a 6 pares de papilas pré-cloacais.

Fêmeas

Comprimento do corpo entre 5,5 a 13 mm. Aparelho genital constituído de vulva, vagina, útero, oviduto e ovários. A vulva encontra-se localizada em posição posterior ao meio do corpo e comunica-se com uma vagina relativamente longa; esta se diferencia no útero que é único em sua porção anterior e depois se divide em dois ramos cujas porções terminais comunicam-se com os ovidutos e finalmente ovários. Útero repleto de ovos.

Ovos

Arredondados, de casca espessa e muito semelhantes aos de *A. lumbricoides* apresentando, contudo, 15 a 26 escavações ou reentrâncias em torno da linha equatorial, parâmetro útil na diferenciação das duas espécies (Figura 54.9). Ovos de *L. minor* resistem por um período de 24h à ação de solução de formaldeído a 5, 10 e 20%, ao álcool etílico nas concentrações de 70 e 80° GL e à solução de sulfato de zinco 33%. Permanecem viáveis por um período de 400 dias, tanto à temperatura ambiente (20º a 33ºC), como 4ºC. São sensíveis por 24h à solução de lugol nas concentrações de 3, 6, 12, 25, 50 e 100%, às temperaturas de 70, 80 e 90ºC e ao congelamento a -10ºC. Ovos obtidos de secreções purulentas de pacientes infectados medem 40×44 a 4252 μm (Figura 54.10).

• Larvas de Primeiro Estádio

Por mitoses sucessivas há formação de dois, quatro, oito, 16, 32 blastômeros e após 1 semana, as larvas podem ser encontradas no interior de ovos de *L. minor*. Por compressão exercida sobre os ovos entre a lâmina e a lamínula, eclodem as larvas de primeiro estádio. Estas medem aproximadamente 300 μm de comprimento e são dotadas de uma única cutícula. O tubo digestivo é constituído por um esôfago que se inicia na extremidade anterior do corpo da larva; a este seguem-se o intestino, o reto e o ânus.

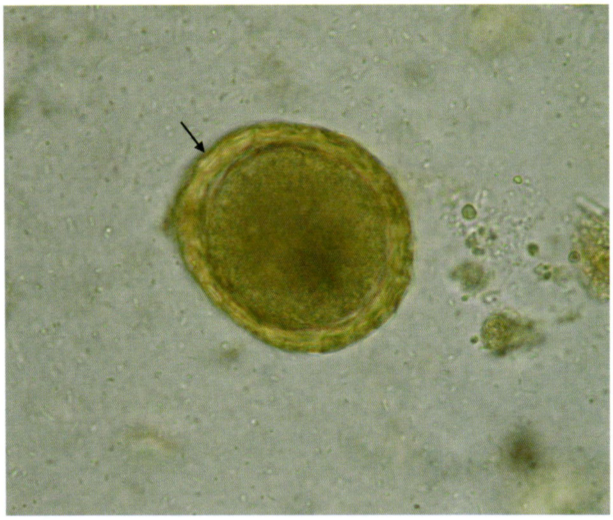

FIGURA 54.9. Ovo não embrionado de *Lagochilascaris minor* ao exame direto de fezes corado pelo lugol. A seta destaca uma das escavações presentes na casca do ovo.

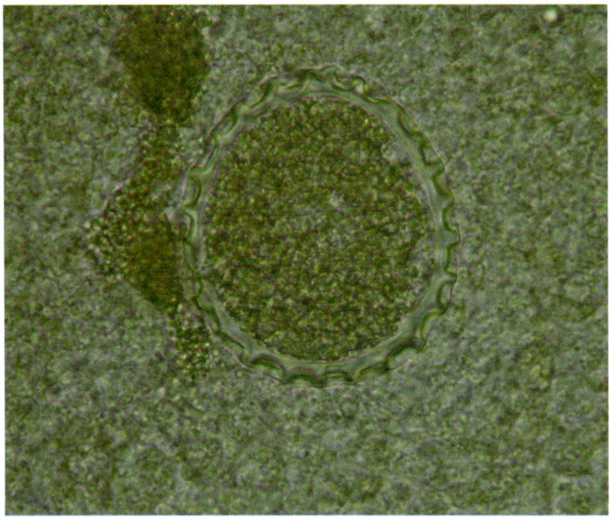

FIGURA 54.10. Ovo não embrionado de *Lagochilascaris minor* ao exame direto a fresco de secreção colhida de tumoração da região cervical de paciente infectado. Notar como as escavações podem ser mais nítidas neste tipo de amostra.

• Larvas de Segundo Estádio

São observadas entre 10 a 15 dias de desenvolvimento em solução de formol a 1%. Medem cerca de 400 μm de comprimento. São dotadas de uma única cutícula que se apresenta geralmente, descolada nas extremidades anterior e posterior do corpo da larva. O tubo digestivo é semelhante ao do estádio anterior.

• Larvas de Terceiro Estádio

São encontradas entre 15 a 21 dias de observação; medem aproximadamente 600 μm de comprimento; as larvas, eclodidas por compressão exercida sobre ovos entre lâmina e lamínula, apresentam duas cutículas nitidamente descoladas nas extremidades anterior e/ou posterior; a presença das duas cutículas caracteriza o terceiro estádio larval; no ápice da extremidade posterior há uma protuberância terminal em forma de “botão” oriunda de um estrangulamento na cutícula da larva; esôfago, intestino, reto e ânus semelhantes aos estádios precedentes (Figura 54.11).

• Larvas de Quarto Estádio

Medem 8,41 a 13,86 mm de comprimento. Diferenciam-se da fase anterior pela presença de dois lábios subventrais, um lábio subdorsal além de um discreto sulco pós-labial. O tubo digestivo é semelhante ao da fase anterior. A larva de quarto estádio fêmea apresenta a vulva se comunicando com a vagina que, por sua vez, diferencia-se nas primeiras ramificações uterinas. Na larva de quarto

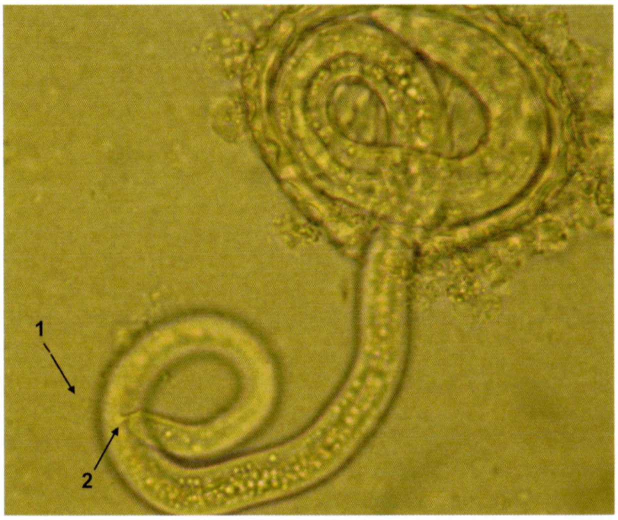

FIGURA 54.11. Larva de terceiro estádio de *Lagochilascaris minor* eclodida por leve compressão entre lâmina e lamínula. Na extremidade posterior do parasito, em evidência uma das cutículas resultantes das mudas larvárias (1) e o característico botão terminal, característica diferencial das larvas de terceiro estádio (2).

estádio macho o primórdio dos espículos é claramente visível na região da extremidade posterior. A formação das primeiras alças testiculares tem início na região que corresponde cerca de um terço do comprimento do corpo.

Biologia

Hábitat

O parasito representado por diversas fases evolutivas de seu ciclo evolutivo tem sido encontrado em abscessos subcutâneos da região cervical (Figura 54.12), mastoiderino e orofaringe (tonsila, fossa periamigdaliana, tecidos vizinhos), ouvido médio, seios nasais, pulmões, sistema nervoso central, região sacra, globo ocular e alvéolo dentário do homem, ou seja, em localizações diferentes do tubo digestório, hábitat normal dos outros ascarídeos.

Ciclo Evolutivo Experimental e Mecanismos de Transmissão

Smith e cols. (1983), formularam a hipótese de que o homem se infectaria por *L. minor* ao ingerir carne crua ou mal cozida de mamíferos contendo larvas encapsuladas do parasito. Campos e cols. (1989, 1990, 1992), confirmaram a referida hipótese quando descreveram o ciclo biológico de *L. minor*, utilizando um modelo experimental constituído por camundongo e gato doméstico. Mediante estes estudos relataram a ocorrência de duas mudas cuticulares e o desenvolvimento da larva de terceiro estádio no interior de ovos de *L. minor*. Em camundongos inoculados com ovos infectantes, por via oral, observaram a eclosão de larvas no intestino, a migração para o fígado e os pulmões e o encistamento na musculatura esquelética e no tecido subcutâneo (Figura 54.13). A utilização da via hematogênica por larvas de terceiro estádio de *L. minor* em camundongos, hospedeiros intermediários, foi confirmada por Semerene e cols. (2004). Estes autores observaram que as larvas eclodidas dos ovos alcançaram o fígado pela veia porta. Através da grande circulação, alcançaram a musculatura esquelética, o tecido subcutâneo, o pâncreas, a gordura perirrenal e as demais localizações.

Com referência às demais etapas do ciclo evolutivo, Campos e cols. (1992), observaram que em gatos inoculados com ovos infectantes, o parasito não alcança a maturidade sexual. Porém, em gatos alimentados com carcaças de camundongos infectados, as larvas de terceiro estádio eclodem dos cistos no estômago, migram para as porções superiores do tubo digestório, alcançam a fase adulta em tecidos da orofaringe (lesões uni e bilaterais no palato, tonsila, faringe respiratória) linfonodos cervicais, tecido do pescoço, mandíbula, seios nasais, ouvido, alvéolo dentário, pulmões e cérebro. Ovos do parasito podem ser encontrados no local das lesões e em fezes, quando abscessos de orofaringe originam fístulas para a luz do tudo digestivo. Dessa forma, camundongos atuam como hospedeiros intermediários, e gatos, como hospedeiros definitivos do verme (Figura 54.14).

Paçô e cols. (1999), observaram que os roedores silvestres *Dasyprocta agouti* (cutia), *Cavia porcellus* (preá) e *Calomys callosus* respondem à infecção experimental por *L. minor* de maneira semelhante ao camundongo, hos-

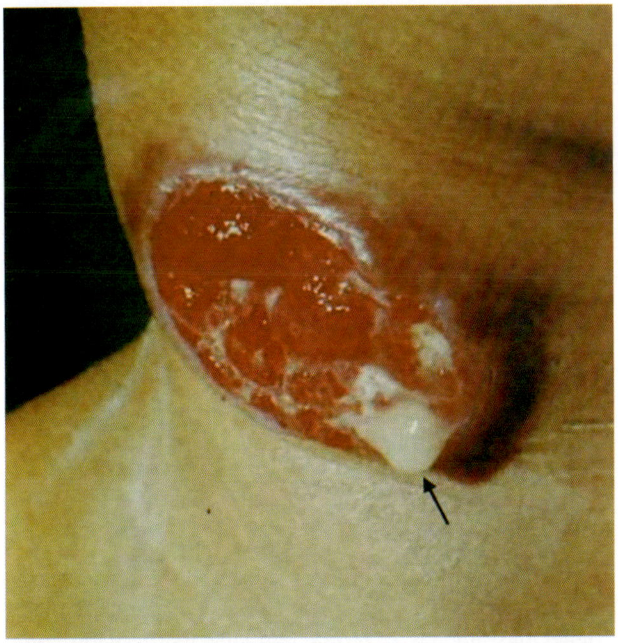

FIGURA 54.12. Tumoração em região cervical de paciente com lagochilascariose procedente do estado do Pará. Notar a secreção seropurulenta em gotejamento (1). O aspecto da borda da lesão pode se assemelhar às ulcerações da leishmaniose tegumentar americana.

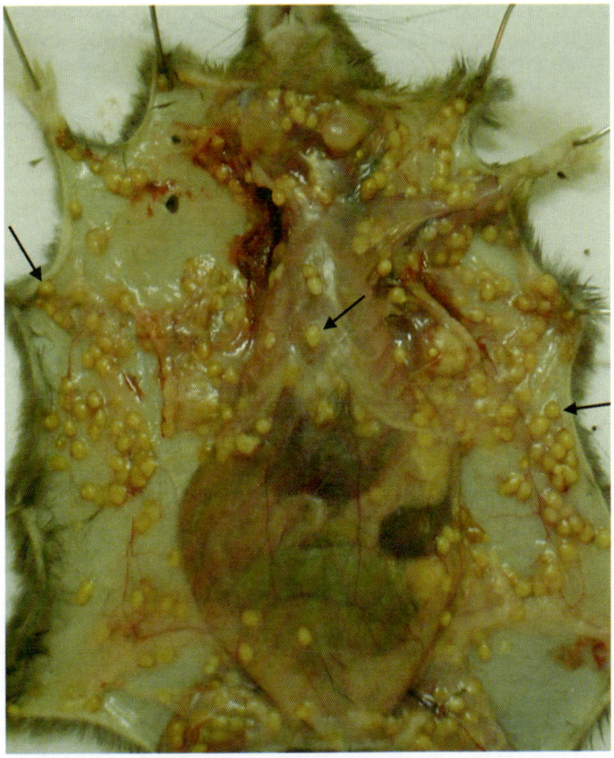

FIGURA 54.13. Necrópsia aos 13 meses após a infecção experimental de camundongo isogênico da linhagem C57BL/6 por via oral com 2.000 ovos infectantes de *Lagochilascaris minor*. Observar a distribuição dos nódulos granulomatosos no tecido subcutâneo e na musculatura esquelética.

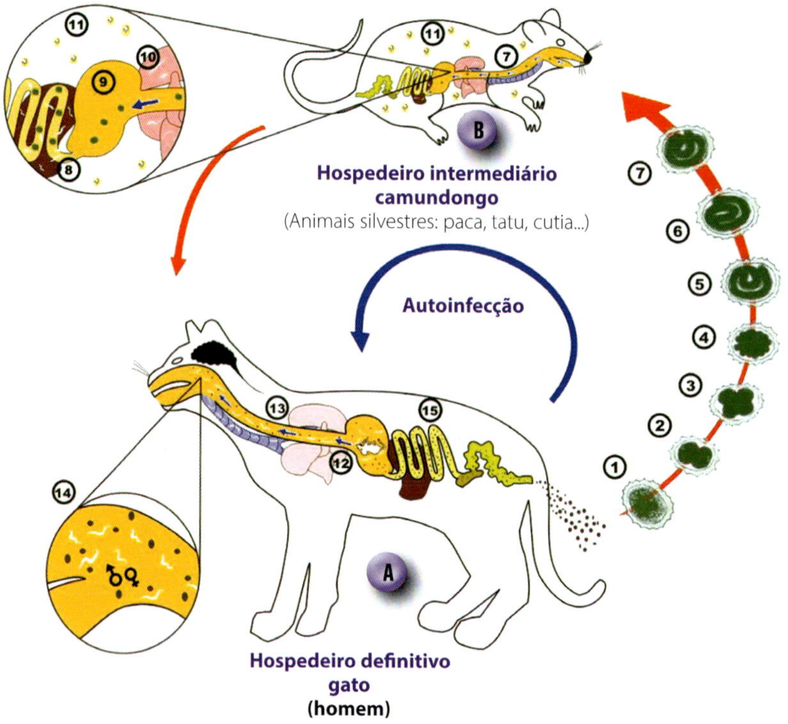

FIGURA 54.14. Ciclo biológico de *Lagochilascaris minor*. (1) ovo não embrionado eliminado para o meio ambiente através dos dejetos do hospedeiro definitivo **(A)**. (2, 3 e 4) Ovos em fase de divisão. (5) Larva de primeiro estádio no interior do ovo. (6) Larva de segundo estádio no interior do ovo. (7) larva de terceiro estádio (L3) no interior do ovo infectante sendo deglutido pelo hospedeiro intermediário **(B)**. (8) Larvas L3 eclodidas dos ovos invadindo a mucosa intestinal. (9) Larvas L3 em migração alcançando o fígado pelo sistema porta. (10) Larvas L3 em migração no pulmão. (11) Larvas L3 encistadas na musculatura e no tecido subcutâneo. (12) Camundongo infectado ingerido pelo hospedeiro definitivo **(A)**. (13) No estômago, larvas L3 encistadas eclodindo dos nódulos e migrando pelo esôfago. Início das mudas larvárias para o quarto estádio. (14) Vermes adultos em tecidos da rino e orofaringe, acasalamento e posterior início da oviposição. (15) Ovos deglutidos atravessando o trato digestivo e alcançando o meio externo junto com os dejetos fecais do hospedeiro.

pedeiro intermediário experimental. Vermes adultos são encontrados em tecidos de gatos alimentados com carcaças de roedores infectados. Os resultados obtidos por Campos e cols. (1992) e Paçô e cols. (1999), sugerem que roedores silvestres possam atuar como hospedeiros intermediários ou hospedeiros paratênicos de *L. minor* na natureza e servir como fonte de infecção para o homem, uma vez que algumas destas espécies são empregadas como alimento em regiões de ocorrência da doença. Esses dados confirmam a hipótese formulada por Smith e cols. (1983), de que a infecção humana seja decorrente da ingestão de carne crua ou mal cozida do hospedeiro intermediário, contendo larvas infectantes do parasito.

Campos e cols. (1992) acreditam que componentes do trato digestivo de carnívoros inviabilizem as larvas de terceiro estádio do interior de ovos de *L. minor*; acreditam, ainda, que a passagem do parasito pelo organismo do hospedeiro intermediário seja essencial no sentido de conferir às larvas maior resistência, facilitando por conseguinte seu desenvolvimento posterior. Na primoinfecção, o hospedeiro intermediário desempenha um papel importante no desenvolvimento do parasito.

A infecção experimental em gatos resulta na formação de massas tumorais e, eventualmente, observam-se verdadeiros túneis resultantes da migração de *L. minor* através dos tecidos do hospedeiro. Ovos podem ser encontrados no local das lesões ou em fezes, quando abscessos de rino e orofaringe originam pertuitos para a luz do tubo digestivo.

A ocorrência do ciclo autoinfectante tem sido relatada tanto na infecção humana quanto animal. Campos e cols. (1992) e Barbosa (1996), registraram o encontro de vermes adultos, ovos embrionados e em várias fases de segmentação, assim como larvas de terceiro estádio em tecidos do pescoço e pulmões de gatos infectados experimentalmente.

Patogenia

Conceitua-se lagochilascariose como infecção causada por vermes do gênero *Lagochilascaris*. Entre as espécies conhecidas, apenas *L. minor* tem sido incriminado como agente etiológico desta patologia.

Há aspectos totalmente desconhecidos no que diz respeito à interação entre o hospedeiro humano e *L. minor*, especialmente na fase inicial da doença. Em uma fase mais avançada da infecção, surgem no homem lesões tumorais (nódulos abertos ou fechados) nas regiões: cervical retroauricular, mastoide, conduto auditivo, seios paranasais, rino e orofaringe, sistema nervoso central e pulmões. A lesão tumoral, encontrada na região cervical, sob forma de pseudocisto, nódulo ou abscesso, apresenta-se com um diâmetro de 5 a 12 cm; é dolorosa, de consistência dura, com bordas indefinidas; quando fistulizada, drena material seropurulento, fétido, contendo ovos, larvas e vermes adultos.

Após um minucioso levantamento dos casos de infecção humana por *L. minor*, Fraiha e cols. (1989) observaram que aproximadamente 59% das lesões se localizam na região cervical. Sem dúvida, estes dados refletem alguns aspectos relacionados com a facilidade de diagnóstico nesta localização, em detrimento de infecções em rino e orofaringe.

Trata-se de uma doença de evolução crônica cujo processo infeccioso pode persistir por vários anos, sobretudo quando o verme se aloja no tecido subcutâneo do pescoço, seios paranasais e mastoide. Um exemplo desta natureza foi relatado por Sprent (1971), em paciente natural de Tobago, com infecção que se prolongou por 20 anos, envolvendo comprometimento cervical, retrofaringeano e nasal. Campos e cols. (1995), também registraram um caso de tumoração na região cervical, com eliminação de vermes através do abscesso, cavidades oral e nasal por um período de 6 anos em paciente natural do estado do Pará – Brasil.

Na literatura há registros da intensa capacidade migratória de *L. minor* por diferentes tecidos de seus hospedeiros, superando até mesmo o tecido ósseo. Barbosa e cols., 2006, identificaram uma metaloprotease produzida por larvas de terceiro estádio de *L. minor* com atividade sobre o fibrinogênio e o colágeno nativo. Estes resultados sugerem que esta proteinase possa facilitar a evasão do parasito aos mecanismos hemostáticos e a migração pelos tecidos do hospedeiro através da hidrólise do colágeno da matriz extracelular.

Admite-se que a cronicidade da doença seja resultante do desencadeamento dos mecanismos de infecção observados tanto no homem quanto no hospedeiro definitivo experimental. A multiplicação do parasito nos tecidos do hospedeiro caracteriza o fenômeno da autoinfecção.

Em cortes histológicos de pele, tecido subcutâneo e linfonodos da região cervical, observam-se: epiderme com áreas de atrofia leve e hiperplasia regular; derme com presença de granulomas tipo corpo estranho contendo no centro fragmentos de vermes circundados por manto linfo-histiocitário, infiltrado inflamatório mononuclear do tipo linfo-histioplasmocitário difuso e acentuado; presença de áreas de fibroplasia moderada e focos de necrose. Em cortes de linfonodos, os folículos linfoides podem apresentar tamanho variável com centro germinativo hiperplásico, áreas de necrose e granulomas idênticos aos observados na epiderme e na derme.

Em cortes histológicos de material obtido de pescoço de paciente infectado relatou-se a presença de secções do verme em diferentes estágios evolutivos no centro de vários granulomas, além de ovos no interior de células gigantes do tipo corpo estranho ou no interior de microabscessos.

Ovos em grande quantidade, muitos já embrionados, foram encontrados no interior de microabscessos ou granulomas em cortes pulmonares de paciente que foi ao óbito por lagochilascariose; além de ovos, foram vistos cortes de vermes no centro de estruturas granulomatosas ou de áreas de necrose e restos larvários em espessos anéis de tecido fibroso; no resto do parênquima pulmonar os alvéolos mostravam-se em grande parte repletos de histiócitos vacuolizados, neutrófilos e fibrina; ao redor dos brônquios, que apresentavam lesão severa com presença de exsudato na luz, foram observadas coleções de linfócitos e plasmócitos. Os autores observaram a ocorrência do ciclo autoinfectante e chamam a atenção para a ausência de eosinófilos nos tecidos e no sangue periférico.

Epidemiologia

A lagochilascariose humana é uma parasitose restrita à região neotropical. Tem sido assinalada no México, na Costa-Rica, na Venezuela, na Colômbia, em Trinidad e Tobago, no Suriname, no Paraguai, na Bolívia, no Equador e no Brasil onde 92% procedem da Amazônia legal isto é, dos estados do Pará, do Tocantins, do Acre, de Rondônia e do Mato Grosso. A maior concentração dos casos, registrados na literatura, ocorre no sudeste do estado do Pará e no norte do estado do Tocantins, na região que corresponde aos vales dos rios Araguaia e Tocantins.

Permanecem desconhecidos os fatores, presentes na área neotropical que propiciam a transmissão desta doença.

Se o canal alimentar de carnívoros constitui o hábitat normal deste verme, ovos eliminados nas fezes do hospedeiro natural infectado poderão contaminar o solo. Roedores silvestres, hospedeiros intermediários ou paratênicos tornam-se passíveis de se infectar ingerindo ovos embrionados presentes no meio ambiente. Por consequência, tais animais podem desempenhar um papel importante na cadeia epidemiológica desta doença.

Doenças tropicais negligenciadas (NTD) constituem um termo utilizado para caracterizar um grupo de doenças crônicas debilitantes de origem parasitária, viral, bacteriana, fúngica que se associam às condições de vida na pobreza em países em desenvolvimento. A lagochilascariose, infecção causada por *L. minor*, não consta entre as doenças negligenciadas, embora se enquadre perfeitamente nesta condição. Acomete pessoas que vivem em precárias condições de vida, que habitam no meio silvestre e se alimentam de carne crua ou mal cozida de roedores silvestres, utilizados como alimento e naturalmente infectados pelo parasito.

Levando-se em consideração os trabalhos anteriormente mencionados, a ingestão de carne crua ou mal cozida de roedores silvestres, contendo larvas encistadas do parasito, deve constituir fator de risco para a aquisição da lagochilascariose. A migração humana dos centros urbanos para o campo, num processo inverso ao êxodo rural, contribui sem dúvida para o incremento da casuística humana nesta enfermidade.

Diagnóstico Clínico

Raramente, o diagnóstico clínico é realizado na fase inicial da doença. Por razões provavelmente de natureza econômica, os indivíduos infectados procuram assistência médica em uma fase mais avançada da doença. Em casos de lagochilascariose nos pulmões e no sistema nervoso central, muitas vezes o diagnóstico só é esclarecido à autópsia.

Havendo comprometimento da região cervical, alguns pacientes relatam o surgimento de tumoração inicialmente pequena, não dolorosa e não fistulizada; com a evolução da doença a tumoração torna-se dolorosa, ocorrendo fistulação espontânea com drenagem de material purulento e eliminação de pequenos vermes de cor branca através da lesão. O aspecto das lesões sugere que se estabeleça o diagnóstico diferencial entre lagochilascariose com adenites piogênicas, actinomicose, paracoccidioidomicose, tuberculose ganglionar e leishmaniose.

A migração do parasito, através dos tecidos, origina lesões secundárias próximas ou bem distantes do abscesso inicial, formando verdadeiros túneis nos tecidos comprometidos. Há relatos do encontro de apenas um nódulo fistulizado no pescoço à época do diagnóstico e meses mais tarde vermes são expulsos através da cavidade oral e do conduto auditivo, apesar do uso de anti-helmínticos. Abscessos crônicos de conduto auditivo (otorreia purulenta por 1 ou 2 anos) e tumoração dolorosa na região mastóidea podem evoluir para comprometimento neurológico. Há relato de paciente que apresentava volumosa tumoração cervical, envolvimento de mastoide e ouvido médio, seguido de franco acometimento do sistema nervoso central, caracterizado por distúrbios de marcha e ataxia cerebelar.

Em alguns casos, lesões de ouvido e mastoide se estendem para a base do crânio com desenvolvimento de abscessos extradurais e episódios de rigidez de nuca; a fase precedente pode ser caracterizada por história de zumbido no ouvido, otalgia intensa com irradiação de dor para a hemiface e eliminação de vermes através da cavidade oral. Em outras circunstâncias, abscessos de mastoide e ouvido médio podem desencadear manifestações neurológicas, caracterizadas por cefaleia e crises convulsivas; admite-se que sejam decorrentes de esclerose e diminuição da pneumatização da mastoide, destruição de elementos do ouvido médio e interno com extensa inflamação do osso temporal, avançando para o *cavum* e o interior do crânio.

Os sintomas e a gravidade da doença dependem da localização do parasito, da carga parasitária e certamente da resposta imune do hospedeiro em permitir, minimizar ou bloquear os processos patogênicos, bem como o surgimento de novas lesões. Do ponto de resposta imune, há um registro de deficiência tanto da resposta celular quanto humoral em paciente resistente à terapêutica. Alguns pacientes apresentam um bom estado geral, entretanto, não são raros os casos de edemas de membros inferiores, palidez, baixo peso e verdadeiros quadros de desnutrição.

O diagnóstico clínico é notadamente difícil em casos de comprometimento do sistema nervoso central, pulmões ou mesmo rino e orofaringe na ausência de tumorações nas regiões cervical, retroauricular e mastoide. Com esta caracterização, há um relato de cefaleia súbita, dispneia, rigidez de nuca, tetraparesia com predomínio nos membros inferiores e sinais de irritação meníngea em paciente de 14 anos de idade. A etiologia da doença só foi esclarecida no quarto dia que antecedeu ao óbito com auxílio de tomografia computadorizada, biópsia estereotáxica transnasal e estudo radiológico do canal raquiano. Houve relato, por parte da progenitora da paciente, de história de saída de vermes pela cavidade oral. O autor alerta para a importância do diagnóstico diferencial entre lagochilascariose e outras enfermidades que originam lesões na base do crânio como: meningeoma, cistos epidermoides, granulomas de colesterol, condroblastoma, teratoma benigno, craniofaringeoma de baixa malignidade, mixoma cardíaco metastático e adenoma de hipófise.

O comprometimento neurológico por *L. minor* pode desencadear outras manifestações como crises convulsivas, paresia à esquerda, confusão mental em que o indivíduo perde as condições de informar dados de natureza pessoal e até de se situar em seu eixo familiar. Com este quadro clínico, bastante alegre, confusa, verbalizando muito, foi admitida no Hospital da Clínicas da UFG a paciente AMF, de 47 anos de idade, procedente de Xinguara (PA), região em que ocorrem vários casos de lagochilascariose. Não havia tumorações na região cervical e tecidos vizinhos. O diagnóstico da doença foi esclarecido por associação entre radiografia do tórax, tomografia computadorizada do crânio, presença de ovos de *L. minor* em amostras fecais e informação prestada por seus familiares de eliminação esporádica de vermes, até oito exemplares através da cavidade oral.

Quadros de tonsilite crônica acompanhada da sensação de vermes em movimento na garganta, eliminação de vermes através da boca, sensação de deglutição de vermes, cefaleia, otalgia, perda da audição, fraqueza geral podem ser observados em infecções de tonsila e ouvido médio. É imperioso estabelecer-se o diagnóstico diferencial de otites, mastoidites, sinusites, tonsilite por *Lagochilascaris minor* e outras etiologias; o clínico, sobretudo o otorrinolaringologista e o neurologista, que lidam com pacientes procedentes de região neotropical, devem valorizar a informação de eliminação de vermes através dos seios nasais, boca ou conduto auditivo.

Há um relato de pneumonite acompanhada de febre e dispneia que evoluiu para cianose, insuficiência respiratória e óbito em pouco menos de 3 meses após o início dos sintomas. Apesar dos esforços empreendidos, a paciente foi ao óbito. É importante estabelecer-se o diagnóstico diferencial de insuficiência respiratória por lagochilascariose e doença granulomatosa pulmonar por tuberculose miliar ou infecção fúngica.

Diagnóstico Laboratorial

Exame Parasitológico

O exame parasitológico baseia-se na identificação de vermes adultos, ovos e larvas comumente encontrados no local das lesões; uma vez colhidos dos abscessos, tanto as larvas quanto os vermes adultos devem ser fixados em solução de formalina a 10% a quente ou solução de Railliet e Henry. Após a fixação, devem ser clarificados em ácido acético e creosoto de Faia ou lactofenol de Aman. Os critérios empregados no diagnóstico parasitológico de *L. minor* encontram-se explicitados em "morfologia".

A instalação do parasito nos tecidos da região cervical, retroauricular e mastoide facilita o diagnóstico uma vez que no local da lesão são encontradas todas as fases do ciclo evolutivo do helminto. Entretanto, não é raro o parasito se instalar em tecidos de rino e orofaringe, oportunidade em que ovos podem ser expulsos através das fezes, quando as lesões se fistulizam para a luz do tubo digestivo; no laboratório clínico, ao se empregar o método de sedimentação espontânea em amostras fecais, é fundamental que se estabeleça o diagnóstico diferencial entre ovos de *L. minor* com ovos de *Ascaris lumbricoides*. Os últimos apresentam a membrana da casca de forma mamilonada, medem cerca de 70 μm de comprimento por 35-50 μm de largura; ovos de *L. minor* são menores, medem 40-44 a 42-52 μm e apresentam 15-26 depressões em torno da linha equatorial; recomenda-se maior rigor na microscopia de ovos dada a semelhança entre as duas espécies, sobretudo em se tratando de suspeita de infecção por *L. minor*. Ovos podem ser encontrados em material de secreção pulmonar, seios nasais e exudato de conduto auditivo na dependência da localização do abscesso.

Ainda não há métodos sorológicos disponíveis no diagnóstico da lagochilascariose; esta é uma urgência que se impõe, dadas as limitações existentes no diagnóstico parasitológico, especialmente quando o helminto se instala em localizações em que não há eliminação de ovos, larvas e vermes adultos através de secreções.

Empregando antígeno proteico de larvas de terceiro estádio pelo método ELISA, Caldeira e cols. (em publicação), observaram a cinética de anticorpos IgM, IgG e IgA em camundongos infectados experimentalmente, até 720 dias após a inoculação com ovos de *L. minor*. Observaram um padrão semelhante na elevação e na redução de anticorpos, observações estas que podem ser empregadas para fins de diagnóstico sorológico da infecção.

Exame Histopatológico

Fragmentos de tumorações da região cervical, retroauricular e outros tecidos podem ser submetidos a cortes finos e à coloração por hematoxilina-eosina, constituindo-se em um bom recurso de diagnóstico (Figura 54.15).

Em cortes histológicos de lesão da faringe respiratória da paciente LSC foram observados larvas e ovos do parasito. As larvas encontravam-se envolvidas por uma área de necrose e leucócitos polimorfonucleares; em seguida, por uma camada de células epitelioides às vezes se organizando em paliçada e finalmente, um infiltrado inflamatório linfoplasmocitário moderado, seguido de fibrose delimitando um nódulo. Outras vezes, as larvas encontravam-se cercadas por células epitelioides e células gigantes multinucleadas, com esparsos polimorfonucleares. O restante do tecido faringeano mostrou áreas de fibrose e neoformaçãovascular. Em cortes histopatológicos, identifica-se o parasito mediante as seguintes estruturas: cutícula, subcutícula ou hipoderme, sistema muscular. A cutícula é representada pela camada mais externa; a hipoderme que se situa entre a cutícula e a camada muscular é evidente ao longo de duas linhas laterais formando saliências que dividem o verme em quadrantes; estas saliências correspondem aos cordões laterais. Na região do cordão lateral estão presentes as asas laterais; estas têm forma de um triângulo. O sistema muscular, constituído por numerosas células bastante unidas umas às outras, situa-se logo após a hipoderme. O número e a distribuição das células da camada muscular de *A. lumbricoides* originaram a denominação "sistema muscular do tipo polimiário", o que certamente se aplica para *L. minor.* No celoma, ou cavidade geral do verme adulto, observa-se o tubo digestivo bem como as estruturas das genitálias masculina e feminina.

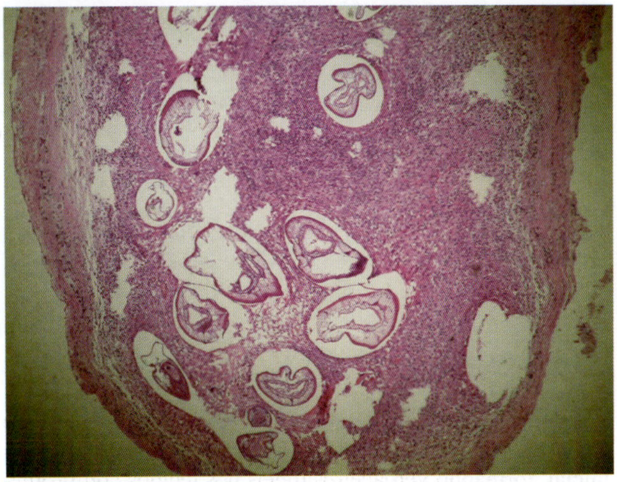

FIGURA 54.15. Exame histopatológico de biópsia de tumoração de paciente com lagochilascariose. Notar os cortes transversais do parasito no interior de uma reação granulomatosa. Material corado pela hematoxilina-eosina.

Diagnóstico por Imagem

A tomografia computadorizada e a radiografia de tórax, crânio, canal raquiano, mastoide, pulmões, bem como outros órgãos têm se revelado úteis no diagnóstico da lagochilascariose humana.

Exames radiológicos de mastoide mostram mastoidite com grandes áreas de oesteólise; as lesões ósseas podem ser extensas, tanto na mastoide quanto na fossa posterior, podendo atingir o forame magno. A radiografia do tórax mostra múltiplas imagens de hipotransparência ou lesões exsudativas em ambos os pulmões.

A tomografia computadorizada do crânio pode revelar sinais de hemorragia na fossa posterior e lesão tumoral na região do *clivus* invadindo a rinofaringe. Podem ser observadas também imagens nodulares hipercaptantes do contraste paramagnético, assim como reação tecidual circunjacente (edema) na junção cortical, na substância branca e na região pré-ventricular. Outras vezes, os exames radiográficos mostram abscessos múltiplos nos hemisférios cerebelares com efeito compressivo sobre o aqueduto de Silvius e dilatação das cavidades ventriculares. Estudo radiológico do canal raquiano pode revelar sinais de hemorragia subaracnoide associado a aracnoidite difusa e coleção hipodensa intradural, extramedular.

Rinoscopia

Pode ser útil na detecção de vermes na abertura da faringe, trompa de Eustáquio, além de detectar obstrução parcial da referida trompa.

Otoscopia

Pode revelar secreção purulenta no conduto auditivo externo e estenose por protrusão da parede posterior.

Exames Complementares

Biópsia Estereotáxica Via Transnasal

Recurso utilizado na lagochilascariose por Zaccariotti, 1996, para a retirada de tecido tumoral quando a tomografia de crânio mostrou sinais de hemorragia na fossa posterior, lesão tumoral na região do *clivus* erodindo e invadindo a rinofaringe.

Hemograma

Percentuais de 7 a 24% de eosinófilos no sangue periférico de indivíduos infectados já foram relatados. Por outro lado, a ausência de eosinófilos no sangue ou tecidos pode ocorrer na lagochilascariose em sua forma grave ou fatal. Em outras ocasiões, o hemograma mostra-se normal.

Tratamento

Um dos primeiros anti-helmínticos empregados no tratamento da lagochilascariose foi o Banocide (citrato de metilpiperazina), em paciente natural de Tobago que padecia de abscesso retrofaringeano, obstrução nasal, tumoração do lado esquerdo do pescoço por um período de aproximadamente 23 anos (1947 até 1970). O diagnóstico foi realizado aproximadamente, 10 anos após o início dos sintomas, após o qual foram empregados, sem sucesso, alguns esquemas de dois tabletes de 50 mg, três vezes ao dia. Constatando-se a ineficácia do banocide, utilizou-se o hetrazan ou cloridrato de metilpiperazina em dose única ou esquemas de dois ou três tabletes 50 mg três vezes ao dia.

Os derivados bezimidazólicos são os fármacos mais comumente empregados no tratamento da lagochilascariose.

Entre outros esquemas terapêuticos, o mebendazol foi empregado sem sucesso na dosagem de 200 mg/kg/dia durante 4 dias.

O tiabendazol tem sido utilizado nos esquemas de: 30 mg/kg/dia por 3 dias consecutivos; 15 mg/kg/dia por 6 dias consecutivos; 50 mg/kg/dia por 3 ou 5 dias consecutivos ou 25 mg/kg/dia durante 10 dias; esta droga, além de causar efeitos colaterais indesejáveis como tonturas, náuseas e cefaleia, tem se mostrado ineficaz no tratamento desta parasitose.

O levamisol passou a ser utilizado na lagochilascariose especialmente por sua indicação em doenças relacionadas com a imunodeficiência. Tem sido usado nos esquemas de 150 mg/3× dia/8 dias; 150 mg/2× dia/3 dias por semana durante 12 semanas e 150 mg/dia por 10 dias.

O albendazol foi administrado com sucesso, na dosagem de 400 mg/kg/36 dias por Oostburg, 1992, após constatar ineficácia do tiabendazol e levamisol em paciente natural do Suriname. Em estudos *in vitro* com o albendazol observou-se que o fármaco impede a embriogênese de ovos não exercendo porém uma ação larvicida sobre o embrião contido no interior de ovos de *L. minor*. Em estudos *in vivo* foram observados níveis de 80%, 66% e 100% de eficácia respectivamente, sobre larvas em migração, larvas encistadas e vermes adultos após o emprego do albendazol na dosagem de 400 mg/kg em camundongos e gatos infectados experimentalmente.

Alguns autores recomendam o emprego do cambendazol em doses múltiplas e elevadas de 20 a 30 mg/kg/dia durante 5 dias em esquemas comparáveis aos de imunomodulação seguido da dieticarbamazina.

Após insucesso com a associação cambendazol/levamisol em paciente com abscesso de mastoide, osso temporal e possivelmente do sistema nervoso central, há um relato de resultados animadores com o emprego da ivermectina (Oramec, MSDAgVet). O fármacofoi administrado em dois ciclos de quatro doses de 0,2 mg/kg em 1 semana, 1 mês sem terapia e mensalmente por 6 meses.

Ao empregar a ivermectina, *in vitro* (200 µg/litro de solução de formol a 1%) e *in vivo* (200 µg/kg) em camundongos e gatos infectados experimentalmente, Barbosa (1996), observou eficácia da droga sobre larvas de quarto estádio e vermes adultos; utilizando-a nas mesmas concentrações, observou ineficácia sobre a embriogênese de ovos, larvas de terceiro estádio no interior de ovos, larvas encistadas e em fase de migração. Campos e cols. (1985), também, observaram que a ivermectina atua impedindo a embriogênese de ovos de *L. minor*.

Presume-se que a ivermectina atue sobre vermes adultos de ascarídeos bloqueando a ação do GABA(ácido gama-aminobutírico) nos sinais de transmissão de interneurônio a neurônio motor. Ainda não são conhecidos os mecanismos de ação da ivermectina sobre larvas ou mesmo vermes adultos de *L. minor*.

Há um relato de resistência do parasito a quase todos os anti-helmintícos citados: dietilcarbamazina, levamisol, albendazol e ivermectina. Se a ivermectina atuasse esterilizando vermes fêmeas de *L. minor* como sugeriu Draper (1963), a interrupção do ciclo evolutivo nos tecidos seria um fato concreto.

De todo o arsenal terapêutico disponível, fica evidente a dificuldade de êxito na cura desta patologia. Após as primeiras tomadas do levamisol, ocorre expulsão de centenas de exemplares do verme e, em seguida, cicatrização das lesões – fenômeno que causa impressão de cura. Entretanto, se o especialista tem a oportunidade de acompanhar o doente por períodos mais prolongados constatará que, são frequentes as recidivas após aparente cura clínica. A interrupção do tratamento origina novas tumorações próximas ou mais distantes da lesão inicial, de modo que o tecido da região acometida se apresenta repleto de cicatrizes. Não é raro experimentar-se o mebendazol em seguida o tiabendazol e posteriormente o levamisol. A reagudização dos processos parasitários se faz pela embriogênese de ovos e pelo desenvolvimento das demais fases do ciclo evolutivo do verme, o que dificulta a terapêutica desta doença. Um anti-helmíntico ideal deverá ter ação ovicida, larvicida, vermicida e impedir a embriogênese de ovos. A falta deste enseja o emprego de longos e ineficazes esquemas terapêuticos. Admite-se que o tiabendazol e o levamisol possuam ação vermicida e possivelmente larvicida não exercendo, porém, a ação ovicida. Consequentemente, os ovos mantêm o seu desenvolvimento e as larvas eclodidas dos mesmos evoluem a vermes adultos originando novas lesões.

Os ensaios sobre terapêutica justificam as dificuldades de êxito na cura da lagochilascariose humana. Tanto o albendazol quanto a ivermectina apresentam baixos níveis de eficácia sobre larvas de terceiro estádio, encistadas ou em migração e a ivermectina não impede a embriogênese de ovos. Se têm ação sobre os vermes adultos, os ovos que permanecem no interior dos tecidos mantêm a aptidão para desenvolvimento posterior originando novo ciclo do verme e consequentemente novas lesões.

A ressecção das fibroses das lesões é um procedimento importante, recomendado como medida auxiliar na terapêutica desta parasitose.

Finalmente, as limitações de terapêutica são decorrentes da ineficácia dos anti-helmínticos disponíveis e do diagnóstico tardio, muitas vezes, em uma fase de franca multiplicação do parasito nos tecidos. A implantação de novos recursos de diagnóstico, a assistência médica adequada na fase inicial da infecção e o surgimento de novas drogas, sem dúvida, poderão minimizar ou levar à cura desta doença.

Profilaxia

A transmissão da lagochilascariose está relacionada com questões de ordem socioeconômico. As pessoas infectadas são naturais ou procedentes do campo. Projetos de colonização em alguns estados do Brasil atraem indivíduos que, em busca de trabalho, vivem ao lado de mata densa, em péssimas condições de vida e ali se infectam.

Na profilaxia desta parasitose, assim como em outras doenças tropicais é fundamental que sejam implantados programas que contemplem a melhora de vida das populações, seja no setor sanitário, educacional ou de trabalho. Quanto ao aspecto sanitário, são imprescindíveis condições razoáveis de moradia, incluindo residência com esgoto e água tratada; no que se refere à educação, além do conhecimento formal, devem ser transmitidas noções de higiene e de alimentação adequada, condições mínimas para uma vida digna.

Considerando dados resultantes de pesquisa, é importante que se proceda a desvitalização de larvas infectantes de *L. minor* para prevenir a lagochilascariose. Desta forma, carne de animais silvestres, especialmente de roedores (paca, preá, cutia) deverá ser submetida à cocção por 100ºC/10 minutos ou ao congelamento -20ºC/15 dias antes de ser consumida pelo homem. A lagochilascariose é uma zoonose que não constitui problema de saúde pública em nenhum país onde tem sido relatada. Por essa razão, ainda é utópico propor ações de vigilância sanitária tendo em vista a realidade dos serviços de saúde pública dos países da região neotropical, entre eles o Brasil.

Babesia

Múcio Flávio Barbosa Ribeiro

O gênero *Babesia* (Starcoviel, 1893) inclui protozoários intraeritrocíticos que infectam animais domésticos, silvestres e ocasionalmente os seres humanos. Em condições naturais este parasita é transmitido por carrapatos da família Ixodidae. O parasito, que mede de 2 a 4 µm, ao ser observado em microscópio óptico, apresenta-se na forma de trofozoíto ou merozoíto. Trofozoítos são as formas simples, arredondadas ou ovais e merozoítos são alongadas, piriformes, elípticas ou irregulares e geralmente ocorrem aos pares, ou múltiplos de dois, no citoplasma dos eritrócitos. Nesse gênero não há formação de pigmento (hemozoína), o que o diferencia do *Plasmodium*.

O ciclo deste parasito tem início quando o carrapato suga um hospedeiro infectado. O artrópode ingere várias formas de *Babesia* presentes nas hemácias, mas somente algumas, consideradas gametas, são capazes de evoluir no seu organismo. No tubo digestivo do carrapato, há lise das hemácias liberando os gametas que se fecundam, dando origem a um cineto (zigoto) que invade as células intestinais, onde se multiplica assexuadamente (esquizogonia) formando os esporocinetos. Estas formas são disseminadas pela hemolinfa do carrapato e atingem todos os seus órgãos, incluindo os ovários. Nos ovários podem penetrar nos ovos, sendo transmitidas para a próxima geração de carrapatos (transmissão transovariana). As larvas que eclodem dos ovos infectados contêm em suas células intestinais os esporocinetos, que iniciam novos ciclos de multiplicação após o início da fase parasitária do carrapato. Os parasitos que atingem a glândula salivar se multiplicam e formam os esporozoítos, formas infectantes, que são transmitidos aos hospedeiros vertebrados por ocasião da picada.

Acreditava-se que a babesiose humana só ocorria, em indivíduos esplenectomizados. No entanto, vários casos de babesiose humana têm sido diagnosticados nos Estados Unidos e na Europa em pessoas com baço *in situ*. Além disso, exames sorológicos evidenciam a presença de anticorpos específicos em indivíduos assintomáticos em diferentes áreas geográficas.

Os humanos se infectam ao serem picados por carrapatos infectados ou através de transfusões sanguíneas. Os casos de babesiose humana registrados são causados por espécies de *Babesia*, parasitos de bovinos, equinos e roedores. No Brasil, já foi descrito caso de babesiose humana, porém sem diagnóstico específico. A *B. microti*, parasita de roedores, principal agente de babesiose humana na América do Norte, ainda não foi identificada no Brasil. As espécies mais comuns em nosso país são as que parasitam bovinos, (*B. bigemina* e *B. bovis*), equinos (*B. caballi*) e caninos (*B. canis e B. gibsoni*).

A babesiose humana é uma doença febril aguda, caracterizada por mialgias, fadiga, anemia hemolítica, icterícia e hemoglobinúria. O quadro clínico se confunde com o da malária.

O diagnóstico da babesiose, durante a fase aguda, que coincide com o pico da parasitemia, é feito pelo encontro

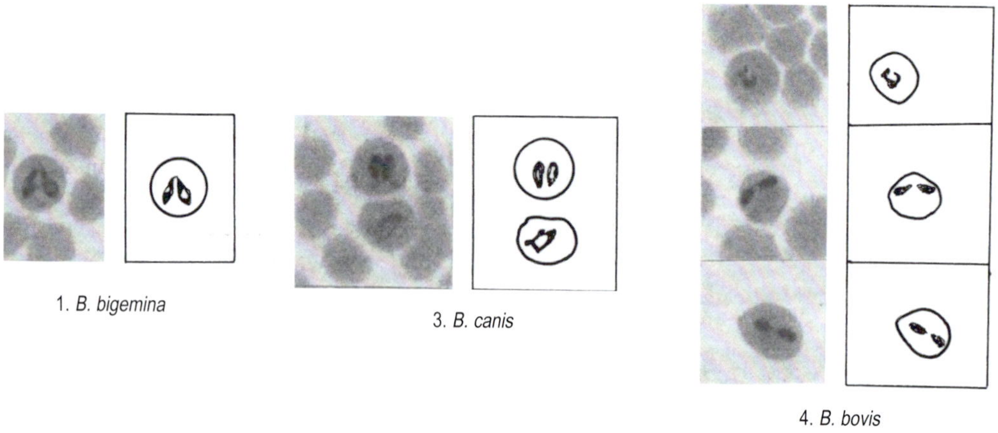

FIGURA 54.16. Fotografias e desenhos esquemáticos de *Babesia* spp.

de parasitos em esfregaços de sangue corados pelo método de Giemsa ou de Wright (Figura 54.16). Na fase subaguda ou crônica, quando a parasitemia é baixa, a doença pode ser diagnosticada por meio de pesquisa de anticorpos, utilizando-se provas sorológicas (imunofluorescência indireta, ELISA e outras) e pesquisa do parasito por PCR e sequenciamento dos seus produtos.

O tratamento de casos agudos da babesiose humana é feito empregando-se a combinação de quinina/clindamicina ou atovaquona/azitromicina nos casos moderados. O uso de diálise e de transfusão sanguínea é recomendado para casos mais graves.

Microsporídios

Múcio Flávio Barbosa Ribeiro

Introdução

Microsporídios são parasitos com desenvolvimento intracelular obrigatório, pertencentes ao filo Microspora. Existem cerca de 1.200 espécies classificadas em aproximadamente 150 gêneros, a maioria parasitando artrópodes e vertebrados. As principais espécies com registro de infecção humana e respectivos locais de infecção são: *Enterocytozoon bieneusi* (intestino delgado, bexiga, fígado, pulmão), *Encephalitozoon intestinalis* (disseminado), *Encephalitozoon hellem* (disseminado), *Nosema connori* (disseminado), *Nosema ocularum* (córnea), *Vittaforma cornea* (córnea), *Pleistophora* sp. (músculo esquelético), *Trachipleistophora hominis* (músculo esquelético e tecido nasal). Microsporidiose é considerada doença emergente por causar infecções em pacientes com AIDS, transplantados, crianças, viajantes, portadores de lente de contato e de idosos. Através de estudos moleculares (Adl e cols., 2012) os microsporídios foram reclassificados e são considerados atualmente como fungos [*Opisthokonta*: *Fungi*: *Microsporidia*].

Morfologia

O estágio infeccioso é o esporo e em todas as espécies que infectam mamíferos eles são pequenos, de forma oval ou piriforme, medindo 1-3 μm de comprimento por 0,5-2 μm de largura. O esporo apresenta elevada resistência às condições ambientais por serem envolvidos por uma parede celular espessa composta de glicoproteína e quitina. No interior do esporo são observados um ou dois núcleos, um vacúolo na região posterior e um filamento polar enrolado. Durante a infecção (Figura 54.17), o filamento polar é projetado para fora, permitindo a passagem do conteúdo do esporo (esporoplasma) para o interior da célula hospedeira, sem danificar a membrana da célula. O filamento polar exteriorizado pode medir 50-100 μm de comprimento por 0,1-0,15 μm de largura e recebe o nome de tubo polar. Os microsporídios podem também ser internalizados por macrófagos por meio de fagocitose.

Biologia

O ciclo biológico dos microsporídios contém três fases. A primeira fase é a infectiva que nos mamíferos geralmente ocorre pela ingestão ou inalação dos esporos. A transmissão vertical ou transplacentária não tem sido descrita em humanos, mas pode ocorrer em cães, ocasionalmente em primatas não humanos, equinos, coelhos e roedores. No hospedeiro, o esporo projeta o filamento polar que penetra na parede da célula e inocula o esporoplasma diretamente no citoplasma. A segunda fase é a proliferativa vegetativa, quando o esporoplasma inicia a multiplicação intracelular por um processo de merogonia, podendo ocorrer no interior de vacúolo parasitófago (*Encephalitozoon* spp.) ou em contato direto com o citoplasma da célula (*Enterocytozoon*). A fase final é a esporogônica, quando são formados os esporos no interior das células infectadas. As células se rompem, liberando os esporos e estágios imaturos que infectam as células adjacentes ou são eliminados juntamente com a urina ou fezes. A infecção ocorre geralmente pela via fecal-oral ou urinária-oral, pela ingestão de água ou alimento contaminado.

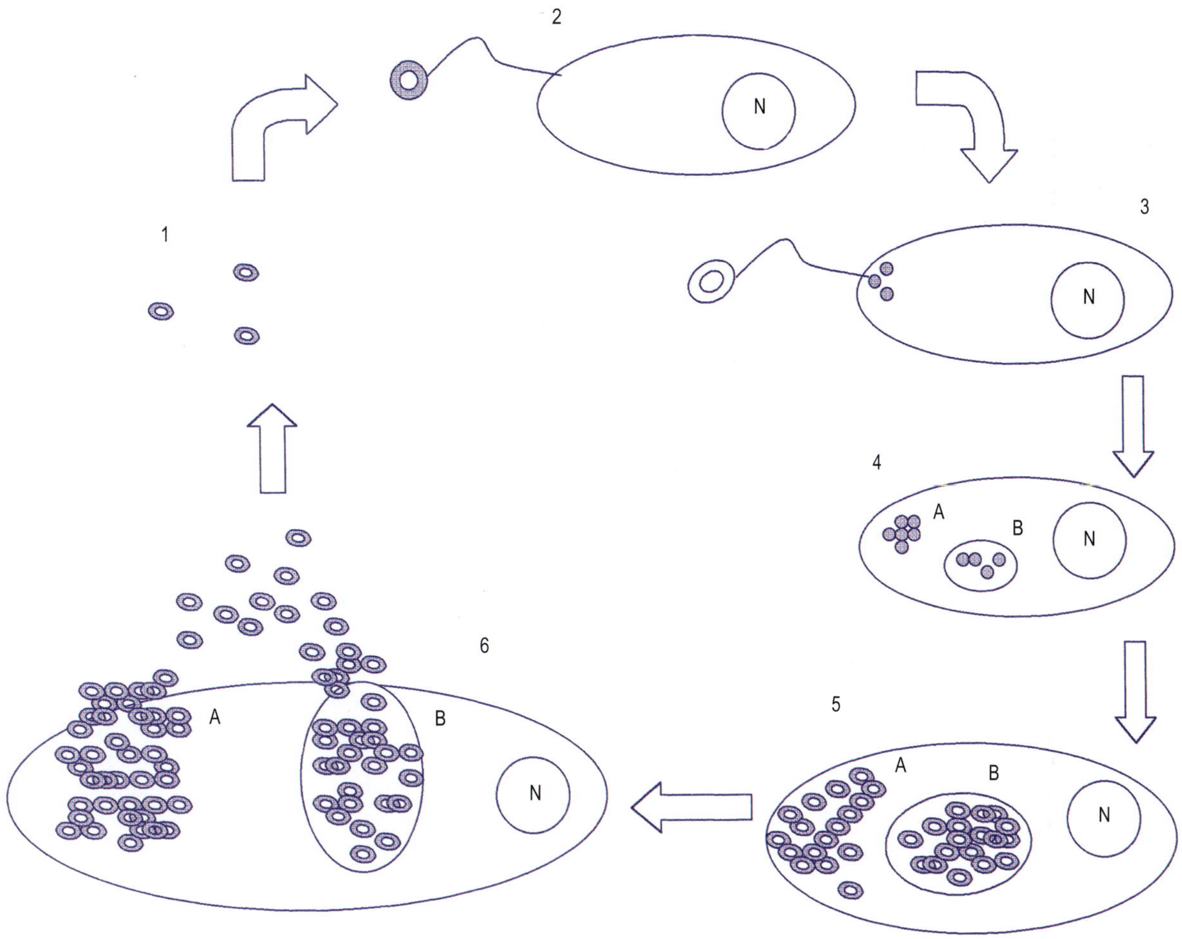

FIGURA 54.17. Ciclo biológico de Microsporídeos. (1) a forma infectante de microsporídeos é o esporo capaz de sobreviver por longos períodos no meio ambiente; (2) o esporo projeta o filamento polar e infecta a célula hospedeira; (3) o esporo injeta o esporoplasma na célula hospedeira através do tubo polar; (4) no interior da célula, o esporoplasma inicia intensa multiplicação por merogonia, livre no citoplasma (A) ou no interior do vacúolo parasitóforo (B); (5) Microsporídeos desenvolvem-se por esporogonia formando esporos; (6) Quando os esporos aumentam em número, a membrana celular da célula hospedeira é rompida e libera os esporos que poderão infectar novas células, continuando o ciclo.

Entre os mamíferos, os microsporídios infectam principalmente coelhos, roedores, suínos, equinos e carnívoros jovens. A análise filogenética de isolados de *E. bieneusi* obtidos de humanos e animais indicam um possível potencial zoonótico deste parasito. Indivíduos adultos imunologicamente competentes desenvolvem infecções crônicas subclínicas, enquanto hospedeiros jovens podem desenvolver infecções agudas, frequentemente fatais. Hospedeiros imunologicamente deficientes desenvolvem infecções com sintomas clínicos significativos que podem ser fatais. Indivíduos humanos estão sujeitos a maior risco de infecção se ocorrer comprometimento imunológico, principalmente em indivíduos com AIDS.

Patogenia e Sintomas

Diversas síndromes têm sido associadas à microsporidiose humana, observadas especialmente em indivíduos com infecção pelo HIV, e incluem enteropatia, conjuntivite, sinusite, traqueobronquite, encefalite, nefrite intersticial, hepatite, osteomielite e miosite. Os principais sintomas são diarreia crônica, má absorção e perda de peso. A patogênese da doença intestinal está relacionada com a morte acentuada de células do epitélio intestinal, resultante da infecção celular. *E. bieneusi* é o principal causador de doença intestinal podendo disseminar para outros órgãos.Infecção ocular por microsporídio causando ceratoconjuntivite tem sido descrita em pacientes imunocompetentes não usuários de lente de contato.

Diagnóstico

O diagnóstico de rotina de infecções por microsporídio é realizado pela demonstração dos organismos em exames de microscopia óptica utilizando o corante *Chromotrope* 2R. Por esta técnica os esporos de microsporídios se coram de rosa, apresentando uma faixa fortemente corada como se fosse um cinto diagonal ou equatorial. A vantagem desta coloração é que pode utilizar amostras fecais recém-coletadas ou fixadas em formalina. Entretanto, esta técnica não permite a identificação em nível de espécie. Leveduras e bactérias podem ser coradas pelo *Chromotrope* 2R, entretanto diferenciam dos microsporídios em tamanho e forma, não representando problema no diagnóstico. Agentes quimiofluorescentes como o *Calcofluor* também podem ser úteis na identificação de esporos eliminados nas excreções ou secreções. A microscopia eletrônica de transmissão tem sido utilizada na identificação da espécie de microsporídio com base na observação da disposição e no número das voltas do filamento polar no interior dos esporos, mas é técnica dispendiosa, trabalhosa e demorada. A pesquisa do organismo através da reação em cadeia da polimerase (PCR) e do sequenciamento tem sido amplamente utilizada. Testes sorológicos não têm sido utilizados pela dificuldade de produzir os antígenos, além de apresentarem baixa sensibilidade e especificidade.

Distribuição Geográfica

A microsporidiose intestinal em pacientes com AIDS tem sido observada em vários continentes. Vários casos têm sido registrados tanto em países em desenvolvimento quanto em países desenvolvidos da América, Europa, África, Ásia e Austrália. Nestes estudos, a prevalência da microsporidiose em pacientes com AIDS tem variado entre 2% a 50%. No Brasil, em exames de fezes e biópsia de 40 pacientes adultos HIV positivos com diarreia crônica, foi encontrado um índice de 27,5% de positividade para *E. bieneusi* (Brasil e cols., 2000).

Tratamento

As opções terapêuticas são limitadas e duas drogas são geralmente utilizadas no tratamento de microsporídios em animais e humanos: albendazol e fumagillin. Os microsporídios que multiplicam no interior de vacúolos parasitófagos, como *Encephalitozoon* spp., geralmente respondem melhor ao tratamento. O tratamento da infecção pelo *E. bieneusi* com metronidazol resultou na diminuição da sintomatologia, apesar da persistência do parasitismo tecidual.

Outros Trematódeos: Paragonimidae, Opisthorchiidae, Heterophyidae, Philophthalmidae

Hudson Alves Pinto
Alan Lane de Melo

Introdução

O processo de globalização associado ao avanço tecnológico alcançado pela sociedade no milênio passado diminuíram significativamente as barreiras geográficas relacionadas com as doenças parasitárias, tornando os limites das áreas de ocorrência de determinados agentes etiológicos e seus transmissores menos nítidos. Nesse sentido, doenças e/ou vetores, anteriormente restritos a algumas regiões do globo, atualmente vêm sofrendo o processo de introdução e adaptação a novas áreas geográficas. Além disso, fatores como a assimilação constante de hábitos culturais importados (p. ex., na alimentação), a imigração de pessoas parasitadas entre os continentes, associados a alterações ambientais, podem também favorecer a introdução de agentes parasitários exóticos.

Embora não sejam ainda um problema de saúde pública em nosso meio - e talvez nem venham a ser, caso medidas de controle e vigilância sejam adotadas -, a introdução e a disseminação de vetores suscetíveis associados a relatos esporádicos de casos humanos e veterinários em diferentes países latino-americanos, podem favorecer a introdução de outras helmintoses ocasionadas por trematódeos digeneicos no Brasil.

Neste capítulo, aspectos relacionados com a biologia e a infecção de seres humanos por algumas dessas espécies de parasitos são discutidos, visando alertar sobre a possibilidade da ocorrência futura desses parasitos no país.

Paragonimidae

Paragonimus Braun, 1899, anteriormente incluídos entre os Troglotrematidae, mas atualmente alocado na família Paragonimidae, são parasitos pulmonares de mamíferos de diferentes ordens (primatas, roedores, carnívoros). Das mais de 50 espécies descritas, 10 já foram relatadas infectando seres humanos. A maior parte dos casos humanos é ocasionada por *Paragonimus westermani* (Kerbert, 1878), espécie endêmica com ampla distribuição no continente asiático (China, Coreia, Filipinas, Índia, Japão, Taiwan, Vietnã, dentre outros). Estes parasitos são transmitidos pela ingestão, crus ou mal cozidos, de crustáceos dulciaquícolas ou hospedeiros vertebrados paratênicos contendo formas infectantes (metacercárias). A paragonimose também conhecida como distomatose pulmonar e hemoptise parasitária acomete atualmente mais de 20 milhões de pessoas, estando outras 300 milhões vivendo em área de risco.

No continente americano, além do registro de dezenas de casos importados de *P. westermani* (imigrantes de origem asiática ou pessoas que se infectaram ao visitarem países asiáticos), outras duas espécies, *Paragonimus kellicotti* (Ward, 1908) e *Paragonimus mexicanus* Miyazaki e Ishii, 1968 (= *Paragonimus peruvianus*, *Paragonimus ecuadoriensis*) já foram relatadas infectando seres humanos nos Estados Unidos e em países da América latina como Equador (área endêmica), Peru, Colômbia, Costa Rica, Venezuela e México, já sendo totalizados centenas de casos humanos autóctones em algumas áreas destes países. Alguns autores têm confirmado a presença de moluscos e crustáceos naturalmente infectados pelo parasito no continente americano.

No Brasil, são escassos os estudos relacionados com os trematódeos do gênero *Paragonimus*, embora a primeira espécie descrita, *Paragonimus rudis* (Diesing, 1850), tenha sido coletada em 1828 em uma ariranha, *Pteronura brasiliensis* (Gmelin, 1788), no estado do Mato Grosso. Diante deste achado, décadas mais tarde Voelker e cols. (1981) realizaram a pesquisa do parasito em crustáceos coletados em diferentes localidades da região, não sendo verificada a presença de metacercárias de *Paragonimus* em nenhum dos mais de 300 invertebrados analisados. Recentemente, um caso humano autóctone de paragonimose foi diagnosticado no estado da Bahia, sendo possível que a ocorrência destes parasitos em nosso meio esteja sendo subestimada.

Morfologia

- **Parasitos adultos:** trematódeos relativamente grandes com formato ovalado medindo de 8 a 12 mm de comprimento por 4 a 7 mm de largura apresentando coloração acastanhada e corpo espinhoso. Apresentam duas ventosas, sendo a ventral (acetábulo) localizada na região pré-equatorial. Os cecos intestinais são sinuosos. São hermafroditas com os órgãos sexuais intensamente lobulados, sendo os dois testículos opostos em posição pós-acetabular e pós-ovariana. A vitelária é bilateral e possui ramificações dendríticas. O poro genital localiza-se em posição mediana próximo à margem posterior da ventosa ventral.
- **Ovos:** são grandes, acastanhados, medindo 85 a 10 μm de comprimento por 50 a 70 μm. Não apresentam miracídio formado quando eliminados.
- **Cercárias:** larva do tipo microcerca, caracterizada por apresentar cauda bastante curta e estilete na ventosa oral.
- **Metacercárias:** cistos apresentando formato ovalado ou esférica medindo 0,5 a 1 mm de comprimento, demonstrando vesícula excretora apresentando coloração escura.

Biologia

- **Hábitat:** o parasito habita dentro de cápsulas fibrosas nos pulmões. Casos de paragonimose extrapulmonar (p. ex., cerebral) são relatados.
- **Hospedeiros intermediários:** mais de 40 espécies de moluscos prosobrânquios das famílias Hydrobiidae (p. ex., *Aroapyrgus*), Pleuroceridae (p. ex., *Semisulcospira*), Thiaridae (p. ex., *Brotia*, *Melanoides*), Pomatiopsidae (p. ex., *Pomatiopsis* sp.) são relatados como transmissores de diferentes espécies de *Paragonimus*.
- **Segundo hospedeiro intermediário:** principalmente crustáceos das famílias Potamidae, Parathelphusidae e Pseudothelphusidae (caranguejos de água doce) e Astacidae (lagostas).
- **Hospedeiros paratênicos:** outros mamíferos (p. ex., roedores, suínos, mamíferos silvestres).

Ciclo Biológico

Os parasitos presentes no pulmão do hospedeiro definitivo liberam ovos no escarro, os quais podem ser expectorados ou deglutidos, neste último caso sendo liberados ainda viáveis nas fezes. Os ovos, ainda imaturos, ao alcançarem uma coleção aquática dão origem, após cerca de 20 dias, ao miracídio. Este eclode e nada ativamente até encontrar e penetrar um molusco prosobrânquio suscetível. Nestes moluscos ocorre a fase de reprodução assexuada do parasito, iniciada pela formação de esporocistos, seguidas de duas gerações de rédias que produzem, após um período de aproximadamente 3 meses, grande número de cercárias. As cercárias, do tipo microcerca, emergem e penetram em caranguejos e lagostas (segundo hospedeiro intermediário) alcançando a hemocele e formando metacercárias infectantes após várias semanas. A infecção destes crustáceos pode se dar também pela ingestão do molusco infectado. Os crustáceos infectados ao serem ingeridos crus ou mal cozidos transmitem as metacercárias ao hospedeiro vertebrado. Neste hospedeiro, as larvas desencistam-se no intestino delgado (duodeno), penetram a parede intestinal, caem na cavidade peritoneal entre 3 e 6 horas após a infecção, permanecendo neste local por alguns dias. Em seguida,

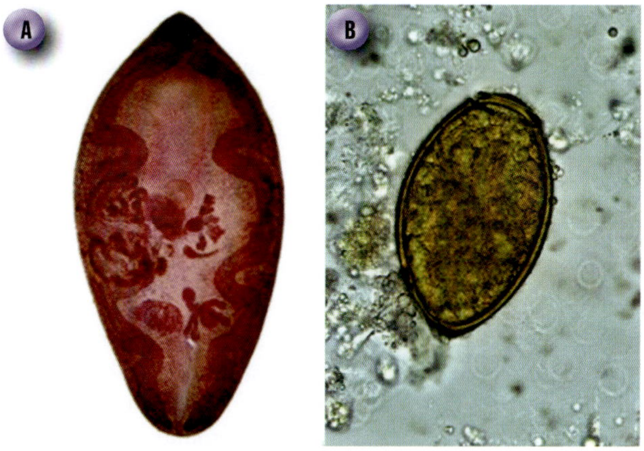

FIGURA 54.18. *Paragonimus westermani.* **(A)** Parasito adulto e **(B)** ovo. (Modificado de DPDx – CDC *Parasitology Diagnostic Web Site.*)

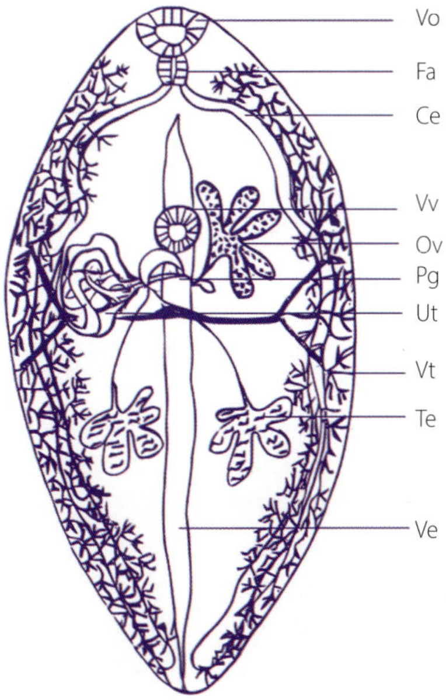

FIGURA 54.19. Morfologia de *Paragonimus* sp. adulto. Vo: ventosa oral; Fa: faringe; Ce: ceco intestinal; Vv: ventosa ventral; Ov: ovário; Pg: poro genital; Ut: útero; Vt: vitelária; Te: testículo; Ve: vesícula excretora.

perfuram o diafragma e migram para a cavidade pleural, onde após se acasalarem penetram aos pares no parênquima pulmonar formando cápsulas parasitárias medindo cerca de 1 a 2 cm de diâmetro, no interior das quais iniciam a produção e a liberação de ovos cerca de 2 meses após a infecção. No hospedeiro não usual (paratênico), a larva pode migrar para a musculatura e não apresentar desenvolvimento posterior, sendo contudo infectante para um novo hospedeiro que a ingerir.

Transmissão

Ingestão de crustáceos crus ou mal cozidos contendo metacercárias infectantes, ou ingestão da carne de hospedeiro paratênico infectado nas mesmas condições.

Patogenia e Sintomatologia

A sintomatologia da doença depende da espécie do parasito, da intensidade de infecção, de características imunológicas e genéticas do hospedeiro, além da fase de infecção. A presença dos parasitos no interior de cápsulas parasitárias associada à liberação de ovos e metabólitos no parênquima pulmonar estimula a migração leucocitária e a necrose tissular. Durante o curso da infecção é verificada uma eosinofilia significativa.

A fase aguda da infecção, iniciada com a migração tissular do parasito, é caracterizada por febre, dor abdominal, diarreia seguida de tosse persistente (inicialmente seca e com o decorrer da infecção torna-se produtiva), perda de apetite, dor na região torácica e dispneia. Na fase crônica da doença, por sua vez, surgem manifestações como tosse produtiva, hemoptise, pneumotórax, escarro de coloração acastanhada (aspecto achocolatado) e suor noturno. Muitos dos sintomas acima mencionados podem se confundir com paragonimose pulmonar associada a tuberculose. A ocorrência de parasitos apresentando localização ectópica (cérebro, coração) é relatada.

Diagnóstico

Pesquisa de ovos do parasito em escarro, fezes e lavado bronquialvcolar.

Testes sorológicos como imunoensaio enzimático (ELISA), intradermorreação, reação de fixação do complemento e diagnóstico molecular (PCR) também são disponíveis nas áreas endêmicas.

A análise de imagens radiológicas do tórax, embora inespecífica, permite a visualização de cistos e de calcificações resultantes do parasitismo.

Tratamento

Praziquantel 25 mg/kg três vezes ao dia durante 2 dias (adultos e crianças) ou triclabendazol 20 mg/kg divididos em duas doses administradas em um único dia.

Prevenção

Não ingerir crustáceos crus ou mal cozidos.

Opisthorchiidae

Entre os representantes da família Opisthorchiidae, *Clonorchis sinensis* (Cobbold, 1875) é parasito das vias hepatobiliares de mamíferos, ocasionando em seres humanos a clonorquiose, doença endêmica em países asiáticos (principalmente China, Coreia, Japão, Taiwan, Vietnã, Laos, Tailândia e Camboja) com estimativas que revelam o acometimento de mais de 35 milhões de pessoas (10 milhões somente na China) e a existência de 600 milhões de pessoas vivendo em área de risco.

No continente americano casos importados de clonorquiose foram relatados na literatura científica desde o início do século XX, principalmente nos EUA, no Peru, na Venezuela e na Colômbia. No Brasil, em meados das décadas de 1980 e 1990 do, cerca de 40 casos com infecção por *C. sinensis* foram diagnosticados em imigrantes oriundos de diferentes países da Ásia.

Estes parasitos são transmitidos pela ingestão de peixes crus ou mal cozidos, hábito oriental que vem sendo introduzido no ocidente através da culinária envolvendo pratos típicos como *sushi* e *sashimi*. Além disso, a existência de moluscos potencialmente transmissores, associada à presença de imigrantes de origem oriental infectados e a importação de peixes potencialmente infectados, devem servir de alerta sobre a possibilidade de introdução e manutenção do ciclo biológico de *C. sinensis* em nosso meio.

Morfologia

- **Parasitos adultos:** apresentam o corpo alongado com forma lanceolada, medindo 10 a 25 mm de comprimento por 3 a 5 mm de largura. Possuem ventosa oral e ventosa ventral, esta última em posição equatorial. São hermafroditas, sendo característica a presença de dois testículos localizados na região posterior do corpo, em tandem, intensamente lobulado com ramificações dendríticas. A vitelária é folicular, bilateral estendendo-se da região posacetabular até a região ovariana. O poro genital localiza-se em posição medial, próximo a borda superior do acetábulo.
- **Ovos:** pequenos, operculados, apresentando miracídios formados. Medem 27 a 55 µm de comprimento por 12 a 20 µm de largura. Apresentam opérculo em um dos pólos e uma pequena projeção terminal (botão ou *knob*).
- **Cercárias:** larvas do tipo pleurolofocerca, apresentando cauda simples, alongada, com membranas natatórias (*finfolds*). Corpo apresentando um par de ocelos pigmentados e sete pares de glândulas de penetração.
- **Metacercárias:** com formato de ovalado a esférico medindo 120 a 140 µm de comprimento por 90 a 120 µm de largura e parede cistogênica relativamente fina. Apresentam vesícula excretora com grânulos escuros em seu interior.

Biologia

- **Hábitat:** sistema hepatobiliar de seres humanos e de animais domésticos (cães e gatos).

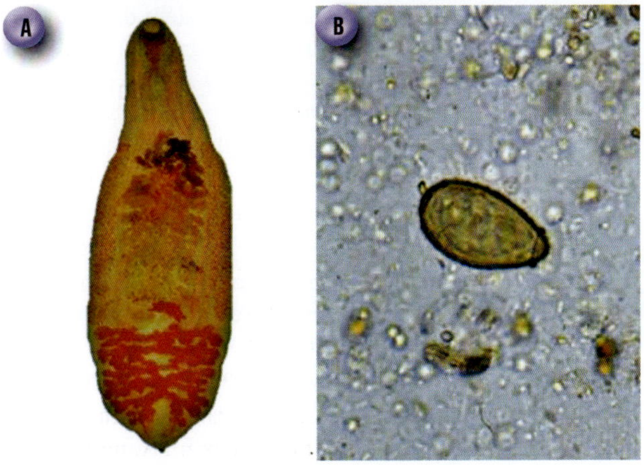

FIGURA 54.20. *Clonorchis sinensis*. **(A)** Parasito adulto e **(B)** ovo. (Modificado de DPDx - CDC *Parasitology Diagnostic Web Site*.)

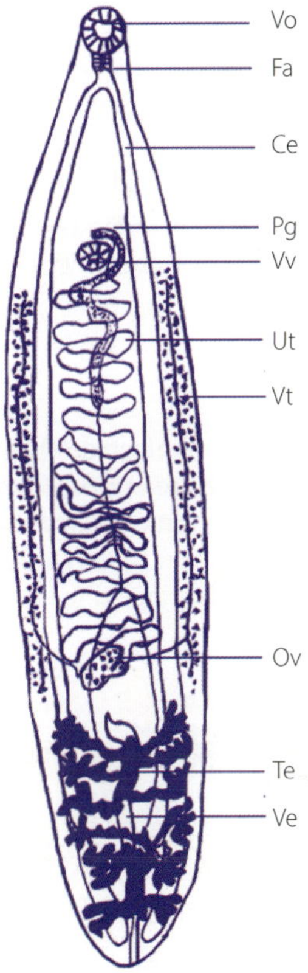

FIGURA 54.21. Morfologia de *Clonorchis sinensis* adulto. Vo: ventosa oral; Fa: faringe; Ce: ceco intestinal, Pg: poro genital; Vv: ventosa ventral; Ut: útero; Vt: vitelária; Ov: ovário; Te: testículo; Ve: vesícula excretora.

- **Hospedeiros intermediários:** diferentes espécies de moluscos prosobrânquios das famílias Hydrobiidae, Bithyniidae, Melaniidae e Thiaridae.
- **Segundo hospedeiro intermediário:** peixes de água doce, principalmente ciprinídeos. Mais de 130 espécies de peixes são relatadas como suscetíveis à infecção por *C. sinensis*.

Ciclo Biológico

O hospedeiro definitivo infectado alberga o parasito no sistema hepatobiliar, onde cada parasito produz por dia até 4.000 ovos por um período de 6 meses. Os ovos eliminados juntamente com a bile alcançam o intestino delgado e são liberados nas fezes. Ao alcançar uma coleção aquática, os ovos precisam ser ingeridos pelos moluscos transmissores. No trato gastrointestinal dos mesmos ocorre a eclosão do miracídio, que penetra na parede retal e se diferencia em esporocisto, que por sua vez produz assexuadamente rédias passadas cerca de 2 semanas. Estas dão origem, 1 mês depois da infecção, a cercárias que, após emergirem, nadam em busca de um segundo hospedeiro intermediário (peixes). Estas larvas aderem a este hospedeiro e após perderem a cauda penetram ativamente na musculatura e nas escamas, transformando-se em metacercárias encistadas. Nos peixes, os parasitos passam por uma fase de desenvolvimento morfológico, tornando-se infectantes após cerca de 30 dias. Após a ingestão de peixes infectados crus ou mal cozidos pelo hospedeiro definitivo, as metacercárias passam pelo estômago e desencistam-se no duodeno, migrando rapidamente, via ampola hepatopancreática (ampola de Vater) e ducto biliar comum, alcançando os ductos biliares intra-hepáticos. Neste local, ocorre o amadurecimento sexual e a produção e a eliminação de ovos, iniciada 1 mês após a infecção. Cada parasito adulto é capaz de produzir em média de 1.000-4.000 ovos por dia. Em humanos, o parasito pode sobreviver por mais de 20 anos.

Transmissão

Ingestão de peixes infectados crus ou mal cozidos.

Patogenia e Sintomatologia

As manifestações clínicas da clonorquiose são dependentes principalmente da intensidade de infecção e da fase da infecção. Durante a fase aguda, as infecções leves (< 100 parasitos) são na maioria das vezes assintomáticas ou ocasionam manifestações como diarreia e desconforto abdominal. Já nas infecções moderadas (até 1.000 parasitos) podem ocorrer ainda febre, anorexia, perda de peso, cólicas, distensão abdominal enquanto em caso de infecções intensas (até 25.000 parasitos) acrescente-se também dor no quadrante superior.

A presença do parasito ocasiona, ao longo da infecção, hiperplasia e metaplasia do epitélio e ductos biliares. Na fase crônica da doença, estes ductos se tornam dilatados podendo surgir uma fibrose periductal. Alterações como ascite, hepatomegalia, hipertensão, estenose (resultante da hiperplasia), obstrução biliar e colelitíases (resultado da degeneração e morte de parasitos), abscessos hepático e biliar, além de pancreatite, são bastante frequentes nesta fase da infecção. Vários estudos demonstraram a associação entre a clonorquiose e o desenvolvimento de colangiocarcinoma em seres humanos. Em alguns casos, a infecção por *C. sinensis* pode ser fatal se não tratada.

Diagnóstico

Exame parasitológico de fezes pelos métodos de Kato ou sedimentação espontânea. Diagnóstico por imagem (ultrassom, tomografia computadorizada), exames sorológicos ou moleculares vêm sendo realizados em algumas áreas endêmicas.

Tratamento

Praziquantel 25 mg/kg três vezes ao dia durante 2 dias, ou dose única de 40 mg/kg.

Prevenção

Não ingerir peixes crus ou mal cozidos, além do controle sanitário de peixes importados.

Heterophyidae

São pequenos trematódeos intestinais parasitos de aves e mamíferos com ampla distribuição mundial. Mais de 22 espécies de trematódeos desta família apresentam potencial zoonótico, já sendo relatados infectando seres humanos principalmente na Ásia. Juntamente com outros trematódeos intestinais (*Fasciolopsis buski* e *Echinochasmus* spp.) os heterofiídeos acometem mais de 1,3 milhões de pessoas. Duas espécies, *Metagonimus yokogawai* (Katsurada, 1912) e *Heterophyes heterophyes* (von Siebold, 1852), são as mais prevalentes em seres humanos. A primeira principalmente em países como Coreia, China, Egito e Taiwan e a segunda relativamente frequente no Egito. Espécies pertencentes a outros gêneros como *Ascocotyle*, *Centrocestus*, *Cryptocotyle*, *Haplorchis*, *Pygidiopsis*, *Stellantchasmus*, *Stictodora* vêm sendo relatados, em menor intensidade, infectando seres humanos em diferentes regiões do planeta.

No Brasil, a partir do início da década de 1990, foram relatados uma série de 20 casos autóctones de heterofiose nas cidades de Cananeia e Registro, estado de São Paulo. Os parasitos foram identificados como *Ascocotyle (Phagicola) longa* Ransom, 1920, sendo a transmissão associada à ingestão tainhas (*Mugil* sp.) cruas. De fato, vários autores notificaram o encontro desses peixes albergando metacercárias de *A. (P.) longa* no país.

Outra espécie de Heterophyidae, *Centrocestus formosanus* (Nishigori, 1924), é de origem asiática e já foi relatado infectando seres humanos na Ásia. Foi introduzido no continente americano no final da década de 1950, já sendo registrado nos EUA, no México, na Venezuela, na Colômbia e no Brasil. Embora casos da infecção de humanos não tenham sido ainda registrados no continente, a introdução dessa espécie serve de alerta sobre a possibilidade de introdução de outros organismos patogênicos.

Morfologia

- **Parasitos adultos:** de uma maneira geral, os trematódeos da família Heterophyidae são parasitos pequenos medindo de 0,3 a 2 mm de comprimento e apresentam corpo com formato piriforme. São hermafroditas, com os órgãos sexuais localizados na parte posterior do corpo. Grande parte das espécies apresenta, além das ventosas oral e ventral, uma ventosa genital (gonotil) localizada próximo à ventosa ventral. Algumas espécies possuem coroa de espinhos na ventosa oral.
- **Ovos:** pequenos, medindo em média 25 μm de comprimento por 15 μm de largura (algumas espécies possuem ovos maiores). Já apresentam miracídio formado quando liberado para o ambiente.
- **Cercárias:** larvas do tipo pleurolofocerca e parapleurolofocerca, caracterizadas por apresentarem cauda simples apresentando membranas natatórias (*finfolds*), um par de ocelos pigmentados e pares de glândulas de penetração.
- **Metacercárias:** esféricas ou ovaladas apresentando vesícula excretora com grânulos escuros no interior. Em algumas espécies é possível observar a presença de coroa de espinhos na ventosa oral. Quando desencistadas apresentam morfologia semelhante aos parasitos adultos, exceto pelo menor tamanho e ausência de ovos.

Biologia

- **Hábitat:** intestino delgado, principalmente da porção proximal (duodeno).
- **Hospedeiro intermediário:** moluscos prosobrânquios de diferentes famílias (Thiaridae, Hydrobiidae).
- **Segundo hospedeiro intermediário:** peixes de ambiente marinho e de água doce, dependendo da espécie do parasito.

Ciclo Biológico

O hospedeiro definitivo infectado (homem, aves aquáticas, cão, gato, roedores dentre outros) libera nas fezes ovos do parasito já contendo o miracídio formado. Ao atingirem uma coleção aquática os ovos precisam ser ingeridos pelos moluscos transmissores. No intestino desses invertebrados

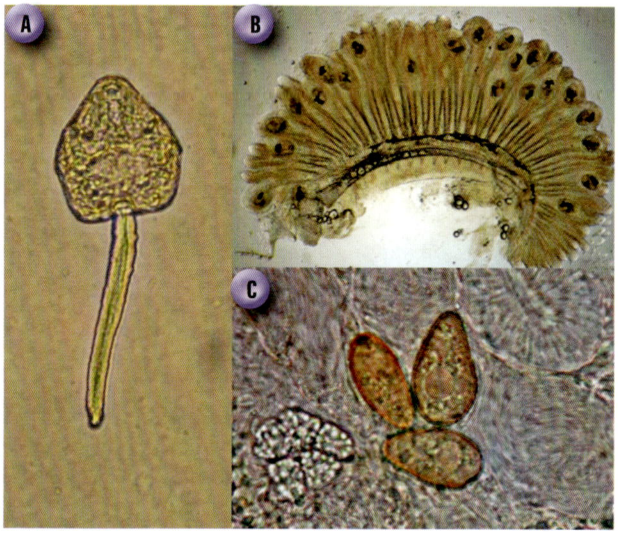

FIGURA 54.22. Alguns estágios evolutivos de representante da família Heterophyidae. **(A)** Cercária, **(B)** metacercárias aderidas a brânquias de peixe, **(C)** ovos no útero de parasitos adultos.

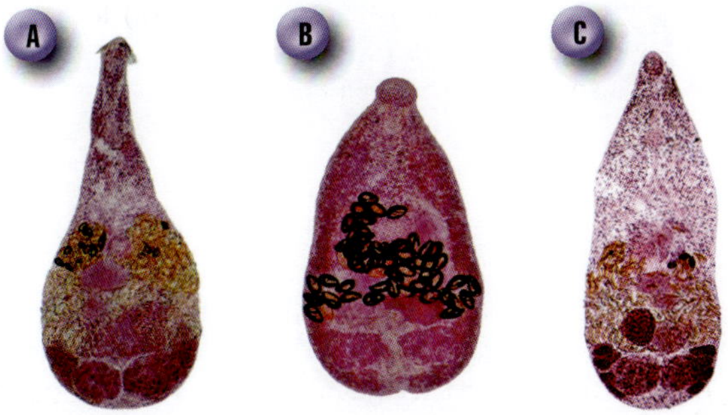

FIGURA 54.23. Heterophyidae. Alguns representantes de parasitos adultos de três gêneros já relatados infectando seres humanos: *Ascocotyle* **(A)**, *Centrocestus* **(B)** e *Pygidiopsis* **(C)**.

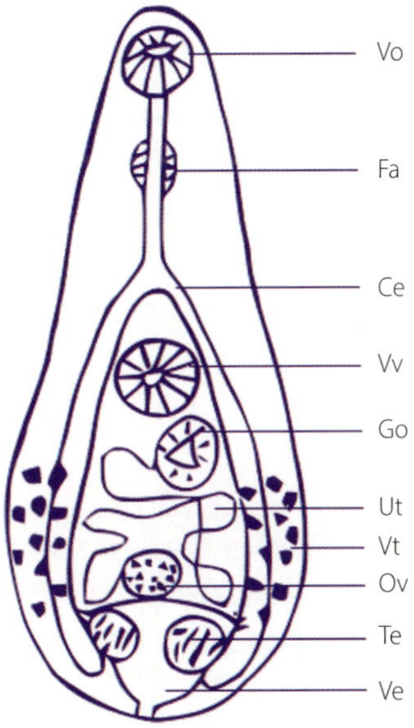

FIGURA 54.24. Morfologia geral de trematódeo da família Heterophyidae adulto. Vo: ventosa oral; Fa: faringe; Ce: ceco intestinal; Vv: ventosa ventral; Go: gonotil; Ut: útero; Vt: vitelária; Ov: ovário; Te: testículo; Ve: vesícula excretora.

ocorre a eclosão do miracídio, que se diferencia em esporocistos e rédias neste hospedeiro. Estas últimas dão origem a cercárias de cauda simples e com um par de ocelos (larvas do tipo pleurolofocerca e parapleurolofocerca). As cercárias emergem e nadam até encontrar um segundo hospedeiro intermediário (peixes), encistando-se em diferentes órgãos (brânquias, musculatura, fígado), dependendo da espécie do parasito. Nesses hospedeiros, as metacercárias passam por um processo de desenvolvimento morfológico, tornando-se infectantes cerca de 2 a 3 semanas após a infecção do peixe. Ao serem ingeridas, as larvas desencistam-se no intestino delgado e em poucos dias desenvolvem-se em parasitos adultos. Após cerca de 1 semana o hospedeiro infetado já apresenta ovos nas fezes.

Transmissão

Ingestão de peixe cru ou mal cozido contendo metacercárias infectantes.

Patogenia e Sintomatologia

Apesar do pequeno tamanho dos parasitos, a carga parasitária costuma ser bastante expressiva, não sendo incomum o encontro milhares de vermes em um único hospedeiro. Estudos experimentais realizados com algumas espécies de heterofiídeos demonstraram como estes parasitos invadem, na fase inicial da infecção, as criptas de Lieberkühn, permanecendo nas fases posteriores entre as vilosidades. A presença do parasito aderido à mucosa intestinal desencadeia reação inflamatória de intensidade variável, resultando em alterações como atrofia de vilosidades e hiperplasia das criptas intestinais e eosinofilia. Em hospedeiros imunossuprimidos obseva-se a invasão dos parasitos na submucosa intestinal. Apesar disso, na maioria dos casos os sintomas relacionados com heterofiose são leves e transitórios, exceto nos casos de elevada carga parasitária e em indivíduos imunossuprimidos. Dor abdominal, diarreia moderada, fadiga, anorexia e perda de peso são as manifestações clínicas mais frequentes. É relatado que ovos do parasito podem alcançar a luz de capilares sanguíneos ou linfáticos, atingindo a circulação sistêmica causando embolia e reação granulomatosa em diferentes órgãos, principalmente no sistema nervoso central e no miocárdio.

Diagnóstico

Exame parasitológico de fezes. O diagnóstico é difícil devido à similaridade entre os ovos de diferentes espécies da família, e mesmo com *C. sinensis*, sendo necessário um estudo morfométrico dos ovos para um diagnostico diferencial. Além disso, para a realização do diagnóstico específico é necessária a obtenção de parasitos adultos, o que pode ser feito através da administração de purgante (sais de magnésio) juntamente com o tratamento anti-helmíntico, para posterior recuperação e análise morfológica dos parasitos adultos eliminados nas fezes.

Tratamento

Praziquantel em dose única de 25 mg/kg.

Prevenção

Não ingerir peixes crus ou mal cozidos, além do controle sanitário de peixes, principalmente importados.

Philophthalmidae

Os trematódeos do gênero *Philophthalmus* Looss, 1899, são em sua maioria parasitos oculares de aves e mamíferos em todo o mundo, sendo registrados na literatura científica cerca de 50 casos da infecção acidental de seres humanos.

No Brasil, embora ainda não sejam conhecidos casos humanos, duas espécies de *Philophthalmus* já foram reportadas. *Philophthalmus lachrymosus* Braun, 1902, foi descrito do Rio de Janeiro e posteriormente encontrado em diferentes espécies de aves aquáticas e recentemente em capivaras da cidade de Foz do Iguaçu, estado do Paraná. Outra espécie *Philophthalmus gralli* Mathis e Leger, 1910 é de origem asiática, sendo que no Brasil foi registrada em aves aquáticas da cidade de Maricá, Rio de Janeiro e recentemente em avestruzes do estado de Minas Gerais. Estudos experimentais iniciados a partir de moluscos naturalmente infectados permitiram a infecção de aves e a obtenção de parasitos adultos identificados como *P. gralli*, confirmando a manutenção do ciclo deste parasito no país. Ambas as espécies, *P. gralli* e *P. lachrymosus* já foram relatadas infectando seres humanos.

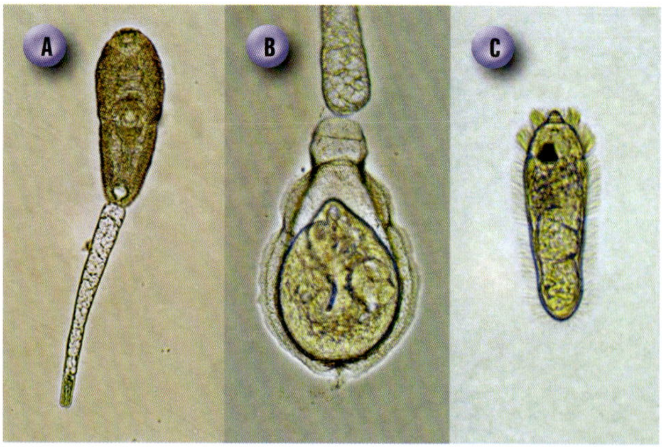

FIGURA 54.25. Alguns estágios evolutivos de *Philophthalmus gralli*. **(A)** Cercária do tipo Megalura, **(B)** metacercária formada em substrato sólido, **(C)** miracídio apresentando ocelo pigmentado e rédia pré-formada em seu interior.

Morfologia

- **Parasitos adultos:** vermes relativamente grandes com formato alongado, medindo cerca de 3 a 4 mm de comprimento por 1 mm de largura. Apresentam ventosa oral, faringe muscular e ventosa ventral localizada no terço anterior do corpo. São hermafroditas, sendo o ovário esférico localizado anteriormente aos testículos que por sua vez são ovalados e dispostos em tandem na região posterior do corpo. A vitelária é bilateral, podendo ser tubular ou folicular, localizando-se na região entre a margem posterior do acetábulo e o ovário. Útero apresentando grande quantidade de ovos, poro genital em posição pré-acetabular próximo à bifurcação dos cecos intestinais.
- **Ovos:** são relativamente grandes, medindo 135 µm de comprimento por 60 µm de largura. Apresentam miracídio formado quando eliminados, sendo evidente a presença neste de um ocelo pigmentado e uma rédia pré-formada em seu interior.
- **Cercárias:** larvas de cauda simples, alongada apresentando glândulas adesivas na extremidade posterior (cercárias do tipo Megalura). Encistam-se rapidamente em substrato sólido.
- **Metacercárias:** são encontradas em substratos sólidos (vegetação, concha do molusco) ou na película d´água. Os cistos apresentam formato piriforme e parede cística frágil. Medem 300 µm de comprimento por 200 µm de largura.

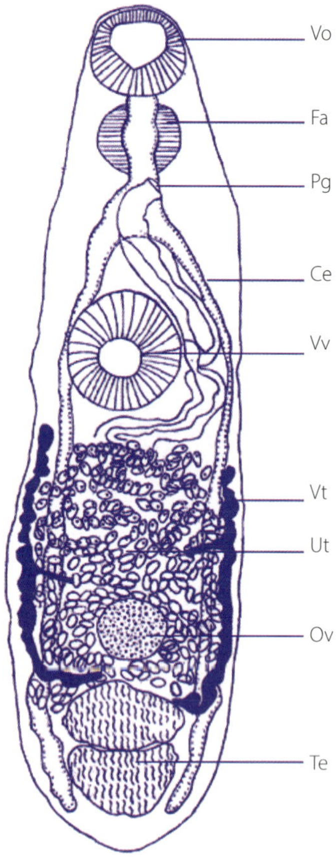

FIGURA 54.26. Morfologia de *Philophthalmus gralli* adulto. Vo: ventosa oral; Fa: faringe; Pg: poro genital; Ce: ceco intestinal; Vv: ventosa ventral; Vt: vitelária; Ut: útero; Ov: ovário; Te: testículo.

Biologia

- **Hábitat:** parasitam a conjuntiva e o saco conjuntival dos hospedeiros vertebrados (aves e mamíferos).
- **Hospedeiro intermediário:** moluscos prosobrânquios dulciaquícolas – várias espécies de representantes das famílias Thiaridae (*Melanoides*, *Thiara*), Melanopsidae (*Melanopsis*), Pleuroceridae (*Semisulcospira*) – e marinhos, como por exemplo, moluscos da família Potamidae (*Batillaria*).

Ciclo Biológico

O hospedeiro vertebrado infectado libera os ovos no ambiente pelo contato direto da região ocular com a água. Dos ovos eclodem rapidamente miracídios que apresentam um ocelo pigmentado e uma rédia jovem pré-formada em seu interior. Os miracídios infectam ativamente o molusco prosobrânquio transmissor e após sucessivas gerações de rédias são produzidas cercárias de cauda

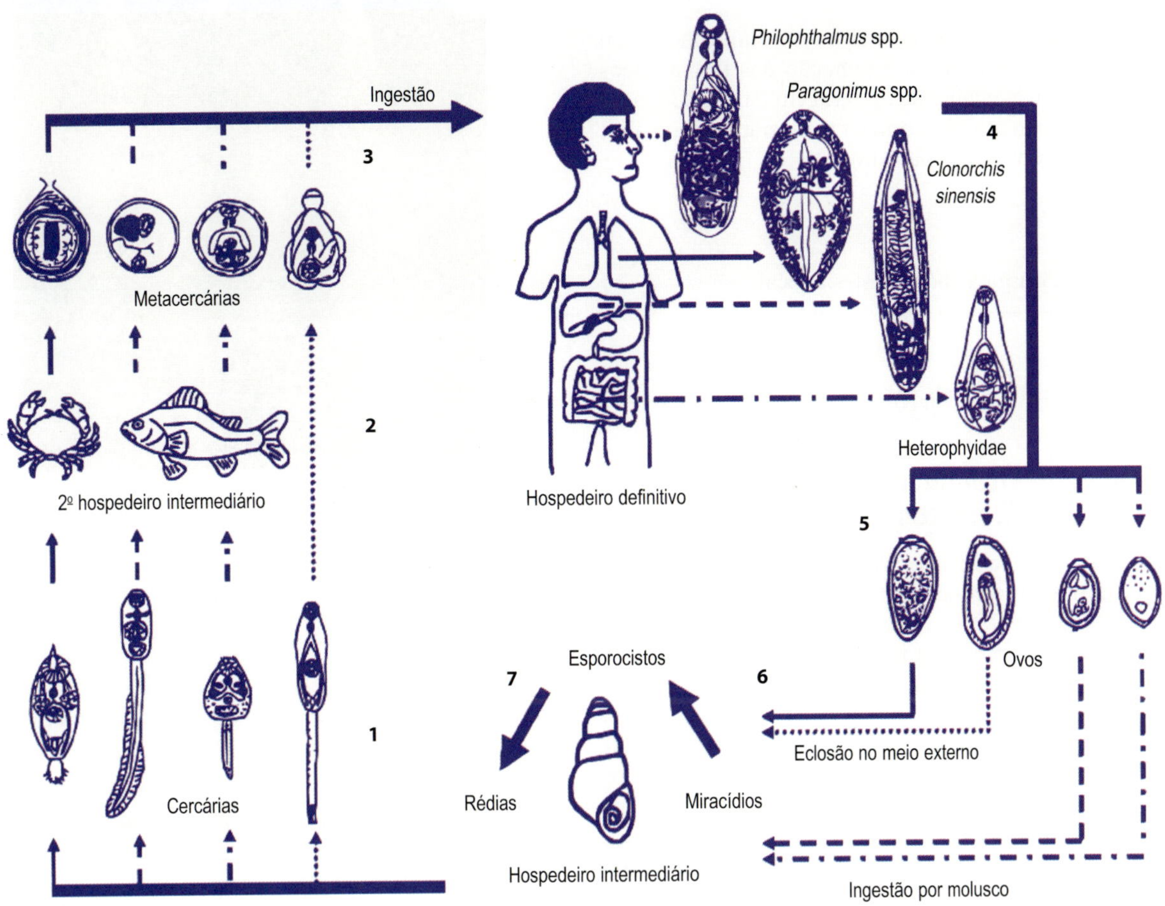

FIGURA 54.27. Ciclo biológico simplificado de representantes de trematódeos das famílias Paragonimidae (———), Opistorchiidae (— — —), Heterophyidae (• — •) e Philophthalmidae (••••••••). (1) Emergência de cercárias oriundas de molusco infectado no ambiente aquático. (2) Formação de metacercárias em segundo hospedeiro intermediário (crustáceos no caso de *Paragonimus*, peixes no caso de *Clonorchis sinensis* e Heterophyidae) ou em substrato sólido (*Philophthalmus*). (3) Infecção passiva do hospedeiro definitivo através da ingestão de metacercárias (a infecção por *Philophthalmus* pode também ocorrer através da deposição direta de cercárias na região ocular. (4) Desenvolvimento e maturação sexual nos respectivos órgão parasitados: conjuntiva (*Philophthalmus*), fígado (*C. sinensis*), pulmão (*Paragonimus*) e intestino delgado (Heterophyidae). (5) Liberação de ovos no ambiente aquático. (6) Infecção do molusco hospedeiro intermediário através da penetração de miracídios que eclodiram na aguá (*Paragonimus* e *Philophthalmus*) ou pela ingestão de ovos contendo miracídio (*C. sinensis* e Heterophyidae). (7) Reprodução assexuada no molusco transmissor, com a formação inicialmente de esporocistos seguida de rédias e cercárias.

simples (larvas do tipo Megalura). As cercárias emergem a partir de 3 meses após a infecção e encistam-se em substrato sólido (vegetação) ou na película d´água, sendo imediatamente infectantes. As metacercárias são ingeridas pelo hospedeiro definitivo e osestímulos térmico e mecânico favorecem o rápido desencistamento das larvas que ainda estão no trato digestivo superior. As metacercárias desencistadas iniciam a migração ascendente para a região ocular, passando pelo ducto lacrimal e alcançando a conjuntiva após 24 horas. Outro mecanismo de transmissão envolve o contado direto das cercárias com o globo ocular do hospedeiro, sendo neste caso a fase de metacercária excluída. Não se sabe ainda quais destas vias de infecção ou se ambas ocorrem em seres humanos. Uma vez na conjuntiva, os parasitos crescem e amadurem sexualmente, iniciando a produção e a eliminação de ovos cerca de 1 mês após a infecção.

Transmissão

Ingestão de metacercárias ou deposição direta das cercárias na região ocular quando do contato (banho ou recreação) com coleções aquáticas contaminadas.

Patogenia e Sintomatologia

A presença e movimentação dos parasitos com a adesão das ventosas induzem a lesões mecânicas, as quais estão possivelmente associadas à liberação de metabólitos, desencadeando uma intensa congestão conjuntival, irritações, vermelhidão dos olhos, lacrimejamento, proliferação de papilas na conjuntiva palpebral, dentre outros. Infecção bacteriana secundária pode ocorrer. Dependendo da intensidade do parasitismo, pode ocorrer perda de visão do hospedeiro.

Diagnóstico

Os casos humanos foram confirmados clinicamente em exame oftalmológico e feita a remoção dos trematódeos dos olhos. Experimentalmente, a lavagem da região ocular com solução salina estéril permite a recuperação e a análise morfológica dos ovos dos parasitos.

Tratamento

Remoção cirúrgica após anestesia local.

Prevenção

Evitar contato com coleções aquáticas contaminadas.

Melanoides tuberculata: um Potencial Transmissor de Trematódeos no Brasil

Melanoides tuberculata (Müller, 1774), um molusco tiarídeo de origem afro-asiática introduzido no Brasil no final da década de 1960, encontra-se em expansão pelo país, já sendo encontrado em 18 estados em mais de 135 localidades do território nacional (dados possivelmente subestimados devido à ausência de estudos malacológicos abrangentes em diversas áreas do país). Suas características biológicas como a reprodução predominantemente por partenogênese, a capacidade de adaptação a ambientes eutrofizados e sua baixa taxa de mortalidade, dentre outros fatores, favorecem o estabelecimento de elevadas densidades populacionais, o que pode acarretar alterações ambientais significativas, como a competição e a eliminação de espécies de nativas. Apesar de alguns estudos demonstrarem que, em determinadas condições e tipos de ambientes, *M. tuberculata* é capaz reduzir ou mesmo eliminar populações de moluscos vetores do *Schistosoma mansoni* Sambon, 1907, o que permitiria sua utilização como controlador biológico da esquistossomose, a possibilidade de estes moluscos transmitirem parasitos em nosso meio tem sido discutida.

Do ponto de vista parasitológico, *M. tuberculata* já foi incriminado como transmissor de 37 espécies de trematódeos, das quais 11 já foram relatadas infectando seres humanos principalmente no continente asiático, dentre estas *C. sinensis* e *P. westermani*.

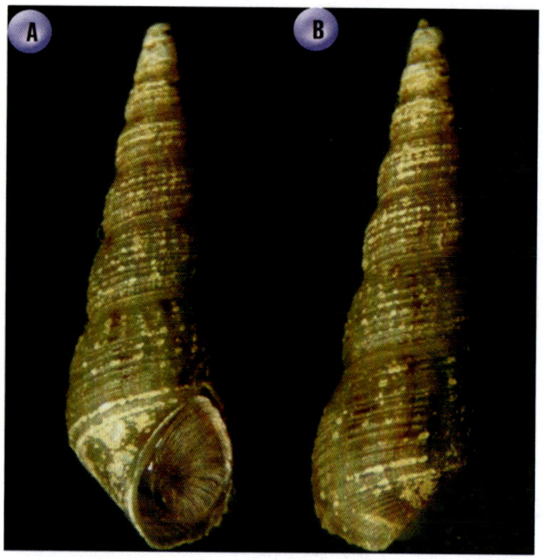

FIGURA 54.28. *Melanoides tuberculata* (Thiaridae), molusco exótico potencialmente transmissor de trematódeos de interesse parasitológico no Brasil.

No Brasil, e mesmo em outros países da América Latina (México, Colômbia, Venezuela), estudos vêm demonstrando a infecção destes tiarídeos por larvas de diferentes espécies de trematódeos. Recentemente, estudos experimentais permitiram elucidar a participação deste molusco como transmissor no ciclo biológico de *C. formosanus* e *P. gralli* no Brasil. O encontro destes moluscos naturalmente infectados deve servir de alerta para a possibilidade de expansão destes parasitos pelo território nacional e mesmo a introdução de outras espécies que podem parasitar os seres humanos.

Nesse sentido, o monitoramento da introdução e da disseminação de *M. tuberculata* parece ser uma das medidas importante para impedir a instalação de algumas das doenças discutidas no presente capítulo.

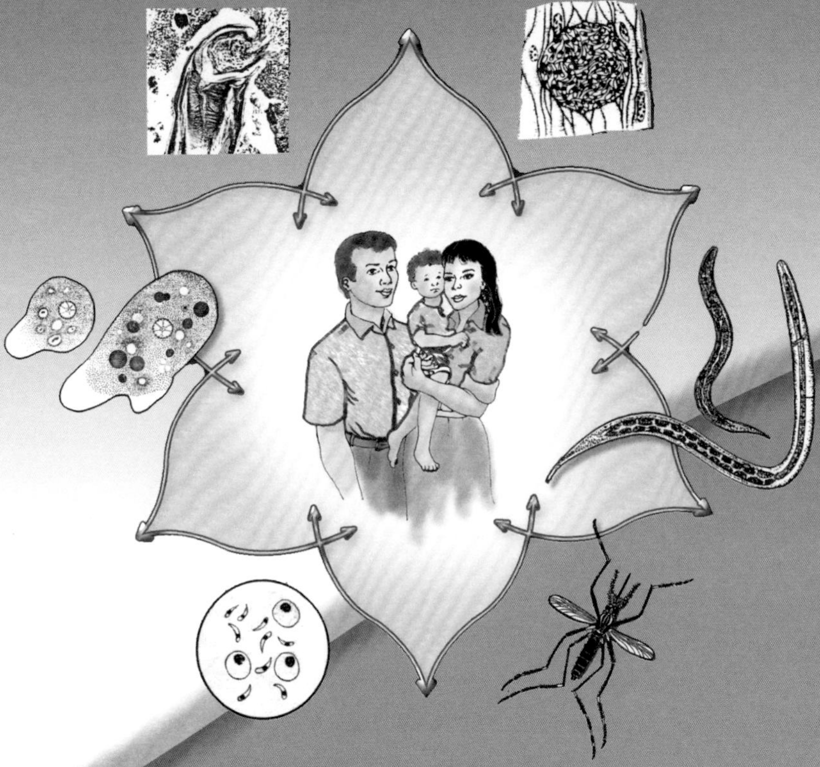

6 Técnicas Básicas

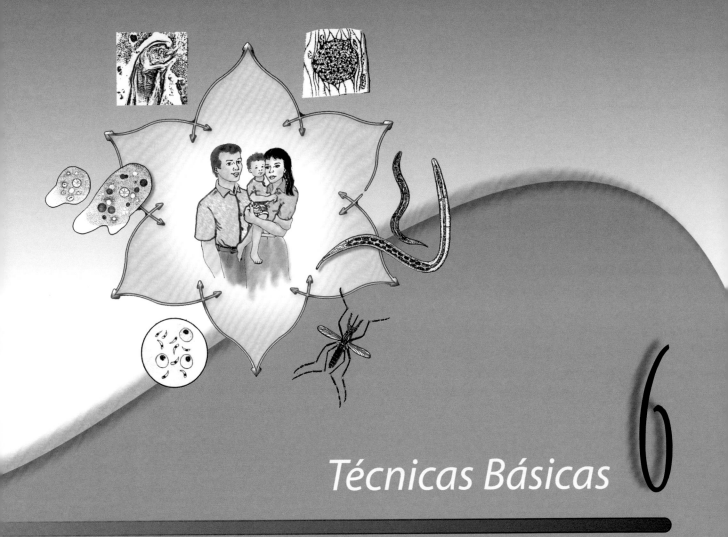

55

Exame Parasitológico de Sangue

David Pereira Neves

Introdução

Diversas doenças parasitárias que apresentam formas ou estágios no sangue circulante podem ser diagnosticadas com precisão por meio do exame de sangue. Assim, a malária, a filariose brancroftiana, a babesiose e a doença de Chagas em sua fase aguda são diagnosticadas parasitologicamente por esse exame. Em verdade, o exame parasitológico de sangue consiste em se examinar ao microscópio uma gota de sangue do paciente colocada sobre uma lâmina. A partir daí, conforme será mostrado em seguida, podemos realizar um dos seguintes procedimentos: observar o parasito vivo ou observar o parasito fixado e corado, a partir de "esfregaços delgados" ou "esfregaços espessos" (gota espessa).

Os métodos adotados para evidenciação do parasito devem ser executados imediatamente após a colheita do sangue. Caso isso não possa ser feito, há possibilidade de colher o sangue em vidros contendo anticoagulantes (heparina ou citrato) e então, quando for possível, executar os métodos de exame indicados. A hemoscopia assim feita é menos nítida do que quando em material fresco.

Coleta do Sangue

Os locais mais usados são a polpa digital do anular esquerdo ou lóbulo da orelha, onde a pele é fina e há boa irrigação sanguínea.

Com algodão molhado em álcool iodado ou álcool puro, limpa-se a superfície escolhida. Com um alfinete ou agulha de estilete, previamente esterilizada, faz-se uma pequena picada na pele. Por compressão, sai pequena gota de sangue, a qual poderá ser examinada por um dos processos a seguir.

Um detalhe importante: ao se fazer a picada, o dedo ou o lóbulo da orelha devem estar bem secos. Caso estejam molhados pelo desinfetante ou pelo suor, haverá hemólise das hemácias.

Métodos de Exame

Direto

A gota é coletada no centro de uma lâmina, coberta com lamínula e examinada imediatamente após, pois a coagulação é rápida. Caso queira retardar a coagulação, pode adicionar uma ou duas gotas de salina. Levando-se essa preparação ao microscópio, poderão ser vistos os parasitos porventura existentes. Esse exame direto ou a fresco permite visualizar os parasitos vivos, movimentando-se.

Em Esfregaços

Existem dois tipos fundamentais de esfregaços – o esfregaço em camada delgada e o esfregaço em camada espessa. São conhecidos também por gota estirada e gota espesa, respectivamente. Ambos são muito utilizados. O primeiro é mais usado para identificação da forma e espécie de vários parasitos, pois, quando é bem feito, os mesmos aparecem nitidamente. Já o segundo é mais utilizado em diagnóstico epidemiológico. É um método de enriquecimento, isto é, a gota de sangue é disposta numa pequena área e então examinada. Os parasitos aí presentes podem ser diagnosticados com muita economia de tempo, mas a sua identificação específica é dificultada (Figura 55.1).

A seguir, descreveremos cada uma dessas técnicas.

• Esfregaço em Camada Delgada

- Colocar uma gota de sangue na extremidade direita de uma lâmina (esta deve estar apoiada sobre a mesa);
- Pegar outra lâmina, segurar por cima com a mão direita e, com uma inclinação de 45°, encostar *adiante* da gota;
- Deixar a mesma se espalhar pela superfície de contato das duas lâminas;

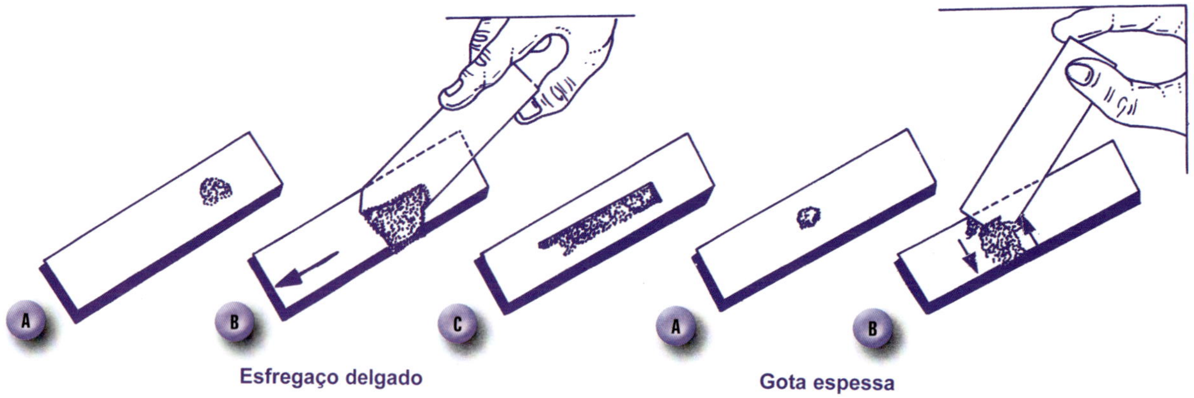

FIGURA 55.1. Confecção de esfregaços sanguíneos.

- "Puxar" a gota espalhada até o fim da lâmina;
- Secar por agitação vigorosa imediatamente (se não secar rápido, haverá hemólise das hemácias);
- Corar pelo Giemsa ou Leishman conforme indicado adiante.

• Esfregaço em Gota Espessa

Existem duas modalidades de se executar a técnica da Gota Espessa, dependendo dos hemoparasitos que se deseja pesquisar ou diagnosticar.

A primeira delas é a do Prof. Deane, para pesquisa de *Plasmodium*. Deve ser executada assim:

- Colocar 5 mm³ de sangue recém-colhido no centro de uma lâmina de vidro (Figura 55.1);
- Com o canto de outra lâmina ou da lanceta utilizada na punção digital, espalhar essa gota por uma superfície de 1 cm²;
- Deixar secar em temperatura ambiente durante 10 a 12 horas;
- Corar pelo Giemsa, colocando uma gota da solução--estoque para cada mL da solução-tampão;
- Deixar em repouso por 30 minutos;
- Lavar com água destilada (para retirar o excesso de corante), secar e examinar ao microscópio.

A segunda delas é mais indicada para exame de microfilárias sanguíneas. É assim executada:

- Colocar de 60 a 80 mm^3 de sangue (4 a 5 gotas) de sangue recém-colhido no centro de uma lâmina;
- Com o canto de outra lâmina ou com a ponta da lanceta usada na punção digital, espalhar o sangue em uma área de 4 cm de comprimento por 1,5 cm de largura, com bordas regulares (Figura 35.7);
- Deixar secar em temperatura ambiente durante 10 a 12 horas (não ultrapassar esse período, senão ocorrerá hemólise das hemácias);
- Após a secagem, fazer a desemoglobinização, mergulhando a lâmina por 10 minutos em uma cuba com água destilada; em seguida, cuidadosamente, retirar a lâmina da cuba;
- Fixar o material com metanol por 2 minutos; escorrer o excesso de álcool e fazer a coloração pelo Giemsa, por 10 minutos (diluir uma gota da solução-estoque do corante para cada mL de água destilada e cobrir a lâmina);
- Lavar com água destilada para retirar o excesso de corante; deixar secar ao ar e examinar ao microscópio para verificar a presença de hemoparasitos.

NOTA: não se deve usar sangue com anticoagulante para executar essa técnica, pois pode interferir na aderência dos hemoparasitos.

Corantes

Os mais usados são os derivados do Romanowsky. Destes, os mais comuns são o Giemsa e o Leishman. As técnicas para sua reparação e emprego são as seguintes:

• Giemsa

Azur II eosina	0,30 g
Azur II	0,08 g
Glicerina	12,50 g
Álcool metílico	37,50 g

Esta é a solução-estoque. Pode ser preparada em laboratório ou comprada pronta. Para ser usada, deve ser diluída em solução-tampão da seguinte forma: três gotas de corante-estoque, para cada 2 mL de tampão.

A solução-tampão, com pH 7,2, é assim preparada:

- solução-estoque A: fosfato de sódio secundário (dissódico): dissolver 11,866 g desse em 1.000 mL de água destilada;
- solução-estoque B: fosfato de potássio primário (monopotássico): dissolver 9,073 desse em 1.000 mL de água destilada.

Essas soluções-estoques devem ser mantidas em geladeira. Na hora de usar, misturar 72,5 mL da solução A, com

27,4 mL da solução B. Para se corar pelo Giemsa, após feito o esfregaço, proceder da seguinte maneira:

- Fixar pelo álcool metílico: cinco gotas por dois minutos;
- Preparar o corante: três gotas do Giemsa para 2 mL da solução-tampão;
- Cobrir o esfregaço e deixar em repouso por 20 a 30 minutos;
- Escorrer o corante e lavar em água corrente;
- Deixar secar e examinar ao microscópio.

• Leishman

Compra-se no comércio o pó, que é uma mistura de azul de metileno e eosina. Para se preparar o corante, dissolve-se 0,15 g do pó em 100 mL de álcool metílico. Agitar frequentemente, pelo espaço de três dias, quando estará pronta para o uso.

Para se corar pelo Leishman, após feito o esfregaço, proceder da seguinte maneira:

- Cobrir o esfregaço com 6 ou 7 gotas de corante;
- Deixar agitar (fixar) por 15 segundos, no máximo;
- Adicionar então 12 a 14 gotas de solução-tampão;
- Homogeneizar, soprando o corante com a pipeta e deixar em repouso por 20 minutos;
- Escorrer o corante e lavar em água corrente;
- Deixar secar e examinar ao microscópio.

O esfregaço corado pelo Leishman não necessita de fixação prévia pelo álcool metílico, pois este já faz parte da fórmula do corante. Em geral, as lâminas preparadas por esse método não são muito duráveis nem tão perfeitas quanto pelo método de Giemsa, mas é uma técnica muito utilizada, em vista da rapidez e facilidade de execução.

NOTA: no comércio existe, atualmente, um ótimo corante, já pronto para uso, denominado Corante Panótico Rápido, que substitui, perfeitamente, o Giemsa e o Leishman.

56

Exame Parasitológico de Fezes*

Míriam Oliveira e Rocha
Adriana Oliveira Costa

Introdução

No Brasil, embora a prevalência das parasitoses intestinais tenha decrescido nos últimos anos, ainda é considerada elevada, razão pela qual o exame parasitológico de fezes (EPF) deveria assumir maior importância na clínica médica. Este exame tem como objetivo diagnosticar os parasitos intestinais do homem mediante pesquisa das diferentes formas parasitárias eliminadas nas fezes. Muitas vezes o EPF não faz parte dos exames complementares solicitados, seja porque as parasitoses intestinais não estão incluídas na hipótese diagnóstica, seja porque o clínico negligencia o exame. Este é um exame de baixo custo, não invasivo, de fácil execução e que, quando bem executado, pode evitar a realização de exames mais invasivos onerosos ou complexos, como endoscopia digestiva, biópsias ou exames de imagem.

Coleta e Conservação das Fezes

A coleta, o armazenamento e a conservação das fezes constituem a fase pré-analítica do EPF e são de fundamental importância para sua qualidade. O paciente tem participação ativa nesta etapa, pois é ele quem vai coletar as fezes. O médico pode auxiliar, reforçando, junto ao paciente, a importância de as instruções do laboratório serem seguidas e coletar corretamente as fezes.

O laboratório deverá orientar o paciente, esclarecendo que a evacuação deve ser feita em recipiente limpo e seco ou sobre superfície seca protegida com um pedaço de papel higiênico. Parte das fezes deve ser transferida para um frasco próprio, de boca larga, bem fechado e identificado. A identificação deve conter o nome do paciente, a idade, a data, a consistência das fezes e a hora da coleta. Fezes eliminadas no vaso sanitário ou no solo são inadequadas para o EPF. A utilização de substâncias como laxantes, antiácidos, bismuto, sulfato ferroso, óleos minerais, contrastes contendo bário, iodo, entre outros, interferem no EPF. Essas substâncias não devem ser utilizadas pelo menos uma semana antes da coleta das fezes. As instruções sobre a coleta das fezes devem ser claras e passadas ao paciente por escrito. É importante verificar se o paciente as entendeu, pois é na coleta adequada da amostra fecal que se inicia a qualidade do EPF. Ao receber a amostra fecal, o atendente do laboratório deverá perguntar ao paciente se ele observou algum parasito, muco, sangue, pus ou outro elemento estranho nas fezes.

Se a coleta for realizada *sem conservantes* (fezes frescas), a remessa para o laboratório deve ser imediata, para que o material seja processado e examinado logo que chegue. Quando não houver essa possibilidade, as fezes deverão ser mantidas a baixas temperaturas (5ºC a 10ºC) para evitar a putrefação e devem ser examinadas o mais rapidamente possível.

As fezes poderão, também, ser coletadas em *conservantes*. Nesse caso não há necessidade de enviá-las imediatamente ao laboratório, de mantê-las a baixas temperaturas ou de realizar o exame rapidamente. O ideal é que as fezes sejam colocadas no conservante logo após a evacuação e, por isso, o laboratório deve fornecer ao paciente o frasco com esse conservante. Qualquer conservante deve ser usado na proporção de três partes deste para uma parte de fezes, sendo estas bem homogeneizadas. Os mais empregados são:

- **Formol a 10% (formalina a 10%):** conserva por mais de um mês os ovos ou larvas de helmintos e os cistos e oocistos de protozoários. A sua preparação é simples:
  - Formol comercial (37-40%) .... 10 mL
  - Solução salina a 0,85%................................. 90 mL
- **MIF:** é a sigla de um conservante muito difundido, cujas iniciais significam mertiolato (ou mercurocromo), iodo e formol. Conserva ovos e larvas de helmintos, cisto e oocistos de protozoários. A fórmula é a que se segue:
  - Água destilada .... 250 mL
  - Solução de mercurocromo a 1:500.............. 250 mL
  - Formol comercial...25 mL
  - Glicerina...5 mL

*Nossos agradecimentos ao Prof. Rômulo Mello pela participação na edição anterior.

- **SAF (acetato de sódio, ácido acético e formol):** são as iniciais dos componentes de um fixador usado para conservar cistos e trofozoítos, sendo útil para fezes formadas ou diarreicas. Por essa característica, substituiu o fixador de Schaudinn (bicloreto de mercúrio), extremamente tóxico, na coleta das fezes para a execução do método da hematoxilina férrica, no diagnóstico de amebas e *Giardia*. Usa-se na mesma proporção citada anteriormente. Sua fórmula é a seguinte:
  - Acetato de sódio .... 1,5 g
  - Ácido acético .... 2,9 mL
  - Formol comercial .... 4,0 mL
  - Água destilada .... 92,5 mL

Observação: os trofozoítos de amebas e *Giardia* não se conservam no formol a 10% ou MIF, dois conservantes muito utilizados.

Quando solicitada pela clínica médica, poderá ser feita a coleta de amostras múltiplas. Sua utilização aumenta a sensibilidade do EPF para a pesquisa de todos os parasitos intestinais, por isso muitos laboratórios as utilizam rotineiramente. O esquema mais utilizado é a coleta de três amostras em dias alternados. O paciente recebe o frasco com conservante e é instruído a colocar uma porção de fezes a cada dia, saltando um dia entre cada coleta. Cada porção deve ser homogeneizada no líquido e o frasco é enviado ao laboratório para a realização do EPF. Ao receber o frasco, o atendente deverá confirmar com o paciente o número de amostras coletadas e a consistência das fezes. Nas situações em que haja urgência do resultado, cada amostra pode ser processada e examinada separadamente. O exame realizado com duas amostras alcança aproximadamente 90% de sensibilidade (Rosenblatt, 2006). Não se justifica coletar mais de três amostras fecais, a não ser em situações especiais, como aquelas em que o EPF foi negativo mas os dados clínicos indicam parasitose intestinal. Em casos de suspeita de esquistossomose, em que o EPF é repetidamente negativo, pode ser necessária a realização do exame de fezes seriado. O paciente deverá coletar uma amostra de fezes por semana, durante cinco a seis semanas. Nessa situação as fezes deverão ser frescas, pois o método mais indicado é o de Kato-Katz.

Processamento e Análise das Fezes

A escolha do(s) método(s) mais adequado(s), sua execução e a microscopia das fezes constituem a fase analítica do EPF. Os diferentes métodos serão empregados de acordo com a solicitação médica ou suspeita clínica. Não é sempre é possível ao médico especificar o parasito do qual ele esteja suspeitando, mas, quando a suspeita clínica puder ser estabelecida, o laboratório poderá realizar os exames mais indicados para as diferentes situações. A interação entre o médico e o laboratório, portanto, contribui para que se possa obter maior eficiência do EPF.

A fase analítica do EPF se inicia com o *exame macroscópico*, feito com as fezes frescas e permite a verificação da consistência, do odor, da presença de elementos anormais como muco ou sangue e de vermes adultos ou partes deles. Após a verificação macroscópica, uma parte da amostra é processada por diferentes métodos e submetida ao *exame microscópico*. A microscopia possibilita a visualização dos ovos ou larvas de helmintos e dos cistos, trofozoítos ou oocistos de protozoários. O EPF pode ser realizado com *métodos quantitativos* ou *qualitativos*. Quando aplicado um *método quantitativo*, é possível realizar a contagem dos ovos nas fezes, o que possibilita a avaliação da intensidade do parasitismo. São pouco utilizados, pois a dose dos medicamentos antiparasitários não leva em conta a carga parasitária, mas o peso corporal do paciente. Os métodos quantitativos mais conhecidos são os de Stoll-Hausheer e de Kato-Katz, sendo o último mais empregado. Os *métodos qualitativos* são comuns no laboratório clínico, sendo utilizados para demonstrar a presença das formas parasitárias sem quantificá-las.

A maioria dos métodos de EPF se baseia em *processos de enriquecimento* que, além de concentrarem as formas parasitárias, aumentando as chances de detecção, também eliminam parte dos detritos, tornando mais fácil a visualização na microscopia. Os principais *processos de enriquecimento* são:

- **Sedimentação espontânea:** método de Hoffman, Pons e Janer, também conhecido como método de Lutz. Permite o achado de ovos e larvas de helmintos, de cistos de protozoários e de alguns oocistos de protozoários que apresentam o tamanho maior. Por ser de execução simples e viabilizar a pesquisa de vários parasitos intestinais de seres humanos, é muito utilizado na rotina laboratorial.
- **Sedimentação por centrifugação:** método de Blagg (também conhecido por método de MIFC) e método de Ritchie. É também o fundamento de alguns *kits* comerciais que utilizam a centrifugação para concentrar as formas parasitárias. Assim como a sedimentação espontânea, viabilizam a pesquisa de ovos e larvas de helmintos, cistos e alguns oocistos de protozoários, sendo utilizado na rotina laboratorial. Para a concentração de oocistos de *Cryptosporidium* sp., que é feita antes da coloração específica, o tempo de centrifugação deve ser aumentado para 10 minutos.
- **Flutuação espontânea:** método de Willis. Indicado para a pesquisa de ovos leves, principalmente ovos de ancilostomídeos. É pouco utilizado porque os métodos anteriormente citados possibilitam a pesquisa não apenas de ancilostomídeos, mas também de outros parasitos intestinais.
- **Centrifugoflutuação:** método de Faust. Usado para a pesquisa de cistos e alguns oocistos de protozoários, possibilita, também, o achado de ovos leves. Deve ser utilizado quando há suspeita de ameba ou giárdia e os métodos de rotina deram resultado negativo.
- **Concentração de larvas de helmintos por migração ativa por hidrotropismo e termotropismo positivos:** método de Baermann-Moraes e Método de Rugai. Indicados para a pesquisa de larvas de *Strongyloides stercoralis*.
- **Concentração de ovos mediante passagem das fezes por tela metálica ou de náilon:** método de Kato. Neste método, a tela retém os detritos maiores e permite a pas-

sagem dos detritos menores e ovos, ocorrendo, consequentemente, a concentração destes últimos na amostra que fecal. Sua visualização é facilitada pelo emprego de uma solução de verde-malaquita. A preparação obtida não permite a visualização de cistos ou oocistos de protozoários, apesar de estes passarem através da tela. É indicado especialmente para a pesquisa de ovos de *Schistosoma mansoni*, podendo ser utilizado também para a pesquisa de ovos de *Ascaris lumbricoides*, *Trichuris trichiura* e ancilostomídeos.

Escolha do Método

As formas parasitárias variam quanto a seu peso e sobrevida no meio exterior. Assim, não existe um método capaz de diagnosticar, ao mesmo tempo, todas as formas parasitárias. Alguns métodos são mais gerais, permitindo o diagnóstico de vários parasitos intestinais, outros são métodos específicos, indicados para um parasito em especial. Dentre os métodos gerais, podem ser citados o método de Hoffman, Pons e Janer e o os métodos de centrifugação, ambos muito empregados na rotina do EPF. A escolha de um ou de outro fica a critério do laboratório, conforme o número de exames realizados diariamente, o espaço de bancada e os equipamentos disponíveis.

Na maioria dos pedidos de EPF, a suspeita clínica não é relatada e o exame é feito por um dos métodos gerais, anteriormente citados. Quando é solicitada a pesquisa de um parasito que exige a execução de um método específico, tanto este como o método geral devem ser executados. Essa conduta é extremamente importante, pois, se for executado apenas o método específico, outros parasitos intestinais que possam estar presentes não serão diagnosticados.

Um método será mais ou menos utilizado na rotina do EPF quando, além de possibilitar o diagnóstico de vários parasitos intestinais, é também de fácil execução e pouco dispendioso. Alguns autores preconizam a execução de vários métodos com cada amostra fecal, entre eles um método geral (sedimentação espontânea ou centrifugação), um específico para larvas de helmintos (Baermann-Moraes ou Rugai) e outro específico para cistos de protozoários (Faust). No entanto, na maioria das vezes, tal procedimento é inviável, seja por quantidade insuficiente de fezes seja pela grande quantidade de exames a serem realizadas por dia. Os métodos específicos ficam restritos aos casos solicitados pelo médico e, nesse sentido, a maior interação entre o médico e o laboratório daria uma grande contribuição ao EPF, permitindo a execução do(s) método(s) mais adequado(s) para cada situação. Apesar de a automação ser uma realidade em vários setores de um laboratório de análises clínicas, esta ainda não chegou ao EPF, exigindo atenção individual a cada amostra.

A fim de obter mais qualidade no EPF, deve-se sempre ter em mente que: 1) algumas espécies de parasitos são evidenciadas somente por técnicas especiais; 2) um exame isolado, em que o resultado é negativo, não deve ser conclusivo, sendo recomendável a sua repetição com outra amostra, especialmente quando se trata de *Giardia duodenalis* (sin: *Giardia lamblia*) e de *Entamoeba histolytica/E.dispar*, que apresentam os períodos negativos; 3) a produção de cistos, ovos ou larvas não é uniforme ao longo do dia ou do ciclo do parasito. Na Tabela 56.1 são resumidos principais métodos utilizados no EPF, bem como seus fundamentos, indicações clínicas e formas parasitárias detectadas.

Kits para o Exame Parasitológico de Fezes

Há no mercado vários *kits* comerciais disponíveis para a realização do EPF. Alguns utilizam a centrifugação para concentrar as formas parasitárias, outros utilizam a sedimentação espontânea. A execução dos métodos deverá ser feita de acordo com a bula que acompanha o produto. Será sempre bem-vinda toda inovação que facilite a coleta e o transporte da amostra de fezes, que resulte na simplificação da metodologia, em economia de espaço físico, em maior rapidez e praticidade do EPF, na melhor visualização das formas parasitárias ao microscópio, no menor contato do laboratorista com a amostra fecal, na eliminação do odor das fezes, em menores danos para o meio ambiente e, sobretudo, no aumento da sensibilidade do EPF. Ao utilizar uma nova metodologia, é importante que o laboratório faça um levantamento bibliográfico, verificando os trabalhos publicados em revistas científicas e os resultados obtidos em comparação com outros métodos de EPF. É conveniente também que seja feita a validação do método, comparando a nova metodologia com aquela que já era empregada.

Colorações Empregadas no Exame Parasitológico de Fezes

As larvas de helmintos, os cistos e oocistos de protozoários e os esporos de microsporídios necessitam ser corados para uma correta identificação na microscopia. Na Tabela 56.2 estão as principais colorações utilizadas no EPF.

O lugol, o corante mais utilizado na rotina do EPF, apresenta a seguinte fórmula:

- Iodo .... 2 g
- Iodeto de potássio .... 4 g
- Água destilada .... 100 mL

Dissolver o iodeto de potássio em água e adicionar lentamente os cristais de iodo. Agitar até a completa dissolução. Filtrar e estocar em frasco âmbar, ao abrigo da luz.

Microscopia das Fezes

A microscopia das fezes é uma etapa de extrema importância no EPF e sua correta execução depende de fatores como a qualidade do microscópio e a formação adequada do microscopista. Um microscópio de má qualidade impede a correta identificação dos parasitos, especialmente aqueles de menor tamanho. O microscopista deve passar por um treinamento intensivo, que proporcione o conhecimento detalhado da morfologia dos parasitos, com ênfase nas formas parasitárias eliminadas nas fezes. Deve também saber regular corretamente o microscópio, obtendo deste todos os recursos que possam auxiliá-lo na identificação

Tabela 56.1
Principais Métodos Empregados no Exame Parasitológico de Fezes: Fundamentos, Indicação Clínica e Formas Parasitárias Detectadas

Método	*Processo de Concentração das Formas Parasitárias*	*Formas Parasitárias que Podem Ser Encontradas*
Direto*	Não utiliza processo de concentração. As formas parasitárias são encontradas, quando presentes em grande quantidade	Ovos e larvas de helmintos, cistos de protozoários, ocistos maiores (como o de ***Isospora belli***). Trofozoítos em fezes recém-emitidas
Hoffman, Pons e Janer ou Lutz	Sedimentação espontânea	Ovos e larvas de helmintos, cistos de protozoários, oocistos maiores (como o de ***Isospora belli***). **Muito utilizado na rotina do EPF**
Método de MIFC (Blagg e cols.) Método de Ritchie (formol-éter)	Centrifugação**	Ovos e larvas de helmintos, cistos e oocistos de protozoários. **Muito utilizados na rotina do EPF**
Faust e cols.	Centrífugo flutuação no sulfato de zinco	Ovos leves, cistos e oocistos de protozoários. Especialmente indicado para a pesquisa de cistos de protozoários
Willis	Flutuação espontânea	Ovos leves, em especial de ancilostomídeos. Não é indicado para a pesquisa de cistos. Pouco usado, pois os ovos leves podem ser diagnosticados, também, por centrifugação ou sedimentação espontânea
Baermann-Moraes Rugai	Migração ativa das larvas	Larvas de helmintos. Indicados para o diagnóstico do ***Strongyloides stercoralis***
Kato	Tamisação das fezes, empregando tela que permite a passagem dos ovos e retém os detritos maiores	Ovos de helmintos. Para a pesquisa de ancilostomídeos e ***Hymenolepis*** sp., a lâmina deve ser examinada até uma hora depois de preparada
Sheather	Flutuação em solução de sacarose	Oocistos de coccídeos. Especialmente indicado para ***Cryptosporidium parvum*** e ***Cyclospora cayetanensis***
Hematoxilina férrica e tricrômico*	Centrifugação das fezes, seguida de coloração específica	Trofozoítos e cistos de ***Giardia*** e amebas
Graham (fita adesiva)***	Os ovos, presentes na região perianal, ficarão aderidos a uma fita adesiva aplicada nessa região. Distendida sobre uma lâmina de microscopia, a fita adesiva funcionará como lamínula, sendo verificada a presença de ovos	Ovos de ***E. vermicularis*** e ***Taenia*** sp.

**Únicos métodos que permitem a visualização de trofozoítos de protozoários.*
***Para a concentração de oocistos de* Cryptosporidium parvum *e* Cyclospora cayetanensis*, o tempo de centrifugação deve ser aumentado para 10 minutos.*
****Este não é um método de exame de fezes propriamente dito, mas é um método parasitológico utilizado para o diagnóstico de alguns parasitos intestinais.*

das formas parasitárias. Vale lembrar que um número excessivo de exames por dia interfere na qualidade do EPF.

Apresentação dos Resultados

Após a execução do exame, inicia-se a *fase pós-analítica*, que inclui a análise da consistência dos resultados, a apresentação e liberação dos laudos, o armazenamento do material ou da amostra do paciente e o arquivamento dos resultados internos. Sedimentos de fezes contendo formas parasitárias devem ser armazenados para servir de material de consulta. É interessante que o laboratório faça o registro diário dos resultados do EPF, anotando o número de exames positivos e negativos e com cada um dos parasitos intestinais. Desse modo, ao final do mês, o laboratório poderá verificar quais os parasitos mais prevalentes. Ocorrendo aumento ou diminuição brusca na prevalência de um determinado parasito, a causa deve ser pesquisada (Mudança de clientela? Mudança no método empregado? Troca do microscopista? Troca de microscópio?).

Todos os parasitos encontrados no EPF deverão ser relatados, patogênicos ou não. Deverão ser citados a forma parasitária observada (ovo, larva, cisto, trofozoíto, oocisto, verme adulto) e o nome científico do parasito, incluindo o gênero e espécie, sempre que possível. Também deverão constar o(s) método(s) executado(s) e a consistência das fezes. Observações sobre o número de amostras colhidas devem ser relatadas. A seguir são apresentados, a título do exemplo, um resultado negativo e um positivo.

Tabela 56.2 Principais Colorações Empregadas no Exame Parasitológico de Fezes		
Coloração	***Formas Parasitárias para as Quais É Indicada***	***Indicação/Utilização***
Lugol	Larvas de helmintos, trofozoítos e cistos de protozoários	É o corante usado na rotina do EPF, após execução do método direto ou de um dos métodos de concentração
Hemaloxilina Férrica Tricrômico	Trofozoítos e cistos de amebas e *Giardia duodenalis* (*sin: Giardia lamblia*)	Principalmente para a pesquisa de trofozoítos em fezes diarreicas. Pouco utilizadas por serem trabalhosas, dispendiosas e demoradas, embora permitam visualizar detalhes da morfologia, facilitando a identificação
Ziehl-Neelsen modificado e suas variações Safranina-azul de metileno	Oocistos de coccídeos: *Cryptosporidium parvum, Cyclospora cayetanensis* e *Isospora belli*	Sempre que houver suspeita de um desses parasitos, é necessário executar uma dessas colorações, após a concentração das fezes pelos métodos indicados
Auramina e suas variações	Oocistos de coccídeos: *Cryptosporidium parvum, Cyclospora cayetanensis* e *Isospora belli*	Mais dispendiosa e menos específica que os anteriores; necessita de microscópio de imunofluorescência para o exame da lâmina
Chromotrope R (tricrômico modificado)	Esporos de microsporídeos (*Enterocytozoon bieneusi* e *Encephalitozoon intestinalis*)	Sempre que houver suspeita de microsporídios intestinais

Nome do Paciente: Idade: Sexo:

Nome do médico:

Data:

EXAME PARASITOLÓGICO DE FEZES

Consistência das fezes: dado não informado pelo paciente (fezes no conservante)

Método empregado: MIFC

Resultado: não foram encontrados ovos ou larvas de helmintos nem cistos ou trofozoítos de protozoários no material examinado.

Observação: coleta de três amostras em dias alternados.

Nome do paciente: Idade: Sexo:

Nome do médico:

Data:__/__/__

EXAME PARASITOLÓGICO DE FEZES

Consistência das fezes: pastosas

Método empregado: Hoffman, Pons e Janer

Resultado:
Ovos de *Ascaris lumbricoides*
Larvas de *Strongyloides stercoralis*
Cistos de *Giardia lamblia*

Descrição dos Métodos

Os passos que devem ser seguidos para a execução dos métodos mais utilizados no EPF são descritos a seguir. Na sequência, estão relacionados os principais helmintos e os protozoários intestinais do homem no Brasil e os métodos de EPF mais indicados para o seu diagnóstico (Tabelas 56.3 e 56.4).

Exames Diretos a Fresco

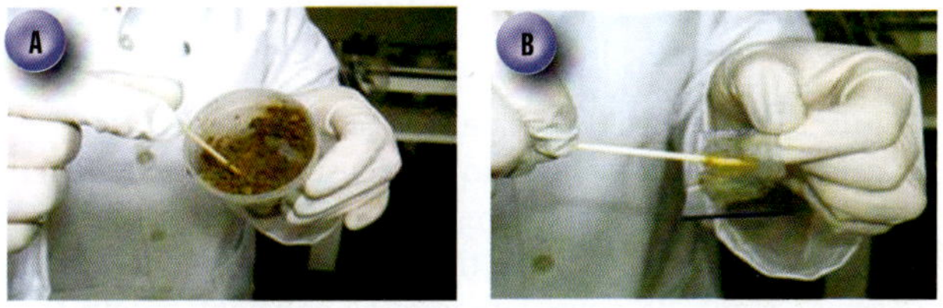

FIGURA 56.1. Exame direto a fresco: **(A)** coleta de fezes com um palito; **(B)** espalhando o material do palito sobre uma lâmina de vidro.

1. Colocar duas a três gotas de solução salina a 0,85% em uma lâmina de microscopia.
2. Tocar, com a ponta de um palito, em vários pontos das fezes, transferindo uma pequena porção para a lâmina.
3. Espalhar as fezes, fazendo um esfregaço e examinar com as objetivas de 10 e/ou 40×. A espessura do esfregaço não deve impedir a passagem de luz.
4. Para a identificação de cistos de protozoários e larvas de helmintos, corar a preparação com lugol. O uso de lamínula é facultativo.

- **Observação:**

Esse método apresenta baixa sensibilidade, pois não utiliza um processo para a concentração das formas parasitárias, a quantidade de fezes empregada é muito pequena e o excesso de detritos pode mascarar as formas parasitárias. Ovos, larvas, cistos e oocistos de tamanho maior poderão ser detectados quando em grande quantidade, embora haja métodos mais eficientes para a sua pesquisa. É especialmente útil na pesquisa de trofozoítos de protozoários em fezes diarreicas recém-emitidas (no máximo 30 minutos após). É aconselhável examinar, no mínimo, três lâminas de cada amostra.

Método de Hoffman, Pons e Janer ou Lutz (Sedimentação Espontânea)

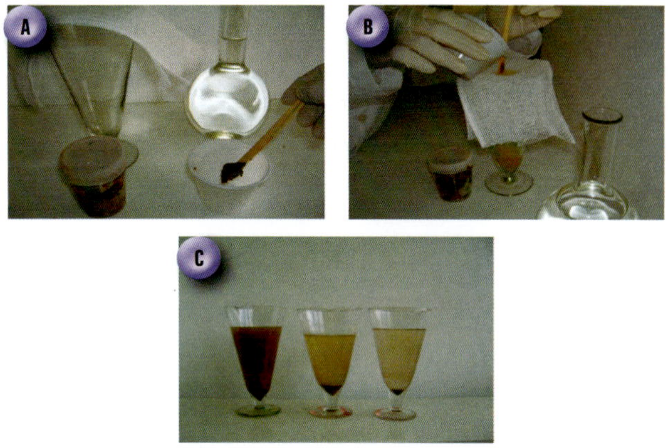

FIGURA 56.2. Método de Hoffman, Pons e Janer, ou de Lutz: preparo de diluição, filtração e sedimentação.

1. Colocar aproximadamente 2 g de fezes em um frasco Borrel (pode ser substituído por copo plástico descartável), com cerca de 5 mL de água e triturar bem com bastão de vidro (ou "palito de picolé").
2. Acrescentar mais 20 mL de água.
3. Filtrar a suspensão para um cálice cônico de 200 mL de capacidade, por intermédio de tela metálica ou de náilon com cerca de 80 a 100 malhas/cm^2, ou gaze cirúrgica dobrada em quatro; os detritos retidos são lavados com mais 20 mL de água, agitando-se constantemente com o bastão de vidro, devendo o líquido da lavagem ser recolhido no mesmo cálice.
4. Completar o volume do cálice com água.
5. Deixar essa suspensão em repouso durante 2 a 24 horas.
6. Ao final dsse tempo, observar o aspecto do líquido sobrenadante, tomando uma das duas condutas: a) se o líquido estiver turvo → descartá-lo cuidadosamente sem levantar ou perder o sedimento, colocar mais água até o volume anterior e deixar em repouso por mais 60 minutos; b) se o líquido estiver límpido e o sedimento bom → coletar uma amostra do sedimento para exame.
7. Existem duas técnicas de coleta do sedimento para exame:
   a) Introduzir uma pipeta obliterada pelo dedo indicador até o sedimento contido no fundo do cálice, retirar o dedo e deixar subir uma pequena porção do sedimento; recolocar o dedo e retirar a pipeta.
   b) Desprezar o líquido sobrenadante cuidadosamente, homogeneizar o sedimento e coletar uma gota desse sedimento (esse procedimento é melhor, pois a gota coletada é mais representativa do sedimento).
8. Colocar parte do sedimento em uma lâmina e fazer um esfregaço. O uso de lamínulas é facultativo. Examinar com as objetivas de 10 e/ou 40×. Devem-se examinar, no mínimo, duas lâminas de cada amostra.

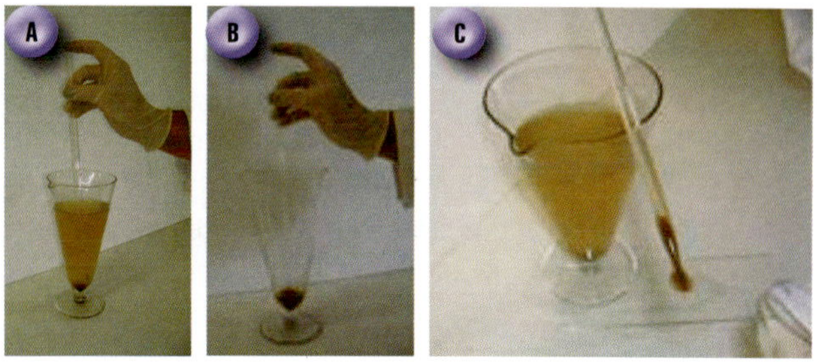

FIGURA 56.3. Método de Hoffman Pons e Janer ou de Lutz: recolhendo o sedimento.

9. Para a identificação de cistos de protozoários e larvas de helmintos, corar a preparação com lugol.

Método de MIFC ou de Blagg (Sedimentação por Centrifugação)

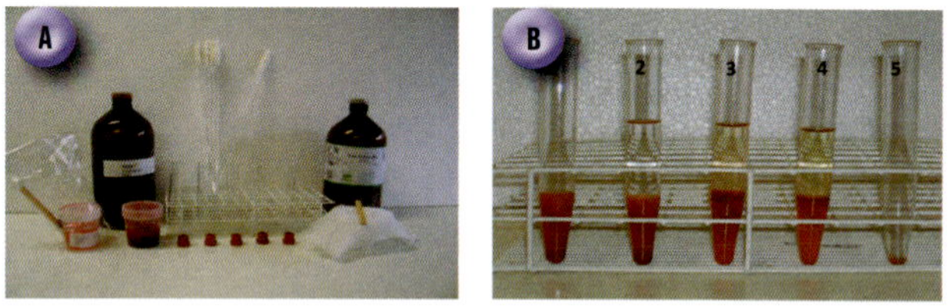

FIGURA 56.4. Método de MIFC ou de Blagg: **(A)** material necessário; **(B)** tubos em fases distintas de centrifugação.

1. Coletar as fezes recém-emitidas em líquido conservante de MIF.
2. Homogeneizar bem.
3. Filtrar a suspensão de fezes em gaze cirúrgica dobrada em quatro, em um copo plástico descartável.
4. Transferir 1 a 2 mL do filtrado para um tubo cônico de centrifugação com capacidade para 15 mL.
5. Acrescentar 4 a 5 mL de éter sulfúrico e agitar vigorosamente (importante para desengordurar o material).
6. Centrifugar por 1 minuto a 1.500 rpm.
7. Com o auxílio de um bastão, descolar a camada de detritos da parede do tubo.
8. Inverter o tubo para desprezar o líquido, mantendo-o com a boca voltada para baixo, até limpar a sua parede, utilizando um bastão de vidro (ou palito de picolé) contendo algodão na extremidade.
9. Acrescentar ao sedimento gotas de solução salina e/ou lugol.

10. Inverter o tubo em uma lâmina, deixando escoar todo o sedimento. Se houver muito sedimento, utilizar uma pipeta para coletá-lo e preparar, nesse caso, pelo menos duas lâminas de cada material.
11. Cobrir com lamínula e examinar com as objetivas de 10 e/ou 40×.

■ **Observações:**

- Para a concentração de oocistos de *Cryptosporidium* o tempo de centrifugação deve ser aumentado para 10 minutos
- O método de Ritchie ou "formol-éter" tem o mesmo princípio, sendo a técnica basicamente a mesma. A principal diferença é que as fezes são coletadas em formol a 10%.
- Há vários *kits* comerciais que empregam a centrifugação para concentrar as formas parasitárias. Os detalhes para a sua execução deverão ser verificados na sua bula.

Método de Faust (Centrifugoflutuação em Sulfato de Zinco)

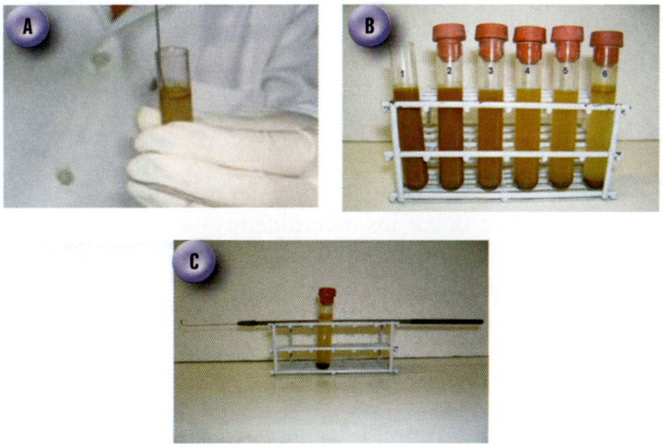

FIGURA 56.5. Método de Faust.

1. Diluir 10 g de fezes em 20 mL de água filtrada.
2. Homogeneizar bem.
3. Filtrar através de gaze dobrada em quatro, em um copo plástico, e transferir para um tubo de Wasserman (tubo de hemólise).
4. Centrifugar por um minuto a 2.500 rpm.
5. Desprezar o líquido sobrenadante e ressuspender o sedimento em água.
6. Repetir as operações 4 e 5 mais duas ou três vezes até que o líquido sobrenadante fique claro.
7. Desprezar a água sobrenadante e ressuspender o sedimento com uma solução de sulfato de zinco a 33%, densidade de 1,18 g/mL.
8. Centrifugar novamente por um minuto a 2.500 rpm, por um minuto.
9. Os cistos e alguns oocistos de protozoários e os ovos leves, presentes na amostra fecal, estarão na película superficial. Recolher a película com alça de platina, colocar em uma lâmina, acrescentar uma gota de lugol e cobrir com lamínula.
10. Examinar com as objetivas de 10 e/ou 40×.

■ **Observação:**

- O material deve ser examinado imediatamente, pois o contato com a solução de sulfato de zinco pode deformar as formas parasitárias, especialmente os cistos de protozoários.

Método de Willis (Flutuação Espontânea)

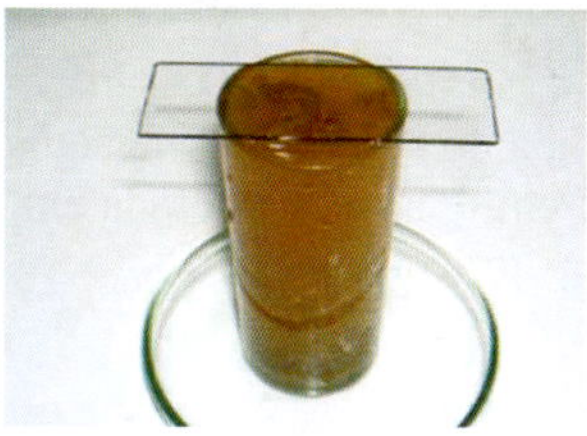

FIGURA 56.6. Método de Willis.

1. Colocar 10 g de fezes em um frasco Borrel (pode ser usado o próprio frasco no qual as fezes foram enviadas).
2. Diluir as fezes em solução saturada de açúcar ou sal (NaCl).
3. Completar o volume até a borda do frasco.
4. Colocar na boca do frasco uma lâmina, que deverá estar em contato com o líquido.
5. Deixar em repouso por 5 minutos.
6. Ao final desse tempo, retirar rapidamente a lâmina, voltando a parte molhada para cima.
7. Levar ao microscópio e examinar com objetiva de 10 e/ou 40×. O uso de lamínula é facultativo.

Método de Baermann-Moraes

1. Colocar 8 a 10 g de fezes em uma gaze dobrada em quatro ou em uma peneira.
2. Colocar o material assim preparado sobre um funil de vidro contendo um tubo de borracha conectado à extremidade inferior de sua haste.

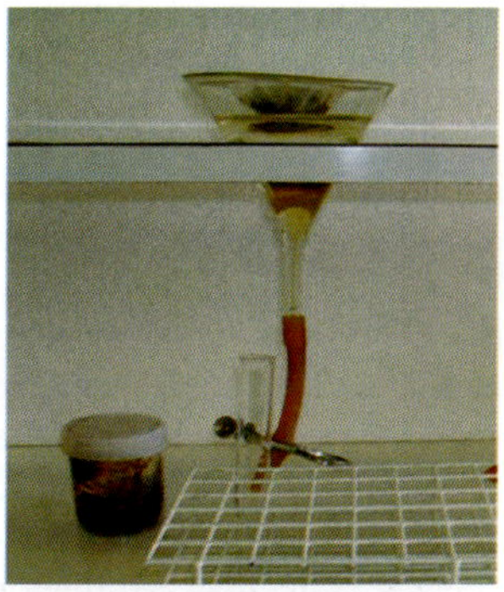

FIGURA 56.7. Método de Baermann–Moraes.

3. Obliterar o tubo de borracha com uma pinça de Hoffman e adicionar, ao funil, água aquecida (45ºC) em quantidade suficiente para entrar em contato com as fezes.
4. Deixar 1 hora em repouso.
5. Ao final desse tempo, coletar 5 a 7 mL da água em um tubo de centrífuga abrindo-se a pinça.
6. Centrifugar a 1.000 rpm por 1 minuto.
7. Coletar o sedimento sem desprezar o líquido sobrenadante e examinar ao microscópio (10×). Caso larvas sejam detectadas, deverão ser coradas com lugol e observadas com a objetiva de 40× para identificação.

Método de Rugai

1. Retirar a tampa do recipiente que acondiciona as fezes e envolvê-lo em uma gaze dobrada em quatro, fazendo uma pequena "trouxa".

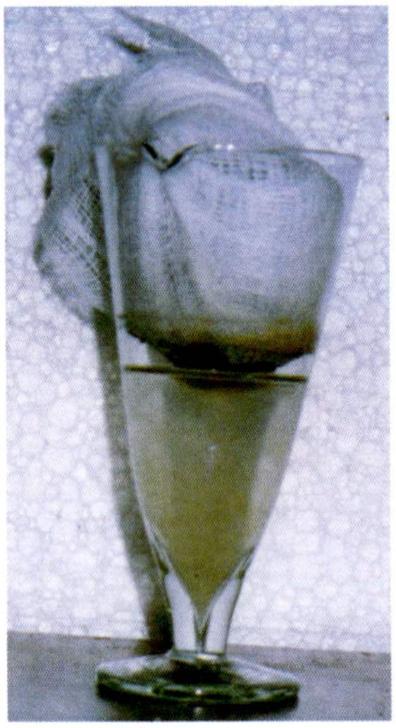

FIGURA 56.8. Método de Rugai.

2. Colocar o material assim preparado, com a abertura voltada para baixo, em um cálice de sedimentação, contendo água aquecida (45ºC) em quantidade suficiente para entrar em contato com as fezes.
3. Deixar 1 hora em repouso.
4. Coletar o sedimento no fundo do cálice com a ajuda de uma pipeta.
5. Examinar no microscópio com a objetiva de 10×.
6. Corar as larvas com o lugol e observá-las com o maior aumento, para identificação.

- **Observação:**
  - Os métodos de Baermann-Moraes e Rugai somente poderão ser executados com fezes frescas, formadas ou pastosas, preferencialmente coletadas no mesmo dia do exame. A viabilidade das larvas se torna menor com a refrigeração, diminuindo a sensibilidade dos métodos. Fezes diarreicas ou coletadas em conservante não se prestam para esses métodos.

Método de Sheather (Flutuação no Açúcar)

1. Misturar, em partes iguais, fezes e solução fisiológica de NaCl.
2. Filtrar a suspensão em gaze dobrada em quatro partes.
3. Recolher o filtrado em um tubo de centrífuga, completando até a metade.
4. Completar o tubo com solução saturada de açúcar.
5. Cobrir o tubo com um pedaço (lamínula) de plástico ou papel celofane transparente e fixá-lo com uma gominha.
6. Homogeneizar bem por agitação.
7. Caso necessário, completar o volume com solução saturada de açúcar até o líquido alcançar a borda do tubo.
8. Centrifugar por 5 minutos a 1.500 rpm ou deixar em repouso durante 1 hora.
9. Retirar a lamínula, colocar sobre uma lâmina e examinar com a objetiva de 40×.

Método de Kato, Modificado por Katz e cols.

1. Preparar uma solução de verde-malaquita (essa solução tem a finalidade de conservar as fezes e clarificar as formas parasitárias), de acordo com a seguinte fórmula:
   - Glicerina..100 mL
   - Água destilada ....100 mL
   - Verde-malaquita a 3%..................................... 1 mL
2. Cortar papel celofane semipermeável em pedaços de 24×30 mm e deixá-los mergulhados na solução de verde-malaquita por pelo menos 24 horas.
3. Colocar, sobre um papel higiênico, uma porção da amostra de fezes a ser examinada.
4. Comprimir as fezes com um pedaço de tela metálica (marca IBRAS – São Bernardo do Campo – nº 120 – fios, urdume e trama 0,09 mm) ou similar de náilon. Nessa malha passam ovos de helmintos e detritos menores do que eles.

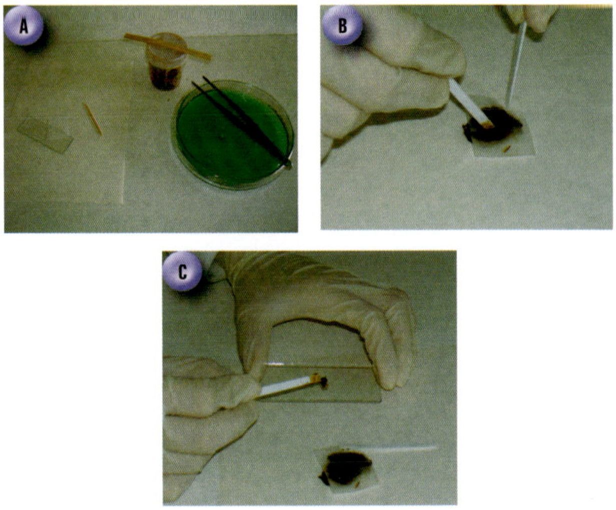

FIGURA 56.9. Método de Kato-Katz: etapas iniciais.

5. Retirar as fezes que passaram para a parte superior da tela e transferi-las, com o auxílio de um palito, para uma lâmina de microscopia.
6. Cobrir as fezes com a lamínula de papel celofane embebida na solução de verde-malaquita, inverter a lâmina sobre uma folha de papel absorvente e comprimi-la.
7. Aguardar 1 a 2 horas e examinar ao microscópio, verificando a existência de ovos.

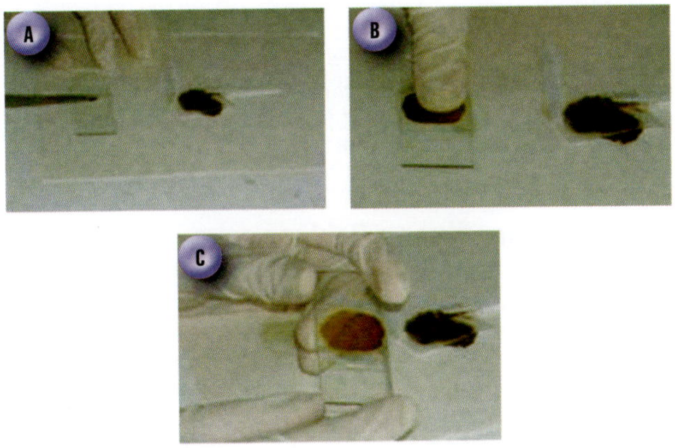

FIGURA 56.10. Método de Kato-Katz etapas finais.

- **Observações:**
  - Na rotina laboratorial usa-se, com maior frequência, o método qualitativo.
  - Para fazer o método quantitativo, ao transferir as fezes para a lâmina, colocar sobre ela um cartão retangular de plástico com um orifício no centro (6 mm de diâmetro). Após preencher completamente o orifício, retirar o cartão, cuidadosamente, deixando as fezes (aproximadamente 42 mg) sobre a lâmina de vidro. Ao examinar a lâmina, contar todos os ovos presentes na preparação. O número de ovos encontrados no esfregaço fecal, multiplicado por 23, corresponderá ao número de ovos por grama de fezes.
  - Segundo a Organização Mundial de Saúde, esse método é indicado para ovos de *S. mansoni*, *A. lumbricoides*, *T. trichiura* e Ancylostomatidae (para este último as lâminas deverão ser examinadas no máximo até 1 hora depois de sua preparação, pois, após esse período, os ovos ficam irreconhecíveis).
  - Não é possível a execução do método com fezes diarreicas.
  - Cistos de protozoários, apesar de passarem pela tela, não são visualizados nessa preparação.

Método de Stoll-Hausheer

1. Utilizar frasco do tipo Erlenmeyer, com o gargalo contendo indicações correspondentes a 56 e 60 mL.
2. Colocar no frasco solução de NaOH 0,1 N, até a marca inferior, correspondente a 56 mL.
3. Juntar fezes até que o nível do líquido alcance a marca superior correspondente a 60 mL.
4. Introduzir no frasco 10 pérolas de vidro, fechar o recipiente com rolha de borracha e agitar fortemente, a fim de obter uma suspensão bastante homogênea.
5. Após a agitação, retirar 0,15 mL da suspensão, colocar em lâmina, cobrindo com lamínula de 22×40 mm.
6. Contar o número de ovos em toda a preparação, utilizando a objetiva de 10×.
7. Calcular o número de ovos por grama de fezes, multiplicando por 100 o valor encontrado.

- **Observações:**
  - Ao serem colocadas as fezes no frasco, a parte do gargalo superior à marca correspondente a 60 mL precisará permanecer limpa, para que não haja excesso de material a ser examinado.
  - Para ser obtida suspensão adequada das fezes, é recomendável, após a agitação inicial, apenas realizar o exame depois de 12 a 24 horas, uma vez que, dessa maneira, o contato prolongado com a soda será mais benéfico. Durante essa fase, o frasco precisará permanecer em geladeira ou em local em que não seja elevada à temperatura ambiente, a fim de que não ocorra evolução do embrião.
  - Antes da retirada da quantidade da suspensão referida, decorrido o período de espera, é necessário agitar o frasco durante algum tempo, a fim de ser conseguida amostra homogênea. A pipetagem deverá ser praticada logo após a agitação, sendo aconselhável aspirar material da parte central do frasco.
  - Alguns laboratoristas preferem coletar somente 0,075 mL da suspensão, contar o número de ovos presentes e multiplicar ao final por 200; consideram melhor trabalhar com menor quantidade de material.
  - Convém repetir as contagens em duas ou três amostras da suspensão, obtendo-se, assim, uma média que tornará o resultado sensivelmente mais rigoroso.
  - O método em questão é usado sobretudo para avaliar quantitativamente as infecções por ancilostomídeos. No entanto, o número de ovos de outros helmintos por grama de fezes pode ser calculado por esse processo.

Coloração pela Hematoxilina Férrica (Técnica Modificada por Corrêa e cols., 1994)

- **Reagentes:**

1. Líquido de Schaudinn
- Solução saturada de $HgCl_2$ .... 200 mL
- Álcool a 95% .... 100 mL

No momento de uso adicionar 2,5 mL de ácido acético para cada 50 mL

2. Alúmen de ferro a 2,5%

Triturar os cristais de alúmen de ferro em graal e diluir aos poucos com água destilada. Completar o volume.

3. Hematoxilina a 0,5%

- Hematoxilina .... 0,5 g
- Álcool a 95% .... 10 mL
- Água destilada .... 90 mL

Diluir no álcool e acrescentar a água destilada, podendo usar a solução no mesmo dia. Após 72 horas de maturação, reduzir o tempo de exposição do material a ser corado de 5 para 3 minutos.

4. Álcool-salicilato

- Álcool absoluto p.a. .... 100 mL
- Salicilato de metila .... 100 mL

- **Técnica:**

1. Filtrar as fezes, conservadas em Schaudinn ou SAF, em gaze dobrada quatro vezes.
2. Transferir cerca de 2 mL para um tubo e centrifugar por 1 minuto, a 1.500 rpm.
3. Desprezar o sobrenadante, acrescentar solução salina 0,8%, homogeneizar e centrifugar novamente.
4. Repetir a operação até obter um sobrenadante límpido.
5. Desprezar o sobrenadante e acrescentar, ao sedimento, duas gotas de soro humano inativado.
6. Misturar bem e fazer esfregaços finos sobre lamínulas contendo uma gota de soro humano inativado. A lamínula deve ser presa a um suporte de borracha (rolha de vidro de penicilina), através de um entalhe, facilitando o manuseio e a identificação do material. Assim, é possível a coloração de várias amostras ao mesmo tempo.
7. Sem deixar secar o esfregaço, colocar a lamínula, com o esfregaço voltado para baixo, em uma placa de Petri contendo o fixador de Schaudinn com 5% de ácido acético por 10 minutos.
8. Passar a lamínula, com o esfregaço voltado para cima, para as placas de Petri subsequentes contendo os seguintes reagentes:

- Álcool a 70% (retirar o excesso de fixador) → 2 minutos.
- Álcool a 70% iodado, isto é, contendo algumas gotas de tintura de iodo até que seja obtida a cor de vinho do Porto (reagir com o mercúrio) → 5 minutos.
- Álcool a 70% (precipitar o Hg) → 2 minutos.
- Lavar em água destilada (retirar o excesso Hg) → 1 minuto.
- Alúmem de ferro a 2,5% (mordente → fixar o corante) → 10 minutos.
- Lavar em água destilada (retirar o excesso de ferro) → 1 minuto.
- Hematoxilina a 0,5% (corante) → 5 minutos.
- Lavar em água destilada (retirar excesso de corante) → 5 minutos.
- Alúmen de ferro a 2,5% (diferenciador) → o esfregaço deve permanecer nessa solução até chegar a uma coloração lilás-clara, azulada.
- Lavar com água destilada → 1 minuto.
- Álcool a 70% (desidratar) → 2 minutos.
- Álcool a 80% (desidratar) → 2 minutos.
- Álcool a 95% (desidratar) → 2 minutos.
- Álcool absoluto (desidratar) → 2 minutos.
- Álcool-salicilato (preparar o material para diafanizar) → 2 minutos.
- Salicilato de metila → 2 minutos.

9. Montar em bálsamo do Canadá ou resina sintética (atenção: esfregaço voltado para baixo).
10. Deixar secar e examinar com objetiva de imersão (100×).

- **Observação:**
  - Essa técnica é utilizada para a coloração de trofozoítos e cistos de amebas e *Giardia*, conservando bem suas características morfológicas.

Método de Henriksen e Pohlenz (Derivado de Ziehl-Neelsen)

Método usado para a coloração de oocistos de coccídeos intestinais (*Cryptosporidium parvum, Isospora belli* e *Cyclospora cayetanensis*). Para a sua execução, as fezes (frescas, preservadas em formol a 10% ou em SAF) deverão ser previamente concentradas pelo método de MIFC, aumentando-se o tempo de centrifugação para 10 minutos, ou pelo método de Sheather. Fezes preservadas em álcool polivinílico (PVA) não apresentam bons resultados.

1. Preparar um esfregaço delgado com parte do material obtido após concentração.
2. Deixar secar à temperatura ambiente.
3. Fixar com álcool metílico por 5 minutos.
4. Deixar secar à temperatura ambiente.
5. Corar com o corante de Kinyoun (a frio), durante 1 hora.
6. Lavar com água corrente.
7. Diferenciar com solução aquosa de ácido sulfúrico a 2% (30 segundos a 1 minuto).
8. Lavar com água corrente.
9. Corar o fundo com solução de verde-malaquita a 5%, por 8 minutos.
10. Lavar com água corrente e secar.
11. Examinar com objetiva de imersão (100×).

- **Observações:**
  - O formol a 10% em solução salina, além de preservar o parasito, destrói o seu poder patogênico.
  - Corante de Kinyoun (solução salina de fucsina-fenicada)

    Solução A

    – Fucsina básica .... 1,5 g
    – Álcool etílico a 95% (v/v) .... 100 mL

    Solução B

    – Fenol (fundido a 44ºC) .... 5 g
    – Água destilada-deionizada q.s.q. .... 100 mL

Solução corante

- Solução A ....10 mL
- Solução B ....90 mL

- Filtrar a solução e armazenar à temperatura ambiente até o momento do uso. Estável por um ano.
  - Segundo De Carli (2001), os oocistos de *Cryptosporidium parvum* (4 a 6 mm) se apresentam com coloração rosa ou vermelha intensa e brilhante sobre um fundo azul-esverdeado. A parede é espessa e o citoplasma, finamente granulado, com uma zona central clara. Os corpos residuais e os esporozoítos são castanhos. Leveduras e bactérias se apresentam uniformemente coradas em azul-esverdeado.
  - A concentração do ácido sulfúrico e o tempo de diferenciação podem variar conforme o reagente. Algumas vezes é necessário usar o ácido sulfúrico a 5% ou 7%.

Método da Safranina Modificada

Método também usado para a coloração de oocistos de *Cryptosporidium parvum, Isospora belli e Cyclospora cayetanensis*. Os oocistos se coram em vermelho-alaranjado sobre um fundo azul ou verde, sendo que os oocistos de *Cycl. cayetanensis* coram-se uniformemente, o que não acontece nas colorações derivadas do Ziehl-Neelsen, como a descrita anteriormente (método de Henriksen e Pohlenz).

1. Preparar um esfregaço delgado com parte do material obtido após concentração (método de MIFC, com centrifugação por 8 a 10 minutos, ou método de Sheather)
2. Deixar secar à temperatura ambiente.
3. Mergulhar as lâminas em uma solução aquosa de safranina a 1% e aquecer no forno de micro-ondas, com potência total (650 W), por 30 segundos.
4. Lavar em água corrente por 30 segundos.
5. Mergulhar as lâminas em solução aquosa de azul de metileno a 1% ou em solução aquosa de verde-malaquita, por 1 minuto.
6. Lavar em água corrente por 30 segundos e secar.
7. Montar com resina sintética.

Coloração pelo Chromotrope (para Pesquisa de Microsporídios)

Essa coloração foi desenvolvida pelo Centers for Disease Control and Prevention (CDC, EUA), usando vários componentes do método de coloração pelo tricrômico para diferenciar os esporos de microsporídios de outros elementos fecais presentes no fundo da lâmina. As fezes devem ser coletadas em formol a 10%. Não é necessário concentrar as fezes, pois o procedimento não resulta em aumento do número de organismos.

1. Agitar a mistura de fezes e conservante.
2. Utilizando aproximadamente 10 μL das fezes preservadas em formol a 10%, preparar um esfregaço, na lâmina de microscopia.
3. Deixar secar à temperatura ambiente.
4. Fixar com álcool metílico absoluto por 5 minutos.
5. Mergulhar o esfregaço no corante Chromotrope por 90 minutos.
6. Descorar em solução ácido-álcool, por 1 a 3 segundos.
7. Lavar com etanol a 95%, mergulhando o esfregaço várias vezes (três a quatro vezes) na solução.
8. Colocar duas vezes no etanol a 100%, por 3 minutos cada vez.
9. Mergulhar duas vezes no xilol, por 10 minutos cada vez.
10. Deixar secar e montar com resina sintética.
11. Deixar secar e examinar com objetiva de imersão (100×). Analisar pelo menos 200 a 300 campos.

- Reagentes:

Corante Chromotrope:

- Chromotrope 2R.. 6,00 g
- *Fast green*... 0,15 g
- Ácido fosfotúngstico................................ 0,70 g
- Ácido acético glacial.............................3,00 mL

- Misturar todos os reagentes e deixar em repouso por 30 minutos. Adicionar 100 mL de água destilada. A solução é estável por 1 mês.

Solução de ácido-álcool:

- Álcool etílico a 90% .... 995,5 mL
- Ácido acético glacial............................. 4,5 mL

- **Observações:**
  - A parede dos esporos de microsporídios apresenta coloração do rosa ao vermelho e medem aproximadamente 1 μm.
  - Como controle da qualidade, deverá ser preparada uma lâmina com material sabidamente positivo para microsporídios, preservado em formol a 10%.
  - Para adequada lavagem e desidratação do material, após o preparo de 10 lâminas, substituir todas as soluções subsequentes ao corante Chromotrope.

Método de Graham (Fita Durex)

Embora não seja propriamente um método de EPF, é indicado para o diagnóstico de *Enterobius vermicularis* e *Taenia* sp., cujos ovos são frequentemente encontrados na região perianal e mais raramente nas fezes. Nesse método, os ovos presentes na região perianal ficarão aderidos na fita adesiva, que funcionará como uma lamínula.

1. Fixar, em uma lâmina, um pedaço de 5 a 6 cm de fita adesiva transparente, colocando, nas duas extremidades, tiras de papel de aproximadamente 4 cm, que servirão de suporte para segurar e para a identificação do material.
2. Destacar a fita da lâmina e colocar sobre o fundo de um tubo de ensaio com o lado adesivo voltado para fora.

3. Abrir a prega anal do paciente e encostar, várias vezes, o lado adesivo da fita, na região perianal.
4. Distender a fita sobre uma lâmina de microscopia, com o lado adesivo voltado para baixo (como se fosse uma lamínula).
5. Examinar ao microscópio com a objetiva de 10×.

■ **Observações:**

- Essa técnica deve ser feita ao amanhecer, antes de o paciente fazer a higiene, e repetida, em dias sucessivos, caso o resultado seja negativo.
- Caso a lâmina não possa ser examinada no mesmo dia, deve ser acondicionada em papel-alumínio e conservada em geladeira.

Tabela 56.3
Principais Helmintos Encontrados no Exame Parasitológico de Fezes, no Brasil, e os Métodos de Exame Parasitológico de Fezes mais Indicados para o Seu Diagnóstico

Classe	*Gênero*	*Espécie*	*Forma Diagnóstica*	*Método(s) Indicado(s)*
Trematoda	*Schistosoma*	*S. mansoni*	Ovo	Sed. esp.*, centrif.**, Kato
	Fasciola	*F. hepatica*	Ovo	Sed. esp. , centrif.
Cestoda	*Taenia*	*T. solium* *T. saginata*	Ovo	Fita adesiva (Graham)
			Proglote	Tamização
	Hymenolepis	*H. nana* *H. diminuta*	Ovo	Sed. esp. , centrif.
Nematoda	*Ascaris*	*A. lumbricoides*	Ovo	Sed. esp., centrif., Kato
	Enterobius	*E. vermicularis*	Ovo	Fita adesiva (Graham)
	Strongyloides	*S. stercoralis*	Larva	Baermann-Moraes, Rugai
	Ancylostoma	*A. duodenale* *A. ceylanicum*	Ovo	Sed. esp., centrif., Willis, Faust ou Kato
	Necator	*N. americanus*	Ovo	Sed. esp., centrif., Willis, Faust ou Kato
	Trichuris	*T. trichiura*	Ovo	Sed. esp., centrif., Kato

Sed. esp.: sedimentação espontânea; centrif.: centrifugação.
**Sedimentação espontânea (Método de Hoffman, Pons e Janer).*
***Vários métodos empregam a centrifugação para concentrar as formas parasitárias, entre eles o MIFc e Ritchie.*

Tabela 56.4
Principais Protozoários Encontrados no Exame Parasitológico de Fezes, no Brasil, e os Métodos de Exame Parasitológico de Fezes mais Indicados para o Seu Diagnóstico

Gênero	*Espécie*	*Forma Diagnóstica*	*Método(s) Indicado(s)*
Giardia	*G. duodenalis (sin.: G. lamblia)*		
Entamoeba	*E. histolytica* *E. coli* *E. dispar* *E. hartmanni*	Fezes diarreicas – trofozoíto	Hematoxilina férrica ou método direto
Endolimax	*E. nana*	Fezes formadas – cisto	Sed. esp*., centrif.**, Faust
Iodamoeba	*I. butcshilii*		
Dientamoeba	*D. fragilis*		
Balantidium	*B. coli*		
Cyclospora	*C. cayetanensis*	oocisto	Concentração: método de Sheather ou centrifugação
Cryptosporidium	*C. parvum*	oocisto	Coloração: derivados do Ziehl-Neelsen, safranina/azul de metileno ou auramina
Isospora	*I. belli*	oocisto	Sed. esp., centrif., Faust, coloração pelos derivados do Ziehl-Neelsen

Sed. esp.: sedimentação espontânea; centrif.: centrifugação.
**Sedimentação espontânea (Método de Hoffman, Pons e Janer)*
*** Vários métodos empregam a centrifugação para concentrar as formas parasitárias, entre eles o MIFc e Ritchie.*

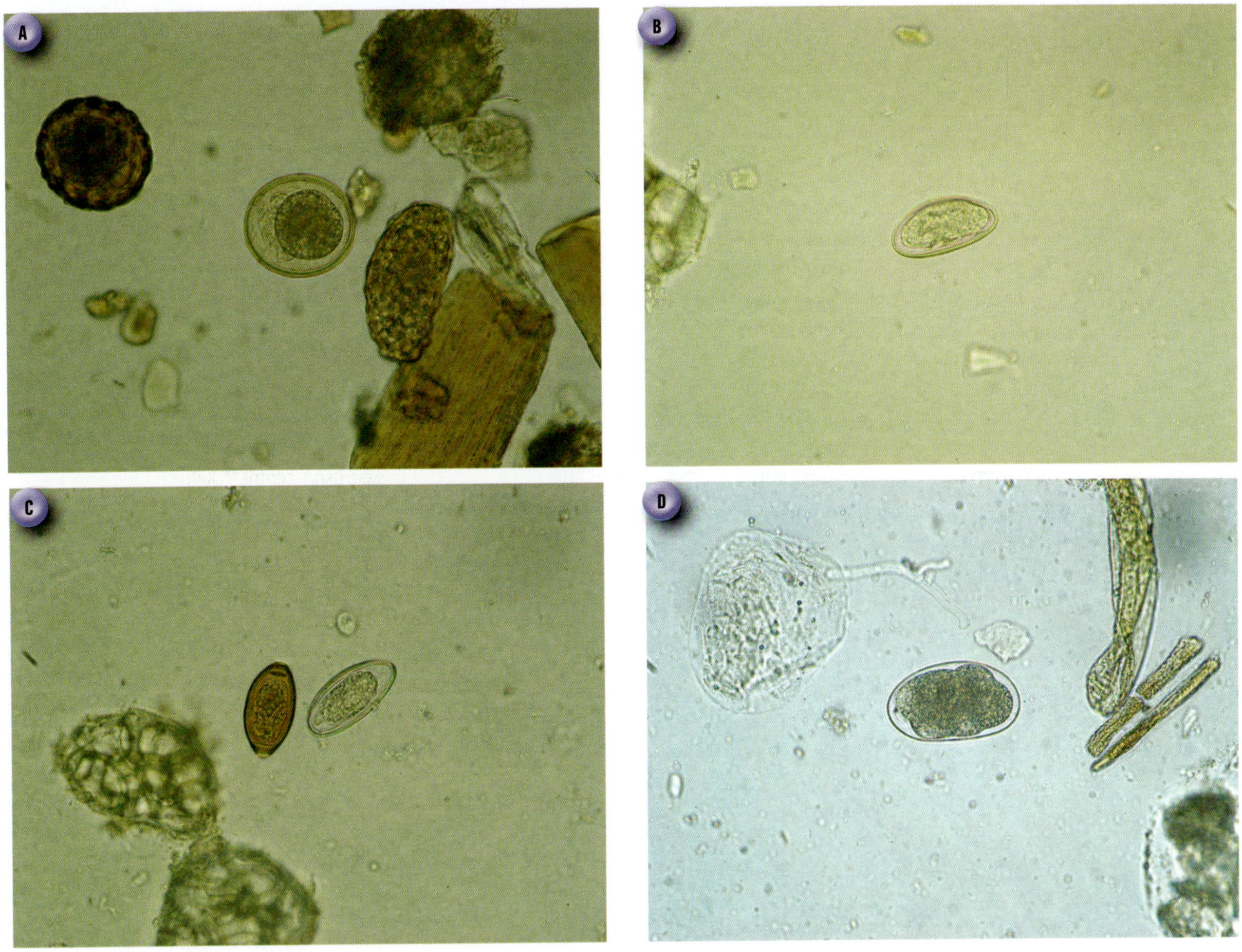

FIGURA 56.11. **(A)** Ovos de *Ascaris lumbricoides* (fértil, sem a membrana mamilonada e infértil); **(B)** ovo de *Enterobius vermicularis*; **(C)** ovos de *Trichuris trichiura* e *E. vermicularis*; **(D)** ovo de ancilostomídeo.

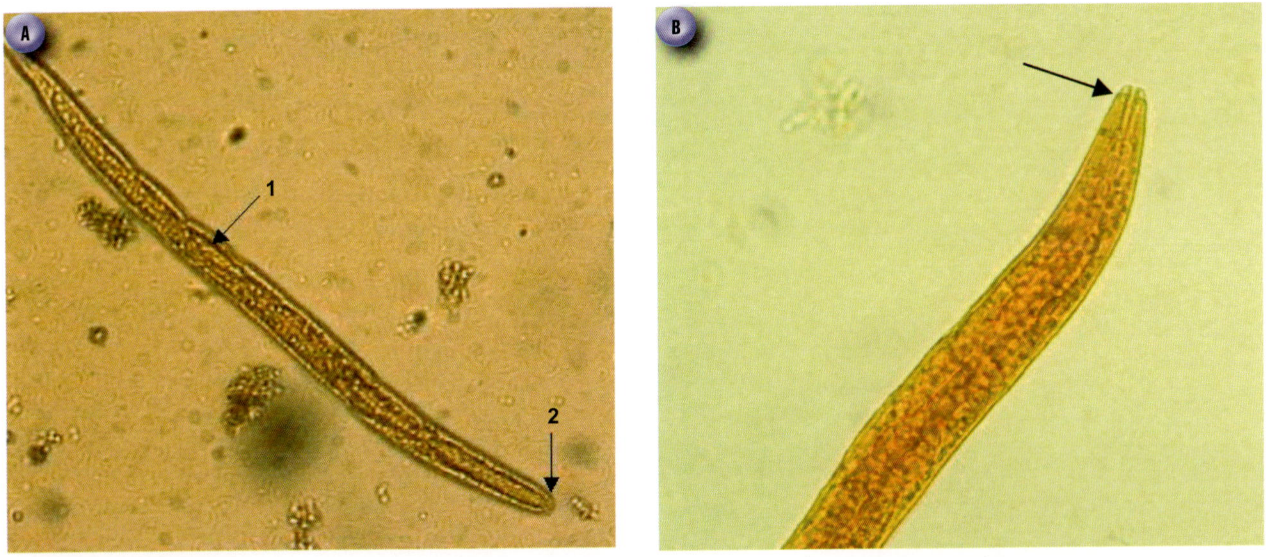

FIGURA 56.12. **(A)** Larva de *Strongyloides stercoralis* mostrando primórdio genital (1) e vestíbulo bucal curto (2); **(B)** larva de ancilostomídeo mostrando o vestíbulo bucal longo (seta).

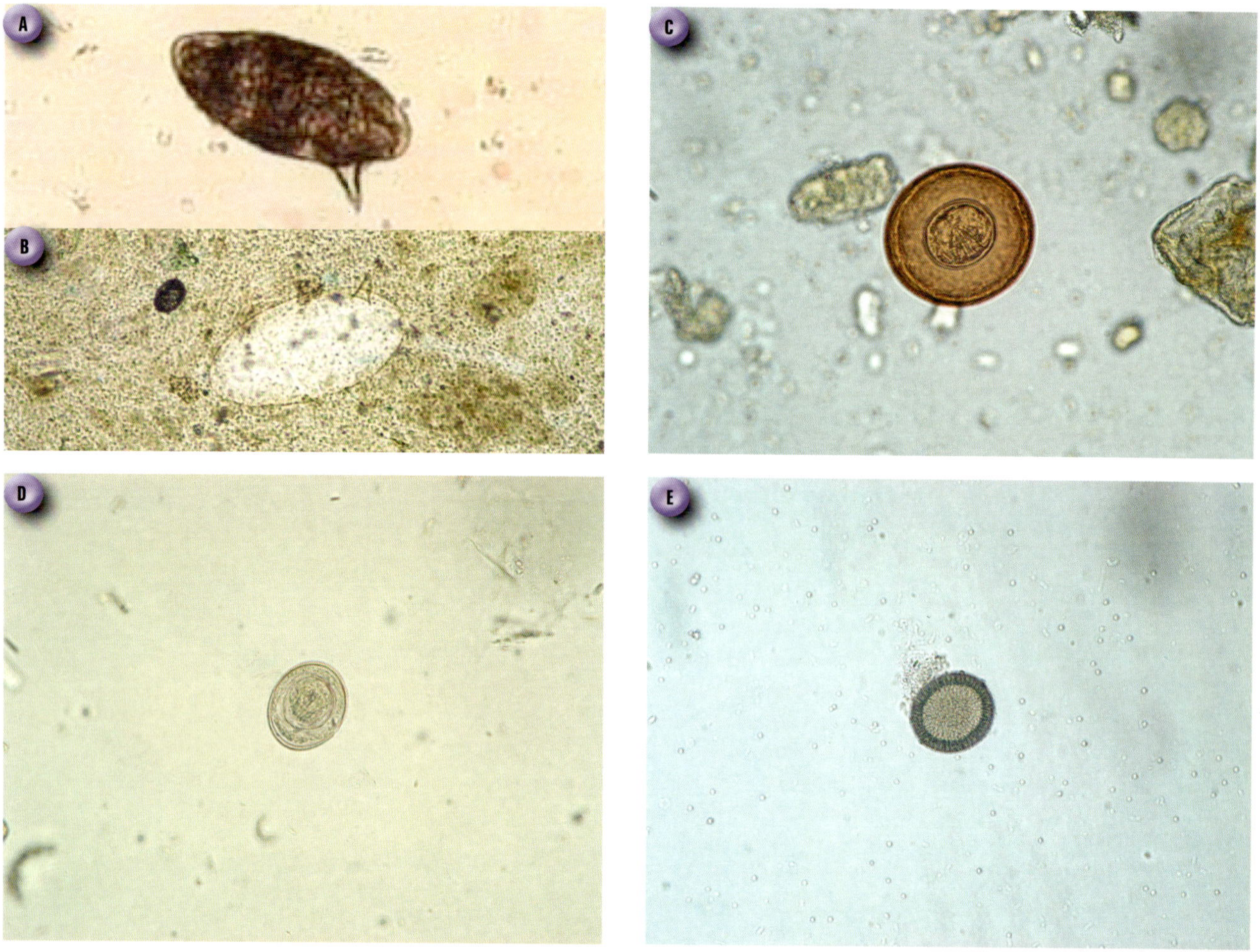

FIGURA 56.13 Ovos de *Schistosoma mansoni* **(A-B)**, método de Kato **(B)**, *Hymenolepis diminuta* **(C)**, *Hymenolepis nana* **(D)** e *Taenia* sp. **(E)**.

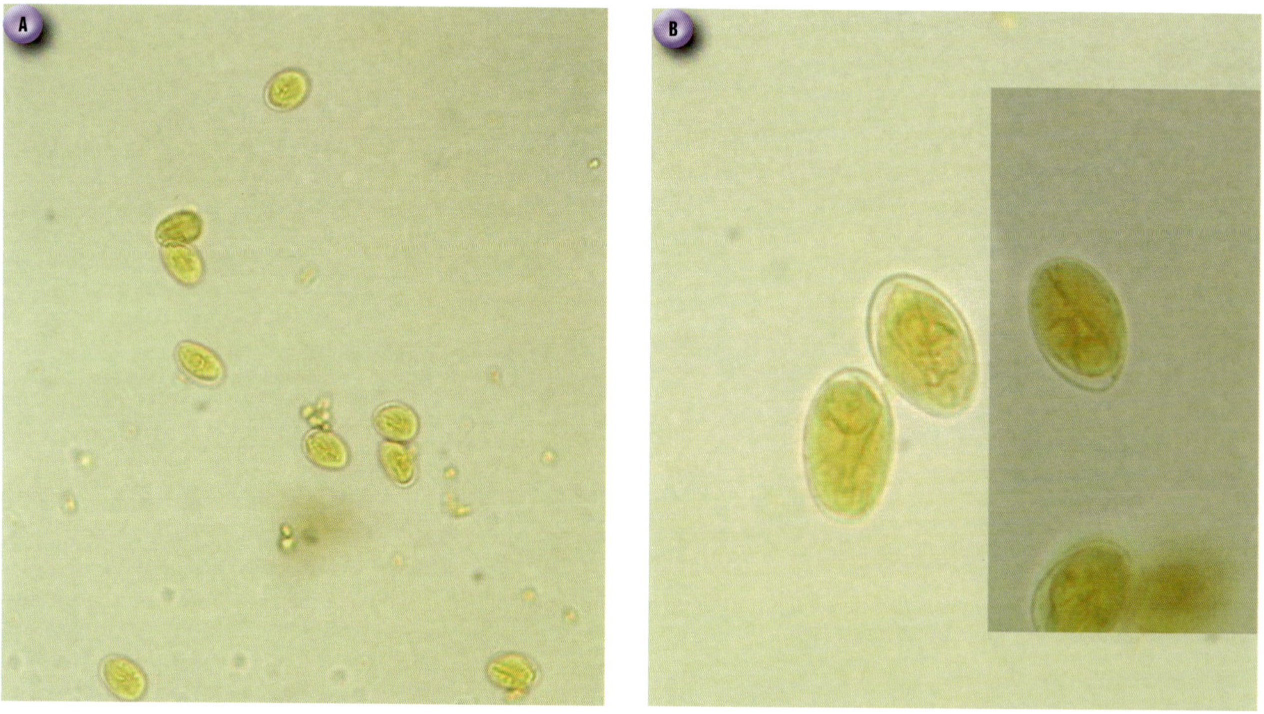

FIGURA 56.14. Cistos de *Giardia duodenalis* (sin.: *Giardia lamblia*), corados pelo lugol: **(A)** aumento de 100×; **(B)** aumento de 400×.

57

Meios de Cultura, Coprocultura e Criação de Insetos

Wanderlany Amancio Martins
David Pereira Neves

Introdução

Para a correta identificação de alguns parasitos ou para trabalhos de pesquisas avançados, com frequência há necessidade de manutenção dos mesmos em cultura no laboratório. Não demandam tecnologia complicada, mas demandam cuidado e atenção nas recomendações que serão mostradas nos itens que se seguem. É importante acrescentar que a manutenção axênica de cepas de parasitos, para obtenção das diferentes fases evolutivas parasitárias é uma atividade fundamental para atender aos procedimentos de biologia molecular e para permitir estudos voltados para a interação parasito-hospedeiro ou com outros microrganismos.

Preparação e Distribuição de Meios de Cultura

Os meios comerciais de cultura devem ser hidratados em pequena quantidade de água até que todo o meio fique úmido e depois acrescentar o restante de água.

Os meios preparados não comerciais devem ser pesados separadamente em papel manteiga ou papel alumínio e adicionados em um único frasco, hidratar em pequena quantidade de água até que todo o meio fique úmido e só depois se deve acrescentar o restante da água.

- Sempre que for necessário fundir o meio de cultura, usar vidro pirex, aquecer sobre a tela de amianto ou similar e tripé, no bico de Bunsen;
- Usar sempre luvas térmicas apropriadas para laboratório para manipular vidrarias quentes;
- Sempre que for usado o termo "esterilizar em autoclave", o tempo de esterilização é de no mínimo 15 minutos e a temperatura de 121°C;
- Os meios devem ser autoclavados com as tampas semiabertas, para que a esterilização seja por igual em todo o conteúdo dos tubos, tampas fechadas não permitem a entrada do vapor.

Meio Stuart

A carência de uma fonte de nitrogênio impede consideravelmente a multiplicação de microrganismo e a composição nutritiva garante a sobrevivência deles.

- Objetivo: transporte de diversos materiais e consequente conservação dos microrganismos (protozoários, bactérias patogênicas (*Haemophilus* spp., Pneumococcus, *Salmonella* spp., *Shigela* spp. entre outros).
- Fórmula/Produto
- Meio comercial: meio de transporte Stuart.
- Procedimentos:
  - Pesar e hidratar o meio conforme instrução do fabricante;
  - Fundir completamente;
  - Distribuir 7 mL por tubo;
  - Esterilizar em autoclave.
  - Após retirar do autoclave, manter os tubos em posição vertical para que solidifiquem.
- pH; 7,4 +/– 0,2.

• Controle de Qualidade

- Crescimento bom (com 0, 24 e 48 horas de crescimento): *Haemophilus influenzae*, ATCC10211; *Shigella flexneri*, ATCC 12022; *Streptococcus pneumoniae*, ATCC 6305.
- Conservação e viabilidade: conservar embalado de 4° a 8°C por 1 a 2 semanas.

• Inoculação

O material biológico deve ser coletado com auxílio de um *swab* esterilizado com haste de madeira. Após a coleta, introduzir imediatamente o *swab* no meio de cultura e quebrar a ponta da haste. Fechar o tubo. Manter em temperatura ambiente até o momento de semear nos meios seletivos adequados.

- Recomendações: não deixar o meio com a tampa aberta ou semiaberta após a semeadura.

Por outro lado, em alguns laboratórios ainda preparam o meio com os ingrediente abaixo:

- Tioglicolato de sódio .... 1 g
- Glicerofosfato de sódio .... 10 g
- Cloreto de cálcio .... 0,1 g
- Azul-de-metileno .... 0,002 g
- Ágar (Difco) .... 2 g
- Água destilada q.s.p. .... 1.000 mL
- pH 7,3

Dissolver os ingredientes em 1.000 mL de água e distribuir em tubos com rosca (*screw-capped*) 10×100 mm, pirex nº 9825, na razão de 7 mL por tubo. Autoclavar. Deixar os tubos solidificarem na posição vertical. O meio solidificado mostra, geralmente, uma zona azul de aerobiose até 1/3 da altura do meio. Quando esta zona ultrapassar mais da metade do meio, ele não deve ser utilizado para os fins previstos. A incorporação do material a examinar ao substrato realiza-se utilizando-se de *swabs*, esterilizados e secos, preparados com algodão não absorvente ou de poliéster, previamente mergulhado em solução-tampão de fosfato de Sorensen, 0,067 M, pH 7,4. Os *swabs* são introduzidos no meio de transporte até a metade de seu tamanho. Os tubos são fechados hermeticamente e conservados sob refrigeração (4° a 5°C) até o momento do exame microscópico e da inoculação nos meios de cultura.

Solução de Álcool Polivinílico Fixador, 1949 (APV) (para Fixar Protozoários Intestinais e Tricomonadídeos)

- Álcool polivinílico, elvanol 90-25, pó .... 5 g
- Solução aquosa saturada de $HgCl_2$ .... 93,5 mL
- Ácido acético glacial .... 5 mL
- Glicerina .... 1,5 mL

Meios de Cultura para Isolamento e Manutenção de *T. cruzi* ou Espécies de Leishmania

Meio de LIT

Essas letras representam os principais ingredientes do meio, ou seja: *Liver Infusion Triptose*.

Solução 1

- NaCl .... 4 g
- KCl .... 0,4 g
- Na_2HPO .... 8 g

Solução 2

- Triptose .... 5 g
- Infuso de fígado (Difco) .... 5 g
- Água destilada .... 880 mL

Dissolver o infuso de fígado em 200 mL de água destilada, em banho-maria ou chama de gás; filtrar em algodão ainda quente; recolher o filtrado e juntar com os ingredientes das soluções 1 e 2; acertar o pH entre 7,2 e 7,4; acrescentar 100 mL (10%) de soro bovino; inativar a 68°C durante 1 hora, agitando o meio de 5 em 5 minutos; acrescentar 20 mL (2%) de hemoglobina (coletar um litro de sangue de bovino, deixar em repouso, retirar o soro e ressuspender as hemácias em salina (0,85%); centrifugar a 2.000 rpm durante 2 minutos, ressuspender em salina e centrifugar novamente; colher 10 mL de papa de hemácias e colocar em 100 mL de água destilada); acrescentar antibióticos: penicilina G potássica: 200 a 500 U/mL: adicionar 5 mL de água destilada em um frasco de 1.000.000 U; utilizar 2,4 mL dessa solução para cada litro do meio. (Por ter aparecido resistência de bactérias e para evitar contaminação por fungo, a penicilina pode ser substituída pela fungisona - anfotericina B (2 a 5 µm do produto por mL do meio); estreptomicina (50 a 100 mg/mL): acrescentar 5 mL de água destilada em um frasco de 1 g, retirar 0,5 mL desta solução para cada litro do meio; filtrar em Zeits e distribuir a desejar.

Meio de NNN

Essas letras representam as iniciais de McNeal, Novy e Nicolle, seus autores.

- Ágar .... 14 g
- NaCl .... 6 g
- Água destilada .... 900 mL

- Colocar esses ingredientes num balão e aquecer até a fusão do ágar.
- Distribuir 80 mL dessa solução em Erlenmeyer e esterilizar a 120°C por 20 a 30 minutos em autoclave.
- Adicionar 20% de sangue humano ou de coelho (desfibrinado) e colhido assepticamente.
- Manter nesses frascos ou distribuir em tubos de ensaio ou garrafas de Roux, e guardar em geladeira.
- No momento do uso, adicionar a "fase líquida", que é assim preparada:
  - para *Leishmania*: adicionar alguns mL de salina 0,75%;
  - para *T. cruzi*: adicionar alguns mL de água peptonada, que é assim preparada:

    Peptona .... 10 g
    NaCl .... 5 g
    Água destilada .... 1.000 mL

    Acertar o pH para 7,2 a 7,4 e em seguida autoclavar a 120°C durante 20 a 30 minutos.
- Feito o inóculo do material, manter nas seguintes temperaturas:

  Leishmania .... 22° a 24°C
  T. cruzi .... 28°C

  Repiques são feitos de acordo com o comportamento da cultura.

Meio de Cultura Axênico para Tricomonadídeos – Meio de Diamond

- Meio de Diamond, 1975
  (TYM – *trypticase-yeast- maltose*)
  - Tryptone (Difco) ou Trypticase (BBL) .... 20 g
  - Extrato de levedo (Difco) .... 10 g
  - Maltose ($C_{12}H_{22}O_{11}$) (Difco) .... 5 g
  - L-cisteína, cloreto ($C_3H_7NO_2S$, HCl) .... 1 g
  - Ácido ascórbico ($C_6H_8O_6$) .... 0,2 g
  - Hidrogenofosfato dipotássico (H_2HPO_4) .... 0,8 g
  - Diidrogenofosfato de potássio (KH_2,PO_4)......... 0,8 g
  - Ágar (Difco) .... 0,5 g
  - Água destilada-deionizada ....900 mL
  - pH... 6,0

Dissolver os sais-tampão em 600 mL de água. Acrescentar e dissolver os ingredientes remanescentes na ordem apresentada, com exclusão do ágar; ajustar o pH em 6,0 com solução de NaOH 1 N e adicionar o ágar. Para outras *Trichomonas* estabelecer o pH entre 6,8 e 7,0. Distribuir nos volumes requeridos e autoclavar. Antes da utilização, suplementar com 10% (v/v) de soro de cavalo ou bovino, esterilizado e inativado (56°C por 30 minutos). Após, acrescentar 1.000 UI/mL de penicilina G potássica e 1 mg/mL de sulfato de estreptomicina. Incubar o meio completo durante a noite, a 37°C, para teste de esterilização. Armazenar o meio completo à temperatura de 4° a 5°C até 10 dias.

Coprocultura – Obtenção de Larvas de Helmintos (Ancylostomatidae ou *Strongyloides*)

Para se realizar a cultura de fezes para pesquisa de larvas de helmintos, principalmente Ancylostomatidae ou *Strongyloides stercoralis*, podemos usar os métodos descritos por Looss ou Brumpt que são semelhantes ao descrito a seguir. Misturar partes iguais de fezes e vermiculita ou carvão mineral ou vegetal, triturados em grãos pequenos (tamanho de arroz); umedecer ligeiramente (e também nos dias seguintes); colocar a mistura em recipientes (placas de Petri ou copo de vidro ou de plástico) e deixar incubada em estufa, a 27°C. Dois a 5 dias após, recolher as larvas pelos processos de Baermann modificado por Moraes (1948) ou de Rugai (Capítulo 56, Figura 56.2 e 56.3). Alternativamente pode ser utilizado o método de Harada e Mori,abaixo descrito:

- retirar 0,5 g de fezes frescas depositadas em recipiente seco e estéril;
- cortar uma tira de papel de filtro medindo 3 cm de largura por 15 cm do comprimento, dobrada longitudinalmente ao meio;
- com um palito estéril espalhar as fezes no papel de filtro, deixando livre o terço inferior do papel;
- introduzir a tira de papel (com o terço limpo para baixo) em um tubo de ensaio de 2×20 cm contendo 7 mL de água destilada (o nível não deverá atingir as fezes espalhadas na tira de papel);
- tampar o tubo com rolha de algodão e deixar em repouso na vertical em temperatura ambiente (24° a 28°C) durante 10 a 14 dias;
- findo esse tempo, examinar a água do fundo do tubo para ver se já existem larvas;
- alternativamente podem-se matar as larvas, bastando aquecer o tubo em banho-maria a 50°C durante 15 minutos ou acrescentar gotas de lugol;
- para recolher as larvas, pode-se simplesmente pipetar o sedimento do tubo ou centrifugar o conteúdo do mesmo; examinar ao microscópio com aumento 10× e 40×.

Obtenção de Larvas de Helmintos Axênicas

Os procedimentos para axenização das larvas são realizados em capela de fluxo laminar (Vecco [Campinas, SP]), conforme Martins e cols. (1999).

As larvas são submetidas a tratamento com solução de hipoclorito de sódio 0,25% por 10 minutos e, a seguir, expostas à penicilina (Ceme, Brasil) 300 U/mL associada a ceftazidima (Glaxo, Brasil) (1 mg/mL) por 30 minutos. Todas as diluições e lavagens das larvas são realizadas com água destilada esterilizada (Martins e cols., 1999, 2000) (Figura 57.1).

Criação de Insetos

Para a realização de estudos voltados para a entomologia parasitária, é necessária a criação de insetos em laboratório. Várias espécies de insetos podem ser criadas, mas vamos mostrar as técnicas para a criação de três espécies bem fáceis.

Criação de Musca domestica (Mosca Domiciliar e Peridomiciliar)

- **Primeira etapa:** construir uma "gaiola" em forma de cubo, de 40 cm de lado. Revestir com tecido de filó todos os lados, sendo que um deles (frente) deixa-se um espaço removível, para servir de acesso ao interior da "gaiola" (Figuras 57.2A).
- **Segunda etapa:** coletar as moscas presentes nos ambientes domiciliar e peridomiciliar (observação: os machos são holópticos, olhos juntos, e as fêmeas dicópticas, olhos separados [Figuras 47.1 e 48.1]).
- **Terceira etapa:** preparar o alimento para os insetos adultos; colocar passas umedecidas sobre um pires ou encher um copo com água açucarada, e no interior do recipiente, pequenos pedaços de isopor que permitirão como apoio para as moscas se alimentarem. Em outro pires ou placa de Petri fazer o meio de cultura para oviposição das moscas, utilizando papel higiênico ou papel-filtro, finamente picado; acrescentar leite, misturar bem até formar uma pasta. Espalhar esta pasta em camadas de 1 cm de espessura no recipiente escolhido. Manter

Axenização das larvas L3
Larvas infectantes

↓

Lavagem com água destilada esterilizada
por 3 vezes (2 min. cada)

↓

Tratamento com hipoclorito de sódio a 0,25% por 10 min.

↓

Lavagem com água destilada esterilizada
por 3 vezes (2 min. cada)

↓

Tratamento com antibacterianos por 30 min.

↓

Lavagem com água destilada esterilizada
por 3 vezes (2 min. cada)

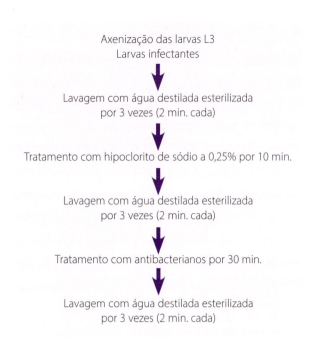

FIGURA 57.1. Tratamento utilizado para axenização das larvas (L3) de *S. venezuelensis*.

o meio sempre úmido, adicionando algumas gotas de água diariamente dentro da gaiola e observar a presença de ovos, ou larvas. Separar as larvas maiores (L3) para transformarem-se em pupas em outro recipiente seco (Capítulo 44 sobre *Musca domestica*).

Criação de Culex quinquefasciatus (Pernilongo Comum ou Pernilongo Noturno das Casas)

Realizar a primeira etapa descrita anteriormente para a criação de moscas. Em seguida coletar vários mosquitos dentro de casa, ou algumas larvas em criadouro natural (Figura 43.3 e 43.7); colocar um pires ou placa de Petri com um pouco de água e algumas (duas ou três) passas dentro (é o alimento dos adultos); existindo *Culex* fêmeas na gaiola, colocar um pintinho (*Gallus gallus*) preso num pequeno alçapão, dentro da gaiola (as fêmeas são hematófagas). O pintinho é colocado toda tarde e recolhido na manhã seguinte; colocar dentro da "gaiola" um copo com água limpa (sem cloro) para que as fêmeas do *Culex* façam a postura; examinar diariamente as oviposições até o nascimento de larvas, quando então são separadas para um frasco maior, contendo água limpa; no frasco contendo as larvas, colocar, a cada 2 dias, uma "pitada" de pó de ração de galinha. Observar a evolução das larvas até pupa e adulto (Capítulo 43 – Culicidae).

Criação de Triatomíneos ou "Barbeiros" (Transmissores da Doença de Chagas)

Preparar cristalizadores de vidro de 20 cm de diâmetro por 20 a 30 cm de altura (Figura 57.2B-C); forrá-lo com papel absorvente (tipo papel-filtro); fazer um suporte de papelão dobrado ou tábua, da altura do cristalizador, que servirá para os insetos se alimentarem ou se esconde-

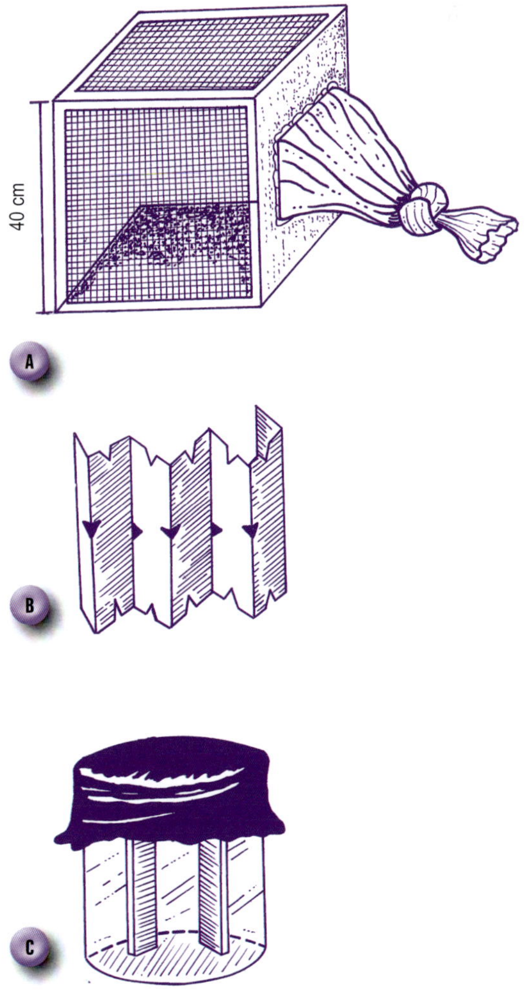

FIGURA 57.2. **(A)** Gaiola para criação de *M. domestica* e Culicidae; **(B)** suporte de papelão; **(C)** cristalizador com suporte (**B**) dentro, preparado para criar "barbeiros".

rem; cobrir os cristalizadores com um pedaço de morim preto, firmemente amarrado com barbante ou goma de borracha forte (este morim ficará apoiado no suporte de papelão dobrado ou de madeira); iniciar a coleção com insetos adultos obtidos em outro laboratório especializado ou no campo; neste último caso há necessidade de cuidado especial, em vista do inseto poder estar infectado e eliminar o *Trypanosoma cruzi* em suas fezes ou urina; com as mãos protegidas por luvas e usando pinças longas, colher os insetos colocando machos e fêmeas (extremidade posterior do abdome pontuda) juntos (Figura 39.1); alimentá-los semanalmente, oferecendo pombo (*Columba livia*) ou galinha (*Gallus gallus*) previamente amarrados; a ave é colocada deitada sobre a cobertura de pano, retirando-se algumas penas da coxa e do flanco exposto, para facilitar a hematofagia (os "barbeiros" se alimentarão, introduzindo a probóscida através do pano, até atingir a pele da ave); deixar em repouso por 30 a 60 minutos em local quieto e preferencialmente escuro; manter os cristalizadores em temperatura ambiente ou, melhor ainda, em temperatura entre 24º e 28ºC e umidade relativa do ar entre 60 e 70%; rotular os cristalizadores com o nome da espécie, origem e data do início da criação; uma a duas vezes por semana recolher os ovos em cristalizadores, deixando-os em ambiente quieto e escuro até a eclosão (período de incubação é de 15 a 20 dias); de ovo até adulto os "barbeiros" passam pelas seguintes fases: ovo – eclosão – ninfa 1 – muda – ninfa 2 – muda – ninfa 3 – muda – ninfa 4 – muda – ninfa 5 – muda – adulto; esse ciclo demora em média 6 a 8 meses, sendo que o inseto adulto pode viver por mais de 1 ano.

58

Exame de Vetores

David Pereira Neves

Introdução

Neste capítulo serão apresentadas algumas técnicas para exame de vetores de alguns parasitos. Esses vetores podem estar infectados natural ou artificialmente; no primeiro caso, são apanhados no campo e, no segundo, mantidos em laboratório e aí infectados. Em geral, os vetores capturados no campo têm um índice de infecção mais baixo que os infectados experimentalmente.

É importante lembrar os cuidados ao se examinar um vetor, pois pode estar contaminado com alguma forma infectante; assim, é necessário o uso de luvas, óculos, avental e instrumentos adequados.

Moluscos

Para verificar se um *Biomphalaria* está positivo para *Schistosoma mansoni*, existem duas técnicas de exame. Na primeira, comprime-se (esmaga-se) o caramujo em placa de Petri, colocando-o entre o bojo e o fundo da placa; depois de esmagado, examinar em lupa e observar a presença de cercárias. Na segunda, colocam-se alguns caramujos previamente lavados (o barro turva a água) dentro de um copo de vidro contendo água limpa; expõem-se os caramujos por 30 minutos ao sol ou sob lâmpada incandescente; findo o tempo, examina-se macroscopicamente o copo, colocando-o contra um fundo escuro, quando podem ser vistas as cercárias se movimentando, como movimento browniano de poeira, podem ser vistas também sob lupa, entretanto, vários tipos de larvas emergentes destes e de outras espécies de moluscos apresentam morfologia que à primeira observação podem levar a confusão com cercárias de *S. mansoni* (Figura 22.4).

Entre as larvas mais comumente encontradas destacam-se as cercárias de cauda bifurcada e de cauda simples (Figuras 22.5 e 24.2). Em condições laboratoriais, as cercárias emergentes dos moluscos, quando possível, devem ser concentradas passando o líquido que as contém através de um filtro de porcelana. Para a caracterização das cercárias, são utilizados exemplares vivos, fixados e corados.

Em preparações não permanentes, o exame a fresco das larvas, com auxílio de microscópio, pode ser realizado simplesmente pela adição de uma gota de Lugol (Capítulo 56), o que permite facilmente a contagem dos exemplares e a observação de outras estruturas (ventosas, espinhos, estiletes, pregas), não facilmente visíveis quando a larva está em movimento (os detalhes observados devem ser anotados e um pequeno esboço da larva deve ser realizado, tendo em vista que nem sempre podem ser visualizados quando da montagem definitiva). Também a utilização de solução aquosa a 0,05% de vermelho de alizarina, vermelho neutro ou azul de metileno, que não matam as larvas, facilita a observação do sistema excretor e das glândulas acetabulares. Algumas gotas de sulfato azul de Nilo na mesma concentração após adição de vermelho neutro permitem a visualização das glândulas por coloração diferenciada.

Para comprovar se é cercária de *S. mansoni*, a mesma precisa ser examinada em microscópio. Para isso, é necessário corar o material. A melhor técnica é a seguinte: aquecer as cercárias a 70° C para matá-las, distender o corpo e abrir as ventosas; em seguida, podem ser guardadas em formalina 10% ou continuar o processo, transferindo-as para um tubo de centrífuga, para concentração (500 rpm por 3 minutos); ao sedimento, adicionar o corante (carmim acético, carmim clorídrico, carmim bórax ou aceto-alúmem de carmim) previamente preparado, deixando em repouso por 1 hora; findo esse tempo, retirar o carmim e passar as cercárias pela bateria de álcoois (70%, 80%, 90% e absoluto), deixando de 15 a 30 minutos em cada; sendo passagem em álcool absoluto deve ser repetida. Em seguida transferi-las para o creosoto, deixando por 24 horas, e então montar em bálsamo do Canadá entre lâmina e lamínula e secar em estufa. A etiqueta de identificação deve ser colada em uma das extremidades da lâmina. Desenhos das larvas podem ser obtidos usando-se microscópico adaptado com câmara clara e também fotografados.

Para moluscos terrestres, com suspeita de infecção por trematódeos ou nematoides, o processo basicamente se resume em:

- esmagamento do molusco e verificação de parasitos com auxílio de microscopia;

- exame do material após digestão ácida do corpo do molusco. Para tanto colocar o exemplar a ser examinado em solução a 0,5% de HCl durante tempo variável. Quando verificar que o corpo do molusco se encontra praticamente digerido, transferir o material para a placa de Petri e recuperar as larvas de nematoides vivas (elas resistem bem à solução). Em seguida, após a lavagem, as larvas podem ser fixadas em formalina 10% ou líquido de Railliet-Henry aquecido ou não. O restante do procedimento (coloração e montagem), como descrito acima.

Embalagem e Transporte de Moluscos

O transporte de moluscos do campo ao laboratório normalmente é realizado em recipientes úmidos, porém sem água. Podem-se utilizar camadas de papel de filtro umedecidas (sem excesso de água) ou gaze dobrada, nas quais se acomodam os moluscos em distância aproximada de 2 cm da borda e 1 cm entre os moluscos. A seguir cobre-se com outra camada de papel de filtro úmido ou gaze e, novamente, pode-se acomodar outros moluscos até terminar o lote de exemplares a ser transportado. Após, outra camada de papel umedecido será sobreposta fazendo-se um pacote, terminando com embalagem plástica para evitar ressecamento. Os moluscos assim embalados devem ser colocados em recipientes resistentes ao esmagamento, principalmente se o transporte for feito por companhias aéreas ou terrestres. Sugere-se o uso de caixas de isopor, plástico ou material equivalente com tampa de vedação. Deve-se colocar na etiqueta o tipo do hábitat, a data da coleta e o nome do remetente etc., além de informações mais detalhadas na carta que segue juntamente com o material.

Flebótomos

Para examinar *Lutzomyia* suspeitos de estar com *Leishmania*, podemos ter dois procedimentos:

- *dissecação:* o inseto vivo deve ser imobilizado em salina ou no frio (colocando-o por alguns minutos no congelador) logo antes do exame; colocá-lo em uma lâmina com salina, sob uma lupa e, com o auxílio de estilete, decapitar o inseto, puxando pelo "pescoço" as glândulas salivares e o conteúdo intestinal; ao microscópio (40×) podem-se ver as promastigotas movimentando-se; com o material pode-se fazer um esfregaço, fixar pelo álcool metílico e corar pelo Giemsa;
- *trituração:* imobilizar os insetos como citado antes e colocar alguns (três a cinco) no poço de placa de ELISA contendo um pouco de salina; com um bastão de vidro, triturar o material, que poderá ser examinado em microscópio a fresco, fixado e corado pelo Giemsa ou inoculado em focinho ou cavidade peritoneal de *hamster*.

Mosquitos

Para examinar *Anopheles* suspeitos de malária (apanhados no campo ou infectados em laboratório), proceder assim:

- *oocistos*: matar as fêmeas no congelador (15 minutos) e "limpá-las", retirando patas e asas; colocar o inseto em uma lâmina com uma gota de salina e, sob lupa, dar um pequeno corte na quitina na base do abdome, fixando o tórax com uma pinça, e, com outra, puxar o "invólucro" abdominal, expondo o estômago e o intestino; retirá-los, colocar em outra lâmina com uma gota de salina, mais uma gota de mercúrio 10%; cobrir com lamínula, aguardar 5 minutos e examinar com aumento 10× e 40×;
- *esporozoítos nas glândulas salivares:* após matar a fêmea e limpá-la, colocá-la numa lâmina com uma gota de salina, fixar a cabeça com um estilete e puxar o tórax com outro, rompendo o "pescoço", onde se encontra o par de glândulas; retirá-las, colocar em lâmina com uma gota de salina e cobrir com lamínula; examinar com aumento 40× ou 1.000× (imersão) para observar esporozoítos. Se os insetos forem infectados em laboratório, proceder ao exame para oocistos após 8 dias e para esporozoítos 14 dias após a infecção.

Para examinar *Culex quinquefasciatus* suspeitos de abrigar formas infectantes de *Wuchereria bancrofti*, proceder assim: imobilizar o inseto colocando-o em congelador por alguns minutos e "limpá-lo", retirando pernas e asas; colocá-lo em uma lâmina contendo uma gota de salina e com estiletes (sob lupa) separar a cabeça, o tórax e o abdome; seguem dois procedimentos possíveis:

- colocar cada parte sob lamínula, com salina e, após ligeira compressão, examinar, em microscópio (aumento 10× e 40×), a presença de larvas;
- com um estilete fino firmar a cabeça e com outro comprimir a probóscida (lábio), fazendo-se movimentos da base para a ponta; as larvas aí presentes ficarão na salina e poderão ser vistas em aumento 10× e 40×; o tórax e o abdome, depois de colocados separadamente na lâmina e com uma gota de salina, são dissecados com estiletes para a busca de larvas 1 e 2. As larvas encontradas podem ser recolhidas com pipetas de Pasteur, examinadas imediatamente ou guardadas em vidros contendo álcool a 70% e examinadas posteriormente (10× e 40×).

Exames de *Culex* e *Aedes* para detectar larvas de *Dirofilaria immites* são feitos de forma semelhante ao anterior, porém deve-se dar ênfase aos túbulos de Malpighi, onde se encontram as larvas 1 e 2.

Para exame de *Aedes aegypti* (ou *A. albopictus*) suspeitos de estar com o vírus do dengue ou da febre amarela, a técnica de exame é a seguinte: triturar os insetos com areia fina autoclavada e salina estéril; deixar o material decantar ou centrifugar; o líquido sobrenadante é inoculado em células C6-36 de *A. albopictus* (cultura já padronizada) ou é extraído o RNA, fazendo a detecção do ácido ribonucleico, para identificação.

Mosquitos silvestres, especialmente Sabethini, para pesquisa de arbovírus podem ser examinados assim: após capturar os insetos na mata, os mesmos são imobilizados pelo frio (colocando-os no congelador por alguns minutos) e triturados como citado antes; o líquido sobrenadante é inoculado em cérebro de camundongos neonatos, os quais morrerão em poucos dias, com alterações típicas.

Pulgas

Exame de *Xenopsylla* ou *Polygenis* para peste bubônica (*Yersinia*): as pulgas suspeitas devem ser mortas no momento do exame, colocando-as no congelador por alguns minutos ou imobilizando-as em uma gota de salina dentro de um poço de placa de ELISA ou em gral pequeno; triturá-las com bastão de vidro e, com o material, fazer esfregaços e corar pelo Gram ou pelo azul de metileno; outra parte do material deve ser inoculada intraperitonealmente em cobaias (que quando positivo morrem em 24 horas) ou em meio de cultura (ágar), formando colônias.

Espécies diversas (*Ctenocephalides, Polygenis, Pulex* etc.) como hospedeiras de Cestoda (*Hymenolepis, Dipylidium* etc.) ou de protozoários (*Trypanosoma lewisi*); deve ser examinadas assim: mata-se a pulga como citado antes e coloca-se a mesma sobre uma lâmina, contendo uma gota de salina; com um estilete (um bom estilete é agulha intradérmica, pois além de pontiaguda é cortante) separa-se a cabeça do inseto, puxando-se o conteúdo intestinal; pode-se, então, examinar ao microscópio (10× ou 40×) ou fixar com álcool metílico e corar; para larvas cisticercoides, cora-se pelo carmim (como indicado acima para cercárias) para protozoários corar pelo Giemsa (Capítulo 55).

Barbeiros

Para verificar se um triatomíneo está positivo para o *T. cruzi*, existem duas técnicas de exame. Na primeira, comprime-se ligeiramente o *tórax* do inseto com uma pinça e recolhe-se a gota de dejetos eliminada na extremidade do abdome em uma lâmina; adiciona-se uma gota de salina e examina-se ao microscópio, com aumento de 40×. Na segunda, corta-se com tesoura a extremidade distal do abdome e coloca-se em uma lâmina parte do conteúdo abdominal, procedendo-se, em seguida, como indicado antes. Barbeiros infectados em laboratórios (xenodiagnóstico etc.) devem ser examinados a partir do 20º dia da infecção. Para se obter preparações coradas, proceder assim: fazer um esfregaço na lâmina com o material positivo e deixar secar; fixar pelo álcool metílico e corar pelo Giemsa (Capítulo 55).

Moscas

Para se examinar moscas sinantrópicas — *Musca domestica, Chrysomya* — como veiculadoras de patógenos, existem diversas técnicas. A que sugerimos é a seguinte: apanhar as moscas com rede entomológica no local desejado e as transferir para o laboratório, colocando-as no congelador por alguns minutos; retiram-se, com uma pinça, as patas e a cabeça, colocando cada parte num tubo de centrífuga contendo 1 mL de salina; agita-se bem e depois centrifuga-se o material a 1.000 rpm por 3 minutos; recolhe-se o sedimento com uma pipeta e coloca-se em lâmina com uma gota de lugol, cobre-se com lamínula e examina-se com aumento de 10× e 40×.

Bibliografia

Citados apenas os trabalhos recentes e consultados para esta edição

Parte 1 – Conceitos Gerais

- **Aleixo DL, Bonamin LV, Ferraz FN, Veiga FK, Araújo SM.** Homeoapthy in parasitic diseases. Intern J High Dilution Res. 2014; 13(46):13-27.
- **Bellavite P, Signorini A, Marzotto M, Moratti E, Bonafini C, Olioso D.** Cell sensitivity, non-linearity and inverse effects. Homeopathy. 2015; 104(2):139-160.
- **Bracho G, Varela E, Fernandez R, Ordaz B, Marzoa N et al.** Large-scale application of highly-diluted bacteria for leptospirosis epidemic control. Homeopathy. 2010; 99:156-166.
- **Hahnemann S.** Doenças crônicas. São Paulo: GEHSP "Benoit Mure". 1835; 202p.
- **Sandri PF.** Influência da idade sobre os efeitos do bioterápico 17 dH na infecção de camundongos pelo *Trypanosoma cruzi*. 2010. 79 f. Dissertação (Mestrado em Biociências Aplicada a Farmácia). Universidade Estadual de Maringá, Maringá, 2010.
- **Silva AS, Soares CDM, Coradini GP, Oliveira CB, Zanette RA et al.** Homeopatia na terapia de animais de laboratório naturalmente infectados por Coccídeos. Estud Biol. 2007; 29(67):145-149.

Parte 2 – Protozoários

- **Adl SM, Simpson AG, Lane CE, Lukeš J, Bass D, Bowser SS et al.** The revised classification of eukaryotes. J Eukaryot Microbiol. 2012; 59(5):429-493.
- **Aguirre García M, Gutiérrez-Kobeh L, López Vancell R.** *Entamoeba histolytica*: adhesins and lectins in the trophozoite surface. Molecules. 2015; 20:2802-2815.
- **Aldeyarbi HM, Karanis P.** The ultra-structural similarities between *Cryptosporidium parvum* and the Gregarines. J Eukaryotic Microb. 2015. doi: 10.1111/jeu.12250.
- **Alvar J, Velez ID, Bern C, Herrero M, Desjeux P, Cano J et al.** Leishmaniasis worldwide and global estimates of its incidence. PLoS One. 2012; 7:e35671.
- **Alves MJ, Mortara RA.** A century of research: what have we learned about the interaction of *Trypanosoma cruzi* with host cells? Mem Inst Oswaldo Cruz. 2009; 104(Suppl. I):76-88.
- **Bandyopadhyay A, Majumder K, Goswami BK.** *Balantidium coli* in urine sediment: reportof a rare case presenting with hematuria. J Parasit Dis. 2013; 37:283-285.
- Barta JR, Schrenzel MD, Carreno R, Rideout BA. The genus *Atoxoplasma* (Garnham 1950) as a junior objective synonym of the genus *Isospora* (Schneider 1881) species infecting bir*ds* and resurrection of *Cystoisospora* (Frenkel 1977) as the correct genus for *Isospora* species infecting mammals. J Parasitol. 2005; 91:726-727.
- **Bates PA, Depaquit J, Galati EA, Kamhawi S, Maroli M, McDowell MA et al.** Recent advances in phlebotomine sand fly research related to leishmaniasis control. Parasit Vectors. 2015;8:131.

- **Brasil.** http://portalsaude.saude.gov.br/index.php/o-ministerio/principal/secretarias/svs Consultado em setembro de 2015.
- **Brasil. Ministério da Saúde.** Secretaria de Vigilância em Saúde. Leishmaniose visceral: recomendações clínicas para redução da letalidade, Brasília, 2011; 78 p.
- **Brasil. Ministério da Saúde.** Secretaria de Vigilância em Saúde. Manual de vigilância e controle da leishmaniose visceral, 1 ed. 5. Reimpr. Brasília, 2014; 120 p.
- **Brasil. Ministério da Saúde.** Secretaria de Vigilância em Saúde. Manual de recomendações para diagnóstico, tratamento e acompanhamento de pacientes com a coinfecção *Leishmania*-HIV, 1 ed. Rev. e ampl. Brasília, 2015; 109 p.
- **Carranza P, Lujan H.** New insights regarding the biology of *Giardia lamblia*. Mic Infect. 2010; 12:71-80.
- **Carreno RA, Schnitzler BE, Jeffries AC, Tenter AM, Johnson AM, Barta JR.** Phylogenetic analysis of coccidia based on 18S rDNA sequence comparison indicates that *Isospora* is most closely related to *Toxoplasma* and *Neospora*. J Eukaryotic Microb. 1998; 45:184-188.
- **Chaara D, Ravel C, BaÑuls A, Haouas N, Lami P, Talignani L et al.** Evolutionary history of *Leishmania killicki* (synonymous *Leishmania tropica*) and taxonomic implications. Parasit. Vectors. 2015; 8(198):1-9.
- **Chacin-Bonilla L.** Epidemiology of *Cyclospora cayetanensis*: a review focusing in endemic areas. Acta Trop 2010; 115:181-193.
- **Chalmers RM, Katzer F.** Looking for *Cryptosporidium*: the application of advances in detection and diagnosis. Trends Parasitol. 2013; 29:237-251.
- **Chen CH, Sun HY, Chien HF, Lai HS, Chou NK.** *Blastocystis hominis* infection in a post-cardiotomy patient on extra-corporeal membrane oxygenation support: A case report and literature review. Int J Surg Case Rep. 2014; 5:637-639.
- **Cunnington AJ, Riley EM, Walther M.** Stuck in a rut? Reconsidering the role of parasite sequestration in severe malaria syndromes. Trends Parasitol. 2013; 29:585-592.
- **D'Alessandro A, Saravia NG.** *Trypanosoma rangeli*. In: Protozoal diseases. Gilles HM (ed.). Arnold Press. 1999; 398-412.
- **De Carli GA.** Parasitologia clínica. Seleção de métodos e técnicas de laboratório para o diagnóstico das parasitoses humanas. Rio de Janeiro: Editora Atheneu, 2007.
- **Dhawan S, Jain D, Mehta VS.** *Balantidium coli:* anunrecognized cause of vertebral osteomyelitisandmyelopathy. J Neurosurg Spine. 2013; 18:310-313.
- **Dubey JP, Lago EG, Gennari SM, Su C, Jones JL.** Toxoplasmosis in humans and animals in Brazil: High prevalence, high burden of disease, and epidemiology. Parasitology. 2012; 10:1-50.
- **Dupont CD, Christian DA, Hunter CA.** Immune response and immunopathology during toxoplasmosis. Semin Immunopathol. 2012; 34:793-813.
- **Ejigiri I, Sinnis P.** *Plasmodium* sporozoite – host interactions from the dermis to the hepatocyte. Curr Opin Microbiol. 2009; 12:401-407.
- **Escobedo AA, Hanevik A, Almirall P, Cimerman S, Alfonso M.** Management of chronic Giardia infection. Expert Rev Anti Infect Ther. 2014; 12:1143-1157.
- **Feng Y, Xiao L.** Zoonotic potential and molecular epidemiology of Giardia species and giardiasis. Clin Microbiol Rev. 2011; 24:110-140.
- **Figueroa-Angulo EE, Rendón-Gandarilla FJ, Puente-Rivera J, Calla-Choque JS, Cárdenas Guerra RE, Ortega-López J et al.** The effects of environmental factors on the virulence of *Trichomonas vaginalis*. Micr Infect. 2012; 14:1411-1427.
- **Forestier CL.** Imaging host – *Leishmania* interactions: significance in visceral leishmaniasis. Parasite Immunol. 2013; 35(9)256-266.
- **Goto H, Sanchez MCA.** Does the complement system work for or against the host during parasite infections. Int Trends Immun. 2013; 1(2):11-23.
- **Grisard EC, Steindel M, Guarneri AA, Eger-Mangrich I, Campbell DA, Romanha AJ.** Characterization of *Trypanosoma rangeli* strains isolated in Central and South America: An overview. Mem Inst Oswaldo Cruz. 1999; 94(2):203-209.
- **Guhl F, Vallejo GA.** *Trypanosoma* (Herpetosoma) *rangeli*. Tejera, 1920 – An updated review. Mem Inst Oswaldo Cruz. 2003; 98(4):435-442.
- **Harris VC, van Vugt M, Aronica E, de Bree GJ, Stijnis C, Goorhuis A, Grobusch MP.** Human extraintestinal sar-cocystosis: what we know, and what we don't know. Curr Infect Dis Repository. 2015; 17:42-50.
- **Junqueira C, Caetano B, Bartholomeu DC, Melo MB, Ropert C, Rodrigues MM et al.** The endless race between *Trypanosoma cruzi* and host immunity: lessons for and beyond Chagas disease. Expert Reviews in Molecular Medicine. 2010; 12:e29.

- **Koopowitz A, Smith P, van Rensburg N, Rudman A.** *Balantidium coli* – induced pulmonary haemorrhage with iron deficiency. S Afr Med J. 2010; 100:534-536.
- **Lana M, Martins-Filho OA.** Revisiting the posttherapeutic cure criterion in chagas disease: time for new methods, more questions, doubts, and polemics or time to change old concepts? Review Article. Bio Med Res Intern. Volume 2015, Article ID 652985, 10 pgs. http://dx.doi.org/10.1155/2015/652985.
- **Lehker MW, Alderete JF.** Biology of trichomonosis. Cur. Opin Infect Dis. 2000; 13:37-45.
- **Levine ND, Corliss JO, Cox FE, Deroux G, Grain J, Honigberg BM et al.** A newly revised classification of the protozoa. J Protozool. 1980; 27(1):37-58.
- **Lindsay DS, Houk AE, Mitchell SM, Dubey JP.** Developmental biology of *Cystoisospora* (Apicomplexa: Sarcocystidae) monozoic tissue cysts. J Parasit. 2014; 100:392-398.
- **Lorenzo-Morales J, Khan NA, Walochnik J.** An update on *Acanthamoeba keratitis*: diagnosis, pathogenesis and treatment. Parasite. 2015; 22:10.
- **Luzio JP, Pryor PR, Brigth NA.** Lysosomes: fusion and function. Nat Rev Mol Cell Biol. 2007; 8(8):622-632.
- **Maenz M, Schlüter D, Liesenfeld O, Schares G, Gross U, Pleyer U.** Ocular toxoplasmosis: past, present and new aspects of an old disease. Prog Retin Eye Res. 2014; 39:77-106.
- **Marcili A, Sperança M.A, Costa AP, Madeira MF, Soares HS, Sanches COCC et al.** Phylogenetic relationships of Leishmania species based on trypanosomatid barcode (SSU rDNA) and gGAPDH genes: taxonomic revision of *Leishmania* (L.) *infantum chagasi* in South America. Infect Genet Evol. 2014; 25:44-51.
- **Müller N, Von Allmen N.** Recent insights into the mucosal reactions associated with *Giardia lamblia* infections. Int J Parasitol. 2005; 35:1339-1347.
- **Oliveira PR, Dessein H, Romano A, Cabantous S, de Brito ME, Santoro F et al.** IL2RA genetic variants reduce IL-2-dependent responses and aggravate human cutaneous leishmaniasis. J Immunol. 2015; 194(6):2664-2672.
- **Organização Mundial de Saúde 2010.** Control of the leishmaniasis: report of a meeting of the WHO Expert Committee on the Control of Leishmaniasis. Geneva, 22-26 March 2010, (WHO technical report series; nº 949), 186p.
- **Ortega YR, Sanchez R.** Update on *Cyclospora cayetanensis*, a food-borne and waterborne parasite. Clin Microbiol Rev 2010; 23:218-234.
- **Petrin D et al.** Clinical and microbiological aspects of *Trichomonas vaginalis*. Clin Microbiol Rev. 1998; 11:300-317.
- **Poulsen CS, Stensvold CR.** Current status of epidemiology and diagnosis of human sarcocystosis. J Clin Microb. 2014; 52:3524-3530.
- **Ruppert EE, Fox RS, Barnes RD.** Zoologia dos invertebrados: uma abordagem funcional-evolutiva. São Paulo: Editora Roca. 2005; 1145p.
- **Ryan U, Hijjawi N.** New developments in *Cryptosporidium* research. Intern J Parasitol. 2015. doi: 10.1016/j.ijpara.2015.01.009
- **Sadlova J, Yeo M, Seblova V, Lewis MD, Mauricio I, Volf P, Miles MA.** Visualisation of *Leishmania donovani* fluorescent hybrids during early stage development in the sand fly vector. PLoS One. 2011; 6(5):e19851.
- **Sekar U, Shanthi M.** Blastocystis: Consensus of treatment and controversies. Trop Parasitol. 2013; 3:35-39.
- **Shields JM, Olson BH.** *Cyclospora cayetanensis*: a review of an emerging parasitic coccidian. Int J Parasitol 2003; 33:371-391.
- **Silva SM, Amorim IFG, Ribeiro RR, Azevedo EG, Demicheli C, Melo MN et al.** Efficacy of Combined Therapy with liposome-encapsulated meglumine antimoniate and allopurinol in the treatment of canine visceral leishmaniasis. Antim Agents Chem. 2012; 56:2858-2867.
- **Späth GF, Garraway LA, Turco SJ, Beverley SM.** The role(s) of lipophosphoglycan (LPG) in the establishment of *Leishmania major* infections in mammalian hosts. Proc Natl Acad Sci USA. 2003; 100(16):9536-9541.
- **Stoco PH, Wagner G, Gerber A, Zaha A, Monteiro KM, Thompson C et al.** Genome of the avirulent human-infective Trypanosome – *Trypanosoma rangeli*. PLoS Neglected Trop Dis. 2014; 8(9):e3176.
- **Sutcliffe S, Neace C, Magnuson NS, Reeves R, Alderete JF.** Trichomonosis, a common curable STI, and prostate carcinogenesis – a proposed molecular mechanism. PLOS Pathog. 2012; 8:e1002801.
- **Tan KS.** New insights on classification, identification and clinical relevance of Blastocystis spp. Clin Microbiol Rev. 2008; 1:639-655.
- **Toledo MJO, Bahia MT, Carneiro CM, Martins-Filho OA, Tibayrenc M, Barnabé C et al.** Chemotherapy with benznidazole and itraconazole for mice infected with different *Trypanosoma cruzi* clonal genotypes. Antimicrob. Agents Chemother. 2003; 47:223-230.
- **Trabelsi H, Dendana F, Sellami A, Sellami H, Cheikhrouhou F, Neji S et al.** Pathogenic free-living amoebae: epidemiology and clinical review. Pathol Biol (Paris). 2012; 60(6):399-405

- **Velásquez JN, Carnevale S.** *Cystoisospora*. In: Biology of foodborne parasites. CRC Press. 2015; 111-130.
- **Wagner G, Yamanaka LE, Moura II, Lückemeyer DD, Schlindwein AD, Stoco PH et al.** The *Trypanosoma rangeli* trypomastigote surfaceome reveals novel proteins and targets for specific diagnosis. J Proteomics. 2013; 82: 52-63.
- **WHO.** Global incidence and prevalence of selected curable sexually transmitted infections: 2008: World health organization, department of reproductive health and research, 2012 isbn 978 92 4 150383 9. Reproductive health matters. 2012; 20:207-209.
- **World malaria report 2014.** ISBN 978.92.4.156483 0.
- **Xiao L, Ryan U.** *Cryptosporidium*. In: Biology of foodborne parasites. CRC Press. 2015; 77-95.
- **Ynes RO, Jeevan BS.** *Cyclospora cayetanensis*. In: Biology of foodborne parasites. CRC Press. 2015; 97-110.
- **Zingales B, Andrade SG, Briones MR, Campbell DA, Chiari E, Fernandes O et al.** A new consensus for *Trypanosoma cruzi* intraspecific nomenclature: second revision meeting recommends TcI to TcVI. Mem Inst Oswaldo Cruz. 2009; 104:1051-1054.

Parte 3 – Helmintos

- **Aquino RTR, Magliari MER, Vital-Filho J, Silva MALG, Lima CAC, Rocha AJ, Silva CJ, Rewin JA, Nahas TR, Chieffi PP.** Lagochilascariasis leading to severe involvement of ocular globes, ears and meninges. São Paulo: Rev Inst Med Trop. 2008; 50(6):355-358.
- **Bayne CJ, Buckley PM, Dewan PC.** *Schistosoma mansoni*: cytotoxicity of hemocytes from susceptible snail hosts for sporocytes in plasma from resistant *Biomphalaria glabrata*. Exp Parasitol. 1980b; 50:409-416.
- **Bayne CJ.** Phagocytosis and non-self recognition in invertebrates. BioScience 1983; 40:723-731.
- **Buonfrate D, Formenti F, Perandin F, Bisoffi Z.** Novel approaches to the diagnosis of *Strongyloides stercoralis* infection. Clin Microbiol Infect. 2015; 21:543-552.
- **Caldeira RL, Mendonça CLGF, Oliveira CG, Lenzi HL, Graeff-Teixeira C, Lima WS, Mota EM, Pecora IL, Medeiros AMZ, Carvalho OS.** First record of molluscs naturally infected with *Angiostrongylus cantonensis* in Brazil. Mem Inst Oswaldo Cruz. 2007; 102: 887-889.
- **Carvalho OS, Caldeira RL, Simpson AJG, Vidigal THDA.** Genetic variability and molecular identification of Brazilian *Biomphalaria* species (Mollusca: Planorbidae). Parasitology. 2001; 123:197-209.
- **Carvalho OS, Coelho PMZ, Lenzi H.** *Schistosoma mansoni* & esquistossomose – uma visão multidisciplinar. Rio de Janeiro: Ed. Fiocruz. 2008; 1124 pp.
- **Chai JY, Murrell KD, Lymbery AJ.** Fish-borne parasitic zoonoses: status and issues. Intern J Parasitol. 2005; 35:1233-1254.
- **Dung DT, De NV, Waikagul J, Dalsgaard A, Chai JY, Sohn WM, Murrell KD.** Fishborne zoonotic intestinal trematodes, Vietnam. Emerg Infect Dis. 2007; 13:540-546.
- **Fontes G, Leite AB, Lima ARV, Freitas H, Ehrenberg JP, Rocha EMM.** Lymphatic filariasis in Brazil: epidemiological situation and outlook for elimination. Paras & Vec. 2012; 5:272.
- **Fontes G, Rocha EMM, Brito AC, Fireman AT, Antunes CMF.** The microfilarial periodicity of *Wuchereria bancrofti* in northeastern Brazil. Ann Trop Med Parasitol. 2000; 94(4):373-379.
- **Fried B, Abruzzi A.** Food-borne trematode infections of humans in the United States of America. Parasitol Res. 2010; 106:1263-1280.
- **Geri G, Rabbat A, Mayaux J et al.** *Strongyloides stercoralis* hyperinfection: a case series and a review of the literature. Infection. 2015; 43:1-8.
- **Gonçalves AL, Nunes DS, Gonçalves-Pires MR, Ueta MT, Costa-Cruz JM.** Use of larval, parasitic female and egg antigens from *Strongyloides venezuelensis* to detect parasite-specific IgG and immune complexes in immunodiagnosis of human strongyloidiasis. Parasitology. 2012; 139:956-61.
- **Graeff-Teixeira C, Camillo-Coura L, Lenzi HL.** Histopathological criteria for the diagnosis on abdominal angiostrongyliasis. Parasitol Res. 1991; 77:606-611.
- **Guimarães VC, Barbosa AP, Camargo LA, Siqueira PH, Silva-Filho JC, Castro VL, Barbosa MA, Campos DMB.** Otomastoidite por *Lagochilascaris minor* em criança: Relato de caso. Arq Int Otorrinolaringol. 2010; 14 (3):373-376.
- **Hamburguer J, Abbasi I, Kariuki C, Wanjala A, Mzungu E, Mungai P, Muchiri E, King CH.** Evaluation of loop-mediated isothermal amplifications suitable for molecular monitoring of Schistosome – Infected snails in field laboratories. Am J Trop Med Hyg. 2013; 88(2):344-351.
- **Janotti-Passos LK, Magalhães KG, Carvalho OS, Vidigal THDA.** Multiplex PCR for both Identification of Brazilian Biomphalaria species (Gastropoda: Planorbidae) and diagnosis of infection by *Schistosoma mansoni* (Trematoda: Schistososmatidae). J Parasitol. 2006; 92(2):402-403.

- **Kaewkes S.** Taxonomy and biology of liver flukes. Acta Tropica. 2003; 88:177-186.
- **Kagavan N, Knight M.** The snail (*Biomphalaria glabrata*) genome project. Trens in Parasitology. 2006; 22(4):148-151.
- **Keiser J, Utzinger J.** Food-Borne Trematodiases. Clin Microb Rev. 2009; 22:466-483.
- **Lemos ACM, Coelho JC, Matos ED, Montal G, Aguiar F, Badaró R.** Paragonimiasis: first case reported in Brazil. Braz J Infect Dis. 2007; 11:153-156.
- **Levenhagen MA, Costa-Cruz JM.** Update on immunologic and molecular diagnosis of human strongyloidiasis. Acta Trop. 2014; 135:33-43.
- **Maldonado Junior A, Simões RO, Oliveira APM, Motta EM, Fernandez MA, Pereira ZM, Monteiro SS, Torres EJL, Thiengo SC.** First report of *Angiostrongylus cantonensis* (Nematoda: Metastrongylidae) in *Achatina fulica* (Mollusca: Gastropoda) from Southeast and South Brazil. Mem Inst Oswaldo Cruz. 2010; 105:938-941.
- **Massara CL, Enk MJ.** Treatment options in the management of *Ascaris lumbricoides.* Exp Opin Pharmacot. 2004.
- **Ministério da Saúde.** Vigilância e controle de moluscos de importância médica: diretrizes técnicas. RS Amaral, SC Thiengo, OS Pieri (eds.). Ministério da Saúde, Secretaria de Vigilância em Saúde, Editora do Ministério da Saúde, Brasília. 2008; 177p., il.
- **Monteiro AV, Zapotoski SMK, Torres DMAG, Berenchtein MA, Pinto PLS.** Human infection with *Lagochilascaris minor* observed in Vale do Ribeira, São Paulo state, Brazil. Rev Inst Adolfo Lutz. 2004; 63:269-272.
- **Naves MM, Costa-Cruz JM.** High prevalence of *Strongyloides stercoralis* infection among the elderly in Brazil. Rev Inst Med Trop São Paulo. 2013; 55:309-313.
- **Paraense WL.** Fauna planorbídica do Brasil. In: Introdução à Geografia Médica do Brasil, Edgard Blücher. Lacaz CS, Baruzzi GR, Siqueira Jr W (eds.). São Paulo: Ed. Univ. São Paulo, 1972.
- **Paula FM, Costa-Cruz JM.** Epidemiological aspects of strongyloidiasis in Brazil. Parasitology. 2011; 138:1331-1340.
- **Thiengo SC, Fernandez MA, Matos AC, Barbosa AF.** Dispersão do molusco introduzido *Melanoides tuberculatus* (Muller, 1774) (Gastropoda; Thiaridae) no Brasil. Tópicos em Malacologia – Ecos do XVIII EBRAM. 2007; 101-106.
- **Thiengo SC, Fernandez MA.** Gastrópodes neotropicais continentais de importância médica. In: Dinâmica das doenças infecciosas e parasitárias. Coura JR (ed.). Editora Guanabara Koogan. 2013; 131-140.
- **Toledo R, Muñoz-Antoli C, Esteban JG.** Strongyloidiasis with emphasis on human infections and its different clinical forms. Adv Parasitol. 2015; 88:165-241.
- **Vidigal THDA, Kissinger JC, Caldeira RL, Pires ECL, Monteiro E, Carvalho OS.** Phylogenetic relationships among brazilian *Biomphalaria* species (Mollusca: Planorbidae) based upon analysis of ribosomal ITS sequences. Parasitology. 2000; 121:611-620.
- **WHO – World Health Organization.** Global programme to eliminate lymphatic filariasis: progress report on mass drug administration in 2010. Wkly Epidemiol Rec. 2011; 86(35):377-388.

Parte 4 – Artrópodes

- **Araújo A, Ferreira LF, Guidon N, Serra-Freire NM, Reinhard KJ, Dittmar K.** Ten thousand years of head lice infection. Parasitol Today. 2000; 16:269.
- **Barbosa JV.** Infestação e Doenças Causadas por Ectoparasitos. In: Dinâmica das Doenças Infecciosas e Parasitárias, 1 ed. Coura JR (ed.). Rio de Janeiro: Guanabara Koogan. 2005; 461-473.
- **Barros-Battesti DM, Arzua M, Bechara GH.** Carrapatos de importância médico-veterinária da região Neotropical. Vox/ICTTD-3/Butantã, São Paulo. 2006; 223p.
- **Braness GA.** Inseticide & pesticide safety. In: Handbook of Pest Control, 10 ed. A. Mallis. University Park: The Mallis Handbook. 2011; 1263-1338.
- **Brasil. Decreto nº 4.074.** Brasília, DF, Brasil. Janeiro de 2002.
- **Brasil. Resolução 41.** Brasília, DF: Agência Nacional de Vigilância Sanitária. Janeiro de 2015.
- **Burkhart CN.** Fomite transmission with head lice: a continuing controversy. Lancet. 2003; 361(11):99-100.
- Canyon DV, Speare R, Muller R. Spatial and kinetic factors for the transfer of head lice (Pediculus capitis) between hairs. J Invest Derm. 2002; 119(3): 629-631.
- **Castro DP, Moraes CS, Gonzalez MS, Ratcliffe NA, Azambuja P, Garcia ES.** *Trypanosoma cruzi* immune response modulation decreases microbiota in *Rhodnius prolixus* gut and is crucial for parasite survival and development. PLoS One. 2012; 7(5):e36591.
- **Coutinho MTZ, Linardi PM.** Can fleas from dogs infected with canine visceral leishmaniasis transfer the infection to other mammals? Vet Parasitol 2007; 147:320-325.

- **Cruz I, Cañavate C, Rubio JM, Morales M A, Chicharro C, Laguna F et al.** A nested polimerase chain reaction (Ln-PCR) for diagnosing and monitoring *Leishmania infantum* infection in patients co-infected with human immunodeficiency virus. Trans R Soc Trop Med Hyg. 2002; (Suppl 1):S185-9.
- **Dantas-Torres F, Onofrio VC, Barros-Batestti DM.** The ticks (Acari: Ixodida: Argasidae, Ixodidae) of Brazil. Systematic & Applied Acarology 2009; 14:30-46.
- **David M, Pariser MD, Terri Lynn Meinking PhD, Margie Bell MS, William G Ryan.** Topical 0,5% ivermectin lotion for treatment of head lice. New Engl J Med. 2012; 8:367.
- **Eiras AE, Resende MC.** Preliminary evaluation of the "Dengue-MI" technology for *Aedes aegypti* monitoring and control. Cadernos de Saúde Pública. 2009; 25(1):45-48.
- **Elliot SL, Rodrigues JO, Lorenzo MG, Martins-Filho OA, Guarneri AA.** *Trypanosoma cruzi*, etiological agent of Chagas disease, is virulent to its triatomine vector *Rhodnius prolixus* in a temperature-dependent manner. PLoS Negl Trop Dis. 2015; 9(3):e0003646.
- **Fellet MR, Lorenzo MG, Elliot SL, Carrasco D, Guarneri AA.** Effects of infection by *Trypanosoma cruzi* and *Trypanosoma rangeli* on the reproductive performance of the vector *Rhodnius prolixus*. PLoS One. 2014; 9(8):e105255.
- **Galati EAB.** Classificação de Phlebotominae. In: Rangel EF, Lainson R. Flebotomíneos do Brasil. Rio de Janeiro: Editora Fiocruz. 2003; 23-51.
- **Galati EAB.** Classificação de Phlebotominae. In: Rangel EF, Lainson R. Flebotomíneos do Brasil. Rio de Janeiro: Editora Fiocruz. 2003; 53-175.
- **Galati EAB.** Phylogenetic systematics of the Phlebotominae (Diptera, Psychodidae) with emphasis on American groups. (II Intern. Symp. Phlebotomine Sandflies). Bol Dir Malariol Saneam Amb. 1995; 35(Supl. 1):133-142.
- **Gama RA, Santos RLC, Santos F, Silva IM, Resende MC, Eiras AE.** Periodicidade de captura de *Anopheles darlingi* Root (Diptera: Culicidae) em Porto Velho, RO. Neotrop Entomol. 2009; 38:677-682.
- **Heukelbach J, Sonnberg S, Becher H, Melo I, Speare R, Oliveira FA.** Ovicidal efficacy of high concentration dimeticone: a new era of head lice treatment. J Am Acad Dermatol. 2011; 64(4):e61-62.
- **http://www.phthiraptera.org/** Acessado em 01/10/2009.
- **Kittler R, Kayser M, Stoneking M.** Molecular evolution of *Pediculus humanus* and the origin of clothing. Curr Biol. 2003; 13:1414-1417.
- **Kramer F, Mencke N.** Flea Biology and Control. Berlin: Springer-Verlag. 2001; p. 191.
- **Leo NP, Barker SC.** Unravelling the evolution of the head lice and body lice of humans. Parasitol Res. 2005; 98:44-47.
- **Light JE, Toups MA, Reed DL.** What's in a name:t taxonomic status of human head and body lice. Mol Phylogenet Evol. 2008; 47:1203-1216.
- **Linardi PM, De Maria M, Botelho JR, Hosken CI, Cunha HC.** Alguns fatores epidemiológicos relativos à infestação humana por *Pediculus capitis* (Anoplura, Pediculidae) em Belo Horizonte, Minas Gerais, Brasil. Revta Bras Ent. 1995; 39(4):921-929.
- **Linardi PM, Guimarães LR.** Sifonápteros do Brasil. São Paulo: Editora Museu de Zoologia USP/FAPESP. 2000; 291p.
- **Marliére NP, Latorre-Estivalis JM, Lorenzo MG, Carrasco D, Alves-Silva J, Rodrigues JO et al.** Trypanosomes modify the behavior of their insect hosts: effects on locomotion and on the expression of a related gene. PLOS Negl Trop Dis. 2015; 9(8):e0003973.
- **Martins AV, Williams P, Falcão AL.** American sand flies. Rio de Janeiro: Academia Brasileira de Ciências. 1978; 195p.
- **Moreira NS.** Acarinos Pyroglyphidae e outros Sarcoptiformes em amostras de pó domiciliar em Belo Horizonte, Minas Gerais. Tese, Instituto de Ciências Biológicas, Universidade Federal de Minas Gerais, 1975.
- **Oliveira-Ferreira J, Lacerda MVG , Brasil P, Ladislau JLB, Tauil PL, Daniel-Ribeiro CT.** Malaria in Brazil: an overview. Malaria J. 2010; 9:115. doi:10.1186/1475-2875-9-115.
- **Organização Mundial de Saúde.** Scientific working group, Report on dengue. (TDR/SWG/08), 1-5 October. Geneva, Switzerland. 2006; 168p. http://whqlibdoc.who.int/hq/2007/TDR_SWG_08_eng.pdf.
- **Paim RM, Pereira MH, Araújo RN, Gontijo NF, Guarneri AA.** The interaction between *Trypanosoma rangeli* and the nitrophorins in the salivary glands of the triatomine *Rhodnius prolixus* (Hemiptera; Reduviidae). Insect Biochem Mol Biol. 2013; 43(3):229-236.
- **Peterson JK, Graham AL, Dobson AP, Chávez OT.** *Rhodnius prolixus* life history outcomes differ when infected with different *Trypanosoma cruzi* I Strains. Am J Trop Med Hyg. 2015; 93(3):564-572.
- **Rangel EF, Lainson R.** Flebotomíneos do Brasil. Rio de Janeiro: Editora Fiocruz. 2003; 367p.
- **Read DL, Smith VS, Hammond SL, Rogers AR, Clayton DH.** Genetic analysis of lice suports direct contact between modern and archaich humans. PLoS Biology. 2004; DOI:10.371/journal.pbio.0020340.

- **Reinert J.** List of abreviations for currently valid generic-level taxa in family Culicidae. Europ Mosquisto Bull. 2009; 27:68-76.
- **Rodgers MR, Stephen JP, Dyann FW.** Amplification of kinetoplast DNA as a tool in the detection and diagnosis of *Leishmania*. Exp Parasitol. 1990; 71(3):267-275.
- **Rosso RP, Ramírez MS, Torres M.** *Pediculus capitis*: terapias disponibles. Rev Chil Infect. 2003; 20:111-116.
- **Sonenshine DE, Roe RM.** Biology of ticks, 2 ed. New York: Oxford University Press, 2 volumes, 2013.
- **Szabo MP, Pinter A, Labruna MB.** Ecology, biology and distribution of spotted-fever tick vectors in Brazil. Front Cell Inf Micr. 2013; 3:27.
- **Tenenbein M.** Seizures after lindane therapy. J Am Geriatr Soc. 1991; 39:394-395.
- **Vieira AML, Souza CE, Labruna MB, Mayo RC, Souza SSL, Camargo-Neves VLF.** Manual de vigilância acarológica – Estado de São Paulo. Superintendência de Controle de Endemias, São Paulo. 2002; 60p.
- **Weiss RA.** Apes, lice and prehistory. J Biol. 2009; 8:1-8.
- **Young GG, Duncan MA.** Guide to the identification and geographic distribuition of *Lutzomyia* sand flies in Mexico, the West Indies, Central and South America (Diptera: Psychodidae). Mem Am Entomol Inst. 54 Associates Publishers, American Entomological Institute, Gainesville, Fl., 1994.

Índice Remissivo

A

B

C

D

E

F

G

H

I

L

M

N

Q

R

S

T

U

V

W

X